Springer

Berlin
Heidelberg
New York
Barcelona
Hongkong
London
Mailand
Paris
Singapur
Tokio

Detlev Ganten   Klaus Ruckpaul   (Hrsg.)
gemeinsam mit Stephan A. Hahn und Wolff Schmiegel

Molekularmedizinische Grundlagen von hereditären Tumorerkrankungen

Mit Beiträgen von

Walter Back, Detlef K. Bartsch, Norbert Bornfeld,
Elisabeth Fleischmann, Waltraut Friedl, Claus Garbe, Oliver Gimm,
Timm O. Goecke, Heidi Hahn, Matthias Hahn, Pierre Hainaut,
Wolfgang Höppner, Bernhard Horsthemke, Dieter E. Jenne,
Matthias Jungck, Hildegard Kehrer-Sawatzki, Paul Kleihues,
Wilhelm Krek, Winfrid Krone, Ernst Kubista, Christof Lamberti,
Gudrun Langbauer, Dietmar R. Lohmann, Gabriela Möslein,
Regina Möslinger, James Mueller, Elke Mueller,
Hartmut P. H. Neumann, Hiroko Ohgaki, Eberhard Passarge,
Peter Propping, Michael M. Ritter, Matthias Rothmund,
Brigitte Royer-Pokora, Hans K. Schackert, Birgit Schittek,
Martin Schreiber, Valérie Schumacher, Manfred Stolte, Bin Tean Teh,
Andreas Unger, Teresa Wagner, Ralf Wienecke, Berton Zbar
und Michael Zimmer

Mit 150 Abbildungen und 90 Tabellen

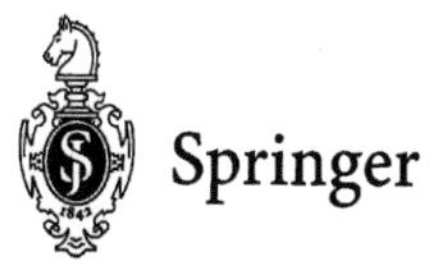 Springer

Prof. Dr. Detlev Ganten
Prof. Dr. Klaus Ruckpaul
Max-Delbrück-Centrum
für Molekulare Medizin (MDC)
Robert-Rössle-Str. 10
13122 Berlin-Buch

Priv.-Doz. Dr. Stephan A. Hahn
Prof. Dr. Wolff Schmiegel
Medizinische Universitätsklinik
Knappschaftskrankenhaus
In der Schornau 23–25
44892 Bochum-Langendreer

ISBN 978-3-642-63219-8   ISBN 978-3-642-56889-3 (eBook)
DOI 10.1007/978-3-642-56889-3

Die Deutsche Bibliothek – CIP-Einheitsaufnahme
Molekularmedizinische Grundlagen von hereditären Tumorerkrankungen / Hrsg.: Detlev Ganten; Klaus Ruckpaul.
– Berlin; Heidelberg; New York; Barcelona; Hongkong; London; Mailand; Paris; Singapur; Tokio: Springer, 2001
(Molekulare Medizin)
ISBN 978-3-642-63219-8

http://www.springer.de

© Springer-Verlag Berlin Heidelberg 2001
Ursprünglich erschienen bei Springer-Verlag Berlin Heidelberg New York 2001
Softcover reprint of the hardcover 1st edition 2001

Herstellung: PRO EDIT GmbH, 69126 Heidelberg
Umschlaggestaltung: design & production, 69121 Heidelberg, unter Verwendung einer Abbildung von Volker Brinkmann (Semidünnschnitt eines Dünndarmpräparates mit Karzinommetastasen (rot)).
Satz: K+V Fotosatz GmbH, 64743 Beerfelden-Airlenbach

Gedruckt auf säurefreiem Papier   SPIN 10712390   27/3130/göh-5 4 3 2 1 0

Vorwort

Die folgenden drei Bände aus dem Themenbereich der Molekularen Medizin sind den Tumorerkrankungen gewidmet: den hereditären und den nicht hereditären Tumoren sowie den hämatologischen Neoplasien. Die Bedeutung maligner Erkrankungen lässt sich unter anderem daran ermessen, dass sie auf dem Weg sind, die bisher in der Mortalitätsstatistik an erster Stelle stehenden Herz-Kreislauf-Erkrankungen zu verdrängen. Schätzungen gehen davon aus, dass etwa im Jahr 2010 die Krebserkrankungen weltweit die Todesursachenstatistik anführen werden, trotz gegenwärtig rückläufiger Tendenzen in den USA, wie eine aktuelle Krebsstatistik zeigt. Beispielsweise erkranken allein in Deutschland jährlich 45 000 Frauen an Brustkrebs, 19 000 Frauen sterben jährlich daran.

Biowissenschaftler verschiedener Disziplinen beschäftigen sich seit vielen Jahrzehnten mit der Suche nach den Ursachen der Krebsentstehung. Diese reichen von Viren über chemische kanzerogene Verbindungen bis zu energiereichen Strahlen. In Abhängigkeit vom theoretischen Ansatz wurden durch zellbiologische, biochemische oder immunologische Experimente pathologische Veränderungen ausgemacht und eine immense Datenfülle gesammelt. Mit der Umsetzung der neuen Daten in neue therapeutische Strategien stehen wir allerdings erst am Anfang. Daher beschränken sich auch heute noch die therapeutischen Maßnahmen überwiegend auf klassische Verfahren, nämlich den Tumor operativ zu entfernen, durch Bestrahlung oder durch chemotherapeutische Behandlung die bösartigen Zellen zu zerstören oder die verschiedenen Methoden zu kombinieren. Allen diesen Maßnahmen ist eines gemeinsam: die fehlende Selektivität, z.T. erhebliche Nebenwirkungen und die bisher unbefriedigende Erfassung von Metastasen. Alle Versuche, aus der Ursachenforschung wirksame Behandlungsstrategien abzuleiten, haben bisher nur zu unbefriedigenden Therapieerfolgen geführt.

Erst die Erschließung der genetischen Ebene durch die Molekularbiologie hat dazu beigetragen, mehr Licht in das komplizierte Ursachengeflecht von bösartigen Erkrankungen zu bringen. Der erste Band dieser „Trilogie" beschäftigt sich mit hereditären Krebserkrankungen. Wir wissen heute, dass der Krebsentstehung Genveränderungen zugrunde liegen, die Körperzellen so verändern, dass diese unkontrolliert wachsen bzw. auch Tochtergeschwülste ausbilden. Finden sich solche Krebsgenveränderungen auch in den Keimzellen, kann der betroffene Patient das Risiko, Krebs zu bekommen, an seine Nachkommen weitergeben.

Aufgrund der bisher unbefriedigenden Möglichkeiten, Krebs zu behandeln, haben nicht zuletzt bei Patienten mit einem bekannten erblichen Krebsrisiko Präventivmaßnahmen bzw. die Frühdiagnostik einen hohen klinischen Stellenwert. Das schließt die klassischen Vorsorgeuntersuchungen ebenso ein wie die neuen gendiagnostischen Verfahren zur Erkennung von Personen mit einem erblichen Krebsrisiko (Risikopersonen). Die Entschlüsselung des menschlichen Genoms bedeutet deshalb für die Weiterentwicklung damit verbundener Techniken einen erheblichen Entwicklungsschub. Mit der Entschlüsselung der menschlichen Erbsubstanz durch das „Human Genome Project" (eine internationale Forschungsinitiative zur Aufklärung des menschlichen Genoms, an der alle bedeutenden Industriestaaten wie USA, Japan, England, Frankreich, Deutschland u.a. beteiligt sind) und Celera Genomics (eine mit der Sequenzermittlung des Humangenoms befasste amerikanische Firma) wurde für die Biowissenschaften ein Meilenstein gesetzt.

Nach der Entschlüsselung des humanen Genoms stehen jetzt zunehmend die Erforschung der Funktion der Gene (functional genomics) sowie die Untersuchung der Genaktivität (expression profiling) im Vordergrund. Dadurch wird erwartet, dass sich in naher Zukunft auch entscheidende neue Einblicke in das Ursachengeflecht der Tumorentstehung ergeben werden. Darüber hinaus können jetzt eine Vielzahl neu identifizierter Gene hinsichtlich möglicher, für die Tumorentstehung kausaler Genveränderungen und Mutationen untersucht werden. Bei all diesen Bemühungen scheint nach heutiger Einschätzung den Biochips eine Schlüsselrolle zuzukommen, da sie in hohem Maß parallele Analysen ermöglichen, wodurch sich der „experimentelle Durchsatz" dramatisch steigern lässt. Angesichts der 30 000–140 000 geschätzten Gene bedeutet dies dennoch eine ungeheure Forschungsaufgabe.

Biochips sind briefmarken- oder daumennagelgroße Plättchen aus Glas oder Kunststoff, auf denen mehrere 1000 DNA-Stränge aufgetragen und für verschiedene gendiagnostische Untersuchungen verwendet werden können. Um beispielsweise genetische Defekte bei einem Patienten zu diagnostizieren, werden eine Vielzahl verschiedener einsträngiger Genabschnitte auf den Chip aufgebracht. Der zu analysierende Genabschnitt wird dabei zunächst mit Hilfe der Polymerasekettenreaktion (PCR) aus Patientenzellen in Form der doppelsträngigen DNA in ausreichender Menge isoliert. Diese DNA wiederum stellt die Matrize zur Herstellung einer komplementären, einzelsträngigen, mit Fluoreszenzfarbstoffen markierten Probe für die Chiphybridisierung dar. Dies geschieht beispielsweise durch eine In-vitro-Transkription mittels der T3- oder der T7-Polymerase. Während des Hybridisierungsvorgangs binden die markierten Sonden in Abhängigkeit von ihrer Komplementarität mehr oder weniger stabil an die sich auf dem Chip befindlichen Zielsequenzen. Dabei bindet bei perfekter Übereinstimmung mehr Probe an die Zielsequenz als bei imperfekter Übereinstimmung aufgrund einer Abweichung zwischen beiden Sequenzen. Mögliche Defekte können so erkannt werden. Die Auswertung erfolgt durch Scanner, die aufgrund der hohen Auswertungsgeschwindigkeit innerhalb kurzer Zeit die Analyse einer großen Zahl von Proben erlauben. Die Chips können durch die Möglichkeit, die Matrix sehr spezifisch auszustatten, für eine große Zahl von Fragestellungen eingesetzt werden. Bestimmte Firmen bieten bereits Chips (z. B. Affymetrix) an, die bei der Erkennung von Gendefekten in der Krebsforschung eingesetzt werden können.

Ein weiterer Hinweis dafür, dass die molekulargenetischen Fortschritte auch die Tumortherapie erheblich beeinflussen werden, zeigt sich in der Tatsache, dass heute die Mehrzahl der experimentellen Gentherapieversuche nach einer statistischen Erhebung des NIH RAC (National Institutes of Health Recombinant DNA Advisory Committee) bei Tumorerkrankungen durchgeführt wird. Danach betreffen 67% von insgesamt 350 klinischen Gentherapieprotokollen Tumorerkrankungen. Allerdings stehen diese Bemühungen erst am Beginn.

Im Folgenden soll an einem Beispiel in exemplarischer Weise gezeigt werden, dass trotz des Fehlens eines spektakulären Durchbruchs in der kausalen Krebstherapie durch eine gentherapeutische Behandlung ermutigende Ergebnisse erzielt werden können. Es hat sich als möglich erwiesen, einen Mangel an bestimmten Genen oder ihr gänzliches Fehlen durch Implantation gesunder Gene mit Hilfe von Genfähren auszugleichen.

1990 wurde der erste gentherapeutische Versuch in den USA an einer 4-jährigen Patientin durchgeführt, die an einem Adenosin-Desaminase-Mangel litt. Dieser führt zu einer Immunschwäche (SCID = severe combined immunodeficiency). Die Implantation eines gesunden menschlichen Gens bei dieser Patientin führte zu einer Besserung des Krankheitszustands. Dieser erste Gentherapieversuch am Menschen zeigte die grundsätzliche Übertragbarkeit eines Gens, ließ aber viele Fragen bezüglich der Wirksamkeit offen.

Unter Nutzung der Erfahrungen dieser ersten Gentherapie wurde kürzlich ein gentherapeutischer Versuch zur Behandlung eines Tumors durchgeführt, der erstmals die Stufe einer klinischen Prüfung erreicht hat. Mit der Auffindung von regulatorisch wirksamen Gewebshormonen mit wachstums- und proliferationsregulierenden Funktionen haben sich in den letzten Jahren Möglichkeiten ergeben, autonomes Tumorwachstum mit Hilfe gentechnischer Verfahren therapeutisch zu beeinflussen. Nach 10 Jahren intensiver Forschungsarbeit ohne einen bemerkenswerten therapeutischen Durchbruch wurde im August 2000 von einem ersten gelungenen – wenn auch nicht unumstrittenen – gentherapeutischen Experiment der Phase II auf der Grundlage einer ‚Vektor-gesteuerten Zellzerstörung' berichtet. Ansatzpunkt ist die Kenntnis, dass Tumorzellen nicht in der Lage sind, ein für normales Zellwachstum notwendiges Protein, den Tumorsuppressor p53, zu bilden. Dieses Protein hat die Aufgabe, das Zellwachstum zu kontrollieren und in normalen Grenzen zu halten. Fehlt dieses Protein, wachsen die Tumorzellen unkontrolliert. Mit Hilfe von gentechnisch veränderten Adenoviren (ONYX-015), die gesunde Zellen nicht angreifen, sich aber spezifisch in p53-defizienten Tumorzellen vermehren, gelang es, Tumorzellen spezifisch zu zerstören. Dieser neue Vektor wurde bisher an soliden Hauttumoren im Kopf- und Nackenbereich eingesetzt. Gleichzeitig wurde die chemotherapeutische Behandlung weitergeführt. Die gentherapeutisch behandelten Patienten zeigten einen wenigstens 50%igen Rückgang der Tumorgröße gegenüber der nur mit Chemotherapie behandelten Kontrollgruppe. Tumore mit einem Durchmesser von 10 cm bildeten sich vollständig zurück. 5 Monate nach einer erfolgreichen Behandlung zeigte keiner der Tumoren eine Regression.

Dieses Beispiel verdeutlicht die Anstrengungen in der Krebsforschung mit Hilfe neuer Behandlungsstrategien zu versuchen, eine der großen Geißeln der Menschheit zu besiegen.

In 19 Beiträgen werden von ausgewiesenen Fachleuten auf dem Gebiet der Krebsforschung die molekularen Grundlagen von hereditären Tumoren dargestellt. Die dargestellten Geschwulsterkrankungen reichen vom Retinoblastom über das Melanom und das Brust- und Ovarialkarzinom bis zu Karzinomen von Pankreas, Niere und Prostata. Den gastrointestinalen Tumorsyndromen ist aufgrund der weiten Verbreitung ein besonderer Abschnitt mit 5 Kapiteln gewidmet.

Die 5-Jahres-Überlebensrate für Kolon- und Rektumkarzinom beträgt nach einer aktuellen Statistik in den USA, welche den Zeitraum von 1989–1996 umfasst, inzwischen dank Vorsorge und Verbesserung der operativen Techniken 60%. Magen-, Ösophagus- und Pankreaskarzinom dagegen sind bei einer 5-Jahres-Überlebensrate mit 19%, 13% und 4% mit dem höchsten Risiko belastet.

Wie bei den vorausgegangenen Bänden möchten die Herausgeber den Autoren, dem Verlag, dem Hersteller und insbesondere der Redaktion „Biomedizin" für die stets verständnisvolle und freundliche Zusammenarbeit herzlich danken. Mit diesem Dank möchten wir die Hoffnung verbinden, dass auch dieser Band aus dem Themenbereich der Molekularen Medizin eine interessierte Leserschaft finden und die Entwicklung der Molekularen Medizin weiter befördern möge.

Berlin, im Frühjahr 2001   *Die Herausgeber*

Inhaltsverzeichnis

Autorenverzeichnis

Dr. WALTER BACK
Universität Heidelberg
Fakultät für Klinische Medizin Mannheim
Pathologisches Institut
Theodor-Kutzer-Ufer, 68135 Mannheim
e-mail: walter.back@path.ma.uni-heidelberg.de

PD Dr. DETLEF K. BARTSCH
Philipps-Universität Marburg
Klinik für Allgemeinchirurgie
Familiäre Pankreaskarzinome
Nationale Fallsammlung
Baldingerstraße, 35033 Marburg
e-mail: bartsch@mailer.uni-marburg.de

Prof. Dr. NORBERT BORNFELD
Universitätsklinikum Essen
Augenklinik
Hufelandstraße 55, 45121 Essen
e-mail: bornfeld@uni-essen

Dr. ELISABETH FLEISCHMANN
Universitätsklinik für Frauenheilkunde
Allgemeines Krankenhaus der Stadt Wien
Abteilung für Spezielle Gynäkologie
Währinger Gürtel 18–20, A-1090 Wien, Österreich
e-mail: elisabeth.fleischmann@akh-wien.ac.at

Dr. WALTRAUT FRIEDL
Rheinische Friedrich-Wilhelms-Universität Bonn
Institut für Humangenetik
Wilhelmstraße 31, 53111 Bonn
e-mail: friedlw@meb.uni-bonn.de

Prof. Dr. CLAUS GARBE
Universitätshautklinik
Sektion für Dermatologische Onkologie
Liebermeisterstraße 25, 72076 Tübingen
e-mail: claus.garbe@med.uni-tuebingen.de

Dr. OLIVER GIMM
Klinik für Allgemeinchirurgie
Martin-Luther-Universität Halle-Wittenberg
Ernst-Grube-Str. 40, 06097 Halle

Dr. TIMM O. GOECKE
Heinrich-Heine-Universität
Medizinische Einrichtungen
Institut für Humangenetik und Anthropologie
Universitätsstraße 1, 40225 Düsseldorf
e-mail: goecke@uni-duesseldorf.de

Dr. HEIDI HAHN
GSF Forschungszentrum
für Umwelt und Gesundheit
Institut für Pathologie
Ingolstädter Landstraße 1, 85758 Neuherberg
e-mail: heidi.hahn@gsf.de

Dr. MATTHIAS HAHN
Universität Heidelberg
Fakultät für Klinische Medizin Mannheim
Pathologisches Institut
Theodor-Kutzer-Ufer, 68135 Mannheim
e-mail: Matthias.Hahn@path.ma.uni-heidelberg.de

Dr. PIERRE HAINAUT
International Agency for Research on Cancer
(IARC)
150 Cours Albert-Thomas, 69372 Lyon, Frankreich
e-mail: hainaut@iarc.fr

Prof. Dr. WOLFGANG HÖPPNER
Universität Hamburg
Institut für Hormon- und Fortpflanzungsforschung
Grandweg 64, 22529 Hamburg
e-mail: wolfgang_hoeppner@gle.doc

Prof. Dr. BERNHARD HORSTHEMKE
Universitätsklinikum Essen
Institut für Humangenetik
Hufelandstraße 55, 45121 Essen
e-mail: b.horsthemke @uni-essen.de

Dr. DIETER E. JENNE
Max-Planck-Institut für Neurobiologie
Abteilung für Neuroimmunologie
Am Klopferspitz 18 A, 82152 Martinsried
e-mail: djenne@biochem.mpg.de

Matthias Jungck
Rheinische Friedrich-Wilhelms-Universität
Medizinische Klinik und Poliklinik I
Sigmund-Freud-Straße 25, 53105 Bonn
e-mail: m.jungck@uni-bonn.de

Dr. Hildegard Kehrer-Sawatzki
Universitätsklinikum Ulm
Abteilung Humangenetik
Albert-Einstein-Allee 11, 89081 Ulm
e-mail: hildegard.kehrer-sawatzki@medizin.uni-ulm.de

Prof. Dr. Paul Kleihues
International Agency for Research on Cancer
(IARC)
150 Cours Albert-Thomas, 69372 Lyon, Frankreich
e-mail: kleihues@iarc.fr

Dr. Wilhelm Krek
Friedrich-Miescher-Institut
Maulbeerstraße 66, 4058 Basel, Schweiz
e-mail: wilhelm.krek@fmi.ch

Prof. Dr. Winfrid Krone
Universitätsklinikum Ulm
Abteilung Humangenetik
Albert-Einstein-Allee 11, 89081 Ulm
e-mail: winfrid.krone@medizin.uni-ulm.de

Dr. Ernst Kubista
Universitätsklinik für Frauenheilkunde
Allgemeines Krankenhaus der Stadt Wien
Abteilung für Spezielle Gynäkologie
Währinger Gürtel 18–20, 1090 Wien, Österreich
e-mail: ernst.kubista@akh-wien.ac.at

Dr. Christof Lamberti
Rheinische Friedrich-Wilhelms-Universität Bonn
Medizinische Klinik I
Sigmund-Freud-Straße 25, 53105 Bonn
e-mail: c.lamberti@uni-bonn.de

Dr. Gudrun Langbauer
Universitätsklinik für Frauenheilkunde
Allgemeines Krankenhaus der Stadt Wien
Abteilung für Spezielle Gynäkologie
Währinger Gürtel 18–20, 1090 Wien, Österreich
e-mail: gudrun.langbauer@akh-wien.ac.at

Priv.-Doz. Dr. Dietmar R. Lohmann
Universitätsklinikum Essen
Institut für Humangenetik
Hufelandstraße 55, 45121 Essen
e-mail: dr.lohmann@uni-essen.de

Priv.-Doz. Dr. Gabriela Möslein
Heinrich-Heine-Universität Düsseldorf
Klinik für Allgemein- und Unfallchirurgie
Moorenstraße 5, 40225 Düsseldorf
e-mail: moeslein@uni-duesseldorf.de

Dr. Regina Möslinger
Universitätsklinik für Frauenheilkunde
Allgemeines Krankenhaus der Stadt Wien
Abteilung für Spezielle Gynäkologie
Währinger Gürtel 18–20, 1090 Wien, Österreich
e-mail: regina.moeslinger-gehmayr@akh-wien.ac.at

Dr. Elke Mueller
Technische Universität München
Klinikum rechts der Isar
Institut für Pathologie
Ismaninger Straße 22, 81675 München

Dr. James Mueller
Technische Universität München
Klinikum rechts der Isar
Chirurgische Klinik und Poliklinik
Ismaninger Straße 22, 81675 München

Prof. Dr. Hartmut P. H. Neumann
Albert-Ludwigs-Universität
Medizinische Universitätsklinik
Abteilung Innere Medizin
Hugstetter Straße 55, 79106 Freiburg im Breisgau
e-mail: Neumann@mm41.ukl.uni-freiburg.de

Dr. Hiroko Ohgaki
International Agency for Research on Cancer
(IARC)
150 Cours Albert-Thomas, 69372 Lyon, Frankreich
e-mail: ohgaki@iarc.fr

Prof. Dr. Eberhard Passarge
Universitätsklinikum Essen
Institut für Humangenetik
Hufelandstraße 55, 45122 Essen
e-mail: humangenetik@uni-essen.de

Prof. Dr. Peter Propping
Rheinische Friedrich-Wilhelms-Universität Bonn
Institut für Humangenetik
Wilhelmstraße 31, 53111 Bonn
e-mail: propping@mailer.meb.uni-bonn.de

Priv.-Doz. Dr. Michael M. Ritter
Medizinische Klinik
Von-Bodelschwingh-Krankenhaus
Schulstraße 11, 49477 Ibbenbüren
e-mail: m.ritter@krankenhaus-ibbenbueren.de

Prof. Dr. Matthias Rothmund
Philipps-Universität Marburg
Klinik für Allgemeinchirurgie
Baldingerstraße, 35033 Marburg
e-mail: rothmund@mailer.uni-marburg.de

Prof. Dr. Brigitte Royer-Pokora
Heinrich-Heine-Universität
Medizinische Einrichtungen
Institut für Humangenetik und Anthropologie
Universitätsstraße 1, 40225 Düsseldorf
e-mail: royer@uni-duesseldorf.de

Prof. Dr. Hans K. Schackert
Technische Universität Dresden
Universitätsklinikum Carl Gustav Carus
Abteilung Chirurgische Forschung
Fetscherstraße 74, 01307 Dresden

Dr. Birgit Schittek
Universitätshautklinik
Sektion für Dermatologische Onkologie
Liebermeisterstraße 25, 72076 Tübingen
e-mail: birgit.schittek@uni-tuebingen.de

Dr. Martin Schreiber
Universitätsklinik für Frauenheilkunde
Allgemeines Krankenhaus der Stadt Wien
Abteilung für Spezielle Gynäkologie
Währinger Gürtel 18–20, 1090 Wien, Österreich
e-mail: martin.schreiber@akh-wien.ac.at

Dr. Valérie Schumacher
Heinrich-Heine-Universität
Medizinische Einrichtungen
Institut für Humangenetik und Anthropologie
Universitätsstraße 1, 40225 Düsseldorf

Prof. Dr. Manfred Stolte
Klinikum Bayreuth
Institut für Pathologie
Preuschwitzer Straße 101, 95445 Bayreuth

Prof. Dr. Bin Tean Teh
Van Andel Research Institute
333 Bostwick NE
Grand Rapids, MI 49503, USA
e-mail: bin.teh@vai.org

Andreas Unger
Heinrich-Heine-Universität Düsseldorf
Klinik für Allgemein- und Unfallchirurgie
Moorenstraße 5, 40225 Düsseldorf

Prof. Dr. Teresa Wagner
Universitätsklinik für Frauenheilkunde
Allgemeines Krankenhaus der Stadt Wien
Abteilung für Spezielle Gynäkologie
Währinger Gürtel 18–20, 1090 Wien, Österreich
e-mail: teresa.wagner@akh-wien.ac.at

Dr. Ralf Wienecke
Ludwig-Maximilians-Universität München
Klinik und Poliklinik
für Dermatologie und Allergologie
Frauenlobstraße 9–11, 80337 München
e-mail: Ralf.Wienecke@LRZ.Uni-Muenchen.de

Prof. Dr. Berton Zbar
Laboratory of Immunobiology
Building 560, Room 12–71
NCI-Frederick Cancer Research and Development
Center, Frederick, Maryland 21702, USA
e-mail: zbar@ncifcrf.gov

Michael Zimmer
The Wellcome Trust Centre for Human Genetics
Roosevelt Drive
Oxford OX3 7BN, UK
e-mail: michael.zimmer@well.ox.ac.uk

Abkürzungen und Erläuterungen

AAPC
Attenuierte (milde) Verlaufsform der familiären adenomatösen Polyposis

Adenom
Vom Epithelgewebe endokriner oder exokriner Drüsen oder der Schleimhaut des Magen-Darm-Trakts ausgehendes, primär benignes Neoplasma, das maligne entarten kann

Akzeptorspleißstelle
Rechte Spleißstelle, am 3′-Ende des Introns liegend

ALK
Activin-receptor like kinase

Allel
Kopie eines Gens oder DNA-Sequenz am gleichen Ort homologer Chromosomen bzw. bestimmte Ausführung eines Gens, das in einer Population in mehreren Varianten vorkommt

Allelverlust
Verlust eines Allels, der z.B. in einem Tumor als 2. Schritt eine ererbte Mutation (Keimbahnmutation) auf dem anderen Allel freistellt und damit zu einer Funktionsbeeinträchtigung eines Tumorsuppressorgens führt

Alteration
Chromosomenveränderung

Androgene
Testosteron stellt den größten Anteil der Androgene dar. Es wird in den Leydig-Zellen der Testes produziert. Es zirkuliert überwiegend proteingebunden (s. SHBG). Testosteron wird intrazellulär zu Dihydrotestosteron reduziert

Androgenrezeptor
Dihydrotestosteron und mit geringerer Affinität Testosteron binden an den Androgenrezeptor. Dieser lagert sich an die Androgenrezeptorelemente (ARE) der Zielgene an und bewirkt deren Transkriptionsaktivierung. Das Androgenrezeptorgen ist auf dem X-Chromosom im Bereich der Banden q11–q12 lokalisiert

Anlageträger
Person, die eine bestimmte Krankheitsanlage von einem Familienmitglied geerbt hat

AP1
Activator protein 1, wichtiger Transkriptionsfaktor

APC
Adenomatous polyposis coli, adenomatöse Polyposis coli (synonym: FAP: familiäre adenomatöse Polyposis). Das APC-Gen, ein Tumorsuppressorgen, kodiert für ein Protein, welches das Wachstum von Darmepithelzellen steuert. Eine Keimbahnmutation im APC-Gen führt zur familiären adenomatösen Polyposis (FAP). Somatische Mutationen im APC-Gen gehören zu den ersten genetischen Veränderungen in kolorektalen Tumoren

APC-Gen
Gen für APC, auf Chromosom 5q21 lokalisiertes Tumorsuppressorgen. Keimbahnmutationen dieses Gens sind bei der familiären adenomatösen Polyposis (FAP) nachweisbar

5α-Reduktase
Die Steroid-5α-Reduktase katalysiert die Konversion von Testosteron zu Dihydrotestosteron. Von den 2 Isoformen der 5α-Reduktase dominiert der Typ II (SRD5A2) in der Prostata. Das SRD5A2-Gen ist auf Chromosom 2p23 lokalisiert

Arg
Aminosäure Arginin

ATM
Menschliches Gen, das in mutierter Form die Ataxia teleangiectatica verursacht

Autosomaldominanter Erbgang
Gesetzmäßigkeit der Mendel-Vererbung: Die für die Erkrankung verantwortliche Erbanlage liegt auf den nicht geschlechtsgebunden vererbten Chromosomen (Autosomen), d.h. Männer und Frauen sind gleich häufig betroffen. Die Erkrankung kommt bereits dann zum Ausbruch, wenn eine der paarig vorkommenden Erbanlagen verändert ist (dominant)

BC	Brustkrebs
bHLH	Basic helix-loop-helix: DANN-Bindingsdomäne von Transkriptionsfaktoren
BMP	Bone morphogenic protein
bp	Abkürzung für Basenpaare, Einheit für DNA-Längenangaben
BRCA1	Gen, das mit erhöhtem Risiko für Brust- und/oder Ovarialkrebs assoziiert ist. Es ist auf Chromosom 17q21 lokalisiert
BRCA2	Brustkrebsgen 2: Gen, das in mutierter Form zum Brust- und Eierstockkrebs prädisponiert. Es ist auf Chromosom 13q12.3 lokalisiert
BRRS	Bannayan-Ruvalcaba-Riley-Syndrom; autosomal-dominant vererbtes Syndrom, das in seiner Symptomatik im Wesentlichen durch Makrozephalie, mentale Retardierung, multiple Lipome und Hämangiome sowie durch hyperplastische Darmschleimhautpolypen gekennzeichnet ist. Das Cowden-Syndrom und das BRRS können sich in ihrer Symptomatik z. T. überlappen und auch innerhalb einer Familie auftreten
CA19-9	Serumtumormarker, beim Pankreaskarzinom häufig erhöht
CAG-Repeat	Triplettwiederholungssequenz der Basen CAG, Trinukleotidrepeat
CAK	cdk aktivierende Kinase
CALF	Café-au-lait-Fleck
CAPB	Putativer Suszeptibilitätslocus für hereditäres Prostatakarzinom und Gehirntumoren auf Chromosom 1p36
β-Catenin	Wesentliche Komponente des Zelladhäsionskomplexes; spielt auch eine Schlüsselrolle bei der Übermittlung von Wachstumssignalen im wingless-Wnt-Signaltransduktionsweg
Cdc	Cell division cycle
CDK4	Protoonkogen, cyclin-dependent kinase 4; Kinase, die in der S-Phase des Zellzyklus eine entscheidende Rolle spielt
cdk4, cdk6	Cyclin-dependent kinase 4 oder 6
CDK-Inhibitoren	Inhibitoren der cyclinabhängigen Kinasen, wie p15 und p16
CDKN2	Cyclin-dependent kinase negative regulator 2, Tumorsuppressorgen, auch als MTS1-Gen, p16INk4a-Gen bezeichnet
ce	Caenorhabditis elegans
CEA	Karzinoembryonales Antigen, Serumtumormarker
Centromer	s. Zentromer
CFS	*Cancer family syndrom*: gehäuftes Auftreten von Kolon-, Endometrium-, Ovarial-, Brust-, Magen- und Talgdrüsenkarzinomen sowie Lymphomen in einzelnen Familien. Erstmals wurde das CFS durch H. T. Lynch 1971 beschrieben. Es wird organspezifisch in Manifestation auf das Kolon und in extrakolonische Manifestation unterteilt
CGH	Comparative genomic hybridization, komparative (vergleichende) Genomhybridisierung, spezielle Untersuchungstechnik zur Identifizierung von amplifizierten oder deletierten Chromosomenabschnitten in Zelllinien oder Geweben
CHRPE	Kongenitale Hypertrophie des retinalen Pigmentepithels; angeborene Veränderung der Netzhaut, die bei etwa 85% der FAP-Patienten vorliegt
c-Kit	Protoonkogen, welches für eine transmembranöse Tyrosinkinase kodiert
Cosmide	Spezielle, selbstreplizierende Plasmide, in die die cos-Sequenzen des Lambda-Phagen eingebaut wurden und die daher *in vitro* in eine Phagenproteinhülle verpackt werden können. Cosmide sind Vektoren, in die etwa 30–40 kb große Abschnitte eines anderen Genoms kloniert werden können
Cowden-Syndrom	Autosomal-dominant erbliches Krankheitsbild, das u. a. mit multiplen Hamartomen, besonders der Haut, der Schleimhäute, der Brust sowie der Schilddrüse und einem Risiko für maligne Tumoren u. a. der Brust und der Schilddrüse einhergeht. Wird durch Mutationen im PTEN-Gen verursacht
Cross-over	Reziproker (wechselseitiger) Austausch von Genmaterial zwischen homologen Chromosomen während der Meiose; Ursache der genetischen Rekombination

Cullin/Cul	Untereinheit der SCF-Familie von E3-Ligase-Komplexen
Cyclin-dependent-kinase 4	s. cdk4, CDK4
Cys	Aminosäure Cystein
D12S1615	Beispiel für die Bezeichnung eines DNA-Segments. D steht für DNA, die nachfolgende Zahl verweist auf das Chromosom, S bedeutet, dass das Segment 1-malig im Genom vorkommt, und die nachfolgende Zahl stellt eine fortlaufende Ordnungszahl dar, die dem Segment eine eindeutige Bezeichnung gibt
DBL	*Diffuse B-cell lymphoma*; ein GEF für CDC42
DCC-Gen	Deleted in colorectal cancer; auf Chromosom 18q21 lokalisiertes Gen, das in seiner mutierten Form bei kolorektalen Karzinomen eine Rolle zu spielen scheint
DCIS	Duktales Carcinoma in situ
del	Deletion; Verlust eines Gens oder einer Gensequenz
De-novo-Mutation	Mutation, die bei einem Träger erstmals auftritt und eine Generation früher, d.h. bei den leiblichen Eltern, noch nicht vorhanden war
Desmoid	Gutartige Geschwulst des Bindegewebes, meist in der Bauchwand
DGGE	*Denaturating gradient gel electrophoresis*; ein Präscreeningverfahren, bei dem das denaturierte DNA-Produkt über ein Agarosegel als Einzelstrang-DNA dargestellt wird. Es ermöglicht den Nachweis von Einzelbasenmutationen
DGVS	Deutsche Gesellschaft für Verdauungs- und Stoffwechselkrankheiten
DHPLC	*Denaturating high performance liquid chromatography*; ein Präscreeningverfahren, das als Auftrennungsverfahren eines DNA-Produkts die Chromatographie benutzt
DHT	Dihydrotestosteron, wird aus Testosteron unter Mitwirkung der 5α-Reduktase gebildet. DHT bindet an den Androgenrezeptor
1,25-Dihydroxyvitamin D3	Vitamin D wird in der Haut unter UV-Einstrahlung gebildet und über die Nahrung aufgenommen. In Leber und Niere wird es zu seiner aktiven Form – 1,25-Dihydroxyvitamin D3 – metabolisiert
Dinukleotidrepeatpolymorphismus	Polymorphismus, der durch die unterschiedliche Zahl eines Dinukleotids, z.B. (TA)*n*, gekennzeichnet ist
dm	*Drosophila melanogaster*
DMBT1-Gen	Deleted in malignant brain tumors 1; auf Chromosom 10q23 lokalisiertes Gen, das in seiner mutierten Form mit der Genese von Hirntumoren assoziiert wird
DNA	*Desoxyribonukleinsäure*; bildet das genetische Material. Ihre Reihenfolge an Basen, der so genannte genetische Kode, kodiert die Information für das spätere Genprodukt
Dominant-negativer Effekt	Tumorsuppressorgene sind zunächst in einem Allel mutiert. Da das andere Allel die normale (Wildtyp-)Sequenz aufweist, sollte eine ausreichende Menge des Genprodukts gebildet werden. Gelegentlich (z.B. beim TP53-Suppressorgen) überwiegt jedoch der negative Effekt und die Funktion des Gens ist beeinträchtigt oder aufgehoben
Donorspleißstelle	Linke Spleißstelle, am 5′-Anfang eines Introns liegend
DPC4	Deleted in pancreatic carcinoma, Locus-4-Gen, Smad-4-Gen
DPC4/SMAD4-Gen	Deleted in pancreatic carcinoma, locus 4/*Sma* and *Mad*; somatische Alterationen dieses Gens, das auf Chromosom 18q21 lokalisiert ist, finden sich v.a. bei Pankreaskarzinomen. Keimbahnmutationen im DPC4/SMAD4-Gen werden zumindest bei einigen Familien mit juveniler Polypose gefunden
Drk	*Downstream of receptor-kinases*
DRU	Digitale rektale Untersuchung
E. coli	*Escherichia coli*, plumpes, kokkoides Stäbchen, bakterieller Erreger
EDTA	Ethylendiamintetraessigsäure: Substanz zur Ungerinnbarmachung des Blutes, wird entnommenen Blutpro-

	ben zur Verhinderung der Verklumpung der Probe zugesetzt
E3-Ligase	Substraterkennungskomponente der ubiquitinabhängigen Proteindegradationsmaschinerie
Elongation	Verlängerung der Polypeptidkette während der Proteinsynthese
Elongin B/C	Essenzielle Untereinheiten des S(III)-Transkriptions-Elongations-Komplexes
Epidermoid-zyste	Gutartige Zyste (Schwellung) unter der Haut, meist an Kopf, Gliedmaßen oder Rücken, entsteht aus embryonal abgeschnürten Epidermisteilen oder Drüsenanlagen
ERCP	Endoskopische retrograde Cholangiopankreatikographie; endoskopisches Verfahren zur Darstellung der Gallenwege
ERK	MAP-Kinase (MAPK); durch *extrazelluläre* Signale *regulierte* *Kinase*
ETA 2	Endothelin(ET)-Subtyp-A-Rezeptor
Exon	Bestandteil von Primärtranskripten, DNA-Abschnitt (Teilsequenz) eines Gens, der auch in der reifen RNA vorkommt und für die Proteinsynthese in der Zelle benötigt wird
Expressivität	Schwere, mit der eine genetische Veränderung deren Träger betrifft
Fall-Kontroll-Studie	Verglichen werden Probanden, bei denen ein bestimmtes Ereignis eingetreten ist (z.B. Prostatakarzinom), mit Kontrollen, bei denen dieses Ereignis nicht eingetreten ist. Ergebnisse werden als Quotenquotient (Odds-Ratio) *OR* dargestellt
FAMMM	Familial atypical multiple mole melanoma
FAP	Familiäre adenomatöse Polyposis; autosomal-dominante Disposition zu Hunderten oder Tausenden von adenomatösen Polypen (gutartigen Tumoren) des Dickdarms mit einem hohen Risiko für kolorektale Karzinome
F-Box	Hochkonservierte Domäne von ungefähr 45 Aminosäuren, die die Interaktion zwischen einem F-Box-Protein und Skp1 vermittelt
FHIT	Fragile-histidin-triad gene
Filterhybridisierung	Inkubation einer denaturierten, auf einer Membran (einem Filter) immobilisierten DNA- oder RNA-Präparation mit einer Lösung von (z.B. radioaktiv) markierter DNA oder RNA; diese Technik basiert auf der spontanen Basenpaarung zwischen komplementären DNA- oder RNA-Strängen in wässrigen Lösungen
FISH	Fluoreszenz-in-situ-Hybridisierung; eine Form der In-situ-Hybridisierung von Chromosomen, bei der eine Nukleinsäuresonde mit einem eingebauten Fluorophor markiert wird – einer chemischen Gruppe, die fluoresziert, wenn sie mit UV-Licht bestrahlt wird
FJP	Familiäre juvenile Polypose; autosomal-dominant vererbtes Auftreten von multiplen juvenilen Polypen v. a. im unteren Gastrointestinaltrakt
FMTC	Familial medullary thyroid carcinoma (only); hereditäres medulläres Schilddrüsenkarzinom, bei dem aber die übrigen endokrinen Manifestationen der MEN 2 fehlen
GAP	GTPase activating protein; Protein, das die GTPase-Aktivität von kleinen, GTP bindenden Proteinen (z.B. Ras, Rap1, Rab5) beschleunigt. Dadurch wechselt das kleine, GTP bindende Protein vom (meist aktiven) GTP-gebundenen in den (meist inaktiven) GDP-gebundenen Zustand. Diese Aktivität ist in der Regel spezifisch zwischen dem GAP und dem kleinen, GTP bindenden Protein
Gardner Syndrom	Form der FAP, bei der zusätzlich zu den kolorektalen Adenomen auch andere Symptome außerhalb des Kolons auftreten, z.B. Epidermoidzysten, Osteome u.a. (es gibt einen fließenden Übergang zwischen „klassischer" FAP und „Gardner-Syndrom"; deshalb sollte der Begriff „Gardner-Syndrom" durch „FAP" ersetzt werden)
GDNF	Glia-cell derived nerve growth factor; Ligand der Rezeptortyrosinkinase, die vom *RET*-Protoonkogen kodiert wird
GEF	Guaninnukleotidaustauschfaktor
Genlocus	Genort, Position eines Gens auf einem Chromosom

Genom	Gesamtheit der genetischen Information einer Zelle oder einer Spezies
Genomisches Imprinting	Normalerweise werden die Gene des väterlichen und mütterlichen Chromosomensatzes exprimiert. In Abweichung von den Mendel-Gesetzen werden bei geprägten Genen (imprinted genes) nur die vom Vater oder nur die von der Mutter ererbten Allele exprimiert. Genetisches Imprinting ist für einige autosomal vererbte Erkrankungen verantwortlich, bei denen Entwicklung, Wachstum oder Verhalten gestört sind
Genotyp	Bestimmte Konstellation auf der Ebene der Erbanlagen (Gene)
Gleason-Score	Bewertungssystem zur Beurteilung des Grads der Malignität des Prostatakarzinoms
Glioblastom	Hochmaligner astrozytärer Tumor des Erwachsenenalters, der entweder durch Progression aus einem niedriggradigen Astrozytom (sekundäres Glioblastom) oder nach kurzer Anamnese de novo entsteht (primäres Glioblastom). Die Prognose ist noch immer sehr schlecht, weniger als 5% der Patienten überleben länger als 3 Jahre
Gly	Glycin
Grb2	Growth factor receptor binding protein 2
Hamartin	Produkt des TSC1-Gens
Hamartom	Benigne Tumoren, bestehend aus Zellen, die auch physiologischerweise im betroffenen Gewebe vorkommen, aber in ihrer Anzahl, Lokalisation, Organisation oder Morphologie abnormal sind
Haplotyp	Kombination von Allelen an eng gekoppelten Genloci auf demselben Chromosom
Hardy-Weinberg-Beziehung	Mathematisches Verhältnis von Gen- und Genotypfrequenzen. Unter Gleichgewichtsbedingungen sind die Gen- und Genotypfrequenzen in einer Population über Generationen gleich
HBC	Hereditärer Brustkrebs
HBOC	Hereditärer Brust- und Eierstockkrebs
hCHK2	Neu entdecktes Gen auf Chromosom 22, das für ein Protein kodiert, das an der Kontrolle des Zellzyklus am Ende der G_2-Phase beteiligt ist. Heterozygote Keimbahnmutationen des *hCHK2*-Gens können mit einem Li-Fraumeni-ähnlichen Syndrom assoziiert sein
Heritabilität	Anteil der genetisch begründeten Variabilität an der gesamten phänotypischen Variabilität eines Merkmals. Sie wird häufig als Prozentwert angegeben. Bei kleiner Heritabilität ist die nicht genetisch bedingte Komponente größer. Die Aussagekraft der Heritabilität ist umstritten
Heterogenie	Liegt vor, wenn unterschiedliche genetische Ursachen zu einem klinisch nicht unterscheidbaren Phänotyp führen
HGPIN	*High grade prostatic intraepithelial neoplasia*; hochgradige PIN, die häufig auf ein bereits bestehendes Prostatakarzinom hinweist
HIF	Hypoxia inducible factor
HLA	*Human leucocyte antigene*; eine Gruppe von Antigenen, die bei der Immunabwehr zur Erkennung benötigt werden
HLOD-Score	LOD-Score, der unter der Annahme von Heterogenie ermittelt wird. Hierbei wird eine Verbesserung des Scores erreicht. Der Anteil gekoppelter Familien wird mit dem Faktor *a* angegeben
HMPS	Hereditary-mixed-polyposis-Syndrom; gemeinsames Auftreten teils juvenil-hyperplastischer, teils aber auch adenomatöser Polypen
HNPCC	Hereditary non-polyposis colorectal cancer, *hereditäres nichtpolypöses Kolonkarzinom*; autosomal-dominant erbliches kolorektales Karzinom ohne Polyposis, Tumordispositionserkrankung mit hohem Risiko für kolorektale Karzinome, Urothelkarzinome, Endometriumkarzinome, Dünndarmkarzinome und seltene andere maligne Tumoren. Ursache ist ein genetischer Defekt eines Mismatch-Reparaturgens
HOC	Hereditärer Eierstockkrebs

HPC1	Putativer Prostatakarzinomsuszeptibilitätslocus auf Chromosom 1q24–q25
HPCX	Putativer Prostatakarzinomsuszeptibilitätslocus auf dem X-Chromosom (Bande q27–28)
HPRC	Hereditary papillary renal carcinoma
ICG-HNPCC	International Collaborative Group on HNPCC
IGF-1	Insulin like growth factor 1; insulin-ähnlicher Wachstumsfaktor 1 (*insulin-like growth factor I*) ist ein autokriner Regulator des Wachstums von verschiedenen Geweben. Durch Bindung von IGF an den IGF-I-Rezeptor wird dieser aktiviert, wodurch ein intrazellulärer Signalkaskadenweg angeschaltet wird, der letztendlich den Wachstumseffekt von IGFI bewirkt
IGFBP-3	IGF-bindendes Protein 3, s. IGF-1
Ileoanale Pouch-Operation	Chirurgischer Eingriff, bei dem der Dickdarm und die Schleimhaut des Enddarms entfernt werden; das zu einem Beutel ausgebildete Dünndarmende wird an den Schließmuskel des Afters angenäht
Ileorektale Anastomose	Chirurgischer Eingriff, bei dem der Dickdarm entfernt wird; der Dünndarm wird an den verbliebenen Enddarm angenäht
Ileostoma	Künstlicher Dünndarmausgang an der Bauchdecke
ins	Insertion; Einbau von zusätzlichen Nukleotiden oder DNA-Sequenzen
Intron	Bereich in der transkribierten DNA (im primären Transkript) zwischen 2 Exons, der im Allgemeinen nicht in der reifen RNA erscheint, sondern zuvor durch Spleißen (splicing) entfernt wird
Inzidenz	Neuerkrankungsrate; Verhältnis der Anzahl der Personen, die in dem Bezugszeitraum an einer Krankheit erkranken, und der mittleren Anzahl der lebenden Personen in diesem Bezugszeitraum
IRA1, IRA2	„Inhibitor of *ras*“; die beiden mit Neurofibromin verwandten Ras-GAP von *Saccharomyces cerevisiae*
JunD	Bestandteil des AP1, das einen Transkriptionsfaktor darstellt. Interagiert möglicherweise mit Menin
Kandidatengen	Gen, das aufgrund seiner biologischen Funktion und chromosomalen Position bei Patienten mit erblichen Erkrankungen mutiert sein könnte
Keimbahnmutation	Mutation, die von einem Elternteil über dessen Keimbahn (Eizelle der Mutter oder Samenzelle des Vaters) geerbt wurde und nach der Fusion (Konzeption) in einem Allel beider DNA-Kopien der befruchteten Eizelle und damit in jeder daraus entstehenden somatischen Zelle des Organismus enthalten ist
Kock-Pouch	Ein Dünndarmbeutel, der unter der Bauchdecke liegt
Kohortenstudie	Bei diesen Studien wird von einer definierten Kohorte ausgegangen und dann zu einem späteren Zeitpunkt geprüft, ob durch eine bestimmte Exposition (z.B. Risikofaktor) in der exponierten gegenüber einer nicht exponierten Gruppe ein bestimmtes Ereignis eintritt. Dies kann prospektiv und retrospektiv erfolgen. Das Ergebnis wird als relatives Risiko ausgedrückt
Konkordanzrate	Beschreibt den Anteil gleich betroffener Zwillinge. Eine höhere Konkordanzrate bei eineiigen im Vergleich zu zweieiigen Zwillingen weist auf eine Beteiligung genetischer Faktoren hin
Kopplung	Englisch: linkage; Lokalisation von Genen auf demselben Chromosom, die dadurch nicht mehr unabhängig voneinander vererbt werden. Je näher 2 oder mehr Gene beieinander liegen, desto größer ist die Wahrscheinlichkeit, dass sie gemeinsam vererbt werden. Weiter voneinander entfernt oder auf unterschiedlichen Chromosomen liegende Gene segregieren unabhängig
Kopplungsanalyse	Markerstudien zur Identifizierung jener Chromosomenabschnitte in einem Genom, die zusammen mit einem spezifischen Merkmal oder einem einheitlichen Krankheitsbild innerhalb einer Familie weitergereicht werden. D.h. mit Kopplungsanalysen kann untersucht werden, ob 2 oder mehr Loci bzw. 1 Locus oder mehre-

re Loci und ein bestimmter Phänotyp unabhängig segregieren. Je nach Testverfahren werden der LOD- oder der NPLZ-Score ermittelt. Wenn die Position des einen Genorts bekannt ist, kann die Position des anderen Genorts relativ zum ersten abgeschätzt werden

Kopplungsanalyse, parameterfreie — Bei der parameterfreien Kopplungsanalyse wird Kopplung auf der Grundlage beobachteter und erwarteter Allelübereinstimmungen ermittelt. Dieses Verfahren setzt kein bestimmtes Vererbungsmodell des zu untersuchenden Phänotyps voraus

Kopplungsanalyse, parametrische — Bei der klassischen Kopplungsanalyse müssen bestimmte Voraussetzungen (Parameter) – z. B. die Frequenz des Risikoallels, die Penetranz und die Phänokopierate – berücksichtigt werden. Das Analyseergebnis ist insofern von den abgeschätzten Parametern abhängig

Kopplungsungleichgewicht — Überzufällige Assoziation von Allelen oder Genen. Das kann entweder auf einen funktionellen Zusammenhang hinweisen oder bedeuten, dass sich noch kein Hardy-Weinberg-Gleichgewicht einstellen konnte

K-ras — Onkogen auf Chromosom 12

LCIS — Lobuläres Carcinoma in situ

Lck — Mitglied der Src-Tyrosinkinase-Familie

LDS — Lhermitte-Duclos-Syndrom; so genanntes dysplastisches Gangliozytom des Zerebellums. Eine das Cowden-Syndrom begleitende Kleinhirnsymptomatik mit gesteigertem intrakranialen Druck aufgrund einer Migrationsstörung der Ganglienzellen im Kleinhirn

Lead-time bias — Mögliche Verfälschung von Überlebenszeitanalysen durch Früherfassung von Tumoren, die sich klinisch noch nicht manifestiert haben, im Vergleich zu Tumoren, die aufgrund der klinischen Manifestation erfasst wurden

LFS — Li-Fraumeni-Syndrom

LKB1/STK1 — Menschliches Gen, das in mutierter Form das Peutz-Jeghers-Syndrom verursacht

LOD-Score — Der LOD-Score (LOD: *logarithm of the odds*) drückt das Log_{10}-Verhältnis der Wahrscheinlichkeit der Genotypenkonstellation einer Familie unter der Annahme von Kopplung ($\theta<0{,}5$) zur Wahrscheinlichkeit unter der Annahme gegen Kopplung ($\theta=0{,}5$) aus. Ein Verhältnis von 1000:1 entspricht einem LOD-Score von 3. Durch Veränderung des θ im Zähler kann ermittelt werden, bei welchem θ-Wert der maximale LOD-Score erreicht wird

LOH — Loss of heterozygosity (Verlust der Heterozygosität); bezeichnet den Verlust eines Allels, der in Individuen, die heterozygot an dem untersuchten Genlocus sind, in somatischen Zellen nachgewiesen werden kann und zur scheinbaren Homozygotie des Genlocus in einer klonal expandierenden Zellpopulation führt. Nach der 2-Schritt-Hypothese von Knudson ist bei Tumorsuppressorgenen der Verlust beider Allele für die Tumorentstehung notwendig. Wenn z. B. das eine Allel durch eine Keimbahnmutation seine Funktion eingebüßt hat, sind durch den somatischen Verlust des anderen Allels diese Voraussetzungen erfüllt

MAP — *Mitogenaktiviertes Protein*

MAPK — *Mitogenaktivierte Proteinkinase*

Marker — In der Molekularbiologie meist Bezeichnung für ein Sequenzmotiv, das polymorpher Variabilität unterworfen ist, sei es als Restriktionsschnittstelle, sei es aufgrund variabler Anzahlen repetitiver Einheiten. Allgemein: für die genetische Analyse geeignetes, umschriebenes Merkmal

Mb — Megabase, Abkürzung für 10^6 bp DNA

Medulloblastom — Maligner embryonaler Tumor des Kleinhirns mit bevorzugter Manifestation im Kindesalter. Durch Fortschritte in der Radio- und Chemotherapie überleben heute >60% der Patienten die 5-Jahres-Grenze

MEK — MAP-Kinase (auch MAPKK); *MAP/ERK-Kinase*

MEN	Multiple endokrine Neoplasie (Typen 1, 2a und 2b); Gruppe autosomal-dominant erblicher Tumordispositionskrankheiten
MEN1	Multiple endocrine neoplasia type 1, auch als Wermer-Syndrom bezeichnet, ist eine autosomal-dominant vererbte Erkrankung, die mit der Bildung von (z. T. endokrin aktiven) Tumoren der Nebenniere, der Hypophyse, des Pankreas, der Nebenschilddrüse und der Schilddrüse einhergeht. Außerdem Wachstum von Lipomen und fazialen Angiofibromen
MEN2	Multiple endocrine neoplasia type 2; autosomal-dominante Erkrankung mit der Ausbildung von medullärem Schilddrüsenkarzinom, Phäochromozytom, Hyperparathyreoidismus u. a.
Menin	Proteinprodukt eines Gens, in dem Mutationen zur MEN-1-Erkrankung führen
MET	Protoonkogen, welches für den Rezeptor des Hepatozytenwachstumsfaktors (HGF) kodiert. Das Protein ist eine transmembranöse Tyrosinkinase
5-Methylcytosin	Die hauptsächlich methylierte Base in der DNA. Die Methylierung erfolgt durch eine Methyltransferase, bevorzugt an Stellen mit einer CpG-Sequenz. Die Häufung von 5-Methylcytosin in Promotorabschnitten (CpG-Inseln) kann zu einem Verlust der Genexpression führen. Durch spontane Desaminierung von 5-Methylcytosin entsteht Thymin, das sich bei der DNA-Synthese mit Adenin paart. Dadurch kann eine Mutation (G:C>A:T) entstehen, die auf die Tochterzellen übertragen wird
MH1, MH2	*Mad homology domain*; sie beinhaltet die DNA-Bindungsdomäne der Smad-Transkriptionsfaktoren und ist hoch homolog zur MH2-Domäne, die Homo- und Heterodimerenbildung der Smads vermittelt
Mikrosatelliteninstabilität	Mikrosatelliten sind repetitive, phylogenetisch konservierte Mono-, Di-, Tri- und Tetranukleotidsequenzen, die über das gesamte Genom verteilt vorkommen. Mikrosatelliteninstabilität (MSI, RER) kann in Tumoren auftreten. Durch Mismatch-Reparatur-Defekte kommt es zur mangelhaften Reparatur von Fehlern (mismatches), die bei der DNA-Replikation entstehen können, und somit zur Verlängerung oder Verkürzung, also zur Mutation, der repetitiven DNA-Abschnitte, die als Mikrosatelliten bezeichnet werden. Der Nachweis erfolgt über die Vergrößerung von Mono- oder Dinukleotidrepeatmarkern in der genomischen DNA
MLH1	Reparaturgen auf Chromosom 3p, das in mutierter Form zum HNPCC führt
MMAC1-Gen	Mutated in multiple advanced cancers 1; Synonym für PTEN; somatische Alterationen dieses Tumorsuppressorgens, das auf Chromosom 10q23.3 lokalisiert ist, werden bei einer Vielzahl von Tumoren (Glioblastome, Endometriumkarzinome und Prostatakarzinome) gefunden, wohingegen Keimbahnmutationen dieses Gens mit dem Cowden-Syndrom assoziiert sind
MMR-System	Mismatch-repair-System; Fehlerkorrektursystem der DNA nach Replikation, aus etwa 10 Untereinheiten bestehend
Morgan	Maß für den Abstand zweier Genorte. 1 Morgan (M) korrespondiert mit der DNA-Länge, in der durchschnittlich 1 Cross-over-Ereignis pro Meiose zu erwarten ist. Eine Rekombinationsrate von 1% entspricht 1 cM (Zentimorgan)
Mortalität	Sterblichkeit; Verhältnis von der Anzahl der Personen, die in einem Bezugszeitraum an einer Krankheit sterben, und der mittleren Anzahl der in diesem Bezugszeitraum lebenden Personen
MPNST	Maligner Tumor der peripheren Nervenscheide (malignant peripheral nerve sheath tumor)
MRCP	Magnetresonanzcholangiopankreatographie; kernspintomographische Untersuchung der Gallenwege
MRT	Magnetresonanztomographie oder Kernspintomographie

MSH2 — Reparaturgen auf Chromosom 2p, das in mutierter Form zum HNPCC prädisponiert

MSI — s. Mikrosatelliteninstabilität

MTS — Muir-Torre-Syndrom; autosomal-dominante Erkrankung mit kombiniertem Auftreten von Tumoren der Haut und Karzinomen, häufig kolorektales Karzinom. Es wird mit HNPCC assoziiert, da in den Tumoren eine MSI sowie eine Mutation des MMR-Systems entdeckt wurden

MTS1 — Multiple tumor suppressor gene 1, auch als CDKN2- oder $p16^{INK4a}$-Gen bezeichnet

Mutation — Veränderung der Erbsubstanz mit krankheitsverursachender Auswirkung auf den Phänotyp

MXI1-Gen — Das MAX-interacting-Protein-1-Gen kodiert ein Protein, das als Antagonist des MYC-Onkoproteins funktioniert. Es ist auf Chromosom 10q25 lokalisiert

MYC — *Myelocytomatosis protein*; ein Gen, welches eine wichtige Funktion bei der Kontrolle von Zellteilung und Zellzyklus hat und häufig in Tumoren dereguliert ist

Nck — *Non catalytic region of tyrosine kinase*; Adaptorprotein zwischen RTK und Sos

NGFβ — β-Untereinheit des Nervenwachstumsfaktors (nerve growth factor)

Nichtanlageträger — Person, die eine bestimmte Krankheitsanlage von einem Familienmitglied nicht geerbt hat

NIH — National Institute of Health

NPLZ-Score — Score bei parameterfreier Kopplungsanalyse (*nonparametric linkage*)

NSAID — Nichtsteroidale Antirheumatika

NSCLC — Non small cell lung cancer, nicht kleinzelliges Bronchialkarzinom

NTN — Neurturin; Ligand der Rezeptortyrosinkinase, die vom *RET*-Protoonkogen kodiert wird

OC — Eierstockkrebs

Osteom — Gutartige Knochengeschwulst (bei FAP-Patienten v. a. an Kiefer, Schädel und Gliedmaßen)

p — Kurzer Arm eines Chromosoms

$p16^{INK4a}$ — Tumorsuppressorgen p16, auch MTS1 (multiple tumor suppressor 1) oder CDKN2 genannt

19p,19q — Kurzer bzw. langer Arm von Chromosom 19; die beiden Arme sind durch das Zentromer miteinander verbunden

19p13,19q13 — Chromosomale Abschnitte (Färbebanden) an den Enden des kurzen bzw. langen Arms von Chromosom 19, die durch zytogenetische Färbetechniken darstellbar werden und differenziert werden können

p53 — Tumorsuppressorgen auf Chromosom 17p13

PCAP — Putativer Suszeptibilitätslocus in der chromosomalen Region 1q24.2–43

PCR — Polymerase chain reaction, Polymerasekettenreaktion; Verfahren zur exponentiellen Vervielfältigung von ausgewählten DNA-Sequenzen

Penetranz — Anteil der Personen, die ein Gen tragen und erkrankt sind bzw. Manifestationswahrscheinlichkeit auf der Basis eines Genotyps. Bei vollständiger Penetranz ist bei einem bestimmten Genotyp immer mit einer Merkmalsausprägung zu rechnen

PH — Pleckstrin-Homologie

Phänokopie — Merkmalsausprägung (Phänotyp), die einem genetisch begründeten Phänotyp entspricht, aber nicht genetisch begründet ist

Phänotyp — Bestimmte Konstellation von Merkmalen einer Person (z. B. Augenfarbe, Tumorspektrum, Enzymaktivitäten usw.)

Physikalische Genkarte — Anordnung von Protein kodierenden DNA-Sequenzen auf physikalischen Abschnitten von Chromosomen mit Abstandsangaben

PIL — Pankreatische intraduktale Läsion; Vorläuferläsion oder Präkanzerose für das duktale Pankreaskarzinom

PIN — Prostatische intraepitheliale Neoplasie; Vorläuferstadium des Prostatakarzinoms. Im Gegensatz zum Karzinom erhaltene Basalmembran

PJS — Peutz-Jeghers-Syndrom; nach den Erstbeschreibern Peutz (Niederlande,

	1921) und Jeghers (USA, 1949) benanntes intestinales Polyposesyndrom mit charakteristischen mukokutanen Pigmentierungen und hamartomatösen Polypen
PKD1	Polycystic kidney disease 1; autosomal-dominant erbliche Form der Zystennieren. Durch multiple Nierenzysten besteht die Möglichkeit einer Insuffizienz, außerdem erhöhtes Risiko von Nierenzellkarzinomen
PMA	Phorbol-12-Myristat-13-Azetat; ein bekannter Tumorpromotor
PMS1	Reparaturgen auf Chromosom 2q, das in mutierter Form zum HNPCC führt
PMS2	Reparaturgen auf Chromosom 7p, das in mutierter Form zum HNPCC prädisponiert
Polymorphe DNA-Marker	Auf Sequenzunterschieden beruhende DNA-Polymorphismen, die zu Kopplungsanalysen herangezogen werden
Polymorphismus	Gleichzeitiges Vorkommen von 2 oder mehr Genotypen (Sequenzvarianten) am gleichen Genlocus oder von chromosomalen Strukturvarianten an homologen Chromosomenabschnitten innerhalb einer Population. Bei neutralen Polymorphismen ergeben sich keine unterschiedlichen phänotypischen Auswirkungen. Andere Polymorphismen können z.B. die funktionelle Aktivität eines Proteins beeinflussen und damit von phänotypischer Bedeutung sein
Polyp	Gestielte gutartige Geschwulst der Schleimhäute
Prädiktive Diagnostik	Molekulargenetische Diagnostik bei Nichtbetroffenen mit dem Ziel zu untersuchen, ob sie eine bestimmte Krankheitsanlage geerbt haben oder nicht
PRCC	Papillary renal cell carcinoma; papilläres Nierenzellkarzinom
Prenylierung	Funktionell bedeutsame posttranslationale Modifikation von Proteinen durch enzymkatalysierte Einführung von Polyisoprenoidgruppierungen (Farnesylierung, Geranylgeranylierung)
Promotor	RNA-Polymerase-Erkennungsort, der durch eine bestimmte Sequenz auf der DNA gekennzeichnet ist, an der die Transkription startet
Proteindomäne	Abgegrenzter, kompakter Strukturbereich innerhalb eines größeren Proteins, der sich unabhängig von anderen Teilsequenzen faltet und oft eine spezifische Teilfunktion für das Gesamtprotein übernimmt
PSA	Das prostataspezifische Antigen ist ein Glykoprotein der Kallikreinfamilie, das fast ausschließlich in der Prostata gebildet wird. Als Tumormarker findet es in der Diagnose und Verlaufsbeobachtung des Prostatakarzinoms Anwendung. Erhöhte PSA-Werte werden auch bei der Prostatitis und benignen Prostatahyperplasie gefunden. Mit verschiedenen Bestimmungsmethoden (PSA, freies PSA, gebundenes PSA; PSA-Dichte; PSA-Halbwertszeit, PSA-Velozität; PSA-Verdopplungszeit) soll die Aussagekraft des PSA-Werts verbessert werden
ψ	Psi, vor einer Genbezeichnung; Pseudogen
PTEN-Gen	Phosphatase and tensin homolog deleted on chromosome 10, Synonym für MMAC1 (*mutated in multiple advanced cancers-1*); das PTEN/MMAC1-Protein besitzt eine Phosphataseaktivität und weist Ähnlichkeiten zu Tensin auf, ein Protein das mit Aktinfilamenten im Bereich der inneren Zelloberfläche interagiert. Es ist beim Cowden-Syndrom mutiert. Auch in Tumoren ist es häufig mutiert oder inaktiviert. Chromosomenlokalisation 10q23.3
PTT	Proteintrunkationstest (In-vitro-Transkriptions-Translations-Test); molekulargenetische Methode zur Darstellung von Mutationen, die zu einem frühzeitigen Stoppkodon führen
pVHL	VHL-Protein
q	Langer Arm eines Chromosoms
Rab	*Ras*-like protein in rat *brain*
Rab3a	GTPase
Rab5	Kleines, GTP bindendes Protein mit Funktionen bei der Endosomfusion und der Endozytose
RAB6	GTPase

Ral	*Ras like*; ein monomeres G-Protein der Ras-Subfamilie
Rap	*Ras*-related *protein*
Rap1	Kleines, GTP bindendes Protein mit Ras-agonistischen und Ras-antagonistischen Eigenschaften. Außerdem vermutete Funktion bei sekretorischen Prozessen
Ras	Von *Rattensarkom* abgeleitet
RasGDF	Ras-Guaninnukleotiddissoziationsfaktor
RasGRF	Ras-Guaninnukleotid-releasing-Faktor
RasGRP	Ras-Guaninnukleotid-releasing-Protein
RB	Retinoblastomprotein
Rbx	Kleines, hochkonserviertes Protein, das zur Familie der Ringfingerproteine gehört und eine Untereinheit der SCF-Familie von E3-Ligase-Komplexen darstellt
Rekombinationsereignis	Austausch von Allelkomplexen zwischen homologen Chromosomen; 2 im Allgemeinen gekoppelt vererbte Allele zweier benachbarter Gene, die auf demselben elterlichen Chromosom liegen, können durch Cross-over während der Geschlechtszellenentwicklung voneinander getrennt und auf die beiden elterlichen Chromosomenpaare verteilt werden, sodass diese nun unabhängig voneinander weitergegeben werden können
Rekombinationsrate	Eine Rekombination entsteht durch Cross-over bei der Meiose. Es führt zum Austausch genetischen Materials von homologen Chromosomenabschnitten. Die Rekombinationsrate (θ) beschreibt die Häufigkeit, mit der solche Ereignisse auftreten. Ein $\theta = 0{,}01$ entspricht einer Rekombinationsrate von 1%
RER	*Replication error phenomenon*, gleichzusetzen mit Mikrosatelliteninstabilität
Restriktionsschnittstellenpolymorphismus	Eine polymorphe Basensequenzvariante, die die Erkennungssequenz eines Restriktionsenzyms betrifft und zum Verlust oder Gewinn einer Schnittstelle führt. Hierdurch kommt es zu unterschiedlichen Fragmentlängen (Restriktionslängenpolymorphismus) der mit diesem Enzym behandelten DNA, z.B. das Restriktionsenzym *Bsm*I erkennt die Basensequenz 5′-GAATGCNN und schneidet zwischen den beiden „N". N steht für eine beliebige Base
RET	*Rearranged during transfection*; Protoonkogen, welches identifiziert wurde, als NIH-3T3-Zellen mit menschlicher Lymphom-DNA transfiziert wurden. Das Protein ist eine transmembranöse Tyrosinkinase
RET-Protoonkogen	Für eine Rezeptortyrosinkinase kodierendes Gen. Mutationen in diesem Gen verursachen die verschiedenen Formen der hereditären medullären Schilddrüsenkarzinome
RGL	*Ral-GDS-like*
Risikoperson	Person, die eine Erkrankungsanlage geerbt haben kann. Bei autosomal-dominant erblichen Erkrankungen sind dies in der Regel Geschwister und Kinder von Betroffenen
rn	*Rattus norvegicus*
RNA	Ribonukleinsäure
RTK	Rezeptortyrosinkinase
RXR	Retinsäure-X-Rezeptor; bindet 9-*cis*-Retinsäure, bildet Heterodimere mit Steroidrezeptoren und ist Koregulator dieser Rezeptoren
Sc	*Saccharomyces cerevisiae*
SCTAT	Sex-cord-Tumor mit annulären Tubuli
2-Schritt-Hypothese	Die 2-Schritt-Hypothese geht auf Knudson (1971) zurück. Sie besagt, dass zur Tumorentwicklung beide Allele eines Tumorsuppressorgens ausfallen müssen. Bei einem sporadischen Tumor erfolgt dies somatisch. Bei erblichen Tumoren fällt das eine Allel durch eine Keimbahnmutation, das andere Allel durch eine somatische Mutation funktionell aus, was zum Funktionsverlust des Tumorsuppressors führt und so die Tumorentstehung lokal initiiert
Segregationsanalyse	Mit einfacher Segregationsanalyse wird getestet, ob der Anteil Betroffener bzw. Nichtbetroffener in Geschwisterschaften den Erwartungen eines Mendel-Erbgangs entspricht

Segregationsanalyse, komplexe	Eine komplexe Segregationsanalyse kann auf jede Stammbaumstruktur und sowohl für quantitative als auch qualitative Merkmale angewendet werden. Dabei wird davon ausgegangen, dass der Phänotyp eines Individuums von diskreten Faktoren, z.B. einem Mendel-Genotyp oder Umweltfaktoren, beeinflusst wird. Nach Festlegung der Parameter, die die Transmission dieser Faktoren in einer Familie beschreiben, kann getestet werden, ob bestimmte genetische bzw. nicht genetische Hypothesen die beobachtete Phänotypenverteilung in Familien erklärt
SH2, SH3	Src-homologe Domänen 2 und 3
SHBG	Das Sexualhormon bindende Globulin (*sex hormone binding globulin*) oder Testosteron und Östradiol bindende Globulin (TeBG)
Shc	*Sh2 domain and collagen-like protein*
Skp	Hochkonserviertes Protein, das spezifisch an die F-Box in F-Box-Proteinen bindet
Smad	Der Name Smad ergibt sich aus der Fusion zweier Genbezeichnungen: *Drosophila mothers against dpp* (Mad) und *Caenorhabditis elegans* Sma
Somatische Mutation	Änderung der DNA-Sequenz einer somatischen Körperzelle, z.B. bei der Tumorentstehung. Die Mutation wird auf die Tochterzellen übertragen, jedoch nicht in die Keimbahn. Deshalb findet keine Vererbung auf die nächste Generation statt
Sos	*Son of sevenless*, Guaninnukleotidaustauschfaktor (GEF)
Spleißen	Splicing; Herausschneiden nichtkodierender Sequenzen (Introns), die das Leseraster zwischen benachbarten Exons unterbrechen, aus dem primären RNA-Transkript, was zur reifen RNA führt
Src (c-Src)	pp60-Src, Nichtrezeptortyrosinkinase; zelluläres Protoonkogen des v-Src, des Onkogens des Rous-Sarkom-Virus
SSCP	Single strand conformation polymorphism (Einzelstrangkonformationspolymorphismus); durch Mutation entstandene Veränderung der Basensequenz auf nur einem DNA-Strang
SSCV	Single strand conformational variant analysis oder Einzelstrangkonformationsvariantenanalyse; dient der Feststellung von unterschiedlichen Basensequenzen, die durch Mutation entstanden sind. 2 DNA-Stränge, die sich nur durch eine Base voneinander unterscheiden, zeigen häufig unterschiedliche Laufgeschwindigkeiten bei der Gelelektrophorese
STEEL	Gen, welches bei der Farbe des Mausfells eine Rolle spielt. Kodiert für den Liganden der Rezeptortyrosinproteinkinase Kit
TC4	*Teratocarcinom 4*; kleines nukleäres G-Protein, wurde in einer Teratokarzinomzelllinie entdeckt
TGF-β	Transforming growth factor β
TP53	Tumorsuppressorgen, dessen Inaktivierung (in der Regel durch somatische Mutationen) an der Entstehung zahlreicher menschlicher Tumoren beteiligt ist. Das Genprodukt ist ein multifunktioneller Transkriptionsfaktor, der u.a. für die Kontrolle von Zellteilung und programmiertem Zelltod (Apoptose) verantwortlich ist. Keimbahnmutationen des TP53-Gens sind die genetische Grundlage des Li-Fraumeni-Syndroms
2-Treffer-Hypothese	Diese besagt, dass bei erblichen Krebsformen die später im Leben erworbene somatische Zweitmutation in Kombination mit der vererbten Keimbahnmutation zum Funktionsverlust des Tumorsuppressors führt und so die Tumorentstehung lokal initiiert
Trinukleotidrepeat	Triplettwiederholungssequenz, die polymorph in unterschiedlicher Anzahl auftreten kann, z.B. (GGC)n
Trp	Aminosäure Tryptophan
TRUS	Transrektale Ultraschalluntersuchung
TRYP	Kationisches Trypsinogengen auf Chromosom 7q35, welches in mutierter Form zur hereditären Pankreatitis prädisponiert
TSC	Tuberous sclerosis complex; anglizistische Bezeichnung der tuberösen Sklerose. Die tuberöse Sklerose ist

eine autosomal-dominante Tumordispositionskrankheit (Typ 1 und Typ 2), die nach für die Krankheit typischen Veränderungen des Hirns, nämlich einer tuberösen Sklerose im Bereich der Hirnrinde, benannt ist. Über die Hirnveränderungen hinaus besteht häufig ein Komplex an Symptomen, insbesondere die Bildung von multiplen Hamartomen der Haut, des Hirns, der Nieren und des Herzens. Die tuberöse Sklerose ist mit Aberrationen des TSC1- oder des TSC2-Gens verbunden

Tuberin Produkt des TSC2-Gens

Tumorsuppressorgen Ein Tumorsuppressorgen (z. B. RB-Gen bei Retinoblastom) kontrolliert Zellwachstum und Zelltod. Bei einem Ausfall beider Allele des Gens kommt es zu unkontrolliertem Zellwachstum und somit zur Tumorentstehung. Um ein erhöhtes Tumorrisiko auszuschließen, ist das Funktionieren beider Genloci in allen somatischen Körperzellen notwendig

Turcot-Syndrom Erkrankung mit gleichzeitigem Auftreten eines primären Hirntumors und multiplen kolorektalen Adenomen. Genetisch heterogen, allelische Variante zu FAP bzw. HNPCC

Ubc Ubiquitin-conjugating enzyme, auch E2 genannt

Ubiquitin Kleines, hochkonserviertes Protein, welches in allen Eukaryoten gefunden wird und bei der Proteindegradation eine Rolle spielt

UBO Unidentified bright object; bei T2-gewichteter kernmagnetischer Resonanztomographie auffällige Kontrast-gebende Stelle im Gehirn

UICC United International Cancer Consortium; Internationales Konsortium zur einheitlichen Klassifikation von Tumorstadien

Vater-zu-Sohn-Übertragung Formalgenetisch schließt Vater-zu-Sohn-Übertragung einen X-chromosomalen Erbgang aus. Bei einem sehr häufigen Phänotyp, wie dem Prostatakarzinom, mit unterschiedlicher (genetischer und nicht genetischer) Ursache, schließt das Auftreten des gleichen Phänotyps bei Vater und Sohn einen X-chromosomalen Erbgang nicht sicher aus

VDR Der Vitamin-D-Rezeptor bindet 1,25-Dihydroxyvitamin D3 und vermittelt die Vitamin-D-Aktivität in der Expressionskontrolle hormonsensitiver Zielgene. Der VDR ist zellkernständig. Das VDR-Gen ist auf Chromosom 12q12–q14 lokalisiert

VHL Von Hippel, Lindau; die beiden Entdecker der nach ihnen benannten autosomal-dominanten Tumordispositionskrankheit

VHL-Gen Gen, das im Fall von Keimbahnmutationen für die Von-Hippel-Lindau-Krankheit prädisponiert

Zentromer Spindelansatzstelle eines Chromosoms

Zollinger-Ellison-Syndrom Erkrankung, die durch einen Gastrin produzierenden (meist malignen) Tumor verursacht wird, der im Pankreas oder Duodenum lokalisiert ist. Tritt häufig im Rahmen einer MEN 1 auf

Zweischritthypothese s. 2-Schritt-Hypothese

Zweitrefferhypothese s. 2-Treffer-Hypothese

1 Allgemeine Aspekte

1.1 Tumorerkrankungen – Einführung aus genetischer Sicht

Eberhard Passarge

Inhaltsverzeichnis

1.1.1 Einleitung

Jede der etwa 100 verschiedenen Formen von Krebs (maligne Tumoren) ist das Ergebnis von grundlegenden, zelluläre Funktionen betreffenden Veränderungen von genetischen Informationen in den Tumorzellen. In diesem Sinn ist Krebs genetisch bedingt. Jedoch sind die meisten Formen von Krebs nicht erblich, von wichtigen Ausnahmen abgesehen. Das Spektrum der an der Krebsentstehung beteiligten Gene und die Mechanismen ihrer Störung sind breit. Dies resultiert aus der Vielfältigkeit von Genen und Gensystemen, welche die Zellteilung und Differenzierung in verschiedenen Geweben kontrollieren. Angesichts aller Unterschiede in der Diagnostik und der Behandlung der verschiedenen Formen von Krebs eignen sich die genetischen Aspekte der Krebsentstehung als Grundlage für das Verständnis. Diese Einführung zum *„Handbuch der molekularen Medizin"*, Band 9 und 10 über Tumorerkrankungen, soll die Orientierung erleichtern.

1.1.2 Klonale Natur von Krebszellen

Krebszellen (maligne Zellen) unterscheiden sich von normalen Zellen durch 2 fundamentale biologische Eigenschaften:
- Sie reagieren nicht oder nur unzureichend auf interne oder externe zelluläre Signale und verlieren dadurch ihre präzise Kontrolle der Zellteilung.
- Im weiteren Verlauf verlieren sie auch den „Respekt" vor anderen Zellverbänden, dringen in diese ein und können sich schließlich in entfernten Bereichen des Körpers als Metastasen ansiedeln. Die 2. Eigenschaft ist das Kennzeichen maligner Zellen, während die Erste auch bei gutartigen Tumoren auftritt.

Krebs ist eine heterogene Krankheitsgruppe. Meistens sind die Veränderungen auf Körperzellen beschränkt und nicht erblich. Bei etwa 5–15% jedoch ist die erste, zu einem Tumor prädisponierende Veränderung hereditär. Intrinsische Fehler der DNA-Replikation oder -Stabilität sowie exogen induzierte Schäden oder eine Kombination verschiedener Faktoren initiieren eine Serie von Veränderungen, die schließlich in der Entstehung eines Tumors resultieren.

Hereditäre Tumorerkrankungen
D. Ganten / K. Ruckpaul (Hrsg.)
© Springer-Verlag Berlin Heidelberg 2001

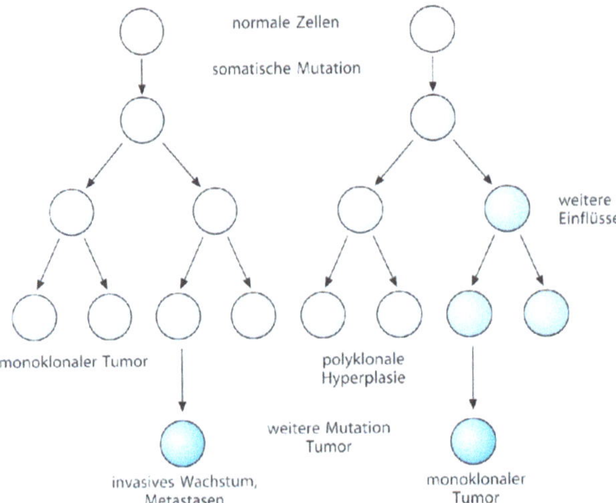

Abb. 1.1.1. Vereinfachtes Schema der monoklonalen und polyklonalen Evolution von Tumorzellen, nach Nowell (1976) und Jameson (1998)

Krebszellen verändern sich als Folge einer Instabilität des Genoms und entwickeln sich durch klonale Evolution neuer Zellpopulationen (Nowell 1976; Jameson 1998). Ein Tumor kann monoklonal aus einer einzelnen Zelle oder polyklonal aus mehreren Zellen entstehen (Abb. 1.1.1). Ein monoklonaler Ursprung ist charakteristisch für Tumoren, deren erster auslösender Schritt eine genetische Veränderung ist (Mutation im weiteren Sinn). Führt diese zu einem Wachstumsvorteil, vermehren sich die Tochterzellen klonal, zunächst auf das betroffene Gewebe beschränkt. Diese frühen Stadien sicher zu erfassen und die veränderten Zellen selektiv zu eliminieren, wäre eine ideale Form der Behandlung.

Polyklonale Ausbreitung wird als Hyperplasie bezeichnet. Sie spiegelt eine in vielen Zellen mögliche Reaktion auf verschiedene Einflüsse wider. Dazu gehören neben zelleigenen Faktoren auch äußere Einflüsse. Durch weitere Veränderungen kann aus polyklonaler Hyperplasie ein monoklonaler Tumor entstehen. Die klonale Evolution neoplastischer Zellen ist vermutlich komplexer als nach linearen Modellen angenommen (Barrett et al. 1999).

1.1.3 Mehrschrittentstehung von Krebs

Die Transformation einer normalen Zelle in eine Krebszelle erfolgt meist in mehreren Schritten. Deshalb können zu Krebs disponierende Stadien mehr oder weniger gut unterschieden werden, bevor das eigentliche Tumorwachstum beginnt. Zuerst und am klarsten hat dies Alfred Knudson 1971 für das 2-Schritt-Modell (2-Treffer-Modell) des Retinoblastoms formuliert. Die erste Veränderung betrifft nur ein Allel; es resultiert eine prädisponierte Zelle, aber noch kein Tumorwachstum. Erst wenn die Funktion des anderen Allels durch eine 2., unabhängige Veränderung aufgehoben wird, beginnt der Tumor. Für die meisten anderen Formen von Krebs sind mehr als 2 Schritte Voraussetzung für die Tumorentstehung. Bei einigen Tumoren können bestimmte Studien der Prädisposition definiert werden, wie z. B. bei Adenokarzinom des Kolons. Für den Wechsel von einer normalen Zelle zu einem vollständig malignen Phänotyp werden durchschnittlich etwa 5–10 akkumulierte Veränderungen angenommen, jede von einem geringen Wachstumsvorteil gegenüber normalen Zellen begleitet.

Replikation und Zellteilung machen eine Zelle für eine maligne Transformation vulnerabel. Deshalb unterscheiden sich die rund 200 verschiedenen Zelltypen des Körpers bezüglich ihrer Neigung zu Krebsentstehung. Die normale Rate von Zellteilungen in einem bestimmten Gewebe hat wesentlichen Einfluss. In differenzierten Zellen ist Zellteilung selten; sie sind selten von Krebs betroffen, z. B. Neuronen und die sensorischen Rezeptorzellen für Licht, Geräusch, Geschmack und Geruch. In Geweben mit relativ raschem Turnover von Zellen, wie Knochenmark, Immunsystem, Magen-Darm-Kanal, Haut und hormonabhängigen

Organen, sind Tumoren häufiger. Nicht differenzierte Zellen (Stammzellen) sind wegen ihrer inhärenten Rate an Zellteilungen besonders vulnerabel. Ihre gewebespezifische Expression von Genen bildet einen Angriffspunkt für prädisponierende Interaktionen mit exogenen Faktoren und endokrinen Signalen, z.B. Hormoneinflüssen, Immunreaktionen u.a.

1.1.4 Tumorviren

In der ersten Hälfte des vorigen Jahrhunderts, vor Kenntnis der Struktur und Funktion von Genen, waren die meisten Untersuchungen zur Krebsentstehung auf bestimmte Viren gerichtet, die Krebs experimentell bei Tieren auslösen und Zellen in Kultur transformieren konnten. Insbesondere DNA-Tumorviren haben zum Verständnis der genetischen Grundlagen der Krebsentstehung beigetragen, z.B. Papovaviren (SV40, Polyoma- und Papillomaviren), Adenoviren und Herpesviren. Viruskodierte Proteine interagieren als onkogene Genprodukte mit zellulären regulativen Proteinen des Zellzyklus und veranlassen DNA-Replikation und Mitose. Im Gegensatz dazu greifen RNA-Viren (Retroviren) nicht direkt in die Regulation der Zelle ein. Ihr Genom wird in doppelsträngige DNA revers transkribiert und in das Genom der Zelle integriert. Dies wirkt sich erst später auf zelluläre Funktionen aus, je nach dem Ort der Integration.

Die Erkenntnis, dass Gene der Zelle an der Krebsentstehung beteiligt sind, war grundlegend für das Verständnis der Ätiologie der Kanzerogenese.

Tatsächlich steht nur eine begrenzte Zahl von Virusinfektionen in ursächlicher Beziehung zur Krebsentstehung beim Menschen, aber diese haben erhebliche gesundheitspolitische Bedeutung. In diese Gruppe gehören: T-Zell-lymphotrope Viren der Retroviridae (HTLV und HIV), Hepatitis-B- und -C-Virus (primäres Leberkarzinom), Herpesvirus und Papillomaviren für anogenitale Karzinome (vor allem Zervix und Kaposi-Sarkom) sowie spezifische Empfänglichkeit gegen Epstein-Barr-Virus-Infektionen mit Neigung zu Lymphomen beim X-chromosomalen lymphoproliferativen Syndrom.

1.1.5 Chromosomenveränderungen

Veränderungen von Chromosomen in Tumorzellen wurden bereits durch Flemming 1879 und Boveri 1890 (Übersicht bei Wolf 1974) als eine der ersten Erkenntnisse über die Tumorentstehung beschrieben. Die Entwicklung der modernen Tumorzytogenetik begann mit der Entdeckung durch Nowell u. Hungerford (1960), dass eine spezifische Aberration in Knochenmarkzellen, die später von Rowley (1973) als reziproke Translokation identifiziert wurde, charakteristisch für die chronisch-myeloische Leukämie ist. Der molekulare Nachweis der durch die Bruchpunkte beschädigten Gene *BCR* (*b*reakpoint *c*luster *r*egion) auf Chromosom 22 und *ABL* (Ableson leukemia virus) auf Chromosom 9 (Bartram et al. 1983) deckte ein Prinzip auf, das bei vielen myeloiden, erythroiden, megakaryozytären und lymphoiden Tumoren gefunden wird: Einer oder beide Bruchpunkte einer scheinbar balancierten Translokation liegen in einem Gen, das in normalen Zellen die Proliferation kontrolliert. Das resultierende Fusionsgen kodiert für ein Fusionsprotein (Onkoprotein) mit veränderter Funktion. Kürzlich ist auch bei einem soliden Tumor, dem follikulären Schilddrüsenkarzinom, ein Fusionsgen beschrieben worden, bestehend aus dem Schilddrüsentranskriptionsfaktor (PAX8) und einem Peroxisomenproliferation aktivierenden Rezeptor (PPARγ1) (Kroll et al. 2000). Die Vielzahl spezifischer Chromosomenveränderungen spiegelt

Tabelle 1.1.1. Beispiele für onkogene Chromosomentranslokationen, nach Collins u. Trent (1998)

Translokation	Tumor	Beteiligte Gene
(9;22)(q34;q11)	Chronische myeloische Leukämie	ABL/BCR
(14;18)(q32;q21)	Follikuläres Lymphom	BCL2, IgH
(14;19)(q32;q13)	B-Zell-lymphozytäre Leukämie	BCL3, IgH
(8;14)(q24;q32)	Burkitt-Lymphom, B-Zell-ALL	MYC (8q24), IgH
(11;14)(q13;q32)	Mantelzelllymphom	BCL1, IgH
(1;7)(p34;q35)	Akute lymphozytäre T-Zell-Leukämie	LCK, TCRB
(4;11)(q21;q23)	Akute lymphozytäre Leukämie	MLL, ALL1, HRX
(3;21)(q26;q22)	Akute myeloische Leukämie	AML1, EAP, EV11
(21;22)(q22;q12)	Ewing-Sarkom	EWS, ERG
(11;22)(q24;q12)	Ewing-Sarkom	EWS, FL11
(1;14)(p22;q32)	Mukosaassoziiertes Lymphom (MALT)[a]	BCL10

[a] Zhang et al. (1999).

die Zahl der zur Proliferationskontrolle erforderlichen Gene wider (Tabelle 1.1.1). Jedoch können auch andere Gene betroffen sein, z.B. für Transkription oder Genloci, die bei der Embryonalentwicklung oder bei Apoptose eine Rolle spielen.

Andere Chromosomenveränderungen begleiten die Tumorprogression, wie Genamplifikation (zytogenetisch sichtbar als homogen färbende Region oder als *Double minutes*, Deletion oder Duplikation), Monosomien oder Trisomien. Sie stellen weitere, massive Veränderungen in Tumorzellen dar. In manchen Fällen haben sie prognostische Bedeutung, wie z.B. die Monosomie 3 beim Aderhautmelanom (Prescher et al. 1996).

1.1.6 Zellzyklus regulierende Gene

Zeitlich und örtlich fein regulierte Zellteilung ist eine grundlegende Voraussetzung aller Lebensvorgänge. Alle 4 Phasen des Zellzyklus,
- M (Mitose),
- G_1 (gap1),
- S (DNA-Synthese) und
- G_2 (gap 2)

sind exakt reguliert. Dies gilt v. a. für den Übergang von G_1 nach S und G_2 nach M (Checkpoint-Regulation durch cyclinabhängige Proteinkinasen,

CDK und kinaseassoziierte Proteine, Cycline) (Abb. 1.1.2). Die enzymatische Aktivität einer CDK wird von ihrer Assoziation mit einem Cyclin und dem Phosphorylierungsstatus bestimmt. Sie bilden eine Gruppe verwandter Proteine mit unterschiedlicher Expression ihrer Gene zu verschiedenen Phasen des Zellzyklus (ursprünglich cdc-Proteine genannt: cdc: *cell-division cycle*).

Der Übergang von G_1 nach S ist bei vielen Formen von Krebs gestört. Die Regulation dieses Checkpoints ist sehr komplex und betrifft mehrere Cyclin-cdk-Komplexe sowie cdk-Inhibitoren (cdki).

Das Gen *TP53* ist maßgeblich an der Checkpoint-Kontrolle von G_1 nach S beteiligt. Normalerweise ist das *TP53*-Gen nicht aktiv und die Zelle tritt ohne Verzögerung von G_1 in die S-Phase ein. Liegt jedoch ein DNA-Schaden vor, wird das *TP53*-Gen aktiviert. Das p53-Protein unterbricht den Übergang nach S und ermöglicht DNA-Reparatur. Gelingt dies, wird der Zellzyklus fortgesetzt, gelingt es nicht, wird Apoptose induziert (*TP53* wird deshalb als „Hüter des Genoms" bezeichnet). Bei vielen Tumoren wird der G_1-S-Checkpoint ungehindert passiert. Dadurch entgehen die Tumorzellen der Inaktivierung durch zelluläre Inhibitionswege.

Den Übergang von G_1 nach S und den Übergang von der Metaphase in die Anaphase regulieren 2 unterschiedliche, ubiquitinvermittelte, proteolytische Wege:

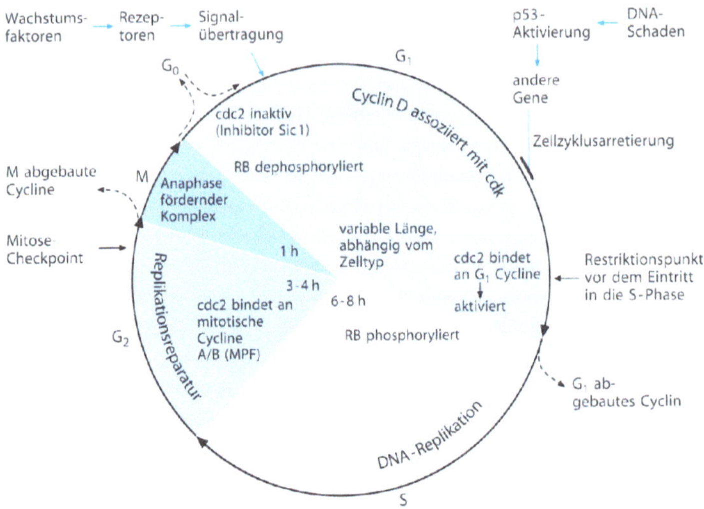

Abb. 1.1.2. Beispiele für Zellzyklus regulierende Faktoren, aus Passarge (2001)

- In der späten G_1-Phase wird mittels eines CDC34-abhängigen Ubiquinierungswegs Sie1 degradiert.
- Der Übergang in die Anaphase wird durch den Anaphase-promoting-Komplex, bestehend aus zahlreichen individuellen Proteinen (Yu et al. 1998), eingeleitet.

Mutationen in Mitose-Checkpoint-Genen treten in zahlreichen Krebsformen auf.

1.1.7 Apoptose

Die Apoptose, der programmierte Zelltod, ist eine wichtige zelluläre Reaktion auf eine Reihe innerer und äußerer Signale. Apoptose spielt bei der Entwicklung des Nervensystems und bei der Differenzierung der lymphoiden Zellen des Immunsystems eine besondere Rolle. Ein Beispiel ist die *BLC-2*-Genfamilie. Ihre wichtige Rolle wurde durch die für follikuläres Lymphom spezifische Translokation 14;18 entdeckt. Bei diesem Tumor überleben Zellen, die normalerweise in Lymphfollikeln durch Apoptose eliminiert werden. Die *BLC-2*-Familie besteht aus 2 verschiedenen Gruppen:

- *BCL-2* und *BCL-X₂* verhindern Apoptose,
- *BAX*, *BAD* und *BAK* fördern sie.

Programmierter Zelltod spielt auch bei der Reparatur von DNA-Schäden eine wichtige Rolle. Durch eine onkogene Mutation in einem der beteiligten Gene (z. B. *Bcl-2, Ras, Myc, TP53*) kann die normale zelluläre Reaktion gestört werden (Evan u. Littlewood 1998, Green u. Reed 1998).

1.1.8 Für Krebs disponierende Gene

Angesichts der großen Zahl von Genen, die an der Regulation des Zellzyklus, der embryonalen Entwicklung mit Differenzierung in verschiedenen Zelltypen und Gewebe und der Aufrechterhaltung der DNA-Stabilität und Reparatursysteme beteiligt sind, ist es nicht verwunderlich, dass so viele Gene bei der Krebsentstehung eine Rolle spielen. Dies hat zur Folge, dass bei etwa 5–10% der Krebserkrankungen ein monogener Mendel-Erbgang gefunden wird (Tabelle 1.1.2).

Nach der Art der primären genetischen Störung können 3 generelle Klassen unterschieden werden:
1. Tumorsuppressorgene,

Tabelle 1.1.2. Beispiele für Formen von Krebs mit Mendel-Erbgang

Typ	Gen	Genlocus
Basalzellnävus	PTCH	9q22.3
Brust- und Ovarialkrebs	BRCA1	17q21
Brustkrebs	BRCA2	13q12–13
Li-Fraumeni-Syndrom	TP53	17p13
Melanom der Haut	p16	9p21
Neurofibromatose I	NF1	17p11.2
Neurofibromatose II	NF2	22q12
Polyposis coli	APC	5q21
Retinoblastom	RB1	13q14
Wilms-Tumor	WT1	11p13
Von-Hippel-Lindau-Angiomatose	VHL	3p25–26

2. Protoonkogene (oft vereinfacht auch nur Onkogene genannt),
3. DNA-Reparatur-Gene.

Jede dieser Klassen besteht ihrerseits wieder aus zahlreichen Gruppen, je nach zellulärer Funktion und Lokalisation. Im Folgenden wird eine kurze Übersicht gegeben.

1.1.8.1 Tumorsuppressorgene

Tumorsuppressorgene sind definiert als Gene, die nach Funktionsverlust beider Allele ihre tumorsupprimierende Wirkung verlieren und dadurch einen Tumor auslösen oder dessen Progression nicht verhindern. Der Funktionsverlust kann auf vielen Mechanismen beruhen, wie Deletion, Genkonversion, Chromosomenverlust durch Fehlverteilung (Nondisjunction) bzw. im weitesten Sinn Mutation. Der doppelte Funktionsverlust ist konsekutiv und impliziert ein Zeitintervall zwischen beiden Ereignissen. Von großer praktischer Bedeutung ist der Unterschied, ob das erste Ergebnis, ein zunächst nur für einen bestimmten Tumor prädisponierender Funktionsverlust, in einer somatischen Zelle oder in einer Keimzelle auftritt. Im 1. Fall (somatische Mutation) ist das prädisponierende Ereignis nicht erblich, im 2. Fall ist es erblich (Keimbahnmutation). Dieser Unterschied bestimmt das genetische Risiko (nicht erhöht oder erhöht). Deshalb richten sich diagnostische Bemühungen besonders auf diesen Unterschied.

Ein charakteristisches Kennzeichen vieler Tumorsuppressorgene ist der Verlust von Heterozygotie in Tumorzellen im Vergleich zu normalen Zellen (LOH: loss of heterozygosity). In diesem Fall ist in Tumorzellen nur ein Allel vorhanden, während in anderen Zellen (z. B. weiße Blutzellen) 2

Allele nachgewiesen werden können. Wenn diese heterozygot sind, stellt sich der Befund in den Tumorzellen als Verlust von Heterozygotie (LOH) dar. Der Verlust eines Allels durch das 2. Ereignis beweist zugleich, dass das vorhandene Allel durch Mutation verändert sein muss. Deshalb kann der Nachweis von LOH in Tumorzellen diagnostisch wichtig sein.

Kinzler u. Vogelstein (1997) unterschieden direkte und indirekte Tumorsuppressorgene.

- Direkte Tumorsuppressorgene
  Zu den direkten Tumorsuppressorgenen gehören *RB1, TP53, APC, VHL*. Sie verhindern Tumorwachstum direkt (funktionieren als Pförtner, gatekeeper).
- Indirekte Tumorsuppressorgene
  Bei den indirekt wirkenden Tumorsuppressorgenen unterschieden Kinzler u. Vogelstein (1997) 2 Gruppen:
  - Suszeptibilitätsgene, die eine Neoplasie indirekt unterdrücken: *ATM, XPB, MSH2, MLH1* (s. unten, Reparaturgene). Ihre Genprodukte sind Reparaturproteine, deren primäre Funktion der eines Hausmeisters (caretaker) entspricht. Ihre Inaktivierung führt zu einer lokal erhöhten Mutationsrate.
  - Die 2. indirekt wirkende Gruppe bezeichneten Kinzler u. Vogelstein (1997) als eine Art Gärtner (landscaper). Beispiele sind das juvenile Polyposissyndrom und die ulzerative Kolitis. Ungünstige, u.a. wiederholte lokale entzündliche, Prozesse in den Geweben begünstigen eine neoplastische Reaktion.

Durch Mutation veränderte Zelloberflächenproteine (nicht Rezeptoren) können an frühen Stadien der Tumorentstehung beteiligt sein. Ein wichtiges Beispiel ist das *APC*-Gen (*a*denomatöse *P*olyposis *c*oli). Eine Mutation im *APC*-Gen (Chromosom 5q21) prädisponiert für die Familiäre adenomatöse Polyposis (FAP), eine autosomal dominant erbliche Krebsdisposition. Das *APC*-Gen kodiert für ein großes Zelloberflächenprotein mit β-Catenin-Bindungsstellen, die mit dem Zytoskelett und E-Cadherin verbunden sind. Dadurch werden intrazelluläre Signalwege mit der extrazellulären Matrix verbunden. Ihre Störung scheint ein Wirkungsprinzip einiger onkogener Proteine zu sein.

Transkriptionsfaktoren sind eine weitere wichtige Gruppe von Genen, die teilweise den Tumorsuppressorgenen zugeordnet werden können. Beispiele sind das *WT-1*-Wilms-Tumor-Suppressorgen, das *BRCA1*-Brustkrebsgen und das *VHL*-von-Hippel-Lindau-Angiomatose-Gen. *WT-1* auf Chromosom 11p13 kodiert für einen Wachstumsfaktor vom Zinkfingertyp, der die Regulation eines für die Entwicklung der Urogenitalregion und der Niere wichtigen Gens steuert. *VHL* auf Chromosom 3p kodiert für ein Elongin bindendes Protein, das an der Peptidverlängerung während der Translation beteiligt ist. Die für Brustkrebs disponierenden Gene *BRCA1* (Chromosom 17q21) und *BRCA2* (13q12–13) sind an Reparaturprozessen beteiligt.

1.1.8.2 Protoonkogene (Onkogene)

Diese große Gruppe von Genen hat normalerweise wichtige zelluläre Funktionen als Wachstumsfaktoren und Wachstumsfaktorrezeptoren, Rezeptortyrosinkinasen und Transkriptionsfaktoren bei verschiedenen Signaltransduktionswegen (Hanahan u. Weinberg 2000). Onkogene wurden ursprünglich als in vitro onkogen wirkende virale Gene definiert, Protoonkogene als ihr Äquivalent in Säugetierzellen. Heute wird im Sprachgebrauch oft nicht mehr streng unterschieden, wenn aus dem Kontext ersichtlich ist, ob ein zelluläres oder ein virales Gen gemeint ist. Im Gegensatz zu Tumorsuppressorgenen führt bei Onkogenen bereits eine Funktionsänderung eines Allels zu einer onkogenen zellulären Reaktion. Wachstumsfaktoren und ihre Signaltransduktionswege spielen für die Tumorprogression eine wichtige Rolle. Überexpression von Wachstumsfaktoren ist häufig das Ergebnis der Einwirkung anderer Onkogene. Viele Tumoren produzieren Wachstumsfaktoren, wie insulinähnlichen Wachstumsfaktor IGF-1, epidermalen Wachstumsfaktor EGF (EGF-2) oder Tumorwachstumsfaktor (TGF-β). Auch für zelluläre Onkogene sind die intrazelluläre Lokalisation und ihre Stellung in einem Signaltransduktionsweg von entscheidender Bedeutung.

Rezeptortyrosinkinasen bilden eine für die Onkogenese wichtige Gruppe von Wachstumsfaktorrezeptoren. Mutationen oder indirekt veränderte Expression sind an der Entstehung und Progression vieler Tumoren beteiligt. Beispiele sind die zellulären Onkogene *RET* (kodiert für einen Tyrosinkinaserezeptor, der den von Gliazellen stammenden Nervenwachstumsfaktor bindet), *ERB-B* (Epidermaler-Wachstumsfaktor-Rezeptor, EGF-Rezeptor), *fms* (Kolonie stimulierender Rezeptor) und viele andere. Mutationen im *RET*-Onkogen verursachen mehrere verschiedene Erkrankungen je nach Position und funktioneller Bedeutung der Mutation im Gen. Multiple endokrine Neoplasie Typ 2A und 2B und das medulläre Schilddrüsenkarzinom resultieren aus Gain-of-function-Mutationen. Eine andere Erkrankung (Hirschsprung-Krankheit) entsteht durch Loss-of-function-Mutationen. Die Situation wird dadurch kompliziert, dass es jeweils verschiedene Subtypen eines Rezeptors mit verschiedenen zugehörigen Genen einer großen Genfamilie gibt (z. B. mehrere EGF-Rezeptoren).

Ein auch aus historischen Gründen prominentes Beispiel für onkogen relevante Signaltransduktion ist das *ras*-Onkogen mit 3 Grundtypen:

- *N-ras,*
- *H-ras* und
- *K-ras.*

Sie wurden ursprünglich als virale Gene bei Sarkomen von Maus und Ratte identifiziert. *ras*-Mutationen gehören zu den häufigsten Veränderungen bei Tumoren des Menschen (bei etwa 90% der Pankreaskarzinome, 10–30% bei Darm-, Lungenkrebs, Melanom, Leukämien u.a.). Das RAS-Protein ist Teil eines zentralen funktionellen Schaltkreises, dessen Aktivität von der Bindung und der Hydrolyse von Guanosintriphosphat (GTP) und Guanosindiphosphat (GDP) reguliert wird, moduliert von anderen Onkoproteinen wie BCL-2 und MYC. Infolge der komplexen Interaktionen sind viele Onkoproteine an wichtigen zellulären Funktionen beteiligt, wie Proliferationskontrolle und Apoptose.

1.1.8.3 DNA-Reparatur-Gene

Nukleotidexzisions- (NER) und Mismatch-Reparatur (MMR) können unterschieden werden. Sie stellen verschiedene, von DNA-Instabilität begleitete Wege dar.

Das hereditäre nichtpolypöse Kolonkarzinom (HNPCC) ist das beste Beispiel für die Beteiligung von Genen, die für DNA-Reparatur-Enzyme kodieren. Diese Gene sind wegen ihrer hohen funktionellen Bedeutung evolutionär konserviert. Verschiedene Typen von Reparaturgenen können unterschieden werden:

- DNA-Mismatch-Reparaturgene (*MSH2, MLH1, PMS2*) mit Mikrosatelliteninstabilität bei HNPCC,
- klassische Exzisionsreparaturproteine aus der Xeroderma-pigmentosum-Gruppe (z. B. *XPA, XPC*) und
- an der Kontrolle des Zellzyklus und Reparatur beteiligte Gene, wie *ATM* und *TP53*. Einige Mitglieder dieser Gruppe gehören zu den DNA-Helicasen (*XPB/CS, XPD*).

Einige monogene Systemerkrankungen sind von einem erhöhten Tumorrisiko begleitet, wenn das mutierte Gen an der Aufrechterhaltung der Stabilität des Genoms beteiligt ist wie beim Bloom-Syndrom, der Fanconi-Anämie und der Ataxia teleangiectatica.

1.1.9 Genetische Mechanismen

Die Veränderungen in Tumorzellen können als genetische Instabilität aufgefasst werden und 4 Typen zugeordnet werden (Lengauer et al. 1998):
1. Änderungen der DNA-Sequenz (Mutationen),
2. Strukturveränderungen von Chromosomen, v. a. spezifische einfache und komplexe Translokationen (s. oben),
3. numerische Veränderungen des Karyotyps, die zu einem Verlust oder einem Zuviel bestimmter Chromosomenabschnitte führen, und
4. Genamplifikation.

Die Instabilität ist in der Regel die Folge anderer Ursachen. Es ist weniger der jeweilige Zustand als die Veränderungsrate wichtig (Lengauer et al. 1998). Zu den DNA-Sequenz-Änderungen verursachenden Mechanismen gehören die Nukleotidexzisions- (NER) und die Mismatch-Reparatur (MMR, s. oben). Sie unterscheiden sich in der Zahl der prinzipiell erforderlichen Schritte für den Beginn einer Tumorgenese.

Die NER-bezogene Instabilität besteht aus 3 Schritten,
1. Mutation in einem Allel,
2. Mutation im anderen Allel,
3. Ultraviolettlichtmutagenese (Lengauer et al. 1998).

Dagegen beginnt bei Mikrosatelliteninstabilität der Tumor direkt nach dem Funktionsausfall des 2. Allels. In diesem Fall ist die 1. inaktivierende Mutation autosomal-dominant erblich, wenn sie in Keimzellen auftritt.

1.1.9.1 Tumoren in lymphoiden Zellen

Lymphoide Leukämien und maligne Lymphome entstehen aus normalen lymphoiden Zellen verschiedener Differenzierungsstufen. Ihre Klassifikation beruht auf klinischen, zellmorphologischen und genetischen Kriterien. Insbesondere molekulargenetische Aspekte mit der Identifizierung von funktionell relevanten Genen im Bereich charakteristischer Bruchpunkte von Chromosomentranslokationen haben zum Verständnis der Tumorgenese beigetragen. Die t(9;22)-*BCR-ABL*-Umordnung führt zu einer abnormen Tyrosinkinase mit onkogenen Fusionsproteinen (p190 oder p210). Die t(8;14)-, t(2;8)- und t(8;22)-Translokationen werden bei >90% von Patienten mit Burkitt-Lymphomen gefunden (Tabelle 1.1.1). Hier wird das inaktive zelluläre *MYC*-Onkogen auf Chromosom 8 durch Translokation an einer der 3 für Immunglobuline kodierenden Regionen aktiviert (κL-Kette auf Chromosom 2, λL-Kette auf Chromosom 22 und IgH-Kette auf Chromosom 14). Beim follikulären Lymphom wird durch eine t(14;18)-Translokation das *BCL-2*-Gen auf Chromosom 18 aktiviert. Dieses blockiert die normalerweise vom BCL-2-Genprodukt gesteuerte Apoptose. Es resultiert verlängertes Überleben der betroffenen Zellen, gefolgt von weiteren Veränderungen, die zum Tumor führen.

1.1.9.2 Epigenetische Veränderungen der Genexpression

Epigenetische Veränderungen der Genexpression können zur Onkogenese beitragen. Der Begriff epigenetisch bezieht sich auf Genregulation, die unabhängig von der DNA-Sequenz ist. X-Chromosom-Inaktivierung in somatischen Zellen mit 2 X-Chromosomen und elternspezifische Unterschiede in der Expression bestimmter Allele (genomisches Imprinting) sind Beispiele für epigenetische Einflüsse. In etwa 1/10 von Tumorzellen ist beim Retinoblastom das CpG-Island am 5′-Ende des Gens hypermethyliert, ein möglicher Mechanismus für Allelinaktivierung (Greger et al. 1989). Imprinting, das zum Funktionsverlust eines Allels führt, ist an der Ätiologie von einem Teil von Wilms-Tumoren beteiligt (*IGF-2*-Gen auf Chromosom 11p15.5). Imprinting-Verlust führt zur Überexpression von IGF-2-Wachstumsfaktor und einer Prädisposition maligner Transformation. Insgesamt ist die Rolle epigenetischer Einflüsse auf die Onkogenese unklar.

1.1.10 Somatische und Keimbahnmutationen, Keimbahnmosaik

Entscheidend für die Beurteilung des genetischen Risikos einer Krebskrankheit ist der Zelltyp, in dem die 1. Mutation auftritt. Somatische Mutationen sind nicht erblich, Keimbahnmutationen sind erblich. Da in diesem Fall eines der beiden Allele die Mutation trägt, werden bei der Gametogenese das mutierte und das normale Allel getrennt. Deshalb ist die Tumorprädisposition autosomal dominant erblich. Ob und wann es tatsächlich zur Tumorbildung kommt, hängt davon ab, wann das andere Allel die Funktion verliert (vgl. Kapitel 2 „Retinoblastom").

Bei einigen Tumoren ist ein Keimbahnmosaik nachgewiesen, z.B. bei Retinoblastom (vgl. Kapitel 2 „Retinoblastom"). Dies bezeichnet einen Zustand, bei dem ein Teil der primordialen Keimzellen die Mutation trägt (heterozygot sind) und ein Teil nicht. Je nach dem relativen Anteil der heterozygoten Keimzellen resultiert ein gegenüber der allgemeinen Krankheitshäufigkeit erhöhtes Risiko für ein familiär gehäuftes Auftreten des Tumors bei Geschwistern.

1.1.11 Hereditäre Tumorerkrankungen

Grundsätzlich muss bei Keimbahnmutationen zwischen neuer Mutation (kein über der Mutationsrate liegendes Risiko für familiäre Häufung) und Transmission des mutanten Allels von einem der Eltern unterschieden werden (Risiko 50%). Verminderte Penetranz kann dieses Risiko kleiner erscheinen lassen als nach den Mendel-Gesetzmäßigkeiten zu erwarten ist. Nicht der Tumor selbst, sondern die Prädisposition für einen Tumor kann erblich sein. Ob und wann es zur Manifestation kommt, hängt von der primär prädisponierenden Mutation und anderen begleitenden Veränderungen ab. Fast alle in der Bevölkerung relativ häufigen Tumoren kommen auch in einer seltenen hereditären Form vor, meist in einem Anteil von etwa 5–15%. In diesen Fällen liegt die prädisponierende Mutation in allen Zellen aufgrund einer Keimbahnmutation vor, entweder als neue Mutation oder infolge Transmission von einem der Eltern. Wichtige Beispiele für hereditäre Formen von Krebs sind Retinoblastom (etwa 40%), Brust- und Ovarialkrebs (etwa 5%), Kolorektalkarzinom (etwa 10%). Tabelle 1.1.2 gibt Beispiele für hereditäre Formen von Krebs, teilweise als Teil einer übergeordneten monogenen Erkrankung.

Die etwa 80 verschiedenen seltenen monogenen Mendel-Erkrankungen mit Prädisposition zu bestimmten Krebsformen haben wesentlich zum Verständnis verschiedener Aspekte der Kanzerogenese beigetragen. Die meisten sind autosomal dominant und betreffen Tumorsuppressorgene (z. B. Neurofibromatose Typ 1 und Typ 2, Li-Fraumeni-Syndrom, Von-Hippel-Lindau-Angiomatose, Tuberöse Sklerose mit mehreren Typen, u. a.). Andere sind autosomal rezessiv und betreffen Gene mit Auswirkung auf die genomische Stabilität oder DNA-Reparatur (Xeroderma pigmentosum mit 9 verschiedenen Typen, Ataxia telangiectatica, Bloom-Syndrom, Fanconi-Anämie, Werner-Syndrom u. a.).

gründetem Verdacht für ein erhöhtes genetisches Risiko kann das spätere Auftreten eines Tumors durch geeignete genetische Testverfahren bereits vor den ersten Zeichen der Krankheit festgestellt oder ausgeschlossen werden (prädiktive genetische Diagnostik). Diese wichtigen, die genetische Beratung und prädiktive genetische Diagnostik betreffenden Fragen werden in Kapitel 1.2 „Humangenetische Beratung bei erblichen Tumordispositionserkrankungen" behandelt.

1.1.12 Krebs in der Schwangerschaft

Die Notwendigkeit einer Krebsbehandlung während der Schwangerschaft wirft wichtige, die Mutter und den Fetus betreffende Fragen auf. Eine adäquate Behandlung der Mutter kann ein Risiko für den Fetus bedeuten. Andererseits kann Rücksichtnahme auf den Fetus zu einer inadäquaten Behandlung der Mutter führen. Der Transfer von maternen Zellen zum Fetus ist relativ selten. Deshalb muss die Möglichkeit einer Metastasierung von der Mutter zum Fetus im Therapieplan nicht berücksichtigt werden. Auch bei aggressiver Chemotherapie während des 1. Trimesters entwickeln sich die meisten Feten normal. Jedoch können Substanzen, die die Synthese von Purinen, Pyrimidinen und Folat stören, zu angeborenen Fehlbildungen bei 10–25% der Feten führen. Diese Zahl reduziert sich deutlich, wenn die Mutter mit einer einzelnen Substanz behandelt wird (Resnik 1999). Nach dem 1. Trimester ist eine chemotherapeutische Behandlung bezüglich des Fetus normalerweise relativ sicher, abgesehen von einer erhöhten Frühgeburtsrate und einer möglichen vorübergehenden neonatalen Myelosuppression bei Behandlung kurz vor der Geburt (Antonelli et al. 1996). Im Einzelfall muss die Situation in einer ärztlichen Beratung der Schwangeren geklärt werden.

1.1.13 Genetische Beratung und prädiktive Diagnostik

Das Vorkommen hereditärer Formen von Tumorerkrankungen bedeutet, dass die Tumorkrankheit auch bei Verwandten auftreten kann, z. B. bei Kindern oder Geschwistern von Erkrankten. Bei be-

1.1.14 Ausblick auf die Zukunft

Durch die im Rahmen des Humangenomprojekts und die Analyse von transgenen Tiermodellen gewonnen Erkenntnisse können wichtige Fortschritte auf dem Gebiet der Tumorkrankheiten erwartet werden. Insbesondere genetische Methoden (z. B. DNA-Chips) und Analysen werden frühe Studien der Krebsentstehung erfassen und Tumoren charakterisieren (Perou et al. 2000). Dies wird eine auf den spezifischen, ursächlich verantwortlichen Defekt gerichtete individuelle Therapie und Feststellung des Therapieerfolgs erlauben. Die Klassifikation von Tumoren wird in zunehmendem Maß von genetischen Gesichtspunkten geprägt. Die molekulare Epidemiologie kann zur Identifizierung von Risikopersonen beitragen. Die Möglichkeiten zu prädiktiver Diagnostik vor Krankheitsbeginn rückt umfassende ärztliche und genetische Beratung in den Vordergrund ärztlichen Handelns.

1.1.15 Literatur

Antonelli NM et al. (1996) Cancer in pregnancy: a review of the literature. Parts I and II. Obstet Gynecol Surv 51:125–142
Barrett MT et al. (1999) Evolution of neoplastic cell lineages in Barrett oesophagus cancer. Nat Genet 22:106–109
Bartram CR et al. (1983) Translocation of c-abl oncogene correlates with the presence of a Philadelphia chromosome in chronic myelocytic leukaemia. Nature 306:277–280
Bell DW et al. (1999) Heterozygous germline *hCHK2* mutations in Li-Fraumeni syndrome. Science 286:2828–2831
Boland CR (1998) Hereditary nonpolyposis colorectal cancer: In: Vogelstein B, Kinzler KW (eds) The genetic basis of human cancer. McGraw-Hill, New York, pp 333–346
Catlin EA et al. (1999) Transplacental transmission of natural-killer-cell lymphoma. N Engl J Med 341:85–91
Collins FS, Trent JM (1998) Cancer genetics. In: Fauci AS, Braunwald E, Isselbacher KJ et al. (eds) Harrison's princi-

ples of internal medicine, 14th edn. McGraw-Hill, New York

De la Chapelle A, Peltomäki P (1998) The genetics of hereditary common cancers. Curr Opin Genet Dev 8:298–303

Donehower LA et al. (1992) Mice deficient for p53 are developmentally normal, but susceptible to spontaneous tumors. Nature 356:215–221

Evan G, Littlewood T (1998) A matter of life and cell death. Science 281:1317–1322

Faderl S et al. (1999) The biology of chronic myeloid leukemia. N Engl J Med 341:164–172

Fearon ER, Cho KR (1996) The molecular biology of cancer. In: Rimoin DL, Connor JM, Pyeritz RE (eds) Emery and Rimoin's principles and practice of medical genetics, 3rd edn. Churchill-Livingstone, Edinburgh London New York, pp 405–438

Fearon ER, Vogelstein B (1990) A genetic model for colorectal tumorigenesis. Cell 61:759–767

Foster BA et al. (1999) Pharmacological rescue of mutant p53 conformation and function. Science 286:2507–2510

Gowen LC et al. (1998) BRCA1 required for transcription-coupled repair of oxidative DNA damage. Science 281:1009–1012

Green DR, Reed JC (1998) Mitochondria and apoptosis. Science 281:1309–1312

Greger V, Passarge E, Höpping W, Messmer E, Horsthemke B (1989) Epigenetic changes may contribute to the formation and spontaneous regression of retinoblastoma. Hum Genet 83:155–158

Hahn WC et al. (1999) Creation of human tumor cells with defined genetic elements. Nature 400:464–468

Hanahan D, Weinberg RA (2000) The hallmarks of cancer. Cell 100:57–70

Jameson JL (1998) Oncogenes and tumor suppressor genes. In: Jameson JL (ed) Principles of molecular medicine. Humana Press, Totowa, NJ, pp 73–82

Kinzler KW, Vogelstein B (1996) Lessons from hereditary colorectal cancer. Cell 87:159–170

Kinzler KW, Vogelstein B (1997) Gatekeepers and caretakers. Nature 386:761–763

Kinzler KW, Vogelstein B (1998) Colorectal tumors. In: Vogelstein B, Kinzler KW (eds) The genetic basis of human cancer. McGraw-Hill, New York, pp 565–587

Kinzler KW, Vogelstein B (1998) Landscaping the cancer terrain. Science 280:1036–1037

Kroll TG et al. (2000) *PAX8-PPARγ₁* fusion in oncogene human thyroid carcinoma. Science 289:1357–1360

Lengauer C, Kinzler KW, Vogelstein B (1998) Genetic instabilities in human cancers. Nature 396:643–649

Levine AJ (1997) *p53*, the cellular gatekeeper for growth and division. Cell 88:323–331

Lohmann DR (1999) *RB1* gene mutations in retinoblastoma. Hum Mutat 14:283–288

Malkin D (1998) The Li-Fraumeni syndrome. In: Vogelstein B, Kinzler KW (eds) The genetic basis of human cancer. McGraw-Hill, New York, pp 353–407

Nowell PC (1976) The clonal evolution of tumor cell populations. Science 194:23–28

Park M (1998) Oncogenes. In: Vogelstein B, Kinzler KW (eds) The genetic basis of human cancer. McGraw-Hill, New York, pp 205–228

Passarge E (2001) Color atlas of genetics, 2nd edn. Thieme, Stuttgart New York

Perou CM et al. (2000) Molecular portraits of human breast tumours. Nature 406:747–752

Prescher G, Bornfeld N, Hirche H, Horsthemke B, Jöckel KH, Becher R (1996) Prognostic implications of monosomy 3 in uveal melanoma. Lancet 347:1222–1225

Rahman N, Stratton MR (1998) The genetics of breast cancer susceptibility. Ann Rev Genet 32:95–121

Resnik R (1999) Cancer during pregnancy. N Engl J Med 341:120–121

Sawyers CL (1999) Chronic myeloid leukemia. N Engl J Med 340:1330–1340

Vogelstein B, Kinzler KW (eds) (1998) The genetic basis of human cancer. McGraw-Hill, New York

Welcsh PL, Schubert EL, King MC (1998) Inherited breast cancer: an emerging picture. Clin Genet 54:447–458

Welcsh PL, Owens KN, King MC (2000) Insights into the functions of BRCA1 and BRCA2. Trends Genet 16:69–74

Wolf U (1974) Theodor Boveri and his book „on the problem of the origin of malignant tumors". In: German J (ed) Chromosomes and cancer. Wiley & Sons, New York, pp 3–20

Yu H et al. (1998) Identification of a cullin homology region in a subunit of the anaphase-promoting complex. Science 279:1219–1222

Zhang Q et al. (1999) Inactivating mutations and overexpression of *BCL10*, a caspase recruitment domain-containing gene, in MALT lymphoms with 6(1;14)(p22;q32). Nat Genet 22:63–68

1.2 Humangenetische Beratung bei erblichen Tumordispositionserkrankungen

Matthias Jungck und Peter Propping

Inhaltsverzeichnis

1.2.1 Einleitung

Unsere Kenntnisse über die molekularen Abläufe bei der Tumorentstehung und -progression haben sich in den letzten 10 Jahren dramatisch verbessert. Die Möglichkeiten der molekulargenetischen Diagnostik sind dadurch ebenfalls dramatisch gewachsen. Dies gilt u. a. auch für viele häufige Krebserkrankungen, wie z. B. das Mammakarzinom oder das kolorektale Karzinom. Von diesen konnten erbliche Unterformen abgegrenzt werden, die einem autosomal-dominanten Erbgang folgen. Umfragen haben gezeigt, dass in der Bevölkerung ein großes Interesse am Screening auf Krebserkrankungsrisiken besteht (Andrykowski et al. 1997), leider ist jedoch das Wissen über die Aussagekraft von solchen Untersuchungen selbst unter Ärzten oft mangelhaft (Giardiello et al. 1997). Neben dem großen möglichen Adressatenkreis und den Schwierigkeiten bei der Interpretation der Ergebnisse wiegt aber noch viel schwerer, dass die Aussage, die am Ende einer Diagnostik bei erblichen Tumordispositionserkrankungen stehen kann, eine völlig neue Dimension in der Medizin darstellt. Es kann einem völlig Gesunden eröffnet werden, dass er im Lauf seines Lebens an einer schweren, lebensbedrohlichen Erkrankung leiden

wird. Daher sollen vor der detaillierten Beschreibung der einzelnen Tumordispositionserkrankungen und deren molekularen Grundlagen die Schwierigkeiten beschrieben werden, die von diesem Wissen ausgehen können, und welche Vorkehrungen getroffen werden müssen, um diesen Schwierigkeiten zu begegnen.

Die spezielle Familienberatung durch Genetiker hat erst in den letzten 30 Jahren Eingang in die Medizin gefunden. Sie wurde nicht selten von den betroffenen Familien selbst an die Humangenetik herangetragen. Diese trafen auf ein Fach, das sich nach dem 2. Weltkrieg erst sehr langsam konstituierte und aus seinen dunklen Schatten lösen musste. Während nämlich die genetische Forschung zu Anfang des 20. Jahrhunderts international einen guten Ruf hatte, gewann in Deutschland, aber auch in vielen anderen Ländern, die eugenische Bewegung, die eine „Verbesserung des Erbguts" der Bevölkerung und die Verhinderung von Erbkrankheiten zum Ziel hatte, in den 20er und 30er Jahren immer mehr an Einfluss. Unter Mitwirkung namhafter Genetiker erließ die NS-Regierung am 14.7.1933 das „Gesetz zur Verhütung erbkranken Nachwuchses", das die zwangsweise Sterilisierung bei Patienten vorsah, die von einer bestimmten erblichen Krankheit betroffen waren. Das Gesetz definierte diese Krankheiten in 8 Gruppen. Es wird

Hereditäre Tumorerkrankungen
D. Ganten / K. Ruckpaul (Hrsg.)
© Springer-Verlag Berlin Heidelberg 2001

geschätzt, dass auf der Basis dieses Gesetzes 300 000 Menschen sterilisiert worden sind. Mit Kriegsbeginn begann auf einen Geheimbefehl Hitlers hin die so genannte Euthanasieaktion, die zwar 1941 aufgrund kirchlicher Proteste formal gestoppt, de facto jedoch bis 1945 fortgeführt wurde („wilde Euthanasie"). Der Neuanfang nach 1945 war schwer. Die wissenschaftliche Beschäftigung mit erblichen Krankheiten war so belastet, dass die Universitäten das Gebiet kaum förderten. Dazu kam, dass es unter den Fachleuten nur wenige unbelastete Vertreter gab.

Erst 1960 empfahl der Wissenschaftsrat, an jeder medizinischen Fakultät der Bundesrepublik ein Institut für Humangenetik einzurichten. Es folgten zahlreiche Neugründungen bzw. Umbenennungen von Traditionslehrstühlen für Anthropologie. In der DDR wurde die Entwicklung nicht nur durch die historische Belastung, sondern auch durch ideologische Vorbehalte verzögert, so dass das erste offizielle Forschungsprogramm erst 1971 gestartet und ein eigenständiges Institut erst 1977 gegründet wurde (Vogel 1999).

Die an den Instituten für Humangenetik angesiedelte genetische Beratung bezog sich zunächst fast ganz auf die Frage des Wiederholungsrisikos einer erblichen Erkrankung bei Kindern. Die Inanspruchnahme stieg, nachdem zu Beginn der 70er Jahre die vorgeburtliche Diagnostik möglich geworden war. Mit der Aufklärung der molekulargenetischen Grundlagen erblicher Sonderformen von Krebserkrankungen und der Möglichkeit der prädiktiven Diagnostik hat die genetische Beratung eine weitere Dimension dazugewonnen.

1.2.2 Notwendigkeit einer speziellen humangenetischen Beratung

Jede ärztliche Maßnahme bedarf der Zustimmung des Patienten bzw. des Untersuchten, und diese kann nur gegeben werden, wenn er so gut informiert ist, dass er seine Entscheidung für oder gegen die Maßnahme überblicken kann. Somit ist eine ausführliche Aufklärung nötig, dies umso mehr, als es sich bei der molekulargenetischen Diagnostik immer um eine elektive Maßnahme handelt, die jedoch sehr weitreichende Folgen haben kann. Je nachdem, in welchem Zusammenhang diese Untersuchungen durchgeführt werden, sind sehr unterschiedliche Aussagen möglich, deren Folgen an Beispielen erläutert werden sollen.

1.2.2.1 Molekulargenetische Diagnostik bei Betroffenen

Besteht bei einem Krebskranken der Verdacht, dass es sich um eine erbliche Erkrankung handelt, und bestätigt sich dieser Verdacht in den Laboruntersuchungen, bedeutet dies, dass selbst nach kurativer Therapie immer noch ein hohes Risiko für eine erneute Krebserkrankung bleibt. So haben Patientinnen mit einem erblichen Mammakarzinom ein sehr viel höheres Risiko – nämlich 54% – ein Karzinom der anderen Brust zu entwickeln, als eine Frau mit einem nicht erblichen Karzinom. Außerdem ist das Risiko für ein Ovarialkarzinom deutlich erhöht, was bei den häufig jungen Patientinnen mit noch nicht abgeschlossener Familienplanung zu berücksichtigen ist.

Neben diesem individuellen Risiko trägt das Wissen um eine erbliche Tumorerkrankung auch Probleme in die Familie: In der Partnerschaft eines Betroffenen stellt sich nicht selten die Frage, ob denn angesichts des Wiederholungsrisikos überhaupt noch das „Risiko" eingegangen werden kann, Kinder zu bekommen. Außerdem ist auch denkbar, dass dem Betroffenen Vorwürfe gemacht werden, die Erkrankung in die Familie „eingeschleppt" zu haben bzw. er sich selbst deswegen schuldig fühlt.

1.2.2.2 Molekulargenetische Diagnostik bei Risikopersonen

Sind also die Konsequenzen für einen Betroffenen schon weitreichend, so gehen sie für seine Verwandten noch viel weiter: Wird die Diagnose einer erblichen Tumorerkrankung in einer Familie gestellt, bedeutet dies für die erstgradig Verwandten des Betroffen aufgrund des autosomal-dominanten Erbgangs a priori ein Risiko von 50%, ebenfalls Anlageträger zu sein und somit höchstwahrscheinlich ebenfalls zu erkranken. Die molekulargenetische Diagnostik bei diesen so genannten Risikopersonen wird als prädiktive Diagnostik bezeichnet, da sie einem Gesunden mit hoher Sicherheit voraussagen kann, ob er einen Tumor bekommen wird (Abb. 1.2.1).

Sollte die untersuchte Risikoperson tatsächlich die Anlage geerbt haben, kann dies großen Einfluss auf die weitere Lebensplanung haben. Mögliche Fragen sind: Möchte ich überhaupt noch Kinder haben? Welchen Beruf kann ich überhaupt noch ausüben? Kann ich weiter Sport treiben? Es

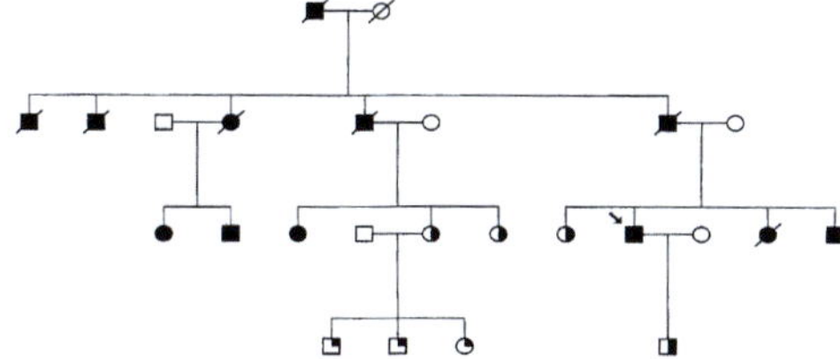

Abb. 1.2.1. Risikopersonen bei erblichen Tumordispositionserkrankungen. Gezeigt ist eine große Familie mit erblichem kolorektalen Karzinom ohne Polyposis (HNPCC). *Kreise* Frauen, *Quadrate* Männer, *ausgefüllte Symbole* Betroffene, *durchgestrichene Symbole* Verstorbene. Die erstgradigen Verwandten von Betroffenen haben aufgrund des autosomal-dominanten Erbgangs ein A-priori-Risiko von 50%, die Anlage geerbt zu haben (*halb ausgefüllte Symbole*). Deren Kinder wiederum haben ein A-priori-Risiko von 50×50%=25% (*zu 1/4 ausgefüllte Symbole*). Bei dem Indexpatienten (*Pfeil*) konnte die ursächliche Keimbahnmutation identifiziert werden. Dadurch ist eine prädiktive Diagnostik in der Familie möglich, die es erlaubt, die Anlageträger unter den Risikopersonen von den Nichtanlageträgern zu unterscheiden

kommen aber noch weitreichendere Fragen dazu. So könnte die Feststellung, dass eine Person die Anlage für eine erbliche Tumorerkrankung trägt, zur Folge haben, dass sie z.B. von einer Kranken- oder Lebensversicherung abgelehnt oder nur gegen erheblichen Prämienaufschlag versichert wird. Dies ist zurzeit nicht Praxis, aber die Frage nach erblichen Erkrankungen in der Familie gehört zu den Standardfragen auf einem Lebensversicherungsantrag. Und wie würden sich zukünftige Arbeitgeber verhalten, wenn sie bereits beim Bewerbungsgespräch mit vorprogrammierten Ausfallzeiten konfrontiert werden würden? Dass diese Befürchtungen zumindest nicht vollkommen aus der Luft gegriffen sind, zeigen Untersuchungen aus Nordamerika, in denen in Einzelfällen von Anlageträgern über solche Diskriminierungen berichtet wurde (Billings et al. 1992; Lapham et al. 1996).

1.2.2.3 Grenzen der molekulargenetischen Diagnostik

Die Möglichkeiten und Konsequenzen einer molekulargenetischen Diagnostik können also sehr weitreichend sein. Viel weniger bekannt ist jedoch, dass sie auch Grenzen hat. So ist bei den meisten erblichen Tumorerkrankungen die Bereitschaft eines betroffenen Familienangehörigen zur Blutabnahme erforderlich; die alleinige Untersuchung einer Risikoperson reicht nicht aus, da bei den meisten erblichen Tumorerkrankungen eine sehr

große Zahl von Mutationen in Betracht kommt. Es ist auch nicht möglich, im Einzelfall bei einem Anlageträger den Erkrankungszeitpunkt, den Verlauf oder die Prognose vorauszusagen. Bei Anlageträgerinnen eines familiären Mamma- und Ovarialkarzinoms kann z.B. nicht vorausgesagt werden, ob sie eher ein Mammakarzinom oder ein Ovarialkarzinom entwickeln werden, oder ob der Anlageträger für ein erbliches kolorektales Karzinom ohne Polyposis (HNPCC, Lynch-Syndrom) ein Kolonkarzinom oder einen anderen assoziierten Tumor, z.B. ein Urothelkarzinom, bekommen wird. Bei vielen erblichen Tumordispositionserkrankungen wurden zwar Zusammenhänge zwischen der Art der Mutation (Genotyp) und der Krankheitsausprägung (Phänotyp) herausgearbeitet, doch ist das Krankheitsbild selbst innerhalb einer Familie, bei der ja alle Betroffenen exakt die gleiche Mutation tragen, noch so variabel, dass Aussagen für den Einzelfall nicht möglich sind. Hier spielen sicherlich Umwelteinflüsse, andere modifizierende Gene oder auch stochastische Einflüsse eine Rolle.

Es sollte den Ratsuchenden auch klar sein, dass der Nutzen einer prädiktiven Diagnostik bei erblichen Tumordispositionserkrankungen dadurch eingeschränkt ist, dass in der Regel keine kausale Therapie zur Verfügung steht. Nur in Einzelfällen, wie z.B. beim medullären Schilddrüsenkarzinom im Rahmen einer Multiplen endokrinen Neoplasie Typ 2 (MEN2), steht eine etablierte Therapieoption in Form einer prophylaktischen Thyreoidektomie zur Verfügung, mit der sich eine Krebserkrankung verhindern lässt. Bei den anderen Tumordispositionserkrankungen wird die prophylaktische Organentfernung sehr kontrovers diskutiert, da z.B. nicht jeder HNPCC-Anlageträger auch tatsächlich ein Kolonkarzinom oder ein Endometriumkarzinom entwickelt. Es ist jedoch bei den meisten Erkrankungen möglich, die Krebserkrankung in einem Frühstadium zu erkennen und damit eine gute Voraussetzung für eine kurative Behandlung zu schaffen.

Die Konsequenz aus der prädiktiven Diagnostik sind also spezielle Vorsorgeuntersuchungen: Den Anlageträgern wird ein engmaschiges und z.T. aufwendiges Vorsorgeprogramm empfohlen, den Nichtanlageträgern können diese speziellen Untersuchungen erspart bleiben, da sie gegenüber der Allgemeinbevölkerung kein erhöhtes Malignomrisiko haben.

1.2.3 Grundsätze und Ziele der humangenetischen Beratung

Aus der Vielschichtigkeit der oben genannten Probleme ergeben sich hohe Ansprüche an die genetische Beratung.

Die Beratung hat als einziges Ziel, den Ratsuchenden vor einer unheilbaren Krebskrankheit zu bewahren. Sie verfolgt keine gesundheitspolitischen oder sozialmedizinischen Ziele und hat auch nicht die Verbesserung des „Genpools" der Bevölkerung zum Ziel. Die Betonung dieser grundsätzlichen Ablehnung eugenischer Motive ist aus mehreren Gründen wichtig: Ein Ratsuchender wird sich nur dann vertrauensvoll an einen Humangenetiker wenden, wenn er sicher sein kann, dass ihm geholfen wird und keine anderen Geschichtspunkte eine Rolle spielen. Auf die historische Belastung der Genetik wurde bereits eingegangen, aber auch heute noch werden den Humangenetikern solche Beweggründe unterstellt, indem ihnen gelegentlich vorgeworfen wird, sowieso nur den Schwangerschaftsabbruch und die Verhinderung erblicher Erkrankungen und Behinderungen zu verfolgen. Dies trifft jedoch nicht zu, nahezu alle Humangenetiker in Deutschland lehnen eine eugenische Aufgabenstellung ab (Nippert u. Wolff 1999).

Vielmehr ist es einziges Ziel der Beratung, dem Ratsuchenden bei seinen Fragen und Ängsten weiterzuhelfen, ihm die Erblichkeit der Erkrankung und das Risiko für sich und seine Familie zu vermitteln, ihn auf die evtl. zu erhebenden Befunde und die sich daraus ergebenden Risiken vorzubereiten und ihm, falls er es wünscht, eine sinnvolle genetische Diagnostik anzubieten. Dies wurde bereits 1975 von der American Society of Human Genetics in der Definition der genetischen Beratung festgehalten und 1997 von der WHO präzisiert (WHO-Konferenz „Ethical Issues in Medical Genetics", Genf, 15.12.97, WWW: http://www.who.int/ncd/hgn/hgnethic.htm). Danach lassen sich als Grundsätze der genetischen Beratung ableiten:

- Die genetische Beratung muss immer freiwillig sein. Eine „aktive Beratung", d.h. gegen den Willen des Betroffenen, darf nicht stattfinden. Das Recht auf Nichtwissen muss gewahrt bleiben.
  Dies schließt auch ein, dass eine prädiktive molekulargenetische Diagnostik bei Minderjährigen nur dann durchgeführt werden darf, wenn sich für diese unmittelbar ein potenzieller medi-

zinischer Nutzen ergibt. So wird z.B. bei der Familiären adenomatösen Polyposis, einer Disposition zu kolorektalen Adenomen und Karzinomen, die prädiktive Diagnostik schon ab dem 10.–12. Lebensjahr durchgeführt, da die Erkrankung häufig bereits vor Erreichen des 18. Lebensjahrs ausbricht und eine Behandlung erfordert.

- Vor jeder prädiktiven genetischen Diagnostik sollte eine individuelle Beratung erfolgen.
- Die Beratung darf nicht direktiv sein.
  Dies bedeutet, dass die Entscheidungen allein der Ratsuchende bzw. seine Familie trifft. Dies schließt jedoch nicht aus, dass der Berater auf Wunsch der Ratsuchenden die Frage „Was würden Sie denn tun?" beantwortet und seine Antwort begründet.
- Die Informationen dürfen niemand Anderem zugänglich gemacht werden, es sei denn, der Ratsuchende möchte dies.

Diese Grundsätze sind vor dem Hintergrund des alleinigen Ziels der humangenetischen Beratung, nämlich den Ratsuchenden zu helfen, leicht einzusehen, wenn die Umsetzung im Einzelfall auch schwer sein kann.

1.2.3.1 Häufige Problemkreise in der Beratung

Um die genannten Grundsätze und Ziele vertiefen zu können, soll ihre konkrete Anwendung an den häufigsten Problemen, um die sich das Beratungsgespräch bei erblichen Tumordispositionserkrankungen dreht, illustriert werden.

Liegt bei mir/in meiner Familie aufgrund der von mir/meinem Arzt festgestellten Häufung von bösartigen Erkrankungen eine erbliche Tumorerkrankung vor? Zur Beantwortung müssen detaillierte Informationen über Erkrankungsfälle beim Ratsuchenden und in seiner Familie eingeholt und in Form eines Familienbefunds festgehalten werden. Eventuell ist es ergänzend noch erforderlich, Befunde bei den behandelnden Ärzten einzuholen oder Zusatzuntersuchungen zu veranlassen. Erst mit diesen Informationen ist es möglich, einen Verdacht zu äußern oder schon eine genaue Diagnose zu stellen, welche erbliche Tumorerkrankung vorliegt.

Wie hoch ist das Krebsrisiko für mich bzw. meine Familie? Um dem Ratsuchenden die Risiken verständlich zu machen, ist zunächst die Erläuterung des autosomal-dominanten Erbgangs notwendig, dem fast alle erblichen Tumorerkrankungen folgen. Das Risiko eines Erkrankten für Zweitkarzinome ist meist aus der Literatur ersichtlich, das Risiko für Familienmitglieder lässt sich aufgrund der Gesetzmäßigkeiten des autosomal-dominanten Erbgangs errechnen (s. Abb. 1.2.1).

Was kann ich tun, um dieses Risiko zu vermindern? Die Daten über das Erkrankungsrisiko modifizierende Umwelteinflüsse, wie z. B. Ernährungsgewohnheiten bzw. modifizierende Gene bei erblichen Tumorerkrankungen, reichen für eine Einzelfallbetrachtung nicht aus. Die für die entsprechenden nicht erblichen Karzinome gemachten Beobachtungen, wie z. B. das erhöhte Risiko für ein kolorektales Karzinom durch den übermäßigen Verzehr von rotem Fleisch, spielt wahrscheinlich auch für das erbliche Kolonkarzinom eine Rolle. Der Effekt dürfte jedoch bei dem schon stark erhöhten Erkrankungsrisiko kaum ins Gewicht fallen.

Ist ein „Gentest" möglich, wie läuft er ab, was wird hierfür benötigt und wie lange dauert der Test? Um diese Frage beantworten zu können, muss zunächst eine Diagnose gestellt werden. Dann muss recherchiert werden, ob die molekulargenetischen Grundlagen des betreffenden Krankheitsbilds bekannt sind und für eine Diagnostik ausreichen. So muss das verantwortliche Gen bekannt sein; unter bestimmten Voraussetzungen reicht auch, dass der Genort bekannt ist. Die Suche nach Keimbahnmutationen wird in der Regel an einer EDTA-Blutprobe durchgeführt, bei manchen Erkrankungen ist weiteres Material, z. B. Tumorgewebe, erforderlich. Die Dauer der Diagnostik ist sehr unterschiedlich. Je nach Zahl und Größe der zu untersuchenden Gene und der personellen Ausstattung des Labors kann sie einige Tage bis Jahre in Anspruch nehmen. Hierauf müssen die Ratsuchenden von vornherein hingewiesen werden. Daraus ergibt sich auch, dass die molekulargenetische Diagnostik in der Regel bei der Beantwortung akuter therapeutischer Fragen keine Hilfe ist.

Was bedeutet der Test für meine Familie, insbesondere meine Kinder? Die Identifizierung der zur Erkrankung führenden Keimbahnmutation bei einem Betroffenen ermöglicht für die Familie die sichere Durchführung einer präsymptomatischen, d. h. prädiktiven Diagnostik mit dem Ziel, Anlageträger von Nichtanlageträgern zu unterscheiden, den Nichtanlageträgern die Sorge vor einem hohen Krebsrisiko zu nehmen und ihnen aufwendige Vorsorgeuntersuchungen zu ersparen. Das A-priori-Risiko von 50%, das ein erstgradiger Verwandter eines Betroffenen trägt, kann also präzisiert werden: Krebsrisiko sehr hoch – bis zu 100% – bzw. gegenüber der Allgemeinbevölkerung nicht erhöht. Besonders häufig ist die Erwartung einer Risikoperson, durch den „Gentest" eine Entlastung vom Erkrankungsrisiko zu erhalten. Häufig wird die Möglichkeit, dass ja auch der ungünstige Fall eintreten könnte und ein hohes Erkrankungsrisiko ermittelt wird, verdrängt. Es ist daher ein wichtiger Auftrag an den Berater, die Ratsuchenden auch an die ungünstige Möglichkeit denken zu lassen und sie einschätzen zu lassen, wie sie damit umgehen würden und ob sie bei der Verarbeitung eines solchen Befunds Hilfestellung bräuchten. Die Problematik einer vorgeburtlichen Diagnostik in der Schwangerschaft wird von den Ratsuchenden nur sehr selten angesprochen (Whitelaw et al. 1996), vermutlich, weil es sich bei den erblichen Tumorerkrankungen meist um Erkrankungen handelt, die erst im Jugendlichen- oder Erwachsenenalter manifest werden und häufig ein Elternteil selbst betroffen ist.

1.2.4 Aufbau einer humangenetischen Beratung

Die von der WHO definierten Grundsätze für die genetische Beratung wurden inzwischen von der Deutschen Gesellschaft für Humangenetik in allgemeine Richtlinien für die genetische Beratung eingearbeitet und von der Bundesärztekammer unter Berücksichtigung der besonderen Verhältnisse bei erblichen Krebserkrankungen präzisiert (Berufsverband Medizinische Genetik 1996, Bundesärztekammer 1998).

1.2.4.1 Anforderung an den Berater und Zeitpunkt der Beratung

Ebenso wie es selbstverständlich ist, dass die klinische Beratung eines Patienten mit z. B. einem erblichen Kolonkarzinom bezüglich der verschiedenen Therapieoptionen und der Prognose in die Hände eines mit dem Krankheitsbild vertrauten Arztes gehört, muss die genetische Beratung, entsprechend diesen Richtlinien, von einem Arzt durchgeführt werden, der mit den Erbgängen, der Risikoberechnung und den Möglichkeiten und Grenzen der molekulargenetischen Diagnostik sowie mit der Hilfestellung bei erblichen Erkrankungen vertraut ist: dem Facharzt für Humangenetik bzw. einem Facharzt mit der Zusatzbezeichnung „Medizinische Genetik".

In diesen Richtlinien ist auch geregelt, dass die humangenetische Beratung nicht nur beim Verdacht auf eine erbliche Tumordisposition oder vor der Einleitung der molekulargenetischen Diagnostik durchgeführt werden soll, sondern auch, dass die Befundmitteilung nach Abschluss der Diagnostik im Rahmen eines Beratungsgesprächs stattzufinden hat. Dies entspricht dem Vorgehen bei der Chorea Huntington, der ersten spätmanifesten erblichen Erkrankung, für die genaue Beratungsrichtlinien entworfen wurden und die praktisch als „Prototyp" der Problematik der erblichen Erkrankungen, die im Erwachsenenalter manifest werden, gilt.

1.2.4.2 Aufbau eines Beratungsgesprächs

Anamnese. Am Anfang des Beratungsgesprächs steht die Anamneseerhebung.
- Warum kommt der Ratsuchende?
- Welche Erwartung hat er?

Dies ist insbesondere deshalb wichtig, weil der weitere Verlauf des Gesprächs und die eventuelle Indikation zu einer weitergehenden Diagnostik davon abhängt, ob ein Betroffener sein individuelles Risiko z. B. für Zweitkarzinome wissen will, die Möglichkeit einer genetischen Diagnostik in seiner Familie eröffnen möchte oder vor oder gar während einer Schwangerschaft beunruhigt ist. So reichen für die Abschätzung des Zweitkarzinomrisikos häufig die Informationen aus dem Stammbaum aus, ohne dass eine molekulargenetische Untersuchung nötig wäre.

Es schließt sich die Erhebung einer genauen Anamnese des Betroffenen an, gefolgt von einer ausführlichen Familienanamnese über mindestens 3 Generationen, die in einem Stammbaum dokumentiert wird. Wenn die Ratsuchenden nicht ausdrücklich das Gegenteil wünschen, gehört auch immer die Anamnese der Familie des Partners dazu, da sich für gemeinsame Kinder auch von dieser Seite Risiken für erbliche Erkrankungen ergeben könnten. Häufig ist es dann erforderlich, ergänzende Informationen bei anderen behandelnden Ärzten einzuholen, ggf. sind auch noch Zusatzuntersuchungen erforderlich, bevor überhaupt eine medizinisch-genetische Verdachts- oder gar endgültige Diagnose gestellt werden kann.

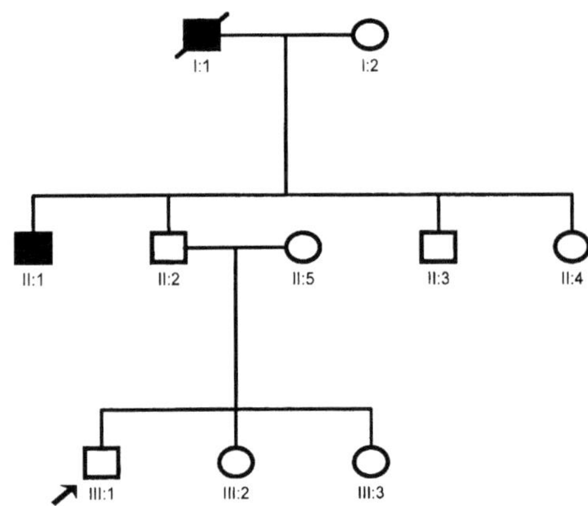

Abb. 1.2.2. Problemfälle der humangenetischen Beratung. Gezeigt ist ein klassischer Konfliktfall bei autosomal-dominant erblichen Erkrankungen. Der 19 Jahre alte Ratsuchende (*III:1*) will auf Anlageträgerschaft für Familiäre adenomatöse Polyposis (FAP) untersucht werden, eine Disposition zur unzähligen adenomatösen Kolonpolypen mit einem hohen Risiko für ein kolorektales Karzinom. Der Patient gab an, dass in seiner Familien- und Berufsplanung zurzeit wichtige Weichenstellungen anstehen und er deswegen Sicherheit haben müsse. Sein Großvater (*I:1*) war mit 53 Jahren an einem kolorektalen Karzinom verstorben, die zur Erkrankung führende Mutation war bei seinem ebenfalls erkrankten Onkel (*II:1*) nachgewiesen worden. Der Vater des Ratsuchenden (*II:2*) ist 41 Jahre alt und hat das Erkrankungsrisiko immer verdrängt und sich weder klinisch noch molekulargenetisch untersuchen lassen. Ergäbe die Untersuchung des Ratsuchenden (*III:1*) nun, dass er ebenfalls Anlageträger für FAP ist, wäre dies gleichzeitig auch der Nachweis der Anlageträgerschaft für den Vater, da der Ratsuchende die Mutation ja von ihm geerbt haben muss. In der Praxis wird in ausführlichen Gesprächen versucht, einen Konsens zu erreichen, im bleibenden Konfliktfall wird allerdings in der Regel das Wissensbedürfnis des Ratsuchenden mit Diagnostikwunsch bei dieser schwerwiegenden Erkrankung höher eingeschätzt, als das Recht auf Nichtwissen seines Vaters. Erklärung der Symbole: s. Legende zu Abb. 1.2.1

Erläuterung des Krankheitsbilds. Ergibt sich aus diesen Informationen der Verdacht auf eine erbliche Tumordisposition beim Ratsuchenden bzw. in seiner Familie, folgt nun die Erläuterung des Krankheitsbilds. Wenn auch die detaillierte klinische Beratung dem entsprechenden Facharzt vorbehalten werden sollte, wird doch kurz auf die möglichen Krankheitsmanifestationen und das bei dem jeweiligen Syndrom beobachtete Tumorspektrum eingegangen. Bei der Erläuterung der Symptome ist es wichtig, darauf hinzuweisen, dass es sich bei ihnen meist um Spätsymptome handelt und daher spezielle Vorsorgeuntersuchungen für eine Früherkennung – und damit eine wirksame Behandlung von evtl. auftretenden Krebserkrankungen – nötig sind. Besonders sollte der Ratsuchende auch über die Besonderheiten der erblichen Krebserkrankungen aufgeklärt werden. Es ist ihnen gemeinsam, dass sie früher als die jeweiligen nicht erblichen Tumoren auftreten, dass das Zweitkarzinomrisiko für Betroffene deutlich erhöht ist, dass das Risiko für Karzinome nicht nur für ein, sondern für mehrere Organe deutlich erhöht ist, dass sich besondere Therapieoptionen ergeben können und dass sich die Prognose von den nicht erblichen Tumorformen unterscheiden kann:

- Das Kolonkarzinom im Rahmen eines erblichen Kolonkarzinoms ohne Polyposis (HNPCC) tritt im Mittel mit 45 Jahren auf, bei nicht erblichen Formen im Mittel mit 67 Jahren (Toribara u. Sleisenger 1995).
- Das Risiko für ein Karzinom der kontralateralen Brust beträgt bei Frauen mit einem erblichen Mammakarzinom bis zum 60. Lebensjahr 54% (Easton et al. 1995), bei nicht erblichen Formen etwa 1% pro Jahr (Gustafsson et al. 1994, Rosen et al. 1993).
- Im Rahmen eines HNPCC können nicht nur Kolonkarzinome, sondern auch maligne Tumoren des Dünndarms, des Urothels oder des Endometriums entstehen.
- Die Prognose von kolorektalen Karzinomen mit einer genetischen Besonderheit, wie sie für ein HNPCC typisch ist (so genannte Mikrosatelliteninstabilität), ist besser als bei Tumoren, die dieses Phänomen nicht aufweisen (Gryfe et al. 2000).

Erläuterung der formalgenetischen Grundlagen. Wichtig für das Verständnis der dann zu erläuternden Risiken für die Familie ist natürlich, dass der Ratsuchende den Vererbungsmodus der erblichen Tumorerkrankungen, d. h. den autosomal-dominanten Erbgang, verstanden hat. Anhand von einfachen Schaubildern lässt sich z. B. das A-priori-Wiederholungsrisiko von 50% gut erläutern. Darauf aufbauend, können die Ratsuchenden dann auf eine evtl. vorhandene molekulargenetische Diagnosemöglichkeit hingewiesen werden, mit der die Unterscheidung von Anlageträgern und Nichtanlageträgern möglich sein kann. Aufgrund der bereits oben erwähnten methodischen Schwierigkeiten muss aber auch darauf hingewiesen werden, dass die Diagnostik lange dauern und auch in einem Teil der Fälle nicht zum Ziel führen kann, z. B. wenn es nicht möglich ist, bei einem Betroffenen aus der Familie des Ratsuchenden die ursächliche Keimbahnmutation zu identifizieren.

Tabelle 1.2.1. Aufbau einer humangenetischen Beratung

Punkt	Maßnahme
1	Klärung des Beratungsziels
2	Erhebung der Anamnese des Ratsuchenden,
3	Einordnung von mitgebrachten Befunden
4	Erstellung eines Stammbaums
5	Evtl. Untersuchung des Ratsuchenden bzw. Veranlassung ergänzender Untersuchungen
6	Möglichst genaue medizinisch-genetische Diagnose
7	Information des Ratsuchenden über Krankheitsbild Prognose, falls möglich Vererbungsmodus und Risiko für Angehörige Mögliche Bedeutung von molekulargenetischen Befunden für die Lebens- und Familienplanung Möglichkeiten der Vorsorge, ggf. Hinweis auf notwendige Vorsorgeuntersuchungen
8	Hilfe bei der Entscheidungsfindung
9	Angebot weitergehender Hilfen (Selbsthilfegruppen, Psychologen, spezialisierte Ärzte)
10	Evtl. Einleitung molekulargenetischer Diagnostik
11	Erstellung eines Beratungsbriefs

Empfehlung von Vorsorgeuntersuchungen. Wie bereits oben erwähnt, stehen für die meisten erblichen Tumordispositionserkrankungen keine kausalen Therapien zur Verfügung, sondern lediglich Früherkennungsprogramme. Diese sollten im Beratungsgespräch natürlich allen Betroffenen, aber auch allen diagnostizierten Anlageträgern empfohlen werden. Sollte eine molekulargenetische Untersuchung in der jeweiligen Familien nicht möglich sein, muss das entsprechende Vorsorgeprogramm allen Risikopersonen, dies sind in der Regel Geschwister und Kinder von Betroffenen, empfohlen werden. Der Aufbau des Beratungsgesprächs ist schematisch in Tabelle 1.2.1 zusammengefasst.

Angebot weitergehender Hilfen. Bezüglich der Führung des Beratungsgesprächs sollte darauf geachtet werden, nicht in einen Vorlesungsstil zu verfallen. Stärke der humangenetischen Beratung muss sein, dass auf die individuelle Situation des Ratsuchenden eingegangen wird, da jede Familie aufgrund der vielfältigen Probleme, die mit einer erblichen Tumordisposition verbunden sein können, individuell zu betrachten ist. Neben der reinen Informationsvermittlung muss also genug Zeit sein, das reine Fachwissen auch immer am individuellen Fall zu konkretisieren und dem Ratsuchenden ausreichend Gelegenheit zum Fragen zu geben. Es gehört auch zum Beratungsauftrag, bei Bedarf weitergehende Hilfe zu vermitteln, z. B. zu

Selbsthilfegruppen, die es für viele der erblichen Tumordispositionserkrankungen gibt, oder zu Psychologen. Auch die Adresse eines spezialisierten Arztes oder einer spezialisierten Klinik ist oft hilfreich, da die Erkrankungen so selten sind, dass nicht überall Erfahrungen damit vorliegen können.

Nur so kann sichergestellt werden, dass die Beratung wirklich ihren Anspruch erfüllt, nämlich dem Ratsuchenden zu helfen, die spezielle Situation in seiner Familie zu verstehen, Möglichkeiten zu bekommen, mit ihr umzugehen und die für ihn und seine Familie richtigen Entscheidungen zu treffen. Dabei ist die Frage der molekulargenetischen Diagnostik nur eine von vielen.

Dokumentation. Jede Beratung ist in Form eines allgemein verständlichen Beratungsbriefs zu dokumentieren, in dem die spezielle Fragestellung und die gemachten Aussagen im Sinn eines Beratungsprotokolls zusammengestellt werden. Dieser Brief geht an den Ratsuchenden selber und nur an die behandelnden Ärzte, die vom Ratsuchenden ausdrücklich genannt wurden.

Die Beratung wird auf Überweisung zu einem Facharzt für Humangenetik oder einem Facharzt mit der Zusatzbezeichnung „Medizinische Genetik" durchgeführt. An fast jedem Universitätsklinikum sind genetische Beratungsstellen vorhanden, entweder in einem eigenständigen Institut für Humangenetik oder angegliedert z.B. an die Kinderklinik. Auch gibt es niedergelassene Berater in eigener Praxis. Entsprechende Listen werden regelmäßig in der Zeitschrift „Medizinische Genetik" veröffentlicht. Auskunft gibt auch die Deutsche Gesellschaft für Humangenetik (Geschäftsstelle der Deutschen Gesellschaft für Humangenetik, Goethestraße 29, 80336 München, e-mail: medgen@pedgen.med.uni-muenchen.de, WWW: http://gfhev.de).

1.2.5 Ausblick

Bereits heute sind eine Vielzahl krankheitsverursachender Gene bekannt, die einer molekulargenetischen Diagnostik zugänglich sind. Während es sich bei den entsprechenden Krankheiten lange Zeit um sehr seltene Erkrankungen handelte, wurden in den vergangenen Jahren zunehmend die genetischen Grundlagen auch häufigerer Erkrankungen entschlüsselt. Zu dieser Gruppe gehören auch die gar nicht so seltenen Sonderformen häufiger Krebserkrankungen, wie z.B. das familiäre Mamma- oder das kolorektale Karzinom. Das Wissen um die molekulare Grundlage dieser Erkrankungen ermöglicht es unter bestimmten Voraussetzungen, das Erkrankungsrisiko für gesunde Personen sehr genau vorauszusagen.

Somit entstehen ganz neue Herausforderungen an die Beteiligten: Es ist detailliertes genetisches Wissen gefragt, um die Indikation zu einer molekulargenetischen Untersuchung zu stellen, die Grenzen der Methode zu erkennen und ihre Aussagen genau einordnen zu können. Im Umgang mit den Patienten und ihren Angehörigen ist ein sehr hoher Standard der Aufklärung und die genaue Respektierung der Autonomie des Patienten bzw. seiner Angehörigen zu fordern. Als Grundsatz kann gelten, dass alle Fragen über die Diagnostik, ihre Aussagekraft und ihre Konsequenzen geklärt sein sollten, bevor die Untersuchungen überhaupt begonnen werden.

Noch beschränkt sich die molekulargenetische Untersuchung auf wenige, spezielle Krankheitsbilder und wird für die großen Zivilisationskrankheiten, wie z.B. Herz-Kreislauf-Erkrankungen, nicht angewendet. Auch wird die groß angelegte Screeninguntersuchung von Gesunden, ohne dass aus der Familiengeschichte ein Hinweis auf eine erbliche Erkrankung vorliegt, bisher größtenteils abgelehnt. Mit dem rasant zunehmenden Wissen um die Erbanlagen des Menschen und vor dem Hintergrund, dass sich eine private Firma zum Sieger beim „Wettlauf" um die komplette Entschlüsselung des menschlichen Genoms erklärt hat, besteht jedoch zumindest die Gefahr, dass eines Tages auch genetische Risikoprofile von Gesunden, womöglich ohne deren Wissen, erstellt werden und die Ergebnisse Einfluss auf Personalchefs oder Versicherungsunternehmen nehmen. Solche Ausuferungen der molekularen Medizin können nur durch einen verantwortungsvollen Umgang mit dem vorhandenen Wissen und die enge Einbeziehung der Betroffenen verhindert werden, wobei dies auch bedeutet, dass das Wissensgefälle zwischen dem Untersucher und dem Untersuchten weitestgehend abgebaut werden muss. Dies kann nur durch eingehende Beratung erfolgen.

1.2.6 Im Text genannte Anschriften und www-Adressen

- Geschäftsstelle der Deutschen Gesellschaft für Humangenetik, Goethestraße 29, 80336 München, e-mail: medgen@pedgen.med.uni-muenchen.de, WWW: http://gfhev.de
- WHO-Konferenz „Ethical Issues in Medical Genetics", Genf, 15.12.97, WWW: http://www.who.int/ncd/hgn/hgnethic.htm

1.2.7 Literatur

American Society of Human Genetics (1975) Ad-hoc-Committee on Genetic Counseling. Am J Hum Genet 27:240–242

Andrykowski MA, Lightner R, Studts JL, Munn RK (1997) Hereditary cancer risk notification and testing: how interested is the general population? J Clin Oncol 15:2139–2148

Berufsverband Medizinische Genetik (1996) Leitlinien zur Erbringung humangenetischer Leistungen: 1. Leitlinien zur Genetischen Beratung. Med Genet 8:1–2

Billings PR, Kohn MA, Cuevas M de, Beckwith J, Alper JS, Natowicz MR (1992) Discrimination as a consequence of genetic testing. Am J Hum Genet 50:476–482

Bundesärztekammer (1998) Richtlinien zur Diagnostik der genetischen Disposition für Krebserkrankungen. Dtsch Arztebl 56:B1120–1127

Easton DF, Ford D, Bishop DT (1995) Breast and ovarian cancer incidence in BRCA1-mutation carriers. Breast Cancer Linkage Consortium. Am J Hum Genet 56:265–271

Giardiello FM, Brensinger JD, Petersen GM, Luce MC, Hylind LM, Bacon JA, Booker SV, Parker RD, Hamilton SR (1997) The use and interpretation of commercial APC gene testing for familial adenomatous polyposis. N Engl J Med 336:823–827

Gryfe R, Kim H, Hsieh ET, Aronson MD, Holowaty EJ, Bull SB, Redston M, Gallinger S (2000) Tumor microsatellite instability and clinical outcome in young patients with colorectal cancer. N Engl J Med 342:69–77

Gustafsson A, Tartter PI, Brower ST, Lesnick G (1994) Prognosis of patients with bilateral carcinoma of the breast. J Am Coll Surg 178:111–116

Lapham EV, Kozma C, Weiss JO (1996) Genetic discrimination: perspectives of consumers. Science 274:621–624

Nippert I, Wolff G (1999) Ethik und Genetik: Ergebnisse der Umfrage zu Problemaspekten angewandter Humangenetik. Med Genet 11:53–61

Rosen PP, Groshen S, Kinne DW, Norton L (1993) Factors influencing prognosis in node-negative breast carcinoma: analysis of 767 T1N0M0/T2N0M0 patients with long-term follow-up. J Clin Oncol 11:2090–2100

Toribara NW, Sleisenger MH (1995) Screening for colorectal cancer. N Engl J Med 332:861–867

Vogel F (1999) Die Entwicklung der Humangenetik in Deutschland nach dem Zweiten Weltkrieg. Med Genet 11:409–418

Whitelaw S, Northover JM, Hodgson SV (1996) Attitudes to predictive DNA testing in familial adenomatous polyposis. J Med Genet 33:540–543

2 Retinoblastom

Dietmar R. Lohmann, Bernhard Horsthemke und Norbert Bornfeld

Inhaltsverzeichnis

2.1 Einleitung

2.1.1 Epidemiologie

Das Retinoblastom ist der häufigste bösartige Augentumor des Kindesalters. Die Angaben zur Häufigkeit dieses Tumors schwanken und reichen von 1:15 000–1:33 000 lebend geborene Kinder (Suckling et al. 1982; Vogel 1979). Eine Abhängigkeit von ethnischen und geografischen Faktoren oder vom Geschlecht des Kinds ist nicht erkennbar. Es gibt keine gesicherten Hinweise dafür, dass Umweltfaktoren bei der Entstehung dieses Tumors eine Rolle spielen (Buckley 1992). Insbesondere wurde kein Anstieg der Zahl der Erkrankungen im Zusammenhang mit der von den Atombombenexplosionen in Nagasaki und Hiroshima ausgehenden Strahlung festgestellt (Amemiya et al. 1993). Werden die Häufigkeiten des Retinoblastoms in verschieden lange zurückliegenden Erfassungszeiträumen verglichen, scheint eine Tendenz zur Zunahme zu bestehen. Dieser Anstieg ist wahrscheinlich durch die zunehmend vollständigere Erfassung von Erkrankungsfällen bedingt. Zusätzlich ist infolge der höheren Überlebensrate der Patienten eine größere Zahl von Erkrankungen bei Nachkommen zu erwarten (Vogel 1979).

2.1.2 Historisches

Eine der ersten Beschreibungen eines Retinoblastoms stammt von dem niederländischen Arzt Pawius aus dem Jahr 1597 (Übersicht s. Albert 1987). 1809 beschrieb erstmals Wardrop diesen Tumor als spezifische Entität („Fungus Haematodes"). Virchow vertrat die Ansicht, dass diese Neoplasie aus glialen Anteilen der Retina entsteht, und daher hielt

Hereditäre Tumorerkrankungen
D. Ganten / K. Ruckpaul (Hrsg.)
© Springer-Verlag Berlin Heidelberg 2001

er diesen Tumor für ein „Glioma retinae". Die heute verwendete Bezeichnung Retinoblastom wurde von Verhoeff geprägt. Aufgrund von Ergebnissen histologischer Studien kam er zu der Ansicht, dass dieser Tumor eine spezielle Neoplasie der Netzhaut ist, die aus primitiven, unreifen retinalen Zellen besteht.

2.1.3 Pathologische Anatomie

Das Retinoblastom entsteht aus noch nicht differenzierten neuralen Zellen der Retina (Abb. 2.1). Der Tumor besteht aus dicht gelagerten Zellen mit chromatinreichen runden Kernen und schmalem Zytoplasmasaum. In ihm können große Nekrosen entstehen, die zur Verkalkung neigen. Die Zellen des Retinoblastoms hängen nur locker zusammen und breiten sich leicht innerhalb des Auges aus.

Die Invasion in den N. opticus verschlechtert die Prognose in dem Maß, je weiter sie hinter die Lamina cribrosa reicht (Shields et al. 1994). Eine massive Invasion der Aderhaut ist ebenfalls prognostisch ungünstig. Metastasenwachstum ist eine wesentliche Todesursache, und daher sind späte Diagnose und Therapie des Retinoblastoms mit einer höheren Sterblichkeit verbunden (Kodilinye 1967, Sinniah et al. 1980).

Bei etwa 3% aller Patienten wird vor oder nach der Diagnose eines Retinoblastoms ein intrazerebraler Tumor erkannt, der die Histomorphologie eines Retinoblastoms zeigt (DePotter et al. 1994, Amoaku et al. 1996). Diese Tumoren entstehen primär aus dem Corpus pineale (Pinealoblastom)

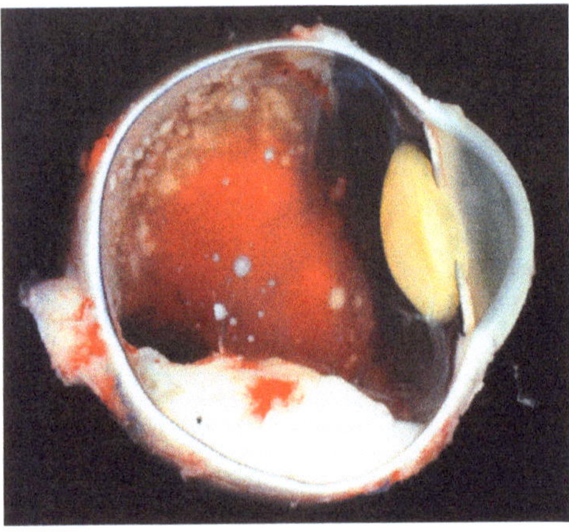

Abb. 2.1. Geöffneter Bulbus mit Retinoblastom, Foto von Prof. Dr. N. Bornfeld, Essen

und ihr gemeinsames Auftreten mit einem Retinoblastom wird auch als trilaterales Retinoblastom bezeichnet (Blach et al. 1994).

2.2 Klinik des Retinoblastoms

2.2.1 Diagnose und Differenzialdiagnose

Das Wachstum des Retinoblastoms geht nicht mit Schmerz einher. Im Verlauf der Erkrankung kommt es nur in Ausnahmefällen zu Entzündungszeichen. Am häufigsten lenkt der helle Widerschein des Tumors in der Pupille (Leukokorie) den Verdacht auf einen intraokulären Prozess. Wenn der hintere Augenpol betroffen ist, kann auch Strabismus der erste Hinweis auf ein Retinoblastom sein. Weitaus seltener werden Glaukome, Pseudouveitis oder Einblutungen in den Glaskörper als erste Symptome durch ein Retinoblastom verursacht (Balmer et al. 1993).

Bei etwa 60% der Kinder ist zum Zeitpunkt der Diagnose nur ein Auge vom Retinoblastom betroffen und bei weiteren Untersuchungen des anderen Auges wird kein weiterer Tumor entdeckt (einseitiges Retinoblastom) (Draper et al. 1992, Vogel 1979). Die verbleibenden 40% der Kinder entwickeln mehrere Tumorherde (multifokales Retinoblastom). Bei diesen Kindern sind überwiegend schon zum Zeitpunkt der ersten Diagnose beide Augen von Retinoblastomen betroffen (beidseitiges Retinoblastom) (Abramson et al. 1994). Alle Patienten mit beidseitigem Retinoblastom, jedoch nur etwa 10% der einseitig betroffenen Patienten, können die Disposition zur Entwicklung von Retinoblastom als autosomal-dominantes Merkmal vererben (erbliches Retinoblastom) (Vogel 1979). Bei etwa 25% der Patienten mit beidseitigem Retinoblastom sind in der Familie weitere Fälle von Retinoblastom bekannt (familiäres Retinoblastom). Seltener gibt es in einer Familie eines einseitig erkrankten Patienten weitere an Retinoblastom erkrankte Angehörige. Diese sind oft ebenfalls nur einseitig betroffen (einseitig familiäres Retinoblastom). Wird bei einem Angehörigen ein Retinom festgestellt, muss ebenfalls von der familiären Form der Erkrankung ausgegangen werden. Retinome sind nicht progressive Tumoren, die von der Retina ausgehen. Da ein Retinom oft erst durch gezielte Untersuchung des Augenhintergrunds entdeckt wird, sind diese Kontrollen bei den Angehörigen aller Patienten mit Retinoblastom erforderlich.

Diverse angeborene oder erworbene Auffälligkeiten können in ihrem Erscheinen einem Retinoblastom gleichen (Pseudoretinoblastom) (Shields et al. 1991). Solche Veränderungen sind nicht selten: In einer Untersuchung von Howard u. Ellsworth (1965) hatten von 500 Kindern, die mit der Verdachtsdiagnose eines Retinoblastoms in eine Klinik eingewiesen wurden, 265 (53%) kein Retinoblastom. Diese Erkrankungen sind mehrheitlich nicht maligne, können jedoch das Sehvermögen bedrohen. Bei der Erhebung der Familienanamnese kann daher das Vorliegen eines Retinoblastoms bei einem Angehörigen, der in seiner Kindheit aufgrund eines „Tumors" enukleiert wurde, nur dann als gesichert gelten, wenn eine histopathologische Diagnose vorliegt.

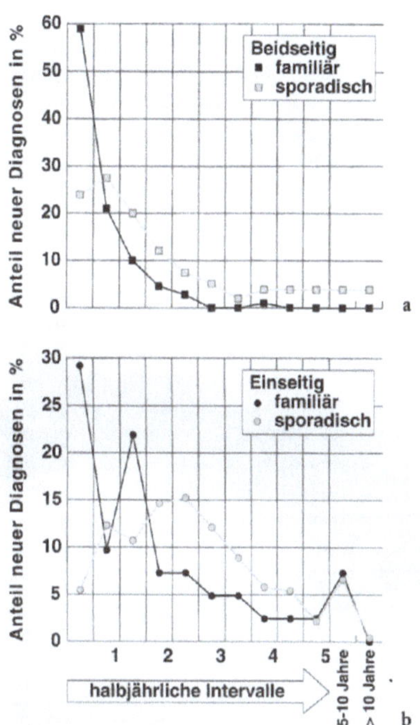

Abb. 2.2a, b. Prozentualer Anteil erstmalig diagnostizierter Erkrankungen per Altersklasse. Die Daten wurden einer von Draper et al. (1992) veröffentlichten Tabelle entnommen. Das mittlere Alter bei Diagnose betrug: 7,2 Monate bei familiär beidseitigem Retinoblastom (108 Beobachtungen) (a), 14 Monate bei sporadisch beidseitigem Retinoblastom (255 Beobachtungen) (a), 20,3 Monate bei familiär einseitigem Retinoblastom (41 Beobachtungen) (b), 29,5 Monate bei sporadisch einseitigem Retinoblastom (512 Beobachtungen) (b)

2.2.2 Altersverteilung

Das Retinoblastom ist ein Tumor des Kindesalters: Der überwiegende Teil (>99%) der einseitigen Erkrankungen wird vor dem 10. Lebensjahr, beidseitige Erkrankungen werden überwiegend vor dem 6. Lebensjahr festgestellt (Abb. 2.2) (Draper et al. 1992, Vogel 1954). Bei Kindern, die ein beidseitiges Retinoblastom entwickeln, wird die Diagnose durchschnittlich früher als bei nur einseitig erkrankten Kindern gestellt. Werden aufgrund von bereits in der Familie aufgetretenen Erkrankungen Kontrollen unabhängig vom Vorliegen von Krankheitszeichen vorgenommen, sind erste Tumorherde nicht selten schon unmittelbar nach der Geburt erkennbar.

2.2.3 Therapie und Prognose

Die Behandlung des Retinoblastoms richtet sich nach
- Größe,
- Zahl und
- Lage der Tumoren sowie nach
- Anwesenheit von Glaskörperaussaat und Netzhautablösung.

Der Tumor kann unter Erhalt des Auges durch
- Hitze (Lichtkoagulation),
- Kälte (Kryokoagulation),
- Bestrahlung (perkutan oder Brachytherapie) zerstört werden.

Größere Tumoren können durch die Entfernung des Auges (*Enukleation*) behandelt werden. Bei Tumoren, die in der Nähe des N. opticus liegen, kann wegen der Gefahr der Invasion und Metastasierung ebenfalls eine Enukleation erforderlich werden. Bei extraokulärem Wachstum wird zusätzlich eine Chemotherapie angewendet. Chemotherapie kann in Kombination mit nachfolgender fokaler Therapie (Licht- oder Kryokoagulation) auch bei der augenerhaltenden Behandlung des intraokulären Retinoblastoms eingesetzt werden, um die Anwendung der perkutanen Strahlentherapie und das damit massiv erhöhte Strahlenrisiko zu vermeiden (Gallie et al. 1996, Bornfeld et al. 1997).

Bei den meisten Patienten mit intraokulärem Retinoblastom ist die Behandlung erfolgreich und die 5-Jahres-Überlebensrate liegt >90% (Rubin et al. 1985). Beim metastasierenden Retinoblastom dagegen kann das Tumorwachstum durch die Therapie nicht erfolgreich eingedämmt werden (Schvartzman et al. 1996). Nach Bulbus erhaltender Therapie muss jeder Patient durch regelmäßige Untersuchungen auf das Auftreten weiterer Retinoblastome hin kontrolliert werden. Bei etwa 1/4 der Patienten mit beidseitigem Retinoblastom werden neue Tumoren noch einige Zeit nach der Erstdiagnose entdeckt. Engmaschige Vorsorgeuntersuchungen sind auch bei nicht erkrankten Kindern erforderlich, wenn aufgrund einer Retinoblastomerkrankung in der Familie ein erhöhtes Risiko für Retinoblastom angenommen werden muss (s. Kapitel 2.4.4 „Molekulargenetische Diagnostik").

2.2.4 Zweittumoren

Patienten mit Retinoblastom haben ein erhöhtes Risiko für das Auftreten bestimmter primärer Tumoren außerhalb des Auges (Zweittumoren). Zu diesen zählen insbesondere Weichteilsarkome und Osteosarkome, in geringerem Maß auch das maligne Melanom sowie bösartige Tumoren des Hirns und der Meningen (Eng et al. 1993). Das Risiko ist bei Patienten mit beidseitigem Retinoblastom deutlich erhöht: Nach den Untersuchungen von Wong et al. (1997) soll 50 Jahre nach der Diagnose des Retinoblastoms bei jedem 2. Patienten ein Zweittumor aufgetreten sein. Nach den Ergebnissen anderer Studien ist die Zweittumorinzidenz etwas niedriger (Mohney et al. 1998, Eng et al. 1993). Bei den meisten Patienten mit beidseitigem Retinoblastom, die einen Zweittumor entwickelten, ist zur Behandlung des Retinoblastoms perkutane Strahlentherapie eingesetzt worden (s. auch Abramson u. Frank 1998, Abramson et al. 1984). Bei Patienten mit einseitigem Retinoblastom ist ebenfalls eine, wenn auch deutlich geringer erhöhte Zweittumorinzidenz festzustellen [kumulativ 1,5% (Eng et al. 1993) bis 5% (Wong et al. 1997) im Alter von 40 bzw. 50 Jahren nach Diagnose des Retinoblastoms].

2.3 Genetik des Retinoblastoms

2.3.1 Formale Genetik

Die meisten Erkrankungen treten in Familien auf, in denen kein weiterer Fall eines Retinoblastoms bekannt ist (sporadisches Retinoblastom). Familiäres Auftreten von Retinoblastom war selten. Mit modernen Behandlungsmethoden erreichen nun fast alle Patienten das Erwachsenenalter. Dies hat zu einer Erhöhung des Anteils familiärer Fälle an allen Erkrankungen von 4,1% in einer von Kaelin 1955 veröffentlichten Zusammenstellung bis auf über 10% in neueren Serien geführt (Draper et al. 1992, Briard-Guillemot et al. 1974).

2.3.1.1 Das Retinoblastom wird durch ein dominantes Gen verursacht

Der in Familien mit mehreren betroffenen Generationen zu beobachtende Erbgang ließ vermuten, dass dieser Tumor durch ein autosomal-dominant erbliches Gen verursacht wird (Newton 1902). Das Überwiegen sporadischer Fälle wurde zunächst auf den selektiven Nachteil der Mutationsträgerschaft zurückgeführt. Vogel konnte jedoch 1954 zeigen, dass es sehr unwahrscheinlich ist,

> „daß alle oder fast alle sporadischen Retinoblastome Neumutanten sind. Ein beträchtlicher Teil von ihnen ist sehr wahrscheinlich als nicht erblich aufzufassen" (Vogel 1954).

Als Ursache für die nichterbliche Form des Retinoblastoms diskutierte Vogel mehrere Hypothesen, darunter auch die von anderen Autoren schon zuvor in Betracht gezogene Möglichkeit einer nichterblichen somatischen Mutation.

2.3.1.2 2-Schritt-Mutationsmodell

In einer 1971 veröffentlichte Schrift entwickelte Knudson eine Hypothese, die wegweisend für die weitere Aufklärung der dem Retinoblastom zugrunde liegenden genetischen Mechanismen war. Er ging von der Anschauung aus, dass bei der Entstehung von Krebs somatische Mutationen wesentlich beteiligt sind. Um zu prüfen, ob für die Entstehung des Retinoblastoms 2 Mutationsereignisse hinreichend sind, analysierte er eine Serie von 48 Patienten mit Retinoblastom. Er erhob die Daten zum Auftreten der Tumoren in einem oder beiden Augen, das Diagnosealter, die Familienkrankengeschichte und zog – soweit möglich – zusätzlich Informationen zur Zahl einzelner Tumorherde in den betroffenen Augen heran. Er fand heraus, dass die Anteile beidseitig und einseitig erkrankter sowie nicht betroffener Mutationsträger mit einer Poisson-Verteilung bei Annahme einer mittleren Tumorzahl von $m = 3$ zu vereinbaren sind. Diese geschätzte mittlere Tumorzahl war mit der bei Patienten beobachteten Zahl unabhängiger Tumorherde vereinbar. Er stellte folgende Hypothese auf:
- Das Retinoblastom wird durch 2 Mutationsereignisse verursacht.

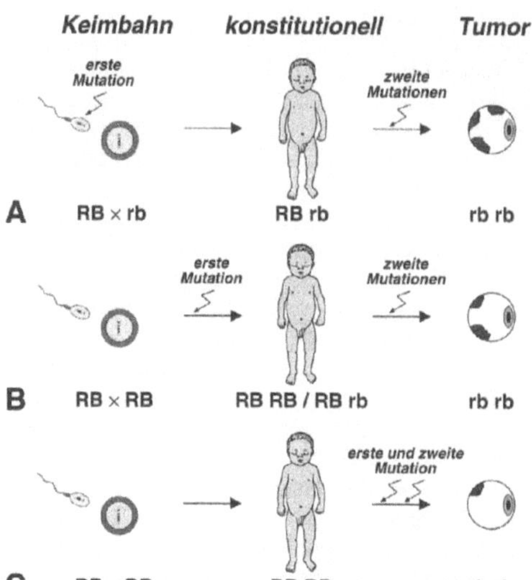

Abb. 2.3 A–C. 2-Schritt-Mutationsmodell, **A** Patienten, die über die Keimbahn ein mutiertes Allel (*rb*) erhalten haben, sind konstitutionell heterozygot (*RB rb*). Die Inaktivierung des normalen Allels (*RB*) durch eine 2. Mutation in einer somatischen Zelle löst die Tumorentwicklung aus. Durch unabhängige 2. Mutationen können mehrere Tumorherde in beiden Augen entstehen. Der Patient kann das mutierte Allel an seine Nachkommen weitergeben. Er hat daher die erbliche Form des Retinoblastoms. **B** Wenn die Mutation in einer Körperzelle während der Embryonalentwicklung auftritt, tragen nur die Nachkommen dieser Zelle das mutierte Allel, der Patient ist ein Mosaik für diese Mutation (*RB RB/RB rb*). Da die Entstehung eines Retinoblastoms davon abhängt, dass Vorläuferzellen dieses Tumors betroffen sind, bestimmen die Art und die Zahl der mutationstragenden Zellen die Manifestation der Erkrankung. Analog ist die Erblichkeit davon abhängig, in welchem Ausmaß Keimzellen betroffen sind. **C** Je später in der Ontogenese die erste Mutation auftritt, desto kleiner ist der Sektor an Zellen, die das mutierte Allel tragen. Ein nichterbliches Retinoblastom liegt nur dann vor, wenn über die Keimbahn nur normale Allele weitergegeben werden können

- Bei der dominant erblichen Form wird eine Mutation über Keimzellen ererbt, die 2. Mutation tritt in einer somatischen Zelle auf (Abb. 2.3 a),
- Bei der nichterblichen Form treten beide Mutationen in einer somatischen Zelle auf (Abb. 2.3 b).

Die weitere Prüfung der Daten zeigte, dass diese Hypothese auch die Verteilung des Alters bei der Diagnose von einseitigen und beidseitigen Erkrankungsfällen erklärt.

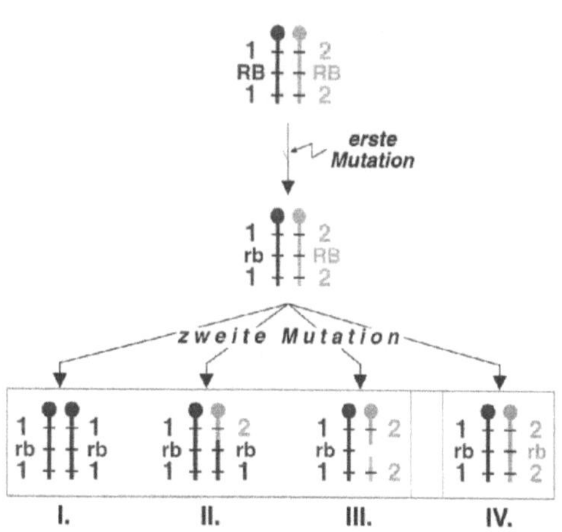

Abb. 2.4. Schematische Darstellung der chromosomalen Mechanismen, die zum Verlust konstitutioneller Heterozygotie (LOH) in Tumoren führen. Das Chromosom 13 ist schematisch dargestellt. Auf dem Chromosom sind neben dem Locus des *RB1*-Gens mit den Allelen *RB* (nicht mutiert) und *rb* (mutiert) 2 flankierende polymorphe Loci (Marker) mit den Allelen 1 und 2 eingezeichnet. Zu LOH führen: *I.* Nondisjunktion mit Duplikation des Chromosoms, *II.* mitotische Rekombination. *III.* Deletionen verursachen LOH an Loci, die im Bereich der Deletion liegen. Durch die Mechanismen *I.–III.* wird das auf zellulärer Ebene rezessive mutante *RB1*-Allel (*rb*) demaskiert. *IV.* lokale Mutationen im zweiten Allel führen nicht zu LOH

2.3.1.3 Beide Mutationsereignisse treffen einen genetischen Locus

Zytogenetische Untersuchungen und Kopplungsanalysen in Familien mit Retinoblastom führten zu der Vermutung, dass der Genort des Retinoblastomgens auf dem langen Arm von Chromosom 13, 13q, liegt (Knudson et al. 1976, Connolly et al. 1983, Sparkes et al. 1980). Cavenee et al. (1983) untersuchten daraufhin in diesem Bereich lokalisierte genetische Polymorphismen in konstitutioneller DNA und Tumoren von Patienten mit Retinoblastom. Sie stellten fest, dass in Tumoren häufig ein Verlust konstitutioneller Heterozygotie (loss of heterozygosity: LOH) einiger oder mehrerer dieser Loci anzutreffen ist. Das Muster der von LOH betroffenen Loci konnte je nach ihrer Lage auf 13q mehreren Klassen zugeordnet werden. Diese können auf verschiedene chromosomale Mutationsmechanismen zurückgeführt werden, die alle mit einem Verlust eines *RB1*-Allels verbunden sind (Abb. 2.4). Daher wurde vermutet, dass die 2 Mutationen, die nach Knudson (1971) für die Entstehung des Retinoblastoms ursächlich sind, nacheinander die beiden Allele des *RB1*-Gens treffen. Dabei führt die erste Mutation zu lokal beschränkten genetischen Veränderungen und das mutante Allel ist rezessiv gegenüber dem normalen Allel. Der Verlust des nicht mutierten Alles durch eine 2. Mutation leitet die Entwicklung des Tumors ein. In diesem Model ist ein genetischer Locus – das *RB1*-Gen – für die Auslösung der Tumorbildung bestimmend (Abb. 2.4).

2.3.2 Retinoblastomgen (*RB1*)

Friend et al. identifizierten 1986 ein Gen, das die von dem 2-Schritt Mutationsmodell geforderten Eigenschaften zeigte: In Retinoblastomen wurden Mutationen gefunden, die in ihrer Ausdehnung auf dieses Gen beschränkt sind (Lee et al. 1987a, Fung et al. 1987, Bookstein et al. 1988), und darüber hinaus konnte eine enge genetische Kopplung zur erblichen Disposition zu Retinoblastom nach-

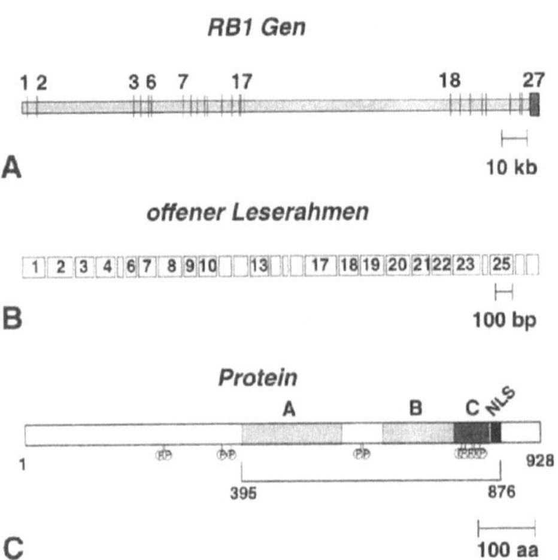

Abb. 2.5 A–C. Genomische Organisation des *RB1*-Gens und Funktionsdomänen des kodierten Proteins. Die 27 Exons des Gens liegen auf 180 kb genomischer Sequenz verteilt (**A**). Die Länge der Introns reicht von 80 bp (Intron 15) bis >70 kb (Intron 17). Die 27 Exons kodieren für ein Transkript mit einem offenen Leserahmen von 2,7 kb (**B**). Der kodierende Bereich einzelner Exons ist zwischen 32 bp (Exon 15) und 197 bp (Exon 17) lang. Das Gen wird ubiquitär in ein Protein von 928 Aminosäuren (*aa*) Länge translatiert (**C**). Dieses wird in Abhängigkeit vom Zellzyklus an mehreren Stellen phosphoryliert (*mit P markierte Kreise*). In der kleinsten, für die Wachstumshemmung erforderlichen Region (aa395–aa876) liegen die Funktionsdomänen *A*, *B* und *C* sowie ein Signalmotiv (*NLS*), das für die nukleäre Lokalisation des Proteins erforderlich ist

gewiesen werden (Wiggs et al. 1988). Da es nach Transfektion klonierter *RB1*-cDNA mit normaler Sequenz in Tumorzellen mit homozygoter *RB1*-Gen-Inaktivierung zu einer Unterdrückung des neoplastischen Phänotyps kommt, wird das *RB1*-Gen zu den Tumorsuppressorgenen gezählt.

Die kodierende Sequenz des *RB1*-Gens ist in 27 Exons aufgeteilt, die über 180 kb genomische Sequenz verstreut liegen (Toguchida et al. 1993) (Abb. 2.5). Der Promotor und das 1. Exon des *RB1*-Gens liegen in einer GC-reichen Sequenz mit vielen CpG-Dinukleotiden (*CpG-Island*, Bird 1986). Dieses ist, wie für konstitutiv exprimierte Gene (*house-keeping genes*) typisch, nichtmethyliert (Greger et al. 1989). Ebenfalls charakteristisch für solche Gene ist das Fehlen von TATA- oder CAAT-Elementen in der Promotorregion (T'Ang et al. 1989, Hong et al. 1989). Sp1- und ATF-Elemente im Bereich des Promotors sind für die basale Transkription des *RB1*-Gens wichtig (Sakai et al. 1991a). Das Gen wird in eine mRNA von 4,7 kb Länge transkribiert (T'Ang et al. 1989, Friend et al. 1987, Lee et al. 1987b). Hinweise auf funktionell bedeutsame alternative Transkripte gibt es nicht. Am 3'-Ende enthält die mRNA nahezu 2 kb nichttranslatierter Sequenz. Der offene Leserahmen von 2,7 kb kodiert für ein Protein von 928 Aminosäuren. In anderen Vertebraten wurden Gene mit sehr hoher Sequenzähnlichkeit zum menschlichen *RB1*-Gen identifiziert. Die Sequenzhomologie ist nicht auf die kodierenden Abschnitte beschränkt, sondern erstreckt sich bis in die nichttranslatierten Bereiche am 3'-Ende und umfasst am 5'-Ende auch die Promotorregion (Zacksenhaus et al. 1993, Destree et al. 1992).

2.3.3 Funktion des RB-Proteins (pRB)

Das *RB1*-Gen kodiert für ein Phosphoprotein mit einem Molekulargewicht (MG) von 110 000 (pRB), das im Zellkern lokalisiert ist (Lee et al. 1987b). pRB liegt während der G_0- und G_1-Phase des Zellzyklus unterphosphoryliert vor und wird vor dem Übertritt in die S-Phase phosphoryliert (Ludlow et al. 1989, Mihara et al. 1989, Chen et al. 1989, Buchkovich et al. 1989). Die Phosphorylierung findet an mehreren Serin- und Threoninseitengruppen statt, die innerhalb von Aminosäuresequenzen liegen, die von cyclinabhängigen Kinasen (CDKs) erkannt und gebunden werden (Abb. 2.5, 2.6) (Lees et al. 1991). Eine Dephosphorylierung findet erst gegen Ende der Mitose statt. Hypophosphoryliertes pRB bindet verschiedene Transkriptionsfak-

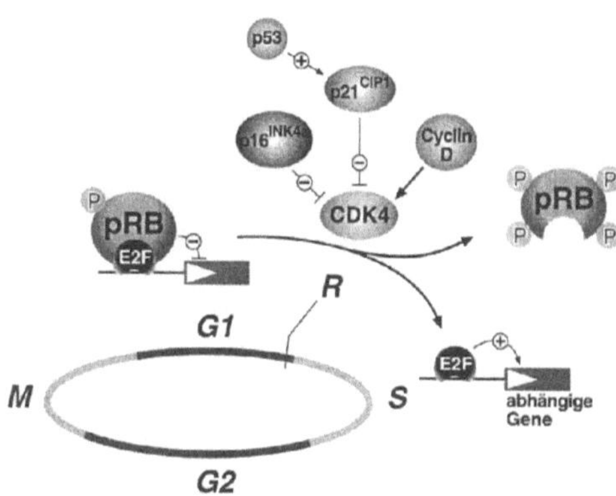

Abb. 2.6. Durch *pRB* vermittelte Kontrolle des Übergangs von der *G₁*- über den Restriktionspunkt (*R*) zur *S*-Phase im Zellzyklus. In der *G₁*-Phase bindet hypophosphoryliertes *pRB* an *E2F*. Dadurch werden die Transkription der von *E2F* abhängigen Gene unterdrückt. Ausgelöst durch verschiedene Wachstum stimulierende Signale fördert ein Komplex aus cyclinabhängiger Kinase 4 (*CDK4*) und *Cyclin D* die Phosphorylierung von *pRB*. Phosphoryliertes *pRB* löst sich von dem am Promotor gebundenen *E2F* und gibt die Transkription der von *E2F* abhängigen Gene frei. Die Kinaseaktivität von CDK4-Cyclin D wird durch *p16^INK4a* und *p21^CIP1* negativ reguliert. Die Induktion von *p21^CIP1* ist ein Weg, über den *p53* die durch *pRB* vermittelte Zellzykluskontrolle beeinflussen kann (nach Chin et al. 1998)

toren, u. a. auch Mitglieder der E2F-Familie. Durch E2F werden Gene kontrolliert, die für den Eintritt in die S-Phase erforderlich sind (Müller 1995). Komplexe aus hypophosphoryliertem pRB und E2F wirken als Repressoren der Transkription. Nach Phosphorylierung von pRB kommt es zu Ablösung von E2F. Damit wird die Transkription abhängiger Gene frei gegeben. Auf diese Weise kann pRB, vermittelt durch E2F, den G₁-S-Übergang steuern (Weinberg 1995).

Außer diesen physiologischen zellulären Bindungspartnern binden auch einige virale Onkoproteine an hypophosphoryliertes pRB. Bei der Bindung an das E1a-Protein des Adenovirus und das T-Antigen von SV40 sind auf der Seite des pRB 2 nicht zusammenhängende Domänen (A und B) beteiligt, die auch für die Bindung von E2F essenziell sind (Whyte et al. 1988, Ludlow et al. 1989, DeCaprio et al. 1988). Neben dieser A-B-Domäne sind für die Funktionen des pRB-E2F-Komplexes jedoch auch Regionen C-terminal der A-B-Domäne erforderlich (Hiebert 1993). Bindungsstellen für die zellulären Onkoproteine Mdm-2 und c-Abl befinden sich ebenfalls in C-terminalen Abschnitten (Welch u. Wang 1993, Xiao et al. 1995).

Neben pRB gibt es 2 weitere zelluläre Proteine, p107 und p130, die mit E1a ebenfalls über eine A-B-Domäne interagieren und dabei eine Struktur in Form einer Tasche ausbilden und daher als *Pocket*-Proteine bezeichnet werden (Mayol et al. 1993, Li et al. 1993, Hannon et al. 1993, Ewen et al. 1991). Die Aminosäuresequenzen dieser Proteine weisen im Bereich der A-B-Domäne große Ähnlichkeit auf. Als funktionelle Gemeinsamkeit zeigen die *Pocket*-Proteine eine zellzyklusabhängige Bindung von Transkriptionsfaktoren. Das Spektrum der von den einzelnen *Pocket*-Proteinen gebundenen Proteine ist jedoch verschieden (Wang 1997).

Die Wachstumshemmung, vermittelt durch die Kontrolle des G₁-S-Übergangs, ist nur eine Facette der zellulären Funktionen des *RB1*-Gens. Durch homologe Rekombination und Kreuzung wurden Mäuse ohne funktionelles Rb-Gen [Rb(–/–)] erhalten (Lee et al. 1992, Jacks et al. 1992, Clarke et al. 1992). Tiere mit Rb(–/–) versterben noch *in utero* zwischen dem 13 1/2. und 15 1/2. Tag der Embryonalentwicklung. Diese Tiere zeigen Störungen der Hämatopoese sowie massiven Untergang von Nervenzellen. Diese Befunde legen nahe, dass pRB – zumindest bei Mäusen – auch einen Schutz vor Zelltod im Rahmen der Differenzierung von Geweben vermitteln kann (Wang 1997). Heterozygote Tiere [Rb(–/+)] dagegen werden ohne erkennbare Auffälligkeiten geboren und entwickeln – im Gegensatz zu Menschen, die ein mutiertes *RB1*-Allel tragen – keine Retinoblastome. Mit zunehmendem Alter bilden diese Mäuse multiple Tumoren im Intermediärlappen der Hypophyse, einem beim Menschen nur rudimentär ausgebildeten Organ (Hu et al. 1994). Des Weiteren entwickeln Rb(–/+)-Mäuse auch medulläre Schilddrüsenkarzinome (Williams et al. 1994).

Der Verlust von pRB und Mutationen des *RB1*-Gens sind nicht auf das Retinoblastom beschränkt (Horowitz et al. 1990). So ist z. B. in den meisten kleinzelligen Lungenkarzinomen das *RB1*-Gen durch Mutationen inaktiviert (Hensel et al. 1990, Xu et al. 1991). Dieser Tumor zählt jedoch nicht zu den bei Patienten mit beidseitigem Retinoblastom [d. h. mit RB(–/+)-Genotyp] auftretenden Zweittumoren (Eng et al. 1993). Daher scheint für die Entstehung des kleinzelligen Lungenkarzinoms – im Gegensatz zum Retinoblastom – die Inaktivierung des *RB1*-Gens kein auslösendes Ereignis zu sein. Es ist jedoch denkbar, dass der Verlust der pRB-Funktion durch die damit verbundene Störung der Zellzykluskontrolle zur Progression beiträgt.

2.4 Mutationsanalyse bei Retinoblastom

2.4.1 Spektrum der prädisponierenden Mutationen bei erblichem Retinoblastom (Keimbahnmutationen)

Aus dem 2-Schritt-Mutationsmodell folgt, dass Patienten mit beidseitigem oder familiärem Retinoblastom heterozygot für eine inaktivierende *RB1*-Gen-Mutation sind (Abb. 2.3 a). Demnach kann durch eine Mutationsanalyse an DNA aus Zellen außerhalb des Tumors die für die Prädisposition zu Retinoblastom verantwortliche *RB1*-Gen-Mutation identifiziert werden. Für eine umfassende Mutationsanalyse des *RB1*-Gens müssen verschiedene Methoden eingesetzt werden. Durch konventionelle zytogenetische Analysen an peripheren Blutlymphozyten können große Deletionen, die das *RB1*-Gen in Bande 13q14 betreffen, bei 7,5% der Patienten mit beidseitigem und bei 4,9% der Patienten mit einseitigem Retinoblastom festgestellt werden (Bunin et al. 1989). Durch Southern-Blot-Analyse von DNA aus peripherem Blut sind unter Verwendung von *RB1*-cDNA oder genomischen Klonen bei weiteren 10% der Patienten mit beidseitigem oder familiärem Retinoblastom Veränderungen nachweisbar (Kloss et al. 1991, Blanquet et al. 1991). Die meisten Mutationen bei Patienten mit beidseitiger oder familiärer Erkrankung sind auf nur eine oder wenige Basen des *RB1*-Gens beschränkt. Diese können durch eine Sequenzierung des von der Mutation betroffenen Abschnitts des Gens nachgewiesen werden. Es sind mehr als 368 solcher kleinen Mutationen beschrieben worden (Übersicht s. Lohmann 1999). Die aktuelle Datenlage ist über eine *online* zugängliche Datenbank abrufbar (http://www.d-lohmann.de/Rb/mutations.html). Zu den kleinen Mutationen zählen Substitutionen einzelner Basen (s. Kapitel 2.4.1.1 „Verteilung der Basensubstitutionen im *RB1*-Gen"), kleine (bp) Längenmutationen (s. Kapitel 2.4.1.2 „Kleine Längenmutationen") und komplexe Veränderungen, die als Kombination aus Deletionen und Insertionen beschrieben werden können (1,9%).

Nicht bei allen Patienten mit sporadisch beidseitigem oder familiärem Retinoblastom gelingt der Nachweis einer *RB1*-Gen-Mutation in DNA aus peripherem Blut. Bei einem Teil der Patienten mit sporadisch beidseitigem Retinoblastom liegt dies daran, dass die prädisponierende Mutation erst nach der Befruchtung der Eizelle, d. h. postzygot, aufgetreten ist. Mutationen, die während der

frühen Embryonalentwicklung auftreten, sind nur in den Zellen vorhanden, die aus der von der Mutation betroffenen Zelle hervorgegangen sind. Sind mutationstragende Zellen in beiden Retinae vorhanden, kann ein beidseitiges Retinoblastom entstehen. Eine im Mosaik vorliegende Mutation kann jedoch mit konventionellen Methoden nicht aufgespürt werden, wenn in der untersuchten Probe der Anteil der Zellen mit Mutation zu gering ist. Es wird vermutet, dass bei etwa 8% der Patienten mit sporadisch beidseitigem Retinoblastom der Mutationsnachweis in peripherem Blut aus diesem Grund nicht gelingt.

Bei etwa 15% der Patienten mit beidseitigem oder familiärem Retinoblastom wird die Mutation wahrscheinlich aufgrund der Unzulänglichkeit der zu Verfügung stehenden Nachweisverfahren nicht gefunden. Die Suche nach krankheitsursächlichen Veränderungen erfasst üblicherweise die exprimierten Bereiche des *RB1*-Gens (Exon 1–27), die flankierenden Abschnitte der Introns sowie den Promotor. Beispiele anderer Gene zeigen jedoch, dass auch in anderen Bereichen eines Gens kleine Veränderungen zu Funktionsstörungen führen können. Die Mutationsanalyse in den mehr als 170 kb Intronsequenzen des *RB1*-Gens ist jedoch mit konventionellen Methoden nicht praktizierbar.

Die Mutationsanalyse in peripherem Blut von Patienten mit sporadisch einseitigem Retinoblastom ist nur selten erfolgreich. Durch konventionelle zytogenetische Analysen sind bei etwa 5% dieser Patienten große Deletionen mit Beteiligung der Bande 13q14 nachweisbar (Bunin et al. 1989). Kleine Mutationen können bei etwa 10% der Patienten identifiziert werden. Es muss jedoch vermutet werden, dass bei einem Teil der Patienten mit sporadisch einseitigem Retinoblastom aufgrund einer frühen postzygotischen Mutation eine Mosaikkonstellation vorliegt (s. auch Kapitel 2.4.4.5 „Beratung und Diagnostik bei sporadisch einseitigem Retinoblastom").

2.4.1.1 Verteilung der Basensubstitutionen im *RB1*-Gen

Die meisten (70%) der für die Prädisposition zu Retinoblastom ursächlichen Basensubstitutionen führen zu vorzeitige Stoppkodons (*Nonsense*-Mutationen) (Abb. 2.7). Mehr als 3/4 dieser Mutationen sind CpG:TpG-Transitionen die wiederholt 12 CGA-Tripletts des *RB1*-Gens betreffen (Abb. 2.8 a). Insgesamt enthält das *RB1*-Gen 15 CGA-Kodons. Von diesen liegen 14 außerhalb des *CpG-Islands* am 5'-Ende des Gens. In Säugetiergenomen sind

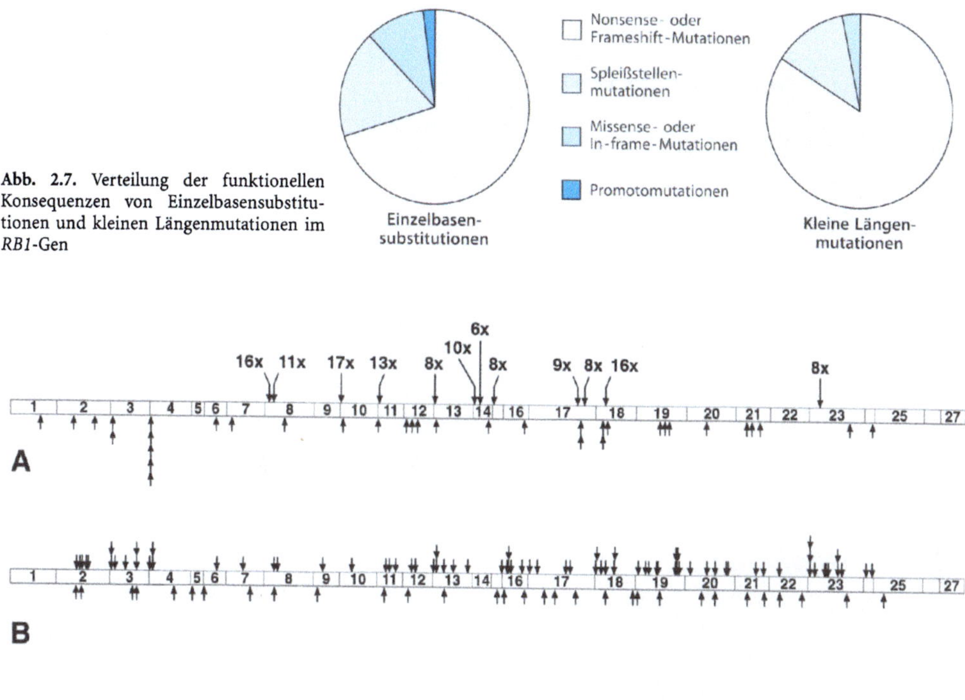

Abb. 2.7. Verteilung der funktionellen Konsequenzen von Einzelbasensubstitutionen und kleinen Längenmutationen im *RB1*-Gen

Abb. 2.8 A–C. Verteilung onkogener Mutationen innerhalb der kodierenden Bereiche des *RB1*-Gens. **A** *Nonsense*-Mutationen an CpG-Dinukleotiden (*nach unten weisende Pfeile*, Multiplikatoren geben die Zahl der berichteten Transitionen an) und andere *Nonsense*-Mutationen (*nach oben weisende Pfeile*), **B** kleine Deletionen (*nach unten weisende Pfeile*) und Insertionen (*nach oben weisenden Pfeile*), die zu einer Verschiebung des Leserasters führen, **C** *Missense*-Mutationen (*nach unten weisende Pfeile*, der Multiplikator gibt die Zahl der berichteten Transitionen des CpG-Dinukleotids im Kodon 661 an) und kleine Deletionen ohne Verschiebung des Leserasters (*nach oben weisende Pfeile*). Der hervorgehobene Bereich markiert die für die *Pocket*-Domänen A und B kodierenden Sequenzen (s. Abb. 2.5)

außerhalb von *CpG-Islands* meisten CpG-Dinukleotide am 5′-Kohlenstoffatom des Cytosinrests methyliert. Auch im *RB1*-Gen konnte durch die Überprüfung einiger CGA-Kodons die Anwesenheit von 5′-Methylcytosin bestätigt werden (Mancini et al. 1997). 5′-Methylcytosin hat die Neigung, durch Deamination spontan in Thymin überzugehen. Das so aus 5′-Methylcytosin hervorgegangene Thymin kann mit dem Guanin des Gegenstrangs keine korrekte Bindung eingehen, es entsteht also eine lokale Basenfehlpaarung. Wird das Thymin nicht durch Reparatur entfernt und durch ein Cytosin ersetzt, wird bei der Replikation der DNA die Basensubstitution fixiert, es resultiert eine C:T- bzw. G:A-Transition. Das Triplett CGA ist das einzige Kodon, das durch eine CpG-Transition in ein Stoppkodon (TGA) umgewandelt wird. Vor diesem Hintergrund ist die Häufung von Transitionen an CGA-Kodons verständlich. An 3 der 15 CGA-Kodons im *RB1*-Gen wurde bislang keine Mutation bei Patienten mit Retinoblastom festgestellt. Eines dieser Kodons liegt innerhalb des nichtmethylierten *CpG-Islands* am 5′-Ende des Gens. Daher ist dort keine besondere Mutationsneigung anzunehmen. Die beiden anderen CGA-Tripletts ohne Mutation sind im letzten Exon des *RB1*-Gens kurz vor dem Ende des offenen Leserasters lokalisiert. Es ist sehr gut möglich, dass *Nonsense*-Mutationen in diesem Bereich zu nur geringen Einschränkungen der Funktion des pRB führen und daher keine er-

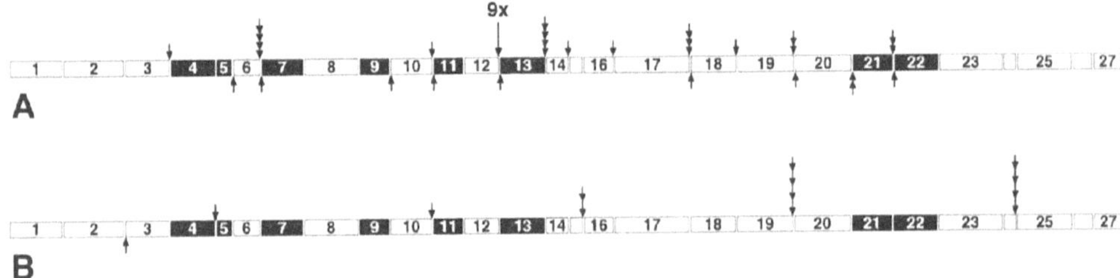

Abb. 2.9 A, B. Verteilung onkogener Mutationen, die *Spleiß*-signale an den Exon-Intron- (*nach unten weisende Pfeile*, der Multiplikator gibt die Zahl der berichteten Transitionen des CpG-Dinukleotids am Exon-Intron-12-Übergang an) und Intron-Exon-Übergängen (*nach oben weisenden Pfeile*) betreffen. A Einzelbasensubstitutionen, B kleine Deletionen und Insertionen

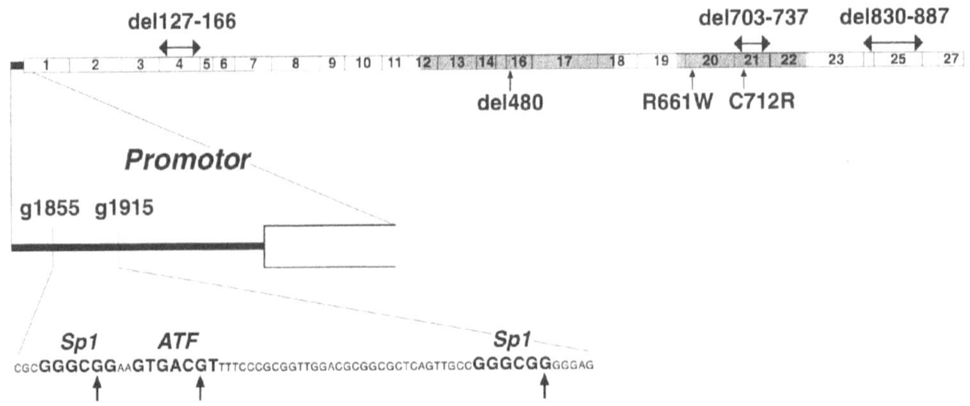

Abb. 2.10. Zusammenstellung der Mutationen, die in Familien mit verminderter Expressivität berichtet wurden. Im Bereich der exprimierten Region beziehen sich die Positionsangaben auf Kodons, im Promotorbereich auf die unter der Zugriffsnummer L11910 in der *Genbank* abgelegte genomische Sequenz des *RB1*-Gens

kennbare Prädisposition zum Retinoblastom verursachen.

Bei 18% der Basensubstitutionen sind Nukleotide betroffen, die am 5′- und 3′-Ende der Introns für die korrekte Entfernung der nicht exprimierten Bereiche des primären Transkripts verantwortlich sind (*Spleißstellenmutationen*, Abb. 2.9a). Wiederholt auftretende Mutationen betreffen das erste Nukleotid des Introns 12. Der Übergang von Exon 12 auf Intron 12 enthält ein CpG-Dinukleotid (AACgta). An diesem CpG werden wiederholt Transitionen nach CpA beobachtet. Die dadurch bedingte Veränderung der RNA-Prozessierung führt zu einer veränderten mRNA, in der das Exon 12 nicht enthalten ist. Dies ist mit einer Verschiebung des Leserasters und der Entstehung eines vorzeitigen Stoppkodons verbunden. Nur ein weiterer Exon-Intron-Übergang enthält ebenfalls ein CpG-Dinukleotid (Exon 5 – Intron 5, TTCgta).

Dieses CpG ist aber nicht häufiger von Mutationen betroffen. Dies liegt möglicherweise daran, dass der durch die Mutation zu erwartende Verlust des Exons 5 aus mRNA zu einer *In-frame*-Deletion von 13 Kodons führt, die nicht für Bereiche der für die Funktion des pRB besonderes relevanten *Pocket*-Domänen kodieren.

Nur 10% der Basensubstitutionen im *RB1*-Gen verursachen einen Austausch der von dem betroffenen Triplett kodierten Aminosäure (*Missense*-Mutation). Die häufigste *Missense*-Mutation ist die CGG:TGG-Transition des Kodons 661 im Exon 20, die zu einem Austausch Arginin nach Tryptophan führt. Die meisten der von *Missense*-Mutationen betroffenen Aminosäuren sind Teil der *Pocket*-Domänen.

Basensubstitutionen im Bereich des Promotors des *RB1*-Gens sind sehr selten (1,8%) (Abb. 2.10). Die von den Veränderungen betroffenen Nukleoti-

de sind Teil von Sequenzmotiven, die wahrscheinlich von Transkriptionsfaktoren (Sp1 und ATF) gebunden werden. Es wird vermutet, dass diese Pro-
motor-Mutationen zu einer Minderung der Expression des *RB1*-Gens führen (Sakai et al. 1991a).

2.4.1.2 Kleine Längenmutationen

Kleine Deletionen und Insertionen stellen 26%
bzw. 10% der Mutationen. Die Ausdehnung dieser
Längenmutationen reicht von dem Verlust von
139 bp bis zum Hinzugewinn von 55 bp. Es überwiegen Veränderungen von nur einem Basenpaar.
Die überwiegende Zahl dieser Längenmutationen
führt über die Verschiebung des Leserasters zu
vorzeitigen Stoppkodons (84%, Abb. 2.8b), es
können aber auch die konservierte *Spleiß*sequenzen betroffen sein (13%, Abb. 2.9b). Deletionen,
die das Leseraster nicht verändern (*In-frame*-Dele-
tionen) sind sehr selten (3%). Die von *In-frame*-
Deletionen betroffenen Tripletts kodieren für Aminosäuren der *Pocket*-Domänen (Abb. 2.8c). Die deletierten bzw. eingefügten Sequenzen werden oft
von in Wiederholung auftretenden Sequenzmotiven flankiert. Mutationen dieser Art entstehen
möglicherweise während der Replikation durch
Verschiebungen des neu entstehenden DNA-
Strangs in Bezug zum Matrizenstrang [*slipped mispairing* (Kunkel u. Soni 1988)].

2.4.2 Spektrum der somatischen *RB1*-Gen-Mutationen in Retinoblastomen

Da bei den meisten Patienten mit sporadisch einseitigem Retinoblastom keine *RB1*-Gen-Mutation
in Blut nachgewiesen werden kann, ist bei dieser
Patientengruppe eine Mutationsanalyse an DNA
aus einer Tumorprobe erforderlich. Mehr als 65%
der Retinoblastome zeigen einen Verlust konstitutioneller Heterozygotie (LOH) an polymorphen Loci innerhalb des *RB1*-Gens (Lohmann et al. 1997,
Zhu et al. 1992). Durch die Untersuchung weiterer
polymorpher Loci, die in Richtung des Zentromers
oder des Telomers lokalisiert sind, können die verschiedenen chromosomalen Mutationsmechanismen unterschieden werden. Am häufigsten sind
mitotische Rekombination und *Nondisjunction*
(Zhu et al. 1992, Hagstrom u. Dryja 1999, Cavenee
et al. 1983). Das Spektrum der lokalen Mutationen
entspricht bis auf die Methylierung des Promotors
des *RB1*-Gens, die bei etwa 10% der Tumoren
nachgewiesen werden kann, dem der konstitutionellen Mutationen.

2.4.2.1 Methylierung im Promotorbereich des *RB1*-Gens

Wie bei so genannten *House-keeping genes* üblich,
liegen der Promotor und das erste Exon des
RB1-Gens in einer GC-reichen Sequenz mit vielen
CpG-Dinukleotiden (*CpG-Island*, Bird 1986). Mit
Ausnahme inaktiver Allele auf dem inaktiven
X-Chromosom weiblicher Individuen sowie inakti-
ver Allele geprägter Gene sind *CpG-Islands* unme-
thyliert. Aufgrund der Neigung von 5′-Methylcyto-
sin zur spontanen Deamination sind im Lauf der
Evolution CpG-Dinukleotide außerhalb von *CpG-
Islands* mutiert und daher im Säugetiergenom heute
unterrepräsentiert. In den nichtmethylierten *CpG-
Islands* sind CpG-Dinukleotide erhalten geblieben
und etwa genauso häufig wie GpC-Dinukleotide.

In den letzten Jahren konnte gezeigt werden,
dass *RB1* und andere Tumorsuppressorgene nicht
nur durch sequenzverändernde Mutationen, sondern auch durch die Methylierung von *CpG-Islands* inaktiviert werden können [als Übersichts-
artikel s. Herman et al. (1996)]. Dabei scheint die
DNA-Methylierung nicht direkt die Genexpression
zu inhibieren, sondern an einer Veränderung der
Chromatinstruktur beteiligt zu sein. Jones et al.
(1998) haben gezeigt, dass das *Methyl-CpG-bind-
ing-Protein 2* (MeCP2) an methylierte DNA bindet
und das Enzym Histondeazetylase rekrutiert (Jones et al. 1998). Durch die Deazetylierung von Ly-
sinresten wird die positive Ladung bestimmter
Histonmoleküle erhöht, was zur Ausbildung neuer
Wasserstoffbrücken mit den negativen Phosphat-
resten der DNA führt. Die dadurch zustande kom-
mende Kompaktierung des Chromatins erschwert
den Zugang von Transkriptionsfaktoren zum Promotor.

Die Methylierung von CpG-Dinukleotiden lässt
sich mit 2 Methoden nachweisen.

1. Ist das CpG-Dinukleotid Bestandteil der Erkennungssequenz eines methylierungssensitiven
   Restriktionsenzyms, kann eine Southern-Blot-
   Analyse durchgeführt werden. Üblicherweise
   wird die DNA gleichzeitig mit einem methylierungssensitiven Enzym und einem methylie-
   rungsinsensitiven Enzym verdaut. Dabei wird
   das methylierungsinsensitive Enzym so gewählt,
   dass die zu testende Stelle und die Bindestelle
   einer Hybridisierungssonde von 2 Schnittstellen
   des Enzyms flankiert werden. Ist die zu testende
   Stelle methyliert, wird sie vom methylierungssensitiven Enzym nicht geschnitten, sodass ein
   größeres Fragment im Southern-Blot auffällt.

2. Alle CpG-Dinukleotide in einer bestimmten Sequenz lassen sich mit Hilfe der DNA-Sequenzierung nach chemischer Modifikation mit Natriumbisulfit untersuchen. Durch diese Behandlung wird Cytosin in Uracil überführt, während 5-Methylcytosin nicht umgewandelt wird. Methylierungsunterschiede werden dabei in Sequenzunterschiede überführt. Ist das Methylierungsmuster einer bestimmten Sequenz bekannt, kann an die Bisulfitbehandlung auch ein spezifischer PCR-Test angeschlossen werden (Zeschnigk et al. 1999, Herman et al. 1996).

1989 konnten Greger et al. am Beispiel des *RB1*-Gens erstmals zeigen, dass *CpG-Islands* von Tumorsuppressorgenen in Tumorzellen methyliert sein können. Nachfolgeuntersuchungen ergaben, dass eine *RB1*-Methylierung in etwa 10% der Retinoblastome von Patienten mit sporadisch einseitiger Erkrankung vorkommt, wobei das Ausmaß des methylierten Bereichs variabel ist (Stirzaker et al. 1997, Ohtani-Fujita et al. 1997, Greger et al. 1994, Sakai et al. 1991b). In Tumoren ohne Verlust konstitutioneller Heterozygotie sind entweder ein oder beide Allele betroffen. Die allelspezifische Methylierung betrifft präferenziell das väterliche Allel (Greger et al. 1994); ob dies eine biologische Bedeutung hat, ist unklar. Bislang konnte nur bei einem Tumor eines Patienten mit erblichem Retinoblastom ein methyliertes Allel gefunden werden (Ohtani-Fujita et al. 1997). *In-vitro-* (Ohtani-Fujita et al. 1993) und *In-vivo*-Experimente (Greger et al. 1994) haben gezeigt, dass die Methylierung mit einer Inaktivierung des *RB1*-Gens einhergeht. In keinem Fall wurde in einem methylierten Allel zusätzlich eine sequenzverändernde Mutation gefunden (Lohmann et al. 1997). Dies deutet ebenfalls darauf hin, dass die Methylierung des *RB1*-Gens ein tumorigenes Ereignis ist. Da die Gensequenz nicht verändert ist, wird von einer Epimutation gesprochen.

Die Ursache für das Auftreten dieser Epimutation ist unklar. Es könnte sein, dass das *RB1*-Gen in einem bestimmten Entwicklungsstadium methyliert ist und dass diese Methylierung hin und wieder nicht verloren geht. Für eine stadienspezifische Methylierung des *RB1*-Gens gibt es aber keine Hinweise. Deshalb erscheint es wahrscheinlicher, dass es sich um einen *De-novo*-Methylierungsfehler handelt. Das DNA-Methylierungsmuster einer Zelle wird von 3 Enzymaktivitäten reguliert:

1. der *De-novo*-Methylase,
2. der Erhaltungsmethylase und
3. der Demethylase.

Für jede dieser Aktivität scheint es mehrere Enzyme zu geben. Für die *RB1*-Methylierung kommt am ehesten ein Fehler der *De-novo*-Methylase in Frage. Dabei handelt es sich jedoch nicht um eine globale Hypermethylierung, denn

1. wurde in einigen Retinoblastomen eine allelspezifische Methylierung gefunden
2. war die Methylierung auf das *RB1*-Gen beschränkt (Sakai et al. 1991b, Greger et al. 1994).

Wodurch ein Methylierungsfehler ausgelöst wird, ist unklar. Wie oben erwähnt, wurden in methylierten Allelen keine Sequenzveränderungen gefunden. Es kann jedoch nicht ausgeschlossen werden, dass solche Veränderungen im 5'-Bereich der untersuchten Sequenz liegen und in *cis* eine Methylierung auslösen.

Bei keinem der Patienten, in deren Tumoren der *RB1*-Gen-Promotor hypermethyliert war, konnte eine Methylierung des *RB1*-Gens im Blut nachgewiesen werden. Es handelt sich somit bei der Hypermethylierung um ein somatisches Ereignis. Bislang wurde nur ein Patient beschrieben, in dem ein *RB1*-Allel konstitutionell methyliert war (Jones et al. 1997). Dieser Patient – ein Junge – hatte eine unbalancierte X;13-Translokation [46,XY,der(13)t(X;13)(q10q10)]. Die Translokation ist eine zentrische Fusion zwischen dem langen Arm eines Chromosoms 13 und dem langen Arm eines X-Chromosoms. Replikationsuntersuchungen zeigten, dass das Translokationschromosom in allen Zellen spät replizierend war, wobei die späte Replizierung den ganzen Xq-Arm und den proximalen Teil des 13q-Arms einschließlich der Bande 13q14 betraf. Durch eines Methylierungsanalyse konnte festgestellt werden, dass ein Allel des *RB1*-Gens methyliert war. Diese Befunde deuten darauf hin, dass das *RB1*-Gen auf dem Translokationschromosom durch Ausbreitung der X-Inaktivierung in 13q hinein inaktiviert wurde. Der Patient entwickelte multiple Tumorfoci in beiden Augen.

Wie oben ausgeführt, spielt die *RB1*-Methylierung bei 10% sporadischen Retinoblastomen eine kausale Rolle bei der Tumorentstehung. Da die DNA-Methylierung prinzipiell reversibel ist und der maligne Phänotyp von Retinoblastomzellen durch Einbringung eines intakten *RB1*-Allels partiell revertiert werden kann, stellt die pharmakologische Demethylierung des *RB1*-Gens theoretisch eine Therapiemöglichkeit bei Tumoren mit einem methylierten *RB1*-Allel dar. In der Tat gibt es demethylierende Agenzien (z.B. Azacytidin) und Histondeazetylasehemmer (z.B. Trichostatin). Diese Agenzien sind aber genunspezifisch und verursachen Nebenwirkungen, die sie für die Therapie unbrauchbar machen.

2.4.3 Genotyp-Phänotyp-Korrelationen

Heterozygote Träger der meisten *Nonsense-* oder *Frameshift*-Mutationen erkranken fast ohne Ausnahme (Penetranz >99%) an einem beidseitigem Retinoblastom (Abb. 2.11 a). Spleißstellenmutationen, die zu einer Leserasterverschiebung führen, zeigen ebenfalls eine hohe Penetranz und Expressivität. Wenn eine Mutation postzygot entstanden ist und daher im Mosaik vorliegt, sinkt die Expressivität, wenn ein Teil der potenziellen Ausgangszellen des Retinoblastoms nicht von der Mutation betroffen ist. In diesen Fällen kommt es daher oftmals nur zu einem einseitigen (multifokalen) Retinoblastom oder es bleibt, wenn der Anteil der mutationstragenden Vorläuferzellen gering ist, eine erkennbare Tumorbildung aus (Abb. 2.3 b, 2.11 b).

Bestimmte Mutationen im *RB1*-Gen sind mit einer milderen Ausprägung der Erkrankung verbunden. Dies kann besonders gut in Familien untersucht werden, in denen mehrere Angehörige die gleiche Mutation ererbt haben (Abb. 2.11). Einige *Missense*-Mutationen und ein Teil der kleinen *Inframe-Deletion*en zeigen verminderte Expressivität und unvollständige Penetranz (Zusammenstellung in Abb. 2.10). Untersuchungen auf Proteinebene sprechen dafür, dass diese Mutationen den Verlust nur einiger Funktionen des pRB zur Folge haben (Bremner et al. 1997, Kratzke et al. 1994, Otterson et al. 1997). So zeigten die von den Allelen Arg661Trp und del480 kodierten mutanten pRBs keinen vollständigen Verlust der Bindung an E2F1 *in vitro* und wirkten in Transfektionsexperimenten hemmend auf das Wachstum der *RB1*-defizienten Zelllinie SaOS. Basensubstitutionen innerhalb von Erkennungssequenzen für Transkriptionsfaktoren im Promotorbereich stellen eine weitere Klasse von Mutationen mit verminderter Expressivität und Penetranz dar. Es ist anzunehmen, dass die

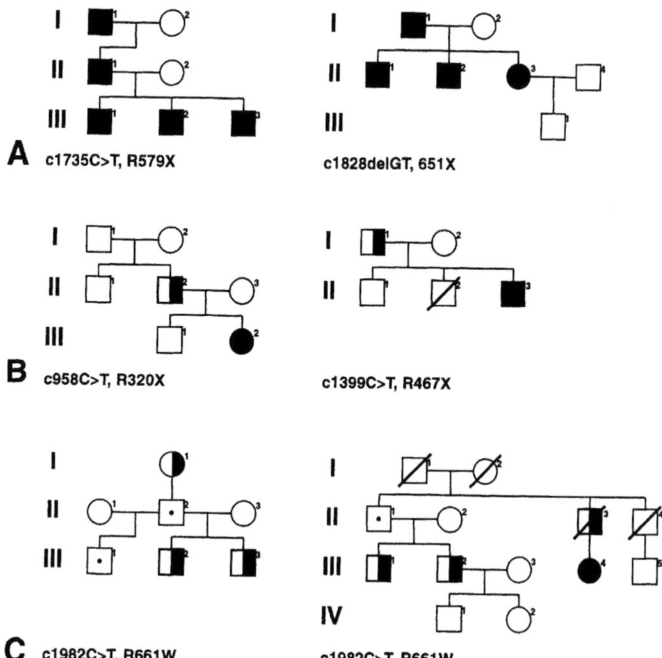

Abb. 2.11 A–C. Beispiele für Familien mit Retinoblastom. A Reguläre Expressivität und Penetranz, B verminderte Expressivität in der ersten betroffenen Generation. Bei *II-2* bzw. *I-1* konnte ein Mutationsmosaik nachgewiesen werden. C Verminderte Expressivität und Penetranz. Positionsangaben der Mutationen beziehen sich auf die cDNA-Sequenz bzw. auf Kodons. *Ausgefüllte Symbole* beidseitiges Retinoblastom; *halb ausgefüllte Symbol*: einseitiges Retinoblastom, *mit Punkt markierte Symbole* nicht erkrankte Träger der Mutation

Störung der Bindung von Transkriptionsfaktoren zur inadäquaten Expression des *RB1*-Gens führt (Sakai et al. 1991 a, Cowell et al. 1996).

Tumoren außerhalb des Auges treten nur bei einem Teil der Patienten mit Retinoblastom auf. Epidemiologische Daten deuten darauf hin, dass Mutationen mit verminderter Expressivität und Penetranz für das Merkmal Retinoblastom auch eine geringe Disposition zu Zweittumoren nach sich ziehen. Bislang gibt es keine Hinweise für ein erhöhtes Risiko bei Trägern bestimmter *RB1*-Gen-Mutationen. Die Ursachen der Entstehung von Zweittumoren sind multifaktoriell: neben Umweltfaktoren (z.B. Strahlentherapie) muss auch ein modifizierender Einfluss anderer Gene angenommen werden.

2.4.4 Molekulargenetische Diagnostik

2.4.4.1 Bedeutung für die medizinische Versorgung

Wenn bei einem Kind ein Retinoblastom erkannt wird, so hat dies Auswirkungen auf die ganze Familie. Da ohne Kenntnis der individuellen Mutation unvollständige Penetranz bei Angehörigen nicht ausgeschlossen werden kann, haben auch entfernte Familienmitglieder ein erhöhtes Risiko für Retinoblastom. Alle Kinder mit einem erhöhten Risiko müssen während der für die Entstehung des Retinoblastoms relevanten Zeit, also in den ersten fünf Lebensjahren, ophthalmologisch kontrolliert werden. Durch molekulargenetische Analysen kann bei einem großen Teil der Angehörigen ein erhöhtes Risiko entweder festgestellt oder ausgeschlossen werden. Die Ergebnisse der genetischen Diagnostik führen dazu, dass Vorsorgeuntersuchungen nach Möglichkeit nur bei den Kindern durchgeführt werden, die Träger einer prädisponierenden Mutation sind. Durch Kosten-Nutzen-Analysen konnte gezeigt werden, dass die Aufwendungen für eine molekulare Diagnostik geringer sind als die Kosten, welche durch die ansonsten erforderlichen Vorsorgeuntersuchungen entstehen (Noorani et al. 1996). Die molekulare Diagnostik bringt neben den ökonomischen Vorteilen aber auch eine wesentliche psychische Entlastung für die betroffenen Familien. Molekulargenetische Untersuchungen sind ein fester Bestandteil der Versorgung aller Patienten mit Retinoblastom.

2.4.4.2 Proben und Methodik

Der Erfolg der molekularen Diagnostik hängt wesentlich davon ab, dass die erforderlichen Proben für die Untersuchungen verfügbar sind. Neben EDTA-Blut zur Gewinnung von DNA kann mit Heparin versetztes Vollblut für eine Chromosomenanalyse erforderlich sein. In Einzelfällen ist die Untersuchung von RNA notwendig. Insbesondere bei Patienten mit sporadischem Retinoblastom muss – wenn der Tumor enukleiert wurde – eine tiefgekühlte Gewebeprobe des Tumors asserviert werden. In formalinfixiertem Archivmaterial ist die DNA stark fragmentiert, und Analysen sind nur sehr eingeschränkt möglich. Frisch asservierte Proben von Zweittumoren sind für die Untersuchung wertvoll und können auch für die prädiktive Diagnostik herangezogen werden.

Eine Risikoprädiktion für Angehörige von Patienten mit Retinoblastom kann mit 2 sich ergänzenden Strategien erreicht werden:
- Indirekte Diagnostik
  Die indirekte Diagnostik nutzt die genetische Kopplung, die zwischen 2 physikalisch benachbarten genetischen Loci zu beobachten ist: Je näher die Loci beieinander liegen, desto geringer ist die Wahrscheinlichkeit, dass eine meiotische Rekombination zwischen diesen Loci stattfindet. Sie werden daher gemeinsam vererbt und bilden eine Kopplungsgruppe. Zahlreiche Orte im Genom weisen eine Variabilität in ihrer Sequenz auf (genetische Polymorphismen). Allele dieser polymorphen Loci, die mit einem Krankheitsgen gekoppelt sind, können als Marker für Mutationen in diesem Gen verwendet werden. Dazu muss bestimmt werden, welches Allel des polymorphen Locus zusammen mit dem mutanten Allel auf demselben Chromosom liegt (Bestimmung der Kopplungsphase). Für die indirekte Diagnostik werden bevorzugt polymorphe Loci herangezogen, deren Sequenzvariabilität auf einer unterschiedlichen Zahl an Wiederholungen eines kurzen Sequenzmotivs beruht (short tandem repeat: STR, STR-Polymorphismus).
- Direkte Diagnostik
  Dieser Diagnoseweg setzt die Identifikation der für die Erkrankung des Patienten ursächlichen Mutation voraus. Für die Suche nach kleinen Mutationen können verschiedene Screeningverfahren oder die direkte Sequenzierung eingesetzt werden. Weitere Methoden wie Southern-Blot-Hybridisierung, Methylierungsuntersuchungen und Chromosomenanalyse können erforder-

lich sein. Eine Methylierung des *RB1*-Promotors in Tumoren sollte durch eine Methylierungsuntersuchung, am zweckmäßigsten per methylspezifischer PCR (Zeschnigk et al. 1999), bestimmt werden. Wenn die Mutation, die für die Erkrankung des Patienten ursächlich ist, identifiziert wurde, kann durch eine gezielte Mutationsanalyse bei Angehörigen geklärt werden, ob sie diese Mutation geerbt haben oder nicht. Wenn nicht geklärt werden kann, ob eine identifizierte Sequenzabweichung für die Erkrankung des Patienten ursächlich ist, ist eine sichere prädiktive Diagnostik u. U. nicht möglich.

2.4.4.3 Beratung und Diagnostik bei familiärem Retinoblastom

In Familien mit überwiegend beidseitigen Erkrankungen und ohne Hinweis auf nicht betroffene Überträger einer Mutation beträgt das Risiko für Retinoblastom bei Kindern nahezu 50%. Nicht selten ist die Erkrankung in bei einem erstmalig betroffenen Elternteil nur einseitig. Diese Konstellation weist auf ein genetisches Mosaik hin, das sich auf die Keimbahn erstrecken kann und dann mit einem verminderten Wiederholungsrisiko verbunden ist. In wenigen Familien überwiegt die einseitige Erkrankung. In diesen Familien ist unvollständige Penetranz nicht selten (low-penetrance Retinoblastom). Die Ursache für *Low-penetrance* sind, wie oben dargestellt, bestimmte Mutationen im *RB1*-Gen. Da bis auf sehr seltene Ausnahmen die Penetranz überwiegend von dem mutanten *RB1*-Allel abhängt, kann in solchen Familien versucht werden, das Erkrankungsrisiko bei Kindern von Mutationsträgern aus der in der Familie beobachteten Penetranz zu schätzen. Ein besonderes Problem stellen Familien dar, in denen Retinoblastom nur bei weit entfernten Verwandten aufgetreten ist. In solchen Familien ist es sinnvoll, zunächst durch eine Segregationsanalyse zu prüfen, ob die Erkrankten ein bezüglich der Herkunft identisches *RB1*-Allel geerbt haben (Dryja et al. 1993, Munier et al. 1993).

Steht DNA von zumindest 2 betroffenen Familienmitgliedern zur Verfügung, kann durch eine Segregationsanalyse die Kopplungsphase oft sicher bestimmt werden. Die Mutationsanalyse an DNA aus peripherem Blut ist bei familiärem Retinoblastom meist erfolgreich (>85%) (Lohmann et al. 1996). Die Kenntnis der Mutation erhöht die Sicherheit der prädiktiven Diagnostik und die zu erwartende Expressivität und Penetranz können aus der Art der Mutation abgeschätzt werden.

2.4.4.4 Beratung und Diagnostik bei sporadisch beidseitigem und einseitig multifokalem Retinoblastom

Die meisten Patienten mit sporadisch beidseitigem Retinoblastom sind heterozygot für eine prädisponierende *RB1*-Gen-Mutation sind. Bei einem kleinen Teil der Patienten liegt ein Mosaik vor, das die Keimbahn meist mit betrifft. Bei Nachkommen von Patienten mit sporadisch beidseitigem Retinoblastom besteht also insgesamt ein Risiko von nahezu 50%, die Mutation zu ererben. Das Erkrankungsrisiko ist von der Art der Mutation abhängig. Da die meisten Patienten mit sporadisch beidseitigem Retinoblastom eine Mutation mit vollständiger Penetranz tragen, beträgt das Wiederholungsrisiko bei Nachkommen nahezu 50%. Bei Geschwistern von Kindern mit sporadisch beidseitigem Retinoblastom beträgt das Risiko für Retinoblastom etwa 2% (Draper et al. 1992). Durch eine ophthalmologische Untersuchung der Eltern muss jedoch sicher geklärt werden, dass bei den Eltern keine Veränderungen vorliegen, die auf eine Mutationsträgerschaft hindeuten.

Durch eine Segregationsanalyse kann, insbesondere wenn durch die Untersuchung von Tumormaterial auf die Kopplungsphase geschlossen werden kann, ein erhöhtes Risiko bei einem Teil der Geschwister ausgeschlossen werden. Durch eine Mutationsanalyse an DNA aus peripherem Blut kann bei der Mehrzahl der Patienten (>70%) mit sporadisch beidseitigem Retinoblastom die krankheitsursächliche Mutation identifiziert werden (Lohmann et al. 1996). Wenn die bei dem erkrankten Kind identifizierte Mutation in DNA aus Blut der Eltern nicht nachweisbar ist, kann aufgrund der Möglichkeit eines Keimbahnmosaiks bei einem der Eltern ein erhöhtes Wiederholungsrisiko bei weiteren Kindern nicht ausgeschlossen werden. Die Mutation muss bei jedem Geschwister ausgeschlossen werden.

Bei einigen Patienten mit sporadisch beidseitigem Retinoblastom ist aufgrund eines Mutationsmosaiks die krankheitsursächliche Mutation nicht in DNA aus Blut nachweisbar (Lohmann et al. 1997, Shimizu et al. 1994, Sippel et al. 1998). Deshalb sollten für eine Mutationsanalyse nach Möglichkeit immer Tumorproben asserviert werden.

2.4.4.5 Beratung und Diagnostik
bei sporadisch einseitigem Retinoblastom

Die Beratung und Diagnostik bei Patienten mit sporadisch einseitigem Retinoblastom ist schwierig. Nach Vogel (1979) tragen 10–12% der Patienten mit sporadisch einseitigem Retinoblastom eine Keimzellmutation. Demzufolge hätten eigene Kinder der Patienten ein Risiko von etwa 5%, an einem Retinoblastom zu erkranken. Draper et al. (1992) ermittelten aus ihren Daten unter der Annahme verminderter Penetranz hingegen eine Wahrscheinlichkeit von nur 2,3% dafür, dass ein Patient mit einseitigem Retinoblastom Träger einer Keimzellmutation ist. Für weitere Geschwister von Patienten mit sporadisch einseitigem Retinoblastom wurde empirisch ein Wiederholungsrisiko von 1% ermittelt.

Die molekulargenetische Diagnostik erlaubt in vielen Fällen eine genaue Risikoprognose bei Angehörigen. Oft ist dazu jedoch eine Untersuchung von adäquat asserviertem Tumormaterial erforderlich. Durch Untersuchung des Tumors kann – wenn es zu LOH gekommen ist – die Kopplungsphase zur möglichen Keimbahnmutation bestimmt werden. Die Mutationsanalyse von Tumor-DNA erlaubt die Erkennung der ursächlichen *RB1*-Mutationen. Sind beide Mutationen nicht in DNA aus Blut des Patienten nachweisbar (etwa in 90% der Fälle), so sind diese nicht ererbt. In diesen Fällen kann ein Wiederholungsrisiko bei Geschwistern mit sehr hoher Wahrscheinlichkeit ausgeschlossen werden. Bei eigenen Nachkommen des Patienten besteht jedoch ein gering erhöhtes Risiko für Retinoblastom, da ein Keimbahnmosaik nicht ausgeschlossen werden kann. Wenn eine der im Tumor gefundenen Mutationen auch in DNA aus Blut nachweisbar ist (bei etwa 10% der Patienten), muss bei den Geschwistern eine Mutationsanalyse durchgeführt werden.

2.5 Zusammenfassung und Ausblick

Die Untersuchung von Tumorerkrankungen des Kindesalters hat die Aufklärung der Rolle genetischer Faktoren bei der Tumorentstehung wesentlich stimuliert. Das Retinoblastom ist als embryonaler Tumor der Netzhaut der Prototyp eines soliden bösartigen Tumors des Kindesalters. Schon früh wurde berichtet, dass dieser seltene Tumor in einer Familie bei mehreren Geschwistern auftreten

kann. Mit der Verbesserung der Therapie konnten betroffene Kinder das Erwachsenenalter erreichen, und es wurde dann auch vertikale Transmission beobachtet. Dies ließ vermuten, dass das Retinoblastom dominant vererbt werden kann. Knudson entwickelte 1971 eine Hypothese, wonach die Entstehung des Retinoblastoms durch 2 Mutationsereignisse ausgelöst wird. Molekulargenetische Untersuchungen zeigten, dass beide Mutationen nacheinander die beiden Allele eines Gens (Retinoblastomgen, *RB1*) treffen (Cavenee et al. 1983). Bei der dominant erblichen Form des Retinoblastoms, die überwiegend zu Tumorbildung in beiden Augen führt, wird die Disposition zu Retinoblastom durch eine erbliche Mutation in einem Allel des *RB1*-Gens hervorgerufen. Notwendige Bedingung für die Entstehung des Tumors ist der Verlust des 2. Allels. Dies geschieht durch eine lokale Mutation oder chromosomale Mechanismen. Bei der nichterblichen Form sind die Mutationen auf somatische Zellen beschränkt, die Patienten sind überwiegend nur einseitig erkrankt. Nach der Identifikation des *RB1*-Gens durch Friend et al. (1986) konnten die Voraussagen des 2-Schritt-Modells durch Mutationsanalysen in DNA aus peripherem Blut von Patienten mit erblichem Retinoblastom und in Tumoren bestätigt werden (Horsthemke et al. 1987, Lee et al. 1987a, Fung et al. 1987, Dunn et al. 1989, Yandell et al. 1989).

Diese grundlegenden Entdeckungen schafften die Voraussetzungen für die prädiktive molekulargenetische Diagnostik, die ein wichtiger und wertvoller Bestandteil der Diagnostik geworden ist. Durch den Ausschluss eines erhöhten Risikos für Retinoblastom konnte schon vielen Angehörigen im Kleinkindesalter die ansonsten wiederholt erforderlichen Kontrolluntersuchungen erspart werden. Möglicherweise kann durch die Entwicklung von präventiven therapeutischen Strategien (z.B. Chemoprävention) das Entstehen von Tumoren bei den Kindern gebremst werden, die nach prädiktiver Diagnostik mit einem erhöhten Risiko zu rechnen haben.

2.6 Literatur

Abramson DH, Frank CM (1998) Second nonocular tumors in survivors of bilateral retinoblastoma: a possible age effect on radiation-related risk. Ophthalmology 105:573–580

Abramson DH, Ellsworth RM, Kitchin FD, Tung G (1984) Second nonocular tumors in retinoblastoma survivors. Are they radiation-induced? Ophthalmology 91:1351–1355

Abramson DH, Gamell LS, Ellsworth RM et al. (1994) Unilateral retinoblastoma: New intraocular tumours after treatment. Br J Ophthalmol 78:698–701

Albert DM (1987) Historic review of retinoblastoma. Ophthalmology 94:654–662

Amemiya T, Takano J, Choshi K (1993) Did atomic bomb radiation influence the incidence of retinoblastoma in Nagasaki and Hiroshima? Ophthalmic Paediatr Genet 14:75–79

Amoaku WMK, Willshaw HE, Parkes SE, Shah KJ, Mann JR (1996) Trilateral retinoblastoma: a report of five patients. Cancer 78:858–863

Balmer A, Gailloud C, Munier F, Uffer S, Guex-Crosier Y (1993) Retinoblastoma. Unusual warning and clinical signs. Ophthalmic Paediatr Genet 14:33–38

Bird AP (1986) CpG-rich islands and the function of DNA methylation. Nature 321:209–213

Blach LE, McCormick B, Abramson DH, Ellsworth RM (1994) Trilateral retinoblastoma – Incidence and outcome: a decade of experience. Int J Radiat Oncol Biol Phys 29:729–733

Blanquet V, Creau-Goldberg N, Grouchy J de, Turleau C (1991) Molecular detection of constitutional deletions in patients with retinoblastoma. Am J Med Genet 39:355–361

Bookstein R, Lee E, To H et al. (1988) Human retinoblastoma susceptibility gene: genomic organization and analysis of heterozygous intragenic deletion mutants. Proc Natl Acad Sci USA 85:2210–2214

Bornfeld N, Schüler A, Bechrakis N, Henze G, Havers W (1997) Preliminary results of primary chemotherapy in retinoblastoma. Klin Padiatr 209:216–221

Bremner R, Du DC, Connolly-Wilson MJ et al. (1997) Deletion of RB exons 24 and 25 causes low-penetrance retinoblastoma. Am J Hum Genet 61:556–570

Briard-Guillemot ML, Bonaiti-Pellié C, Feingold J, Frézal J (1974) Étude génétique du rétinoblastome. Humangenetik 24:271–284

Buchkovich K, Duffy LA, Harlow E (1989) The retinoblastoma protein is phosphorylated during specific phases of the cell cycle. Cell 58:1097–1105

Buckley JD (1992) The aetiology of cancer in the very young. Br J Cancer [Suppl] 18:S8–12

Bunin GR, Emanuel BS, Meadows AT, Buckley JD, Woods WG, Hammond GD (1989) Frequency of 13q abnormalities among 203 patients with retinoblastoma. J Natl Cancer Inst 81:370–374

Cavenee WK, Dryja TP, Phillips RA et al. (1983) Expression of recessive alleles by chromosomal mechanisms in retinoblastoma. Nature 305:779 –784

Chen PL, Scully P, Shew JY, Wang JYJ, Lee WH (1989) Phosphorylation of the retinoblastoma gene product is modulated during the cell cycle and cellular differentiation. Cell 58:1193–1198

Chin L, Pomerantz J, DePinho RA (1998) The INK4a/ARF tumor suppressor: one gene – two products – two pathways. Trends Biochem Sci 23:291–296

Clarke AR, Robanus Maandag E, Van Roon M et al. (1992) Requirement for a functional Rb-1 gene in murine development. Nature 359:328–330

Connolly MJ, Payne RH, Johnson G et al. (1983) Familial, EsD-linked, retinoblastoma with reduced penetrance and variable expressivity. Hum Genet 65:122–124

Cowell JK, Bia B, Akoulitchev A (1996) A novel mutation in the promotor region in a family with a mild form of retinoblastoma indicates the location of a new regulatory domain for the RB1 gene. Oncogene 12:431–436

DeCaprio JA, Ludlow JW, Figge J et al. (1988) SV40 large tumor antigen forms a specific complex with the product of the retinoblastoma susceptibility gene. Cell 54:275–283

DePotter P, Shields CL, Shields JA (1994) Clinical variations of trilateral retinoblastoma: a report of 13 cases. J Pediatr Ophthalmol Strabismus 31:26–31

Destree OH, Lam KT, Peterson ML et al. (1992) Structure and expression of the *Xenopus* retinoblastoma gene. Dev Biol 153:141–149

Draper GJ, Sanders BM, Brownbill PA, Hawkins MM (1992) Patterns of risk of hereditary retinoblastoma and applications to genetic counselling. Br J Cancer 66:211–219

Dryja TP, Rapaport J, McGee TL, Nork TM, Schwartz TL (1993) Molecular etiology of low-penetrance retinoblastoma in two pedigrees. Am J Hum Genet 52:1122–1128

Dunn JM, Phillips RA, Zhu X, Becker A, Gallie BL (1989) Mutations in the RB1 gene and their effects on transcription. Mol Cell Biol 9:4596–4604

Eng C, Li FP, Abramson DH et al. (1993) Mortality from second tumors among long-term survivors of retinoblastoma. J Natl Cancer Inst 85:1121–1128

Ewen ME, Xing Y, Lawrence JB, Livingston DM (1991) Molecular cloning, chromosomal mapping, and expression of the cDNA for p107, a retinoblastoma gene product-related protein. Cell 66:1155–1164

Friend SH, Bernards R, Rogelj S et al. (1986) A human DNA segment with properties of the gene that predisposes to retinoblastoma and osteosarcoma. Nature 323:643–646

Friend SH, Horowitz JM, Gerber MR et al. (1987) Deletions of a DNA sequence in retinoblastomas and mesenchymal tumors: organization of the sequence and its encoded protein. Proc Natl Acad Sci USA 84:9059–9063

Fung YKT, Murphree AL, T'Ang A, Qian J, Hinrichs SH, Benedict WF (1987) Structural evidence for the authenticity of the human retinoblastoma gene. Science 236:1657–1661

Gallie BL, Budning A, DeBoer G et al. (1996) Chemotherapy with focal therapy can cure intraocular retinoblastoma without radiotherapy. Arch Ophthalmol 114:1321–1328

Greger V, Passarge E, Hopping W, Messmer E, Horsthemke B (1989) Epigenetic changes may contribute to the formation and spontaneous regression of retinoblastoma. Hum Genet 83:155–158

Greger V, Debus N, Lohmann D, Höpping W, Passarge E, Horsthemke B (1994) Frequency and parental origin of hypermethylated RB1 alleles in retinoblastoma. Hum Genet 94:491–496

Hagstrom SA, Dryja TP (1999) Mitotic recombination map of 13cen–13q14 derived from an investigation of loss of heterozygosity in retinoblastomas. Proc Natl Acad Sci USA 96:2952–2957

Hannon GJ, Demetrick D, Beach D (1993) Isolation of the Rb-related p130 through its interaction with CDK2 and cyclins. Genes Dev 7:2378–2391

Hensel CH, Hsieh CL, Gazdar AF et al. (1990) Altered structure and expression of the human retinoblastoma susceptibility gene in small cell lung cancer. Cancer Res 50:3067–3072

Herman JG, Graff JR, Myohanen S, Nelkin BD, Baylin SB (1996) Methylation-specific PCR: a novel PCR assay for methylation status of CpG islands. Proc Natl Acad Sci USA 93:9821–9826

Hiebert SW (1993) Regions of the retinoblastoma gene product required for its interaction with the E2F transcription factor are necessary for E2 promoter repression and pRb-mediated growth suppression. Mol Cell Biol 13:3384–3391

Hong FD, Huang HJS, To H et al. (1989) Structure of the human retinoblastoma gene. Proc Natl Acad Sci USA 86:5502–5506

Horowitz JM, Park SH, Bogenmann E et al. (1990) Frequent inactivation of the retinoblastoma anti-oncogene is restricted to a subset of human tumor cells. Proc Natl Acad Sci USA 87:2775–2779

Horsthemke B, Barnert HJ, Greger V, Passarge E, Höpping W (1987) Early diagnosis in hereditary retinoblastoma by detection of molecular deletions at gene locus. Lancet 1:511–512

Howard GM, Ellsworth RM (1965) Differential diagnosis of retinoblastoma. A statistical survey of 500 children. I. Relative frequency of the lesions which simulate retinoblastoma. Am J Ophthalmol 60:610–618

Hu N, Gutsmann A, Herbert DC, Bradley A, Lee WH, Lee EYH (1994) Heterozygous Rb-1(Delta20)/+ mice are predisposed to tumors of the pituitary gland with a nearly complete penetrance. Oncogene 9:1021–1027

Jacks T, Fazeli A, Schmitt EM, Bronson RT, Goodell MA, Weinberg RA (1992) Effects of an Rb mutation in the mouse. Nature 359:295–300

Jones C, Booth C, Rita D et al. (1997) Bilateral retinoblastoma in a male patient with an X; 13 translocation: evidence for silencing of the RB1 gene by the spreading of X inactivation. Am J Hum Genet 60:1558–1562

Jones PL, Veenstra GJ, Wade PA et al. (1998) Methylated DNA and MeCP2 recruit histone deacetylase to repress transcription. Nat Genet 19:187–191

Kaelin A (1955) Statistische Prüf- und Schätzverfahren für die relative Häufigkeit von Merkmalsträgern in Geschwisterreihen bei einem der Auslese unterworfenen Material mit Anwendung auf das Retinoblastom. Arch Julius Klaus-Stiftung 30:442–485

Kloss K, Währisch P, Greger V et al. (1991) Characterization of deletions at the retinoblastoma locus in patients with bilateral retinoblastoma. Am J Med Genet 39:196–200

Knudson AG (1971) Mutation and cancer: statistical study of retinoblastoma. Proc Natl Acad Sci USA 68:820–823

Knudson AJ, Meadows AT, Nichols WW, Hill R (1976) Chromosomal deletion and retinoblastoma. N Engl J Med 295:1120–1123

Kodilinye HC (1967) Retinoblastoma in Nigeria: problems of treatment. Am J Ophthalmol 63:469–481

Kratzke RA, Otterson GA, Hogg A et al. (1994) Partial inactivation of the RB product in a family with incomplete penetrance of familial retinoblastoma and benign retinal tumors. Oncogene 9:1321–1326

Kunkel TA, Soni A (1988) Mutagenesis by transient misalignment. J Biol Chem 263:14784–14789

Lee WH, Bookstein R, Hong F, Young LJ, Shew JY, Lee EYHP (1987a) Human retinoblastoma susceptibility gene: cloning, identification, and sequence. Science 235:1394–1399

Lee WH, Shew JY, Hong FD et al. (1987b) The retinoblastoma susceptibility gene encodes a nuclear phosphoprotein associated with DNA binding activity. Nature 329:642–645

Lee E, Chang CY, Hu N et al. (1992) Mice deficient for Rb are nonviable and show defects in neurogenesis and haematopoiesis. Nature 359:288–294

Lees JA, Buchkovich KJ, Marshak DR, Anderson CW, Harlow E (1991) The retinoblastoma protein is phosphorylated on multiple sites by human cdc2. EMBO J 10:4279–4290

Li Y, Graham C, Lacy S, Duncan AM, Whyte P (1993) The adenovirus E1A-associated 130-kD protein is encoded by a member of the retinoblastoma gene family and physically interacts with cyclins A and E. Genes Dev 7:2366–2377

Lohmann DR (1999) RB1 gene mutations in retinoblastoma. Hum Mutat 14:283–288

Lohmann DR, Brandt B, Höpping W, Passarge E, Horsthemke B (1996) Spectrum of RB1 germ-line mutations in hereditary retinoblastoma. Am J Hum Genet 58:940–949

Lohmann DR, Gerick M, Brandt B et al. (1997) Constitutional RB1-gene mutations in patients with isolated unilateral retinoblastoma. Am J Hum Genet 61:282–294

Ludlow JW, DeCaprio JA, Huang CM, Lee WH, Paucha E, Livingston DM (1989) SV40 large T antigen binds preferentially to an underphosphorylated member of the retinoblastoma susceptibility gene product family. Cell 56:57–65

Mancini D, Singh S, Ainsworth P, Rodenhiser D (1997) Constitutively methylated CpG dinucleotides as mutation hot spots in the retinoblastoma gene (RB1). Am J Hum Genet 61:80–87

Mayol X, Grana X, Baldi A, Sang N, Hu Q, Giordano A (1993) Cloning of a new member of the retinoblastoma gene family (pRb2) which binds to the E1 A transforming domain. Oncogene 8:2561–2566

Mihara K, Cao XR, Yen A et al. (1989) Cell cycle-dependent regulation of phosphorylation of the human retinoblastoma gene product. Science 246:1300–1303

Mohney BG, Robertson DM, Schomberg PJ, Hodge DO (1998) Second nonocular tumors in survivors of heritable retinoblastoma and prior radiation therapy. Am J Ophthalmol 126:269–277

Müller R (1995) Transcriptional regulation during the mamalian cell cycle. Trends Genet 11:173–178

Munier FL, Wang MX, Spence MA et al. (1993) Pseudo low penetrance in retinoblastoma. Fortuitous familial aggregation of sporadic cases caused by independently derived mutations in two large pedigrees. Arch Ophthalmol 111:1507–1511

Newton JR (1902) Glioma of retina. A remarkable family history. Aust Med Gazette 21:236–237

Noorani HZ, Khan HN, Gallie BL, Detsky AS (1996) Cost comparison of molecular versus conventional screening of relatives at risk for retinoblastoma. Am J Hum Genet 59:301–307

Ohtani-Fujita N, Fujita T, Aoike A, Osifchin NE, Robbins PD, Sakai T (1993) CpG methylation inactivates the promoter activity of the human retinoblastoma tumor-suppressor gene. Oncogene 8:1063–1067

Ohtani-Fujita N, Dryja TP, Rapaport JM et al. (1997) Hypermethylation in the retinoblastoma gene is associated with unilateral, sporadic retinoblastoma. Cancer Genet Cytogenet 98:43–49

Otterson GA, Chen Wd, Coxon AB, Khleif SN, Kaye FJ (1997) Incomplete penetrance of familial retinoblastoma linked to germ-line mutations that result in partial loss of RB function. Proc Natl Acad Sci USA 94:12036–12040

Rubin CM, Robison LL, Cameron JD et al. (1985) Intraocular retinoblastoma group V: an analysis of prognostic factors. J Clin Oncol 3:680–685

Sakai T, Ohtani N, McGee TL, Robbins PD, Dryja TP (1991a) Oncogenic germ-line mutations in Sp1 and ATF sites in the human retinoblastoma gene. Nature 353:83–86

Sakai T, Toguchida J, Ohtani N, Yandell DW, Rapaport JM, Dryja TP (1991b) Allele-specific hypermethylation of the retinoblastoma tumor-suppressor gene. Am J Hum Genet 48:880–888

Schvartzman E, Chantada G, Fandino A, De DM, Raslawski E, Manzitti J (1996) Results of a stage-based protocol for the treatment of retinoblastoma. J Clin Oncol 14:1532–1536

Shields JA, Shields CL, Parsons HM (1991) Differential diagnosis of retinoblastoma. Retina 11:232–243

Shields CL, Shields JA, Baez K, Cater JR, DePotter P (1994) Optic nerve invasion of retinoblastoma. Metastatic potential and clinical risk factors. Cancer 73:692–698

Shimizu T, Toguchida J, Kato MV, Kaneko A, Ishizaki K, Sasaki S (1994) Detection of mutations of the RB1 gene in retinoblastoma patients by using exon-by-exon PCR-SSCP analysis. Am J Hum Genet 54:793–800

Sinniah D, Narasimha G, Prathap K (1980) Advanced retinoblastoma in Malaysian children. Acta Ophthalmol Scand 58:819–824

Sippel KC, Fraioli RE, Smith GD et al. (1998) Frequency of somatic and germ-line mosaicism in retinoblastoma: implications for genetic counseling. Am J Hum Genet 62:610–619

Sparkes RS, Sparkes MC, Wilson MG et al. (1980) Regional assignment of genes for human esterase D and retinoblastoma to chromosome band 13q14. Science 208:1042–1044

Stirzaker C, Millar DS, Paul CL et al. (1997) Extensive DNA methylation spanning the Rb promoter in retinoblastoma tumors. Cancer Res 57:2229–2237

Suckling RD, Fitzgerald PH, Stewart J, Wells E (1982) The incidence and epidemiology of retinoblastoma in New Zealand: a 30-year survey. Br J Cancer 46:729–736

Toguchida J, McGee TL, Paterson JC et al. (1993) Complete genomic sequence of the human retinoblastoma susceptibility gene. Genomics 17:535–543

T'Ang A, Wu KJ, Hashimoto T et al. (1989) Genomic organization of the human retinoblastoma gene. Oncogene 4:401–407

Vogel F (1954) Über die Genetik und Mutationsrate des Retinoblastoms (Glioma retinae). Z Menschl Vererb Konstitutionslehre 32:308–336

Vogel F (1979) Genetics of retinoblastoma. Hum Genet 52:1–54

Wang JY (1997) Retinoblastoma protein in growth suppression and death protection. Curr Opin Genet Dev 7:39–45

Weinberg RA (1995) The retinoblastoma protein and cell cycle control. Cell 81:323–330

Welch PJ, Wang JY (1993) A C-terminal protein-binding domain in the retinoblastoma protein regulates nuclear c-Abl tyrosine kinase in the cell cycle. Cell 75:779–790

Whyte P, Buchkovich KJ, Horowitz JM et al. (1988) Association between an oncogene and an anti-oncogene: the adenovirus E1A proteins bind to the retinoblastoma gene product. Nature 334:124–129

Wiggs J, Nordenskjöld M, Yandell D et al. (1988) Prediction of the risk of hereditary retinoblastoma, using DNA polymorphisms within the retinoblastoma gene. N Engl J Med 318:151–157

Williams BO, Remington L, Albert DM, Mukai S, Bronson RT, Jacks T (1994) Cooperative tumorigenic effects of germline mutations in Rb and p53. Nat Genet 7:480–484

Wong FL, Boice JD Jr, Abramson DH et al. (1997) Cancer incidence after retinoblastoma. Radiation dose and sarcoma risk. JAMA 278:1262–1267

Xiao ZX, Chen J, Levine AJ et al. (1995) Interaction between the retinoblastoma protein and the oncoprotein MDM 2. Nature 375:694–698

Xu HJ, Hu SX, Cagle PT, Moore GE, Benedict WF (1991) Absence of retinoblastoma protein expression in primary non-small cell lung carcinomas. Cancer Res 51:2735–2739

Yandell DW, Campbell TA, Dayton SH et al. (1989) Oncogenic point mutations in the human retinoblastoma gene: their application to genetic counseling. N Engl J Med 321:1689–1695

Zacksenhaus E, Gill RM, Phillips RA, Gallie BL (1993) Molecular cloning and characterization of the mouse RB1 promoter. Oncogene 8:2343–2351

Zeschnigk M, Lohmann D, Horsthemke B (1999) A PCR test for the detection of hypermethylated alleles at the retinoblastoma locus. J Med Genet 36:793–794

Zhu X, Dunn JM, Goddard AD et al. (1992) Mechanisms of loss of heterozygosity in retinoblastoma. Cytogenet Cell Genet 59:248–252

3 Familiäres Melanom

CLAUS GARBE und BIRGIT SCHITTEK

Inhaltsverzeichnis

3.1 Epidemiologie des familiären Melanoms

Bereits 1820 wurde von W. A. Norris ein erster Fall eines familiären Melanoms in englischer Sprache beschrieben (Norris 1820). Dabei wurde bereits herausgestellt, dass familiär auffällige Muttermale vorhanden waren, und eine Erblichkeit des Tumorleidens angenommen:

> „It is remarkable that this gentleman's father, about thirty years ago, died of a similar disease. A surgeon of this town attended him, and he informed me that a number of small tumours appeared between the shoulders... This tumour, I have remarked, originated in a mole, and it is worth mentioning, that not only my patient, and his children had many moles on various parts of their bodies, but also his own father and brothers had many of them. The youngest son had one of these marks exactly in the same place where the disease in his father first manifested itself. These facts, together with a case that has come under my notice, rather similar, would incline me to believe that this disease is hereditary." (Norris 1820).

Ein ähnlicher Fall mit positiver Familiengeschichte und multiplen melanozytären Nävi wurde dann erst wieder 1952 von Cawley berichtet (Cawley 1952). In der Folgezeit erschienen eine Reihe von Fallberichten, in denen familiäre Melanome beschrieben wurden. Als familiäres Vorkommen eines malignen Melanoms wird definiert, dass maligne Melanome mindestens bei 2 Verwandten I. Grads diagnostiziert wurden (Ang et al. 1998), in einigen Studien wird auch das Vorkommen von mindestens 3 malignen Melanomen bei Verwandten I. Grads zugrunde gelegt.

Die Häufigkeit familiärer maligner Melanome unter allen Melanomen liegt zwischen 3 und 14% (Greene 1999). Hier gibt es möglicherweise regionale Unterschiede, da in bestimmten geografischen Regionen Familien mit hereditären Melanomen gehäuft vorzukommen scheinen. Im deutschsprachigen Raum liegt die Häufigkeit möglicherweise am unteren Ende der Skala, in einer größeren Fall-Kontroll-Studie wurden unter 513 Melanompatienten 3,0% mit familiärer Häufung ermittelt (Garbe et al. 1994). In einer Untersuchung aus der Schweiz wurden unter 280 Melanompatienten 4,2% familiäre Melanome gefunden (Sigg et al. 1989). Die ermittelte Zahl hängt von der Art der Untersuchung ab. Werden Familienmitglieder systematisch in die Untersuchung einbezogen und ebenfalls befragt, nimmt der Prozentsatz der ermittelten familiären Melanome wahrscheinlich zu.

Es finden sich deutliche klinische Unterschiede zwischen familiären und sporadischen malignen Melanomen (Grange et al. 1995, Ang et al. 1998). Familiäre maligne Melanome manifestieren sich in deutlich früherem Lebensalter mit einem Median von 29–36 Jahren, während sporadische Melanome später auftreten (Median 50–57 Jahre). 10% der familiären Melanome werden bereits im Alter von < 20 Jahren diagnostiziert. Weiterhin neigen die Patienten dazu, multiple primäre Melanome zu ent-

Hereditäre Tumorerkrankungen
D. Ganten / K. Ruckpaul (Hrsg.)
© Springer-Verlag Berlin Heidelberg 2001

wickeln, was bei 30% der Patienten mit familiären Melanomen, aber nur bei 4% der Patienten mit sporadischen Melanomen beobachtet wird. Histologisch wird deutlich häufiger eine Nävusassoziation der malignen Melanome gefunden, darüber wurde bei etwa 85% der Patienten mit hereditären Melanomen berichtet, während der Prozentsatz bei sporadischen Melanomen unter 50% liegt.

3.2 Assoziation des familiären Melanoms mit dem dysplastischen Nävussyndrom

Nachdem die Assoziation auffälliger melanozytärer Nävi mit dem Vorkommen familiärer maligner Melanome mehrfach kasuistisch beschrieben worden war, wurde dieser Zusammenhang erstmalig 1978 von Clark et al. unter dem Begriff des *„B-K-mole-syndrome"* herausgestellt. Der Name wurde nach den Anfangsbuchstaben von 2 Familien gewählt, die auf diesen Zusammenhang systematisch untersucht und dokumentiert worden waren (Clark et al. 1978). Dabei handelt es sich um auffällig viele, große, unterschiedlich pigmentierte und geformte melanozytäre Nävi, die bei Mitgliedern von Familien mit familiärem Melanom auftraten (Abb. 3.1–3.3). Das Syndrom wurde in der Folgezeit unter unterschiedlichen Bezeichnungen

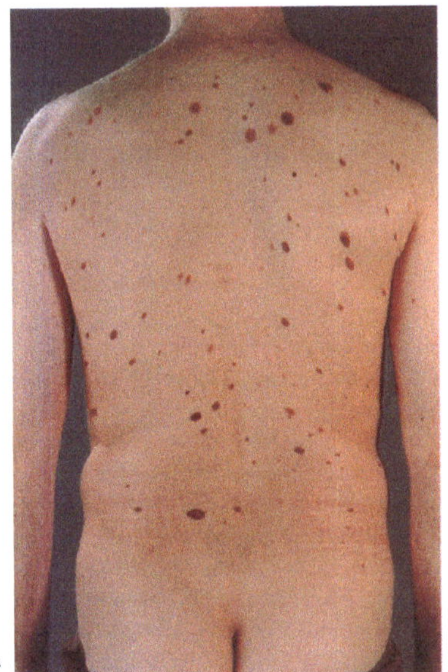

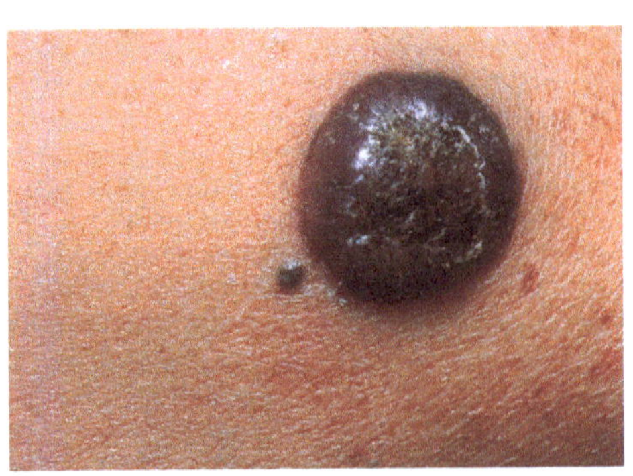

Abb. 3.1a,b. Patient mit einem atypischen Nävussyndrom, bei dem familiäre maligne Melanome aufgetreten sind (**a**), am Oberarm knotiges malignes Melanom, an dessen einer Seite bereits eine Satellitenmetastase entstanden ist (**b**)

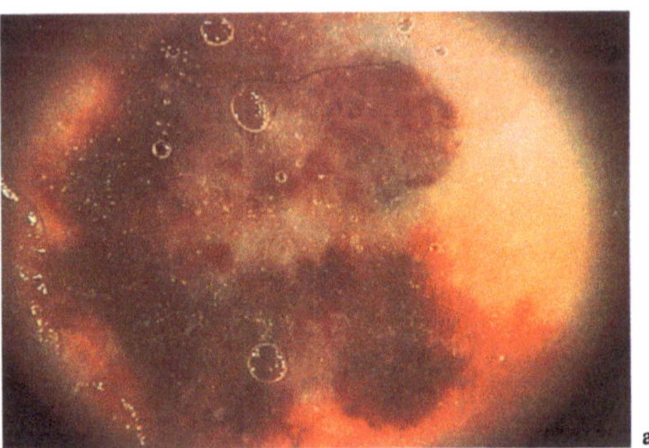

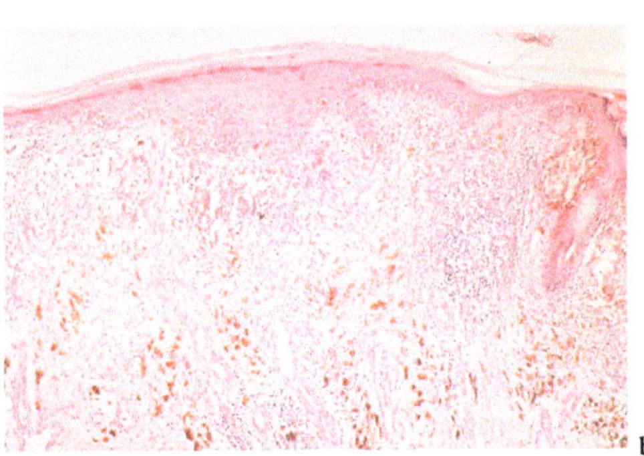

Abb. 3.2a,b. Superfiziell streitendes malignes Melanom in einer auflichtmikroskopischen Aufnahme, bei dem im Zentrum Regressionszonen erkennbar sind (Vergr. 20:1, **a**). Im histologischen Schnitt reifen die melanozytären Tumorzellverbände zur Tiefe hin nicht aus, und es finden sich auch in tieferen Abschnitten pigmentierte Zellen und Melanophagen. Die vertikale Eindringtiefe dieses Tumors nach Breslow beträgt 1,45 mm (HE-Färbung, Vergr. 100:1, **b**)

beschrieben, so als „familial atypical multiple mole melanoma-(FAMMM)syndrome" (Lynch et al. 1978), als „dysplastic nevus syndrome" (Elder et al. 1980) und als „atypical mole syndrome" (Rahbari u. Mehregan 1981). Der Begriff des dysplastischen Nävussyndroms hat sich dann zunächst weitgehend durchgesetzt. Allerdings wurde die histopathologische Definition dieser Läsionen immer wieder grundlegend in Frage gestellt (Ackerman 1988, Roth et al. 1991, Ackerman u. Milde 1992), sodass alternativ vorgeschlagen wurde, den mehr klinisch orientierten Begriff des atypischen Nävussyndroms zu verwenden (Kopf et al. 1990, Barnhill et al. 1990, Barnhill u. Roush 1991, Newton 1993). Dieser Begriff hat sich heute weitgehend durchgesetzt.

Atypische melanozytäre Nävi kommen in 5–20% der Bevölkerung vor, meistens allerdings in niedriger Zahl. Auch für die Entstehung spontaner maligner Melanome stellt das Vorkommen atypischer melanozytärer Nävi einen wichtigen Risikofaktor dar. Atypische Nävi werden wie folgt definiert: Die aktuelle Arbeitsdefinition fordert als obligate Kriterien eine Größe von mindestens 5 mm Durchmesser und das Vorhandensein eines makulären Anteils der Läsion sowie zumindest 2 der folgenden Merkmale:

- Variation der Pigmentierung
- unregelmäßige asymmetrische Begrenzung oder
- unscharfe Begrenzung

In Fall-Kontroll-Studien wurde das Risiko für die Entwicklung sporadischer Melanome in Abhängigkeit von der Zahl der atypischen melanozytären Nävi mittels multivariater logistischer Regressionsanalyse ermittelt. Dabei wurde das Vorhandensein atypischer melanozytärer Nävi nach Adjustierung für die Gesamtzahl der melanozytären Nävi bewertet. Die Ergebnisse der wichtigsten Studien sind in Tabelle 3.1 zusammengestellt.

Beim hereditären kutanen Melanom ist die Entwicklung maligner Melanome offenbar an das Vorhandensein eines atypischen Nävussyndroms gebunden. In der bisher umfangreichsten publizierten Arbeit wurde die Melanominzidenz bei 710 Familienmitgliedern aus 311 Familien mit familiärem malignen Melanom analysiert. Die jährliche Inzidenz betrug 1710 Melanome/100000 Personen bei denjenigen Familienmitgliedern, die Träger des atypischen Nävussyndroms waren. Dagegen wurde kein einziges Melanom bei Familienmitgliedern diagnostiziert, die keine atypischen Nävi aufwiesen. Eine engmaschige Überwachung erscheint daher nur bei den Personen erforderlich, bei denen klinisch ein atypisches Nävussyndrom diagnostiziert werden kann (Carey et al. 1994).

Das lebenslange Risiko für Familienmitglieder aus Melanomfamilien, die ein dysplastisches Nävussyndrom tragen, wurde ebenfalls analysiert. Die Inzidenz bei 401 Familienmitgliedern aus 14 Melanomfamilien wurde ermittelt (Greene et al. 1985). 127 primäre maligne Melanome entwickelten sich bei 69 Familienmitgliedern, die ein dysplastisches Nävussyndrom aufwiesen. Wiederum wurden keine Melanome bei Familienmitgliedern ohne das dysplastische Nävussyndrom gefunden. Die Wahrscheinlichkeit für die Entwicklung eines Melanoms im Alter von 20–59 Jahren betrug 56% (±10%) bei Familienmitgliedern, die ein dysplastisches Nävussyndrom aufwiesen. Damit ist die Wahrscheinlichkeit für die Entwicklung dieses Krebses für den betroffenen Personenkreis außerordentlich hoch.

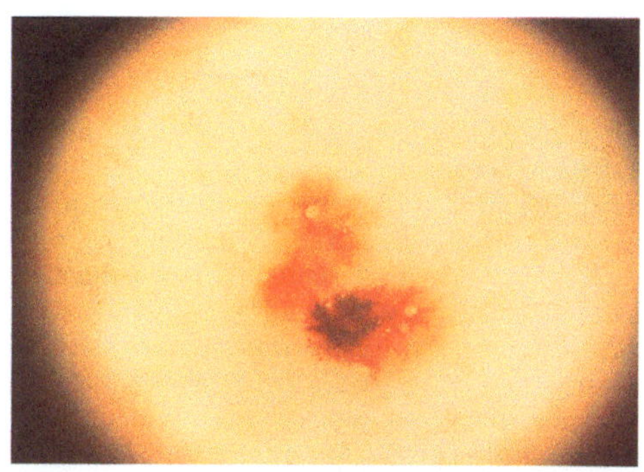

a

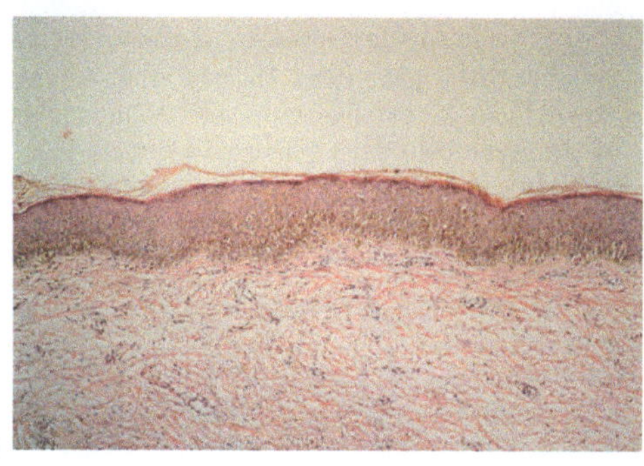

b

Abb. 3.3 a, b. Entstehung eines Melanoma in situ auf einem melanozytären Nävus im auflichtmikroskopischen Bild (Vergr. 20:1). Das entstehende Melanom wurde hier in einer sehr frühen Phase entdeckt (a). Im histologischen Schnitt fanden sich die melanozytären Zellen auf der Epidermis begrenzt, und es zeigte sich eine pagetoide Durchwanderung melanozytärer Zellen durch die Epidermis (HE-Färbung, Vergr. 100:1, b)

Autor	Zahl der Fälle	Zahl der Kontrollfälle	Atypische Nävi [%]		Zahl der atypischen Nävi	Relatives Risiko
			Fälle	Kontrollfälle		
Kelly et al. (1989)	121	139	55	17	0	1,0
					1–5	3,8
					6+	6,3
Garbe et al. (1994)	496	476	37	17	0+	1,0
					1–4	1,6
					5	6,1
Bataille et al. (1996)	426	416	16	2	0	1,0
					1	3,5
					2–3	5,4
					≥4	23,7
Grulich et al. (1996)	259	281	36	21	0	1,0
					1–2	1,6
					3–4	3,7
					5+	9,0
Tucker et al. (1997)	716	1014	40	10	0	1,0
					1	2,3
					2–4	7,3
					5–9	4,9
					≥10	12

Schließlich stellt sich die Frage, ob die oben gegebene Definition des familiären Melanoms mit Vorkommen bei mindestens 2 Verwandten I. Grads eine ausreichende Definition für die Identifikation von Risikopersonen für hereditäre Melanome ist. Da für Patienten mit hereditären Melanomen bekannt ist, dass sie multiple primäre Melanome entwickeln können, führten Monzon et al. (1998) eine Untersuchung bei 33 Patienten mit mehr als einem malignen Melanom für Mutationen von p16 durch. Keimbahnmutationen für p16 zeigten 5 Patienten (15%), in 3 Familien wurden die gleichen Mutationen auch bei anderen Familienmitgliedern gefunden und in 2 Familien wurden vorher nicht bekannte familiäre Anamnesen maligner Melanome entdeckt. Diese Untersuchung zeigt, dass auch Patienten mit multiplen malignen Melanomen in ein genetisches Screeningprogramm eingebunden werden sollten.

3.3 Molekularbiologie des familiären Melanoms

Eine Krebszelle entsteht durch die sequenzielle Anhäufung von genetischen Veränderungen in dem Genom einer Zelle. Somatische Mutationen betreffen meist 2 Arten von Genen,

- Protoonkogene und
- Tumorsuppressorgene.

Protoonkogene kodieren für Proteine, die in den Zellzyklus eingreifen, wie Wachstumsfaktoren und deren Rezeptoren oder Transkriptionsfaktoren. Eine Mutation in einem Allel dieser Gene kann zu einer Aktivierung und damit zu einem unkontrolliertem Wachstum führen. Dieses Gen wird dann zu einem Onkogen. Tumorsuppressorgene dagegen kontrollieren bestimmte kritische Abschnitte während der Zellteilung und des Wachstums. In der Regel müssen beide Allele dieser Gene von Mutationen betroffen sein, um die Funktion auszuschalten und zu einem unkontrollierten Wachstum zu führen. Erbliche genetische Defekte sind mit einem erhöhten Krebsrisiko unter den Familienmitgliedern verbunden. Hier reicht eine einzige inaktivierende somatische Mutation in der verbleibenden normalen Kopie eines Gens aus, um einer Zelle ein unkontrolliertes Wachstum zu verleihen.

Erste Hinweise für das familiäre Auftreten des malignen Melanoms gab es bereits 1820 (Norris 1820). Mitte des 20. Jahrhunderts gab es immer mehr Hinweise darauf, dass ein Teil der Melanome auf genetische Veranlagung zurückzuführen ist (Cawley 1952, Turkington 1965, Smith et al. 1966, Anderson et al. 1967). Etwa 5–10% der Melanompatienten zeigen eine genetische Prädisposition, die mit Veränderungen von ein oder mehreren Genen in der Keimbahn verbunden ist und damit vererbt wird. Mittels zytogenetischer Untersuchungen und Kopplungsanalysen wurden chromosomale Bereiche identifiziert, die in Melanomen, Nävi oder in der Keimbahn von familiären Melanompatienten häufig verloren gegangen sind. Es wurde nachgewiesen, dass bestimmte chromosomale Bereiche bei familiären Melanompatienten recht häufig von Deletionen betroffen sind, so der kurze Arm von Chromosom 9 (9p21–22) und der kurze Arm von Chromosom 1 (1p36). Es ist sehr wahrscheinlich, dass sich in diesen Regionen Tumorsuppressorgene befinden, die in der Melanomentstehung eine Rolle spielen. Verschiedene Arbeitsgruppen haben daraufhin über positionelle Klonierung mehrere Kandidatengene isoliert, die sowohl beim sporadischen als auch beim familiären Melanom verändert sind.

3.3.1 Chromosomale Veränderungen beim familiären Melanom

3.3.1.1 Chromosom 1

1989 berichteten Bale et al. über einen mittels Kopplungsanalyse gezeigten Zusammenhang zwischen einer Veränderung auf dem kurzen Arm von Chromosom 1 (1p36) und dem Auftreten eines familiären Melanoms und dem dysplastischen Nävussyndrom (Bale et al. 1989). Eine Deletion in diesem chromosomalen Bereich wird auch häufig bei Melanommetastasen von sporadischen Melanomen gefunden (Dracopoli et al. 1987).

In einer weiteren Arbeit konnte ebenfalls bei einem Teil der familiären Melanompatienten eine Veränderung auf Chromosom 1p36 festgestellt werden (Goldstein et al. 1993). Dagegen konnten andere Gruppen keine Evidenz für einen Melanom- oder Nävustumorsuppressorlocus in dieser chromosomalen Region bei familiären Melanompatienten aus Holland (Van Haeringen et al. 1989, Gruis et al. 1990), aus Nordamerika (Cannon et al. 1990) und Australien (Kefford et al. 1991, Nancarrow et al. 1992) finden. Die Basis für diese Diskrepanz ist unklar. Da dieser Locus in den letzten Jahren nicht bestätigt werden konnte, ist es zurzeit eher unwahrscheinlich, dass sich in dieser chromosomalen Region ein Gen befindet, das in der Melanomentstehung eine große Rolle spielt. Dies schließt nicht aus, dass ein kleiner Teil der familiären Melanompatienten Veränderungen auf Chromosom 1 hat (Kamb 1996).

3.3.1.2 Chromosom 9

Zytogenetische Untersuchungen an Melanomzelllinien deuteten in den 90er Jahren an, dass in der chromosomalen Region 9p21–22 ein Tumorsuppressorgen liegen muss, da diese Region bei sehr vielem Melanomzelllinien auf einem oder auf beiden Allelen deletiert ist (Fountain et al. 1992). Im selben Jahr berichteten Cannon-Albright et al. (1992), von einem Melanomsuszeptibilitätslocus in der Region 9p13–22 bei familiären Melanompatienten aus Utah und Texas. Kopplungsanalysen in holländischen (Bergman et al. 1994, Gruis et al. 1995), australischen (Nancarrow et al. 1993) und britischen (MacGeoch et al. 1994) familiären Melanompatienten bestätigten diesen Locus. Ebenso wurde bei einigen amerikanischen Familien, die eine Kopplung auf Chromosom 1 zeigten, eine Veränderung auf Chromosom 9 nachgewiesen (Goldstein et al. 1996). Etwa 50% der familiären Melanompatienten weisen eine genetische Veränderung in dieser chromosomalen Region auf (Hayward 1996, Castellano u. Parmiani 1999). Zudem treten in dieser Region beim sporadischen malignen Melanom und bei vielen anderen Krebsarten sehr häufig Abnormalitäten auf (Serrano 1997). In den folgenden Jahren wurden einige Kandidatengene wie p15, p16 und p14ARF isoliert, die sich auf Chromosom 9p21 befinden und bei Melanomen und familiären Melanompatienten häufig nicht funktionell sind.

3.3.2 Melanomsuszeptibilitätsgene

3.3.2.1 p16

Das p16-Gen (auch als CDKN2A, MTS1, MLM2, INK4A bezeichnet) ist auf Chromosom 9p21 lokalisiert und wurde 1993 erstmals beschrieben (Serrano et al. 1993) und 1994 kloniert (Kamb et al. 1994, Nobori et al. 1994). P16 ist ein Inhibitor der Cyclin-D-abhängigen Kinasen 4 und 6 (CDK4 und CDK6), die eine Zelle dazu veranlassen, in die S-Phase des Zellzyklus einzutreten (Abb. 3.4). Damit ist p16 ein Tumorsuppressor (Kamb et al. 1994, Weaver et al. 1994). Wenn es in Zelllinien überexprimiert wird, kommt es zu einer Verlangsamung des Zellwachstums (Koh et al. 1995, Lukas et al. 1995, Stone et al. 1995, Serrano et al. 1996). In Zelllinien von metastasierten Melanomen wurde in der Mehrzahl der Fälle eine Inaktivierung von p16 durch Deletion, Mutation oder Translokation beschrieben (Nobori et al. 1994, Kamb 1995). In

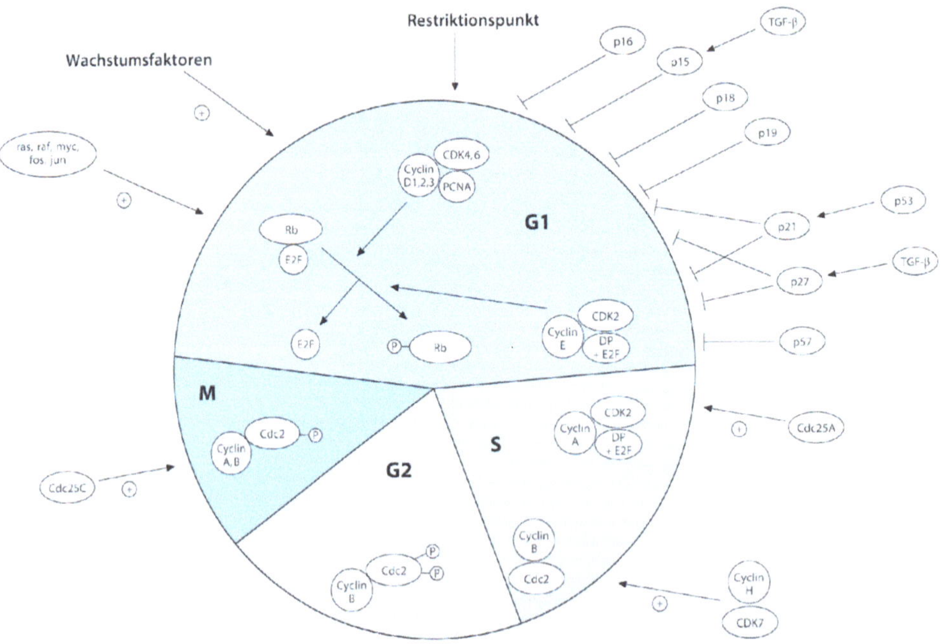

Abb. 3.4. Schematische Darstellung des Zellzyklus mit den wichtigsten Regulatoren. CDK-Inhibitoren wie *p15, p16, p21* und *p27* wirken wachstumsinhibitorisch, indem sie an die cyclinabhängigen Kinasen (*CDK*) binden. Die *CDK* sind mit Cyclinen komplexiert und phosphorylieren zellzyklusregulatorische Proteine wie das Retinoblastomprotein (*Rb*), die dazu führen, dass Transkriptionsfaktoren wie *E2F* aktiviert werden. Dies führt dazu, dass die Zelle in die S-Phase des Zellzyklus eintritt. Mutationen in den CDK-Inhibitoren können zu einer unkontrollierten Proliferation der betroffenen Zellen führen

Primärtumoren allerdings, in denen ein Allelverlust von p16 aufgetreten war, wurden p16-Mutationen im 2. Allel nur in 2 von 75 untersuchten Tumoren gefunden (Cairns et al. 1994). Sporadisch aufgetretene Melanome wiesen in 4 von 12 (Piccinin et al. 1997) bzw. in 1 von 16 Fällen (Herbst et al. 1997) p16-Mutationen auf. Häufig wurde dabei ein Mutationsmuster gefunden, welches charakteristische Merkmale für eine Verursachung durch UV-Strahlung aufwies. Ebenso wurden p16-Mutationen in sporadischen dysplastischen und Compound-Nävi gefunden (Wang u. Becker 1996, Lee et al. 1997). Dies spricht dafür, dass p16-Mutationen schon früh auftreten können, aber dass p16 wohl nur in einem kleinen Teil der sporadischen Melanome eine Rolle spielt. Neben Deletionen, Mutationen und Translokationen gibt es aber noch einen weiteren Weg der Inaktivierung von p16, die veränderte DNA-Methylierung (Merlo et al. 1995, Little u. Wainwright 1995, Larsen 1996).

Etwa 20–40% der Familien mit 3 oder mehr an Melanom erkrankten nahen Angehörigen, aber nur etwa 5% der Familien mit 2 erkrankten Angehörigen zeigen eine Keimbahnmutation im p16-Gen (Kamb et al. 1994, Hussussian et al. 1994, Gruis et al. 1995, Liu et al. 1995, Walker et al. 1995, Borg et al. 1996, FitzGerald et al. 1996, Dracopoli u. Fountain 1996, Harland et al. 1997, Platz et al. 1997, Goldstein u. Tucker 1997, Pollock et al. 1998, Soufir et al. 1998, Kefford et al. 1999). Keimbahnmutationen im p16-Gen sind typischerweise Punktmutationen, Insertionen oder kleine Deletionen in den ersten 2 der 3 Exons (Hayward 1996). Es wurde aber auch eine Mutation im 5′-nicht translatierten Bereich des p16-Gens in 4 von 59 englischen Familien beschrieben, die keine p16-Mutationen im kodierenden Bereich besaßen (Liu et al. 1999). Diese genetische Veränderung führte zu einem veränderten p16-Protein. P16-Veränderungen sind bei etwa 40–50% der Melanomfamilien zu finden, die eine 9p21-Kopplung aufweisen (Foulkes et al. 1997) und in etwa 30% aller familiären Melanompatienten (Castellano u. Parmiani 1999). In den meisten holländischen familiären Melanompatienten wurde eine 19-bp-Deletion (p16-Leiden) in Exon 2 des p16-Gens nachgewiesen (Gruis et al. 1995). Diese Deletion führt zu einer Veränderung des Leserasters, was dazu führt, dass ein verkürztes p16-Protein gebildet wird, das nicht mehr an CDK4 binden kann. In vielen Fällen wurde die Aktivität des mutanten Proteins getestet, und es konnte gezeigt werden, dass diese Proteine Defekte in der Bindung an CDK4 besitzen oder das Zellwachstum nicht mehr inhibieren können (Koh et al. 1995, Yang et al. 1995, Ranade et al. 1995, Reymond u. Brent 1995, Lilischkis et al. 1996, Parry u. Peters 1996). Interessanterweise gibt es 2 familiäre Melanompatienten mit einer Keimbahnmutation in beiden Allelen des p16-Gens (Gruis et al. 1995). Überraschenderweise entwickelte 1 der Patienten kein Melanom, sondern starb im Alter von 55 Jahren an einem Adenokarzinom. Die Nachkommen hatten den klassischen Phänotyp mit Melanomen und atypischen Nävi bei 2 der 3 Nachkommen. Der andere Melanompatient entwickelte schon mit 11 Jahren sehr viele atypische Nävi und mit 15 Jahren ein Melanom.

Die Tatsache, dass eine normale Entwicklung ohne funktionelles p16-Protein stattfinden kann, zeigt an, dass die p16-Expression für die Entstehung eines Melanoms nicht notwendig ist. Ebenso gibt es eine Reihe von familiären Melanompatienten, die eine Kopplung auf 9p21 besitzen und keine p16-Mutationen aufweisen (Kamb 1996). Eine erst kürzlich erschienene Publikation zeigte, dass nur etwa 0,2% der familiären Melanompatienten in Queensland und etwa 10% der Hochrisikofamilien eine p16-Mutation aufweisen (Aitken et al. 1999). Da in mehr als 60% der Melanomfamilien keine p16-Mutationen gefunden werden, ist es wahrscheinlich, dass es auf 9p21 noch ein oder mehrere weitere Tumorsuppressorgene geben muss, die in

der Entstehung eines Melanoms eine Rolle spielen (Greene 1999).

3.3.2.2 p15

Etwa 30 kb aufwärts des p16-Gens befindet sich ein Gen, das p15 genannt wurde (auch CDKN2B) und etwa 93% Sequenzhomologie zum p16 Gen besitzt (Abb. 3.5). P15 ist ebenfalls ein Inhibitor von CDK4 und damit ein Tumorsuppressor. P15-Expression in Zelllinien führt, wie eine p16-Expression, zu einer Wachstumsinhibition (Stone et al. 1995). P15 und p16 werden in Tumorzelllinien häufig zusammen deletiert, aber niemals p15 alleine (Suzuki et al. 1995, Stadler u. Olopade 1996, Jadayel et al. 1997, Hamada et al. 1998, Walker et al. 1998). Eine Überexpression von p15 kann das Wachstum von Tumorzelllinien inhibieren, allerdings wurden in Melanomfamilien mit 9p21-Kopplung keine Veränderungen des p15-Gens gefunden. Das deutet darauf hin, dass p15 bei der Wachstumskontrolle, aber nicht bei der Tumorprogression eine Rolle spielt (Stone et al. 1995, Liu et al. 1997).

3.3.2.3 p14ARF

Erst kürzlich wurde ein weiteres Protein gefunden, das durch den p16-Locus kodiert wird. P14ARF (ARF steht für alternative reading frame und entspricht p19 in der Maus) stammt von einem weiteren Exon, das für die p16-Expression nicht benutzt wird (Exon 1b). Dieses Exon wird an Exon 2 gespleißt, aber in einem anderen Leseraster als p16 (Mao et al. 1995, Quelle et al. 1995, Stone et al. 1995) (Abb. 3.5). Das resultierende Protein hat damit eine völlig andere Struktur und auch Funktion als das p16-Protein. P14ARF aktiviert eine

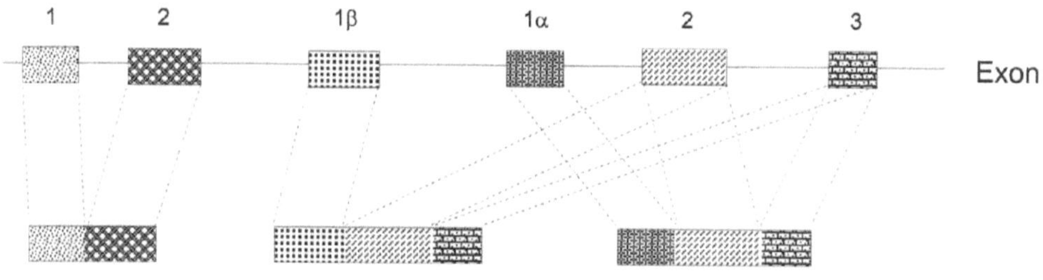

Abb. 3.5. Schematische Darstellung der Lokalisation der CDKN2-Exons auf Chromosom 9p21 und der Entstehung der Transkripte für *p15*, *p16* und *p14ARF*

p53-Antwort, die dazu führt, dass erhöhte Mengen von MDM2 und p21 (CIP1) produziert werden, und die einen Zellzyklusarrest in der G_1- und in der G_2-M-Phase bewirkt (Kamijo et al. 1998, Stott et al. 1998).

P14ARF bindet direkt an p53 und an MDM2 und führt damit zu einer Stabilisierung von beiden Proteinen (Pomerantz et al. 1998). Dagegen reguliert p53 die P14ARF-Produktion negativ, sodass hohe Mengen von p53 mit einem geringen Expressionslevel von p14ARF korrelieren. Die P14ARF-Expression ist aber im Gegensatz zur p53-Expression nicht in die Antwort auf eine DNA-Schädigung involviert. Die Bindung von p14ARF und p53 ist allein dafür verantwortlich, dass ein Zellzyklusarrest auftritt (Quelle et al. 1997). Dies bedeutet, dass der CDKN2A-Locus 2 Proteine mit unterschiedlichen Funktionen als Tumorsuppressor kodiert.

Bis heute sind keine Keimbahnmutationen im 1. Exon des p14ARF-Gens bei Melanomfamilien gefunden worden (FitzGerald et al. 1996, Liu et al. 1997). Dagegen betreffen Keimbahnmutationen in Exon 2 des CDKN2A-Gens sowohl p16 als auch p14ARF, da beide dasselbe Exon benutzen (FitzGerald et al. 1996). In den holländischen familiären Melanompatienten, in denen eine 19-bp-Deletion in Exon 2 des CDKN2A-Gens auftritt, führt dies zu einer Leserasterverschiebung, die auch das p14ARF-Gen betrifft. Hier wird der N-Terminus von p14ARF an den C-Terminus von p16 fusioniert. Dieses generierte Fusionsprotein bindet nicht mehr an CDK4 und CDK6 (Gruis et al. 1999).

3.3.2.4 CDK4

Das CDK4-Gen befindet sich auf Chromosom 12q14 (Demetrick et al. 1994).

Wölfel et al. (1995) beschrieben eine Arg24Cys-Mutation im CDK4-Gen in einem Primärtumor und Metastasengewebe eines Patienten. Es handelte sich um eine somatische Mutation im Tumorgewebe. Nur 1 von 28 weiteren untersuchten Melanomen trug ebenfalls eine CDK4-Mutation. Bei der Analyse weiterer CDK4-Mutationen wurde in 29 untersuchten Primärmelanomen keine und nur in 5 von 31 untersuchten Melanomzelllinien eine CDK4-Mutation (16%) gefunden (Tsao et al. 1998). Dies zeigt, dass CDK4-Mutationen nur in geringer Frequenz (insgesamt etwa 5%) auftreten. In 2 unabhängigen Melanomfamilien, die keine p16-Keimbahnmutationen aufwiesen, wurde dieselbe Arg24Cys-Mutation im CDK4-Gen nachgewiesen.

Dies führte dazu, dass das p16-Protein nicht mehr an CDK4 binden und damit dieses auch nicht inhibieren konnte (Zuo et al. 1996). Diese CDK4-Variante agiert damit als ein dominantes Onkogen. In einer anderen, 9p-gekoppelten Melanomfamilie wurde eine Arg24His-Mutation im CDK4-Gen gezeigt (Soufir et al. 1998). In 2 unabhängigen Studien wurden ebenfalls CDK4-Mutationen gefunden (Guldberg et al. 1997, Bressac-de Pillerets et al. 1997). Mehrere 100 weitere Familien wurden auf CDK4-Mutationen getestet, und es wurden keine genetischen Veränderungen in diesem Gen gezeigt (FitzGerald et al. 1996, Platz et al. 1998, Greene 1999).

Dies zeigt, dass die Frequenz der CDK4-Mutationen sehr gering ist (<5%), sodass es wahrscheinlich ist, dass dieses Gen in der Melanomentstehung eine untergeordnete Rolle spielt.

3.3.2.5 Weitere Melanomgene

Es wird erwartet, dass in den nächsten Jahren weitere Gene identifiziert werden, die zu einer Prädisposition für ein malignes Melanom führen. Gerade auf Chromosom 9p21, auf welchem in etwa der Hälfte der familiären Melanompatienten Veränderungen gefunden wurden, werden ein oder mehrere Tumorsuppressorgene erwartet, die auch in der Entstehung anderer Tumoren eine Rolle spielen können.

Es wurde lange darüber spekuliert, ob es nicht ein Gen auf Chromosom 6p gibt, welches zu einer Melanomprädisposition führt. Kopplungsanalysen bei Melanompatienten deuteten darauf hin, dass der HLA Locus auf dem kurzen Arm des Chromosoms 6 in die Melanomentstehung involviert sein könnte (Barger et al. 1982, Mueller et al. 1984, Pollack u. Livingston 1985, Czarnecki et al. 1993, Walker et al. 1994). Dagegen zeigten andere Studien nur eine geringfügige bis keine Kopplung des HLA-Locus zu dem Auftreten eines familiären Melanoms (Hawkins et al. 1981, Pellegris et al. 1982, Bale et al. 1985). Chromosomale Veränderungen in diesem Bereich scheinen daher nur bei einem geringen Prozentsatz der familiären Melanompatienten verändert zu sein.

Eine weitere chromosomale Region, 1p36, ist bei einem Teil der familiären Melanompatienten deletiert (s. oben). 2 Gene, die sich in der chromosomalen Region 1p35–36 befinden, sind bei familiären Melanompatienten, Melanomzelllinien und Tumoren untersucht worden: Sowohl RPA2 (Replikationsprotein A) (Ping et al. 1998) als auch p73, ein p53-Homolog, (Kroiss et al. 1998, Tsao et al.

1999, Schittek et al. 1999, Herbst et al. 1999) zeigten keine genetischen Veränderungen und scheinen daher bei der Melanomentstehung keine Rolle zu spielen. Ein anderer Kandidatenlocus – PITSL-RE – ist in Melanomzelllinien zu etwa 50% inaktiviert (Nelson et al. 1999). Ob ein Teil der familiären Melanompatienten ebenfalls genetische Veränderungen in diesem Locus zeigt, ist noch unklar.

Epidemiologische Daten zeigen, dass intensive Sonnenstrahlung oder Sonnenbrände besonders in der Kindheit ein Melanomrisiko darstellen (Tsao u. Sober 1998). Besonders Individuen mit blonden oder roten Haaren, blauen Augen oder heller Haut haben ein erhöhtes Melanomrisiko (Bliss et al. 1995, Holly et al. 1995). Erst kürzlich wurde eine Assoziation zwischen bestimmten Varianten im Melanozyten stimulierenden Hormonrezeptorgen (MC1R-Gen) und roten Haaren, heller Haut und dem Auftreten von malignen Melanomen gefunden (Valverde et al. 1996). Eine Variante, die bei hellhäutigen Menschen besonders häufig auftritt ist auch in holländischen familiären Melanompatienten, die eine 19-bp-Deletion im p16-Gen aufweisen, überrepräsentiert (Gruis et al. 1998). Diese Variante scheint damit zu einem erhöhten Melanomrisiko zu führen. Weitere Studien sind notwendig, um die Rolle von MC1R in der Melanomentstehung zu klären.

3.4 Klinische Behandlung und Nachsorge von Patienten mit familiärem Melanom

Die klinische Behandlung familiärer Melanome unterscheidet sich nicht von der sporadischer Melanome. In der Literatur wurde beschrieben, dass die meisten familiären Melanome in einem frühen Tumorstadium erkannt werden, im Allgemeinen mit einem Invasionslevel I–II nach Clark und einer mittleren Tumordicke von etwa 0,5 mm (Carey et al. 1994, Ang et al. 1998). Dünne kutane Melanome werden mit einem Sicherheitsabstand von 0,5–1 cm exzidiert, weitere Behandlungsmaßnahmen sind in diesem frühen Stadium nicht erforderlich. Bei dickeren malignen Melanomen wird entsprechend den Richtlinien für kutane maligne Melanome verfahren, es werden ein größerer Sicherheitsabstand von 2–3 cm gewählt und ggf. eine Schildwächter-Lymphknotenbiopsie durchgeführt (Kaufmann et al. 1998).

Eine besondere Verantwortung ergibt sich für die weiteren Familienmitglieder aus Melanomfamilien (Geller et al. 1992, Ford et al. 1995). Die anderen Familienmitglieder, die auffällige melanozytäre Nävi aufweisen, sollten unbedingt einer Untersuchung unterzogen werden. Weiterhin sollten sie in ein Screeningprogramm aufgenommen werden, das dem für die betroffenen Melanompatienten gleicht.

Es erscheint sinnvoll, bei den Patienten eine humangenetische Untersuchung auf Mutationen des p16-Gens durchzuführen (Kefford et al. 1999). Die meisten für die Melanomentstehung verantwortlichen Mutationen von p16 bei hereditärem Melanom sind Keimbahnmutationen. Insofern können die Untersuchungen am peripheren Blut durchgeführt werden. Der häufigste Inaktivierungsmechanismus für das p16-Gen besteht in einer homozygoten Deletion. Daneben sind eine Vielzahl von Punktmutationen bekannt, insgesamt wurden über 100 verschiedene Mutationen beschrieben. Besonders häufige Muster wurden bisher nicht gefunden, sodass in jedem Fall eine Sequenzierung des Gens zur Ermittlung von Mutationen erforderlich ist. Wird eine p16-Mutation bei Patienten mit familiären Melanomen erkannt, ist die humangenetische Untersuchung weiterer Familienmitglieder geeignet, die betroffenen Risikopersonen exakt zu identifizieren.

Das Screening dient in erster Linie der frühzeitigen Entdeckung neuer, sich entwickelnder Melanome. Mindestens bei 1/3 der Patienten entwickeln sich im Lauf des Lebens mehrere Melanome. Zur frühzeitigen Erkennung von Veränderungen sind neben der klinischen Untersuchung verschiedene Dokumentationstechniken vorgeschlagen worden. So wurde bereits in den 80er Jahren eine systematische Fotodokumentation des gesamten Körpers mit allen melanozytären Nävi entwickelt, die aus einer Serie von 24 lokalisationsspezifischen Fotografien besteht (Slue et al. 1988). In den letzten Jahren wurde die Computerdermatoskopie entwickelt, bei der sowohl makrografische Übersichtsaufnahmen als auch dermatoskopische Vergrößerungen melanozytärer Nävi digital abgespeichert werden können und für spätere vergleichende Untersuchungen zur Verfügung stehen (Provost et al. 1998). Diese Methode muss aus heutiger Sicht als optimal für die Überwachung der Patienten angesehen werden. Die Screeninguntersuchungen sollten mindestens bis zum 60. Lebensjahr fortgesetzt werden. Die Untersuchungsfrequenz sollte bei 2-mal jährlich liegen, bei über Jahren stabilen Befunden der melanozytären Nävi kann die Frequenz auf 1-mal jährlich herabgesetzt werden.

Erfahrungsgemäß ändert sich das Aussehen der melanozytären Nävi über lange Zeiträume kaum, sobald eine deutliche Veränderung feststellbar ist oder ein deutliches Wachstum erkennbar wird, muss die betreffende Läsion zum Ausschluss eines malignen Melanoms exzidiert und histopathologisch untersucht werden. Aus fotokatamnestischen Untersuchungen ist bekannt, dass die Entwicklungsdauer maligner Melanome z. T. mehrere Jahre beträgt. Insofern steht für die Erkennung des malignen Melanoms im Allgemeinen ein relativ langer Zeitraum zur Verfügung. Dennoch sollte versucht werden, die Melanome im Allgemeinen im In-situ-Stadium ihrer Entwicklung zu erkennen und zu exzidieren, um jegliches Risiko einer Metastasierung auszuschließen.

In der Nachsorge von Patienten mit hereditärem Melanom sollte daran gedacht werden, dass auch ein erhöhtes Risiko für andere Krebserkrankungen vorliegt. Dies gilt insbesondere für Pankreaskarzinome (Bergman et al. 1990). Bei Familien mit Mutationen im p16-Gen wurde das relative Risiko für die Entwicklung von Pankreaskarzinomen um das 22Fache erhöht gefunden (Goldstein et al. 1995). Wenn eine entsprechende Gefährdung bekannt ist, sollte die Möglichkeit von Screeninguntersuchungen für Pankreaskrebs mittels bildgebender Verfahren und Bluttests erwogen werden.

3.5 Literatur

Ackerman AB (1988) What naevus is dysplastic, a syndrome and the commonest precursor of malignant melanoma? A riddle and an answer. Histopathology 13:241–256

Ackerman AB, Milde P (1992) Naming acquired melanocytic nevi. Common and dysplastic, normal and atypical, or Unna, Miescher, Spitz, and Clark? Am J Dermatopathol 14:447–453

Aitken J, Welch J, Duffy D et al. (1999) CDKN2A variants in a population-based sample of Queensland families with melanoma. J Natl Cancer Inst 91:446–452

Anderson DE, Smith JLJ, McBride CM (1967) Hereditary aspects of malignant melanoma. JAMA 200:741–746

Ang CG, Kelly JW, Fritschi L, Dowling JP (1998) Characteristics of familial and non-familial melanoma in Australia. Melanoma Res 8:459–464

Bale SJ, Greene MH, Murray C, Goldin LR, Johnson AH, Mann D (1985) Hereditary malignant melanoma is not linked to the HLA complex on chromosome 6. Int J Cancer 36:439–443

Bale SJ, Dracopoli NC, Tucker MA et al. (1989) Mapping the gene for hereditary cutaneous malignant melanoma-dysplastic nevus to chromosome 1p. N Engl J Med 320:1367–1372

Barger BO, Acton RT, Soong SJ, Roseman J, Balch C (1982) Increase of HLA-DR4 in melanoma patients from Alabama. Cancer Res 42:4276–4279

Barnhill RL, Roush GC (1991) Correlation of clinical and histopathologic features in clinically atypical melanocytic nevi. Cancer 67:3157–3164

Barnhill RL, Roush GC, Duray PH (1990) Correlation of histologic architectural and cytoplasmic features with nuclear atypia in atypical (dysplastic) nevomelanocytic nevi. Hum Pathol 21:51–58

Bataille V, Bishop JA, Sasieni P et al. (1996) Risk of cutaneous melanoma in relation to the numbers, types and sites of naevi: a case-control study. Br J Cancer 73:1605–1611

Bergman W, Watson P, Jong J de, Lynch HT, Fusaro RM (1990) Systemic cancer and the FAMMM syndrome. Br J Cancer 61:932–936

Bergman W, Gruis NA, Sandkuijl LA, Frants RR (1994) Genetics of seven Dutch familial atypical multiple molemelanoma syndrome families: a review of linkage results including chromosomes 1 and 9. J Invest Dermatol 103:122S-125S

Bliss JM, Ford D, Swerdlow AJ et al. (1995) Risk of cutaneous melanoma associated with pigmentation characteristics and freckling: systematic overview of 10 case-control studies. The International Melanoma Analysis Group (IMAGE). Int J Cancer 62:367–376

Borg A, Johannsson U, Johannsson O et al. (1996) Novel germline p16 mutation in familial malignant melanoma in southern Sweden. Cancer Res 56:2497–2500

Bressac-de Pillerets B, Soufir N, Chompret A (1997) Germline mutations in p16 and CDK4 genes in 38 melanoma families. Melanoma Res 7:S132

Cairns P, Mao L, Merlo A et al. (1994) Rates of p16 (MTS1) mutations in primary tumors with 9p loss. Science 265:415–417

Cannon AL, Goldgar DE, Wright EC et al. (1990) Evidence against the reported linkage of the cutaneous melanoma-dysplastic nevus syndrome locus to chromosome Ip36. Am J Hum Genet 46:912–918

Cannon AL, Goldgar DE, Meyer LJ et al. (1992) Assignment of a locus for familial melanoma, MLM, to chromosome 9p13-p22. Science 258:1148–1152

Carey WPJr, Thompson CJ, Synnestvedt M et al. (1994) Dysplastic nevi as a melanoma risk factor in patients with familial melanoma. Cancer 74:3118–3125

Castellano M, Parmiani G (1999) Genes involved in melanoma: an overview of INK4a and other loci. Melanoma Res 9:421–432

Cawley E (1952) Genetic aspects of malignant melanoma. Arch Dermatol 65:440–450

Clark WHJr, Reimer RR, Greene M, Ainsworth AM, Mastrangelo MJ (1978) Origin of familial malignant melanomas from heritable melanocytic lesions. „The B-K mole syndrome". Arch Dermatol 114:732–738

Czarnecki D, Nicholson I, Tait B, Nash C (1993) HLA DR4 is associated with the development of multiple basal cell carcinomas and malignant melanoma. Dermatology 187:16–18

Demetrick DJ, Zhang H, Beach DH (1994) Chromosomal mapping of human CDK2, CDK4, and CDK5 cell cycle kinase genes. Cytogenet Cell Genet 66:72–74

Dracopoli NC, Fountain JW (1996) CDKN2 mutations in melanoma. Cancer Surv 26:115–132

Dracopoli NC, Alhadeff B, Houghton AN, Old LJ (1987) Loss of heterozygosity at autosomal and X-linked loci during tumor progression in a patient with melanoma. Cancer Res 47:3995–4000

Elder DE, Goldman LI, Goldman SC, Greene MH, Clark WHJ (1980) Dysplastic nevus syndrome: a phenotypic association of sporadic cutaneous melanoma. Cancer 46:1787–1794

FitzGerald MG, Harkin DP, Silva AS et al. (1996) Prevalence of germ-line mutations in p16, p19ARF, and CDK4 in familial melanoma: analysis of a clinic-based population. Proc Natl Acad Sci USA 93:8541–8545

Ford D, Bliss JM, Swerdlow AJ et al. (1995) Risk of cutaneous melanoma associated with a family history of the disease. The International Melanoma Analysis Group (IMAGE). Int J Cancer 62:377–381

Foulkes WD, Flanders TY, Pollock PM, Hayward NK (1997) The CDKN2A (p16) gene and human cancer. Mol Med 3:5–20

Fountain JW, Karayiorgou M, Ernstoff MS et al. (1992) Homozygous deletions within human chromosome band 9p21 in melanoma. Proc Natl Acad Sci USA 89:10.557–10.561

Garbe C, Büttner P, Weiss J et al. (1994) Risk factors for developing cutaneous melanoma and criteria for identifying persons at risk: multicenter case-control study of the Central Malignant Melanoma Registry of the German Dermatological Society. J Invest Dermatol 102:695–699

Geller AC, Koh HK, Miller DR, Lew RA (1992) Practices and beliefs concerning screening family members of patients with melanoma. Results of a survey of New England dermatologists. J Am Acad Dermatol 26:419–422

Goldstein AM, Tucker MA (1997) Screening for CDKN2A mutations in hereditary melanoma. J Natl Cancer Inst 89:676–678

Goldstein AM, Dracopoli NC, Ho EC et al. (1993) Further evidence for a locus for cutaneous malignant melanoma-dysplastic nevus (CMM/DN) on chromosome 1p, and evidence for genetic heterogeneity. Am J Hum Genet 52:537–550

Goldstein AM, Fraser MC, Struewing JP et al. (1995) Increased risk of pancreatic cancer in melanoma-prone kindreds with p16INK4 mutations. N Engl J Med 333:970–974

Goldstein AM, Goldin LR, Dracopoli NC, Clark WHJ, Tucker MA (1996) Two-locus linkage analysis of cutaneous malignant melanoma/dysplastic nevi. Am J Hum Genet 58:1050–1056

Grange F, Chompret A, Guilloud BM et al. (1995) Comparison between familial and nonfamilial melanoma in France. Arch Dermatol 131:1154–1159

Greene MH (1999) The genetics of hereditary melanoma and nevi – 1998 update. Cancer 86:1644–1657

Greene MH, Clark-WH J, Tucker MA, Kraemer KH, Elder DE, Fraser MC (1985) High risk of malignant melanoma in melanoma-prone families with dysplastic nevi. Ann Intern Med 102:458–465

Gruis NA, Bergman W, Frants RR (1990) Locus for susceptibility to melanoma on chromosome 1p. N Engl J Med 322:853–854

Gruis NA, Sandkuijl LA, Van der Velden P, Bergman W, Frants RR (1995) CDKN2 explains part of the clinical phenotype in Dutch familial atypical multiple-mole melanoma (FAMMM) syndrome families. Melanoma Res 5:169–177

Gruis NA, Van der Velden P, Sandkuijl LA et al. (1995) Homozygotes for CDKN2 (p16) germline mutation in Dutch familial melanoma kindreds. Nat Genet 10:351–353

Gruis NA, Van der Velden P, Bergman W, Frants RR (1998) Genetics of familial atypical multiple mole-melanoma (FAMMM) syndrome in The Netherlands: how far have we come? Bull Cancer 85:627–630

Gruis N, Van der Velden P, Bergmann WFR (1999) Familial melanoma; CDKN2A and beyond. J Invest Dermatol Symp Proc 4:50–54

Grulich AE, Bataille V, Swerdlow AJ et al. (1996) Naevi and pigmentary characteristics as risk factors for melanoma in a high-risk population: a case-control study in New South Wales, Australia. Int J Cancer 67:485–491

Guldberg P, Kirkin AF, Gronbaek K, Thor SP, Ahrenkiel V, Zeuthen J (1997) Complete scanning of the CDK4 gene by denaturing gradient gel electrophoresis: a novel missense mutation but low overall frequency of mutations in sporadic metastatic malignant melanoma. Int J Cancer 72:780–783

Hamada K, Kohno T, Kawanishi M, Ohwada S, Yokota J (1998) Association of CDKN2A(p16)/CDKN2B(p15) alterations and homozygous chromosome arm 9p deletions in human lung carcinoma. Genes Chromosomes Cancer 22:232–240

Harland M, Meloni R, Gruis N et al. (1997) Germline mutations of the CDKN2 gene in UK melanoma families. Hum Mol Genet 6:2061–2067

Hawkins BR, Dawkins RL, Hockey A, Houliston JB, Kirk RL (1981) Evidence for linkage between HLA and malignant melanoma. Tissue Antigens 17:540–541

Hayward NK (1996) The current situation with regard to human melanoma and genetic inferences. Curr Opin Oncol 8:136–142

Herbst RA, Gutzmer R, Matiaske F et al. (1997) Further evidence for ultraviolet light induction of CDKN2 (p16INK4) mutations in sporadic melanoma in vivo. J Invest Dermatol 108:950

Herbst RA, Mommert S, Schubach J, Podewski EK, Kapp A, Weiss J (1999) Allelic loss at the p73 locus (1p36.33) is infrequent in malignant melanoma. Arch Dermatol Res 291:362–364

Holly EA, Aston DA, Cress RD, Ahn DK, Kristiansen JJ (1995) Cutaneous melanoma in women. II. Phenotypic characteristics and other host-related factors. Am J Epidemiol 141:934–942

Hussussian CJ, Struewing JP, Goldstein AM et al. (1994) Germline p16 mutations in familial melanoma. Nat Genet 8:15–21

Jadayel DM, Lukas J, Nacheva E et al. (1997) Potential role for concurrent abnormalities of the cyclin D1, p16CDKN2 and p15CDKN2B genes in certain B cell non-Hodgkin's lymphomas. Functional studies in a cell line (Granta 519). Leukemia 11:64–72

Kamb A (1995) Cell-cycle regulators and cancer. Trends Genet 11:136–140

Kamb A (1996) Human melanoma genetics. J Invest Dermatol Symp Proc 1:177–182

Kamb A, Gruis NA, Weaver FJ et al. (1994) A cell cycle regulator potentially involved in genesis of many tumor types. Science 264:436–440

Kamb A, Shattuck ED, Eeles R et al. (1994) Analysis of the p16 gene (CDKN2) as a candidate for the chromosome 9p melanoma susceptibility locus. Nat Genet 8:23–26

Kamijo T, Weber JD, Zambetti G, Zindy F, Roussel MF, Sherr CJ (1998) Functional and physical interactions of the ARF tumor suppressor with p53 and Mdm2. Proc Natl Acad Sci USA 95:8292–8297

Kaufmann R, Tilgen W, Garbe C (1998) Malignant melanoma. Quality Assurance Committee of the German Society of Dermatology and the Professional Organization of German Dermatologists. Hautarzt [Suppl 1] 48:S30–S38

Kefford RF, Salmon J, Shaw HM, Donald JA, McCarthy WH (1991) Hereditary melanoma in Australia. Variable association with dysplastic nevi and absence of genetic linkage to chromosome 1p. Cancer Genet Cytogenet 51:45–55

Kefford RF, Newton-Bishop JA, Bergman W, Tucker MA (1999) Counseling and DNA testing for individuals perceived to be genetically predisposed to melanoma: a consensus statement of the Melanoma Genetics Consortium. J Clin Oncol 17:3245–3251

Kelly JW, Holly EA, Shpall SN, Ahn DK (1989) The distribution of melanocytic naevi in melanoma patients and control subjects. Australas J Dermatol 30:1–8

Koh J, Enders GH, Dynlacht BD, Harlow E (1995) Tumour-derived p16 alleles encoding proteins defective in cell-cycle inhibition. Nature 375:506–510

Kopf AW, Friedman RJ, Rigel DS (1990) Atypical mole syndrome. J Am Acad Dermatol 22:117–118

Kroiss MM, Bosserhoff AK, Vogt T et al. (1998) Loss of expression or mutations in the p73 tumour suppressor gene are not involved in the pathogenesis of malignant melanomas. Melanoma Res 8:504–509

Larsen CJ (1996) p16INK4a: a gene with a dual capacity to encode unrelated proteins that inhibit cell cycle progression. Oncogene 12:2041–2044

Lee JY, Dong SM, Shin MS et al. (1997) Genetic alterations of p16INK4a and p53 genes in sporadic dysplastic nevus. Biochem Biophys Res Commun 237:667–672

Lilischkis R, Sarcevic B, Kennedy C, Warlters A, Sutherland RL (1996) Cancer-associated missense and deletion mutations impair p16INK4 CDK inhibitory activity. Int J Cancer 66:249–254

Little M, Wainwright B (1995) Methylation and p16: suppressing the suppressor (comment). Nat Med 1:633–634

Liu L, Lassam NJ, Slingerland JM et al. (1995) Germline p16INK4A mutation and protein dysfunction in a family with inherited melanoma. Oncogene 11:405–412

Liu L, Goldstein AM, Tucker MA et al. (1997) Affected members of melanoma-prone families with linkage to 9p21 but lacking mutations in CDKN2 A do not harbor mutations in the coding regions of either CDKN2B or p19ARF. Genes Chromosomes Cancer 19:52–54

Liu L, Dilworth D, Gao LZ et al. (1999) Mutation of the CDKN2A 5′ UTR creates an aberrant initiation codon and predisposes to melanoma. Nat Genet 21:128–132

Lukas J, Aagaard L, Strauss M, Bartek J (1995) Oncogenic aberrations of p16INK4/CDKN2 and cyclin D1 cooperate to deregulate G1 control. Cancer Res 55:4818–4823

Lynch HT, Frichot BC, Lynch JF (1978) Familial atypical multiple mole-melanoma syndrome. J Med Genet 15:352–356

MacGeoch C, Bishop JA, Bataille V et al. (1994) Genetic heterogeneity in familial malignant melanoma. Hum Mol Genet 3:2195–2200

Mao L, Merlo A, Bedi G, et al. (1995) A novel p16INK4A transcript. Cancer Res 55:2995–2997

Merlo A, Herman JG, Mao L et al. (1995) 5′ CpG island methylation is associated with transcriptional silencing of the tumour suppressor p16/CDKN2/MTS1 in human cancers. Nat Med 1:686–692

Monzon J, Liu L, Brill H et al. (1998) CDKN2A mutations in multiple primary melanomas. N Engl J Med 338:879–887

Mueller EG, Schendel DJ, Hundeiker M et al. (1984) Possible association between HLA-DR5 and superficial spreading melanoma (SSM). Int J Cancer 34:751–755

Nancarrow DJ, Palmer JM, Walters MK et al. (1992) Exclusion of the familial melanoma locus (MLM) from the PND/D1S47 and MYCL1 regions of chromosome arm 1p in 7 Australian pedigrees. Genomics 12:18–25

Nancarrow DJ, Mann GJ, Holland EA et al. (1993) Confirmation of chromosome 9p linkage in familial melanoma. Am J Hum Genet 53:936–942

Nelson MA, Ariza ME, Yang JM et al. (1999) Abnormalities in the p34cdc2-related PITSLRE protein kinase gene complex (CDC2L) on chromosome band 1p36 in melanoma. Cancer Genet Cytogenet 108:91–99

Newton JA (1993) Familial melanoma. Clin Exp Dermatol 18:5–11

Nobori T, Miura K, Wu DJ, Lois A, Takabayashi K, Carson DA (1994) Deletions of the cyclin-dependent kinase-4 inhibitor gene in multiple human cancers. Nature 368:753–756

Norris W (1820) A case of fungoid disease. Edinb Med Surg J 16:562–565

Parry D, Peters G (1996) Temperature-sensitive mutants of p16CDKN2 associated with familial melanoma. Mol Cell Biol 16:3844–3852

Pellegris G, Illeni MT, Rovini D, Vaglini M, Cascinelli N, Ghidoni A (1982) HLA complex and familial malignant melanoma. Int J Cancer 29:621–623

Piccinin S, Doglioni C, Maestro R et al. (1997) p16/CDKN2 and CDK4 gene mutations in sporadic melanoma development and progression. Int J Cancer 74:26–30

Ping YJ, Nakatsu Y, Goldstein AM, Tucker MA, Kraemer KH, Tanaka K (1998) RPA2, a gene for the 32 kDa subunit of replication protein A on chromosome 1p35–36, is not mutated in patients with familial melanoma linked to chromosome 1p36. Melanoma Res 8:47–52

Platz A, Hansson J, Mansson BE et al. (1997) Screening of germline mutations in the CDKN2A and CDKN2B genes in Swedish families with hereditary cutaneous melanoma. J Natl Cancer Inst 89:697–702

Platz A, Hansson J, Ringborg U (1998) Screening of germline mutations in the CDK4, CDKN2C and TP53 genes in familial melanoma: a clinic-based population study. Int J Cancer 78:13–15

Pollack MS, Livingston PO (1985) HLA and DR antigen frequencies in melanoma patients: possible relation to disease prognosis. Tissue Antigens 26:262–265

Pollock PM, Spurr N, Bishop T et al. (1998) Haplotype analysis of two recurrent CDKN2A mutations in 10 melanoma families: evidence for common founders and independent mutations. Hum Mutat 11:424–431

Pomerantz J, Schreiber AN, Liegeois NJ et al. (1998) The Ink4a tumor suppressor gene product, p19Arf, interacts with MDM2 and neutralizes MDM2's inhibition of p53. Cell 92:713–723

Provost N, Kopf AW, Rabinovitz HS et al. (1998) Comparison of conventional photographs and telephonically transmitted compressed digitized images of melanomas and dysplastic nevi. Dermatology 196:299–304

Quelle DE, Zindy F, Ashmun RA, Sherr CJ (1995) Alternative reading frames of the INK4a tumor suppressor gene encode two unrelated proteins capable of inducing cell cycle arrest. Cell 83:993–1000

Quelle DE, Cheng M, Ashmun RA, Sherr CJ (1997) Cancer-associated mutations at the INK4a locus cancel cell cycle arrest by p16INK4a but not by the alternative reading frame protein p19ARF. Proc Natl Acad Sci USA 94:669–673

Rahbari H, Mehregan AH (1981) Sporadic atypical mole syndrome. A report of five nonfamilial B-K mole syndrome-like cases and histopathologic findings. Arch Dermatol 117:329–331

Ranade K, Hussussian CJ, Sikorski RS et al. (1995) Mutations associated with familial melanoma impair p16INK4 function. Nat Genet 10:114–116

Reymond A, Brent R (1995) p16 proteins from melanoma-prone families are deficient in binding to Cdk4. Oncogene 11:1173–1178

Roth ME, Grant KJ, Ackerman AB et al. (1991) The histopathology of dysplastic nevi. Continued controversy. Am J Dermatopathol 13:38–51

Schittek B, Sauer B, Garbe C (1999) Lack of p73 mutations and late occurrence of p73 allelic deletions in melanoma tissues and cell lines. Int J Cancer 82:583–586

Serrano M (1997) The tumor suppressor protein p16INK4a. Exp Cell Res 237:7–13

Serrano M, Hannon GJ, Beach D (1993) A new regulatory motif in cell-cycle control causing specific inhibition of cyclin D/CDK4. Nature 366:704–707

Serrano M, Lee H, Chin L, Cordon CC, Beach D, DePinho RA (1996) Role of the INK4a locus in tumor suppression and cell mortality. Cell 85:27–37

Sigg C, Pelloni F, Schnyder UW (1989) Gehäufte Mehrfachmelanome bei sporadischem und familiärem dysplastischen Nävuszellnävus-Syndrom. Hautarzt 40:548–552

Slue W, Kopf AW, Rivers JK (1988) Total-body photographs of dysplastic nevi. Arch Dermatol 124:1239–1243

Smith E, Henley W, Knox J, Lane M (1966) Familial melanoma. Arch Intern Med 117:820–823

Soufir N, Avril MF, Chompret A et al. (1998) Prevalence of p16 and CDK4 germline mutations in 48 melanoma-prone families in France. The French Familial Melanoma Study Group. Hum Mol Genet 7:209–216

Stadler WM, Olopade OI (1996) The 9p21 region in bladder cancer cell lines: large homozygous deletion inactivate the CDKN2, CDKN2B and MTAP genes. Urol Res 24:239–244

Stone S, Dayananth P, Jiang P et al. (1995) Genomic structure, expression and mutational analysis of the P15 (MTS2) gene. Oncogene 11:987–991

Stone S, Jiang P, Dayananth P et al. (1995) Complex structure and regulation of the P16 (MTS1) locus. Cancer Res 55:2988–2994

Stott FJ, Bates S, James MC et al. (1998) The alternative product from the human CDKN2A locus, p14(ARF), partici-

pates in a regulatory feedback loop with p53 and MDM2. EMBO J 17:5001–5014

Suzuki H, Zhou X, Yin J et al. (1995) Intragenic mutations of CDKN2B and CDKN2A in primary human esophageal cancers. Hum Mol Genet 4:1883–1887

Tsao H, Sober AJ (1998) Ultraviolet radiation and malignant melanoma. Clin Dermatol 16:67–73

Tsao H, Benoit E, Sober AJ, Thiele C, Haluska FG (1998) Novel mutations in the p16/CDKN2A binding region of the cyclin-dependent kinase-4 gene. Cancer Res 58:109–113

Tsao H, Zhang X, Majewski P, Haluska FG (1999) Mutational and expression analysis of the p73 gene in melanoma cell lines. Cancer Res 59:172–174

Tucker MA, Halpern A, Holly EA et al. (1997) Clinically recognized dysplastic nevi. A central risk factor for cutaneous melanoma. JAMA 277:1439–1444

Turkington R (1965) Familial factors in malignant melanoma. JAMA 192:77–82

Valverde P, Healy E, Sikkink S et al. (1996) The Asp84Glu variant of the melanocortin 1 receptor (MC1R) is associated with melanoma. Hum Mol Genet 5:1663–1666

Van Haeringen A, Bergman W, Nelen MR et al. (1989) Exclusion of the dysplastic nevus syndrome (DNS) locus from the short arm of chromosome 1 by linkage studies in Dutch families. Genomics 5:61–64

Walker GJ, Nancarrow DJ, Walters MK, Palmer JM, Weber JL, Hayward NK (1994) Linkage analysis in familial melanoma kindreds to markers on chromosome 6p. Int J Cancer 59:771–775

Walker GJ, Hussussian CJ, Flores JF et al. (1995) Mutations of the CDKN2/p16INK4 gene in Australian melanoma kindreds. Hum Mol Genet 4:1845–1852

Walker GJ, Flores JF, Glendening JM, Lin AH, Markl ID, Fountain JW (1998) Virtually 100% of melanoma cell lines harbor alterations at the DNA level within CDKN2A, CDKN2B, or one of their downstream targets. Genes Chromosomes Cancer 22:157–163

Wang Y, Becker D (1996) Differential expression of the cyclin-dependent kinase inhibitors p16 and p21 in the human melanocytic system. Oncogene 12:1069–1075

Weaver FJ, Gruis NA, Neuhausen S et al. (1994) Localization of a putative tumor suppressor gene by using homozygous deletions in melanomas. Proc Natl Acad Sci USA 91:7563–7567

Wolfel T, Hauer M, Schneider J et al. (1995) A p16INK4a-insensitive CDK4 mutant targeted by cytolytic T lymphocytes in a human melanoma. Science 269:1281–1284

Yang R, Gombart AF, Serrano M, Koeffler HP (1995) Mutational effects on the p16INK4a tumor suppressor protein. Cancer Res 55:2503–2506

Zuo L, Weger J, Yang Q et al. (1996) Germline mutations in the p16INK4a binding domain of CDK4 in familial melanoma. Nat Genet 12:97–99

4 Basalzellnävussyndrom

Heidi Hahn

Inhaltsverzeichnis

4.1 Einführung

Das Basalzellnävussyndrom, welches nach seinen Beschreibern auch Gorlin-Goltz-Syndrom oder Gorlin-Syndrom genannt wird, ist eine seltene, autosomal-dominante Erbkrankheit. Sie ist durch eine Kombination von Entwicklungsdefekten und einer Prädisposition zu Tumoren charakterisiert.

Typischerweise treten bei den betroffenen Patienten zahlreiche Basaliome der Haut auf. Diese sind bevorzugt im Gesicht und am Nacken lokalisiert, können aber im Gegensatz zu sporadischen Basalio-men auch an nicht lichtexponierten Arealen des Körpers auftreten. Neben Basaliomen entwickeln die betroffenen Patienten häufig Ovarialfibrome und Medulloblastome. Auffällig sind weiterhin zystische Veränderungen der Knochen, Hornschichtdefekte der Handteller und der Fußsohlen sowie Verkalkungen der harten Hirnhäute. Auch werden oft Missbildungen des Skeletts wie Rippen- und Wirbelanomalien, Defekte der kurzen Knochen von Händen und Füßen und Deformierungen des Gesichtsschädels beobachtet. Dieses polyorganotrope Syndrom wird auch häufig zu den Phakomatosen (neuroektodermalen Dysplasien) gezählt. Die Viel-

Hereditäre Tumorerkrankungen
D. Ganten / K. Ruckpaul (Hrsg.)
© Springer-Verlag Berlin Heidelberg 2001

falt der Symptome erklärt das rege Interesse der Wissenschaftler, die sich der Aufklärung dieser seltenen Erkrankung widmen.

Schon 1977 wurde vermutet, dass diesem Syndrom eine Mutation in einem Tumorsuppressorgen zugrunde liegt. Maßgebend hierfür war die Beobachtung, dass die Basaliome der Patienten sehr frühzeitig und multipel auftreten, an allen Körperstellen anzutreffen sind und sich nach Bestrahlung nach einer sehr kurzen Latenzzeit entwickeln (Strong 1977). Anfang der 90er Jahre konnte das Gen für diese Erkrankung über genetische Analysen auf die chromosomale Region 9q22.3–q31 kartiert werden (Farndon et al. 1992, Gailani et al. 1992, Reis et al. 1992). Die Beobachtung, dass genau dieselbe chromosomale Region in sporadischen Basaliomen und anderen syndromassoziierten Tumoren deletiert war, hat diese Annahme weiter erhärtet (Gailani et al. 1992). 1996 sind Mutationen in dem auf 9q22.3 lokalisierten, humanen *Patched*-Gen (PTCH) in Patienten mit dem Syndrom gefunden worden (Hahn et al. 1996b, Johnson et al. 1996).

Obwohl bisher mehrmals eine bemerkenswerte genetische Homogenität der Erkrankung gezeigt wurde (Farndon et al. 1992; Gailani et al. 1992; Reis et al. 1992), bleibt es offen, ob noch andere Gene für die Entstehung des Syndroms verantwortlich sind. So konnten Mutationen in PTCH nur in etwa 40% der Patienten mit Basalzellnävussyndrom gefunden werden (Wicking et al. 1997). Es ist daher nicht auszuschließen, dass Mutationen in anderen, bisher noch nicht untersuchten Genen eine Rolle bei der Entstehung des Basalzellnävussyndroms spielen.

In diesem Kapitel werden die Merkmale und die Ätiologie des Basalzellnävussyndroms beschrieben. Es wird auch kurz auf die sporadischen Basaliome eingegangen, die den häufigsten menschlichen Tumor darstellen und auch durch Mutationen von PTCH hervorgerufen werden. Um die molekularen Mechanismen des Basalzellnävussyndroms zu verstehen, wird der *Sonic hedgehog/Patched/Smoothened*(SHH/PTCH/SMO)-Signaltransduktionsweg diskutiert, dessen abnormale Aktivität dem Basalzellnävussyndrom zugrunde liegt. Der Großteil des Wissens über diesen Signalweg stammt aus Studien an der Fruchtfliege *Drosophila melanogaster*, bei der viele Komponenten des Signalwegs bereits beschrieben und charakterisiert worden sind. Zusätzliche Einsichten über die Funktion des SHH/PTCH/SMO-Signaltransduktionswegs kommen aus den in der letzten Zeit etablierten murinen Modellen des Basalzellnävussyndroms. Insgesamt führten letztere Studien zu der Ansicht, dass der SHH/PTCH/SMO-Signalweg aus 1 Tumorsuppressorgen und 2 Onkogenen besteht.

4.2 Historischer Überblick

Das Basalzellnävussyndrom war bis in die 50er Jahre hinein nicht definiert. In der älteren Literatur sind jedoch viele Beschreibungen vom Zusammentreffen klinischer Symptome, die für das Syndrom charakteristisch sind, zu finden. In vielen Fällen hat es sich wahrscheinlich um Individuen mit Basalzellnävussyndrom gehandelt.

Die ältesten bekannten Fälle von Basalzellnävussyndrom stellen möglicherweise 2 Skelettfunde aus den Zeiten des alten Ägyptens dar, die in der Nähe von Assyut ausgegraben wurden (Satinoff u. Wells 1969). Bei beiden Skeletten sind Kieferzysten und Rippenanomalien beschrieben, welche typische Veränderungen des Syndroms darstellen. Das essenzielle phänotypische Merkmal des Basalzellnävussyndroms ist jedoch das Auftreten von multiplen Basaliomen. Die ersten Beschreibungen von Patienten mit multiplen Hautgeschwülsten wurden 1894 veröffentlicht (Jarisch 1894, White 1894). Keratosen in Form von nadelstichartigen und grübchenartigen Vertiefungen an Handtellern und Fußsohlen (aus dem englischen auch palmoplantare „Pits" benannt) sind ein typisches Symptom des Basalzellnävussyndroms und wurden zum ersten Mal 1905 in der Literatur erwähnt (Pollitzer 1905). R. Nomland beschrieb 1932 das Vorkommen von *„angeborenen pigmentierten Basalzellnävi"*. Der Autor war wohl der Erste, der einen genetischen Hintergrund der multiplen Basaliome vermutete. Eine Assoziation zwischen erblich bedingten Kieferzysten und dem Auftreten von Basaliomen wurde in den späten 30er Jahren erkannt (Straith 1939). 1951 wurde von Basalzellnävi kombiniert mit Kieferzysten und Agenesie des Corpus callosum berichtet (Binkley u. Johnson 1951). Kurz darauf wurde ein Fall mit kombiniertem Auftreten von multiplen Epitheliomen, Kieferzysten und Rippenanomalien vorgestellt (Gross 1953). 5 Jahre später, 1958, wurde ein Fall von Marfan-Syndrom beschrieben, bei dem es sich jedoch sicherlich um einen Patienten mit Basalzellnävussyndrom gehandelt hat. Der Patient litt an einer riesigen Kieferzyste und an multiplen Basaliomen (Boyer u. Martin 1958). Howell u. Caro haben 1959 4 weitere Patienten beschrieben, bei denen die Kombination von Hauttumoren und Kieferzysten auffällig war (Howell u. Caro 1959). Im gleichen Jahr wurde ein weiterer Fall mit multiplen Kieferzysten und Basalzelltumoren vorgestellt (Thoma 1959). Gorlin u. Goltz haben daraufhin 1960 das heute nach ihnen benannte Gorlin-Goltz-Syndrom (nicht zu verwechseln mit Goltz-Gorlin-Syndrom, s. Kapitel 4.6.2 „Differenzialdiagnose") als eine Kombination von *Multiplen nävoidalen Basalzellepitheliomen, Kieferzysten und Gabelrippen*" beschrieben (Gorlin u. Goltz 1960). Diese ursprünglich beschriebene Triade gilt heute immer noch als hauptsächliches diagnostisches Kennzeichen des Basalzellnävussyndroms. Die Autoren vermuteten einen genetischen Defekt mit einem autosomal-dominanten Erbgang. Die Erblichkeit dieses Syndroms wurde auch von Pollard u. New (1964) postuliert, die die Triade mit zusätzlichen skelettalen Defekten in Verbindung brachten. In den darauf folgenden Jahren wurde die Syndrombeschreibung um weitere Symptome ergänzt. So wurde beispielsweise der Zusammenhang zwischen erblich bedingten Basaliomen und Auffälligkeiten des zentralen Nervensystems, wie gehäuftes Auftreten von Medulloblastomen, erkannt (Herzberger u. Wiskemann 1963). Bis 1990 sind ungefähr 500 Fälle des Syndroms beschrieben worden, die das heutige Bild einer sehr pleiotropen Erbkrankheit von enormer phänotypischer Variation ergeben.

Schon 1968 haben Wissenschaftler begonnen, nach dem zugrunde liegenden genetischen Defekt für das Syndrom zu suchen. Zunächst wurde eine Kopplung des Basalzellnävussyndroms zum kurzen Arm von Chromosom 1 vermutet (Anderson 1968; Heimler et al. 1978), was sich jedoch 1987 als falsch erwies (Farndon u. Simmons 1987). 1992 schließlich gelang es, das Gen für die Krankheit auf den langen Arm von Chromosom 9 (9q22.3–31) zu kartieren (Farndon et al. 1992; Gailani et al. 1992; Reis et al. 1992). Durch feinere Auflösung des Locus war es möglich, die Region auf etwa 2 Mio. bp einzuengen (Farndon et al. 1994; Wicking et al. 1994). Die Klonierung des Gens gelang dann Wissenschaftlern aus 2 völlig unterschiedlichen Forschungsdisziplinen und lieferte eine sehr schöne Illustration der heutzutage häufig anzutreffenden Überschneidung von Krebsforschung und Entwicklungsbiologie. Die Entwicklungsbiologen bemühten sich unabhängig von den Humangenetikern um die Klonierung des humanen Homologs des Fliegengens *Patched*, das 1980 von Nüsslein-Volhard u. Wieschaus erstmals beschrieben worden war und dann 1989 kloniert wurde (Nusslein-Volhard u. Wieschaus 1980, Hooper u. Scott 1989; Nakano et al. 1989). Die Humangenetiker dagegen suchten auf Chromosom 9q nach Kandidatengenen für das Basalzellnävussyndrom. Wissenschaftler aus beiden Disziplinen haben dann gleichzeitig gezeigt, dass Mutationen im humanen Homolog von *Patched* (PTCH) die mole-

kulare Ursache für das Basalzellnävussyndrom darstellen (Hahn et al. 1996b, Johnson et al. 1996).

4.3 Epidemiologie und ethnische Besonderheiten

Das Basalzellnävussyndrom gehört zu den seltenen hereditären Tumorerkrankungen und nur 0,5% aller Basaliomfälle sind auf dieses Syndrom zurückzuführen (Springate 1986). Die Prävalenz dieser Krankheit wird auf etwa 1:56000 im Nordwesten von Großbritannien (Evans et al. 1993; Farndon et al. 1992), auf 1:164000 in Australien (Shanley et al. 1994) und auf 1:256000 in Italien (Lo Muzio et al. 1999) geschätzt. Es ist unklar, ob diese Zahlen regionale Unterschiede widerspiegeln oder ob sie auf die durch ihre Seltenheit bedingten Ungenauigkeiten zurückzuführen sind.

Die diagnostischen Kriterien, die in den oben genannten Studien sowie in einer Studie in den Vereinigten Staaten (Kimonis et al. 1997) angewendet wurden, um das Basalzellnävussyndrom zu diagnostizieren, waren in allen Untersuchungsreihen ähnlich. Die Patienten wurden alle auf die Hauptmerkmale des Basalzellnävussyndroms (Basaliome, Kieferzysten, palmoplantare Keratosen, Rippendefekte sowie Verkalkungen der Falx cerebri) hin untersucht. Wenn die extrem unterschiedliche Expressivität dieser Erkrankung in Betracht gezogen wird, zeigten alle in Tabelle 4.1 aufgeführten Studien eine bemerkenswerte Übereinstimmung in der Verteilung der Symptome.

Interessanterweise gibt es jedoch ethnische Besonderheiten. Im Gegensatz zu den USA und Australien ist die Prävalenz von palmoplantaren Keratosen in Großbritannien und Italien niedriger (Tabelle 4.1). Der Grund hierfür ist unbekannt. Es wurde berichtet, dass Patienten in südeuropäischen Ländern sowie Patienten afrikanischer Herkunft eine wesentlich geringere Inzidenz von Basaliomen aufweisen. So entwickeln nur 38% Patienten afrikanischer Herkunft Basaliome, wogegen diese Hauttumoren in 80% der weißhäutigen Patienten beobachtet werden (Kimonis et al. 1997). Für weißhäutige Patienten >40 Jahre beträgt dieser Prozentsatz sogar 97% (Tabelle 4.1). Auch die durchschnittliche Anzahl der Basaliome variiert in Abhängigkeit von der ethnischen Herkunft. So entwickeln weißhäutige Patienten durchschnittlich 8 Basaliome, wogegen Patienten afrikanischer Herkunft durchschnittlich 2 Basaliome aufweisen (Ki-

Tabelle 4.1. Vergleich der Symptome des Basalzellnävussyndrom in 4 Studien

Land	Großbritannien (1993)	Australien (1994)	Vereinigte Staaten (1997)	Italien (1999)
Zitat	Evans et al. (1993)	Shanley et al. (1994)	Kimonis et al. (1997)	Lo Muzio et al. (1999)
Patienten	84	118	105	37
Durchschnittsalter [Jahre]	–	35	34,5	31,4
Verhältnis Männer:Frauen	1:1,3	1:1,3	1:1,2	1:1,3
Basaliome	33/70 (47%)	90/118 (76%)	71/90 (80%) [38%]	11/37 (30%)
Alter >20 Jahre	33/45 (73%)	71/84 (85%)	58/64 (91%)	– (17%)
Alter >40 Jahre	19/21 (90%)	35/37 (95%)	34/35 (97%)	9/12 (75%)
Kieferzysten	46/70 (66%)	85/113 (75%)	78/105 (74%)	34/37 (92%)
Durchschnittliche Anzahl	–	6	5,1	6
Palmoplantare Keratose	50/70 (71%)	82/103 (80%)	89/102 (87%)	13/37 (35%)
Verkalkung der Falx	–	81/88 (92%)	53/82 (65%)	26/37 (70%)
Rippendefekte	–	37/82 (45%)	– (38%)	12/37 (32%)
Medulloblastom	3/84 (4%)	1/118 (1%)	4/105 (4%)	–

– keine verfügbaren Angaben, [] Afrikaner.

monis et al. 1997). Die Studie in Italien ergab, dass Basaliome nur in 30% der italienischen Patienten auftreten (Lo Muzio et al. 1999) (Tabelle 4.1).

Heute ist davon auszugehen, dass dunkelhäutige Patienten mit Basalzellnävussyndrom wahrscheinlich aufgrund der schützenden Hautpigmentierung seltener Basaliome entwickeln und dass sich größere Sonnenintensität und Lichtexposition auf die Patienten hinsichtlich der Basaliomentwicklung negativ auswirken können.

4.4 Klinik

Obwohl die Symptome des Basalzellnävussyndroms nun seit einigen Jahrzehnten sehr gut definiert sind, kennen viele Kliniker nur die phänotypisch auffälligsten Merkmale. Die Hauptmerkmale des Basalzellnävussyndroms sind das Auftreten von multiplen Basaliomen, Kieferzysten, Keratosen der Handteller und Fußsohlen („Pits") sowie Skelettanomalien. Hierzu ist zu sagen, dass diese Merkmale eine starke individuelle Variabilität zeigen und nicht immer bei allen Patienten auftreten. Dies ist eine der Ursachen, weshalb das Basalzellnävussyndrom bei ungefähr 1/3 der Patienten erst nach dem 20. Lebensjahr diagnostiziert wird (Southwick u. Schwartz 1979). Oft handelt es sich hierbei auch um Patienten mit unauffälliger Familienvorgeschichte. Tatsächlich stellen etwa 40% der Fälle des Syndroms Neuerkrankungen dar, die auf Keimbahn- oder frühzygotische Mutationen zurückzuführen sind (Gorlin 1987). Oft werden auch viele der weniger offensichtlichen klinischen Merkmale des Basalzellnävussyndroms übersehen oder sind dem Kliniker nicht geläufig. Auch gibt es eine ganze Reihe von Anomalien, die selten bei Basalzellnävussyndrom angetroffen werden, aber dennoch mit dieser Krankheit assoziiert sind. Diese Anomalien werden in der Klinik oft zufällig entdeckt. Aufgrund präventiver Maßnahmen, die den Verlauf der Erkrankung mildern können, ist es jedoch sehr wichtig, die Krankheit möglichst frühzeitig zu diagnostizieren.

4.4.1 Physikalische Auffälligkeiten

4.4.1.1 Physiognomie

70% der Patienten mit Basalzellnävussyndrom haben sehr charakteristische Gesichtszüge, die schon im Kindesalter auffallen können und Anlass sein sollten, nach weiteren Stigmen der Erbkrankheit zu forschen (Gorlin 1987). Die Patienten haben meist einen vergrößerten Kopfumfang (Makrozephalie) und/oder weit auseinander stehende Augen (Hypertelorismus), eine verbreiterte Nasenwurzel sowie übergroße Unterkiefer, die dem Patienten einen derben Gesichtsausdruck verleihen (Gorlin u. Sedano 1971, Kimonis et al. 1997, Tasanen et al. 1975). Oft hat der Patient prominente Stirnhöcker. Hinzukommen häufig leichte Deformierungen des knöchernen Schädels, welcher dann entweder zu lang (Dolichozephalie), zu kurz (Brachyzephalie) oder asymmetrisch ist. Auffällig können betroffene Kinder auch durch angeborene Augendefekte werden. Mikrophthalmie, angeborene Blindheit aufgrund von Trübungen der Kornea, angeborene oder frühzeitig auftretende Katarakt, Glaukom, Iriskolobom, konvergenter oder divergenter Strabismus sowie Nystagmus wurden bei Patienten mit Basalzellnävussyndrom beschrieben (Evans et al. 1993, Gorlin 1987). Auch Lippen- und/oder Gaumenspalten und andere Abnormalitäten des Gaumens (Kimonis et al. 1997) sind anzutreffen.

4.4.1.2 Körpergröße und -statur

Häufig liegt das Gewicht der von dieser Erbkrankheit betroffenen Neugeborenen etwas über dem Durchschnitt (Evans et al. 1991). Später fallen die betroffenen Patienten dann im Gegensatz zur Normalbevölkerung sehr häufig durch Großwuchs auf. Sie sind auch im Allgemeinen größer als ihre gleichgeschlechtlichen Geschwister. Manche Patienten können eine gigantische Körpergröße erreichen (Bale et al. 1991, Kimonis et al. 1997). Diese Merkmale wurden lange Zeit trotz ihrer Prominenz bei Patienten mit Basalzellnävussyndrom übersehen.

Skoliose wird bei Patienten mit Basalzellnävussyndrom in etwa 30–40% der Fälle beobachtet (Gorlin 1987; Kimonis et al. 1997). Über das Auftreten von Spina bifida occulta bei den Patienten gibt es sehr unterschiedliche Angaben. Gemäß einer neuen, umfangreichen Studie treten diese Missbildung wahrscheinlich bei 19% der Patienten auf (Kimonis et al. 1997). Auch die Angaben über Missbildungen der kleinen Knochen der Hände und Füße wie Syndaktylie (3–24%) und Polydaktylie (3–4%) sind variabel. Sie sind jedoch bei den Patienten häufiger anzutreffen als in der Normalbevölkerung (Kimonis et al. 1997, Shanley et al. 1994). Bei ungefähr 12–23% der Patienten sind Deformitäten des Brustkorbs vorhanden, und etwa 4–11% der Patienten mit Basalzellnävussyndrom haben eine Fehlbildung des Schultergürtels mit Hemmung der Deszension der Schulterblattanlage (Sprengel-Deformität) (Evans et al. 1991, Kimonis et al. 1997).

4.4.2 Auffälligkeiten der Haut

4.4.2.1 Basaliome

Gewöhnlich treten sporadische Basaliome ab der 5. Lebensdekade auf, und nur selten entstehen sie bereits im Kindes- und Jugendalter. Basaliome des Basalzellnävussyndroms dagegen entwickeln sich bei den meisten Patienten um das 20. Lebensjahr. Schon bei 2-jährigen Kindern mit Basalzellnävussyndrom werden Basaliome diagnostiziert (Gilhuus-Moe et al. 1968).

Das Erscheinungsbild von Basaliomen bei Basalzellnävussyndrom kann sehr unterschiedlich sein (s. auch Kapitel 4.5.1 „Pathologie"). In vielen Fällen fallen jüngere Patienten zunächst durch rosa oder blass-braune Papeln auf, die an Nävi, Hämangiome oder kleine Milien um Augen und Nase erinnern. Obwohl anfänglich meist harmlos, können sie auch als große, aggressive Tumoren imponieren. Der Patient kann tausende dieser Tumoren entwickeln, welche prinzipiell an jeder Körperstelle auftreten können. Verschiedene Studien zeigen jedoch, dass sie sich besonders an denjenigen Körperstellen entwickeln, die dem Sonnenlicht ausgesetzt sind, d.h. häufig werden sie im Gesichts- oder Halsbereich gefunden (Kimonis et al. 1997) (Abb. 4.1). Die Wahrscheinlichkeit, Basaliome zu entwickeln, steigt mit zunehmendem Alter der Patienten. Im Alter von 21,5 Jahren haben bereits bis zu 50% der hellhäutigen Patienten mit Basalzellnävussyndrom ihr erstes Basaliom. Die Fre-

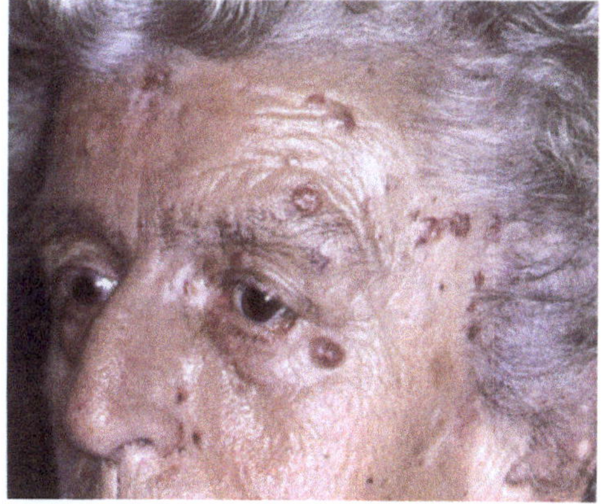

Abb. 4.1. Multiple Basaliome bei einer Patientin mit Basalzellnävussyndrom. Mit freundlicher Genehmigung von Professor G. Plewig, Klinik und Poliklinik für Dermatologie und Allergologie der Ludwig-Maximilians-Universität München

quenz kann auf bis 90% im 35. Lebensjahr und auf 97% nach dem 40. Lebensjahr in der weißhäutigen Bevölkerung ansteigen (Tabelle 4.1).

4.4.2.2 Palmoplantare Keratosen („Pits")

Ein weiteres wichtiges Symptom des Patienten mit Basalzellnävussyndrom, welches schon bei Kleinkindern auffällig sein kann, ist das Auftreten einer palmoplantaren Keratose, den so genannten „Pits" (Tabelle 4.1). „Pits" sind grübchenartige Vertiefungen der Haut und treten bei Patienten mit Basalzellnävussyndrom an den Handinnenflächen sowie an den Fußsohlen auf. Ein Übergreifen der grübchenförmigen Einsenkungen auf die Fingerkanten und -streckseiten ist nicht ungewöhnlich.

„Pits" können schon bei Kleinkindern mit Basalzellnävussyndrom beobachtet werden. Ein Patient mit Basalzellnävussyndrom hat eine Wahrscheinlichkeit von 87%, diese Hautdefekte zu entwickeln (Kimonis et al. 1997).

4.4.2.3 Sonstige Auffälligkeiten der Haut

Größere, häufig multiple Epidermoidzysten und kleine Milien, welche winzige, besonders im Gesicht auftretende Epidermoidzysten darstellen sowie Komedonen (Mitesser) und Chalazia (Hagelkörner) werden bei bis zu 50% der Patienten mit Basalzellnävussyndrom beschrieben (Anderson et al. 1967; Gorlin u. Sedano 1971; Leppard 1983).

4.4.3 Kieferzysten

Zysten im Kieferbereich sind normalerweise relativ selten in der Normalbevölkerung anzutreffen. Sie sind dagegen eines der Hauptsymptome des Basalzellnävussyndroms und werden histologisch als odontogene Keratozysten beschrieben (Gorlin 1987). Kieferzysten können schon bei Kleinkindern mit Basalzellnävussyndrom Probleme erzeugen, da sie das normale Zahnwachstum stören können. Die 4 in Tabelle 4.1 aufgelisteten Studien belegen, dass bis zu 92% aller Patienten Kieferzysten haben (Tabelle 4.1) (Evans et al. 1993; Kimonis et al. 1997; Lo Muzio et al. 1999; Shanley et al. 1994). Die Wahrscheinlichkeit, eine Kieferzyste zu entwickeln, steigt zwar mit zunehmendem Alter der Patienten an, sie liegt jedoch im Alter von 20 Jahren schon bei fast 75% (Kimonis et al. 1997). Die Zysten, welche häufig verkalken, werden oft zufällig bei einer zahnärztlichen Routineuntersuchung entdeckt. Kieferzysten treten sowohl im Unter- als

auch im Oberkiefer auf, sie können bi- oder unilateral, einzeln oder multipel auftreten, und es wurden 28 solcher Zysten in einem einzelnen Patienten beschrieben (Gorlin 1987; Kimonis et al. 1997). Eine häufige Komplikation ist das Rezidiv der Zyste nach operativer Entfernung.

4.4.4 Radiologische Auffälligkeiten

4.4.4.1 Verkalkungen

Verkalkungen von Anteilen der harten Hirnhaut sind mit einem Auftreten von bis zu 92% bei Patienten mit Basalzellnävussyndrom häufig (Tabelle 4.1). Wie in einer Studie gezeigt wurde, ist dieses Auftreten altersabhängig. So waren Verkalkungen der Großhirnsichel (*Falx cerebri*) bei 37% Patienten <20 Jahre anzutreffen, wogegen diese Auffälligkeit bei 79% der Patienten >40 Jahre gefunden wurde (Kimonis et al. 1997). Gegenüber der Normalbevölkerung fallen etwa 20% der Patienten auch durch Verkalkungen des Kleinhirnzeltes (*Tentorium cerebelli*) auf (Kimonis et al. 1997). Hierzu ist zu sagen, dass Verkalkungen der harten Hirnhaut auch in der Normalpopulation anzutreffen sind. Sie werden bei Patienten mit Basalzellnävussyndrom jedoch gehäuft beobachtet.

Auch eine knöcherne Verbindung zwischen den einzelnen Abschnitten des Türkensattels (*Sella turcica*) wird röntgenologisch oft beobachtet. Diese so genannte Sellabrücke tritt bei 68% der Patienten mit Basalzellnävussyndrom auf, dagegen nur bei 7% der Normalbevölkerung (Kimonis et al. 1997). Nicht selten werden bei den Patienten auch Verkalkungen anderer Körperpartien beobachtet. Berichte über eine Verkalkung intraabdominaler Weichteile sowie über subkutane Kalkablagerungen und Knochenbildungen bei Basalzellnävussyndrom sind in der Literatur häufig anzutreffen (Block u. Clendenning 1963; Murphy 1969; Murphy 1975).

4.4.4.2 Rippen- und Wirbelsäulendefekte

Der Röntgenbefund des kindlichen Skelettsystems kann wichtige Hinweise auf die Krankheit liefern. Die Auswertung von 3 Studien zeigte, dass Rippenanomalien in 32–45% der Patienten mit Basalzellnävussyndrom auftreten (Tabelle 4.1). Bei 26% der Patienten wurden Gabelrippen gefunden (Abb. 4.2) (Kimonis et al. 1997). Gabelrippen sind in der Normalbevölkerung mit <1% extrem selten anzutreffen (Kimonis et al. 1997). Andere Rippenabnormalitäten umfassen fusionierte, hypo- oder aplas-

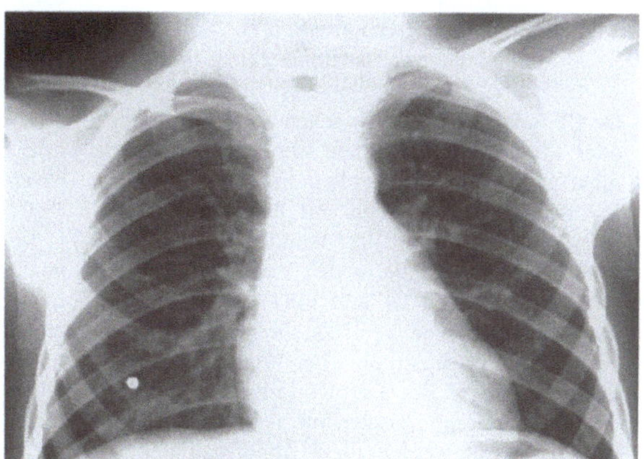

Abb. 4.2. Symptom bei Basalzellnävussyndrom: Gabelrippe. Die Lokalisation der Gabelrippe wurde für die Röntgenaufnahme mit einem Bleikügelchen markiert (4. Rippe rechts). Mit freundlicher Genehmigung von Priv.-Doz. Dr. H. Hahn, Kinderklinik und Poliklinik der Technischen Universität München

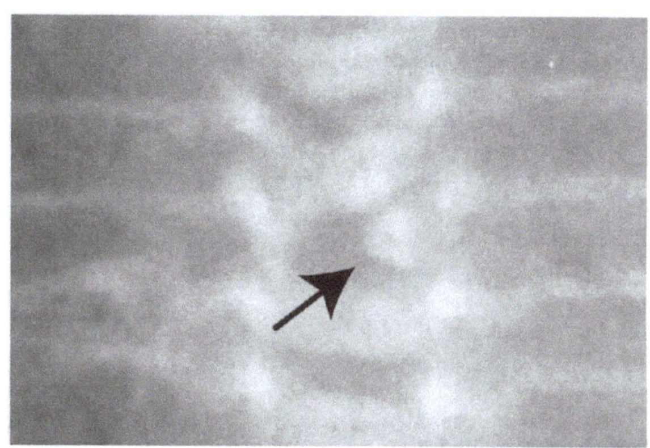

Abb. 4.3. Symptom bei Basalzellnävussyndrom: Halbwirbel eines Neugeborenen. Mit freundlicher Genehmigung von Priv.-Doz. Dr. H. Hahn, Kinderklinik und Poliklinik der Technischen Universität München

tische Rippen. Rippenanomalien werden daher heute zu den Hauptkriterien eines Basalzellnävussyndroms gezählt. Die Diagnose eines solchen Defekts kann daher v. a. in pädiatrischen Disziplinen wegweisend für eine vorliegende Erkrankung sein. Auch Deformitäten der Wirbelsäule sind bei Patienten mit Basalzellnävussyndrom häufig. So haben 15% der Patienten Halbwirbel (Abb. 4.3) und 10% der Patienten Wirbelkörperfusionen (Kimonis et al. 1997).

4.4.4.3 Extremitätenanomalien

Neben den schon beschriebenen Missbildungen der Extremitäten, die auch ohne radiologische Untersuchungen auffällig sind (Syn- oder Polydaktylie, s. auch Kapitel 4.4.1.2 „Körpergröße und -statur"), werden bei der radiologischen Untersuchung bei 30–46% der Basalzellnävussyndrompatienten zystenartig erscheinende, hypodense Areale der kleinen Hand- und Fußknochen gefunden (Dunnick et al. 1978, Kimonis et al. 1997). Solche Veränderungen sind in der Normalbevölkerung sehr selten anzutreffen. Deshalb wird dieser Befund heute teilweise als diagnostischer Parameter für das Basalzellnävussyndrom verwendet (Kimonis et al. 1997). Über eine erhöhte Inzidenz von Verkürzung des 4. Mittelhandknochens (Brachymetakarpalismus oder Metakarpalzeichen) bei Patienten mit Basalzellnävussyndrom gibt es in der Literatur sehr unterschiedliche Angaben. So werden Zahlen zwischen 10% und 45% angegeben (Evans et al. 1993, Gorlin 1987, Kimonis et al. 1997). Diese Deformitätshäufigkeit liegt jedoch nicht signifikant über dem Durchschnitt der Normalbevölkerung (10%) (Gorlin 1987, Kimonis et al. 1997).

4.4.4.4 Anomalien von Hirnstrukturen im Computertomogramm (CT) und Magnetresonanztomogramm (MRT)

Da CT- oder MRT-Studien selten an Neugeborenen oder Kindern vorgenommen werden, soweit diese nicht an Hirntumoren leiden, sind Angaben über Hirndefekte bei Patienten mit Basalzellnävussyndrom sehr dünn gesät. 1997 konnte jedoch in einer groß angelegten Studie in den Vereinigten Staaten mittels Einsatz von CT und MRT gezeigt werden, dass asymmetrische Ventrikel bei 24%, eine allgemeine zerebrale Atrophie bei 10% und Agenesie oder Dysgenesie des Corpus callosums bei 10% der Patienten mit Basalzellnävussyndrom vorliegen. Insgesamt werden diese Abnormalitäten bei 43% der Patienten gefunden (Kimonis et al. 1997).

Auch das Auftreten von mentalen Defekten wird in der Literatur erwähnt. So wurde in einer französischen Studie der neurologische Status von 18 Patienten mit Basalzellnävussyndrom erfasst, und 1/3 der Patienten zeigte leichte bis erhebliche geistige Retardierung (de Kersaint-Gilly et al. 1985).

4.4.5 Tumoren

4.4.5.1 Basaliome

Siehe Kapitel 4.4.2.1 „Basaliome".

4.4.5.2 Ovarialfibrome

Ein weiterer, relativ häufiger Tumor bei Patienten mit Basalzellnävussyndrom ist das Ovarialfibrom, das mit einer Häufigkeit zwischen 14% und 24% auftritt. In einer Studie in den Vereinigten Staaten wurden bei 18,5% der vom Basalzellnävussyndrom belasteten Frauen im Alter von >30 Jahre Ovarialfibrome diagnostiziert (Kimonis et al. 1997). Diese Tumoren sind normalerweise völlig asymptomatisch und werden häufig erst dann diagnostiziert, wenn sie zu Komplikationen führen. Sie können beispielsweise durch Stieldrehung zu Infarzierung des Ovars führen, was eine Operation erzwingt. Ovarialfibrome können auch schon bei Jugendlichen mit Basalzellnävussyndrom auftreten (Kimonis et al. 1997).

4.4.5.3 Medulloblastome

Der fatalste Tumor, der mit Basalzellnävussyndrom assoziiert wird, ist das Medulloblastom (Tabelle 4.1), das bei rund 1–5% der jüngeren Patienten mit Basalzellnävussyndrom beobachtet wird (Evans et al. 1991; Evans et al. 1993; Kimonis et al. 1997; Shanley et al. 1994).

In den 80er Jahren wurde die hohe Inzidenz von Medulloblastomen bei Patienten mit Basalzellnävussyndrom realisiert. Eine erste Studie berichtete von Medulloblastomen bei 20% von Basalzellnävussyndrompatienten (Chan u. Little 1983). 8 Jahre später wurde dieser hohe Prozentsatz revidiert, und heute ist bekannt, dass bis zu 5% der Patienten mit Basalzellnävussyndrom diesen Hirntumor entwickeln (Evans et al. 1991). Es wird angenommen, dass Medulloblastome, die mit Basalzellnävussyndrom assoziiert sind, früher auftreten als sporadische Medulloblastome (Lacombe et al. 1990). Sporadische Medulloblastome treten meist zwischen dem 7. und 20. Lebensjahr auf (Roberts et al. 1991), wogegen Basalzellnävussyndrompatienten Medulloblastome in einem Alter von 2–7 Jahren entwickeln.

4.4.5.4 Andere Tumoren und Symptome

Basierend auf über 250 Literaturberichten hat Gorlin Abnormalitäten identifiziert und beschrieben, die sehr selten bei Basalzellnävussyndrom angetroffen werden, aber dennoch mit dieser Erbkrankheit assoziiert werden (Gorlin 1987; Gorlin 1995; Gorlin u. Goltz 1960; Gorlin u. Sedano 1971). Sie sollen an dieser Stelle kurz erörtert werden.

In der Normalbevölkerung werden Herzfibrome extrem selten angetroffen. Das Auftreten dieses Tumors wurde mit Basalzellnävussyndrom in Verbindung gebracht. Herzfibrome werden bei diesen Patienten zufällig entdeckt oder aber auch bei vorliegender familiärer Belastung gezielt über Ultraschall diagnostiziert. Dieser Tumor kann asymptomatisch sein, er kann aber auch zu kardialen Symptomen führen, die eine Resektion unvermeidlich werden lassen. Nicht selten sind diese Tumoren jedoch wegen ihrer Lokalisation inoperabel.

Auch Tumoren der gestreiften Muskulatur, wie embryonale Rhabdomyome und Rhabdomyosarkome, werden mit Basalzellnävussyndrom assoziiert, obwohl es in der Literatur nur wenig Hinweise auf das Zusammentreffen dieser Tumoren mit Basalzellnävussyndrom gibt (Beddis et al. 1983, Dahl et al. 1976, Schweisguth et al. 1968). Interessanterweise werden diese Tumoren gehäuft in murinen Tiermodellen für das Syndrom angetroffen (s. Kapitel 4.8.3 „Studien an murinen Tiermodellen").

Darüber hinaus werden Meningiome mit Basalzellnävussyndrom in Verbindung gebracht. Aufgrund der Berichte in der Literatur wird geschätzt, dass Meningiome bei 5% der Patienten mit Basalzellnävussyndrom auftreten (Kimonis et al. 1997).

Das Syndrom wurde weiterhin mit einer erhöhten Inzidenz von verschiedenen anderen neoplastischen Läsionen assoziiert. So wurden Ameloblastome, Kraniopharyngeome, Leiomyome, renale Fibrome, benigne Mesenchymome, Adenome der Nebenniere sowie Melanome und Neurofibrome beobachtet (Gorlin 1987). Auch Non-Hodgkin Lymphome, chronisch lymphatische Leukämie, Brust-, Nieren- und Lungenkarzinome sind bei Patienten mit Basalzellnävussyndrom anzutreffen (Shanley et al. 1994). Eine statistische Assoziation mit dem Syndrom ist jedoch noch nicht bewiesen.

Mesenterialzysten werden meist zufällig entdeckt, weil sie bei den meisten Patienten asymptomatisch sind (Gorlin 1987).

Auch das Auftreten von Bronchialzysten wurde bei Patienten mit Basalzellnävussyndrom beschrieben. Diese Patienten werden meist durch Dyspnoe auffällig (Evans et al. 1993, Totten 1980). Ovarialzysten, die ebenfalls bei Patientinnen mit Basalzellnävussyndrom beobachtet werden, sind oft in der Normalbevölkerung anzutreffen. Daher sind sie kein anerkanntes Kriterium für das Basalzellnävussyndrom. Bei männlichen Patienten kann Hypogonadismus, Kryptorchismus, Gynäkomastie oder spärliche Gesichts- oder Körperbehaarung vorliegen (Gorlin 1987, Kimonis et al. 1997).

4.4.6 Komplikationen

Obwohl das Basalzellnävussyndrom oft keine akut lebensbedrohliche Erkrankung ist, kann sich die Symptomatik im Lauf der Zeit verschlimmern. Basaliome sind meist gutartig und richten durch ihr langsames, verdrängendes Wachstum und geringe Gewebezerstörung wenig Schaden an. Sie können jedoch durch schnelles, infiltrierendes und aggressives Wachstumsverhalten zu einer erheblichen Gewebedestruktion führen und ein hohes Rezidivrisiko mit sich führen. Destruktiv wachsende Basaliome können einen tödlichen Ausgang nehmen, wenn sie beispielsweise das Gehirn infiltrieren (Ko et al. 1992, Long et al. 1993). Metastasierung von Basaliomen stellt eine seltene Komplikation dar, die, bezogen auf die Gesamtzahl der Basaliome,

mit einer Häufigkeit von 0,0028–0,4% auftritt (Amonette et al. 1981, Miller 1991, Safai u. Good 1977, Tavin et al. 1995, von Domarus u. Stevens 1984). Prädisponierende Faktoren für Metastasierung sind rezidivierende Verläufe sowie Vernachlässigung des Hautbefunds durch den Patienten. Letzteres kann zu gigantischen Tumoren führen, was eine Metastasierung begünstigen kann, da sich die Metastasierungstendenz von Basaliomen proportional zur Tumorgröße verhält (Sahl et al. 1994).

Kieferzysten sind selten symptomatisch. Aber auch sie können sich vergrößern und zu Zahnverlust führen, falls sie nicht rechtzeitig entdeckt werden. Selbst ernsthaftere Komplikationen wie pathologische Kieferfrakturen oder Perforationen in die Nebenhöhlen wurden beschrieben (Gorlin 1987, Southwick u. Schwartz 1979). Es gibt auch Berichte, dass sich Ameloblastome und Plattenepithelkarzinome auf dem Boden einer Kieferzyste entwickeln können (Gorlin 1987).

Einen besonders tragischen Verlauf kann die postoperative Behandlung eines Medulloblastoms bei Patienten mit Basalzellnävussyndrom nehmen. Nicht selten entwickelt der Patient unter therapeutischer Bestrahlung eines Medulloblastoms sekundär mit einer kurzen Latenzzeit weitere intrakraniale Tumoren (Evans et al. 1991, Kimonis et al. 1997). Auch kann das Auftreten von Hunderten von Basaliomen in der bestrahlten Region ohne familiäre Vorbelastung des Kinds der erste Hinweis auf ein vorliegendes Basalzellnävussyndrom sein.

4.5 Pathologie und Laborbefunde

4.5.1 Pathologie

4.5.1.1 Basaliome

Basaliome sind Tumoren, die eine eigentümliche Mittelstellung zwischen benignen und malignen Tumoren einnehmen. Wie bösartige Geschwülste zeigen sie örtliche Infiltrations- und Destruktionsneigung. Sie metastasieren jedoch so gut wie nie, und der Patient entwickelt auch keine tumorbedingte Kachexie. Basaliome werden auch manchmal in der Literatur

- als „semimaligne Epitheliome",
- als „Basalzellepitheliome" oder auch
- als „Basalzellkarzinome" bezeichnet. Von „Basalzellkarzinom" stammt auch der Terminus

„nevoid basal cell carcinoma syndrome", welcher in der englischen Sprache für das Basalzellnävussyndrom verwendet wird.

An dieser Stelle soll gesagt werden, dass der Begriff „Basalzellnävus" für die Erkrankung nicht ganz korrekt ist. Er beschreibt nämlich eine allgemeine Fehlbildung der Haut, die durch übermäßige Entwicklung der Hautbasalzellen entsteht. Basaliome stellen nur eine Variante des Basalzellnävus dar.

Heute ist die Auffassung verbreitet, dass sich Basaliome aus pluripotenten so genannten epithelialen Stammzellen bilden. Diese Stammzellen werden in Haarfollikeln gefunden, und es gibt Hinweise, dass Basaliome aus Zellen der äußeren Wurzelscheide und/oder der Balgregion der Haarfollikel entstehen (Cotsarelis et al. 1990, Kruger et al. 1999).

Es gibt verschiedene Klassifikationen von Basaliomen. Hier soll die von Goldberg (1996) beschriebene Klassifikationen vorgestellt werden, nach welcher es 3 klinische Hauptformen von Basaliomen gibt:

- die *nodulären*,
- die *superfiziellen* und
- die *infiltrativen* Basaliome, die zusätzlich in
  - *sklerodermiforme* und
  - *nichtsklerodermiforme* Basaliome unterteilt wird.

Noduläre Basaliome bilden Konglomerate, die von der Epidermis ausgehen. Charakteristisch sind Teleangiektasien, die als oberflächliche, dilatierte Kapillaren zu erkennen sind. Diese Basaliome wachsen langsam und zeigen typischerweise Episoden von Blutungen und schmerzloser Ulzeration. Gelegentlich ist auch eine Braun- bis Schwarzfärbung durch verstärkte Pigmentbildung der Melanozyten anzutreffen. Einige noduläre Basaliome können durch zentrale Degeneration der Tumorzellkonglomerate zystisch erscheinen.

Superfizielle oder *oberflächliche* Basaliome imponieren als Herde, die sich überwiegend oberflächlich und breitflächig auf der Haut ausbreiten. Infolge der häufigen Lokalisation am Stamm werden sie auch „Rumpfhautbasaliome" genannt. Die Tumoren sind rot, leicht faltig und mit kleinen Ulzerationen versehen. Klinisch kann ein solches Basaliom einer subakuten oder chronischen Dermatitis, einer aktinischen Keratose oder einem *Morbus Bowen* ähnlich sehen.

Infiltrative sklerodermiforme Basaliome zeigen eine ausgeprägte Fibrosierung des Tumorstromas und erscheinen daher weiß oder gelblich. Ihre Sichtbarkeit hängt vom Grad der Fibrosierung ab. Häufig werden diese Basaliome durch Druck mit einem Glasspatel besser sichtbar. Sie ulzerieren oder bluten selten. Sie sind flach und überschreiten die klinisch sichtbaren Tumorgrenzen.

Die *infiltrativen nichtsklerodermiformen* Basaliome unterscheiden sich von letzteren durch fehlende Farbveränderungen, da keine oder eine nur schwache fibrotische Reaktion stattfindet. Diese Tumoren können daher lange Zeit proliferieren und sehr groß werden, bevor sie erkannt werden können.

Diese verschiedenen Basaliomtypen können alle bei Patienten mit Basalzellnävussyndrom auftreten, und ungefähr 1/3 der Patienten hat mehrere Typen gleichzeitig (Gorlin 1987, Mason et al. 1965).

4.5.1.2 Pits

Histologisch sind „Pits" Defekte der epidermalen Hornschicht, die mit einer Verschmälerung der übrigen Hautschichten einhergehen. Das Stratum corneum und das Stratum granulosum sind ausgedünnt, das darunter befindliche Epithel ist ungewöhnlich vermehrt und weist Ähnlichkeiten zu Basaliomen auf (Hashimoto et al. 1972, Howell u. Freeman 1980). Es wird daher angenommen, dass „Pits" eine Art *Carcinoma in situ* oder eine frustrane Form des Basalioms darstellen. Daher ist es nicht verwunderlich, dass sich in manchen Fällen aus diesen Pits richtige Basaliome entwickeln (Taylor u. Wilkins 1970). Ein Beispiel ist ein Patient, der mit 5 Jahren aufgrund von Basalzellnävussyndrom radiotherapeutisch behandelt wurde. Er entwickelte multiple Basaliome an den Handinnenflächen sowie an den Handrücken nach einer Latenzzeit von 23 Jahren (Golitz et al. 1980).

4.5.1.3 Epidermoidzysten

Histologisch gleicht die Auskleidung der Epidermoidzyste der Epidermis. Der Inhalt besteht aus dicht gepackten Hornmassen und Cholesterin. Die Zystenwand wird unter zunehmendem Binnendruck atrophisch, wodurch die Zyste zerstört oder resorbiert wird. Die Epithelreste können dann pseudoepitheliomatös proliferieren. Eine maligne Entartung solcher Zysten ist jedoch nicht häufig anzutreffen.

4.5.1.4 Kieferzysten

Odontogene Keratozysten entwickeln sich entweder aus einer follikulären Zyste, die ihren Ursprung im Schmelzepithel hat, oder entstehen ohne erkennbaren Zusammenhang mit einer Zahnanlage. Die

Zyste wird von einem dünnen, etwa 6–8 Zellen dicken, parakeratotisch oder orthokeratotisch verhornenden Plattenepithel ausgekleidet und besitzt eine dünne fibröse Kapselwand. Charakteristisch für diese Zysten sind kleine Tochterzysten, die häufig in der Zystenwand anzutreffen sind. Auch Verkalkungen der Zysten wurden beschrieben (Cotten et al. 1982). Odontogene Keratozysten können eine erhebliche Größe erreichen und somit destruktives Potenzial haben. Oft zwingen sie den Patienten, sich einer Operation zu unterziehen. Die hohe Rezidivrate (bis zu 60%) dieser Keratozysten bei unvollständiger Entfernung ist für die betroffene Person äußerst unangenehm.

4.5.1.5 Hypodense Areale der Hand- und Fußknochen

Diese pseudozystischen Läsionen ähneln einem Hamartom, denn sie bestehen aus Bindegewebe, Blutgefäßen und Nerven (Gorlin 1987, Miller u. Cooper 1972).

4.5.1.6 Ovarialfibrome

Ovarialfibrome führen selten zu Infertilität und entarten sehr selten. Histologisch werden typischerweise spindelartige, fibroblastenähnliche Zellen gefunden, die Kollagenfasern produzieren. Hämorrhagien, Nekrosen, Verkalkungen und Zystenbildung sind in diesen Tumoren anzutreffen.

4.5.1.7 Medulloblastome

Das Medulloblastom zählt zu den primitiven neuroektodermalen Tumoren und entsteht im Kleinhirn oder im Dach des IV. Ventrikels. Häufig kommt es dadurch zu Abflussbehinderungen des Liquors.

Dieser rasch wachsende Tumor kann Metastasen auf dem Ependym der Hirnkammern und/oder in den weichen Häuten des Gehirns und des Rückenmarks absiedeln. Manchmal wird eine diffuse, an eine Sarkomatose der weichen Hirnhäute erinnernde Metastasierung beobachtet. 5% der Medulloblastome metastasieren auch systemisch, wobei dann vorwiegend die Knochen betroffen sind (Farwell et al. 1984).

4.5.2 Laborbefunde

Anerkannte Angaben über auffällige Laborbefunde bei Basalzellnävussyndrom sind kaum vorhanden. Ursprünglich wurde aufgrund der häufig zu beobachtenden Verkalkungen von Zysten und der Falx cerebri vermutet, dass eine Beziehung zwischen Basalzellnävussyndrom und Pseudohypoparathyreoidismus besteht.

Pseudohypoparathyreoidismus beruht auf einer Störung der Phosphatausscheidung, die durch Resistenz des peripheren Gewebes gegenüber Parathormon zustande kommt.

- Bei Typ I wird zwar genügend und funktionelles Parathormon gebildet, aber es besteht ein Mangel an cAMP, was zu einer Resistenz des Endorgans führt.
- Beim Typ II wird genügend cAMP gebildet, aber die Anwort des Endorgans bleibt aus.

Diese Formen des Pseudohypoparathyreoidismus gehen mit Verkalkungen und weiteren Stigmen wie Verkürzungen von Mittelhand- oder Mittelfußknochen oder Linsentrübung einher. In verschiedenen Untersuchungen wurde eine verminderte Reaktion der Patienten mit Basalzellnävussyndrom auf Parathormon im Phosphaturietest beobachtet (Aurbach et al. 1970; Block u. Clendenning 1963). Der Phosphaturietest (Ellsworth-Howard-Test) beruht auf einer quantitativen Bestimmung der Phosphatausscheidung im Urin vor und nach i.-v.-Injektion von Parathormon. Normalerweise steigt die Phosphatausscheidung danach um das 5- bis 6-Fache des Ausgangswerts. Bei Pseudohypoparathyreoidismus bleibt die Steigerung der Phosphataussscheidung im Urin dagegen aus.

Aufgrund der verminderten Reaktion der Patienten mit Basalzellnävussyndrom wurde zunächst angenommen, dass dieses Syndrom mit Pseudohypoparathyreoidismus vergesellschaftet ist. Dies wurde jedoch in anderen Studien widerlegt, nachdem auch die Ausscheidung von cAMP in den Patienten gemessen worden war (Murphy 1969, Murphy 1975). Heute ist man der Auffassung, dass Basalzellnävussyndrom und Pseudohypoparathyreoidismus nichts miteinander zu tun haben.

Allgemeiner Großwuchs mit teilweise akromegalen Zügen ist ein beeindruckendes Merkmal von Patienten mit Basalzellnävussyndrom (s. Kapitel 4.4.1.2 „Körpergröße und -statur"). Der Mechanismus hierfür ist unbekannt. Daher wurden die Werte von verschiedenen wachstumsfördernden Faktoren wie beispielsweise IGF-1 untersucht. Die Befunde zeigten jedoch keine Abweichungen von der Norm (Wicking u. Bale 1997).

4.6 Klassische Diagnostik

4.6.1 Diagnostische Kriterien

Die Merkmale des Basalzellnävussyndroms sind 1987 von Gorlin zusammengestellt worden (Gorlin 1987) und in den 90er Jahren zu einem diagnostischen System weiterentwickelt worden. Es gibt 2 Kategorien von Kriterien, welche als

- Haupt- und
- Nebenkriterien

bezeichnet werden. Zwar gibt es unterschiedliche Meinungen über die Einstufung von Symptomen in die beiden Kategorien, aber über die Anzahl diagnostischer Kennzeichen die vorliegen müssen, um die untersuchte Person als Patient mit Basalzellnävussyndrom einzustufen, herrscht allgemeines Einvernehmen (Evans et al. 1993, Kimonis et al. 1997, Shanley et al. 1994). Die Diagnose eines Basalzellnävussyndroms wird gestellt, wenn der Patient 2 Hauptkriterien oder 1 Hauptkriterium und zusätzlich 2 Nebenkriterien aufweist. Hier werden die diagnostischen Kriterien nach Kimonis et al. (1997) aufgelistet (Tabelle 4.2).

Als Hauptkriterien gelten:
- das Vorliegen von 2 Basaliomen oder 1 bestehendes Basaliom, welches unter dem 20. Lebensjahr auftritt;
- histologisch bestätigte odontogene Keratozysten;
- 3 oder mehr palmoplantare Pits;
- bilamelläre Verkalkung der *Falx cerebri*;
- Gabelrippen oder andere Rippendefekte;
- Verwandte(r) I. Grads mit Basalzellnävussyndrom.

Nebenkriterien sind:
- Makrozephalie, wobei der Kopfumfang 2 Standardabweichungen über dem Mittelwert liegt und auf Alter, Geschlecht und Körpergröße standardisiert werden muss,
- angeborene Gesichtsanomalien wie Lippen- oder Gaumenspalte, starkes Hervortreten der Stirn, derbes Gesicht, moderater bis starker Hypertelorismus;
- weitere skelettale Abnormalitäten wie Sprengel-Deformität, betonte Deformierungen des Brustkorbs, auffällige Syndaktylie der Finger oder Zehen;
- radiologische Auffälligkeiten wie Sellabrücke, Wirbelanomalien, knöcherne Anomalien oder zystenartige Veränderungen der Hände und Füße;
- Ovarialfibrome;
- Medulloblastome.

Bei Neugeborenen ohne Familiengeschichte ist die Diagnose dieser Krankheit extrem schwierig. Auch wenn der Kliniker die Differenzialdiagnose „Basalzellnävussyndrom" bei einem Kind mit vergrößertem Kopfumfang in Erwägung ziehen mag, sind doch bei den meisten Neugeborenen nur sehr wenige Anzeichen dieser Krankheit vorhanden. Oft fallen dem Kliniker nur die Befunde des Skelettsystems auf. Erschwert wird die Diagnose auch durch starke intra- sowie interfamiliäre phänotypische Unterschiede. Manche Symptome der Krankheit werden zwar von Generation zu Generation weitervererbt, aber dies stellt doch eher eine Ausnahme dar (Kimonis et al. 1997). Es ist anzunehmen, dass sich die Diagnose des Basalzellnävussyndroms bei Neugeborenen durch die Verfügbarkeit neuer Tests verbessern wird (s. Kapitel 4.9 „Molekulare Diagnostik").

Tabelle 4.2. Diagnostische Kriterien für Basalzellnävussyndrom nach Kimonis et al. (1997), Bestätigung der Diagnose beim Vorliegen von 2 Hauptkriterien oder 1 Hauptkriterium und zusätzlich 2 Nebenkriterien

Hauptkriterien	Nebenkriterien
1. >2 Basaliome	1. Makrozephalie
2. 1 Basaliom <20 Jahre	2. Angeborene Missbildungen (Lippen- oder Gaumenspalte, Stirnhöcker, derbes Gesicht, Hypertelorismus, Sprengel-Deformität, starke Deformierungen des Brustkorbs, Syndaktylie der Finger)
3. Odontogene Kieferzysten	
4. >3 palmare oder plantare Pits	
5. Bilamelläre Verkalkung der Falx cerebri	3. Radiologische Auffälligkeiten (Sellabrücke, Wirbeldefekte, Knochendefekte der kurzen Knochen der Hände und Füße)
6. Rippendefekte (Gabelrippen oder andere Rippendefekte)	
7. Verwandter I. Grads mit Basalzellnävussyndrom	4. Medulloblastom
	5. Ovarialfibrom

4.6.2 Differenzialdiagnose

Aufgrund der Vielzahl der Symptome sowie deren variabler Penetranz müssen bei der Diagnose eines Basalzellnävussyndroms eine Reihe von Erkrankungen ausgeschlossen werden. Hier sei nur auf die Differenzialdiagnose der Basaliome und der Kieferzysten, die 2 Hauptkriterien des Syndroms darstellen, hingewiesen.

Das Basalzellnävussyndrom gehört zu hereditären Erkrankungen, welche mit dem Auftreten von multiplen Basaliomen einhergehen und daher Basaliomatosen genant werden. Hierzu gehören neben dem Basalzellnävussyndrom

- das *Bazex-Dupré-Christol-Syndrom*,
- das *Rombo-Syndrom*,
- der *okulokutane Albinismus* und
- das *Xeroderma pigmentosum*.

Da sich diese Erkrankungen in anderen Symptomen stark vom Basalzellnävussyndrom unterscheiden, ist die Differenzialdiagnose einfach. So treten bei *Bazex-Dupré-Christol-Syndrom* eine kongenitale generalisierte spärliche Behaarung (Hypotrichose) sowie Hautatrophien (follikuläre Atrophodermie) auf (Herges et al. 1993). Das *Rombo-Syndrom* unterscheidet sich vom Basalzellnävussyndrom durch Zyanose und stecknadelkopfgroße, meist follikuläre Einsenkungen an den Wangen (Athrophodermia vermiculata) (Michaelsson et al. 1981). Der *okulokutane Albinismus* geht mit Hypopigmentierung der Haut, Haare und Augen einher. Patienten mit *Xeroderma pigmentosum* haben verschiedene Hautdefekte und/oder Pigmentstörungen, die differenzialdiagnostisch von Symptomen des Basalzellnävussyndrom abgegrenzt werden müssen. So entstehen bei *Xeroderma pigmentosum* durch die UV-Komponente der Sonnenstrahlen innerhalb des 1. Lebensjahrs entzündliche Hautveränderungen, die später in bräunlich-rote Pigmentflecken und Teleangiektasien übergehen. Eine Entartung dieser Hautdefekte in Basaliome oder maligne Hauttumoren ist möglich.

Eventuell muss auch die *Neurofibromatose 1 (Morbus von Recklinghausen)* differenzialdiagnostisch abgegrenzt werden. *Neurofibromatose 1* geht mit Tumoren des zentralen Nervensystems und multiplen subkutanen Neurofibromen einher.

Hereditäre Trichoepitheliome mit dominantem Erbgang müssen ebenfalls differenzialdiagnostisch ausgeschlossen werden. Diese Tumoren sind auch als Epithelioma adenoides cysticum bekannt und treten meist im Adoleszenzalter auf. Sie sind vorwiegend an den Nasolabialfalten und an der Ober-lippe lokalisiert und imponieren als hautfarbene Papeln und Knötchen. Obwohl es definierte histopathologische und klinische Kriterien für diese Tumoren gibt, werden sie manchmal mit Basaliomen verwechselt (Headington 1976, Lever u. Schaumberg-Lever 1990).

Es sollte auch an das *Muir-Torre-Syndrom* gedacht werden. Das *Muir-Torre-Syndrom* zeigt einen autosomal-dominanten Erbgang und ist durch das Auftreten von Talgdrüsentumoren charakterisiert. Es können sowohl Talgdrüsenadenome als auch -epitheliome als auch -karzinome auftreten (Cohen et al. 1995). Besonders Talgdrüsenepitheliome können histologisch fließende Übergänge zu Basaliomen zeigen. Das *Muir-Torre-Syndrom* ist mit viszeralen Tumoren, besonders mit Kolonkarzinomen, vergesellschaftet, die nicht mit Basalzellnävussyndrom assoziiert werden (Schwartz u. Torre 1995).

Auch die multiplen selbstheilenden squamösen Epitheliome (*Ferguson-Smith-Syndrom*) zeigen einen autosomal-dominanten Erbgang und können bei Kindern oder Jugendlichen überall an der Haut des Körpers auftreten. Diese multiplen Epitheliome scheinen histologisch eine Variante von Kerathoakanthomen darzustellen. Mit zunehmendem Alter dieser Tumoren kommt es zu Entzündungsreaktionen, die die Rückbildung des Kerathoakanthoms einleiten. Beim Abheilen der Kerathoakanthome bleibt ein narbiger Bindegewebsbezirk mit Bruchstücken von elastischen Fasern zurück (Degos et al. 1964).

Eine jahrelange Arsenexposition kann zu multiplen Basaliomen prädisponieren, die aber erst nach einer Latenzzeit von 10–30 Jahren auftreten (Junge u. Moll 1995). Arsenhaltige Verbindungen wurden früher im Weinbau zur Schädlingsbekämpfung und als Syphilis- und Psoriasistherapeutika eingesetzt. Eine gezielte Anamnese kann hier wertvolle Hinweise liefern.

Zum Auftreten multipler Basaliome in z. T. atypischer Lokalisation kann es auch bei immunsupprimierten Patienten (Cyclosporin A), insbesondere nach Herz- oder Nierentransplantationen kommen.

Basaliome treten auch bei Patienten mit einer idiopathischen CD4-positiven T-Lymphozytopenie auf (Oram et al. 1995). Zunehmend werden Basaliome auch bei HIV-Infektionen beobachtet (Wang et al. 1995).

Beim Auftreten von Kieferzysten sollte an das Krankheitsbild des autosomal-dominant vererbten *Cherubismus* (familiäre fibröse Kieferdysplasie) gedacht werden. *Cherubismus* ist eine ungewöhnliche

Erkrankung, welche mit schmerzloser, fortschreitender und symmetrischer Schwellung der Kiefer einhergeht und dem Patienten einen pausbäckigen Gesichtsausdruck verleiht. Die Krankheit beginnt im Alter von 1–3 Jahren. Nach einer progressiven Phase zeigt diese Erkrankung einen jedoch eher statischen Verlauf, und es kann sogar zur Rückbildung der Symptome kommen.

An dieser Stelle muss auf das *Goltz-Gorlin-Syndrom* aufmerksam gemacht werden, das trotz des ähnlichen Namens sowie gewisser gemeinsamer phänotypischer Merkmale mit dem Gorlin-Goltz-Syndrom (Basalzellnävussyndrom) nichts zu tun hat. Das *Goltz-Gorlin-Syndrom* zeigt einen X-chromosomal-dominanten Erbgang und die Patienten fallen durch eine Fehlentwicklung der Haut auf, die sich schon bei der Geburt in 100% der Patienten als Narben und hernienartige Vorwölbungen bemerkbar macht. Hinzu kommen Wachstumsstörungen der Finger- und Fußnägel, schütterer Haarwuchs, Störungen der Schweißsekretion sowie Skelett-, Kiefer- und Augenanomalien. Letztere Befunde könnten evtl. Anlass zu einer Verwechslung mit dem Basalzellnävussyndrom geben. Wegen der Ähnlichkeit der Namen und schon alleine, um diagnostische Missverständnisse zu vermeiden, sollte das Gorlin-Goltz-Syndrom heute als Basalzellnävussyndrom und das *Goltz-Gorlin-Syndrom* als fokale, dermale Hypoplasie bezeichnet werden (McNamara et al. 1998).

4.7 Genetische Grundlagen des Basalzellnävussyndroms

Das Verhalten der verschiedenen Neoplasmen des Basalzellnävussyndroms ließ einen Defekt in einem Tumorsuppressorgen vermuten. Analog zum *Li-Fraumeni-Syndrom*, das durch Keimbahnmutationen in p53 hervorgerufen wird, oder zum angeborenen Retinoblastom, das aufgrund von Mutationen im Tumorsuppressorgen RB1 entsteht, treten die Basaliome bei Basalzellnävussyndrom multipel auf, sie entstehen, verglichen mit sporadischen Basaliomen, relativ frühzeitig, und sie neigen dazu, sich nach Strahlenexposition nach einer sehr kurzen Latenzperiode zu entwickeln.

Basierend auf der klinischen Verhaltensweise der Basaliome bei Basalzellnävussyndrom haben verschiedene Forscher die Anwendbarkeit des ursprünglich von Knudson vorgeschlagenen „2-Treffer-“ oder „two-hit-"Modells für die Tumorentste-

hung auf das Basalzellnävussyndrom postuliert [s. Bale (1997) und Gorlin (1987) als Übersichtsartikel]. Bei Individuen, die ein mutiertes Allel eines Tumorsuppressorgens geerbt haben („1. Treffer"), entwickeln sich Tumoren nach einem Vorgang, der das noch verbleibende „gesunde" Allel auf somatischer Ebene ausschaltet („2. Treffer"). Dieser „2. Treffer" kann durch einen zufälligen Fehler der DNA-Replikation oder Chromosomensegregation oder aber auch durch die Einwirkung von Umweltfaktoren, wie z. B. Karzinogene oder Sonnenlicht, ausgelöst werden (Knudson 1971). Da bei Patienten mit Basalzellnävussyndrom schon auf somatischer Ebene eine defekte Kopie des Tumorsuppressors vorhanden ist, tritt der Ausfall des 2. Allels und damit der Ausfall beider Allele statistisch gesehen schneller ein als in einer Zelle, die 2 gesunde Allele enthält. Dies bietet eine schlüssige Erklärung dafür, warum die Basaliome bei Basalzellnävussyndrom auch in sehr jungen Patienten auftreten.

4.7.1 Klonierung von PTCH

Nach der Beschreibung des Basalzellnävussyndroms in den späten 50er und in den 60er Jahren (Gorlin u. Goltz 1960; Howell u. Caro 1959) haben mehrere Arbeitsgruppen begonnen, die molekularen Grundlagen dieses Syndroms zu erforschen. Mit Hilfe von Kopplungsanalysen von Familien mit Basalzellnävussyndrom und von assoziierten Tumoren konnte 1992 das Gen für das Syndrom auf Chromosom 9 im Abschnitt 9q22.3–q31 lokalisiert werden (Farndon et al. 1992; Gailani et al. 1992; Reis et al. 1992). Durch ausführlichere Kopplungsanalysen konnte dieser Bereich auf ungefähr 2 cM eingeengt werden (Shanley et al. 1995; Wicking et al. 1994). Interessanterweise handelte es sich hierbei um genau dieselbe Region, die aufgrund von Allelverlust (s. auch Kapitel 4.7.5 „Genetische Veränderungen in sporadischen Basaliomen") in einem großen Prozentsatz sporadischer Basaliome als Kandidatenregion für ein basaliomspezifisches Tumorsuppressorgen identifiziert wurde (Gailani et al. 1992). Die Isolierung des Gens für das Basalzellnävussyndrom erfolgte durch positionelle Klonierung. Hierfür wurden Gene aus der Kandidatenregion isoliert, wofür artifizielle Chromosomenabschnitte in Form von bakteriellen oder Hefeplasmiden verwendet wurden. Das humane Homolog des *Drosophila* Segmentpolaritätsgens *Patched*, PTCH, war eines der Gene, die in dieser Region gefunden wurden (Hahn et al. 1996 b).

Einen anderen Ansatz verwendeten Entwicklungsbiologen, die nach humanen Homologen von *Drosophila patched* suchten (Johnson et al. 1996). Nach Klonierung des humanen Homologs wurde dieses auf Chromosom 9 in die Kandidatenregion für Basalzellnävussyndrom kartiert.

4.7.2 Gen- und Proteinstruktur von PTCH

Das humane PTCH-Gen umspannt eine genomische Region von ungefähr 34 000 Basen und hat 25 kodierende Exons, aus denen das Protein gebildet wird (Hahn et al. 1996b, Xie et al. 1997). Ein zusätzliches Exon, das keine kodierende Funktion hat, ist am 3′-Ende des Gens lokalisiert. Alternatives Spleißen der 3 ersten Exons führt zu 3 unterschiedlichen Gentranskripten (Hahn et al. 1996b). Nur eines dieser Transkripte wurde in der Maus gefunden und wird daher als Hauptform von PTCH angesehen (Goodrich et al. 1997, Johnson et al. 1996). Das reife Haupttranskript kodiert für ein Protein, welches aus 1447 Aminosäuren besteht. Eine Proteinsequenzanalyse von PTCH legt nahe, dass PTCH 12 Transmembrandomänen hat und daher ein membranständiges Protein ist (Johnson et al. 1996). Weiterhin weist das Vorhandensein von Glykosylierungsstellen im PTCH-Protein darauf hin, dass das Protein in der Zellmembran lokalisiert ist. Demzufolge würde das Protein 2 große extrazelluläre Schleifen besitzen, wobei die beiden Termini im Zytoplasma lokalisiert wären (Abb. 4.4). Diese Vermutung, dass PTCH ein membranständiges Protein ist, wird durch Färbungen von Fliegenembryos mit *Patched*-spezifischen Antikörpern bestärkt. Hierdurch konnte das Protein an der Zelloberfläche und auch in endozytischen Vesikeln nachgewiesen werden (Capdevila et al. 1994).

Obwohl PTCH keine ATP-Bindungsstelle besitzt, impliziert die Topologie des PTCH-Proteins mit 12 Transmembrandomänen eine Verwandtschaft zu

der Familie von ABC-Transportern, die ATP-Bindungsstellen haben (ABC steht für „ATP binding cassette") (Doige u. Ames 1993, Saier 1994). Es besteht daher die Möglichkeit, dass PTCH den Transport von kleinen Molekülen reguliert (Goodrich et al. 1996).

Weiterhin weist PTCH Ähnlichkeiten zu einer Klasse von Proteinen auf, die in den Metabolismus und die Homöostase von Cholesterol involviert sind (Carstea et al. 1997, Loftus et al. 1997). So haben bestimmte Abschnitte des PTCH-Proteins Homologien zur HMG-CoA-Reduktase und zum NPC1-Gen (Niemann-Pick C1). Gemeinsames Merkmal all dieser Proteine ist eine Domäne, welche die Rolle eines Sterolsensors (*sterol-sensing domain*) spielt. Während die HMG-CoA-Reduktase eine wichtige Rolle in der Cholesterolsynthese spielt und NPC1 eine wichtige Rolle im intrazellulären Weitertransport von Cholesterol übernimmt, konnte PTCH bisher noch keine definierte Rolle in der Cholesterolhomöostase zugeschrieben werden. Es sind jedoch Anhaltspunkte vorhanden, dass PTCH möglicherweise in diesen Vorgang involviert sein könnte (s. Kapitel 4.11 „Ausblick").

4.7.3 Mutationen in PTCH

Die meisten PTCH-Mutationen, die bisher bei Patienten mit Basalzellnävussyndrom gefunden wurden, resultieren in einem frühzeitigen Abbruch des PTCH-Proteins (Chidambaram et al. 1996, Hahn et al. 1996b, Hasenpusch-Theil et al. 1998, Johnson et al. 1996, Unden et al. 1996, Wicking et al. 1997). Dies sind entweder Basensubstitutionen, welche in einem Stoppkodon resultieren (Nonsense-Mutationen), oder Mutationen, die zu Verschiebungen des Leserasters und damit ebenfalls zum frühzeitigen Abbruch des Proteins führen. Auch Basenveränderungen an den Exon-Intron-Grenzen werden in PTCH beschrieben. Diese Basenveränderungen können zu so genannten Spleißfehlern führen, die dann eine veränderte Proteinstruktur zur Folge haben. Solche Spleißfehler machen ungefähr 10% der Mutationen beim Basalzellnävussyndrom aus (Smyth et al. 1998; Wicking et al. 1997). Es wird auch von Basensubstitutionen in PTCH berichtet, welche in der Proteinsequenz zum Austausch einzelner Aminosäuren führen (Wicking et al. 1997). Diese Art der Mutation wird Missense-Mutation genannt. Missense-Mutationen führen zwar nicht zum frühzeitigen Abbruch des Proteins, könnten aber die Konformation desselben dergestalt verändern, dass seine Funktion erheblich

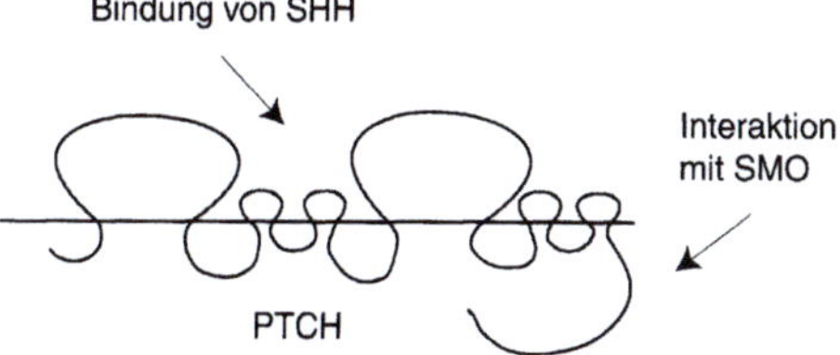

Abb. 4.4. Rezeptormodell von *PTCH*. *Pfeile* Bindungsstelle von *SHH* an *PTCH*, Ort der Interaktion von *PTCH* mit *SMO*

beeinträchtigt werden würde. Ob die PTCH-Funktion tatsächlich durch diese Mutationsformen gestört wird, muss jedoch erst noch durch weitere Experimente bewiesen werden.

Mutationen in PTCH sind wahllos über das ganze Gen verstreut d.h. es gibt keine spezifischen Regionen in der PTCH-Sequenz, die bevorzugt von Mutationen betroffen sind (Wicking et al. 1997). Solche „Hotspots" sind beispielsweise für das Ret-Onkogen und das Tumorsuppressorgen TP53 beschrieben worden. Daher sollte bei molekularer Diagnostik immer das gesamte PTCH-Gen auf Mutationen hin untersucht werden.

In vielen Tumoren von Patienten mit Basalzellnävussyndrom sind neben dem Keimbahndefekt in PTCH auch Mutationen im verbleibenden PTCH-Allel gefunden worden, was das 2-Treffer-Modell für Tumorsuppressorgene unterstützt. Der Ausfall des 2. PTCH-Allels kann in jeder Zelle durch unterschiedliche Mutationen zustande kommen. Tatsächlich weisen Basaliome, die bei demselben Patienten mit Basalzellnävussyndrom isoliert werden, neben dem Keimbahndefekt, der in jedem Basaliom gleich ist, verschiedene Mutationen im verbleibenden PTCH-Allel auf (Unden et al. 1996). Auch Kieferzysten können über einen 2-Treffer-Mechanismus entstehen, denn sie zeigen eine homozygote Inaktivierung des PTCH-Locus (Levanat et al. 1996).

Nicht bei jeder der vom Basalzellnävussyndrom betroffenen Familien sind PTCH-Mutationen gefunden worden (Wicking et al. 1997). So konnten in einer Studie in nur 40% der untersuchten 71 Familien mit Basalzellnävussyndrom Mutationen in PTCH nachgewiesen werden. Trotzdem besteht die Vermutung, dass wahrscheinlich die überwältigende Mehrheit dieser Familien mutierte Sequenzen in PTCH haben. Plausibel wird dies zunächst durch das Fehlen von genetischer Verschiedenartigkeit: Das Gen für die Krankheit ist einheitlich auf Chromosom 9 kartiert worden (Farndon et al. 1992; Gailani et al. 1992, Reis et al. 1992). Zum anderen sind die Methoden, die bisher für die meisten Mutationssuchen eingesetzt werden, in ihrer Detektionseffizienz limitiert (s. auch Kapitel 4.9 „Molekulare Diagnostik"). Außerdem können auch Mutationen in Promotor- oder Enhancerelementen die Funktion von PTCH beeinflussen. Solche Elemente sind für das PTCH-Gen jedoch noch nicht charakterisiert worden. Es muss jedoch betont werden, dass die Beteiligung anderer Gene nicht ausgeschlossen ist.

4.7.4 Genotyp-Phänotyp-Korrelation

Die klinischen Merkmale des Basalzellnävussyndroms sind extrem variabel, und die Krankheit zeigt sowohl starke inter- als auch intrafamiliäre Unterschiede. Interfamiliäre Unterschiede werden dadurch deutlich, dass sich verschiedene Familien mit exakt derselben Mutation in PTCH im Ausmaß der klinischen Auffälligkeiten unterscheiden. So wurde von 3 Familien berichtet, in denen die betroffenen Mitglieder dieselbe Deletion in PTCH aufwiesen. Die Betroffenen einer Familie hatten Gaumenspalten, wogegen dieses Symptom in den anderen Familien nicht gefunden wurde (Wicking et al. 1997). Ein anderes Beispiel ist der phänotypische Vergleich zweier nicht verwandter Patienten, bei denen eine kleine Deletion von Chromosom 9q vorlag, die zum kompletten Ausfall eines PTCH-Allels führte. Einer der Patienten hatte multiple Basaliome und Kieferzysten. Der andere Patient fiel durch palmare Keratose und Skelettanomalien auf. Er hatte jedoch weder Basaliome noch Kieferzysten (Shimkets et al. 1996).

Auch intrafamiliäre Unterschiede werden in der Literatur häufig beschrieben. Ein Beispiel ist eine Familie mit 18 erkrankten Individuen, bei denen sich die verschiedenen Merkmale der Erkrankung, wie Basaliome oder Kieferzysten, in sehr unterschiedlichem Alter manifestierten oder gar nicht auftraten (Kimonis et al. 1997).

Alle diese Beobachtungen legen nahe, dass Umweltfaktoren, epigenetische Effekte oder weitere genetische Veränderungen auf somatischer Ebene wichtige Determinanten des Phänotyps sind. Es ist vorstellbar, dass diese Faktoren bei der Ausbildung des Phänotyps eine wesentlichere Rolle spielen als die Lokalisation der Mutation, die der Erkrankung zugrunde liegt (Anderson et al. 1967, Wicking et al. 1997).

4.7.5 Genetische Veränderungen in sporadischen Basaliomen

Das sporadische Basaliom zählt zu den häufigsten Tumoren des Menschen (Miller 1991). In Deutschland wird die Zahl der Neuerkrankungen mit 150 000 pro Jahr angegeben (Goldberg 1996, Müller et al. 1993). In den USA werden jedes Jahr >750 000 neue Fälle diagnostiziert. Die Zahl der Fälle zeigt weltweit eine steigende Tendenz (Gloster u. Brodland 1996, Hughes et al. 1995). Basierend darauf wird angenommen, dass in den USA fast jeder 3., nach 1994 geborene weißhäutige Bewohner ein Basaliom entwickeln wird (Miller u. Weinstock 1994). Ebenso wie bei anderen Hauttumoren ist das Risiko für die Entstehung eines solchen Tumors vom Grad der Hautpigmentierung und dem Grad der Exposition gegenüber ultravioletter und ionisierender Strahlung abhängig. Das sporadische Basaliom entsteht daher bei gesunden und erblich nicht vorbelasteten Personen meist an Körperregionen, welche dem Sonnenlicht ausgesetzt sind. Der Tumor tritt gewöhnlich ab der 5. Lebensdekade auf.

Mindestens 50% aller sporadischen Basaliome zeigen einen Allelverlust (Verlust von Heterozygotie; aus dem Englischen „loss of heterozygosity" oder LOH) des langen Arms von Chromosom 9. Alle histologischen Subtypen des Basalioms, ob primär oder als Rezidiv vorliegend, selbst kleinste Basaliome, zeigen diesen Defekt (Gailani et al. 1992, 1996a; Shanley et al. 1995). Basaliome mit Allelverlust von Chromosom 9 können manchmal zusätzliche Chromosomenverluste aufweisen. Es wird jedoch beschrieben, dass die zusätzlichen Chromosomenverluste nur in Kombination mit LOH von Chromosom 9 beobachtet werden (Gailani u. Bale 1997; Gailani et al. 1992). In 30% der Basaliome mit LOH des PTCH-Locus wurden inaktivierende Mutationen im verbleibenden PTCH-Allel gefunden (Gailani et al. 1996b), was zu einem Funktionsverlust beider PTCH-Allele führt.

Möglicherweise können auch Mutationen in anderen Komponenten des *Patched*-Signalwegs (s. Kapitel 4.8.1 „SHH/PTCH/SMO-Signaltransduktion") zur Entstehung von sporadischen Basaliomen führen. So werden in sporadischen Basaliomen Mutationen in SHH und in SMO beschrieben (Oro et al. 1997; Xie et al. 1998). Auch führt die Überexpression eines mutierten SMO-Proteins in der Maus zu basaliomähnlichen Tumoren (Xie et al. 1998).

Die Beteiligung anderer Gene an der Entstehung von Basaliomen darf nicht außer Acht gelassen werden. In einem kleinen Teil von Basaliomen finden sich Punktmutationen in den Ras-Homologen H-Ras und K-Ras (Ananthaswamy u. Pierceall 1990, Lieu et al. 1991, Van der Schroeff et al. 1990). Dagegen hat die direkte Sequenzierung des Tumorsuppressorgens TP53 in Basaliomen gezeigt, dass ein Allel dieses Gens in etwa 50% aller untersuchten Basaliome mutiert ist (Rady et al. 1992, Urano et al. 1995, van der Riet et al. 1994, Ziegler et al. 1993). Nun ist bekannt, dass UV-Bestrahlung zu sehr spezifischen genetischen Veränderungen führt. So kann UVB-Bestrahlung zu Photodimeren

führen, welche meist in einem CC:TT- oder GG:AA-Austausch resultieren. UVA-Bestrahlung (320–400 nm) dagegen führt meist zu Einzelstrangbrüchen der DNA (Drobetsky et al. 1987, Hutchinson 1994, Peak et al. 1987). Die meisten Punktmutationen im TP53-Gen und in Genen der Ras-Familie, die in Basaliomen gefunden wurden, sind typisch für solche UV-induzierte Läsionen. Da die häufigste genetische Alteration in Basaliomen jedoch der Allelverlust des PTCH-Locus darstellt, wird den Punktmutationen in TP53 und Ras eine untergeordnete Rolle in der Pathogenese von Basaliomen zugeschrieben (Gailani et al. 1996a).

4.8 Molekulare Mechanismen

4.8.1 SHH/PTCH/SMO-Signaltransduktion

Patched wurde zum ersten Mal in der historischen Mutagenesestudie an *Drosophila melanogaster* von Christiane Nüsslein-Vollhard und Eric Wieschaus beschrieben (Nusslein-Volhard u. Wieschaus 1980). Die *Patched*-Mutante führt zu einer spiegelbildartigen Verdopplung der Segmente und Parasegmente des sich entwickelnden Fliegenembryos. Daher gehört *Patched* zur Klasse der Segmentpolaritätsgene. Zahlreiche Studien in *Drosophila* haben dann ermöglicht, den Signalweg zu charakterisieren, in den *Patched* involviert ist. Obwohl noch lange nicht alle Glieder dieses Signaltransduktionswegs bekannt sind, ist deutlich erkennbar, dass er in höheren Lebewesen bemerkenswert konserviert ist.

Heute ist bekannt, dass PTCH ein Rezeptor für *Hedgehog*-Proteine (HH) ist (Marigo et al. 1996).

Sonic hedgehog (SHH) ist eines der 3 HH-Homologen in Säugern und seine Funktion ist besser erforscht als die der anderen HH-Homologen, *Indian hedgehog* (IHH) und *Desert hedgehog* (DHH).

SHH spielt eine zentrale Rolle in vielen Vorgängen der Entwicklung und der Zellproliferation (Hammerschmidt et al. 1997). Es besteht aus einer hoch konservierten Signaldomäne, die im N-Terminus liegt und aus einem weniger konservierten C-terminalen Ende, das autokatalytische Aktivität besitzt und das Protein in die beiden genannten Termini spaltet. Der C-Terminus hat zusätzlich die Aufgabe einer Cholesteroltransferase, welche die kovalente Cholesterolbindung am N-terminalen Ende des SHH-Proteins bewirkt. Dieser so modifizierte N-Terminus des SHH-Proteins ist die eigentlich aktive Form von SHH. Die Cholesterolmodifi-

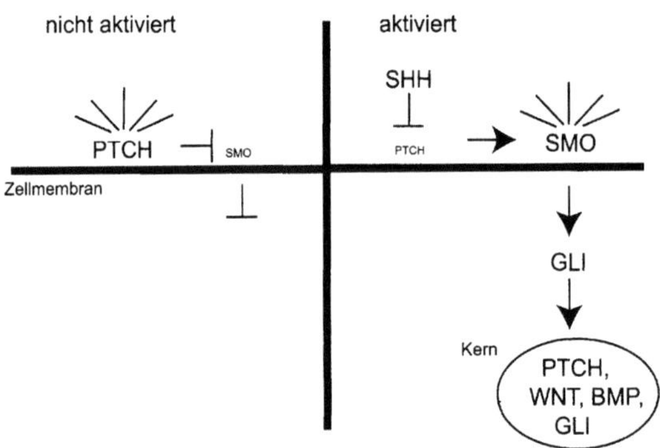

Abb. 4.5. Zusammensetzung und Aktivierung des SHH/PTCH/SMO-Signaltransduktionswegs. *Links* In der Abwesenheit von *SHH* blockiert *PTCH* die Aktivität von *SMO* und somit den gesamten Signaltransduktionsweg. *Rechts* Aktivierung des Signaltransduktionswegs durch Bindung von *SHH* an *PTCH*. Hierdurch wird *SMO* aktiviert, wodurch es zu einem Anstieg der Transkription von Zielgenen kommt

kation ist für die Kontrolle der räumlichen Verteilung des SHH-Signals verantwortlich (Porter et al. 1996 a, b). Notwendig für die Bindung von SHH an PTCH sind die beiden extrazellulären Schleifen von PTCH (Marigo et al. 1996). Die Bindung von SHH an PTCH inaktiviert die hemmende Wirkung von PTCH auf *Smoothened* (SMO), ein Protein, das 7 Transmembrandomänen besitzt und Ähnlichkeiten zu den an G-Proteine gekoppelten Rezeptoren aufweist (Alcedo et al. 1996; Chen u. Struhl 1996; Van den Heuvel u. Ingham 1996). Dies führt zur Aktivierung des Signalwegs (Abb. 4.5).

Die weiteren Glieder des Signalwegs sind nur teilweise bekannt [s. Ingham (1998) als Übersichtsartikel]. Studien an *Drosophila* ergaben, dass der Transkriptionsfaktor *Cubitus interruptus* (Ci) hierbei eine wichtige Rolle spielt (Alexandre et al. 1996). Ci ist sowohl für die Aktivierung als auch für die Hemmung von Zielgenen des Signalwegs verantwortlich. Es interagiert mit *Fused* (Fu), *Costal2* (Cos2) und *Suppressor of fused* [Su(fu)] (Monnier et al. 1998; Ruiz i Altaba 1997). Die aktivierende Form von Ci ist hierbei das gesamte Ci-Protein (Molekulargewicht 155 000). Die hemmende Form ist eine kleinere Form des Ci-Proteins (Molekulargewicht 75 000), welche durch Proteolyse entsteht. Dieser proteolytische Prozess wird durch *Proteinkinase A* und *Slimb* gesteuert (Wang et al. 1999).

In Abwesenheit von *Hedgehog* kann *Smoothened* den Signalweg nicht aktivieren, da es durch *Patched* blockiert wird, und der Ci-Komplex bleibt an den Mikrotubuli haften. Unter solchen Bedingungen liegt Ci in seiner verkleinerten Form vor. Der größte Anteil dieser Form diffundiert in den Kern und führt zur Hemmung der Transkription.

Die Anwesenheit von *Hedgehog*-Protein führt durch Bindung an *Patched* zu dessen Blockade. Dadurch kommt es zu einer Aktivierung von *Smoothened* und damit zur Aktivierung des gesamten Signalwegs. Unter diesen Umständen dissoziiert der Ci-Komplex von den Mikrotubuli. Ci wird in seiner gesamten Proteinlänge stabilisiert und induziert über einen bisher noch nicht vollständig geklärten Mechanismus zusammen mit anderen Koaktivatoren, wie beispielsweise dem *Creb-binding-Protein* (Cbp), die Transkription der Zielgene. Zielgene sind u. a. *Decapenteplegic* (Dpp), *Wingless* (Wg) und interessanterweise *Patched* selbst (Aza-Blanc et al. 1997).

Bei Vertebraten sind insgesamt 3 Ci-Homologe, GLI-1, GLI-2 und GLI-3, in die Signalübertragung involviert.

GLI-Proteine interagieren mit den Homologen von *Drosophila* Su(Fu) und *Slimb*, die bei Vertebraten als SUFUH und SLIMB bekannt sind. SUFUH übt eine hemmende Funktion auf GLI-1 aus (Kogerman et al. 1999, Stone et al. 1999). Die Zielgene des aktivierten Signalwegs in Vertebraten sind die Familie der „bone morphogenetic proteins" (BMP-Gene, die Homologen von *Drosophila* Dpp), die WNT-Gene (die Homologen von *Drosophila*-Wg) und PTCH [s. Wicking u. Bale (1997) als Übersichtsartikel]. In Vertebraten wird auch die Expression der GLI-Gene durch den Signalweg reguliert (Altaba 1999, Sasaki et al. 1999).

Im Gegensatz zu *Drosophila melanogaster* ist bei Vertebraten ein zusätzliches membranständiges Protein identifiziert worden, das die humanen HH-Homologen bindet. Dieses Protein heißt HIP (von „*hedgehog-binding-protein*") und hat eine blockierende Wirkung auf HH und somit einen dämpfenden Einfluss auf die Signalübertragung (Chuang u. McMahon 1999).

Auch sind in Vertebraten 3 *Patched*-Homologe bekannt. Diese sind PTCH, PTCH2, das zu PTCH

54% identisch ist, sowie TRC8, welches eine wesentlich geringere Verwandtschaft zu PTCH zeigt (Carpenter et al. 1998, Gemmill et al. 1998).

Von PTCH2 ist bekannt, dass es alle humanen HH-Proteine bindet, mit SMO interagiert und wie PTCH ein Zielgen des SHH/PTCH/SMO-Signalwegs darstellt. PTCH2 wird vorwiegend in der Haut und im Hoden exprimiert. Es ist daher möglich, dass dieses Protein für die Entwicklung der Keimzellen notwendig ist (Carpenter et al. 1998). PTCH2 und TRC8 sowie IHH und DHH ist bisher keine Rolle in der Ätiologie von Basalzellnävussyndrom und Basaliomen zugeschrieben worden.

4.8.2 Epigenetische Veränderungen in Basaliomen

Basaliome werden zur Zeit noch hauptsächlich über histologische Kriterien definiert, und bisher sind keine ausschließlich basaliomspezifischen Marker bekannt. Es gibt jedoch einige Markerproteine, die u. a. auch bei Basaliomen ein spezifisches Expressionsmuster zeigen. Das Onkogen Bcl-2 gehört zu der Klasse von Onkogenen, die ein exzessives Wachstum durch Hemmung des Zelltods (Apoptose) im Gegensatz zur unkontrollierten Proliferation hervorrufen. Bcl-2 ist in der normalen Epidermis nachweisbar und für das Überleben der Stammzellen sowie für die Verhinderung einer übermäßigen Akkumulation von differenzierten Zellen verantwortlich. Bei 100% der Basaliome konnte eine Überexpression des Bcl-2 Gens nachgewiesen werden (Morales-Ducret et al. 1995). Dies führte zu einer Hypothese, dass neben einer beschleunigten Zellproliferation auch ein verlängertes Zellüberleben für das Wachstum von Basaliomen verantwortlich ist (Fan et al. 1997).

Humane Basaliome exprimieren weiterhin die Keratine 5 und 14, welche normalerweise in den basalen Keratinozyten exprimiert werden (Markey et al. 1992). Das den Tumor umgebende Epithel produziert Keratin 16, welches mit hyperproliferativen Vorgängen assoziiert ist (Stoler et al. 1988). Proteine der Basalmembran wie Laminin 5 oder das BPAG2-Antigen (Bullöse-Pemphigoid-Antigen) sind in Basaliomen unterexprimiert (Fairley et al. 1995, Lazarova et al. 1995, Savoia et al. 1993, Stanley et al. 1982). Diese beiden zuletzt genannten Proteine sind Zelladhäsionsmoleküle der Epidermis, und ihre schwächere Expression in Basaliomen könnte die Ursache für die charakteristische zapfenartige dermale Invasion dieser Tumoren sein.

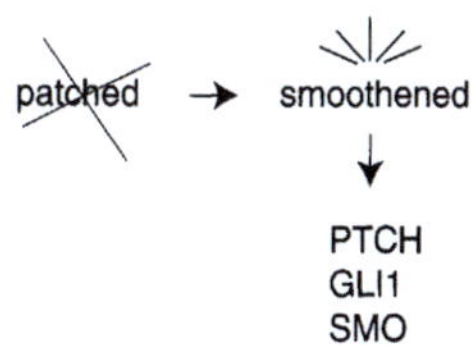

Abb. 4.6. Epigenetische Veränderungen in Basaliomen. Alle Basaliome, ob genetisch oder sporadisch bedingt, zeigen Überexpression von Zielgenen eines aktivierten SHH/PTCH/SMO-Signaltransduktionswegs

Seit der Entdeckung der prominenten Rolle von PTCH-Mutationen in der Entstehung von Basaliomen ist die Liste von Markern sprunghaft angestiegen. Durch Ausfall des PTCH-Proteins sollten die Zielgene des SHH/PTCH/SMO-Signalwegs überexprimiert werden (s. Kapitel 4.8.1 „SHH/PTCH/SMO-Signaltransduktion"). Tatsächlich wird in Basaliomen immer eine Überexpression von PTCH gefunden (Abb. 4.6). Bemerkenswerterweise wird keine übermäßige PTCH-Expression in anderen Hauttumoren wie malignen Melanomen, Plattenepithelkarzinomen der Haut oder gutartigen Nävi gefunden (Unden et al. 1997, Kallassy et al. 1997). Die Expression von PTCH in Basaliomen ist unabhängig davon, ob sie sporadisch oder familiär bedingt sind. In Basaliomen, die Mutationen in beiden Allelen aufweisen, wird vermutlich ein mutiertes PTCH-Transkript überexprimiert. Eine in manchen Basaliomen schwächere Überexpression von PTCH wird auf eine Instabilität des mutierten Transkripts zurückgeführt (Gailani et al. 1996b). Es gibt jedoch auch Hinweise, dass die Stärke der PTCH-Expression mit dem klinischen Erscheinungsbild der Basaliome zusammenhängt. So wurde gezeigt, dass die PTCH-Expression im Gewebe von Rumpfhautbasaliomen schwächer ist als in nodulären Basaliomen, bei denen eine starke Expression von PTCH gefunden wurde (Tojo et al. 1999).

Es ist heute noch unklar, ob die Dysregulation der PTCH-Expression in allen bisher untersuchten Basaliomen allein auf den Verlust des PTCH-Gens zurückzuführen ist, da bisher nur in 30% aller Basaliome ein vollständiger Ausfall von PTCH (beide Allele sind mutiert) gefunden wurde (s. Kapitel 4.7.5 „Genetische Veränderungen in sporadischen Basaliomen"). Es wird vermutet, dass auch Mutationen in anderen Genen, die in den PTCH-Signalweg involviert sind, denselben Effekt haben können (s. Kapitel 4.8.1 „SHH/PTCH/SMO-Signaltransduktionsweg"). Diese Hypothese wird dadurch unterstützt, dass in Basaliomen, in denen Mutationen in SMO detektiert wurden, ebenfalls eine Überexpression von PTCH beobachtet wurde (Reifenberger et al. 1998).

Ein weiteres Gen, das fast immer in Basaliomen überexprimiert ist, ist GLI-1 (Abb. 4.6) (Dahmane et al. 1997, Reifenberger et al. 1998). Dies macht deutlich, dass die Zielgene des SHH/PTCH/SMO-Signaltransduktionswegs in Basaliomen aktiviert werden. Auch PTCH2, ein kürzlich beschriebenes PTCH-verwandtes Gen, ist sowohl in sporadischen als auch familiären Basaliomen hochreguliert (Zaphiropoulos et al. 1999). SMO wird in Basaliomen schwächer (Abb. 4.6) und SHH selten überexprimiert (Kallassy et al. 1997, Reifenberger et al. 1998, Tojo et al. 1999).

4.8.3 Studien an murinen Tiermodellen

Viele Einsichten in die Pathogenese des Basalzellnävussyndroms stammen aus Tierstudien. So konnte beispielsweise an Mausembryonen gezeigt werden, dass die Expression von PTCH während der Embryonalentwicklung mit der Lokalisation der angeborenen Entwicklungsdefekte bei Patienten mit Basalzellnävussyndrom korreliert. In sich entwickelnden Mausembryonen wird PTCH im Neuralrohr, in den Somiten, in den Kiemenbögen und in den Extremitätenknospen exprimiert (Goodrich et al. 1996, Hahn et al. 1996a). Es wird angenommen, dass ein mutationsbedingter Ausfall von PTCH zu Fehlentwicklungen dieser Strukturen führt, die sich als skelettale Anomalien und Missbildungen des zentralen Nervensystems bemerkbar machen (Hahn et al. 1996b, Johnson et al. 1996).

Durch die Analyse von Mausstämmen, in denen die verschiedenen Komponenten des SHH/PTCH/SMO-Signaltransduktionswegs mutiert wurden, wird diese Annahme bestärkt. Diese so genannten Knockout-Mäuse sind ausgezeichnete Modelle, um die Funktion des SHH/PTCH/SMO-Signaltransduktionswegs *in vivo* zu untersuchen. Heterozygote PTCH-Knockout-Mäuse zeigen die typischen Symptome des Basalzellnävussyndroms wie Prädisposition zu Tumoren, Abnormalitäten des Skeletts (Polydaktylie und fehlende Rippen) und allgemeinen Großwuchs (Goodrich et al. 1997; Hahn et al. 1998). Auch Kiefer- sowie epidermale Zysten können bei den heterozygoten Tieren entstehen (Abb. 4.7). Ein Teil der heterozygoten Tiere stirbt perinatal, und einige davon weisen einen Verschlussdefekt des Neuralrohrs auf (Hahn et al. 1998).

Interessanterweise ist der Phänotyp der heterozygoten PTCH-Mäuse abhängig vom genetischen Hintergrund der Tiere. So sterben weit mehr der heterozygoten Inzuchttiere als solche, die auf einem gemischten Hintergrund gezüchtet wurden. Dies lässt vermuten, dass die PTCH-Funktion von Genen modifiziert wird, die sehr spezifisch für den jeweiligen Mausstamm sind. Die erhöhte perinatale Sterblichkeit der heterozygoten Mäuse impliziert weiterhin, dass die überlebenden heterozygoten humanen Patienten mit Basalzellnävussyndrom wahrscheinlich die mildern Fälle dieser Krankheit repräsentieren, wogegen die stark betroffenen Individuen schon intrauterin zu Tode kommen.

Die homozygoten murinen PTCH-Mutanten sterben während der frühen Organogenese intrauterin ab. Die Ursache könnte eine Fehlentwickelung des Herzens sein (Goodrich et al. 1997). Interessanterweise zeigen alle diese Embryonen einen Verschlussdefekt des Neuralrohrs, kombiniert mit einem überschießenden Wachstum der Neuralfalten. Diese Beobachtungen deuten darauf hin, dass eine abnormale PTCH-Signalübertragung auch für Neuralrohrverschlussdefekte des Menschen verantwortlich sein könnte.

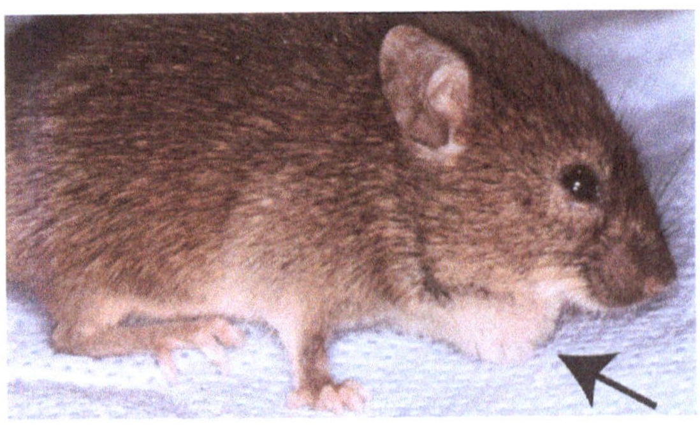

Abb. 4.7. PTCH-heterozygote Mäuse entwickeln die typischen Symptome des humanen Basalzellnävussyndroms wie beispielsweise Kieferzysten (*Pfeil*)

Ähnlich wie beim Menschen führt PTCH-Heterozygotie bei Mäusen zu einem erhöhten Krebsrisiko. Bis zu 30% der heterozygoten PTCH-Mäuse entwickeln Medulloblastome (Goodrich et al. 1997, Hahn et al. 1998). Dies ist übereinstimmend mit der Beobachtung, dass Patienten mit Basalzellnävussyndrom zu Medulloblastomen prädisponiert sind und dass 10% aller sporadischen Medulloblastome Mutationen in PTCH aufweisen (Raffel et al. 1997; Xie et al. 1997).

Ein weiterer Tumortyp, der in heterozygoten PTCH-Mäusen anzutreffen ist, ist das Rhabdomyosarkom (Hahn et al. 1998). Sporadisch tritt dieses in Labornagern extrem selten auf, und die Frequenz liegt bei BALB/cJ-Mäusen schätzungsweise bei 2,4: 100 000 Mäusen (Sundberg et al. 1991). Im Gegensatz hierzu werden in 10% der heterozygoten PTCH-Mäuse auf CDI-Hintergrund Rhabdomyosarkome gefunden. Auch hier bestehen abhängig vom Mausstamm, der die PTCH-Mutation trägt, starke Schwankungen. So entwickeln heterozygote PTCH-Mäuse auf C57BL/6-Hintergrund nur in 2% der Fälle Rhabdomyosarkome (Abb. 4.8). Dies zeigt, dass auch das Auftreten von Rhabdomyosarkomen durch mausstammspezifische Allele anderer Gene modifiziert wird. Interessanterweise überexprimieren sowohl Medulloblastome als auch Rhabdomyosarkome der Mäuse den Transkriptionsfaktor GLI-1.

Ein heterozygoter Verlust von PTCH kann die Tiere durchaus auch zu weiteren Tumoren wie z. B. intestinalen Adenokarzinomen, Uteruskarzinomen und primitiven neuroektodermale Tumoren prädisponieren [s. Hahn et al. (1999) als Übersichtsartikel].

Weiterhin wurde beschrieben, dass 100% der weiblichen heterozygoten PTCH-Mäuse schwerwie-

gende histologische Defekte der Brustdrüsen aufweisen. Sie zeigen eine duktale Hyperplasie und Dysplasie, die der Histologie des humanen duktalen *Carcinoma in situ* der Brustdrüse ähnlich sind (Lewis et al. 1999). Diese Tumoren bilden sich bei den Tieren während der späten Schwangerschaft und während der Laktationsperiode zurück und treten nach Drüseninvolution wieder auf. Dies lässt vermuten, dass humanes PTCH auch in die Genese von humanen Mammakarzinomen involviert sein könnte. Die Daten hierzu sind jedoch noch divergent (Vorechovsky et al. 1999, Xie et al. 1997).

Heterozygote PTCH-Mäuse entwickeln auch follikuläre Neoplasien, die Trichoblastomen ähneln. Diese Hautveränderungen treten vermehrt nach Behandlung der Mäuse mit ultravioletter oder ionisierender Strahlung auf, und es kommt hierdurch zu einem Wechsel der histologischen Merkmale, wobei die Tumoren den Charakter humaner Basaliome annehmen (Aszterbaum et al. 1999). Die Hauttumoren in PTCH-heterozygoten Mäusen weisen Verlust beider PTCH-Allele auf (Aszterbaum et al. 1999). Interessanterweise werden basaliomähnliche Hautdefekte auch in Mäusen beschrieben, die SHH oder mutiertes SMO in der Haut überexprimieren (Oro et al. 1997, Xie et al. 1998). Eine Überexpression von SHH führt bei den Tieren zu ähnlichen Missbildungen, wie sie auch bei Basalzellnävussyndrom anzutreffen sind. Am auffälligsten sind Polydaktylie, Spina bifida und das Auftreten von basaliomartigen epidermalen Proliferationen (Oro et al. 1997). In einer anderen Studie wurde SHH in normalen Keratinozyten überexprimiert, die dann in immundefiziente Mäuse transplantiert wurden. Die so entstandene Haut zeigte typische Merkmale von Basaliomen (Fan et al. 1997). Auch eine Überexpression von SMO-Mutationen, wie sie in humanen Basaliomen gefunden wurden, führt zu Veränderungen der murinen Haut. Obwohl diese Mäuse makroskopisch keine Auffälligkeiten zeigten, konnten bei mikroskopischen Untersuchungen basaliomartige Veränderungen gefunden werden (Xie et al. 1998). Diese Beobachtungen führten zu der Annahme, dass der SHH/PTCH/SMO-Signaltransduktionsweg aus einem Tumorsuppressorgen (PTCH) und 2 Onkogenen (SHH und SMO) besteht (Oro et al. 1997, Xie et al. 1998).

Zusammenfassend lässt sich sagen, dass diese Mausmutanten sehr gute Modelle für die Pathogenese menschlicher Entwicklungsdefekte und Tumoren darstellen, die aufgrund defekter SHH/PTCH/SMO-Signaltransduktion entstehen. Hetero-

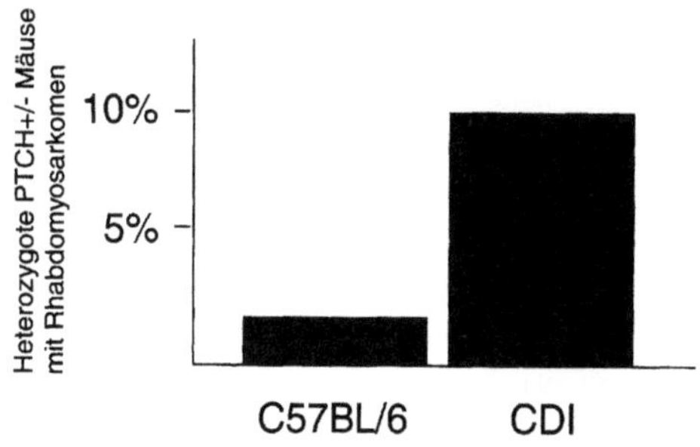

Abb. 4.8. Inzidenz von Rhabdomyosarkomen in PTCH$^{+/-}$-heterozygoten Mäusen ist abhängig vom genetischen Hintergrund der Tiere. Dies deutet darauf hin, dass die PTCH-Funktion von weiteren Genen modifiziert wird

zygote PTCH-Mäuse stellen weiterhin ein hervorragendes Modell für die Studien des menschlichen Basalzellnävussyndrom dar. Die daraus zu erwartenden Erkenntnisse könnten zu besseren Behandlungsmöglichkeiten dieser Krankheit und assoziierten Tumoren führen.

4.9 Molekulare Diagnostik

Seit der Aufklärung des genetischen Defekts, der dem Basalzellnävussyndrom zugrunde liegt, ist eine molekulargenetische Diagnostik möglich. Für eine Mutationsanalyse für PTCH bei Patienten mit Basalzellnävussyndrom wurde zunächst die Struktur des Gens bestimmt. Die Bestimmung der Exon-Intron-Grenzen hat es ermöglicht, Primerpaare für die Amplifikation jedes einzelnen Exons zu entwerfen. Diese Primerpaare wurden so hergestellt, dass sie auch die Sequenz der Exon-Intron-Grenzen amplifizieren, da Mutationen in diesen Sequenzen häufig zu Spleißfehlern des Transkripts führen (Hahn et al. 1996b, Xie et al. 1997).

Da es sich bei PTCH um ein sehr großes Gen mit 23 Exons handelt, wird heute primär die Methode des Einzelstrangkonformationspolymorphismusscreenings [engl. „single strand conformation polymorphism", (SSCP)] zur Mutationssuche verwendet. Die SSCP hat den Vorteil, dass sie schnell und billig ist. Allerdings detektiert sie nur etwa

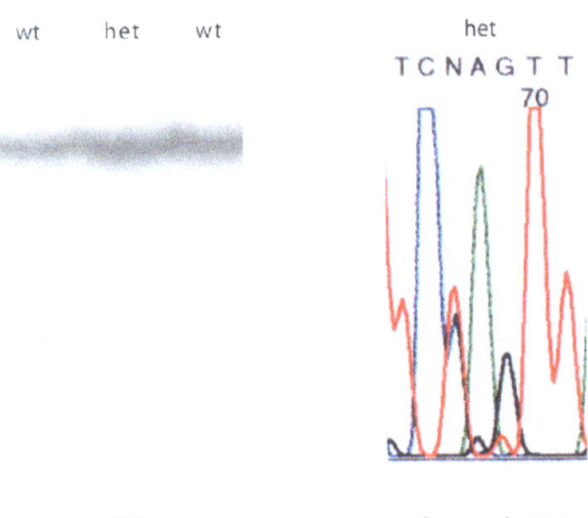

Abb. 4.9. Für die Detektion von Mutationen ist Sequenzierung der SSCP-Analyse überlegen. *SSCP*-Analyse: kein Unterschied zwischen Wildtyp (*wt*) und heterozygoter Mutation (*het*). Heterozygote Mutation wird durch *Sequenzierung* detektiert (*N*)

58% der vorliegenden Mutationen (Sarkar et al. 1992). Daher ist beim Verdacht auf ein vorliegendes Basalzellnävussyndrom die viel empfindlichere Sequenzierung der kodierenden PTCH-Sequenzen von Vorteil (Abb. 4.9).

4.10 Therapie und präventive Maßnahmen

Da es sich beim Basalzellnävussyndrom um eine genetische Erkrankung handelt, kann sie heute nur symptomatisch behandelt werden. Allerdings kann das Leiden der Patienten und ihrer Familien durch eine Reihe von Maßnahmen, die auf Früherkennung abzielen, sowie durch pränatale Diagnostik vermindert werden.

Mittels Ultraschalluntersuchung können schon intrauterin Lippen- oder Gaumenspalten, Missbildungen des ZNS, Rippen- oder Wirbeldefekte und auch intrakardiale Tumoren festgestellt werden (Bialer et al. 1994). Je nach der jeweiligen Rechtslage können solche Befunde die Grundlage für eine Abtreibungsempfehlung bilden.

Nach der Geburt muss v.a. an die Früherkennung sowie Prävention von Tumoren gedacht werden. Das Risiko der Patienten, ein Medulloblastom zu entwickeln, ist zwischen dem 2. und 7. Lebensjahr am größten (Evans et al. 1991, Kimonis et al. 1997). Daher sollte eine engmaschige neurologische Überwachung der Kinder erfolgen. Diese Untersuchung sollte halbjährlich durchgeführt werden. Zusätzlich wird eine alljährliche Kernspintomografie des Kleinhirns empfohlen (Kimonis et al. 1997). Eine frühzeitige Diagnose eines Medulloblastoms kann eine Operation erleichtern und eine vollständigere Entfernung ermöglichen. Auch sollte eine echokardiologische Untersuchung des gefährdeten Neugeborenen vorgenommen werden, da ein erhöhtes Risiko für Herzfibrome vorliegt. Obwohl etwa die Hälfte der Patienten das 1. Basaliom erst nach dem 20. Lebensjahr entwickelt (s. Kapitel 4.4.2.1 „Basaliome"), werden diese Tumoren manchmal schon bei Kleinkindern mit 1,5 Jahren diagnostiziert (Kimonis et al. 1997). Daher müssen die Patienten ab dem frühesten Kindesalter dermatologisch überwacht werden. Diese Überwachung muss ab der Adoleszenz in kürzeren Abschnitten erfolgen.

Basaliome bleiben lange Zeit in einem frühen Stadium ihrer Entwicklung und müssen nicht zwangsläufig behandelt werden. Die Behandlungsmethoden umfassen Exzision, Kryo- oder Lasertherapie oder auch eine photodynamische Behandlung (Gorlin 1987). Auch eine Therapie mit Retinoiden ist möglich (Cristofolini et al. 1984, Hodak et al. 1987).

Erwachsene mit Basalzellnävussyndrom müssen darüber belehrt werden, dass das Risiko, Basaliome zu entwickeln, durch die Einwirkung von UV-Bestrahlung erhöht wird. Daher sollten auch Bestrahlungstherapien so weit wie möglich vermieden werden. Basaliome treten nach einer solchen Behandlung gehäuft im Bestrahlungsareal auf und sind dann meist aggressiver (Kimonis et al. 1997). Durch eine solche Behandlung wird auch das Risiko für andere Tumoren erhöht.

Regelmäßige Besuche beim Zahnarzt müssen schon von jüngeren Patienten abgestattet werden, da bei den Patienten schon frühzeitig Kieferzysten auftreten können. Müssen Kieferzysten entfernt werden, ist eine komplette Entfernung derselben essenziell, da sie eine sehr hohe Rezidivrate aufweisen (Kimonis et al. 1997).

Ovarialfibrome entwickeln sich bei den Patientinnen meist im 2. Lebensjahrzehnt, es wurden aber auch Fälle bei Kleinkindern beschrieben (Kimonis et al. 1997). Obwohl die meisten Ovarialfibrome asymptomatisch sind und fast nie bösartig werden, wird eine erste Ultraschalluntersuchung im Kindesalter empfohlen. Das weitere Prozedere wird durch das Auftreten von Symptomen bestimmt (Kimonis et al. 1997).

4.11 Ausblick

Angesichts der vererbbaren Natur des Basalzellnävussyndroms ist sicherlich in der nächsten Zeit mit keinen Durchbrüchen in der Therapie zu rechnen. Es kann jedoch angenommen werden, dass die Behandlung der einzelnen Symptome von dem rasanten wissenschaftlichen Fortschritt profitieren wird. Hier werden die zur Zeit verfolgten Hypothesen dargestellt, die zur weiteren Aufklärung der Ätiologie und Pathogenese des Syndroms beitragen können.

Die meisten oder sogar alle Individuen mit Basalzellnävussyndrom haben eine mutierte Kopie von PTCH. Tumorformation wird bei diesen Patienten gefunden, wenn auch das 2. Allel auf somatischer Ebene verloren geht. Dasselbe gilt für das Auftreten von Kieferzysten bei diesen Patienten. Es ist nicht geklärt, ob weitere Defekte, wie beispielsweise Verkalkungen, durch denselben Me-

chanismus entstehen können. Der generelle Großwuchs der Patienten lässt dagegen vermuten, dass dieses Merkmal schon durch eine Haploinsuffizienz von PTCH hervorgerufen wird. Der zugrunde liegende Mechanismus ist jedoch völlig unbekannt, da Patienten mit Basalzellnävussyndrom keine hormonellen Abweichungen zeigen. Es besteht jedoch eine Hypothese, dass ein Peptid, das dem Parathormone ähnlich ist („parathormone-related peptide", PTHrP) eine Verbindung zwischen Basalzellnävussyndrom und dem Parathormonstoffwechsel herstellen könnte [s. Wicking u. Bale (1997) als Übersichtsartikel]. Hierzu ist es wichtig, zu wissen, dass IHH (einer der Liganden von PTCH) in Knochenwachstum involviert ist, indem es PTHrP reguliert. Durch das IHH-Signal wird dieses Peptid vermehrt sezerniert und fördert durch verminderte Chondrozytendifferenzierung das lineare Knochenwachstum. Mutationen in PTCH, die eine konstitutive Aktivierung des Signalwegs zur Folge haben (s. Kapitel 4.8.1 „SHH/PTCH/SMO-Signalwegtransduktion"), könnten somit ebenfalls zur erhöhten PTHrP-Expression führen und damit zur vermehrten Knochenproliferation beitragen. Angesichts des bei Patienten mit Basalzellnävussyndrom anzutreffenden Großwuchses mag diese Hypothese zutreffen.

Wie schon erwähnt, sind in einigen Fällen von Basalzellnävussyndrom keine Keimbahnmutationen in PTCH nachweisbar (Wicking et al. 1997). Dies kann z. T. auf die bisher verwendete Methode der Mutationsdetektion zurückzuführen sein (s. Kapitel 4.9 „Molekulare Diagnostik") oder durch das Auftreten von Keimbahn- und somatischen Mosaiks erklärt werden. Eine andere Erklärung ist, dass das Basalzellnävussyndrom auch durch Mutationen in anderen Genen als PTCH hervorgerufen werden kann. Ein Kandidat ist PTCH2, welches auf Proteinebene zu 54% identisch mit PTCH ist und ebenfalls als Rezeptor für *Hedgehog*-Liganden dient. Genauso wie PTCH bildet PTCH2 mit SMO einen Komplex (Carpenter et al. 1998). Dies impliziert ähnliche Funktionen von PTCH und PTCH2, obwohl sie teilweise in unterschiedlichen Geweben exprimiert werden (Motoyama et al. 1998). Andere Kandidaten sind HIP und SUFUH. HIP hat aufgrund seiner blockierenden Wirkung auf SHH eine ähnliche Auswirkung auf den Signalweg wie PTCH. SUFUH ist ein negativer Regulator der GLI-1-Funktion (Kogerman et al. 1999). Beide Gene attenuieren im Normfall die SHH/PTCH/SMO-Signaltransduktion. Daher könnte der mutationsbedingte Ausfall von HIP oder SUFUH ähnliche Auswirkungen wie PTCH-Mutationen haben. Weitere Kandidaten sind SHH, SMO und GLI-1, die aufgrund ihrer Funktion im SHH/PTCH/SMO-Signaltransduktionsweg aktivierende Mutationen aufweisen müssten (Cohen 1999).

Die Verteilung der Symptome bei Basalzellnävussyndrom ist von Patient zu Patient unterschiedlich. Wie beschrieben gibt es starke ethnische Unterschiede, es treten sowohl eine starke inter- als auch intrafamiliäre Variabilität der Symptomatik auf, und selbst Patienten mit derselben PTCH-Mutation zeigen unterschiedliche Phänotypen. Dies kann z.T. durch Umweltfaktoren und epigenetische Effekte hervorgerufen werden. Es besteht aber auch die Möglichkeit, dass sich die genetische Herkunft auf das phänotypische Erscheinungsbild des Basalzellnävussyndroms auswirkt. Diese Annahme wird durch die Beobachtung unterstützt, dass der Phänotyp der heterozygoten PTCH-Mäuse sehr stark durch den jeweiligen genetischen Hintergrund beeinflusst wird. Es ist anzunehmen, dass weitere Studien an diesen Mäusen zur Identifizierung der hierfür verantwortlichen Gene führen werden.

Es gibt verschiedene Hinweise darauf, dass das Basalzellnävussyndrom durch eine defekte DNA-Reparatur-Maschinerie zustande kommt. Diese Annahme resultiert aus der Beobachtung, dass Patienten mit Basalzellnävussyndrom eine Überreaktion auf Bestrahlung zeigen. So entwickeln vorbelastete Kinder, die aufgrund eines Medulloblastoms radiotherapeutisch behandelt wurden, hunderte von Basaliomen in der bestrahlten Region. Es wurde daher angenommen, dass das Basalzellnävussyndrom auf einem Defekt der DNA-Reparatur basiert. Fibroblasten und Lymphozyten aus Patienten mit diesem Syndrom wurden daraufhin auf ihre Sensitivität gegenüber UV- und/oder ionisierende Bestrahlung untersucht. Nach Bestrahlung der Zellen wurde die DNA-Synthese und -Reparatur bestimmt. Die Ergebnisse wurden mit Zellen aus gesunden Individuen verglichen. Die Resultate aus diesen Versuchen waren jedoch nicht eindeutig (Arlett u. Harcourt 1980, Chan u. Little 1983, Featherstone et al. 1983, Weichselbaum et al. 1980). In 2 neueren Studien konnte gezeigt werden, dass Zellen von Patienten mit Basalzellnävussyndrom spontan und nach Behandlung mit alkylierenden Substanzen eine erhöhte chromosomale Instabilität aufweisen (Shafei-Benaissa et al. 1998, 1995). Dies lässt darauf schließen, dass das Basalzellnävussyndroms mit einer defekten DNA-Stabilität einhergeht, der ein Defekt der DNA-Reparatur oder der DNA-Replikation zugrunde liegt. Dies impliziert, dass der SHH/PTCH/SMO-Signaltransduktionsweg

in die Aufrechterhaltung von chromosomaler Stabilität involviert sein könnte.

Ein weiteres, seit langem bestehendes Rätsel ist die biochemische Funktion von PTCH. Die Verwandtschaft von PTCH zu NPC1 hat jedoch zu einigen neuen Aspekten geführt. PTCH hat eine „*sterol-sensing domain*". Diese ist eine sehr konservierte Region und wird in anderen Enzymen, die in die Cholesterolhomöostase involviert sind, gefunden (Loftus et al. 1997). Zwischen PTCH und NPC1 ist diese Domäne zu 32% identisch und zu 63% ähnlich. Mutationen in NPC1 führen zu einer Fettspeicherkrankheit, die als Niemann-Pick-Typ C bekannt ist. Dies ist eine progressive neurologische Erkrankung, die durch Defekte des Lipidtransports zustande kommt und zur Akkumulation von Cholesterol in den Lysosomen führt (Neufeld et al. 1996). Falls nun PTCH und NPC1 aufgrund ihrer Homologien ähnliche biochemische Funktionen haben sollten, könnte PTCH ebenfalls eine vesikuläre Transporterfunktion haben. Diese Hypothese wird dadurch unterstützt, dass PTCH-Protein in intrazellulären Vesikeln lokalisiert ist und hier an Caveolin-1 gebunden ist, welches Cholesterol bindet und den intrazellulären Transport von freiem Cholesterol zur Zelloberfläche beschleunigt (Fielding u. Fielding 1997; Gailani et al. 1999). Das Vorhandensein der „*sterol-sensing domain*" in PTCH lässt weiterhin die Vermutung aufkommen, dass die Detektion von Sterolen eine wichtige Funktion des PTCH-Proteins ist und einem wichtigen Zweck in der SHH/PTCH/SMO-Signaltransduktion dient. So ist beispielsweise die aktive Form von SHH, N-SHH, kovalent an Cholesterol gebunden, was eine wichtige Funktion von Cholesterol in diesem Signalweg unterstreicht. Weiterhin führt eine Unterversorgung mit Cholesterol während der Embryonalentwicklung (Smith-Lemli-Opitz-Syndrom) zu einem ähnlichen Phänotyp wie demjenigen, der durch SHH-Mutationen bei Holoprosenzephalie hervorgerufen wird (Belloni et al. 1996; Roessler et al. 1996). Die Entwicklungsdefekte bei Holoprosenzephalie (milder Hypotelorismus bis hin zur Zyklopie) sind prinzipiell entgegengesetzt zu denen von Patienten mit Basalzellnävussyndrom. Holoprosenzephalieähnliche Symptome wurden auch bei Schafembryonen gefunden, deren Mütter Teratogene in der pflanzlichen Nahrung aufgenommen hatten (Keeler 1970). Diese Teratogene sind cholesterolähnliche Verbindungen, welche die SHH-vermittelte Induktion von Zielgenen des SHH/PTCH/SMO-Signaltransduktionswegs blockieren. Diese Substanzen haben aber keinen Effekt auf die Cholesterolmodifikation von SHH, sondern stören die vielmehr den hemmenden Einfluss von SHH auf PTCH (Cooper et al. 1998). All diese Befunde weisen darauf hin dass PTCH eine Schlüsselrolle in der Regulation der Cholesterolhomöostase spielen kann.

Danksagung. Allen Kollegen, die zum Gelingen dieses Kapitels beigetragen haben, sei an dieser Stelle herzlichst gedankt. Für eine kritische Beurteilung des Manuskripts und aufschlussreiche Diskussionen möchte ich mich v. a. bei meinem Mann, Dr. med. L. Wojnowski, sowie bei Prof. A. Luz, für klinisches Bildmaterial bei Professor Dr. med. G. Plewig und Priv.-Doz. Dr. med. H. Hahn und für Kommentare zur differenzialdiagnostischen Abgrenzung des Basalzellnävussyndroms bei Dr. med. Thomas Herzinger bedanken. Dr. med. M. Nathrath und M. Kaim sei Dank für allgemeine Kommentare zu diesem Buchkapitel.

4.12 Literatur

Alcedo J, Ayzenzon M, Von Ohlen T, Noll M, Hooper JE (1996) The *Drosophila* smoothened gene encodes a seven-pass membrane protein, a putative receptor for the hedgehog signal. Cell 86:221-232

Alexandre C, Jacinto A, Ingham PW (1996) Transcriptional activation of hedgehog target genes in *Drosophila* is mediated directly by the cubitus interruptus protein, a member of the GLI family of zinc finger DNA-binding proteins. Genes Dev 10:2003-2013

Altaba AR (1999) Gli proteins encode context-dependent positive and negative functions: implications for development and disease. Development 126:3205-3216

Amonette RA, Salasche SJ, Chesney TM, Clarendon CC, Dilawari RA (1981) Metastatic basal-cell carcinoma. J Dermatol Surg Oncol 7:397-400

Ananthaswamy HN, Pierceall WE (1990) Molecular mechanisms of ultraviolet radiation carcinogenesis. Photochem Photobiol 52:1119-1136

Anderson DE (1968) Linkage analysis of the nevoid basal cell carcinoma syndrome. Ann Hum Genet 32:113-123

Anderson DE, Taylor WB, Falls HF, Davidson RT (1967) The nevoid basal cell carcinoma syndrome. Am J Hum Genet 19:12-22

Arlett CF, Harcourt SA (1980) Survey of radiosensitivity in a variety of human cell strains. Cancer Res 40:926-932

Aszterbaum M, Epstein J, Oro A et al. (1999) Ultraviolet and ionizing radiation enhance the growth of BCCs and trichoblastomas in patched heterozygous knockout mice. Nat Med 5:1285-1291

Aurbach GD, Marcus R, Winickoff RN, Epstein EH Jr, Nigra TP (1970) Urinary excretion of 3',5'-AMP in syndromes considered refractory to parathyroid hormone. Metabolism 19:799-808

Aza-Blanc P, Ramirez-Weber FA, Laget MP, Schwartz C, Kornberg TB (1997) Proteolysis that is inhibited by hedgehog targets cubitus interruptus protein to the nucleus and converts it to a repressor. Cell 89:1043-1053

Bale AE (1997) Variable expressivity of patched mutations in flies and humans. Am J Hum Genet 60:10-12

Bale SJ, Amos CI, Parry DM, Bale AE (1991) Relationship between head circumference and height in normal adults and in the nevoid basal cell carcinoma syndrome and neurofibromatosis type I. Am J Med Genet 40:206-210

Beddis IR, Mott MG, Bullimore J (1983) Case report: nasopharyngeal rhabdomyosarcoma and Gorlin's naevoid basal cell carcinoma syndrome. Med Pediatr Oncol 11:178-179

Belloni E, Muenke M, Roessler E et al. (1996) Identification of sonic hedgehog as a candidate gene responsible for holoprosencephaly. Nat Genet 14:353-356

Bialer MG, Gailani MR, McLaughlin JA, Petrikovsky B, Bale AE (1994) Prenatal diagnosis of Gorlin syndrome. Lancet 344:477

Binkley GW, Johnson HH (1951) Epithelioma adenoides cysticum: basal cell nevi, agenesis of the corpus callosum and dental cysts. Arch Dermatol Syphilol 63:73-84

Block JB, Clendenning WE (1963) Parathyroid hormone hyporesponsiveness in patients with basal-cell nevi and bone defects. N Engl J Med 268:1157-1162

Boyer BE, Martin MM (1958) Marfan's syndrome: report of a case manifesting a giant bone cyst of the mandible and multiple (110) basal cell carcinomata. Plast Reconstr Surg 22:257-263

Capdevila J, Pariente F, Sampedro J, Alonso JL, Guerrero I (1994) Subcellular localization of the segment polarity protein patched suggests an interaction with the wingless reception complex in *Drosophila* embryos. Development 120:987-998

Carpenter D, Stone DM, Brush J et al. (1998) Characterization of two patched receptors for the vertebrate hedgehog protein family. Proc Natl Acad Sci USA 95:13.630-13.634

Carstea ED, Morris JA, Coleman KG et al. (1997) Niemann-Pick C1 disease gene: homology to mediators of cholesterol homeostasis. Science 277:228-231

Chan GL, Little JB (1983) Cultured diploid fibroblasts from patients with the nevoid basal cell carcinoma syndrome are hypersensitive to killing by ionizing radiation. Am J Pathol 111:50-55

Chen Y, Struhl G (1996) Dual roles for patched in sequestering and transducing hedgehog. Cell 87:553-563

Chidambaram A, Goldstein AM, Gailani MR et al. (1996) Mutations in the human homologue of the *Drosophila* patched gene in Caucasian and African-American nevoid basal cell carcinoma syndrome patients. Cancer Res 56:4599-4601

Chuang PT, McMahon AP (1999) Vertebrate hedgehog signalling modulated by induction of a hedgehog-binding protein. Nature 397:617-621

Cohen MM Jr (1999) Nevoid basal cell carcinoma syndrome: molecular biology and new hypotheses. Int J Oral Maxillofac Surg 28:216-223

Cohen PR, Kohn SR, Davis DA, Kurzrock R (1995) Muir-Torre syndrome. Dermatol Clin 13:79-89

Cooper MK, Porter JA, Young KE, Beachy PA (1998) Teratogen-mediated inhibition of target tissue response to Shh signaling. Science 280:1603-1607

Cotsarelis G, Sun TT, Lavker RM (1990) Label-retaining cells reside in the bulge area of pilosebaceous unit: implications for follicular stem cells, hair cycle, and skin carcinogenesis. Cell 61:1329-1337

Cotten S Jr, Super S, SunderRaj M, Chaudhry A (1982) Multiple nevoid basal cell carcinoma syndrome. J Oral Med 37:69–73

Cristofolini M, Zumiani G, Scappini P, Piscioli F (1984) Aromatic retinoid in the chemoprevention of the progression of nevoid basal-cell carcinoma syndrome. J Dermatol Surg Oncol 10:778–781

Dahl I, Angervall L, Save-Soderbergh J (1976) Foetal rhabdomyoma. Case report of a patient with two tumours. Acta Pathol Microbiol Scand [A] 84:107–112

Dahmane N, Lee J, Robins P, Heller P, Ruiz i Altaba A (1997) Activation of the transcription factor Gli1 and the Sonic hedgehog signalling pathway in skin tumours. Nature 389:876–881

De Kersaint-Gilly A, Hofmann B, Delaire J et al. (1985) A neuroradiological study of the naevoid basal cell carcinoma syndrome. Eighteen cases. J Neuroradiol 12:200–211

Degos R, Civatte J, Touraine R, Guilaine J (1964) [Spontaneously Healing Ferguson-Smith Epitheliomas and Multiple Familial Keratoacanthomas]. Hautarzt 15:7–11

Doige CA, Ames GF (1993) ATP-dependent transport systems in bacteria and humans: relevance to cystic fibrosis and multidrug resistance. Annu Rev Microbiol 47:291–319

Drobetsky EA, Grosovsky AJ, Glickman BW (1987) The specificity of UV-induced mutations at an endogenous locus in mammalian cells. Proc Natl Acad Sci USA 84:9103–9107

Dunnick NR, Head GL, Peck GL, Yoder FW (1978) Nevoid basal cell carcinoma syndrome: radiographic manifestations including cystlike lesions of the phalanges. Radiology 127:331–334

Evans DG, Farndon PA, Burnell LD, Gattamaneni HR, Birch JM (1991) The incidence of Gorlin syndrome in 173 consecutive cases of medulloblastoma. Br J Cancer 64:959–961

Evans DG, Ladusans EJ, Rimmer S, Burnell LD, Thakker N, Farndon PA (1993) Complications of the naevoid basal cell carcinoma syndrome: results of a population based study. J Med Genet 30:460–464

Fairley JA, Heintz PW, Neuburg M, Diaz LA, Giudice GJ (1995) Expression pattern of the bullous pemphigoid-180 antigen in normal and neoplastic epithelia. Br J Dermatol 133:385–391

Fan H, Oro AE, Scott MP, Khavari PA (1997) Induction of basal cell carcinoma features in transgenic human skin expressing sonic Hedgehog. Nat Med 3:788–792

Farndon PA, Simmons J (1987) Linkage analysis of the nevoid basal cell carcinoma syndrome (NBCCS) and chromosomel markers (Abstract). Cytogenet Cell Genet 46:612

Farndon PA, Del Mastro RG, Evans DG, Kilpatrick MW (1992) Location of gene for Gorlin syndrome. Lancet 339:581–582

Farndon PA, Morris DJ, Hardy C et al. (1994) Analysis of 133 meioses places the genes for nevoid basal cell carcinoma (Gorlin) syndrome and Fanconi anemia group C in a 2.6-cM interval and contributes to the fine map of 9q22.3. Genomics 23:486–489

Farwell JR, Dohrmann GJ, Flannery JT (1984) Medulloblastoma in childhood: an epidemiological study. J Neurosurg 61:657–664

Featherstone T, Taylor AM, Harnden DG (1983) Studies on the radiosensitivity of cells from patients with basal cell naevus syndrome. Am J Hum Genet 35:58–66

Fielding CJ, Fielding PE (1997) Intracellular cholesterol transport. J Lipid Res 38:1503–1521

Gailani MR, Bale AE (1997) Developmental genes and cancer: role of patched in basal cell carcinoma of the skin. J Natl Cancer Inst 89:1103–1109

Gailani MR, Bale SJ, Leffell DJ et al. (1992) Developmental defects in Gorlin syndrome related to a putative tumor suppressor gene on chromosome 9. Cell 69:111–117

Gailani MR, Leffell DJ, Ziegler A, Gross EG, Brash DE, Bale AE (1996a) Relationship between sunlight exposure and a key genetic alteration in basal cell carcinoma. J Natl Cancer Inst 88:349–354

Gailani MR, Stahle-Backdahl M, Leffell DJ et al. (1996b) The role of the human homologue of *Drosophila* patched in sporadic basal cell carcinomas. Nat Genet 14:78–81

Gailani MR, Jj KH (1999) Association of the sonic hedgehog receptor patched with caveolin-1. Am J Hum Genet [Suppl] 65:A79–A79

Gemmill RM, West JD, Boldog F et al. (1998) The hereditary renal cell carcinoma 3;8 translocation fuses FHIT to a patched-related gene, TRC8. Proc Natl Acad Sci USA 95:9572–9577

Gilhuus-Moe O, Haugen LK, Dee PM (1968) The syndrome of multiple cysts of the jaws, basal cell carcinomata and skeletal anomalies. Br J Oral Surg 5:211–222

Gloster HM Jr, Brodland DG (1996) The epidemiology of skin cancer. Dermatol Surg 22:217–226

Goldberg LH (1996) Basal cell carcinoma. Lancet 347:663–667

Golitz LE, Norris DA, Luekens CA Jr, Charles DM (1980) Nevoid basal cell carcinoma syndrome. Multiple basal cell carcinomas of the palms after radiation therapy. Arch Dermatol 116:1159–1163

Goodrich LV, Johnson RL, Milenkovic L, McMahon JA, Scott MP (1996) Conservation of the hedgehog/patched signaling pathway from flies to mice: induction of a mouse patched gene by hedgehog. Genes Dev 10:301–312

Goodrich LV, Milenkovic L, Higgins KM, Scott MP (1997) Altered neural cell fates and medulloblastoma in mouse patched mutants. Science 277:1109–1113

Gorlin RJ (1987) Nevoid basal-cell carcinoma syndrome. Medicine (Baltimore) 66:98–113

Gorlin RJ (1995) Nevoid basal cell carcinoma syndrome. Dermatol Clin 13:113–125

Gorlin RJ, Goltz RW (1960) Multiple nevoid basal-cell epithelioma, jaw cysts and bifid rib. A syndrome. N Engl J Med 262:908–912

Gorlin RJ, Sedano HO (1971) The multiple nevoid basal cell carcinoma syndrome revisited. Birth Defects Orig Artic Ser 7:140–148

Gross PP (1953) Epithelioma adenoides cysticum with follicular cysts of the maxilla and mandible: report of a case. J Oral Surg 11

Hahn H, Christiansen J, Wicking C et al. (1996a) A mammalian patched homolog is expressed in target tissues of sonic hedgehog and maps to a region associated with developmental abnormalities. J Biol Chem 271:12.125–12.128

Hahn H, Wicking C, Zaphiropoulous PG et al. (1996b) Mutations of the human homolog of *Drosophila* patched in the nevoid basal cell carcinoma syndrome. Cell 85:841–851

Hahn H, Wojnowski L, Zimmer AM, Hall J, Miller G, Zimmer A (1998) Rhabdomyosarcomas and radiation hypersensitivity in a mouse model of Gorlin syndrome. Nat Med 4:619–622

Hahn H, Wojnowski L, Miller G, Zimmer A (1999) The patched signaling pathway in tumorigenesis and development: lessons from animal models. J Mol Med 77:459–468

Hammerschmidt M, Brook A, McMahon AP (1997) The world according to hedgehog. Trends Genet 13:14–21

Hasenpusch-Theil K, Bataille V, Laehdetie J et al. (1998) Gorlin syndrome: identification of 4 novel germ-line mutations of the human patched (PTCH) gene. Hum Mutat 11:480

Hashimoto K, Howell JB, Yamanishi Y, Holubar K, Bernhard R Jr (1972) Electron microscopic studies of palmar and plantar pits of nevoid basal cell epithelioma. J Invest Dermatol 59:380–393

Headington JT (1976) Tumors of the hair follicle. A review. Am J Pathol 85:479–514

Heimler A, Friedman E, Rosenthal AD (1978) Naevoid basal cell carcinoma syndrome and Charcot-Marie-Tooth disease: two autosomal dominant disorders segregating in a family. J Med Genet 15:288–291

Herges A, Stieler W, Stadler R (1993) [Bazex-Dupre-Christol Syndrome. Follicular atrophoderma, multiple basal cell carcinomas and hypotrichosis]. Hautarzt 44:385–391

Herzberger JJ, Wiskemann A (1963) Die fünfte Phakomatose. Basalzellnävus mit familiärer Belastung und Medulloblastom. Dermatologica 126:106–123

Hodak E, Ginzburg A, David M, Sandbank M (1987) Etretinate treatment of the nevoid basal cell carcinoma syndrome. Therapeutic and chemopreventive effect. Int J Dermatol 26:606–609

Hooper JE, Scott MP (1989) The *Drosophila* patched gene encodes a putative membrane protein required for segmental patterning. Cell 59:751–765

Howell JB, Caro MR (1959) The basal cell nevus: its relationship to multiple cutaneous cancers and associated anomalies of development. Arch Dermatol 79:67–80

Howell JB, Freeman RG (1980) Structure and significance of the pits with their tumors in the nevoid basal cell carcinoma syndrome. J Am Acad Dermatol 2:224–238

Hughes JR, Higgins EM, Smith J, Du Vivier AW (1995) Increase in non-melanoma skin cancer – the King's College Hospital experience (1970–92). Clin Exp Dermatol 20:304–307

Hutchinson F (1994) Induction of tandem-base change mutations. Mutat Res 309:11–15

Ingham PW (1998) Transducing hedgehog: the story so far. EMBO J 17:3505–3511

Jarisch W (1894) Zur Lehre von den Hautgeschwülsten. Arch Dermatol Syphilol (Berl) 28:162–222

Johnson RL, Rothman AL, Xie J et al. (1996) Human homolog of patched, a candidate gene for the basal cell nevus syndrome. Science 272:1668–1671

Junge J, Moll I (1995) [Multiple palmoplantar keratoses, basaliomas and porocarcinomas after arsenic therapy]. Hautarzt 46:198–201

Kallassy M, Toftgard R, Ueda M et al. (1997) Patched (ptch)-associated preferential expression of smoothened (smoh) in human basal cell carcinoma of the skin. Cancer Res 57:4731–4735

Keeler RF (1970) Teratogenic compounds in *Veratrum californicum* (Durand) IX. Structure-activity relation. Teratology 3:169–173

Kimonis VE, Goldstein AM, Pastakia B et al. (1997) Clinical manifestations in 105 persons with nevoid basal cell carcinoma syndrome. Am J Med Genet 69:299–308

Knudson AG Jr (1971) Mutation and cancer: statistical study of retinoblastoma. Proc Natl Acad Sci USA 68:820–823

Ko CB, Walton S, Keczkes K (1992) Extensive and fatal basal cell carcinoma: a report of three cases. Br J Dermatol 127:164–167

Kogerman P, Grimm T, Kogerman L et al. (1999) Mammalian suppressor-of-fused modulates nuclear-cytoplasmic shuttling of Gli-1. Nat Cell Biol 1:312–319

Kruger K, Blume-Peytavi U, Orfanos CE (1999) Basal cell carcinoma possibly originates from the outer root sheath and/or the bulge region of the vellus hair follicle. Arch Dermatol Res 291:253–259

Lacombe D, Chateil JF, Fontan D, Battin J (1990) Medulloblastoma in the nevoid basal-cell carcinoma syndrome: case reports and review of the literature. Genet Couns 1:273–277

Lazarova Z, Domloge-Hultsch N, Yancey KB (1995) Epiligrin is decreased in papulonodular basal cell carcinoma tumor nest basement membranes and the extracellular matrix of transformed human epithelial cells. Exp Dermatol 4:121–129

Leppard BJ (1983) Skin cysts in the basal cell naevus syndrome. Clin Exp Dermatol 8:603–612

Levanat S, Gorlin R, Fallet S, Johnson D, Fantasia J, Bale A (1996) A two-hit model for developmental defects in Gorlin syndrome. Nat Genet 12:85–87

Lever WF, Schaumberg-Lever G (1990) Histopathology of the skin, 7th edn. Lippincott, Philadelphia, pp 578–650

Lewis MT, Ross S, Strickland PA et al. (1999) Defects in mouse mammary gland development caused by conditional haploinsufficiency of patched-1. Development 126:5181–593

Lieu FM, Yamanishi K, Konishi K, Kishimoto S, Yasuno H (1991) Low incidence of Ha-ras oncogene mutations in human epidermal tumors. Cancer Lett 59:231–235

Lo Muzio L, Nocini PF, Savoia A et al. (1999) Nevoid basal cell carcinoma syndrome. Clinical findings in 37 Italian affected individuals. Clin Genet 55:34–40

Loftus SK, Morris JA, Carstea ED et al. (1997) Murine model of Niemann-Pick C disease: mutation in a cholesterol homeostasis gene. Science 277:232–235

Long SD, Kuhn MJ, Wynstra JH (1993) Intracranial extension of basal cell carcinoma of the scalp. Comput Med Imaging Graph 17:469–471

Marigo V, Davey RA, Zuo Y, Cunningham JM, Tabin CJ (1996) Biochemical evidence that patched is the hedgehog receptor. Nature 384:176–179

Markey AC, Lane EB, Macdonald DM, Leigh IM (1992) Keratin expression in basal cell carcinomas. Br J Dermatol 126:154–160

Mason JK, Helwig EB, Graham JH (1965) Pathology of the nevoid basal cell carcinoma syndrome. Arch Pathol 79:401–408

McNamara T, Trotman CA, Russell KA (1998) Gorlin-Goltz: what's in a name? Spec Care Dentist 18:84–87

Michaelsson G, Olsson E, Westermark P (1981) The Rombo syndrome: a familial disorder with vermiculate atrophoderma, milia, hypotrichosis, trichoepitheliomas, basal cell carcinomas and peripheral vasodilation with cyanosis. Acta Derm Venereol 61:497–503

Miller SJ (1991) Biology of basal cell carcinoma (Part I). J Am Acad Dermatol 24:1–13

Miller RF, Cooper RR (1972) Nevoid basal cell carcinoma syndrome. Case report: histopathology of skeletal lesions. Clin Orthop 89:246–252

Miller DL, Weinstock MA (1994) Nonmelanoma skin cancer in the United States: incidence. J Am Acad Dermatol 30:774–778

Monnier V, Dussillol F, Alves G, Lamour-Isnard C, Plessis A (1998) Suppressor of fused links fused and cubitus interruptus on the hedgehog signalling pathway. Curr Biol 8:583–586

Morales-Ducret CR, Van de Rijn M, LeBrun DP, Smoller BR (1995) bcl-2 expression in primary malignancies of the skin. Arch Dermatol 131:909–912

Motoyama J, Heng H, Crackower MA et al. (1998) Overlapping and non-overlapping ptch2 expression with shh during mouse embryogenesis. Mech Dev 78:81–84

Müller PA, Krauße S, Kartsch J (1993) Das pigmentierte Basaliom. In: Petres J, Lohrisch I (Hrsg) Das Basaliom: Klinik und Therapie. Springer, Berlin Heidelberg New York, S 13–18

Murphy KJ (1969) Subcutaneous calcification in the naevoid basal-cell carcinoma syndrome: response to parathyroid hormone and relationship to pseudo- hypoparathyroidism. Clin Radiol 20:287–93

Murphy KJ (1975) Subcutaneous bone formation in the naevoid basal-cell carcinoma syndrome: normal urinary cyclic AMP response to parathyroid hormone infusion. Clin Radiol 26:37–39

Nakano Y, Guerrero I, Hidalgo A, Taylor A, Whittle JR, Ingham PW (1989) A protein with several possible membrane-spanning domains encoded by the Drosophila segment polarity gene patched. Nature 341:508–513

Neufeld EB, Cooney AM, Pitha J et al. (1996) Intracellular trafficking of cholesterol monitored with a cyclodextrin. J Biol Chem 271:21.604–21.613

Nusslein-Volhard C, Wieschaus E (1980) Mutations affecting segment number and polarity in Drosophila. Nature 287:795–801

Oram Y, Orengo I, Griego RD, Rosen T, Thornby J (1995) Histologic patterns of basal cell carcinoma based upon patient immunostatus. Dermatol Surg 21:611–614

Oro AE, Higgins KM, Hu Z, Bonifas JM, Epstein EH Jr, Scott MP (1997) Basal cell carcinomas in mice overexpressing sonic hedgehog. Science 276:817–821

Peak MJ, Peak JG, Carnes BA (1987) Induction of direct and indirect single-strand breaks in human cell DNA by far- and near-ultraviolet radiations: action spectrum and mechanisms. Photochem Photobiol 45:381–387

Pollard JJ, New PF (1964) Hereditary cutaneomandibular polyoncosis. A syndrome of myriad basal-cell nevi of the skin, mandibular cysts, and inconstant skeletal anomalies. Radiology 82:840–849

Pollitzer J (1905) Eine eigentümliche Karzinose der Haut: Punkt- und Strichförmige Defekte im Hornstratum der Palmae und Plantae. Arch Dermatol Syphilol (Berl) 76:323–345

Porter JA, Ekker SC, Park WJ et al. (1996a) Hedgehog patterning activity: role of a lipophilic modification mediated by the carboxy-terminal autoprocessing domain. Cell 86:21–34

Porter JA, Young KE, Beachy PA (1996b) Cholesterol modification of hedgehog signaling proteins in animal development [published erratum appears in Science 6:1597]. Science 274:255–259

Rady P, Scinicariello F, Wagner RF Jr, Tyring SK (1992) p53 mutations in basal cell carcinomas. Cancer Res 52: 3804–3806

Raffel C, Jenkins RB, Frederick L et al. (1997) Sporadic medulloblastomas contain PTCH mutations. Cancer Res 57:842–845

Reifenberger J, Wolter M, Weber RG et al. (1998) Missense mutations in SMOH in sporadic basal cell carcinomas of the skin and primitive neuroectodermal tumors of the central nervous system. Cancer Res 58:1798–1803

Reis A, Kuster W, Linss G et al. (1992) Localisation of gene for the naevoid basal-cell carcinoma syndrome. Lancet 339:617

Roberts RO, Lynch CF, Jones MP, Hart MN (1991) Medulloblastoma: a population-based study of 532 cases. J Neuropathol Exp Neurol 50:134–144

Roessler E, Belloni E, Gaudenz K et al. (1996) Mutations in the human sonic hedgehog gene cause holoprosencephaly. Nat Genet 14:357–360

Ruiz i Altaba A (1997) Catching a Gli-mpse of hedgehog. Cell 90:193–196

Safai B, Good RA (1977) Basal cell carcinoma with metastasis. Review of literature. Arch Pathol Lab Med 101:327–331

Sahl WJ Jr, Snow SN, Levine NS (1994) Giant basal cell carcinoma. Report of two cases and review of the literature. J Am Acad Dermatol 30:856–859

Saier MH Jr (1994) Convergence and divergence in the evolution of transport proteins. Bioessays 16:23–29

Sarkar G, Yoon HS, Sommer SS (1992) Dideoxy fingerprinting (ddE): a rapid and efficient screen for the presence of mutations. Genomics 13:441–443

Sasaki H, Nishizaki Y, Hui C, Nakafuku M, Kondoh H (1999) Regulation of Gli2 and Gli3 activities by an amino-terminal repression domain: implication of Gli2 and Gli3 as primary mediators of Shh signaling. Development 126:3915–3924

Satinoff MI, Wells C (1969) Multiple basal cell naevus syndrome in ancient Egypt. Med Hist 13:294–297

Savoia P, Trusolino L, Pepino E, Cremona O, Marchisio PC (1993) Expression and topography of integrins and basement membrane proteins in epidermal carcinomas: basal but not squamous cell carcinomas display loss of alpha 6 beta 4 and BM-600/nicein. J Invest Dermatol 101:352–358

Schwartz RA, Torre DP (1995) The Muir-Torre syndrome: a 25-year retrospect. J Am Acad Dermatol 33:90–104

Schweisguth O, Gerard-Marchant R, Lemerle J (1968) [Basal cell nevus syndrome. Association with congenital rhabdomyosarcoma]. Arch Fr Pediatr 25:1083–1093

Shafei-Benaissa E, Savage JR, Papworth D et al. (1995) Evidence of chromosomal instability in the lymphocytes of Gorlin basal-cell carcinoma patients. Mutat Res 332:27–32

Shafei-Benaissa E, Savage JR, Babin P et al. (1998) The naevoid basal-cell carcinoma syndrome (Gorlin syndrome) is a chromosomal instability syndrome. Mutat Res 397:287–292

Shanley S, Ratcliffe J, Hockey A et al. (1994) Nevoid basal cell carcinoma syndrome: review of 118 affected individuals. Am J Med Genet 50:282–290

Shanley SM, Dawkins H, Wainwright BJ et al. (1995) Fine deletion mapping on the long arm of chromosome 9 in sporadic and familial basal cell carcinomas. Hum Mol Genet 4:129–133

Shimkets R, Gailani MR, Siu VM et al. (1996) Molecular analysis of chromosome 9q deletions in two Gorlin syndrome patients. Am J Hum Genet 59:417–422

Smyth I, Wicking C, Wainwright B, Chenevix-Trench G (1998) The effects of splice site mutations in patients with naevoid basal cell carcinoma syndrome. Hum Genet 102:598–601

Southwick GJ, Schwartz RA (1979) The basal cell nevus syndrome: disasters occurring among a series of 36 patients. Cancer 44:2294–2305

Springate JE (1986) The nevoid basal cell carcinoma syndrome. J Pediatr Surg 21:908–910

Stanley JR, Beckwith JB, Fuller RP, Katz SI (1982) A specific antigenic defect of the basement membrane is found in basal cell carcinoma but not in other epidermal tumors. Cancer 50:1486–1490

Stoler A, Kopan R, Duvic M, Fuchs E (1988) Use of monospecific antisera and cRNA probes to localize the major changes in keratin expression during normal and abnormal epidermal differentiation. J Cell Biol 107:427–446

Stone DM, Murone M, Luoh S et al. (1999) Characterization of the human suppressor of fused, a negative regulator of the zinc-finger transcription factor Gli. J Cell Sci 112:4437–4448

Straith FE (1939) Hereditary epidermoid cysts of the jaws. Am J Orthodont 25:673–691

Strong LC (1977) Genetic and environmental interactions. Cancer 40:1861–1866

Sundberg JP, Adkison DL, Bedigian HG (1991) Skeletal muscle rhabdomyosarcomas in inbred laboratory mice. Vet Pathol 28:200–206

Tasanen A, Lamberg MA, Nordling S (1975) Skeletal anomalies and keratocysts in the basal cell nevus syndrome. Int J Oral Surg 4:225–235

Tavin E, Persky MS, Jacobs J (1995) Metastatic basal cell carcinoma of the head and neck. Laryngoscope 105:814–817

Taylor WB, Wilkins JW Jr (1970) Nevoid basal cell carcinoma of the palm. Arch Dermatol 102:654–655

Thoma KH (1959) Polycystoma. Oral Surg 12:484–488

Tojo M, Mori T, Kiyosawa H et al. (1999) Expression of sonic hedgehog signal transducers, patched and smoothened, in human basal cell carcinoma. Pathol Int 49:687–694

Totten JR (1980) The multiple nevoid basal cell carcinoma syndrome. Report of its occurrence in four generations of a family. Cancer 46:1456–1462

Unden AB, Holmberg E, Lundh-Rozell B et al. (1996) Mutations in the human homologue of *Drosophila* patched (PTCH) in basal cell carcinomas and the Gorlin syndrome: different in vivo mechanisms of PTCH inactivation. Cancer Res 56:4562–4565

Unden AB, Zaphiropoulos PG, Bruce K, Toftgard R, Stahle-Backdahl M (1997) Human patched (PTCH) mRNA is overexpressed consistently in tumor cells of both familial and sporadic basal cell carcinoma. Cancer Res 57:2336–2340

Urano Y, Asano T, Yoshimoto K et al. (1995) Frequent p53 accumulation in the chronically sun-exposed epidermis and clonal expansion of p53 mutant cells in the epidermis adjacent to basal cell carcinoma. J Invest Dermatol 104:928–932

Van den Heuvel M, Ingham PW (1996) Smoothened encodes a receptor-like serpentine protein required for hedgehog signalling. Nature 382:547–551

Van der Riet P, Karp D, Farmer E et al. (1994) Progression of basal cell carcinoma through loss of chromosome 9q and inactivation of a single p53 allele. Cancer Res 54:25–27

Van der Schroeff JG, Evers LM, Boot AJ, Bos JL (1990) Ras oncogene mutations in basal cell carcinomas and squamous cell carcinomas of human skin. J Invest Dermatol 94:423–425

Von Domarus H, Stevens PJ (1984) Metastatic basal cell carcinoma. Report of five cases and review of 170 cases in the literature. J Am Acad Dermatol 10:1043–1060

Vorechovsky I, Benediktsson KP, Toftgard R (1999) The patched/hedgehog/smoothened signalling pathway in human breast cancer: no evidence for H133Y SHH, PTCH and SMO mutations. Eur J Cancer 35:711–713

Wang CY, Brodland DG, Su WP (1995) Skin cancers associated with acquired immunodeficiency syndrome. Mayo Clin Proc 70:766–772

Wang G, Wang B, Jiang J (1999) Protein kinase A antagonizes hedgehog signaling by regulating both the activator and repressor forms of cubitus interruptus. Genes Dev 13:2828–2837

Weichselbaum RR, Nove J, Little JB (1980) X-ray sensitivity of fifty-three human diploid fibroblast cell strains from patients with characterized genetic disorders. Cancer Res 40:920–925

White JC (1894) Multiple benign cystic epitheliomas. J Cutan Genitourin Dis 12:477–484

Wicking C, Bale AE (1997) Molecular basis of the nevoid basal cell carcinoma syndrome. Curr Opin Pediatr 9:630–635

Wicking C, Berkman J, Wainwright B, Chenevix-Trench G (1994) Fine genetic mapping of the gene for nevoid basal cell carcinoma syndrome. Genomics 22:505–511

Wicking C, Shanley S, Smyth I et al. (1997) Most germ-line mutations in the nevoid basal cell carcinoma syndrome lead to a premature termination of the patched protein, and no genotype-phenotype correlations are evident. Am J Hum Genet 60:21–26

Xie J, Johnson RL, Zhang X et al. (1997) Mutations of the patched gene in several types of sporadic extracutaneous tumors. Cancer Res 57:2369–2372

Xie J, Murone M, Luoh SM et al. (1998) Activating smoothened mutations in sporadic basal-cell carcinoma. Nature 391:90–92

Zaphiropoulos PG, Unden AB, Rahnama F, Hollingsworth RE, Toftgard R (1999) PTCH2, a novel human patched gene, undergoing alternative splicing and up-regulated in basal cell carcinomas. Cancer Res 59:787–792

Ziegler A, Leffell DJ, Kunala S et al. (1993) Mutation hotspots due to sunlight in the p53 gene of nonmelanoma skin cancers. Proc Natl Acad Sci USA 90:4216–4220

5 Neurofibromatosen

Winfrid Krone und Hildegard Kehrer-Sawatzki

Inhaltsverzeichnis

Hereditäre Tumorerkrankungen
D. Ganten / K. Ruckpaul (Hrsg.)
© Springer-Verlag Berlin Heidelberg 2001

5.1 Einleitung

Die Neurofibromatosen gehören zu einer Gruppe von etwa 25 Tumordispositionskrankheiten, denen konstitutionelle Heterozygotie für Mutationen an Tumorsuppressorgenen zugrunde liegt. Allen diesen Krankheiten ist hohe Komplexität sowohl ihrer Manifestationsformen als auch der verursachenden Mechanismen auf zellbiologischer, biochemischer und molekulargenetischer Ebene gemeinsam. Ihre phänotypische Manifestation ist durch ausgeprägte variable Expressivität gekennzeichnet. Eindeutige Genotyp-Phänotyp-Korrelationen sind deshalb nur selten nachweisbar. Auf molekularer Ebene besteht die Komplexität v. a. in den vernetzten Reaktionskaskaden der Signaltransduktion und in der multifaktoriellen Tumorgenese. Obwohl während des vergangenen Jahrzehnts bedeutende Fortschritte im Verständnis der Pathogenese der Neurofibromatosen gemacht wurden, sind wir von einer lückenlosen und eindeutigen kausalen Erklärung der Krankheitsbilder noch weit entfernt. So konnte z. B. bisher keines der nichtneoplastischen Symptome der NF1 im Sinn einer Folge des Neurofibrominmangels erklärt werden. Es kann deshalb auch in dieser Übersicht kein schlüssiges Bild vermittelt werden. Es wurde vielmehr der Versuch einer möglichst vollständigen Bestandsaufnahme unternommen.

Berichte und bildliche Darstellungen von Patienten, deren Phänotyp heute dem breiten Spektrum der Erscheinungsformen der Neurofibromatose zugeordnet werden würde, reichen bis ins 2. Jahrhundert unserer Zeitrechnung zurück. Zahlreiche detaillierte Beschreibungen besonders der grotesken Formen der NF1 folgten im Zeitalter der Aufklärung. Erst um die Mitte des 19. Jahrhunderts wurde von Virchow (1847) und Smith (1849) die Beziehung der Tumoren zum Bindegewebe des peripheren Nervensystems erkannt. Friedrich Daniel von Recklinghausen führte 1882 den Beweis für diese Hypothese in seiner Virchow gewidmeten Schrift: *„Über die multiplen Fibrome der Haut und ihre Beziehung zu den multiplen Neuromen"* (1882). Von Recklinghausen prägte den Begriff *„Neurofibromatose"*, den wir heute mit den Zusätzen *„Typ 1"* und *„Typ 2"* (NF1 und NF2) den beiden genetisch am genauesten definierten Formen der Krankheit zuordnen. Eine detaillierte Darstellung der frühen Geschichte der Neurofibromatose gab Huson (1994a). Aus der Flut rein kasuistischer Literatur der Folgezeit heben sich einige klinische Studien an größeren Patientenkollektiven ab; Zitate finden sich in der Übersicht von Koch (1966). Mit der Beteiligung fast aller medizinischen Disziplinen an dieser regen Publikationstätigkeit ist auf das anschaulichste dokumentiert, dass von der Neurofibromatose praktisch alle Organe in Mitleidenschaft gezogen werden können, sei es infolge des Befalls durch Neurofibrome oder andere Tumoren, oder aufgrund nicht tumorbedingter, autochthoner Veränderungen. Die umfang- und folgenreichste unter den späteren Erhebungen dieser Art ist ohne Zweifel in der Monografie von Crowe et al. (1956) dokumentiert worden. Dieser Studie (und einer vorausgehenden Arbeit der Autoren) ist das diagnostische Kriterium der „mindestens 6 Café-au-lait-Flecken" zu verdanken sowie auch die bis dahin genauesten Belege für die Häufigkeit der Kardinalsymptome und mancher Komplikationen der NF1.

In der Folgezeit wurden zunehmend klarere Unterscheidungen zwischen der

- „peripheren" NF (NF1) und
- einer so genannten „zentralen" Form (NF2)

getroffen, deren Symptomatik gleichwohl Überlappungen mit derjenigen der NF1 aufweist. Erst in der 2. Hälfte der 70er und Anfang der 80er Jahre wurde mit Laboruntersuchungen und experimentellen Studien, häufig an Zellkultursystemen, begonnen. Viele dieser Studien wurden in Band 486 (1986) der Annals of the New York Academy of Sciences zusammengefasst (Rubenstein et al. 1986). Ein kausalanalytisch ergiebiger und reproduzierbarer Laborparameter für NF1 ist aus diesen Arbeiten nicht hervorgegangen. Der Schwerpunkt der NF1-Forschung verlagerte sich konsequenterweise auf die Suche nach dem NF1-Gen.

Zu Beginn der Bemühungen um die Kartierung und Identifizierung des NF1-Gens galt für einige Zeit das Gen für den neuronalen Wachstumsfaktor (NGFβ) als Kandidatengen. Die Hypothese erschien durch frühe Arbeiten begründet, wonach die Aktivität und/oder die Konzentration des NGFβ im Serum von NF1- und NF2-Patienten erhöht seien. Obwohl sich diese Befunde später nicht bestätigen ließen (Riopelle et al. 1984), gaben sie den Anlass zu Kopplungsstudien mit Hilfe zweier polymorpher Marker des NGFβ-Gens, durch die das NF1-Gen mit hoher statistischer Plausibilität von einer Region von je 13 cM beiderseits des NGFβ-Gens ausgeschlossen werden konnte (Darby et al. 1985). 1987 wurde aufgrund von 90 genau lokalisierten und 24 präliminar kartierten polymorphen DNA-Markern eine Ausschlusskarte erstellt (Sarfarazi et al. 1987). Hierdurch war es möglich, 18 der 22 Autosomen als Träger des

NF1-Gens auszuschließen; nicht ausgeschlossen blieben die Chromosomen 5, 10, 17 und 18. Daraufhin fokussierten Gusella und Mitarbeiter ihr Interesse auf den langen Arm von Chromosom 17. Dort war inzwischen das Gen für den niederaffinen NGF-Rezeptor lokalisiert worden (Huebner et al. 1986). Mit Hilfe zweier RFLP des NGFR-Gens ergaben sich in 9 von 13 NF1-Familien positive Lod-Scores, die sich bei einem Genabstand zwischen 10 und 20 cM zu signifikanten Kopplungswerten addierten (Seizinger et al. 1987b). Zwar war das NGFR-Gen als Kandidatengen ausgeschlossen, aber das NF1-Gen eindeutig 17q zugewiesen. Auch Kopplungsanalysen mit Hilfe möglichst vieler über das Genom verteilter Polymorphismen führten auf die Spur des NF1-Gens. So vermochten Barker et al. (1987a,b) das NF1-Gen der Zentromerregion des Chromosoms 17 zuzuordnen. Damit war der Weg zur genaueren Kartierung und zur Klonierung des NF1-Gens vorgezeichnet. Es bedurfte zunächst einer möglichst lückenlosen Belegung der perizentrischen Region 17 mit weiteren polymorphen Markern.

Der weitere Ablauf der Kartierung und Klonierung des NF1-Gens belegt die Ergiebigkeit gut organisierter internationaler Kooperation auf das anschaulichste. Auf einer von der National Neurofibromatosis Foundation (NNFF) geförderten Tagung von 75 Autoren aus 17 Institutionen wurden die Ergebnisse dieser Untersuchungen miteinander verglichen. Ihre gemeinsame Publikation in 10 Arbeiten erfolgte im Jahr 1987 [Editorial: Mulvihill u. Parry (1987); Zusammenfassung: Skolnick et al. (1987)]. Die Untersuchungen erlaubten jedoch noch nicht die eindeutige Zuweisung des NF1-Gens zum langen oder kurzen Arm von Chromosom 17, es bestand aber kein Zweifel mehr daran, dass es in der perizentrischen Region liegt. Die von Schmidt et al. (1987) bei einer NF1-Familie entdeckte, mit NF1 kosegregierende reziproke Translokation t(1;17)(p34.3; q11.2) verwies unzweifelhaft auf die Bande 11.2 auf dem langen Arm. Aber auch die genaue Anordnung der dem NF1-Gen nächstliegenden Marker konnte aufgrund dieser Daten noch nicht ermittelt werden. Diese Wissenslücken wurden durch Fortsetzung der internationalen Kartierungskooperation geschlossen, die an insgesamt 142 betroffenen Familien mit mehr als 700 Personen mit 13838 Typisierungen an 31 Markern durchgeführt wurde (Goldgar et al. 1989). Dabei bestätigte sich die Lokalisation des NF1-Gens in 17q11.2.

Die „physikalische" Bestätigung der Anordnung flankierender Marker konnte mit Hilfe von Zellhybriden erreicht werden, die unterschiedliche Anteile des Chromosoms 17 enthalten. Auch die beiden derivativen Chromosomen einer inzwischen entdeckten reziproken Translokation t(17;22) (q11.2; q11.2) (Ledbetter et al. 1989) spielten hierbei eine entscheidende Rolle. Im American Journal of Human Genetics 44 (1989) sind diese Ergebnisse dokumentiert [Editorial: Collins et al. (1989)].

Die Kartierung der Translokationsbruchpunkte der beiden NF1-Patienten verhalf dazu, die Position des NF1-Gens innerhalb der damals bekannten Karte des Chromosoms 17 in der Region q11.2 näher einzuengen. Durch Pulsfeldgelelektrophorese gelang es, aberrante Restriktionsfragmente zu identifizieren, welche die jeweiligen Bruchpunkte überspannten. Die aus der Größe und Lage dieser aberranten Fragmente gewonnene Information verhalf dazu, die Translokationsbruchpunkte 56 kb voneinander entfernt in eine weitreichende Restriktionskarte der NF1-Region einzuordnen.

Die Suche nach kodierenden Sequenzen in der Bruchpunktregion führte zunächst zur Identifizierung von 3 Kandidatengenen, EVI2A, EVI2B, und OMGp (Cawthon et al. 1990a; Cawthon et al. 1991; Viskochil et al. 1991). Jedoch überspannte keines dieser Gene den Bruchpunkt einer der beiden Translokationspatienten. Auch waren bei NF1-Patienten keine Mutationen in diesen Genen nachzuweisen. Erst später stellte sich heraus, dass diese Gene in einem großen Intron des eigentlichen NF1-Gens inseriert liegen. Viskochil et al. (1990) identifizierten 3 Patienten mit größeren Deletionen in dieser Kandidatenregion. Eine dieser Deletionen umspannte keines der 3 inserierten Gene, erwies sich aber als dem Translokationsbruchpunkt der t(17;22) unmittelbar benachbart. Damit waren Sequenzen des Gens zugänglich geworden, dessen Unterbrechung durch eine Translokation oder eine Deletion ursächlich mit NF1 verbunden ist. Mit genomischen Restriktionsfragmenten aus dieser Region gelang es dann, cDNA-Klone zu isolieren, von denen aus die Struktur des NF1-Transkripts erschlossen werden konnte. Die Entdeckung weiterer Mutationen in dieser Sequenz bei NF1-Patienten bewies, dass es sich um das NF1-Gen handelte (Cawthon et al. 1990b; Viskochil et al. 1990; Wallace et al. 1990). Die neuere Entwicklung der NF1-Forschung ist Gegenstand verschiedener Abschnitte der vorliegenden Übersicht.

Neurofibromatose ist die Bezeichnung für eine Gruppe von hereditären Krankheiten, welche in erster Linie durch multiple Anomalien der Haut und des peripheren und/oder des zentralen Nervensystems gekennzeichnet sind. Darüber hinaus können weitere Organe primär oder sekundär betroffen sein. Durch autosomal-dominante Vererbung als genetische Entitäten belegt sind die Neurofibromatosen Typ 1 (NF1) und Typ 2 (NF2), deren zugehörige Gene auf den Chromosomenabschnitten 17q11.2 bzw. 22q12.2 lokalisiert sind. Beide Krankheiten treten auch als segmentale Formen auf, denen der Status somatischer Mosaike zugrunde liegt. Innerhalb des Formenkreises der NF1 werden diverse Varianten unterschieden, die in Kapitel 5.2.1.4 „Varianten" besprochen werden.

Bei NF2 werden

- eine früh manifestierende schwere Verlaufsform (Wishart-Typ) und
- eine leichtere Verlaufsform mit späterem Erkrankungsalter (Gardner-Typ) unterschieden.

Da beide Varianten in derselben Familie auftreten, können sie nicht als getrennte genetische Entitäten betrachtet werden. Dies schließt jedoch das Vorkommen seltener Formen von NF2 mit familiär einheitlich höherem Erkrankungsalter nicht aus. Zum Formenkreis der NF2 wird auch die Schwannomatose gerechnet, die nosologisch deutlich von NF2 abgrenzbar ist. Ihre genetische Beziehung zu NF2 konnte bisher noch nicht eindeutig im Sinne der Kategorien von Allelie oder Locusheterogenität geklärt werden.

5.2 Neurofibromatose Typ 1 (NF1)

5.2.1 Krankheitsbild

5.2.1.1 Diagnostische Kriterien

Die Standardisierung der diagnostischen Kriterien für NF1 durch eine Consensus Conference der National Institutes of Health im Jahre 1987 (NIH 1988) entsprach der Notwendigkeit einer Vereinheitlichung der insbesondere im Zusammenhang mit der Kartierung des NF1-Gens zu untersuchenden Patientenkollektive. In Tabelle 5.1 sind diese Kriterien zusammengefasst. Im Folgenden werden die Kardinalsymptome der NF1 nicht in der in Tabelle 5.1 dargestellten Reihenfolge, sondern eher ihrer Natur nach aufgeführt. Dabei wird zwischen den Hauptsymptomen – Pigmentierungsanomalien und Neurofibrome – und den Komplikationen der Krankheit unterschieden, worunter Krankheitserscheinungen verstanden werden, die nicht bei allen Patienten auftreten und schwere Verlaufsformen kennzeichnen.

Tabelle 5.1. Neurofibromatose Typ 1 (NF1)

Die diagnostischen Kriterien für NF1 sind erfüllt, wenn 2 oder mehr der folgenden Kennzeichen vorliegen

- 6 oder mehr Café-au-lait-Flecken mit einem größten Durchmesser >5 mm bei präpubertären und >15 mm bei postpubertären Individuen
- 2 oder mehr Neurofibrome beliebigen Typs oder 1 plexiformes Neurofibrom
- Gesprenkelte axilläre oder inguinale Hyperpigmentierung (skinfold freckling)
- Optikusgliom
- 2 oder mehr Lisch-Knötchen (Irishamartome)
- Eine umschriebene Knochenläsion wie Keilbeinflügeldysplasie oder Verschmächtigung/Auflockerung der langen Röhrenknochen (Rareficatio) mit oder ohne Pseudarthrose
- 1 Verwandter I. Grads mit NF1, den obigen Kriterien entsprechend

Das Kriterium: „1 Verwandter I. Grads...." darf im Zusammenhang mit der Überprüfung des Vererbungsmodus, z.B. bei Familien mit Verdacht auf unvollständige Penetranz, nicht zur Anwendung kommen, denn es nimmt ja vorweg, was überprüft werden soll.

5.2.1.2 Kardinalsymptome

Neurofibrome. Die Namen gebenden Tumoren der NF1 bilden sich häufig erst zu Beginn oder im Verlauf der Pubertät. Ihre Anzahl kann gering sein und bleiben oder sich im Lauf des Lebens von NF1-Patienten unterschiedlich stark vermehren. Bei manchen Patienten kommt es zur Bildung vieler 100 Neurofibrome, wobei die Handflächen und die Fußsohlen sowie die behaarte Kopfhaut meist ausgespart bleiben. Bei einigen wenigen Patienten sind kongenitale multiple Neurofibrome beobachtet worden, ein frühes Zeichen einer schweren Verlaufsform. Andererseits gibt es Patienten, bei denen die Tumoren erst im 3. Lebensjahrzehnt entstehen, jedoch hat sich eine spät manifestierende Form der NF1 bisher nicht als eigene genetische Entität abgrenzen lassen. In verschiedenen Studien berichteten zwischen 30% und 60% der schwangeren NF1-Patientinnen von einer Vermehrung und/oder von der Vergrößerung ihrer Neurofibrome.

Über die Klassifizierung der Neurofibrome besteht keine einheitliche Meinung. Es erscheint zweckmäßig, kutane und subkutane Neurofibrome von solchen zu unterscheiden, die als noduläre oder fusiforme Tumoren an Nervenbahnen im Inneren des Körpers lokalisiert sind oder sich subkutan als diffuse plexiforme Neurofibrome ausbreiten. Im Gegensatz zu kutanen und subkutanen Neurofibromen können die nodulären, fusiformen und diffus-plexiformen Neurofibrome Schmerzen und/oder neurologische Ausfallserscheinungen verursachen, was Anlass zu ihrer zeitigen Exzision geben sollte. Kutane und subkutane Neurofibrome sind gut umschriebene, aber nicht kapselbegrenzte benigne Tumoren von weicher bis fester Konsistenz. Sie gehen von terminalen Zweigen der Hautnerven aus und zeigen in der Regel keine Beziehungen zu größeren peripheren Nervenbahnen. Eine Tendenz zur sarkomatösen Entartung ist bei diesen dermalen Neurofibromen nicht nachzuweisen.

Fusiforme und noduläre Neurofibrome können sich zu diffusen plexiformen Neurofibromen entwickeln. Oft sind plexiforme Neurofibrome als subkutane Schwellungen bereits im frühen Kindesalter zu erkennen. Sie breiten sich über fingerartige Fortsätze im Gewebe aus und können zu Entstellungen führen, wie z.B. die supraorbital entstehenden oder die eine ganze Extremität in Mitleidenschaft ziehenden Tumoren dieser Art. Plexiforme Neurofibrome finden sich bei 25–30% der NF1-Patienten; die Häufigkeit maligner Entartung wird mit 2–4% angegeben.

Neurofibrome bestehen aus mehreren unterschiedlichen Zelltypen, deren Anteile am Tumorgewebe in so weiten Grenzen variieren können, dass es sich um eine außerordentlich heterogene Gruppe von Tumoren handelt. Lassmann et al. (1977) wiesen die folgenden Zellarten in Neurofibromen nach:

- Schwann-Zellen,
- Fibroblasten,
- Perineuralzellen,
- Mastzellen,
- Kapillarendothelzellen,
- Perizyten und
- glatte Muskelzellen;

perivaskulär fanden sich auch
- Lymphozyten und
- Monozyten.

Nach Meinung dieser Autoren tragen alle zellulären Elemente des peripheren Nervengewebes zur Bildung von Neurofibromen bei.

Pigmentierungsanomalien

Café-au-lait-Flecken (CALF) und gesprenkelte Hyperpigmentierung in Hautfalten. An der Entstehung dieser Pigmentierungsstörungen sind in erster Linie Melanozyten beteiligt, jedoch ist noch nicht geklärt, ob CALF, Freckling und LN allein auf zellautonomen Anomalien der Melanozyten beruhen. Diese entstehen aus Melanoblasten, die beim Menschen im letzten Drittel des ersten Monats der Ontogenese von der Neuralleiste über dorsolaterale Routen abzuwandern beginnen. Die Besiedlung der Epidermis ist im 6. Monat vollendet. Die Entstehungsmechanismen der NF-Pigmentierungsanomalien sind unbekannt; relevante experimentelle Ergebnisse werden in Kapitel 5.2.4.4 „Pathogenese der nichtneoplastischen Symptome der NF1", Unterkapitel „Pigmentierungsanomalien", diskutiert.

CALF sind in der Regel das 1. Erkennungszeichen der NF1. Sie bilden sich während der ersten 2 Lebensjahre und nehmen in der Kindheit an Größe und Anzahl zu. Während das Kriterium „>6 CALF" bis Mitte des 2. Lebensjahrzehnts zu 100% erfüllt ist, beginnen die CALF danach zu verblassen, sodass sie bei etwa 70% der über 50-jährigen Patienten angetroffen werden. Ob dies lediglich als Folge der altersgemäßen Abnahme der Melanozytendichte der Epidermis geschieht (Gilchrest et al. 1979), ist nicht geklärt. Von sehr seltenen Ausnahmen abgesehen haben alle Erwachsenen, bei denen 6 oder mehr CALF nachgewiesen werden, Neurofibromatose Typ 1. Bei Gesunden ist diese Anzahl von CALF äußerst selten anzutreffen. Das geht aus frühen Erhebungen an mehr als 8000 Personen im Alter von 14 Jahren und darüber hervor, die nicht an NF1 litten [zitiert in Huson (1994b)]. Bei gesunden Erwachsenen liegt die Häufigkeit von CALF im Bereich von 10–14%; die überwiegende Mehrzahl dieses Anteils zeigt 1–3 CALF.

Der Durchmesser der CALF variiert zwischen 0,5 und 50 cm; gelegentlich können auch größere Körperareale betroffen sein. CALF bilden sich bevorzugt in den nicht lichtexponierten Körperarealen; sie sind asymptomatisch und zeigen keine Tendenz zur malignen Entartung. Während ihre Begrenzung bei NF1 in der Regel glatt und gut definierbar ist, kann die Ausfärbung innerhalb eines CALF variieren.

Histologisch liegt dem CALF bei NF1 eine Veränderung der Zusammensetzung der Melanineinheit zugrunde. Darunter ist die Anzahl der Keratinozyten zu verstehen, die von einem Melanozyten mit Melanosomen versehen werden. Bei Gesunden wird dieser Parameter mit durchschnittlich 36:1 angegeben (Frenk u. Schellhorn 1969). Schon die nicht von CALF betroffene Haut der NF1-Patienten weicht mit 29:1 von diesem Wert ab. Dem entspricht die oft beobachtete leichte generelle Hyperpigmentierung bei NF1-Patienten. In CALF beträgt dieses Verhältnis nur noch 22:1 (Frenk u. Marazzi 1984). In den Pigmentflecken ist jedoch nicht nur die relative Anzahl der Melanozyten erhöht, sondern auch die intrazelluläre Verteilung des Melanins auf die Melanosomen (s. Kapitel 5.2.4.4 „Pathogenese der nichtneoplastischen Symptome der NF1", Unterkapitel „Pigmentierungsanomalien"). Die gesprenkelte axilläre und inguinale Hyperpigmentierung (Freckling; engl. auch „skinfold freckling") besteht aus braunen Flecken mit einem Durchmesser von 1–3 mm. Diese treten etwas später in Erscheinung als CALF, unterscheiden sich histologisch jedoch nicht von diesen; es handelt sich also um kleine CALF. Lisch-Knötchen sind domkuppelförmige, gelbliche bis dunkelbraune Erhebungen auf der Oberfläche der Iris. Sie wurden bereits 1918 von Waardenburg beschrieben und gelegentlich histopathologisch untersucht, jedoch erkannte erst Karl Lisch (1937) ihre Assoziation mit NF1.

Lisch-Knötchen (LN). Lisch-Knötchen (LN) sind bei Spaltlampenuntersuchung leicht von den häufigen flachen Pigmentnävi der Iris zu unterscheiden. Die Anzahl der LN nimmt in Abhängigkeit vom Alter zu; im Gegensatz zu CALF bleichen sie im höheren Erwachsenenalter nicht aus. Die quantitativen Angaben über die altersabhängige Zunahme der LN unterscheiden sich beträchtlich (Lewis u. Riccardi 1981; Flueler et al. 1986; Huson et al. 1987), stimmen jedoch darin überein, dass bereits bei einem beachtlichen Anteil der NF1-Patienten <6 Jahren (zwischen 33% und 66%) LN beobachtet werden, sodass LN ein wichtiges diagnostisches Kriterium insbesondere bei sporadischen Patienten im Kindesalter darstellen. Von der Adoleszenz an gelten LN als das zuverlässigste Zeichen für NF1; Huson (1994b) sah LN bei 95% der NF1-Patienten im Alter zwischen 16 und 85 Jahren. Durch die elektronenmikroskopische Studie von Perry u. Font (1982) ist die maßgebliche Beteiligung von Melanozyten an der Entstehung von LN belegt. Nur etwa 30% der Melanozyten in LN enthielten vorrangig reife Melanosomen.

5.2.1.3 Komplikationen

Neben den Kardinalsymptomen tragen auch die Komplikationen in hohem Maß dazu bei, dass fast alle medizinischen Disziplinen von NF1-Patienten in Anspruch genommen werden müssen. In Tabelle 5.2 sind die wichtigsten Komplikationen und ihre Häufigkeiten, soweit aufgrund objektiver Populationsstudien bekannt, zusammengefasst [die meisten der Häufigkeitsangaben stammen von Huson (1994b) und dort zitierten Arbeiten dieser Au-

Tabelle 5.2. Komplikationen der Neurofibromatose 1

Kategorie	Symptome	Häufigkeit [%]
Tumoren	Plexiformes Neurofibrom	30
	Neurofibrosarkom (MPNST)	4
	Rhabdomyosarkom	ca. 1
	Symptomatisches Optikus-gliom	5–7
	Andere ZNS-Tumoren	1,5
	Spinale Neurofibrome	1,5
	Phäochromozytom	1
	Duodenales Karzinoid	0,7
	Juvenile MML	
Skelettsystem	Skoliose	10
	Pseudarthrose (Tibia, Fibula)	3,7
	Keilbeinflügeldysplasie	ca. 1
Gefäßsystem	Verdickung der Gefäßwände, engeres Lumen, Spindelzell-proliferation in der Intima	ca. 50
	Aneurismen, Stenosen, Infarkte (Aorta, Carotis interna, Nierenarterie), Bluthochdruck	6
Mentale Fähigkeiten	Spezifische Lernschwierigkeiten (Konzentrationsfähigkeit, Raumorientierung usw.)	40–60
	Geistige Retardierung (IQ<70)	8–10

torin]. Nicht aufgeführt wurden neurologische Komplikationen, die durch Raum forderndes Tumorwachstum bedingt sind. Klinisch am bedeutsamsten sind
- die plexiformen Neurofibrome,
- symptomatische Optikusgliome und
- die Skelettanomalien.

Plexiforme Neurofibrome. Plexiforme Neurofibrome sind oft kongenital erkennbar oder werden im frühen Kindesalter als große subkutane Schwellungen auffällig. Ihre Prädilektionsstellen sind der Rumpf, die Extremitäten und der Kopf. Wachsende plexiforme Neurofibrome ziehen oft die umgebenden Gewebe in Mitleidenschaft und können z.B. an den Gliedmaßen und am Kopf Hypertrophie oder Osteolyse verursachen. Orbitale und supraorbitale Tumoren dieser Art führen zu schweren Beeinträchtigungen des Visus.

Durch ihre unregelmäßige Begrenzung sind plexiforme Neurofibrome der totalen chirurgischen Exzision nicht zugänglich und erfordern deshalb wiederholte Eingriffe.

Die Entartung plexiformer Neurofibrome zu malignen peripheren Nervenscheidentumoren (MPNST, Neurofibrosarkome), welche bei 2–4% der Tumoren erfolgt, kündigt sich in der Regel durch Schmerzen an und erfordert angesichts der infausten Prognose der MPNST sofortige therapeutische Intervention. Hinsichtlich genauerer Angaben sei auf die Monografien über NF verwiesen (s. Kapitel 5.6.1 „Monografien").

Optikusgliome. Das Optikusgliom ist ein pilozytisches, also geringgradiges Astrozytom (WHO-Grad I), das entlang der gesamten Ausdehnung des N. opticus einschließlich des Chiasma opticum auftreten kann. Im englischsprachigen Schrifttum sind neben „optic glioma" auch die Bezeichnungen „optic pathway glioma" und „visual pathway glioma" gebräuchlich. Die Assoziation dieses Tumors mit NF1 ist hoch signifikant, da etwa 70% der Kinder mit Optikusgliom an NF1 leiden. Es handelt sich um einen Tumor des Kindesalters mit einem mittleren Erkrankungsalter von 4,9 Jahren. Jenseits des Alters von 6 Jahren ist die Entstehung von Optikusgliomen extrem selten beobachtet worden. Die Angaben über die Häufigkeit unterscheiden sich je nach Erhebungsmethode beträchtlich; in Patientenkollektiven liegen sie zwischen 15 und 25%. Höchstens die Hälfte der Tumoren wird symptomatisch. Dabei kann es zur Beeinträchtigung aller visuellen Funktionsparameter kommen: Sehschärfe, Gesichtsfeld, Farbsehen, visuell evozierte Potenziale. Bei intraorbitaler Ausdehnung des Tumors kommt es zur Proptosis. Der Druck eines chiasmatischen Optikuglioms auf den Hypothalamus kann eine Pubertas praecox und beschleunigtes Längenwachstum auslösen. Dieses Phänomen tritt ausschließlich bei dem Teil (39%) der Kinder mit NF1 auf, die an einem Gliom des Chiasma opticum leiden (Habiby et al. 1995). Nur ein sehr geringer Anteil der Optikusgliome von Kindern mit NF1 wird progredient. Listernick et al. (1997) haben den Kenntnisstand über diese Komplikation der NF1 zusammengefasst und wichtige Strategien der Therapie vorgeschlagen.

Skelettanomalien. Von den Skelettanomalien sind 13–14% der Patienten betroffen (Huson 1994b; McGaughran et al. 1999). Ihre Bedeutung steht in einem auffälligen Missverhältnis zu unserer Unkenntnis ihrer Entstehungsmechanismen. Schon im Kindesalter manifestiert sich eine deutliche Wachstumsverzögerung (Köhler 1990). Die durchschnittliche Körperhöhe erwachsener NF1-Patienten liegt um 7–8 cm unter dem Bevölkerungsmittelwert. Auch Makrozephalie wird bereits im Kindesalter auffällig, und ein Kopfumfang oberhalb der 95.–98. Perzentile ist bei NF1-Patienten allgemein 2- bis 3-mal häufiger als im Bevölkerungs-

durchschnitt. Dabei wurden Patienten mit plexiformen Neurofibromen am Schädel und solche mit Hydrozephalus nicht berücksichtigt. Genu valgum, Genu varum und Pectus excavatum sind im Kindesalter von NF1-Patienten ebenfalls häufige Auffälligkeiten.

Im Gegensatz zu diesen harmlosen morphologischen Charakteristika gehen die Anomalien der Wirbelsäule und der langen Röhrenknochen mit hoher Morbidität einher. In beiden Bereichen ist Früherkennung die unabdingbare Voraussetzung für wirksame orthopädische oder chirurgische Interventionen. Bezüglich der Details und der Behandlungsmethoden sei auf die Handbuchbeiträge von MacEwen (1990) und Fairbank (1994) hingewiesen.

Skoliosen treten bei NF1 schon im präadoleszenten Alter, oft schon unter 10 Jahren, auf. Die sich über 6–10 Wirbel erstreckenden C-förmigen Verbiegungen unterscheiden sich nur durch das frühe Erkrankungsalter von den bei Patienten ohne NF1 vorkommenden Skoliosen. Scharfe Abwinkelung und kurzbogige Skoliosen in Bereichen von höchstens 5 Wirbeln sind fast pathognomonisch für NF1. Letztere imponieren oft als zervikale Kyphosen. Eine Korrektur durch intervertebrale Fusion misslingt oft aufgrund der allgemeinen Rarefikation der Knochensubstanz. Diese kann sich auch in Form von Exkavationen der Lendenwirbel (vertebral scalloping) manifestieren. Folgenschwere Anomalien der Röhrenknochen der Extremitäten sind:

- Ausdünnung der Knochensubstanz,
- kongenitale anterolaterale Verbiegung der Tibia mit Bruchgefährdung,
- Pseudarthrose an Tibia, Fibula, Ulna und Radius mit Neigung zu nicht heilenden Brüchen.

Eine besondere Form von Knochenschädigung kann durch angrenzende subkutane plexiforme Neurofibrome hervorgerufen werden. Dabei kann es sowohl zu tief greifenden Erosionen als auch zu exzessivem Wachstum kommen (Riccardi 1992). Die für NF1 charakteristischen Knochenanomalien sind radiologisch von denen gut unterscheidbar, die bei polyostotischer Fibrodysplasie (McCune-Albright-Syndrom, MIM 174800) auftreten (Riccardi 1992).

Gefäßanomalien. Die Fülle der kasuistischen Mitteilungen über Gefäßanomalien und dadurch bedingte Komplikationen des Krankheitsverlaufs kann hier keine Berücksichtigung finden. Grundsätzlich sind autochthone Gefäßanomalien von solchen zu unterscheiden, die durch Tumoren bedingt sind, welche die Gefäßfunktion beeinträchtigen.

Etwa 6% der NF1-Patienten leiden unter Bluthochdruck (Ferner 1994a). Bei 1/3 der Patienten beruht dieser auf Stenosen der Nierenarterie; andere Ursachen sind Aortenisthmusstenose oder das Vorhandensein eines Phäochromozytoms. Der Nierenarterienstenose liegen unterschiedliche mikroanatomische Anomalien zugrunde, welche letztlich auf eine Verdickung der Gefäßwand und eine Verengung des Lumens hinauslaufen (Salyer u. Salyer 1974). Außer in der Niere beobachteten diese Autoren entsprechende Gefäßanomalien im Herz, Pankreas, Ileum, Thyreoidea, der Milzarterie und in den Hirnhäuten.

Aneurismen der betroffenen Gefäße beruhen offenbar auf einer gestörten Zytoarchitektur der Gefäßwand bei gleichzeitiger Verengung des Lumens durch Hyperproliferation von Spindelzellen und polygonalen Zellen. Ähnliche Veränderungen wurden von Teixeira et al. (1988) in der Mikrovaskulatur von Neurofibromen beobachtet, wo besonders die Verlegung des Lumens durch multiple Fortsätze (Filopodien?) der Endothelzellen auffiel. Neben der Nierenarterie sind bei NF1-Patienten auch zerebrale Arterien von Stenosen und/oder Aneurismen betroffen, die zur Bildung multipler Kollateralen führen können. Die histopathologische Untersuchung lässt auch hier eine konzentrische Verdickung der Intima, Spindelzellproliferation und Aufspaltungen der Elastika erkennen. Eine spontane Ruptur oder eine Okklusion zerebraler Gefäße sind bei NF1 wiederholt beschrieben worden. Insgesamt ist die NF1-Vaskulopathie als eine systemische Störung des Gefäßsystems zu betrachten, die, vom Hochdruck abgesehen, relativ selten symptomatisch wird.

Beeinträchtigungen intellektueller Fähigkeiten. Die Beeinträchtigungen intellektueller Fähigkeiten durch NF1 und gewisse assoziierte Verhaltensstörungen sind von Ferner (1994b, 1996) kritisch dargestellt worden. Die Zuverlässigkeit von Studien über diese Problematik ist u.a. an 2 wichtige Voraussetzungen gebunden:
1. Die intellektuellen Fähigkeiten müssen mit etablierten psychometrischen Methoden quantitativ ermittelt werden.
2. Andere Ursachen intellektueller Defizite, insbesondere Epilepsie und/oder das Vorhandensein von Hirntumoren sind auszuschließen.

Der durchschnittliche Intelligenzquotient der NF1-Patienten ist um etwa 10 Punkte geringer als im Bevölkerungsmittel. Dies gilt für Angehörige aller sozioökonomischen Gruppen. In der Studie von Ferner et al. (1996) an 105 Kontrollprobanden und 103 NF1-Patienten ergaben sich folgende IQ-Werte und Streubereiche:
- Kontrollen 101,6 (74–146);
- NF1-Patienten 88,6 (51–129).

Der Anteil geistig retardierter Patienten (IQ < 70) betrug 8% und ist damit etwa 2- bis 3-mal höher als im Bevölkerungsdurchschnitt. In 10 Studien, welche die obigen Voraussetzungen erfüllen [zusammengefasst von North (1999)], betrug die Häufigkeit von Lernbehinderung unter Schulkindern mit NF1 30–65% (im Mittel 53%), während solche Störungen in dieser Altersgruppe im Bevölkerungsmittel nur bei 6–9% auftreten. Die im Allgemeinen geringfügige Intelligenzminderung von NF1-Patienten betrifft nicht alle geistigen Teilfunktionen gleichermaßen, jedoch sind sowohl verbale als auch nonverbale Fähigkeiten betroffen. Die auffälligsten Defizite bestehen bei der räumlichen Orientierung, der visuellen Perzeption und beim Kurzzeitgedächtnis. Verhaltensanomalien wie Hyperaktivität, Konzentrationsschwäche, schlechte motorische Koordination und Mängel bei Planung und Organisation erschweren den Lernprozess zusätzlich. Aufgrund der von North (1999) zusammengestellten Ergebnisse mehrerer Studien ist mit einiger Regelmäßigkeit ein Defizit der Fähigkeit zur Lageorientierung (judgement of line orientation: JLO) festzustellen, sodass dies der beste Indikator der für NF1 charakteristischen kognitiven Schwierigkeiten zu sein scheint.

Ätiologisch wurden die Lernbehinderungen und Verhaltensanomalien jugendlicher NF1-Patienten mit den postmortal im Gehirn nachweisbaren Folgen von Migrationsstörungen von Neuronen und Gliazellen in Zusammenhang gebracht. Hierzu gehören neuronale Heterotopien in der weißen Substanz, Störungen der kortikalen Zytoarchitektur und Schichtung sowie Anzeichen lokaler glialer Proliferation (Rosman u. Pearce 1967; Rubinstein 1986). Nach Einführung der Kernspintomografie (NMR) wurden im Gehirn jugendlicher NF1-Patienten bei T_2-Gewichtung kontrastreiche Objekte beobachtet, die im Erwachsenenalter verschwinden. Sie finden sich v.a. in den Basalganglien, im Zerebellum, Hirnstamm und in der subkortikalen weißen Substanz. Ihre Häufigkeit liegt in verschiedenen Erhebungen bei 43–79%, jedoch scheint diese Variabilität hauptsächlich auf der Altersabhängigkeit ihres Vorkommens zu beruhen. Aufgrund ihrer unbekannten Natur erhielten sie den Namen UBO (unidentified bright objects). Zahlreiche Arbeitsgruppen haben sich in der Folgezeit der Frage gewidmet, ob Vorkommen, Lokalisation, Anzahl und Volumen der UBO mit den intellektuellen Defiziten der NF1-Patienten korreliert seien [Literatur bei North (1999)]. Obwohl die kontroverse Diskussion darüber nicht beendet ist, gibt es einige präzise Studien, welche eine solche Korrelation zweifelsfrei belegt haben (North et al. 1994; Joy et al. 1995). Dabei scheint die beeinträchtigte Lageorientierung (JLO) mit dem Vorkommen der UBO im Bereich der Basalganglien am besten zu korrelieren. Histologisch haben sich die UBO als Folgen dysplastischer und hyperplastischer Gliaproliferation und intramyeliner Ödeme erwiesen (DiPaolo et al. 1995).

Einen gewissen Zugang zu den möglichen Ursachen der Lernbehinderung bei NF1 haben Modellorganismen wie die Nf1(+/−)-Maus und *Drosophila melanogaster* mit Mutationen im Neurofibromingen eröffnet. Dies wird Gegenstand der Kapitel 5.2.4.4 „Pathogenese der nichtneoplastischen Symptome der NF1" und 5.2.5 „Künstliche Tiermodelle der NF1" sein.

5.2.1.4 Varianten

Es gibt eine Reihe von Varianten der NF1, die entweder auch als autosomal-dominant erbliche Entitäten bekannt sind oder bisher nur als sporadische Fälle auftraten. Sie entsprechen nicht den diagnostischen Kriterien, fallen aber z. T. durch zusätzliche Symptome auf. Ihre Klassifizierung ist immer wieder auf Schwierigkeiten gestoßen. Die Riccardi-Unterscheidung mit 8 Formen der NF1 hat sich nicht durchgesetzt; ihr lagen zwar sehr genaue Analysen

des klinischen Phänotyps zugrunde, jedoch fehlte bei den Typen NF3 (mixed), NF4 (variant), NF7 (late onset) und NF8 (not otherwise specified) der Nachweis der Vererbung (Riccardi 1992). Die spät manifestierende Form (NF7) ist inzwischen durch mindestens eine Beobachtung der Vererbung als genetische Entität belegt (Theiler et al. 1991).

Die Klassifizierung von Carey u. Viskochil (1999) orientiert sich an verschiedenen phänotypischen Kategorien, wie: atypisch und/oder segmentale Manifestation, verwandte Formen mit zusätzlicher Symptomatik und der schweren Manifestationsform bei den meisten Trägern einer vollständigen Deletion des NF1-Gens. Wir folgen hier diesem Schema in vereinfachter Form, berücksichtigen aber nur die Varianten, für deren allelische oder nichtallelische Relation zu NF1 es empirische Belege gibt (Tabelle 5.3).

Segmentale NF1; der sichtbare Mosaikstatus. Die häufigste Variante ist die des Mosaikstatus, der sich oft, aber nicht durchgängig, in Form der segmentalen Manifestation darstellt. Im Prinzip kann der Mosaikstatus entweder durch somatische Mutationen während der Ontogenese oder, bei bestehender konstitutioneller Mutation, durch somatische Rückmutation zustande kommen. Der letztere Mechanismus wird außerordentlich selten sein, da nur bestimmte Arten von Mutationen revertieren können und hierfür positionsspezifische Ereignisse erforderlich sind.

In Abhängigkeit vom Zeitpunkt und Ort (Zellpopulation, Gewebe) der Mutationen kann ein ge-

Tabelle 5.3. Autosomal-dominant erbliche Krankheiten des Formenkreises der Neurofibromatose Typ 1

Krankheit	Wichtigste Symptome	Genetische Relation zu NF1	
		Allelisch	Nichtallelisch
NF1	S. Diagnostische Kriterien (Kapitel 5.2.1.1 „Diagnostische Kriterien")		
Segmentale NF (NF5)	Teilmanifestation der NF1 in einem Körpersegment	Mosaikstatus	
Familiäre spinale NF	Multiple Neurofibrome im Spinalkanal, oft paarig; CALF nur bei der NF1-gekoppelten Form?	+	+ Locusheterogenität
Familiäre CALF	Multiple CALF; keine Lisch-Knötchen, kein Freckling, keine Neurofibrome, Intelligenzminderung	+	+ Locusheterogenität
Gastrointestinale NF	Neurofibrome ausschließlich im Magen-Darm-Trakt; unvollständige Penetranz; Beginn im Erwachsenenalter	?	?
Watson-Syndrom	Zusätzlich zu NF1-Symptomatik: Pulmonalstenose, Intelligenzminderung	+	
NF-Noonan-Syndrom, NF-NS	Zusätzlich zu NF1-Symptomatik: Pulmonalklappenstenose, Pterygium colli, Minderwuchs, Intelligenzminderung, unvollständige Penetranz	+	+ Locusheterogenität

netisches Mosaik auf die Keimbahn oder auf die somatischen Zellen beschränkt sein oder beide Zellpopulationen betreffen. In diesem Fall wird von einem gonadosomatischen Mosaik gesprochen. Der im englischen Schrifttum verwendete Ausdruck „gonosomal" sollte vermieden werden, da er seit Jahrzehnten für die Bezeichnung der Mosaike von Aneuploidien der Geschlechtschromosomen sinnvoll verwendet wird. Bei einer autosomal-dominant erblichen Krankheit mit vollständiger Penetranz weckt das Vorkommen von 2 oder mehr betroffenen Nachkommen gesunder Eltern den Verdacht auf ein Keimbahnmosaik bei einem der Eltern. Die Nachkommen zeigen in der Regel das volle Krankheitsbild. Diese Konstellation ist bereits in allen frühen Familienuntersuchungen über NF1 beobachtet worden. Den ersten molekularen Nachweis eines solchen Keimbahnmosaiks führten Lázaro et al. (1995): 2 an NF1 erkrankte Kinder gesunder Eltern trugen als konstitutionelle Mutation des NF1-Gens eine 12021-bp-Deletion, die sich ebenfalls in 10% der Spermatozoen des Vaters fand, nicht aber in seinen Lymphozyten. Oftmals fördert die sehr genaue Untersuchung der Eltern in einem solchen Fall Anzeichen einer Minimalmanifestation der Krankheit zutage, wie z.B. einzelne CALF, ein Neurofibrom oder sogar nur Lisch-Knötchen (Riccardi u. Lewis 1988).

Gonadosomatische Mosaike können als segmentale NF1 oder als milde generalisierte Manifestation der NF1 in Erscheinung treten. Riccardi (1982) gab der segmentalen NF1 die Bezeichnung NF5. Viskochil u. Carey (1994) haben aus der Originalliteratur 59 Fälle segmentaler NF1 zusammengestellt. 90% der Patienten hatten dermale Neurofibrome, 12% zusätzlich ein plexiformes Neurofibrom oder nur ein solches, CALF fanden sich bei 19 von 57 (1/3) und Freckling hatten 7 von 57 Patienten (12%). Keiner der Patienten wies alle 4 Merkmale auf, und nur 4 zeigten die Merkmalskombination Neurofibrome, CALF und Freckling.

Ruggieri et al. (1999) beobachteten im Rahmen einer umfangreichen Studie über segmentale NF1 9 Familien, in denen ein Patient mit segmentaler Manifestation Nachkommen mit dem vollständigen Krankheitsbild hatte. Somit ist auch der gonadosomatische Mosaikstatus bei NF1 phänotypisch und formalgenetisch belegt. Der Mosaikstatus bei NF1-Patienten mit Neumutationen wurde mit Hilfe von LOH-Studien an multiplen polymorphen Markern der NF1-Genregion in 5 Fällen von großen Deletionen des NF1-Gens nachgewiesen (Colman et al. 1996; Ainsworth et al. 1997; Wu et al. 1997; Rasmussen et al. 1998; Streubel et al. 1999).

Die Häufigkeit von Mosaiken wird bei NF1 und bei anderen autosomal-dominant erblichen Tumorkrankheiten unterschätzt. Bei NF1, so argumentiert Zlotogora (1993), könnte dies 2 Gründe haben.

1. NF1-Gen-Mutationen in frühen Keimzellstadien, die also ein Keimbahnmosaik erzeugen, könnten außerordentlich selten sein. Dies könnte die Seltenheit von NF1-Familien mit mehreren betroffenen Kindern von gesunden Eltern erklären.
2. Die meisten postzygotischen Mutationen geschehen in der frühen Embryogenese, erzeugen also gonadosomatische Mosaike, von denen wiederum der größte Teil nicht segmental, sondern in generalisierter Form manifestiert. Unter den leicht betroffenen sporadischen NF1-Patienten wird mit einem höheren Anteil von Mosaiken zu rechnen sein als bisher angenommen. Auch bei NF2 (s. Kapitel 5.4.4 „Formalgenetik") werden in zunehmendem Maß Mosaikfälle beschrieben (Evans et al. 1998b; Kluwe u. Mautner 1998). Gleiches gilt für beide Formen der tuberösen Sklerose (Verhoef et al. 1999).

Familiäre spinale NF. Die familiäre spinale NF ist durch multiple, oft paarige spinale Neurofibrome in potenziell allen spinalen Segmenten gekennzeichnet. Kutane, subkutane und diffuse plexiforme Neurofibrome fehlen, wie auch andere typische Symptome und Komplikationen der NF1. Häufiger als bei NF1 kommt es zur malignen Entartung. Bei der Analyse auf Kopplung mit dem NF1- bzw. NF2-Gen-Locus bei 4 Familien, in denen die Krankheit entsprechend dem autosomal-dominanten Vererbungsmodus segregierte, erwiesen sich 3 als mit dem NF1-Gen gekoppelt (Pulst et al. 1991; Poyhonen et al. 1997; Ars et al. 1998). Kopplung mit dem NF2-Locus konnte bei 2 dieser Familien ausgeschlossen werden und entfiel aufgrund des Nachweises der zugrunde liegenden NF1-Gen-Mutation bei der 3. Patientin (Ars et al. 1998). Den Patienten dieser 3 Familien war das Vorhandensein zahlreicher CALF gemeinsam. Demgegenüber fehlten jegliche Pigmentierungsanomalien bei der 4. Familie (Pulst et al. 1991), bei der die Krankheit nicht mit dem NF1-Gen segregierte. Bei dieser NF-Variante besteht also Locusheterogenität, und die zu NF1 allelische Form scheint sich durch Pigmentierungsanomalien als zusätzliches Symptom zu erkennen zu geben.

Auf CALF beschränkte Variante der NF1. Diese außerordentlich seltene Variante der NF1 wurde erstmalig von Parkes Weber (1909) beschrieben. Riccardi (1980) bestätigte an 2 Familien die autosomal-dominante Vererbung des Merkmals sowie das Fehlen von Neurofibromen und der anderen Pigmentierungsanomalien der NF1. Die Patienten fielen auch durch geistige Retardierung auf. Abeliovich et al. (1995) gelang es, enge Kopplung zwischen dem autosomal-dominant erblichen Merkmal „familiäre CALF" und dem NF1-Gen-Locus nachzuweisen. Jedoch zeigt auch diese Variante Locusheterogenität, denn Brunner et al. (1993) und Charrow et al. (1993) schlossen für je eine Familie die Kopplung dieses Merkmals mit NF1 aus. Die sich somit eröffnende Möglichkeit der Existenz eines 2. Gens mit Mutationen, die zur Entstehung multipler CALF führen, legt den Gedanken nahe, dass schwach hypomorphe Allele eines solchen Gens zur intrafamiliären Variabilität der Anzahl der CALF im Sinn modifizierender Gene beitragen könnten.

Watson-Syndrom. Das Watson-Syndrom ist durch eine meist abgeschwächte Manifestationsform der NF1 mit den zusätzlichen Symptomen Pulmonalstenose und eine bei allen Patienten einer Familie gleichmäßige Intelligenzminderung gekennzeichnet. Allanson et al. (1991) bewies Kopplung dieser autosomal-dominant erblichen Merkmalskombination mit dem NF1-Gen und Upadhyaya et al. (1992) fanden bei einer Familie eine 80-kb-Deletion des NF1-Gens. Die Mutationsanalyse an einer größeren Stichprobe wird Aufschluss darüber geben können, ob diese offensichtlich allelische Variante von NF1 durch eine bestimmte Kategorie oder Lokalisation von NF1-Gen-Läsionen bedingt ist.

Gastrointestinale NF. Die gastrointestinale NF ist eine weitere Variante, die in ihrer reinen Form durch ausschließlich auf den Magen-Darm-Trakt begrenzte Neurofibromatose gekennzeichnet ist. Andere Symptome der NF1 und NF2 treten nicht auf. Der Stammbaum der von Lipton u. Zuckerbrod (1966) beschriebenen Familie ist mit autosomal-dominanter Vererbung vereinbar. Die intestinalen Neurofibrome werden meist erst im mittleren oder späten Lebensalter symptomatisch. Eine Analyse der genetischen Beziehung zu NF1 liegt, wohl aufgrund der außerordentlichen Seltenheit der Krankheit, noch nicht vor. Neurofibrome des Gastrointestinaltrakts finden sich bei der klassischen NF1 mit einer Häufigkeit von 2,2% (Huson et al. 1988).

NF1-Noonan-Syndrom. Mit „NF1-Noonan-Syndrom" (NF-NS) wird die relativ häufig beschriebene Assoziation der NF1 mit NS benannt. Sie ist Gegenstand einer kontroversen Diskussion über die möglichen Ursachen, die diesem Phänomen zugrunde liegen. NS ist eine relativ häufige autosomal-dominant vererbte Krankheit mit variabler Expressivität und unvollständiger Penetranz. Ihre wichtigsten Symptome sind: angeborenes Pterygium colli, Minderwuchs, angeborene Herzfehler, besonders Pulmonalklappenstenose (verschieden von der Pulmonalstenose bei Watson-Syndrom), charakteristische Fazies und Intelligenzdefekte. Nicht alle Beobachtungen von NF-NS halten der Anwendung strenger diagnostischer Maßstäbe für NS stand (Carey 1998). Keine der bisher beschriebenen Familien, in denen NF1 und NS entweder vollständig oder partiell kosegregieren, ist widerspruchsfrei deutbar. Es gibt Hinweise auf Locusheterogenität des NS mit je einem Gen auf 12q (Jamieson et al. 1994) und auf 17q [nicht in unmittelbarer Nachbarschaft zum NF1-Locus (Bahuau et al. 1998)]. Aufgrund der Variabilität der Phänotypen beider Krankheiten und der unvollständigen Penetranz schließen sich manche der im Folgenden aufgeführten Hypothesen nicht aus:

- Es handelt sich um Zufallsassoziationen der beiden Krankheiten (Erwartungswert der Häufigkeit $1:8 \times 10^6$)
- NF-NS, aber nicht NS, ist eine allelische Variante von NF1. Symptome des NS wären in diesem Fall als Bestandteile des variablen Manifestationsspektrums von NF1 zu deuten. Die diskordante Segregation von NF1 und NS in NF-NS-Familien beruht auf der bekannten Unvollständigkeit der Penetranz des NS.
- Die diskordante, aber nicht zufallsgemäße Segregation von NF1 und NS in NF-NS-Familien beruht auf relativ enger Kopplung der beiden Gene auf 17q (Bahuau et al. 1998).
- Die konkordante Segregation der NF1- und NS-Merkmale in manchen Familien mit NF-NS und der Nachweis einer kosegregierenden NF1-Gen-Mutation zeigen, dass NF-NS eine zu NF1 allelische genetische Entität darstellt (Carey 1998).

5.2.2 Genetik der NF1

5.2.2.1 Formalgenetik

Bei autosomal-dominantem Vererbungsmodus wird ein 1:1-Verhältnis von Betroffenen zu Gesunden unter den Nachkommen der Patienten erwartet. Für die Erhebung dieses Segregationsverhältnisses kommen nur solche Familienstudien in Betracht, bei denen klar zwischen NF1 und NF2 unterschieden wurde, denn die Aussage sollte sich auf eine einheitliche genetische Entität beziehen. Es könnte z. B. die intrafamiliäre Variabilität der peripheren Symptomatik in NF2-Familien, die nicht als solche erkannt wurden, unvollständige Penetranz der NF1-Gen-Defekte vortäuschen. Dies mag einer der Gründe dafür sein, dass in älteren Serien immer wieder von „übersprungenen Generationen" berichtet und mithin auf unvollständige Penetranz geschlossen wurde. In der bereits erwähnten Studie von Crowe et al. (1956) erfüllten 26 der 107 einbezogenen NF1-Familien die Voraussetzung, dass alle lebenden Mitglieder examiniert werden konnten. Zwar haben diese Autoren noch nicht zwischen NF1 und NF2 unterschieden, jedoch war keine der (aus heutiger Sicht) mindestens 5 NF2-Familien dieser Studie in dieser Stichprobe von 26 Familien enthalten. In 3 Studien ergab sich unter 161 Nachkommen von NF1-Patienten ein Segregationsverhältnis von 79:82 (NF1:gesund) (Crowe et al. 1956; Samuelsson u. Akesson 1988; Huson et al. 1989). Diese Segregationsverhältnisse belegen autosomal-dominante Vererbung mit vollständiger Penetranz. Bei einer Krankheit mit einem so hohen Maß an variabler Expressivität ist jedoch durchaus mit einem gewissen Anteil an Genträgern zu rechnen, welche die diagnostischen Kriterien nicht vollständig erfüllen und zwischen einem betroffenen Großelternteil und Kindern mit der vollständigen Ausprägung des Krankheitsbilds stehen, also nicht den Status des somatischen Mosaiks (s. unten) repräsentieren. Hierauf wird im Zusammenhang mit der Frage nach der Bedeutung modifizierender Gene für die variable Expressivität der NF1 eingegangen (s. Kapitel 5.2.4.5 „Ursachen der variablen Expressivität der NF1").

Seit Mutationen des NF1-Gens auf molekularer Ebene nachgewiesen werden können, bestätigt sich der autosomal-dominante Erbgang auch durch deren regelmäßige Kosegregation mit der Krankheit.

Die genetische Fitness – definiert als die Anzahl der Nachkommen pro Person in Relation zum Bevölkerungsmittel – ist bei NF1-Patienten mit etwa 0,5 deutlich vermindert. Es besteht diesbezüglich ein auffälliger Geschlechtsunterschied: Männer 0,31–0,41; Frauen: 0,60–0,78 (Samuelsson u. Akesson 1989, 1989; Huson et al. 1989). Eine verringerte Tendenz zur Fortpflanzung scheint die wesentliche Ursache der reduzierten Fitness zu sein.

Frühere Berichte über eine Abhängigkeit des Schweregrads der Krankheit bei den Nachkommen vom Geschlecht des übertragenden Elternteils haben sich nicht bestätigt. Auch besteht, im Gegensatz zu manchen anderen autosomal-dominant erblichen Krankheiten, kein Einfluss des Alters der Eltern auf die Häufigkeit sporadischer Fälle [Neumutationen; Huson et al. (1989)].

Homozygote oder komplex Heterozygote für NF1-Gen-Mutationen sind noch nicht beobachtet worden. Die intrauterine Letalität der am NF1-Gen-Locus homozygot defizienten Maus (Jacks et al. 1994a; Brannan et al. 1994; s. Kapitel 5.2.5 „Künstliche Tiermodelle der NF1") legt es nahe, anzunehmen, dass der vollständige Funktionsverlust des NF1-Gens auch beim Menschen pränatale Letalität verursacht.

5.2.2.2 Charakteristika des NF1-Gens

Viktor A. McKusick (1998) klassifizierte die menschlichen Gene ihrer Größe nach in 5 Kategorien: small, medium, large, giant, mammoth.

Das NF1-Gen ist mit seiner Länge von 335 kb in die Gruppe der riesigen Gene (giant) einzuordnen. Wie die Zusammenstellung der wichtigsten Charakteristika des NF1-Gens in Tabelle 5.4 zeigt, ist es zugleich ein sehr komplexes Gen, das durch eine extrem heterogene Größenverteilung seiner Introns gekennzeichnet ist, eine konservierte große 3'-UTR besitzt, die etwa 28% des größten Transkripts beansprucht, und das 4 inserierte Gene enthält. Der sehr geringe Anteil der Protein kodierenden Sequenzen von 2,6% reflektiert die extreme Größenzunahme der Introns des NF1-Gens während der Phylogenese der Wirbeltiere. Dies geht aus einem Vergleich mit dem NF1-Gen des Pufferfischs *Fugu rubripes* hervor, des Trägers des zweitkleinsten Vertebratengenoms (400 Mb). Das NF1-Gen von Fugu ist mit 27 kb 13-mal kleiner als das des Menschen (Kehrer-Sawatzki et al. 1998). Da das größtmögliche Leseraster mit 8302 bp bei Fugu nur um 299 Nukleotide kleiner ist als das des menschlichen NF1-Gens und der größte Anteil dieses Defizits (76%) dem Fehlen der Exons 9a, 12b und 48a zuzuschreiben ist, geht die überproportionale Größenzunahme des NF1-Gens fast vollständig auf eine Verlängerung der Introns zurück. In der Tat weichen nur 6 der 57 Exons des Fugu-NF1-Gens in ihrer Größe von den homologen Exons im NF1-Gen des Menschen ab. Introns 1 und 27b beanspruchen mit etwa 115 kb und 60,5 kb etwas mehr als die Hälfte der gesamten Ausdehnung des menschlichen NF1-Gens.

Einen Überblick über die Exon-Intron-Struktur des humanen NF1-Gens gibt Tabelle 5.5. Vergleiche der NF1-cDNA-Sequenz mit in Datenbanken ge-

Tabelle 5.4. Charakteristika des NF1-Gens

Charakteristika	
Lokalisation	17q11.2
Länge	335 kb
Transkriptionsrichtung	17cen→17qter
Größtes mögliches Leseraster (inklusive der alternativ gespleißten Exons 9a, 23a und 48a)	8601 bp
Anteil der Protein kodierenden Sequenzen	2,57%
5'-UTR und 3'-UTR der NF1-mRNA	484 bp bzw. 3512 bp
Funktionelle Domäne kodiert durch (GAP-related domain, GRD)	Exons 21–27a, 366 AA aufgrund von Homologievergleichen Exons 22–26, 230 AA, minimale Funktionseinheit in vitro
2 sehr große Introns	Nr. 1: ungefähr 115 kb; Nr. 27b: 60,5 kb
Kleinstes Intron	Nr. 20: 120 bp
3 inserierte Gene in Intron 27b, Transkriptionsrichtung	OMGP–6–kb–EVI2B–3,7 kb–EVI 2A 17qter→17cen
Aufbereitetes Pseudogen in Intron 37, Transkriptionsrichtung	ψAK3 mit intaktem Leseraster 17cen→17qter
Promotorregion	GC-reich, kein TATA-, kein CCAAT-Motiv, TATA⁻-Inr⁻

Tabelle 5.5. Längen und Positionen der Exons und Introns des NF1-Gens, nach Li et al. (1995) mit Ergänzungen

Exon Nr.	cDNA-Position	Länge [bp]	Intron [kb]	Exon Nr.	cDNA-Position	Länge [bp]	Intron [kb]
1	1	544/60 kodierend	ca. 15	23a	4111	63	6,0
2	61	144	3,10	24	4111	159	0,53
3	205	84	4,1	25	4270	98	1,25
4a	289	195	6,5	26	4368	147	1,27
4b	484	103	11,4	27a	4515	147	3,3
4c	587	68	0,22	27b	4662	111	60,5
5	655	76	0,80	28	4773	433	1,3
6	731	158	17,7	29	5206	341	2,7
7	889	174	0,40	30	5547	203	4,3
8	1063	123	0,2	31	5750	194	1,55
9	1186	75	1,6	32	5944	141	0,15
9a	1231	30	3,1	33	6085	280	0,40
10a	1261	132	4,4	34	6365	215	0,24
10b	1393	135	4,0	35	6580	62	0,15
10c	1528	114	2,5	36	6642	115	0,57
11	1642	80	0,54	37	6757	102	1,7
12a	1722	124	1,5	38	6859	141	2,4
12b	1846	156	1,2	39	7000	127	6,0
13	2002	250	0,49	40	7127	132	0,93
14	2252	74	0,23	41	7259	136	2,0
15	2326	84	1,3	42	7395	158	4,0
16	2410	441	0,38	43	7553	123	0,35
17	2851	140	0,28	44	7676	131	0,18
18	2991	123	0,46	45	7807	101	1,1
19a	3114	84	1,2	46	7908	143	0,35
19b	3198	117	0,55	47	8051	47	1,4
20	3315	182	0,12	48	8098	217	6,5
21	3497	212	2,2	48a	8315	54	6,7
22	3709	162	0,14	49	8315	3665/153 kodierend	
23–1	3871	104	12,9				
23–2	3975	136	4,0				

speicherten Sequenzen ließen einen hohen Grad von Ähnlichkeit in einem etwa 1080 bp umfassenden Abschnitt zu einem entsprechenden Segment der beiden Gene IRA1 und IRA2 von *Saccharomyces cerevisiae* erkennen, die für negative Regulatoren der Ras-Proteine (Ras1 und 2) kodieren (inhibitor of Ras). Die monomeren GTP/GDP-bindenden Proteine der Ras-Superfamilie sind im GTP-beladenen Zustand funktionell aktiv. Ihre physiologische Inaktivierung erfolgt durch die Stimulation ihrer meist geringen intrinsischen GTPase-Aktivität durch GTPase-aktivierende Proteine (GAP), welche diese G-Proteine in den inaktiven, GDP-gebundenen Zustand überführen. Das erste GAP der Säuger, p120GAP, wurde von Trahey u. McCormick (1987) beschrieben. Die zueinander homologen katalytischen Domänen des p120GAP und des Neurofibromins erhielten die Bezeichnung GRD, von „GAP-related domain". Die GRD-kodierende Sequenz des NF1-Gens beginnt in Exon 21 und endet in Exon 27a. Diese Zuordnung beruht auf Vergleichen der Homologie zu den entsprechenden katalytischen Domänen anderer GAP, insbesondere der beiden IRA-Proteine und des p120GAP. Das in Form von Expressionskonstrukten der NF1-GRD transfizierte Fragment des Neurofibromingens vermag ira⁻-Mutanten von *Saccharomyces cerevisiae* ebenso zu komplementieren, wie die entsprechende Domäne des p120GAP (Ballester et al. 1990; Martin et al. 1990; Xu et al. 1990a,b). Genauere Struktur-Funktions-Beziehungen der NF1-GRD werden im Zusammenhang mit den Eigenschaften des Neurofibromins behandelt (s. Kapitel 5.2.3 „Neurofibromin").

In das NF1-Gen inserierte Gene. Bei der Suche nach dem NF1-Gen wurden zuerst Protein kodierende Sequenzen des EVI2B-Gens gefunden. Bei der Analyse der Translokationsbruchpunktregionen (s. Kapitel 5.1 „Einleitung") wurden 3 im Intron 27b des NF1-Gens liegende Gene gefunden; ihre Eigenschaften sind in Tabelle 5.6 wiedergegeben. Diese 3 relativ kleinen Gene enthalten nur je ein Intron, das jeweils ein kurzes, nichtkodierendes Exon von einem längeren kodierenden Exon trennt. Somit ist das 1. Exon ein Bestandteil der 5'-nichttranslatierten Region (5'-UTR). Die Bezeichnungen EVI2A und EVI2B der ersten beiden Gene dieser inserierten Gruppe weisen auf die Homologie mit einem orthologen Doublett der Maus hin, das 1 von 5 Integrationsorten ökotroper C-Typ-Retroviren in myeloischen Leukämiezellen von BXH-2-Mäusen kennzeichnet. Auch bei der Maus liegen diese beiden Gene im Intron 27b des NF1-Gens,

Tabelle 5.6. Eigenschaften der Gene OMGp (Oligodendrozytenmyelinglykoprotein), EVI2A und EVI2B (ecotropic viral integration site), die im Intron 27b des NF1-Gens liegen

Gen	OMGp	EVI2B	EVI2A
Abstand	6315	3408	
Gen[a]	3013	10202	4202
Transkript[a]	2047	1863	1325
Leserahmen[b]	1320	1345	699
5'-UTR[a]	490	78	411
3'-UTR	343	440	626
Intron	818	8339	2467
Promoter	TATA/CAAT-Typ	Nicht bekannt	Nicht bekannt
Protein [Aminosäuren]	440	448	232

Größenangaben in Basenpaaren.
[a] Berechnet ab der 1. Base der bekannten 5'-Sequenz der jeweiligen Transkripte nach Cawthon et al. (1990, 1991), Viskochil et al. (1991) bzw. im Fall des OMGp-Gens ab der CAAT-Box (Position 8788–8791, GenBank accession Nr. 1 05367).
[b] Vom Start- bis zum Stoppkodon.

das auf Chromosom 11 in der zum proximalen Segment von 17q des Menschen orthologen Region lokalisiert ist (Buchberg et al. 1990b). Beide Gene werden in Zellen der myeloischen Reihe exprimiert, jedoch sind weder ihre Aktivierung noch ihre Inaktivierung durch retrovirale Integration das transformierende Ereignis, sondern die dadurch verursachte Inaktivierung des NF1-Gens (Largaespada et al. 1995) (s. auch Kapitel 5.2.4.2 „Mechanismen der Tumorgenese bei NF1").

Die murinen C-Typ-Retroviren werden entsprechend der Herkunft der von ihnen beanspruchten Wirtsrezeptoren klassifiziert. Ökotrope (engl.: ecotropic) Retroviren können nur an murine Rezeptoren binden. Demgegenüber erkennen xenotrope Retroviren nur fremde, nichtmurine Rezeptoren, während ampho- bzw. polytrope sowohl fremde als auch murine Rezeptoren zur Infektion benutzen.

Das in ihrer gemeinsamen Transkriptionsrichtung letzte dieser 3 Gene kodiert für das Oligodendrozytenmyelinglykoprotein (OMGp), das im Gehirn und im Rückenmark exprimiert wird und sich intrazellulär in Oligodendrozyten sowie an den Perikarya und in den Axonen großer Neuronen findet (Habib et al. 1998a). Sein Expressionsspektrum zeigt weitgehende Überschneidungen mit dem des NF1-Gens (s. auch Kapitel 5.2.2.6 „Expressionsmuster des NF1-Gens"). Wird OMGp in NIH3T3-Zellen überexprimiert, erweist es sich als ein negativer Wachstumsregulator, der die mitogene Wirkung von PDGF auf diese Zellen zu hemmen vermag (Habib et al. 1998b). Das 4. der in das NF1-Gen inserierten Gene erwies sich als ein aufbereitetes Pseudogen mit hoher Homologie zum autochthonen Gen der Adenylatkinase 3 (AK3) auf 9p. Letzteres beansprucht 30 kb, während das intronlose ψAK3, das mit gleicher Transkriptionsrichtung im Intron 37 des NF1-Gens liegt, nur 1700 bp einnimmt, die ein Leseraster von 669 bp beherbergen. Nur 3 der 13 Basensubstitutionen, in denen sich das ψAK3- vom AK3-Gen unterscheidet, liegen in der kodierenden Region und sind synonyme Austausche (Xu et al. 1992a).

Promotorregion. Mit einem (G+C)-Gehalt von 37,5% liegt das NF1-Gen als Ganzes in einer leichten Isochore vom Typ LI, die innerhalb von 10 kb nach seinem 3'-Ende von einer schweren Isochore (H II) mit 51% (G+C) gefolgt wird (Eisenbarth et al. 2000b). Dennoch wird das NF1-Gen von einer (G+C)-reichen Promotorregion aus transkribiert, die weder das TATA- noch das CCAAT-Motiv enthält. Der Startpunkt der Transkription (Nukleotid +1) liegt im NF1-Gen des Menschen 484 bp oberhalb des Translationsstartkodons. Wie bei TATA-losen Promotoren erwartet, gibt es alternative 5'-Enden; sie liegen bei der NF1-mRNA des Menschen und der Maus bei +22 und –11. Die entsprechenden Transkripte wurden mit Hilfe von Primerextensionsexperimenten (Marchuk et al. 1991) und mit dem RNAse-Protektionstest (Hajra et al. 1994) nachgewiesen. Keine der 3 möglichen Transkriptionsstartsequenzen entspricht der Konsensussequenz $PyPyA_{+1}N-T/A-PyPy$ des Transkriptionsinitiators (Inr), wie sie von Javahery et al. (1994) ermittelt wurde. Demnach ist der engere Promotor des NF1-Gens ein TATA⁻-Inr⁻-Promotor. Auch dies gilt gleichermaßen für die entsprechenden Sequenzen bei der Maus. Potenzielle *cis*-regulatorische Sequenzelemente sind im 5'-flankierenden Bereich des NF1-Gens zahlreich vertreten. Es ist bemerkenswert, dass eine ganze Reihe solcher Motive bereits in der 484 bp umfassenden Sequenz liegen, welche die 5'-UTR kodiert. Hier finden sich 2 potenzielle Bindungsstellen für den ubiquitären Transkriptionsfaktor Sp1 und 5 solcher Elemente für Ap2. Dieser letztere Transkriptionsfaktor wird interessanterweise überwiegend in Zelltypen exprimiert, die ontogenetisch von der Neuralleiste abstammen. Weitere potenzielle *cis*-regulatorische Sequenzmotive der 5'-UTR sind auch als Anteile an den Verstärkern (enhancers) des Insulin- bzw. des Apolipoprotein-E2-Gens bekannt. Diese Besetzung der 5'-UTR eines Gens mit 9 potenziellen *cis*-regu-

latorischen Sequenzelementen ist ungewöhnlich. Motive, die in der Regel oberhalb des Transkriptionsstarts liegen, nehmen hier die Positionen von „downstream promoter elements" (DPE) ein, die sonst auf die Sequenzen bis etwa +35 beschränkt sind, bis wohin sich der gebundene basale Initiationskomplex erstreckt (Burke u. Kadonaga 1996). Ihre funktionelle Bedeutung im Kontext der gesamten Promotorstruktur des NF1-Gens ist noch nicht geklärt. Als isolierter Bestandteil eines Luciferasereportergenkonstrukts mit dem 5'-UTR-Anteil von +144 bis +474, also ohne den Transkriptionsstart, vermochte diese Region eine 8fache Steigerung der Transkriptionsrate zu bewirken (Viskochil 1998). Die Sequenzanalyse der ersten 450 bp oberhalb des Transkriptionsstartpunkts ergab Anhaltspunkte für eine Reihe von *cis*-regulatorischen Motiven (Hajra et al. 1994). Unmittelbar vor +1 befindet sich ein cAMP-Responseelement (CRE), das sich von –16 bis –9 erstreckt. Die von den Autoren postulierte Überlappung dieses CRE mit einem Serumresponseelement (SRE) ist durch den Vergleich mit der funktionell sehr restriktiven SRE-Konsensussequenz nicht verifizierbar. Es folgen bis zur Position –375 9 weitere Motive, von denen jedoch nur 4 dem kritischen Vergleich mit den jeweiligen Konsensussequenzen standhalten. Diese sind:

- 2 überlappende SP1-AP2-Bindungsstellen (–142 bis –130, sowie –166 bis –157),
- 1 Motiv aus der SV40-Enhancersequenz (GT2, von –152 bis –146) und
- das E3B-Element (–371 bis –365), das aus dem Bereich des E3-Gens von Adenoviren bekannt ist.

Für die Analyse des 5'-flankierenden Bereichs wurde die transiente Transfektion von Cos1-Zellen mit Luciferasereportergenkonstrukten eingesetzt, die unterschiedliche Anteile dieser Sequenzen enthielten (Purandare et al. 1996; Viskochil 1998). Dabei wurde ein erster Hinweis auf das Vorhandensein eines Abschnitts, der in Cos1-Zellen einen gewissen Grad von Repression vermittelt, gewonnen. Das ergab sich aus der höheren Wirksamkeit eines kleineren gegenüber einem größeren Fragment; die die Repression vermittelnde Region scheint zwischen –3377 und –3305 zu liegen.

Auch im proximalen Bereich der das NF1-Gen 5'-flankierenden Sequenzen befindet sich eine Bindungsstelle für einen negativen Regulator der Transkription. Es handelt sich um das Proteinprodukt Tax des transregulatorischen Gens tax des humanen T-Zell-Leukämie-Virus Typ 1 (HTLV-1).

Mehreren Arbeitsgruppen war aufgefallen, dass transgene Mäuse, die das tax-Gen unter der Kontrolle der 5'-LTR des HTLV-1 tragen, Neurofibrome entwickeln [Zitate bei Feigenbaum et al. (1996)]. Diese Beobachtung ließ einen hemmenden Einfluss des Tax-Proteins auf die Expression des NF1-Gens vermuten. In der Tat wird das LTR-tax-Konstrukt im PNS der Mäuse exprimiert. Die Menge der NF1-mRNA vermindert sich in trigeminalen Ganglienzellen zu dem Zeitpunkt, an welchem die Tax-Expression einsetzt; sie ist bei 17 Wochen alten tax-Transgenoten nicht mehr nachzuweisen. Die genauere Zuweisung der für die Repression erforderlichen NF1-Promotorsequenz gelang den Autoren mit Hilfe der Kotransfektion von LTR-tax mit CAT-Reportergenkonstrukten, denen unterschiedliche Anteile von 5'-flankierenden Sequenzen des NF1-Gens vorgeschaltet waren. Dabei erwies sich die Repression des kotransfizierten NF1-Promotor-CAT-Konstrukts als abhängig vom Vorhandensein des proximalen Abschnitts –236 bis –3. Schließlich konnte auch die Repression des intrinsischen NF1-Gens der NIH3T3-Zellen durch tax nachgewiesen werden (Feigenbaum et al. 1996).

Für das Verständnis der zelltypspezifischen und für Entwicklungsstadien charakteristischen Expressionsmuster des NF1-Gens ist eine genaue Kenntnis der funktionell bedeutsamen Sequenzen seiner Promotor-Enhancer-Region und der damit interagierenden transregulatorischen Faktoren unerlässlich. Solche Erkenntnisse könnten sich auch unter medizinischem Gesichtspunkt als relevant erweisen: Da die meisten Mutationen des NF1-Gens Haploinsuffizienz des Neurofibromins bewirken (s. Kapitel 5.2.2.5 „Mutationen"), böte die Möglichkeit der Transkriptionsstimulation des Wildtypallels der Patienten einen viel versprechenden Therapieansatz. Die für die 3'-UTR der NF1-mRNA kodierende Sequenz ist mit 3500 bp ungewöhnlich lang. Ihre hohe phylogenetische Konservierung bei Mensch und Maus mit 75% Sequenzidentität in 2 großen Segmenten, die zusammen 2/3 der 3'-UTR umfassen, lässt eine Bedeutung für funktionelle Regulation der NF1-Gen-Expression vermuten. Hierauf wird im Abschnitt über die Transkriptionsprodukte des NF1-Gens näher eingegangen (s. Kapitel 5.2.2.4 „Transkriptionsprodukte").

5.2.2.3 NF1-Pseudogene

Bei der Mutationensuche im NF1-Gen fielen kreuzreagierende, NF1-verwandte Sequenzen auf, deren Leserahmen mehrfach durch Stoppkodons, kleinere Deletionen und Insertionen unterbrochen ist. Diese Pseudogensequenzen erfordern hohe Spezifität bei der Mutationsanalyse des Bona-fide-NF1-Gens. Insgesamt sind 12 NF1-Pseudogene auf 8 verschiedenen Chromosomen nachgewiesen worden (Tabelle 5.7) (Marchuk et al. 1991; Legius et al. 1992; Suzuki et al. 1994; Purandare et al. 1995; Cummings et al. 1996; Hulsebos et al. 1996; Regnier et al. 1997; Luijten et al. 2000). Es handelt sich dabei um nicht aufbereitete, also intronhaltige Pseudogene. Während im perizentrischen Bereich des Chromosoms 14 2 NF1-Pseudogene lokalisiert wurden, gibt es Hinweise darauf, dass auf Chromosom 15 drei NF1-Pseudogene liegen (Kehrer-Sawatzki et al. 1997; Regnier et al. 1997). Jedoch muss angenommen werden, dass die Anzahl der NF1-Pseudogensequenzen auf Chromosom 15q11.2 interindivueller Variabilität unterliegt, da Pseudogenanteile innerhalb einer etwa 1 Mb umfassenden Repeatregion kartiert wurden, deren Kopienzahl polymorpher Variabilität unterworfen ist (Barber et al. 1998; Ritchie et al. 1998). Der Anteil an NF1-verwandten Exons, die bislang in den Pseudogenen nachgewiesen wurden, ist in Tabelle 5.7 angeführt. Daraus geht hervor, dass Sequenzen mit Homologie zu NF1-Gen-Bereichen distal von Exon 29 nicht in Form von Pseudogenen vertreten sind. Die Sequenzanalyse der NF1-Pseudogene auf den Chromosomen 2, 14, 15, und 22 weist darauf hin, dass diese Sequenzen vor 23–31 Mio. Jahren begannen, voneinander zu divergieren. Es ist anzunehmen, dass es etwa in dieser Zeitspanne zu einer Duplikation eines zentralen Segments des NF1-Gens gekommen ist, und dass diese erste partielle Kopie des NF1-Gens nach einer weiteren Duplikation die Ursprungssequenzen der heutigen NF1-Pseudogene entstehen ließ (Regnier et al. 1997; Luijten et al. 2000).

5.2.2.4 Transkriptionsprodukte

Die anhand von Northern-Blots geschätzte Länge der größten beobachteten NF1-mRNA beträgt 13 000 Nukleotide (Nt). Aus der Sequenz und RNase-Schutz-Experimenten ergeben sich etwa 12 100 Nt, von denen 484 der 5'-UTR und 3512 der 3'-UTR zugehören, wenn Letztere vom 1. Nt nach dem Stoppkodon bis zu einem Polyadenylierungssignal gerechnet wird. In die angegebene Länge der 3'-UTR sind 15 Nt eingerechnet, welche auf das Polyadenylierungssignal folgen und dem durchschnittlichen Abstand der Polyadenylierungsposition vom Signal entsprechen. Letzteres ist mit seiner Sequenz AGUAAA nicht mit der bekannten Konsensussequenz von 95% dieser Motive identisch, vermittelt

Tabelle 5.7. Chromosomale Lokalisation der NF1-Pseudogene

Exon Nr.	2q21	12q12	14q11.2	15q11.2	18p/q11	20p/q11	21q11.2	22q11.2
7							+	
8					+		+	
9					+		+	
10a								+
10b								+
11							+	-
12a	+	+	+			+		+
13	+		+	+				+
14			+	+				+
15			+	+				+
16		+	+					
17			+					+
18			+	+				+
19a			+					+
19b				+				
20				+				
21				+				-
22				+				
23-1				+				-
24				+				
25				+				-
26				+				
27a				+				-
27b	+	+	+	+		-	-	+
28	-	-	+	-		-	+	-
29	+	-	+	-		-	+	-

(+) Nachweis von Pseudogen Exonsequenzen, (−) Ausschluss von NF1-ähnlichen Sequenzen.

aber noch etwa 30% der Polyadenylierungseffizienz von AAUAAA (Wickens 1990). Aufgrund von 3 weiteren Polyadenylierungssignalen in der proximalen Hälfte der 3′-UTR muss mit Längenvarianten der NF1-mRNA von Mensch und Maus gerechnet werden (Bernards et al. 1993).

Eine Anzahl von Normvarianten der NF1-mRNA entstehen durch alternatives Spleißen, Editing und, im Fall der so genannten N-Form, auch durch alternative Polyadenylierung. In Tabelle 5.8 sind die bis heute bekannten alternativen Formen der menschlichen NF1-mRNA hinsichtlich ihres Zustandekommens, ihrer Größe und der jeweils erwarteten Länge des Leserahmens zusammengestellt. Mit den alternativ gespleißten Exons erweitert sich der im NF1-Gen verfügbare Leserahmen von 2818 Kodons (Typ I) auf 2871 Kodons. Bisher ist keine NF1-mRNA bekannt, die alle zusätzlich eingespleißten Exons enthielte. Die Isoformen I (ohne Exon 23a) und II (mit Exon 23a) innerhalb der GRD werden in wechselnden Mengenverhältnissen ubiquitär exprimiert. Da die 63 bp des Exons 23a für ein polares Peptid kodieren, ist der Unterschied zwischen Neurofibromin Typ I und II sehr wahrscheinlich von funktioneller Bedeutung (s. Kapitel 5.2.3.1 „Neurofibromin als Mit-

glied der Ras-GAP-Familie"). Eine verwirrende Fülle von Publikationen über die Mengenverhältnisse dieser beiden Isoformen und ihre Veränderungen in verschiedenen physiologischen Zuständen und bei der malignen Transformation lässt bisher keine durchgängige Regelhaftigkeit erkennen [Zitate bei Shen et al. (1996) und Viskochil (1998)]. Es bedarf wohl einer jeweils systemspezifischen Interpretation dieser divergierenden Beobachtungen. Die funktionelle Relevanz der beiden Isoformen I und II wird auch dadurch hervorgehoben, dass Exon 23a nicht nur bei Säugern (Mensch, Maus, Ratte) sondern auch bei dem niederen Vertebraten *Fugu rubripes* alternativ gespleißt wird (Kehrer-Sawatzki et al. 1998).

Im Gegensatz zu Exon 23a zeigen die Isoformen mit Exon 9a (auch 9br, von „brain specific") bzw. mit Exon 48a gewebespezifische Expression. NF-mRNA Typ 3 (Tabelle 5.8), welche eine 54-Nt-Insertion in Intron 48 enthält, die für 18 Aminosäuren des Neurofibromins Typ 3 kodiert (auch 3′-Alt genannt, von „alternative" am 3′-Ende) wird im Herzmuskel und in der Skelettmuskulatur exprimiert (Gutmann et al. 1993a). Die funktionelle Bedeutung dieser Gewebespezifität ist unbekannt. Es liegt nahe, anzunehmen, dass das Oligopeptid eine

Transkripttyp	Exons [(−) fehlend, (+) zusätzlich zu Typ I]			Anzahl zusätzlicher und fehlender Kodons	Länge des erwarteten Neurofibromins [Aminosäuren]	Expression nachgewiesen	Zitate
9br	9a (+)	23a (+/−)	48a (−)	+10, +/−21	2828	Gehirn	Danglot et al. (1995)
I	9a (−)	23a (−)	48a (−)	−	2818	Ubiquitär	Nishi et al. (1991); Suzuki et al. (1991)
II	9a (−)	23a (+)	48a (−)	+21	2839	Ubiquitär	Nishi et al. (1991); Suzuki et al. (1991)
3	9a (−)	23a (−)	48a (+)	+18	2836	Herz, Muskeln	Gutmann et al. (1993 a)
4	9a (−)	23a (+)	48a (+)[a]	+21, +18	2857	Herz, Muskeln	Gutmann et al. (1995 a)
5	9a (−)	23a (+/−)	29 (−) 48a (−)	+/−21, −815	2045/2024	Lymphozyten	Park et al. (1998)
6	9a (−)	23a (+/−)	30 (−) 48a (−)	+/−21, −968	1871/1850	Lymphozyten	Park et al. (1998)
7	9a (−)	23a (+/−)	29 (−) 30 (−) 48a (−)	+/−21, −1080	1759/1738	Lymphozyten	Park et al. (1998)
8	9a (−)	23a (+/−)	43 (−) 48a (−)	+/−21, −41	2798/2777	Zellkulturen	Eisenbarth u. Assum unveröffentlicht
N-Form	11−49 (−)[b]			−2267+4	551	Niere, Plazenta, HeLa-Zellen	Suzuki et al. (1992)
Editingprodukt	Δ23.1, 23.2−49 (−)[c]			−(1512+1 Nt)	1305	Ubiquitär	Skuse et al. (1996)

Die verwendete Nummerierung mit römischen und arabischen Zahlen erklärt sich aus der Vergabe der römischen Zahlen III und IV an 2 Spleißvarianten der NF1-mRNA der Maus, die beim Menschen nicht vorkommen. Der Einfachheit halber wurde die Nummerierung beim Menschen über 2 hinaus mit arabischen Ziffern fortgesetzt.

[a] *cis*-Stellung auf Proteinebene nachgewiesen.

[b] Entstehung s. Text.

[c] Kodon 16 in Exon 23.1 wird durch C→U-Editing zum Stoppkodon.

Interaktion des Neurofibromins mit einem muskelspezifischen Protein (Desmin?) vermitteln könnte. Die NF1-mRNA 9br (+ Exon 9a) enthält eine Insertion von 30 Nt in Intron 9 und wird ausschließlich im Gehirn, und zwar vorrangig in Neuronen des Vorderhirns, nicht aber des Hirnstamms, exprimiert (Danglot et al. 1995; Gutmann et al. 1999 a). Astrozyten und Astrozytome enthalten diese Variante nicht. Auch diese Zelltypspezifität harrt noch ihrer funktionellen Begründung. Die Existenz der beiden gewebespezifisch exprimierten Exons und ihre Lage weit ab von der GRD weisen darauf hin, dass die großen, GRD-flankierenden Segmente des Neurofibromins Funktionen ausüben könnten, die von der Ras-Regulation unabhängig sind. Dafür spricht auch ihre phylogenetische Konservierung: Beide Spleißisoformen sind auch bei der Maus und bei der Ratte mit entsprechender Spezifität nachgewiesen worden. Exons 9a und 48a fehlen jedoch bei *Fugu rubripes*. Obwohl die Mutationen des NF1-Gens fast gleichmäßig über seine Länge verteilt sind, fanden sich noch keine Mutationen in den 3 alternativ gespleißten Exons, die zusammen 1,8% des Leserahmens einnehmen.

Die ubiquitäre Spleißalternative Exon 23a (+/−) lässt erwarten, dass die meisten anderen Spleißvarianten jeweils in 2 Formen vorkommen, mit und ohne Exon 23a. Das ist in Tabelle 5.8[1] durch „23a (+/−)" und die Angaben der zugehörigen Leserahmenlängen deutlich gemacht. Neurofibromin Typ 4 [23a(+) 48a(+)] wurde durch Gutmann et al. (1995 a) am Herzmuskel der Ratte mit Hilfe differenzieller Immunpräzipitation mit Antikörper gegen Typ 3 (48a-Epitop) und Western-Blot mit Antikörper gegen Typ II (23a-Epitop) nachgewiesen.

---

[1] Die in Tabelle 5.8 verwendete Nummerierung mit römischen und arabischen Zahlen erklärt sich aus der Vergabe der römischen Zahlen III und IV an 2 Spleißvarianten der NF1-mRNA der Maus, die beim Menschen nicht vorkommen. Der Einfachheit halber haben wir die Nummerierung beim Menschen über 2 hinaus mit arabischen Ziffern fortgesetzt.

Interessant ist die Entstehung der 2,9-kb-Variante mit der Bezeichnung N-Form, durch die auf die N-terminale Position dieses Transkripts hingewiesen werden soll. Die einfachste Erklärung dieser Form sieht vor, dass der 5'-Spleißort des Introns 10c übergangen wird und es 226 Nt nach einem im proximalen Intron 10c liegenden Stoppkodon und 16 Nt nach einem kanonischen Polyadenylierungssignal zur Polyadenylierung kommt. Die 4 zusätzlichen Kodons repräsentieren das 5'-Ende des Introns 10c und determinieren die 4 C-terminalen Aminosäuren des mutmaßlichen N-Form-Neurofibromins. Eine noch gebräuchliche Bezeichnung der N-Form ist 5'-Alt1 für „alternatives Transkript am 5'-Ende". Entsprechend erhielt die 9br-Variante die Bezeichnung 5'-Alt2 (Shen et al. 1996). Die Isolierung des trunkierten Neurofibromins der N-Form und seine funktionelle Analyse wären im Hinblick auf unsere Unkenntnis der Bedeutung der GRD-flankierenden Segmente des Neurofibromins von großem Interesse.

Die zunehmende Anzahl von Beispielen der posttranskriptionalen Modifikation von mRNA und tRNA durch enzymatisch katalysierte Desaminierung, Amidierung oder Substitution von Basen veranlassten Skuse et al. (1996) dazu, die NF1-mRNA einer Prüfung auf Editing zu unterwerfen. Eine C:U-Desaminierung in Position 3916 der NF1-mRNA wurde gefunden, durch welche das Arg-Kodon 1306 in Exon 23.1 in ein Stoppkodon verwandelt wird. In Gewebeproben von Gesunden und NF1-Patienten sowie in Leukozyten war ein Anteil von im Mittel 1,7% der NF1-mRNA in dieser Weise verändert. Der Vergleich von Tumoren von NF1-Patienten ergab für kutane Neurofibrome Werte zwischen 1,9 und 5,7%, für plexiforme Neurofibrome 4,1–14% und bei Neurofibrosarkomen 4,3–17,5% Editing der NF1-mRNA. Wenn sich auch die Werte der verschiedenen Stichproben überlappten, ist doch eine deutliche Tendenz zu höheren Anteilen edierter NF1-mRNA in benignen und besonders in malignen Tumoren zu erkennen (Cappione et al. 1997). Die Editingposition liegt nahe am 5'-Ende der GRD, sodass das Translationsprodukt die Ras-GAP-Wirkung einbüßt, was durch das Vorkommen dieses C:U-Austausches als konstitutionelle Mutation einer NF1-Patientin bestätigt wird (Park u. Pivnik 1998). Es erscheint also möglich, dass dieser Editingvorgang durch Verminderung des funktionell aktiven Neurofibromins zur Tumorgenese bei NF1-Patienten beiträgt.

Die 5'-UTR der NF1-mRNA umfasst 484 Nt (Tabelle 5.4). Auf ihren überraschenden Gehalt an Transkriptionsfaktorbindungsstellen wurde bereits in Kapitel 5.2.2.2 „Charakteristika des NF1-Gens" hingewiesen. Die Translationsstartsequenz am 3'-Ende der 5'-UTR weicht zwar von der Konsenssequenz ab, die wichtigsten konservierten Positionen, das G an 3. Position vor und das G unmittelbar nach dem AUG-Kodon sind vorhanden.

Die 3'-UTR ist mit mehr als 3500 Nt ungewöhnlich groß; sie nimmt fast 29% der Länge der NF1-mRNA in Anspruch. Neben ihrer Länge lässt auch ihre hohe phylogenetische Konservierung eine funktionelle Bedeutung erwarten. Die 3'-UTR der NF1-mRNA des Menschen und der Maus enthalten 2 große Segmente (1700 und 500 Nt lang), in denen eine Sequenzidentität >75% besteht. Die Bedeutung der 3'-UTR für das Schicksal eukaryotischer mRNA ist durch eine Fülle von Untersuchungen belegt. Translatierbarkeit, Translationsgeschwindigkeit, Stabilität und intrazelluläre Lokalisation der mRNA können durch Sequenzmotive der 3'-UTR reguliert werden (Jackson 1993). Mit Hilfe von RNA-Protein-Bindungsstudien identifizierten Haeussler et al. (2000) 5 Proteinbindungsregionen (PBR1–5) in der 3'-UTR der NF1-mRNA, die mit je spezifischen Proteinen aus Zellextrakten Komplexe bilden. Das auf 38 Nt eingeengte proximale (A+U)-reiche Sequenzelement PBR1 interagiert mit dem 32 KDa-Protein HuR (Keene 1999), das in die Regulation der Translation und Stabilität der mRNA von Protoonkogen, Zytokinen und Transkriptionsfaktoren involviert ist. Es ist zu erwarten, dass die Identifizierung der von den anderen PBR der NF1-3'-UTR gebundenen Proteine weitere Möglichkeiten der posttranskriptionalen Regulation der NF1-Gen-Expression unserem Verständnis erschließt.

5.2.2.5 Mutationen

Die Mutationensuche im NF1-Gen ist durch die große Zahl seiner Exons und der NF1-Pseudogene erschwert. Lohnende Ausbeuten an identifizierten Mutationen (>60%) sind am besten durch die Anwendung von Methodenkombinationen zu erzielen; aber selbst die Sequenzierung des gesamten kodierenden Anteils des NF1-Gens bei jedem Patienten (Fahsold et al. 2000) führt nicht zu einer 100%igen Erfassung der Mutationen. Hierfür mag ein unvermutet hoher Anteil von Mutationen in nichtkodierenden Sequenzen verantwortlich sein. Da die Ausbeute an erkannten Mutationen bei familiären Fällen deutlich höher liegt als bei sporadischen [s. z.B. Ars et al. (2000)] könnte auch ein Anteil nicht identifizierter Mosaike an Letzteren zu diesem Defizit beitragen. Die von Korf (1999) zusammenge-

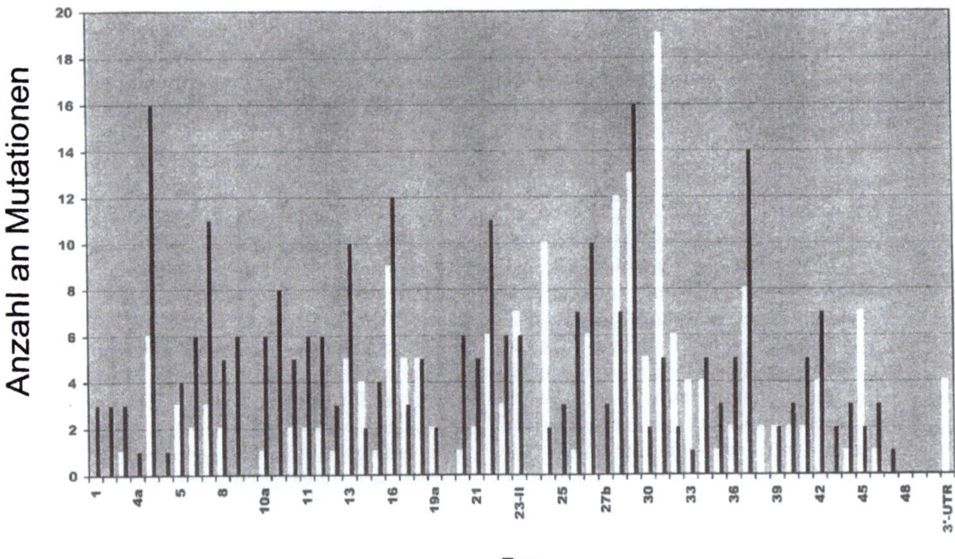

Abb. 5.1. Verteilung von Mutationen des NF1-Gens über seine Exons. *Schwarze Säulen*: 278 pathogene Mutationen, identifiziert von Fahsold et al. (2000), *weiße Säulen*: 191 bis November 1997 an das NF1 Genetic Analysis Consortium berichtete Mutationen (Korf 1998). Mit freundlicher Genehmigung von Priv.-Doz. Dr. Peter Nürnberg, Berlin

Tabelle 5.9. Zusammenfassung der bis März 1999 an die Zentrale des NNFF International NF1 Genetic Analysis Consortium (Korf 1999) gemeldeten Mutationen des NF1-Gens, ergänzt durch 5 Chromosomenanomalien, deren einer Bruchpunkt jeweils in 17q11.2 liegt

Mutationstyp	Anzahl
Strukturelle Chromosomenanomalien	9
Deletionen des ganzen Gens	38
Deletionen einzelner oder mehrerer Exons	42
Kleine Deletionen	63
Große Insertionen	3
Kleine Insertionen	29
Direkte Stoppmutationen (Nonsense)	51
Aminosäuresubstitutionen (Missense)	31
Mutationen in Introns (Spleißmutationen)	26
3'-UTR-Mutationen	4
Stumme, nichtpolymorphe Austausche	4
Summe	300

fassten Mutationen (Tabelle 5.9) repräsentieren nur einen Teil der inzwischen bekannten Aberrationen. In diese Stichprobe gingen die Ergebnisse zahlreicher Studien ein, in denen mit Methoden unterschiedlicher Ergiebigkeit einzelne oder wenige Exons analysiert wurden. Daher repräsentiert diese Stichprobe nicht das tatsächliche Mutationenspektrum des NF1-Gens.

Im Rahmen eines kooperativen Projekts haben es sich die Arbeitsgruppen um Fahsold, Nürnberg, und Hoffmeyer, Assum, zur Aufgabe gemacht, bei mehr als 500 NF1-Patienten die gesamte kodierende Region und die den Exons unmittelbar benachbarten Sequenzen auf Kleinmutationen hin zu untersuchen (Fahsold et al. 2000) (Abb. 5.1). Sie setzten dafür eine Kombination aus Temperaturgradientengelelektrophorese (TGGE) an genomischen PCR-Produkten, dem so genannten Proteintrunkationstest (PTT) und der Sequenzierung aller Exons bei allen Patienten ein. Bei 521 Patienten identifizierten Fahsold et al. (2000) 301 Sequenzveränderungen, von denen 278 als pathogen gelten können. Als Gründe für die überraschend geringe Erfolgsquote von 53,3% gaben die Autoren an:

- die Beschränkung auf Kleinmutationen, sodass große Deletionen des ganzen Gens oder multipler Exons nicht erfasst wurden;
- auch große Duplikationen oder Inversionen entgehen mit diesen Methoden dem Nachweis;
- Inaktivierung des Gens durch Promotormethylierung;
- nicht erfasste Mutationen in regulatorisch bedeutsamen Sequenzen der 5'-UTR und 3'-UTR;
- Locusheterogenität der NF1 und
- vielleicht auch Fehldiagnosen.

Solche Gründe können gewiss auch für die relativ geringen Erfolgsquoten anderer Bemühungen um die Identifizierung von NF1-Gen-Mutationen ins Feld geführt werden.

Die Stichproben des NF1-Konsortiums (Korf 1999) und von Fahsold et al. (2000) stimmen in folgenden Parametern überein:

- geringer Anteil von Missense-Mutationen (10,3% und 10,1%);
- sehr hoher Anteil Protein trunkierender Mutationen (ungefähr 80%);
- weitgehend gleichmäßige Verteilung der Mutationen über die Ausdehnung der kodierenden Region, es zeichneten sich keine prominenten Vorzugsorte (Hot spots) ab (Abb. 5.1).

In der Serie des Konsortiums sind nur 21 (7%) der 300 Mutationen bei mehr als einem Patienten verschiedener Familien beobachtet worden. In Tabelle 5.10 sind die rekurrenten Mutationen mit einer Häufigkeit von mehr als 1% zusammengefasst. Eine Diskrepanz zwischen den beiden Kollektiven besteht hinsichtlich der häufigsten rekurrenten Mutationen:

- Konsortium: R1947X (C5839T) bei 14 von 300 Patienten (4,59%),
- Fahsold et al.: R1513X (C4537) bei 7 von 278 Patienten (2,52%).

Ein Anteil von 4,6% an einer von 8601-bp-Positionen der NF1-cDNA mag die Bezeichnung dieser Position als Hot spot rechtfertigen, jedoch wird dies durch die Fahsold-Serie mit nur 3/278 Fällen der R1947X-Substitution in Frage gestellt (1,08%). Wie aus Tabelle 5.10 hervorgeht, betreffen alle C:T-Transitionen mit Häufigkeiten deutlich >1,0%

CpG- bzw. CpNpG-Positionen. Diese Transitionen sind also mit dem durch C-Methylierung vermittelten Mutationsmechanismus vereinbar. Auch viele nicht rekurrente Einzelbasenaustausche im NF1-Gen betreffen diese methylierungsempfindlichen Sequenzmotive; insgesamt sind es 66 von 181 (36,5%) im Fahsold-Kollektiv. Das entspricht der von Cooper u. Krawczak (1994) ermittelten Häufigkeit unter Einzelbasenaustauschen bei genetisch bedingten Krankheiten.

Mit größerer Berechtigung können die Positionen 6789–6792 in Exon 37 als Hot spot bezeichnet werden. Hier sind, verschiedene z. T. überlappende Serien zusammengenommen, 15 Mutationen gefunden worden (Tabelle 5.10). Welche Rolle hierbei die nicht perfekte, flankierende Repetition spielt, ist nicht bekannt, jedoch zeigten Böddrich et al. (1997), dass diese Struktur während der Replikation eine Art Möbius-Schleife bilden kann, die einerseits die Deletion begünstigen, andererseits aber die Fehlpaarungsreparatur behindern kann. Die 4-mal beobachtete 2027insC findet ihre wahrscheinlichste Erklärung im so genannten „slipped mispairing" der DNA-Polymerase, da die C-Insertion in eine Sequenz von 7C (Positionen 2027–2033) hinein erfolgt. Weitere mechanistische Betrachtungen über die Mutationen im NF1-Gen finden sich bei Upadhyaya u. Cooper (1998).

In beiden Kollektiven sind die 3 alternativ gespleißten Exons 9br, 23a und 48a frei von Mutationen. Sie repräsentieren zusammen nur 1,71% der kodierenden Region, sodass sie zufällig von Mutationen ausgespart sein könnten. Im Fall der gewebespezifisch exprimierten Exons 9br (Gehirn) und

Tabelle 5.10. Rekurrente Kleinmutationen des NF1-Gens, die mehr als 1% der jeweiligen Stichprobe ausmachen

Mutation	Exon	x/n	%	Referenz
499delTGTT	4b	6/278	2,16	Fahsold et al. (2000)
D176E (T528A)	4b	4/278	1,44	Fahsold et al. (2000)
R416X (C1246T)[a]	9	4/278	1,44	Fahsold et al. (2000)
2027insC	13	4/300	1,33	Korf (1999)
R681X (C2041T)[a]	13	4/278	1,44	Fahsold et al. (2000)
R816X (C2446T)[a]	16	4/185	2,16	Bahuau et al. (1998)
R1276X (C3826T)[a]	22	5/300	1,67	Korf (1999)
R1306X (C3916T)[a]	23–1	4/278	1,44	Fahsold et al. (2000)
K1423 E (A4267G)	24	5/300	1,67	Korf (1999)
R1513X (C4537T)[a]	27a	7/278	2,52	Fahsold et al. (2000)
R1947X (C5839T)[a]	31	14/305	4,59	Korf (1999)
6789delTTAC[b]	37	5/278	1,80	Fahsold et al. (2000)

[a] In einer CpG- oder CpNpG-Position.
[b] Positionen 6789–6792 in Exon 37 sind ein Prädilektionsort für verschiedenartige Mutationen: 5-mal 6789delTTAC (s. oben), 6-mal C6792A, 2-mal 6791insA, 1-mal 6790TT, 1-mal C6792G, in verschiedenen Stichproben: Robinson et al. (1995), Upadhyaya et al. (1996), Böddrich et al. (1997), Messiaen et al. (1997), Korf (1999), Fahsold et al. (2000).

48a (Muskulatur) müssten zelltypspezifische dominant-negative Effekte angenommen werden, sollte das Fehlen von Mutationen durch die Hypothese erklärt werden, dass Mutationen dieser Exons letal seien. Auch im vorletzten (48) und im kodierenden Anteil des letzten Exons (49) – zusammen 4,3% der kodierenden Region – sind noch keine Mutationen nachgewiesen worden. Ob diesem C-terminalen Abschnitt des Neurofibromins eine besondere funktionelle Bedeutung zukommt, ist fraglich, da er nicht zu den stärker konservierten Regionen gehört. Unter den Mutationen des NF1-Gens ist als Besonderheit die De-novo-Insertion eines Alu-Retrotransposons zu erwähnen, welche das erste Beispiel dieses Mutationsmechanismus im menschlichen Genom darstellte (Wallace et al. 1991). Diese Insertion betraf das väterliche Allel des sporadischen NF1-Patienten und inaktivierte die Spleiß-verzweigungssequenz des Introns 33. Wie diese Alu-Insertion erfolgt die überwiegende Mehrheit der Neumutationen des NF1-Gens am väterlichen Allel, entweder in der Keimbahn oder als somatische Mutation während der Ontogenese. Haplotypanalysen mit Hilfe intragener und flankierender Polymorphismen, die zugleich große Deletionen des NF1-Gens ausschlossen, ergaben bei 31 von 35 Familien (88,6%) sporadischer Patienten eine väterliche Herkunft des betroffenen Allels (Jadayel et al. 1990; Stephens et al. 1992; Lázaro et al. 1996). Obwohl die Natur der Mutationen in diesen Untersuchungen nicht bestimmt wurde, kann davon ausgegangen werden, dass es sich überwiegend um Einzelbasenaustausche, kleine Deletionen und kleine Insertionen handelte. Deletionen großer Teile des NF1-Gens oder des ganzen Gens wären durch Hemizygotie eines Anteils der informativen Marker aufgefallen. Untersuchungen der parentalen Herkunft von 60 großen sporadischen Deletionen des NF1-Gens zeigten, dass 74% das materne Allel betrafen [Literatur bei Upadhyaya u. Cooper (1998)]. Damit entspricht die Abhängigkeit des Mutationsspektrums auch bei diesem Gen der allgemeinen Tendenz, dass Kleinmutationen eher paternaler, große Deletionen häufiger materner Herkunft sind.

Bei Prüfung bekannter Mutationen des NF1-Gens auf ihre Auswirkungen auf das Leseraster lassen >80% (251 von 300; 83,7%) die Entstehung verkürzter Neurofibrominmoleküle erwarten. Derartige trunkierte Proteinprodukte mutierter NF1-Gene konnten bisher im Western-Blot mit Antikörpern gegen C- und N-terminale Epitope noch nicht nachgewiesen werden. Wahrscheinlich fallen sie einem raschen Abbau anheim oder sie entstehen bereits nur zu kleinen Anteilen, da von einer ganzen Reihe von NF1-Gen-Mutationen gezeigt werden konnte, dass sie auf der Ebene ihrer reifen Transkripte stark unterrepräsentiert sind (Hoffmeyer et al. 1995). Der größte Teil der NF1-Gen-Mutationen ist somit für die biochemisch-genetische Funktionsanalyse, wie sie bei zahlreichen Proteinen so erfolgreich ist (Hämoglobine, Ras-Proteine), wenig ergiebig. Man muss sich entweder an die etwa 10% Missense-Mutationen halten oder durch positionsspezifische, gezielte Mutagenese geeignete Mutanten erzeugen. In welcher Weise die Funktionsanalyse von Neurofibrominmutanten durchgeführt werden kann und welche Ergebnisse dabei erhalten werden, wird in Kapitel 5.2.4.3 „Molekulare Pathologie", Unterkapitel „Funktionsanalysen von NF1-Gen-Mutationen", dargestellt.

Einen hohen Anteil an den trunkierenden NF1-Gen-Mutationen stellen die Spleißmutationen. Die überwiegende Mehrzahl solcher Läsionen beruht entweder auf Mutationen der Konsensussequenzen der Donor-, Akzeptor- bzw. Verzweigungspositionen, oder auf der Entstehung neuer Sequenzmotive dieser Art, die alternativ zu den normalen oder ausschließlich benützt werden. Naturgemäß treten diese Spleißaberrationen nur bei Untersuchungen auf RNA-Ebene zutage, und deshalb empfehlen manche Autoren, alle auf DNA-Ebene identifizierten Kleinmutationen in dieser Weise auf ihre Auswirkungen auf den Spleißprozess hin zu prüfen (Ars et al. 2000; Fahsold et al. 2000). Wenn dies in größerem Umfang geschähe, müsste die frühe Schätzung des Anteils von Punktmutationen, die zu Spleißdefekten führen (Krawczak et al. 1992) auf 15%, gewiss zu höheren Werten korrigiert werden. Beispielhaft hierfür ist die Studie von Ars et al. (2000), in der alle 80 Patienten des Kollektivs auf DNA- und RNA-Ebene untersucht wurden. Unter den 44 identifizierten verschiedenen Mutationen gingen 19 (43,2%) mit Spleißaberrationen einher. Davon betrafen 9 die 5′-Spleißposition, 3 die 3′-Spleißposition und 5 erzeugten neue Spleißsequenzen. Die fehlenden 2 Mutationen konnten keiner dieser Kategorien zugeordnet werden. Es handelt sich um Stoppmutationen in Exon 7 bzw. Exon 37, die weitab von den Spleißsequenzen liegen und dennoch zum Überspringen (exon skipping) des jeweils betroffenen Exons führen (Messiaen et al. 1997; Hoffmeyer et al. 1998). Dass direkte oder indirekte Stoppmutationen „exon skipping" verursachen können, war bereits an einigen anderen Genen beobachtet worden (Maquat et al. 1996). Diesen beiden NF1-Gen-Mutationen eng benachbarte andere Stoppmutationen beeinträchtigen den Spleißprozess an Exon 7 bzw. Exon 37 nicht (Hoffmeyer et al. 1998). Ein Vergleich der Strukturen minimaler freier Energie dieser benachbarten Läsionen ergab Hinweise auf einen hohen Grad von Spezifität des durch Stoppmutationen verursachten Überspringens von Exons.

Große Deletionen der NF1-Region. Etwa 2–13% aller NF1-Patienten haben große Deletionen in der NF1-Gen-Region, die nicht nur das NF1-Gen, sondern auch die flankierenden Regionen des NF1-Gens umspannen. Diese Patienten zeigen häufig eine schwere Manifestation der Erkrankung, die durch zusätzliche Komplikationen wie dysmorphe Gesichtszüge und schwere intellektuelle Beeinträchtigung gekennzeichnet ist. Bei einem Anteil dieser Patienten werden multiple Neurofibrome im präpubertären Alter beobachtet. Die Herstellung eines BAC/PAC/YAC-Contigs der NF1-Region ermöglichte es, die Deletionsgröße bei insgesamt 43 NF1-Patienten näher einzuengen (Dorschner et al. 2000; Jenne et al. 2000; Lopez-Correa et al. 2000). Im Rahmen dieser Untersuchungen wurde deutlich, dass ein Großteil der Patienten ($n = 37$) Deletionen einer Größe von etwa 1,5 Mb aufweist, die neben dem NF1-Gen und den darin inserierten Genen mindestens 7 weitere Gene überspannen. Hinsichtlich der Funktion der entsprechenden Proteinprodukte ist wenig bekannt. Im Bereich der Deletionsbruchpunkte wurden große Duplicons entdeckt, die aus Clustern paraloger Sequenzen von 60–100 kb bestehen. Diese Duplicons oder Sequenzwiederholungen (NF1REPs), enthalten selbst mehrere Gene oder Pseudogene. Es wird vermutet, dass der hohe Homologiegrad zwischen den Duplicons distal und proximal zum NF1-Gen die Rekombination und den Verlust der zwischen den Duplicons liegenden Bereiche erleichtert. Da sich große De-novo-Deletionen des NF1-Gens häufig auf dem maternalen Chromosom 17 ereignen, scheint die durch NF1-REPs vermittelte Rekombination präferenziell mit meiotischem Cross-over während der Oogenese assoziiert zu sein. Die genaue Analyse der Deletionsgrenzen bei diesen Patienten wird es erleichtern, durch einen Vergleich mit der Manifestation der Erkrankung der Frage einer Genotyp-Phänotyp-Korrelation nachzugehen und zu klären, ob NF1-Patienten mit großen Deletionen von einem „contiguous genes-syndrome" betroffen sind.

5.2.2.6 Expressionsmuster des NF1-Gens

Die Tatsache, dass die Hauptsymptome der NF1, Neurofibrome und Pigmentierungsanomalien, ontogenetischen Derivaten der Neuralleiste zugeordnet werden können, ließ eine vorrangige Expression des NF1-Gens in SZ, Melanozyten, Spinalganglien, Projektionsneuronen und Phäochromozyten erwarten. Diese Vorstellung wurde bereits von den ersten Analysen des Expressionsspektrums des NF1-Gens widerlegt, die im Zug seiner Klonierung unternommen wurden. Wallace et al. (1990) sahen mit Hilfe des Northern-Blots und der RT-PCR NF1-Gen-Expression in folgenden menschlichen Geweben: Gehirn, Milz, Muskel, Kolon, Schilddrüse und Niere, aber nicht in der Lunge. Mamma- und Endometriumkarzinomgewebe sowie ein Adenom der Parathyreoidea waren ebenfalls positiv.

Die erste breit angelegte Erhebung auf Proteinebene wurde von Daston et al. (1992) mit Hilfe von Immunpräzipitation und Western-Blot an der adulten Ratte durchgeführt. Diese Autoren verwendeten Antikörper gegen je ein N- und ein C-terminales Epitop des Neurofibromins, um Kreuzreaktionen mit anderen GAP, insbesondere mit p120GAP auszuschließen. Die Ergebnisse dieser und eine Reihe weiterer Studien sind in Tabelle 5.11 zusammengefasst. Das Expressionsspektrum geht dabei weit über die Derivate der Neuralleiste hinaus. Bei Studien, die an Gewebeextrakten durchgeführt wurden, mag das Vorkommen von Gefäßen und/oder Nerven hie und da eine höhere Expression vorgetäuscht haben als der jeweils charakteristischen Zellsorte zukommt. Jedoch kann für den adulten Säugerorganismus von einer nahezu ubiquitären Expression des NF1-Gens ausgegangen werden, wenn auch die neuralen Gewebe alle anderen an Intensität deutlich übertreffen. Auch der Nachweis des Neurofibromins in verschiedenen primären Zellkulturen (Tabelle 5.12) spiegelt die Breite seines Expressionsspektrums wider, da Zellen neuroektodermalen, ektodermalen und mesodermalen Ursprungs gleichermaßen Neurofibromin enthalten. Zur Ergänzung sind in Tabelle 5.13 auch Neurofibromin exprimierende etablierte Zelllinien aufgeführt; ihre Eigenschaften lassen in der Regel keine sicheren Rückschlüsse auf die Verhältnisse in ihren Ursprungsgeweben zu. Solche Linien sind oft als Modellsysteme für verschiedenartige Untersuchungen der Neurofibrominexpression und -funktion verwendet worden.

Die Veränderungen, welche das Expressionsmuster des NF1-Gens während der Ontogenese erfährt, sind an der Ratte (Daston et al. 1992), der

Tabelle 5.11. Neurofibromin und/oder NF1-mRNA in Geweben und Zellen von adulten Säugern (Mensch, Ratte, Maus, Hamster), zusammengefasst nach folgenden Originalarbeiten: Gutmann et al. (1991, 1995 a,b); Daston u. Ratner (1992); Ahlgren-Beckendorf et al. (1993); Malhotra u. Ratner (1994); Norton et al. (1995)

Ontogenetische Herkunft	Gewebe	Zellen
Ektoderm		
Neuralrohr	Gehirn	Projektionsneuronen; Motoneuronen
	Rückenmark	Oligodendrozyten
	(graue>weiße Substanz)	Astrozyten (–)
Neuralleiste	Periphere Nerven	Nichtmyelinisierende SZ
	Sensible und autonome Ganglien	Ganglienneuronen
	Spinalganglien	Satellitenzellen (–)
	Nebennierenmark	Phäochromozyten
	Pigmentzellen	Melanozyten
Oberflächenektoderm	Epidermis	Keratinozyten (Stratum basale)
Mesoderm	Skelettmuskulatur (+/–)	Myoblasten
	Dermis und Subkutis (+/–)	Fibroblasten
	Niere	
	Herz	
	Blutgefäße	Endothelzellen, glatte Muskelzellen
		(Aorta)
	Blut	Lymphozyten
	Milz	Lymphozyten, Retikulum?
Endoderm	Leber	Hepatozyten
	Pankreas	
	Kolon	
	Lunge	Endo- oder Mesodermanteile?

Tabelle 5.12. Expression des Neurofibromins in primären menschlichen Zelllinien

Zellsorte	Herkunft	NF1-mRNA	Neurofibromin	Literatur
Fibroblasten	Dermis	+	+	Kobayashi et al. (1993); Ylä-Outinen et al. (1998)
	Neurofibrom			Kaufmann et al. (1999 b); Böddrich et al. (1995)
Keratinozyten	Epidermis	+	+	Hermonen et al. (1995)
Melanozyten	Epidermis	+	+	Kaufmann et al. (1999 a,b); Griesser et al. (1995, 1997)
Lymphozyten	Blut	+	+	Wallace et al. (1990)
Schwann-Zellen	PNS			
	Neurofibrom		+	Kluwe et al. (1999); Wallace et al. (2000)

Maus (Huynh et al. 1994) und beim Huhn (Stocker et al. 1995) erhoben worden. Obwohl sehr frühe Stadien nicht erfasst wurden, zeichnet sich vom Beginn der Organogenese an insofern ein gemeinsames Muster ab, als die Neurofibrominexpression während dieses Prozesses ansteigt, mehr und mehr Gewebe und Zelltypen erfasst und bis zu einer nahezu ubiquitären Expression fortschreitet. Erst postnatal wird die Neurofibrominexpression zunehmend beschränkt und bleibt im Wesentlichen im ZNS und PNS auf hohem Niveau bestehen (Daston u. Ratner 1992). In den beiden Säugetiersystemen (s. oben) können 3 Arten von Geweben mit unterschiedlichem Verlauf der Neurofibrominexpression unterschieden werden (Sherman et al. 1998):

1. Stetige Zunahme während der Ontogenese und Bestehenbleiben hoher Expression beim adulten Organismus.
   Dieses Verhalten zeigen folgende Zellarten: spinale Motoneuronen, Ganglionneuronen, Projektionsneuronen, Oligodendrozyten, nicht myelinisierende SZ und Phäochromozyten.
2. Pränataler Anstieg und postnatale Abnahme auf ein niedriges Niveau.
   Dieser Verlauf wird beim Herzen und der Skelettmuskulatur, aber auch bei einigen Neuronen beobachtet.
3. Pränatal gleich bleibend geringe Expression mit postnataler Abnahme auf kaum noch nachweisbare Mengen.
   Dies trifft für die Lunge, Leber und Niere zu. Mit Hilfe der RT-PCR nachweisbare Mengen

Linie	Herkunft		mRNA	Neurofibromin	Literatur
HeLa	Zervixkarzinom	Mensch	+	+	DeClue et al. (1991); Suzuki et al. (1992)
NIH3T3	Embryo	Maus	+	+	DeClue et al. (1991); Johnson et al. (1994);
Rat-1A	Fibroblasten	Ratte	+	+	Norton et al. (1996)
PC12	Phäochromozytom	Ratte	+		Metheny u. Skuse (1996)
SK-Mel-2, -3, -5 u. a.	Melanome	Mensch	+	+	Johnson et al. (1993; 1994); Wallace et al. (1990), Andersen et al. (1993 a)
NB-90-5, -6, -7 u. a.	Neuroblastome	Mensch	+	+	Huynh et al. (1992); Johnson et al. (1993)
MT_4H1	SV40-T-transformierte SZ	Ratte	+	+	Gutmann et al. (1993 b)
C_2H_{12}, BC_3H1	Myoblasten	Maus	+	+	Gutmann et al. (1994 b)
K562	CML, Blastenkrise	Mensch		+	Nakai et al. (1994)
NF188–3; NF190–8	Neurofibrosarkom[a]	Mensch	+	+	Wallace et al. (1990); DeClue et al. (1992)
Lu-130, -134B, -139, u. a.	Kleinzelliges Lungenkarzinom	Mensch	+		Koh et al. (1995)

[a] 2 von 3 Linien zeigten schwache Expression.

von NF1-mRNA oder aus Gewebeextrakten immunpräzipitierbares Neurofibromin könnten in dieser Kategorie von Lymphozyten, peripheren Nerven oder Gefäßen stammen.

Die fast ubiquitäre Expression des NF1-Gens wirft die Frage auf, wie das begrenzte Spektrum der bei NF1 entstehenden Tumoren zu erklären sei. Dieser scheinbare Gegensatz ist bei NF2 noch extremer ausgeprägt (s. Kapitel 5.4.5.3 „Expression des Merlins"). Das entsprechende Problem besteht bei vielen anderen Tumorsuppressorgenen. So wird Rb1 als ein universeller Zellzyklusregulator praktisch ubiquitär exprimiert, aber seine konstitutionelle heterozygote Defizienz prädisponiert im Wesentlichen zu Retinoblastomen und Osteosarkomen. Andererseits findet die universelle Funktion des Rb1 aber darin ihre Entsprechung, dass ein vollständiger somatischer Funktionsverlust in zahlreichen sporadischen Tumoren erfolgt, besonders beim kleinzelligen Lungen-, Mamma- und Blasenkarzinom. Auch das APC-Gen, dessen Mutationen der adenomatösen Polyposis coli zugrunde liegen, ist ubiquitär exprimiert, und sein Produkt ist in einen offenbar universellen Prozess der Proliferationsregulation involviert. Hierzu steht die Vielfalt der zusätzlichen Tumoren, für welche Keimbahnmutationen des APC-Gens prädisponieren, in einem günstigeren Verhältnis als bei NF1 und NF2. Zum Teil in Abhängigkeit vom Ort der Mutation im APC-Gen können zusätzlich zu den Kolonkarzinomen folgende Tumoren entstehen: Desmoidtumoren und mandibuläre Osteome beim allelischen Gardner-Syndrom; Medulloblastome, Glioblastome und Ependymome bei der allelischen Form des Turcot-Syndroms (Hamilton et al. 1995); sowie Hepatoblastome und Tumoren der Thyreoidea.

Bei NF1 ist bezüglich der Diskrepanz zwischen ubiquitärer Expression und spezifischem Tumorspektrum zu bedenken, dass Neurofibromin in den Progenitorzellen (SZ) der typischen NF1-Tumoren hoch exprimiert ist. Wenn dies auf eine vorrangige Bedeutung des Neurofibromins (im Vergleich zu anderen GAP) als Regulator von Wachstum und/ oder Differenzierung von SZ schließen lässt, ist eine hohe Empfindlichkeit dieser Zellen gegen die Verminderung der NF1-Gen-Dosis verständlich. Entsprechend könnte in anderen Zellen der Beitrag des Neurofibromins zum Gesamtinventar der Ras-GAP gering und unbedeutend sein, sodass die Verringerung seiner Konzentration auf 50% der Norm und seine vollständige Defizienz (infolge somatischer Zweitmutation) ohne phänotypisch nachweisbare Folgen bleiben. Die Zelltypspezifität der Tumorgenese bei NF1 trotz ubiquitärer Expression des Neurofibromins würde unter diesen Gesichtspunkten also aus der Relation von Expressionsmuster und Redundanz der Ras-GTPasen resultieren. Diskutiert wurden in diesem Zusammenhang auch die Möglichkeiten, dass Neurofibromin zur Entfaltung seiner Wirkungen neuralleistenspezifischer Interaktionspartner oder posttranslationaler Modifikationen bedarf.

5.2.3 Neurofibromin

Einige Charakteristika des Neurofibromins sind in Tabelle 5.14 zusammengefasst.

5.2.3.1 Neurofibromin als Mitglied der Ras-GAP-Familie

Es ist allen Mitgliedern der Superfamilie kleiner, monomerer GTPasen gemeinsam, dass sie von Guaninnukleotidaustauschfaktoren (GEF), den Katalysatoren der Beladung mit GTP, aktiviert und von GTPase aktivierenden Proteinen (GAP) inaktiviert werden. Neurofibromin gehört zu den für die Subfamilie der Ras-Proteine spezifischen GAP (s. Abb. 5.2). Säuger verfügen über mindestens 5 verschiedene Ras-GAP; ihr gemeinsames Kennzeichen ist eine etwa 300–360 Aminosäuren lange funktionelle Domäne, welche mit unterschiedlicher Spezifität Ras-Proteine bindet und deren GTPase-Aktivität stimuliert. Aufgrund ihrer Funktion hat diese Domäne ganz allgemein die Bezeichnung „GAP-related domain" (GRD) erhalten. In Abb. 5.3 ist die erstaunliche Verschiedenheit der Segmente erkennbar, welche bei den unterschiedlichen Molekülen die GRD flankieren. Vergleiche mit den Ras-GAP anderer Spezies (*Saccharomyces cerevisiae, Schizosaccharomyces pombe, Dictyostelium discoideum, Caenorhabditis elegans, Drosophila melanogaster*) ließen erkennen, dass die GAP der Säuger unterschiedlichen Familien angehören, innerhalb deren sich die Sequenzähnlichkeit über die GRD hinaus in die flankierenden Sequenzen erstreckt. Letztere sind oft mit bekannten Domänen für die Interaktion mit anderen Proteinen ausgestattet, und solche Interaktionspartner werden gegenwärtig in stetig

Tabelle 5.14. Charakteristika des Neurofibromins

Charakteristika		
Länge	2818 AS, Spleißisoform I	
	Translationsprodukte anderer alternativ gespleißter mRNA	+21 AS des Exons 23a, Spleißisoform II
		+18 AS des Exons 48a, Spleißisoform 3′-Alt
		+10 AS des Exons 9br, Spleißisoform 5′-Alt-2
MG		319 KDa aufgrund der Aminosäurezusammensetzung
		240–290 KDa in der Gelelektrophorese
Merkmale der Aminosäurensequenz	6 potenzielle PKA Phosphorylierungspositionen[a]	583KKLT586
		815RRMS818
		873RKGS876
		2036KRVS2039
		2573RKVS2576
		2810KRNS2813
	1 potenzielle Tyr-Phosphorylierungsposition[a]	2549PRVAETDY2556
	Das FLR-Tripeptid enthaltende Kennzeichen aller Ras-GAP[a]	1386SAMFLRFINPAIVSP1400
Domänen	Funktionelle Domäne (GRD: GAP-related domain)	366 AS zwischen 1173 in Exon 21 und 1538 in Exon 27a
	Minimale funktionelle Domäne „NF1–230"	230 AS zwischen 1248 in Exon 22 und 1477 in Exon 26
	Keine Transmembrandomäne	Keine SH2-, SH3- und Pleckstrin-Domänen Exons 11–17
	Mutmaßliche 2. funktionelle Domäne; enthält 3-mal 2 gepaarte Cys (622/632, 673/680 und 714/721 in Exons 12b und 13)	
Prominente Expression	Gehirn	
	Rückenmark	
	Spinalganglien	
	Nebenniere	
	Nichtmyelinisierende Schwann-Zellen	
	Oligodendrozyten	
	Projektionsneuronen	
	Fast ubiquitäre Expression in kleinen Mengen	

Martin et al. (1990); Xu et al. (1990); DeClue et al. (1991); Gutmann et al. (1991); Marchuk et al. (1991); Huynh et al. (1992); Uchida et al. (1992); Golubic et al. (1992); Fahsold et al. (2000).
[a] Zählung der AS ohne Exon 23a.

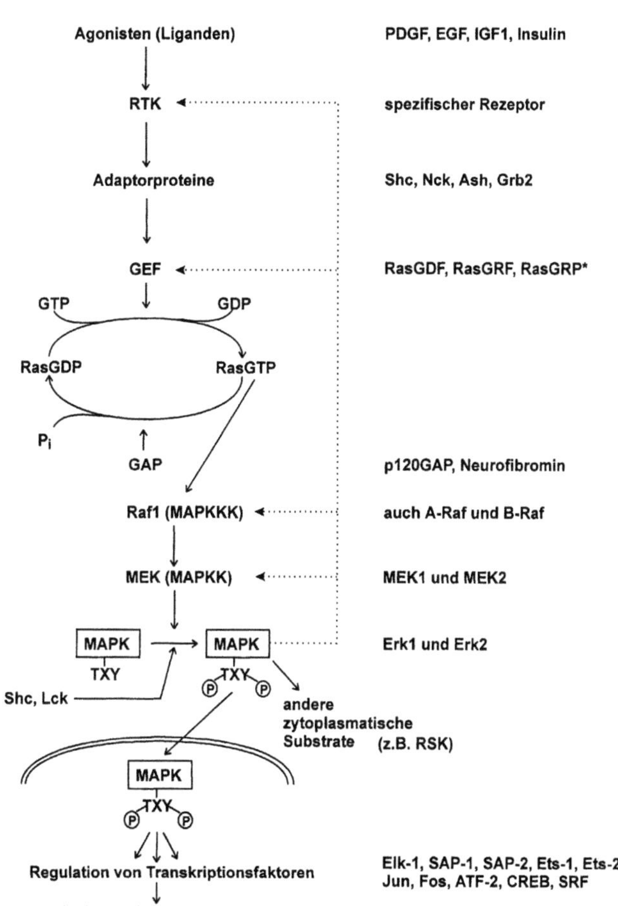

Abb. 5.2. Vereinfachtes Schema der durch aktivierte Rezeptortyrosinkinasen (*RTK*) ausgelösten und durch Ras vermittelten Signaltransduktion über die Raf-MEK-Erk-Kaskade, *rechte Hälfte* Bezeichnungen der beteiligten Moleküle, Ras-unabhängige Aktivierung von Raf und von MAPK durch Nichtrezeptortyrosinkinasen (*Src*, *Lck*) angedeutet. Punktierte Linie: positive Rückkopplung durch Phosphorylierung übergeordneter Komponenten durch aktivierte MAPK, *: zelltypspezifische Formen von Austauschfaktoren, nicht synonym mit GEF zu gebrauchen

wachsender Zahl entdeckt [Bourne et al. (1991); Ye et al. (1999); Feldmann et al. (1999) und in diesen Arbeiten zitierte Literatur].

Die Zugehörigkeit des Neurofibromins zur Familie der Ras-GTPase aktivierenden Proteine ergab sich aus Vergleichen seiner abgeleiteten Aminosäuresequenz mit bekannten Sequenzen (Buchberg et al. 1990a; Xu et al. 1990a). Das einzige zu dieser Zeit bereits klonierte GAP der Säuger war das von Trahey u. McCormick (1987) entdeckte p120GAP. Innerhalb der GRD von Neurofibromin finden sich 25,8% Sequenzidentität und 48,7% Sequenzähnlichkeit zu p120GAP. Darüber hinaus besteht keine strukturelle Ähnlichkeit zwischen diesen beiden Molekülen; sie gehören verschiedenen Subfamilien

an. Für Neurofibromin ist die Zugehörigkeit zu einer solchen Subfamilie belegt durch „DmNF1" von *Drosophila melanogaster* mit seiner Sequenzidentität von 60% und durch die beiden „Inhibitoren von Ras" der Hefe (*Saccharomyces cerevisiae*), IRA1 und IRA2, die in einem etwa 1450 bp umfassenden Segment (Positionen 900–2350 im Neurofibromin), das die GRD einschließt, eine Sequenzähnlichkeit von mehr als 30% aufweisen. Die Neurofibromine aller untersuchten Vertebraten (*Fugu rubripes*, Maus, Ratte, Mensch) sowie von *Drosophila melanogaster* zeigen ein vergleichbar hohes Maß an Ähnlichkeit in dieser IRA-Homologieregion (Bernards et al. 1998; Kehrer-Sawatzki et al. 1998) (Abb. 5.3).

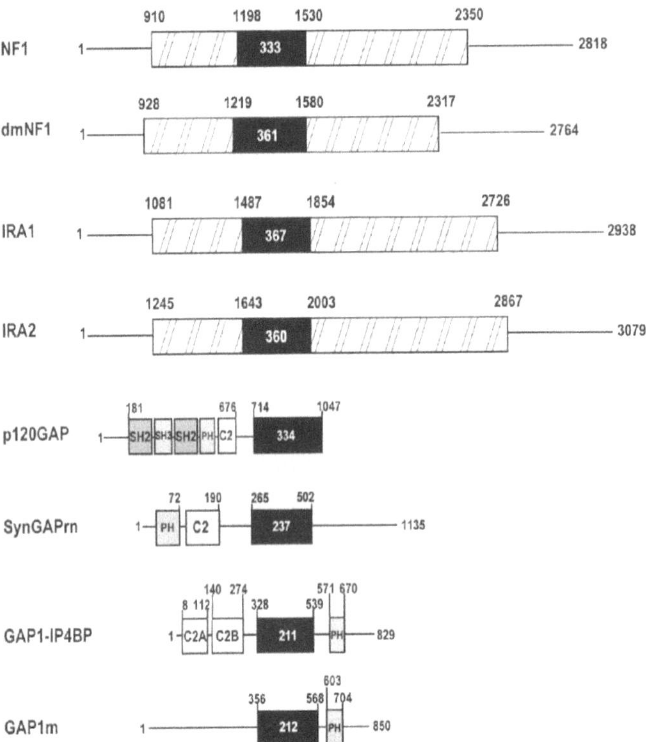

Abb. 5.3. Schematische Darstellung der Struktur von Ras-GTPase-aktivierenden Proteinen (*GAP*) vom NF1/IRA- und vom p120GAP-Typ. *NF1/IRA-Typ*: GRD-flankierende Segmente mit weitgehend unbekannter Funktion, *p120GAP-Typ*: multiple funktionelle Domänen zusätzlich zur GRD, *NF1* humanes Neurofibromin; *dmNF1* Drosophilaneurofibromin; *IRA1*, *IRA2* Saccharomyces-cerevisiae-Proteine IRA1 und IRA2; *p120GAP* Mensch; *SynGAPrn* SynGAP von *Rattus norvegicus*; *GAP1-IP4BP* humanes GAP für Ras und Rap, dessen Aktivität durch Inosacht-1,2,4,5-Tetrakisphosphat stimuliert wird. Es gehört zur GAPIII-Familie wie das humane GAP1m. *Schwarze Zahlen* Aminosäurepositionen, *schwarz unterlegte Regionen* GAP- bzw. GRD-Domänen (GAP related domain), *weiße Zahlen* Länge dieser Domänen, *schraffierte Regionen* Bereiche hoher Homologie zwischen IRA1, IRA2, dem humanen und dem Drosophilaneurofibromin außerhalb der GAP-Domäne, *SH2/SH3* Src-homologe Domänen; *PH* Pleckstrin-homologe Domäne; *C2A* Ca²⁺-abhängige Phospholipidbindungsdomäne; *C2B* Ca²⁺-unabhängige Phospholipidbindungsdomäne des Synaptotagmin II

Der Strukturähnlichkeit der GRD der IRA-Proteine, des p120GAP und des Neurofibromins entspricht erwartungsgemäß die funktionelle Homologie. Transfektion von *Saccharomyces*-ira⁻-Mutanten mit Vektoren, die entweder die cDNA des vollständigen p120GAP oder die seiner GRD enthalten, führt zur Komplementation dieser Mutationen (Ballester et al. 1990; Tanaka et al. 1990). Der ira⁻-Phänotyp der Hefe ist, ebenso wie der Phänotyp bei konstitutiv aktiviertem Ras (Mutante Ras2V19; entspricht beim Säuger der onkogenen Mutante RasV12), durch den Mangel an Speicherkohlenhydraten und durch Hitzeschockempfindlichkeit gekennzeichnet.

Die Expression der Neurofibromin-GRD in ira⁻-Mutanten hat auf diesen Phänotyp einen korrigierenden Effekt (Ballester et al. 1990; Martin et al. 1990). Die Autoren wiesen auch eine erhöhte Ras-GTPase-Aktivität in Extrakten aus Hefezellen, die H-Ras und die NF1-GRD bzw. p120GAP koexprimieren, nach. Wurde in solchen Versuchen nicht Wildtyp-Ras verwendet, sondern eine konstitutiv aktivierte (onkogene) Mutante wie RasV12, erwiesen sich sowohl p120GAP als auch die NF1-GRD erwartungsgemäß als unwirksam.

Die Tatsache, dass im Säugerorganismus mehrere GAP anzutreffen sind, wirft Fragen nach ihrem Expressionsspektrum während der Ontogenese und im adulten Organismus, ihren Substratspezifitäten und ihrem jeweiligen Stellenwert bei der Aktivitätsregulation der Ras-Proteine auf. Die erschöpfende Kenntnis dieser Parameter wäre für die Beurteilung der Auswirkungen der Neurofibromindefizienz bei NF1 von Bedeutung. Die Koexpression von Neurofibromin und p120GAP im gleichen Gewebe oder der gleichen Zellsorte ist an verschiedenen Systemen nachgewiesen worden (Bollag u. McCormick 1991; DeClue et al. 1991), oft wurde jedoch lediglich der Anteil der Neurofibrominaktivität an der gesamten GAP-Aktivität bestimmt (Griesser et al. 1995). Selbst in den Fällen, bei denen die erwartete reziproke Beziehung zwischen Neurofibrominspiegel und dem Anteil von Ras-GTP besteht, erscheint eine isolierte Betrachtung des Neurofibromins unangebracht. Martin et al. (1990) isolierten zum ersten Mal die Neurofibromin-GRD (NF1-GRD) als rekombinantes, mit einem immunogenen Epitop versehenes Protein und zeigten seine GAP-Aktivität in vitro mit N-Ras als Substrat. Die beiden rekombinanten Proteine NF1-GRD und p120GAP wurden auch für die Messung ihrer spezifischen Aktivitäten und ihrer Affinitäten zu N-Ras verwendet. Dabei zeigte p120GAP bei der verwendeten N-Ras-Konzentration eine mehr als 30fach höhere Aktivität, aber eine etwa 50-mal geringere Affinität zu diesem Substrat (Martin et al. 1990). Ganz ähnlich liegen die Verhältnisse, wenn die katalytischen Domänen von p120GAP und Neurofibromin mit H-Ras als Substrat verglichen werden (Ahmadian et al. 1996):

| p120GAP | $K_m = 9{,}7\ \mu M$ | $k_{cat} = 19\ s^{-1}$ |
| Neurofibromin | $K_m = 0{,}3\ \mu M$ | $k_{cat} = 1{,}4\ s^{-1}$ |

Neurofibromin hat also eine 32-mal höhere Affinität zu H-Ras, erzielt aber eine 7,4-mal geringere Aktivität als p120GAP. Diese Unterschiede in den kinetischen Parametern deuten auf eine Beanspruchung der beiden negativen Regulatoren von Ras-Proteinen in verschiedenartigen physiologischen Situationen hin.

Für die Bestimmung der Ras-GAP-Aktivität in vitro stehen mehrere Methoden zur Verfügung. In vitro mit $^{\gamma 32}$P-GTP beladenes rekombinantes Ras-Protein wird mit dem zu prüfenden Zellextrakt, der zu prüfenden Zellfraktion oder mit den reinen Proteinen (z.B. rekombinante GRD) inkubiert. Die zeitliche Abnahme der Radioaktivität (^{32}P release) in immunpräzipitiertem oder membrangebundenem Ras-Protein oder des dünnschichtchromatografisch getrennten GTP ist ein Maß der Ras-GAP-

Aktivität. Dieser Trennung von GDP und GTP bedient sich auch die verbreitete Methode zur Bestimmung des Anteils GTP-beladenen Ras-Proteins in verschiedenen physiologischen Zuständen (Quotient Ras-GTP/Ras-GTP+Ras-GDP). Nach Markierung des gesamten Nukleotidpools einer Zellkultur mit ^{32}P-Phosphat wird das Ras-Protein aus dem Zellextrakt immunpräzipitiert und die markierten Guaninnukleotide wie oben getrennt und der Bestimmung ihrer Markierung unterworfen. Klassische biochemische Methoden zur quantitativen Bestimmung der Ras-gebundenen Guaninnukleotide im Femtomolbereich verwendeten Scheele et al. (1995), indem sie die Nukleosiddiphosphatkinasereaktion und das Luciferin-Luciferase-System verwendeten. Für die Messung der Affinität von GAP zu ihren Ras-Substraten werden Letztere mit nicht hydrolysierbaren GTP-Analogen beladen (z.B. Guanylylimidodiphosphat).

Die beiden ubiquitär exprimierten Spleißisoformen des Neurofibromins Typ I und II unterscheiden sich durch die Insertion von 21 Aminosäuren in Position 1370 bei Typ II. Mit 6 Lysin- und 2 Glutaminsäureresten handelt es sich um ein polares Oligopeptid in einer weitgehend neutralen Umgebung. Es überrascht deshalb nicht, dass die katalytischen Eigenschaften der GRD durch diese Insertion verändert werden. Die Typ-II-GRD hat eine geringere GTPase aktivierende Wirkung auf H-Ras, aber eine höhere Affinität zu diesem Substrat als Typ I (Andersen et al. 1993b). Typ-II-Neurofibromin wäre also geeignet, bei niederer Ras-Konzentration als Regulator der Ras-Aktivität zu dienen. Die Regulation dieses alternativen Spleißprozesses zugunsten der einen oder der anderen Form ist also vermutlich von funktioneller Bedeutung (s. Kapitel 5.2.2.4 „Transkriptionsprodukte").

Bedeutsam sind auch die strukturellen Unterschiede zwischen p120GAP und Neurofibromin. Während die GRD mit 333 Aminosäuren nur 12% des Neurofibromins beansprucht und seinen ausgedehnten, die GRD flankierenden Abschnitten noch keine funktionelle Rolle zuerkannt werden konnte, nimmt die GRD des p120GAP das C-terminale Drittel des Moleküls ein, und die 2/3 zum N-Terminus hin beherbergen 5 funktionelle Domänen (s. Abb. 5.3). Proteine, die mit Letzteren in Wechselwirkung treten, sind identifiziert worden; sie heißen GAP-assoziierte Proteine und beziehen p120GAP in multifunktioneller Weise in Prozesse der Signaltransduktion ein (McGlade et al. 1993; Leblanc et al. 1998; Ye et al. 1999; Feldmann et al. 1999). Beim Neurofibromin weist lediglich die Häufung von Missense-Mutationen in einem N-terminalen Abschnitt und dessen überdurchschnittliche phylogenetische Konservierung auf die Existenz einer zusätzlichen funktionell bedeutsamen Domäne hin (Kehrer-Sawatzki et al. 1998; Fahsold et al. 2000). Für die getrennte Erfassung der Aktivitäten von p120GAP und Neurofibromin hat sich die Anwendung des für Neurofibromin spezifischen Inhibitors *n*-Dodecylmaltosid als zweckdienlich erwiesen. Auch gegen die Phospholipide Phosphatidylinositol-(4,5)-Bisphosphat und Phosphatidylsäure sowie gegen Arachidonsäure (Golubic et al. 1991) ist Neurofibromin empfindlicher als p120GAP (Bollag u. McCormick 1991). Diese Lipide gehören zu den Kleinmolekülen, deren intrazelluläre Konzentration nach Stimulation von Rezeptortyrosinkinasen durch die zugehörigen Wachstumsfaktoren ansteigt. In einer Reihe von Extrakten aus Geweben und Zellkulturen fanden diese Autoren stets die Aktivitäten beider Enzyme mit Anteilen der Neurofibrominaktivität zwischen 0,57% (Xenopusoozyten) und 79% (PC12-Zellen). In primären Kulturen menschlicher Fibroblasten trägt Neurofibromin 15% zur gesamten GAP-Aktivität bei (Kobayashi et al. 1993), in epidermalen Melanozyten etwa 1/3 (Griesser et al. 1995).

Intrazelluläre Lokalisation. Bei der Erforschung der intrazellulären Lokalisation des Neurofibromins sind immunzytochemische Analysen von Zellfraktionierungsstudien zu unterscheiden, wenngleich sich beide immunologische Nachweise des Neurofibromins zunutze machen.

Einen elementaren Ansatz der Zellfraktionierung wandten DeClue et al. (1991) auf Homogenate von ^{35}S-markierten NIH3T3-Kulturen an. Der postnukleäre Überstand wurde durch Zentrifugation bei 100 000 g in eine Partikelfraktion (P100) und einen Überstand (S100) getrennt. Der weitaus größte Teil des p120GAP fand sich im Überstand, während Neurofibromin annähernd vollständig mit der Partikelfraktion sedimentierte. Eine weitere schonende Zellfraktionierungsmethode ergab, dass ein wesentlicher Anteil des Neurofibromins in der P100-Fraktion offenbar als Komponente eines hochmolekularen Komplexes mit einem Protein mit einem Molekulargewicht (MG) von 400–500 KDa vorliegt (DeClue et al. 1991).

Ähnliche Verteilung von p120GAP und Neurofibromin im Zytosol bzw. in der Partikelfraktion beobachteten Hattori et al. (1992) an Homogenaten von Rinder- und Rattenhirn. Diese Autoren untermauerten ihre mit Immunoblots gewonnenen Ergebnisse durch GAP-Aktivitätsmessungen in den jeweiligen Fraktionen und fanden, dass in der Tri-

ton-X100-unlöslichen Fraktion aller anderen Gewebe, wenn überhaupt, weniger als 10% der in Gehirnextrakten gefundenen Neurofibrominaktivität nachzuweisen waren.

In der Haut des reifen Rattenfetus (E21) fanden Malhotra u. Ratner (1994) die höchste immunologisch nachweisbare Neurofibrominexpression in den Keratinozyten des Stratum spinosum, wo es an der Plasmamembran und in mutmaßlichen Transportvesikeln lokalisiert ist. Das Vorhandensein von NF1-mRNA in diesen Zellen belegt deren autochthone Neurofibrominsynthese; das Protein stammt also nicht aus den Melanozyten, die ihrerseits sowohl in der nicht betroffenen Haut als auch in CALF von NF1-Patienten Neurofibromin enthalten (Malhotra u. Ratner 1994; Griesser et al. 1995). Mit Hilfe der verwendeten immunelektronenmikroskopischen Methode sahen die Autoren kein Neurofibromin an der Kernmembran, in Mitochondrien oder in Assoziation mit dem Zytoskelett der Keratinozyten. Da die Ras-Proteinsubstrate des Neurofibromins in ihrem aktiven Zustand in der Plasmamembran verankert sind, ist eine Assoziation des Neurofibromins mit der Plasmamembran zu erwarten. Ein weiteres Beispiel hierfür sind B- und T-Lymphozyten der Maus, die neben einer diffusen zytoplasmatischen Neurofibrominfärbung einen membranständigen Anteil zeigen (Boyer et al. 1994). Beim antigeninduzierten Capping der B-Zell-Antigen-Rezeptoren werden das membranständige und das zytoplasmatische Neurofibromin im Sinn eines Kocapping mit dem Antigen-IgG-Komplex neu verteilt.

Die auffällige Konzentration des Neurofibromins in den Dendriten großer Projektionsneurone konnten Nordlund et al. (1993) auf der ultrastrukturellen Ebene dem glatten endoplasmatischen Retikulum (sER) und vesikulotubulären Strukturen zuordnen. In Purkinje-Zellen des Rattenzerebellums zeigen besonders gestapelte Membranvesikel (Zisternen) hohe Neurofibrominimmunreaktivität. Zellkern, Kernmembran, Golgi-Apparat, Mitochondrien, raues ER und die Plasmamembran bleiben unmarkiert.

Eine immunzytochemische Untersuchung der subzellulären Lokalisation des Neurofibromins in primären Mausembryofibroblasten und in 2 fibroblastoiden Zelllinien ergab eine perinukleäre zytoplasmatische Färbung in NIH3T3-Zellen und den primären Fibroblasten (Gregory et al. 1993). Außerordentlich kontrovers werden inzwischen frühere Beobachtungen über die Assoziation des Neurofibromins mit den Mikrotubuli diskutiert (Golubic et al. 1992; Bollag et al. 1993; Gregory et al. 1993;

Nordlund et al. 1993; Malhotra u. Ratner 1994; Roudebush et al. 1997). Im Gegensatz zu den anderen Autoren sahen Roudebush et al. (1997) eine Assoziation des Neurofibromins mit den Mitochondrien in verschiedenen Zellsystemen. Ob ein Teil der Widersprüche auf der bekannten Assoziation von Mitochondrien mit Mikrotubuli beruht, bleibt durch weitere Untersuchungen zu klären.

5.2.3.2 Struktur-Funktions-Beziehungen

Die Größe des Neurofibromins setzt der Erforschung von Struktur-Funktions-Beziehungen erhebliche Schwierigkeiten entgegen. Aus diesem Grund war bisher v. a. die GRD Gegenstand derartiger Analysen. Bisher sind 2 Wege beschritten worden:
1. Identifizierung funktionell relevanter Segmente und Aminosäurepositionen anhand des Grads der phylogenetischen Konservierung,
2. Bestimmung von Funktionsparametern bei künstlichen und/oder natürlichen Mutationen, wobei Letztere im Prinzip auch die Erhebung von Korrelationen zwischen der Manifestationsform der Krankheit und dem Genotyp des Patienten ermöglichen sollten.

Analysen funktioneller Parameter an Mutanten des Neurofibromins in vivo (z. B. in transfizierten *Saccharomyces*stämmen) oder in vitro (mit rekombinanten Proteinen) tragen unmittelbar zu unserem Verständnis der Pathogenese der NF1 bei und sollen deshalb in Kapitel 5.2.4.3 „Molekulare Pathologie", Unterkapitel „Funktionsanalysen von NF1-Gen-Mutationen", behandelt werden. Hier sei nur kurz auf die Einsichten eingegangen, die aus Vergleichen von Aminosäuresequenzen von Ras-GAP gewonnen wurden.

Bei solchen Vergleichen der GRD von menschlichem Neurofibromin mit p120GAP und den beiden IRA-Proteinen (ScNeurofibromine) fielen 17 Abschnitte auf, innerhalb deren höhere phylogenetische Konservierung besteht als in den übrigen Anteilen. Die 4 dieser Segmente, die eine besonders hohe Konservierung zeigen und die GRD charakterisieren, wurden als Blöcke 1–4 oder 1, 2, 3A und 3B bezeichnet (Abb. 5.4). Etwa 1/3 der relativ seltenen Missense-Mutationen des NF1-Gens betreffen die GRD, die nur 12,8% der kodierenden Sequenz beansprucht ($\chi^2 = 18,5$; $p \ll 0,01$). Von den 12 pathogenen Missense-Mutationen in der GRD betreffen 8 hoch konservierte Aminosäurepositionen innerhalb der Blöcke 1, 3A und 3B, obwohl diese Blöcke nur etwa 20% der Aminosäuren der

GRD enthalten. Die zuerst am Beispiel der instabilen Hämoglobine und später am Gerinnungsfaktor IX (Bottema et al. 1991) nachgewiesene positive Korrelation zwischen phylogenetischer Invarianz einer Aminosäureposition und der Wahrscheinlichkeit der klinischen Manifestation ihrer mutativen Veränderungen scheint also auch für Neurofibromin zu gelten. Es wäre interessant, die Manifestationsformen der GRD-Mutationen an invarianten Positionen mit denjenigen anderer Missense-Mutationen des NF1-Gens zu vergleichen. Die Koinzidenz der Häufung pathogener Missense-Mutationen in phylogenetisch konservierten Regionen führte Fahsold et al. (2000) auf die Spur einer mutmaßlichen 2. funktionellen Domäne des Neurofibromins im Bereich der Exons 11–17 (s. Kapitel 5.2.5 „Mutationen"). Dieser Abschnitt enthält die von Izawa et al. (1996) erstmalig beschriebene cysteinreiche Region, gekennzeichnet durch 3 Paare eng benachbarter Cysteinreste, eine Konfiguration, die einer bekannten ATP-Bindungsdomäne ähnelt. Darüber hinaus liegen dort 3 der 6 PKA-spezifischen Serin-Threonin-Phosphorylierungsmotive des Neurofibromins (Marchuk et al. 1991).

Für das Studium der strukturellen Voraussetzungen der GAP-Aktivität des Neurofibromins ist es von Interesse, zu ermitteln, auf welche Größe die Sequenz der GRD reduziert werden kann, ohne wesentlich an GAP-Aktivität und Ras-Affinität einzubüßen. Aufgrund der Homologie zu den IRA-Proteinen und zum DmNeurofibromin war die Länge der GRD des Neurofibromins auf 366 Aminosäuren veranschlagt worden. Gideon et al. (1992) klonierten ein proteolytisches Fragment von 333 Aminosäuren, das noch die volle GAP-Aktivität des Neurofibromins in vitro entfaltete und ira⁻-Mutanten zu komplementieren vermochte. Damit war die aktive vermeintliche Minimaldomäne des Neurofibromins auf die Größe derjenigen des p120GAP mit 334 Aminosäuren reduziert. Diese beiden Proteine mit den Kurzbezeichnungen NF1-333 und GAP-334 waren Gegenstand genauester kristallografischer Röntgenstrukturanalysen (Scheffzek et al. 1998), wobei einerseits der prinzipiell gleichartige Aufbau der beiden Domänen, andererseits aber auch aufschlussreiche Unterschiede im Detail zutage traten, welche die Verschiedenheit der Ras-Affinität und der spezifischen Ras-GAP-Aktivität verständlich machen. Darüber hinaus erlaubt das so gewonnene Strukturmodell der NF1-333 plausible Interpretationen der Auswirkungen von Missense-Mutationen und der Insertion der 21 Aminosäuren der Typ-II-Spleißvariante (Scheffzek et al. 1998).

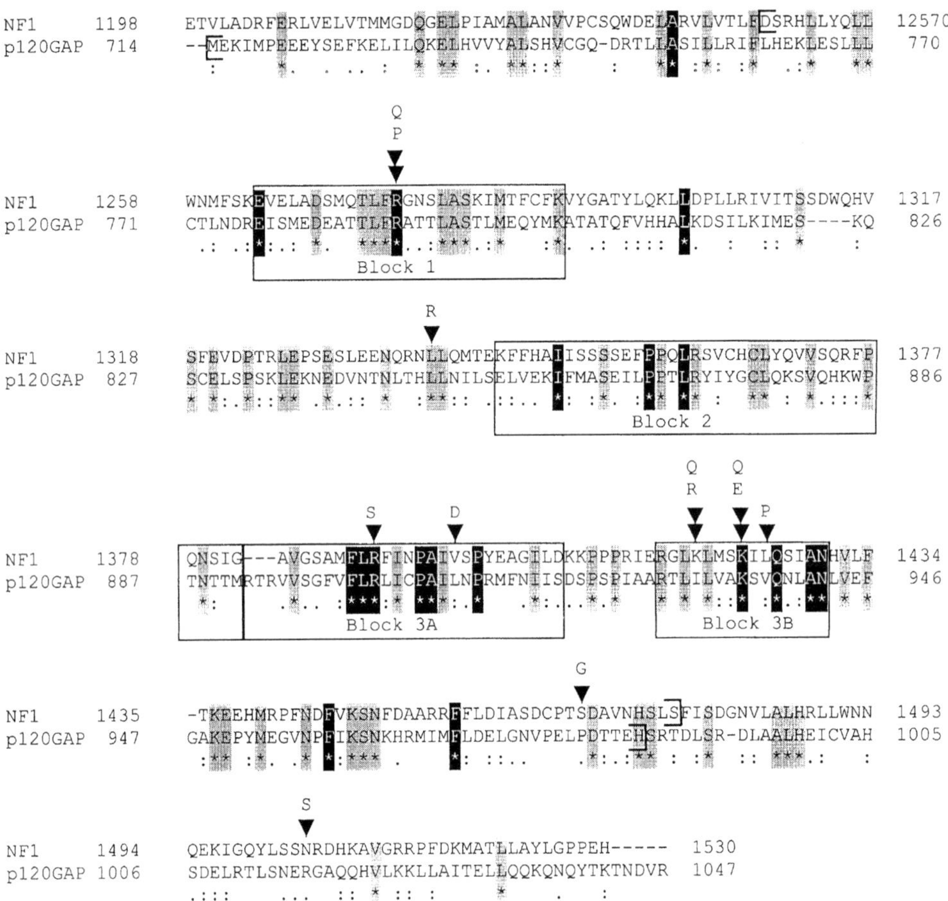

Abb. 5.4. Vergleich der Aminosäuresequenzen der GAP-Domänen von Neurofibromin und p120GAP. *Eingerahmt* die 4 Blöcke, innerhalb deren hohe Sequenzähnlichkeit zwischen den GRD von Neurofibromin, p120GAP, IRA1 und IRA2 besteht. *Grau* bzw. *schwarz, Stern* identische Aminosäuren; die *schwarz unterlegten Positionen*, von denen 15 in den homologen Sequenzblöcken liegen, sind auch bei dmGAP1, ceGAP und rnGAP1m identisch, *Doppelpunkte* konservative Aminosäureaustausche, *einfache Punkte* semikonservative Aminosäureaustausche, *schwarze Dreiecke* die beobachtete und/oder künstlich erzeugte Missense-Mutationen, *eckige Klammern* jeweilige minimale funktionelle Domänen „NF1230" und „GAP275"

NF1-333 und GAP-334 bestehen aus 14 α-Helices, welche durch unterschiedlich lange, z. T. frei bewegliche Schleifen miteinander verbunden sind. 3 N-terminale (1_{ex}, 2_{ex} und 3_{ex}) und 3 C-terminale Helices (4_{ex}, 5_{ex} und 6_{ex}) bilden mit Anteilen ihrer zugehörigen Verbindungsschleifen eine so genannte Extradomäne ($NF1_{ex}$; GAP_{ex}) mit erstaunlich ähnlicher dreidimensionaler Struktur trotz geringer Sequenzhomologie. Die beiden Teile der Extradomäne flankieren die 8 Helices der zentralen Domäne ($NF1_c$, GAP_c), welche die Ras-Bindungsfurche (Ras-binding groove) in Helices 6_c und 7_c und ihre zugehörigen Schleifen enthält.

$NF1_c$ ist identisch mit der auf 230 Aminosäuren reduzierten wirklichen Minimaldomäne des Neurofibromins mit Ras-GAP-Aktivität, die von Ahmadian et al. (1996) hinsichtlich ihrer strukturellen und biochemischen Eigenschaften charakterisiert wurde. Dieser Abschnitt (NF1-230) reicht von Asp1248–Phe1477; bei p120GAP entspricht dem das 273 Aminosäuren lange Segment (GAP-273) von Met714–His986 (Gamblin u. Smerdon 1998;

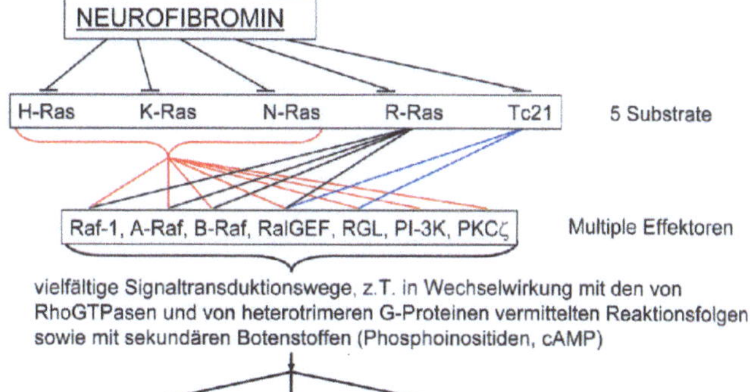

Abb. 5.5. Veranschaulichung der multiplen Wirkungsmöglichkeiten des Neurofibromins als negativer Regulator (–) von GTPasen der Ras-Subfamilie

Scheffzek et al. 1998). Die Ras-Bindungsfurche des Neurofibromins beansprucht die Aminosäuren 1381–1431. Anzahl und Verteilung polarer und neutraler Aminosäuren an den Ras-Kontakten unterscheiden sich von denen des homologen Abschnitts in GAP-334 in einem Sinn, der eine einleuchtende Interpretation der Aktivitäts- und Affinitätsunterschiede zwischen diesen Proteinen ermöglicht (Scheffzek et al. 1998).

Die röntgenkristallografische Strukturanalyse wurde nicht nur an den beschriebenen Domänen der Ras-GAP durchgeführt, sondern auch an ihren Komplexen mit einem Ras-Protein (Scheffzek et al. 1997). Das Ergebnis ist insofern überraschend, als die Stimulation der Ras-GTPase durch die GRD nicht oder nicht nur durch eine allosterische Veränderung des Ras-Proteins im Komplex mit dem GAP zustande kommt, sondern durch direkte Einwirkung eines Arginins des GAP, das Kontakt mit dem γ-Phosphat des Ras-gebundenen GTP aufnimmt. Dieses Arg nimmt eine exponierte Position in der Schleife zwischen Helices 1$_c$ und 2$_c$ ein, die als „Argininfinger" bezeichnet wird, weil sie in die GTPase-Domäne des Ras-Proteins hineinragt. Der Arg-Finger liegt nicht in der Ras-Bindungsfurche. Bei diesem Ras-GTPase-Aktivierungsmechanismus bildet sich also das aktive Zentrum für die hydrolytische Reaktion aus Anteilen zweier verschiedener Proteine (Bourne 1997; Noel 1997). Im Neurofibromin nimmt das Arg des „Fingers" die Position 1276 ein, bei p120GAP ist es Arg789; es handelt sich, wie erwartet, um eine der hoch konservierten Positionen. Das Kodon Arg1276 war wiederholt das Ziel von pathogenen Stoppmutationen und 2 verschiedenen Missense-Mutationen (R1276Q und R1276P). Es handelt sich nicht um das Arginin des ebenfalls invarianten FLR-PA-Motivs (die ersten 2

Aminosäuren im Zwischenraum sind stets unpolar), das im Neurofibromin die Positionen 1389–1396 einnimmt. Nach Scheffzek et al. (1998) übt dieses Arg eine stabilisierende Wirkung auf den Arg-Finger aus. Eine detailliertere Übersicht über die biochemischen Eigenschaften des Neurofibromins, in die auch Aspekte der molekularen Pathologie einbezogen sind, gaben Kim u. Tamanoi (1998).

In der Einleitung wurde darauf hingewiesen, dass nicht nur die „klassischen" monomeren G-Proteine der Ras-Subfamilie, H-, K- und N-Ras, Substrate des Neurofibromins sind, sondern auch R-Ras und TC21/R-Ras2 (Abb. 5.5). Der Stellenwert des Neurofibromins für die Regulation der von diesen Molekülen vermittelten Wege der Signaltransduktion ist mit Hilfe der wenigen bisher bestimmten kinetischen Parameter kaum zu beurteilen. Dieser Frage mit der notwendigen Sorgfalt nachzugehen, war den Autoren im Rahmen dieser Übersicht nicht möglich. Es erscheint aber notwendig, auch an dieser Stelle darauf hinzuweisen, dass ein zutreffendes Bild der funktionellen Bedeutung des Neurofibromins nur gewonnen werden kann, wenn seine Wechselwirkung mit allen seinen Substraten und Regulatoren berücksichtigt wird.

Ähnliches gilt für die Einbeziehung der anderen Ras-GAP-Spezies in die Betrachtung. Wie eingangs erwähnt, ist der Beitrag des Neurofibromins zur Ras-Regulation im Zusammenhang mit dem der anderen Ras-GAP zu beurteilen, die in der jeweiligen Zellsorte exprimiert sind. Die Frage, ob Neurofibromin über seine Ras-GAP-Aktivität hinaus noch auf andere Weise in Ras-vermittelte Prozesse involviert ist oder sogar Ras-unabhängige Funktionen ausübt, wird in Kapitel 5.2.4.3 „Molekulare Pathologie" aufgegriffen.

5.2.3.3 Regulation der NF1-Gen-Expression und der Neurofibrominaktivität

Das NF1-Gen liegt nicht in einer von geschlechtsspezifischer Prägung (imprinting) betroffenen Region des menschlichen Genoms. Bei gesunden Heterozygoten für Sequenzpolymorphismen der kodierenden Region des NF1-Gens ist keine ungleiche Expression der allelischen mRNA-Kopien beobachtet worden. Die (G+C)-reiche Promotorregion beherbergt zahlreiche regulatorisch relevante Sequenzmotive, und auch weiter oberhalb sind Abschnitte gefunden worden, welche die Transkriptionsrate des NF1-Gens beeinflussen können [s. Kapitel 5.2.2.2 „Charakteristika des NF1-Gens"; Viskochil (1998)].

Über die Transfektionsexperimente mit geeigneten Konstrukten hinaus, mit deren Hilfe diese Sequenzen identifiziert wurden (Viskochil 1998), liegt wenig Information über ihre Bedeutung in vivo vor.

Im Hinblick auf die Größe des NF1-Gens sind per Transkriptionsregulation (Induktion, Repression) keine raschen Veränderungen der Menge an NF1-mRNA zu erwarten. Bei einer Transkriptionsgeschwindigkeit von 20–30 Nukleotiden/s dauert die Synthese eines primären NF1-Gentranskripts zwischen 3,1 und 4,65 h; die Translation der reifen NF1-mRNA nimmt mindestens 1,5 h in Anspruch. Wo rasche Veränderungen der Neurofibrominaktivität erforderlich sind, werden diese deshalb eher durch posttranslationale Mechanismen vermittelt. Nach bisherigen Befunden stehen der Zelle hierfür folgende Möglichkeiten zur Verfügung:

- die Regulation des Neurofibrominturnovers;
- die posttranslationale Modifikation, welche ihrerseits den Turnover beeinflussen kann, und
- die Aktivitätsregulation durch Interaktion mit anderen Molekülen wie Tubulin bzw. Lipiden.

Aus Folgendem geht hervor, dass die NF1-Gen-Expression auf unterschiedlichen Ebenen reguliert wird:

Da Ras-Proteine in Abhängigkeit von der Zellsorte entweder als Wachstums- oder als Differenzierungsstimulatoren wirken können (Hall 1993), ist es von Interesse, die Expression des Neurofibromins als eines ihrer negativen Regulatoren in Situationen induzierter Differenzierung zu prüfen. In den 3 etablierten Zelllinien

- Rat-1A,
- C_2C_{12} und BC_3H1 sowie
- MT_4H1

ist die Neurofibrominsynthese offenbar positiv mit der Differenzierung korreliert.

Da der konfluente Zustand bei Fibroblasten mit erhöhter Produktion von Komponenten der extrazellulären Matrix einhergeht, kann der Übergang in die Konfluenz als Differenzierungsprozess betrachtet werden. Norton et al. (1996) verwendeten die fibroblastoide Linie Rat-1A, um zu prüfen, ob es während der Phasen des Zellzyklus zu Veränderungen der NF1-mRNA- und der Neurofibrominkonzentration kommt. Sie unterwarfen die Zellen einer Synchronisation durch Serumentzug im subkonfluenten Zustand. Nach Aufheben des Blocks durchliefen die Zellen den Zellzyklus ohne jegliche Veränderung der NF1-Gen-Expression auf RNA- und Proteinebene. Wurden die Zellen aber im konfluenten Zustand gehalten, stiegen NF1-mRNA und Neurofibromin innerhalb von 72 h auf das 3Fache im Vergleich zu proliferierenden Zellen an.

Einen vergleichbaren parallelen Anstieg der beiden NF1-Gen-Produkte beobachteten Gutmann et al. (1994a) 2–3 Tage nach Auslösung der Muskelzelldifferenzierung durch Serumentzug in den Mausmyoblastenlinien C_2C_{12} und BC_3H1. Die Zunahme des Neurofibromins folgte dem früher einsetzenden Anstieg des als Differenzierungsmarker verwendeten nikotinischen Azetylcholinrezeptors. Die hohe Neurofibrominexpression war mit einer signifikanten Abnahme des N-Ras-GTP-Anteils verbunden und blieb im differenzierten Zustand der Zellen langfristig erhalten. Dies steht in einem auffälligen Gegensatz zu der geringen bis fehlenden Neurofibrominexpression in der adulten Skelettmuskulatur und im Herzmuskel (Daston et al. 1992).

Für entsprechende Untersuchungen an Schwann-Zellen bot sich die Linie MT_4H1 an, die durch unphysiologisch hohe Konzentrationen von Forskolin oder cAMP zur Differenzierung gebracht werden kann. Hohe Zelldichte hat eine ähnliche Wirkung. Als Differenzierungsmarker verwendeten Gutmann et al. (1993b) das Myelinprotein P0 und Galaktozerebrosid. Die Induktion der SZ-Differenzierung war schon nach wenigen Stunden mit einem dramatischen Anstieg der NF1-mRNA verbunden, während Neurofibromin erst nach 24 h folgte und sein Maximum nach 72 h erreichte. Dies war das erste Beispiel für eine posttranskriptionale Regulation der Expression des NF1-Gens.

Es liegt nahe, anzunehmen, dass das CRE-Motiv im NF1-Gen-Promotor (s. Kapitel 5.2.2.2 „Charakteristika des NF1-Gens") die Induktion der NF1-Gen-Transkription durch cAMP vermittelt. Da cAMP über die Phosphorylierung des Ras-Effektors Raf1 an Ser43 durch PKA die Ras-Raf1-Interaktion hemmt (Cook u. McCormick 1993), scheint cAMP durch Stimulation der Neurofibrominsynthese eine dazu synergistische Wirkung auszuüben.

Im Gegensatz zu diesen 3 Beispielen positiver Korrelation zwischen Differenzierung und gesteigerter Neurofibrominexpression ist die durch Ca^{2+} induzierte Differenzierung von primären menschlichen Keratinozyten in der Kultur mit einer drastischen Verringerung der Neurofibrominkonzentration verbunden (Hermonen et al. 1995). Dagegen sahen diese Autoren bei immunzytochemischen Untersuchungen eine sehr geringe Neurofibrominmarkierung der Fibroblasten. In der unmittelbaren Umgebung von Schnittwunden jedoch steigt die Neurofibrominexpression in den Dermisfibroblasten signifikant an (Ylä-Outinen et al. 1998). Da der hohe Neurofibromingehalt im Narbengewebe für lange Zeit erhalten bleibt, kann er nicht ausschließlich eine Folge der Fibroblastenproliferation sein. Die Behandlung menschlicher Fibroblasten in vitro mit den Wachstumsfaktoren, die wesentlich an der Wundheilung beteiligt sind, PDGF und TGF-β1, führte schon bei geringen physiologischen Mengen der Faktoren zu einem starken Anstieg der NF1-mRNA-Konzentration, jedoch wurde dies nicht quantitativ mit Proliferationsparametern (Mitoseindex; BrdU-Markierung oder dergleichen) korreliert (Ylä-Outinen et al. 1998).

Die gemeinsame Proliferation von SZ und Fibroblasten während des Wachstums von Neurofibromen ist oft mit dem entsprechenden Geschehen bei der Waller-Degeneration verglichen worden. Wrabetz et al. (1995) wählten die nach Axotomie des Ischiasnervs der Ratte einsetzende Waller-Degeneration als Modellsystem für Untersuchungen des Verhaltens der NF1-mRNA und des Neurofibromins in SZ des distalen Stumpfs. Während die Reversion der SZ-Differenzierung an erwartungsgemäßen Veränderungen der P0-mRNA (Abnahme) und der mRNA des niedrig-affinen NGFR (Zunahme) zu erkennen war, veränderte sich der Spiegel der NF1-mRNA zwischen 1 und 24 Tagen nach Axotomie nicht. Weder der Zusammenbruch des genetischen Myelinisierungsprogramms noch die einsetzende SZ-Proliferation beeinflussten demnach den Anteil der NF1-mRNA an der Gesamt-RNA. Neurofibromin hingegen stieg parallel zur SZ-Proliferation am Tag 4 nach Axotomie an und war auch später noch deutlich gegenüber dem Spiegel im ruhenden Ischiasnerv erhöht. Dies ist ein 2. anschauliches Beispiel für die posttranskriptionale Regulation der Neurofibrominsynthese. Es spricht für die Relevanz dieser Beobachtungen,

dass der NF1-mRNA-Gehalt der SZ auch während der physiologischen postnatalen Myelinisierungsphase (P1–P5) konstant blieb.

Ähnliche Ergebnisse erhielten Griesser et al. (1997) bei Messungen der NF1-mRNA-Konzentrationen und der Halbwertszeit des Neurofibromins in epidermalen Melanozyten. Wachstumsstimulatoren wie bFGF, Choleratoxin und PMA bewirkten eine signifikante Zunahme des Neurofibromins, hatten aber keinen Einfluss auf die NF1-mRNA-Konzentration. Der Anstieg des Neurofibromins konnte auf eine Verlängerung der Halbwertszeit des Neurofibromins von 25 h auf bis zu 80 h zurückgeführt werden (Griesser et al. 1997; Kaufmann et al. 1999a). Da die Hemmung des lysosomalen Abbaus mit Chlorochin in mehreren primären bzw. etablierten Zelllinien zu einer deutlichen Erhöhung des Neurofibromingehalts führt (Kaufmann et al. 1999a), scheinen die oben genannten Wachstumsstimulatoren zu verhindern, dass Neurofibromin dem lysosomalen Abbau anheim fällt. Dies könnte durch eine posttranslationale Modifikation des Neurofibromins geschehen. Tatsächlich korreliert ein höherer Phosphorylierungsgrad des Neurofibromins mit der verlängerten Halbwertszeit in PMA-behandelten Melanozyten (Kaufmann et al. 1999b). Entsprechend verhindern Inhibitoren von Proteinphosphatasen, wie Okadasäure oder Vanadat, die durch Abwesenheit von PMA verursachte Verkürzung der Neurofibrominhalbwertszeit (Kaufmann et al. 1999b).

Stabilisierung des Neurofibromins gegen proteolytischen Abbau wäre eine sinnvolle Funktion seiner von Izawa et al. (1994) in vitro und von Boyer et al. (1996) in vivo nachgewiesenen Phosphorylierung. Die ersteren Autoren zeigten, dass Neurofibromin durch PKA an Serin und Threonin phosphoryliert werden kann. Die 2. Arbeitsgruppe wies eine kurzlebige Phosphorylierung des Neurofibromins nach, die mit der Aktivierung des B-Zell-Antigen-Rezeptors in vivo einhergeht. Ob die Phosphorylierung des Neurofibromins über die Stimulation seines lysosomalen Abbaus hinaus weitere Wirkungen auf seine funktionellen Eigenschaften ausübt, ist nicht bekannt. Es sei darauf hingewiesen, dass die Phosphorylierung des p120GAP nach RTK-Aktivierung zu seiner Inaktivierung führt, eine zur RTK-vermittelten Ras-Aktivierung offensichtlich synergistische Reaktion. Es ist denkbar, dass Neurofibromin neben der Phosphorylierung noch anderen posttranslationalen Modifikationen unterworfen ist.

Aktivitätsregulation durch Kleinmoleküle. Die schnellsten Veränderungen der Neurofibrominaktivität sind vermutlich auf dem Weg der Regulation durch Kleinmoleküle zu verwirklichen. Wegen ihrer mitogenen Wirkung wurden in erster Linie bestimmte Lipidmetaboliten in Betracht gezogen. Es wurde dabei an die frühe Beobachtung von Yu et al. (1988) angeknüpft, dass die wachstumsstimulierende Wirkung dieser Verbindungen von der Ras-Aktivität abhängig ist. Hemmung von Ras durch den neutralisierenden Antikörper Y13-259 verhindert den mitogenen Effekt z.B. von Phosphatidsäure (PA). Daraus wurde gefolgert, dass entgegen früheren Vermutungen, wonach diese Lipidmoleküle von Ras-kontrollierten Phospholipasen gebildet werden würden, die Lipide ihrerseits die Ras-Aktivität stimulieren. Es lag nahe anzunehmen, dass dies durch Hemmung Ras-GTPase stimulierender Enzyme, also der negativen Regulatoren von Ras, geschehen könnte. Es wird vermutet, dass an der Grenzfläche der substrathaltigen Plasmamembran und des Zytosols genügend hohe lokale Konzentrationen von Arachidonat und anderen Lipidmetaboliten entstehen können, um die im Folgenden zusammengefassten Wirkungen auf Neurofibromin und p120GAP zu gewährleisten. Obwohl die verschiedenen Autoren unterschiedliche Methoden angewendet haben, um den Einfluss von Lipiden auf die GAP-Aktivitäten von Neurofibromin, p120GAP und ihren jeweiligen katalytischen Domänen zu bestimmen, wurden die Ergebnisse in Tabelle 5.15 zu einer Übersicht zusammengefasst.

Aus Tabelle 5.15 ist zu entnehmen, dass Neurofibromin und seine GRD gegen Arachidonsäure empfindlicher sind als p120GAP und dessen katalytische Domäne. Phosphatidsäure erwies sich beiden Molekülen gegenüber als unwirksam oder schwach inhibitorisch, wobei eine nicht erklärliche Diskrepanz zwischen den Daten von Bollag u. McCormick (1991) und denen von Golubic et al. (1991) hinsichtlich der NF1-GRD besteht. Ein weiterer wirksamer Inhibitor beider GAP ist PIP_2, die Vorstufe der beiden sekundären Botenstoffe DAG und IP_3. Keine inhibitorische Wirkung auf p120GAP und Neurofibromin üben die folgenden Lipide aus: DAG (mit unterschiedlichen Fettsäureresten), Phosphatidylcholin, Phosphatidylserin, Phosphatidylethanolamin und eine Reihe anderer freier Fettsäuren (Tsai et al. 1989; Bollag u. McCormick 1991). Hinsichtlich der Regulation der Bildung dieser sekundären Lipidbotenstoffe sei auf die Übersicht von Han et al. (1991) verwiesen.

Bei allen beschriebenen Untersuchungen wurde eine Wirkung der verschiedenen Substanzen auf die Ras-Bindungsaffinität und auf die GDP-GTP-

Tabelle 5.15. Hemmung von Neurofibromin und p120GAP durch Phospholipide und Arachidonsäure

Lipide	Konzentration [μM]	Hemmung der Aktivität [%]			
		Neurofibromin		p120GAP	
		Ganzes Molekül	GRD	Ganzes Molekül	Katalytische Domäne
AA	16		100[a]		ca. 75[a]
AA	ca. 20	100[b]		10[c]	
AA	65		ca. 90[c]		
AA	100		ca. 95[c]	ca. 14[c]	
AA	164			(88)[d]	
AA	328	100[b]	100[a]		100[a]
AA	1000		100[c]	ca. 95[c]	
PA(A,S)	65		ca. 95[c]		
PA(A,S)	138	0[b]	ca. 6[a]	(100)[d]	12[a]
PI(A,S)	113			(100)[d]	
PIP(A,S)	103			(100)[d]	
PIP_2(A,S)	65		ca. 98[c]	(100)[d]	
PIP_2(A,S)	95		100[c]		

AA Arachidonsäure; *PA* Phosphatidsäure; *PI* Phosphatidylinositol; *PIP* Phosphatidylinositol-4-Phosphat; *PIP_2* Phosphatidylinositol-(4,5)-Bisphosphat. Zusatz *(A,S)* mit Arachidonsäure in der β-, Stearinsäure in der γ-Position, *ungefähr* Daten aus Diagrammen abgelesen; keine genaueren Angaben der Autoren.
[a] Golubic et al. (1991).
[b] Golubic et al. (1992).
[c] Bollag u. McCormick (1991).
[d] Tsai et al. (1989). Die von Tsai et al. (1989) erhobenen Befunde wurden in Klammern gesetzt, weil nur die GAP-Aktivität von Zellextrakten (NIH3T3) gemessen wurde, deren größerer Anteil erfahrungsgemäß jedoch auf p120GAP beruht.

Dissoziation ausgeschlossen. Es handelt sich also um Hemmung bzw. Stimulation der Ras-GTPase aktivierenden Reaktion.

5.2.4 Mechanismen der Pathogenese bei NF1

5.2.4.1 Formale Aspekte des Tumorsuppressorparadigmas

Die Vorstellung, dass Tumorzellen in Folge einer Imbalance zwischen positiven und negativen Wachstumsregulatoren entstehen, geht auf Theodor Boveri (1914) zurück. Ein Mangel oder eine Inaktivierung negativer und/oder ein Überschuss bzw. eine unphysiologische Aktivierung positiver Wachstumsregulatoren tragen, diesem Gedanken entsprechend, entscheidend zur Umwandlung normaler in transformierte Zellen bei und vermögen den vielstufigen Prozess der Tumorgenese einzuleiten. Für den Fall einer defekten negativen Regulation der Zellproliferation wurde diese Hypothese zum ersten Mal am Beispiel des Retinoblastoms epidemiologisch (Knudson 1971) und experimentell (Cavenee et al. 1983) bestätigt. Das Retinoblastomgen (RB1) auf Chromosom 13q14.3 wurde so zum Prototyp eines Tumorsuppressorgens (TSG). In der Folgezeit hat sich das TSG-Paradigma als Leitlinie für die Erforschung vieler hereditärer Tumorkrankheiten mit autosomal-dominantem Erbgang bewährt. Es dient als formales Modell, das auf eine Vielfalt unterschiedlicher molekularer Mechanismen zutrifft. In seiner heutigen Gestalt erlaubt das TSG-Modell die folgenden Voraussagen:

- Dominante Vererbung eines erhöhten Risikos, an einer oder mehreren Arten von Tumoren zu erkranken, welche auch sporadisch vorkommen. Die Patienten aus betroffenen Familien, in welchen die Krankheit seit 2 oder mehreren Generationen segregiert, sind konstitutionell heterozygot für ein Defektallel, das sie vom betroffenen Elter geerbt haben. Patienten mit gesunden Eltern haben eine Neumutation geerbt, die sich in der Keimbahn eines Elters ereignete.
- Der Funktionsverlust beider Allele eines TSG – durch welchen Mechanismus auch immer – ist Voraussetzung für die Entstehung von Progenitorzellen der Tumoren. Homozygot defiziente Zellen entstehen bei heterozygoten Patienten durch den somatischen Funktionsverlust des Wildtypallels, der mit einer (um den Faktor der reziproken somatischen Mutationsrate) höheren Wahrscheinlichkeit auftritt als bei Homozygoten für das Wildtypallel. Bei letzteren sind 2 Mutationsereignisse an dem betreffenden TSG-Locus notwendig, um die homozygote Defizienz herbeizuführen (2-Treffer-Theorie). Auf zellulärer Ebene sind also TSG-Defekte in der Regel rezessiv. Bei bestimmten Mutationsereignissen (große Deletionen, Nondisjunction) bzw. bei somatischer Rekombination ist der Verlust des Wildtypallels in den Tumorzellen oft als Heterozygotieverlust (loss of heterozygosity: LOH) anhand des Genotyps flankierender oder intragener polymorpher Marker nachweisbar.
- Das Erkrankungsalter ist gegenüber dem der spontanen nichthereditären Fälle wesentlich verringert. Die Tumoren treten multifokal, ggf. bilateral auf, während sie bei der sporadischen Erkrankung, sofern sie nicht auf einer Keimbahnneumutation beruhen, unifokal bzw. unilateral entstehen. Natürlich gibt es auch bei hereditärer Disposition (Keimbahnmutation) Fälle mit einer Minimalmanifestation im Sinn einer singulären, unilateralen Tumorbildung. Diese repräsentieren entweder das untere Ende der allelischen Variabilität oder lassen auf den Einfluss genetischer und/oder nichtgenetischer Modifikatoren schließen, deren Natur in der Regel noch unbekannt ist.
- Der transformierte zelluläre Phänotyp kann durch Transfektion und Expression des Wildtypallels des jeweiligen TSG zumindest partiell korrigiert werden (experimentum crucis).

Im Folgenden soll näher betrachtet werden, ob und in welcher Weise das NF1-Gen diese Voraussetzungen erfüllt. Wie in Kapitel 5.2.2.1 „Formalgenetik" beschrieben, segregiert in NF1-Familien das erhöhte Risiko, an bestimmten Tumoren zu erkranken, entsprechend einem autosomal-dominanten Vererbungsmodus mit hoher Penetranz. In Kapitel 5.2.1 „Krankheitsbild" wurde das Spektrum der Tumoren beschrieben, die für das Krankheitsbild der NF1 charakteristisch sind, bzw. für deren Entstehung bei NF1 ein erhöhtes Risiko besteht. Gegenstand der nun folgenden 3 Abschnitte ist die Frage, ob die Entstehung dieser Tumoren im Sinn des Tumorsuppressorparadigmas verstanden werden kann.

LOH-, Klonalitätsuntersuchungen und Mutationsanalysen bei NF1-assoziierten Tumoren von NF1-Patienten

Neurofibrome. Wie in Kapitel 5.2.1.2 „Kardinalsymptome" dargelegt wurde, haben die 3 Hauptgruppen dieser benignen Tumoren,
- dermale,
- noduläre und
- plexiforme Neurofibrome,

eine ausgeprägte Heterogenität ihrer zellulären Zusammensetzung gemeinsam. Die Schwann-Zellen, die als die Progenitorzellen der Neurofibrome gelten, stellen jeweils nur einen Anteil der Zellpopulationen dieser Tumoren. Es nimmt deshalb nicht Wunder, wenn in mehreren frühen Studien, in denen allerdings vorwiegend extragene Marker verwendet wurden, kein LOH in der NF1-Gen-Region in Neurofibromen gefunden werden konnte (Lothe et al. 1995; Menon et al. 1990; Skuse et al. 1989, 1991; Stark et al. 1992). Auch die Expression beider Allele des Glukose-6-Phosphat-Dehydrogenase-Polymorphismus in Neurofibromen von G6PD-A/B-heterozygoten Frauen (Fialkow et al. 1971) lässt sich ebenso im Sinn eines multizellulären Ursprungs der Tumoren deuten wie als Folge ihrer zellulären Heterogenität. Diese Situation veränderte sich durch die Einführung verbesserter Nachweismethoden und durch die Verwendung einer breiteren Palette intragener Marker. Ebenfalls unter dem Eindruck der Zusammensetzung der Neurofibrome aus unterschiedlichen Zellsorten wurde das Kriterium des Nachweises von LOH dahingehend abgeschwächt, dass bereits eine signifikante Abweichung des Allelverhältnisses von 1:1 als Zeichen für LOH gewertet werden durfte. So gelang es, sowohl bei dermalen, als auch bei plexiformen Neurofibromen LOH des NF1-Gens nachzuweisen (Tabelle 5.16).

LOH zeigt den Verlust des Wildtypallels an. Durch Verwendung einer ganzen Serie intragener und flankierender Marker können die etwaige Ausdehnung einer Deletion abgeschätzt oder der Verlust des ganzen Chromosoms wahrscheinlich gemacht werden. Der Funktionsverlust des Wildtypallels durch Kleinmutationen wird auf dieser Ebene in der Regel nicht erfasst. Der Nachweis einer solchen Kleinmutation als somatisches Zweitereignis gelang erstmalig Sawada et al. (1996) in einem Neurofibrom eines NF1-Patienten, dessen konstitutionelle Mutation das gesamte NF1-Gen deletiert hatte; im verbleibenden Allel fanden diese Autoren eine Deletion von 4 bp im Exon 4b. Auch Eisenbarth et al. (2000a) und John et al. (2000) konnten zeigen, dass Kleinmutationen im NF1-Gen als somatische Zweitereignisse auftreten. Durch getrennte Kultur der Schwann-Zellen und der fibroblastenartigen Zellen eines Neurofibroms gelang es Kluwe et al. (1999a), zu zeigen, dass nur die Schwann-Zellen LOH am NF1-Gen erlitten hatten. Mit diesem Befund scheint sich die alte These zu bewahrheiten, dass Schwann-Zellen die Progenitorzellen der Neurofibrome sind. Dies fand Bestätigung in einer aspektreichen Arbeit von Rutkowski et al. (2000), die das vollständige Fehlen von NF1-mRNA in S100-positiven SZ aus dermalen Neurofibromen zweier NF1-Patienten bewiesen, die heterozygot für jeweils eine Totaldeletion des NF1-Gens waren.

Da davon ausgegangen werden kann, dass das mutative Zweitereignis in der Subpopulation der potenziellen Progenitorzellen in der Regel nur 1-mal vorkommt, sollten in den meisten Neurofibromen monoklonale Zellpopulationen nachweisbar sein. Diese Erwartung wurde durch die Analyse des X-Inaktivierungsmusters mit Hilfe eines RFLP im Phosphoglyzeratkinasegen und methylierungssensitiver HpaII-Spaltung an Neurofibromen von informativen NF1-Patientinnen bestätigt (Skuse et al. 1991). Den entsprechenden Nachweis der Klonalität der Tumorzellen führten Däschner et al. (1997) an einem plexiformen Neurofibrom mit LOH im NF1-Gen und bei 3 von 7 dermalen Neu-

Tabelle 5.16. LOH in Neurofibromen von NF1-Patienten

Autoren	Anzahl			
	Analysierte Neuro-fibrome (Patienten)	Plexiforme/dermale Neurofibrome	Tumoren mit LOH [%]	Analysierter Marker (intragenisch)
Colman et al. (1995)	22(5)	–/22	8(36,4)	24(12)
Däschner et al. (1997)	38(26)[a]	5/31	1(3,2)[b]	5(4)
Serra et al. (1997)	60(17)	?	15(25)	11(5)
Rasmussen et al. (1997)	14(7)	14/–	7(50)[b]	10(10)
Kluwe et al. (1999a,b)	14(10)	14/–	8(57)[b]	4(4)
Eisenbarth et al. (2000a)	7(4)	1/6	2(28,6)[c]	9(7)
John et al. (2000)	77(40)	3/74	10(13)	13(8)
Gesamt	232(109)	37/133	51(22)	

[a] Ein spinales Neurofibrom und ein Neurofibrom des Plexus brachialis wurden in diese Studie einbezogen.
[b] Plexiforme Tumoren.
[c] Ein Tumor mit LOH war ein plexiformes Neurofibrom.

rofibromen von 7 informativen NF1-Patientinnen unter Verwendung des polymorphen (CAG)-Repeats im X-chromosomalen Androgenrezeptorgen.

Optikusgliome. Da diese Tumoren nur selten exzidiert werden, liegen keine umfangreichen Studien über LOH-Analysen vor. Unter den untersuchten 30 benignen Tumoren von NF1-Patienten, die Menon et al. (1990) mit 11 polymorphen Markern des Chromosoms 17 untersuchten, waren auch 3 Optikusgliome, die keinen LOH erkennen ließen. Da jedoch kein intragener Marker verwendet wurde und die analysierte Stichprobe sehr klein war, bleibt die Frage, ob der Verlust des NF1-Gens ursächlich an der Entstehung dieser pilozytischen Astrozytome beteiligt ist, unbeantwortet. Der Nachweis von LOH in der NF1-Gen-Region bei einem pilozytischen Astrozytom im Hypothalamus eines NF1-Patienten (von Deimling et al. 1993) ermutigt jedoch zu weiteren Studien an Optikusgliomen.

Phäochromozytome. Hinweise darauf, dass der Verlust des NF1-Gen-Produkts zur Tumorgenese bei Phäochromozytomen beiträgt, gaben die Untersuchungen von Xu et al. (1992b), die in 7 solchen Tumoren von 6 NF1-Patienten LOH mit einem intragenen Marker und verschiedenen anderen Markern auf Chromosom 17 fanden. Die relativ große Zahl der verwendeten Marker und ihre Verteilung auf Chromosom 17 ließen in 5 dieser Tumoren auf den Verlust eines ganzen Chromosoms 17 schließen. In einem der Phäochromozytome war der Verlust auf 17q, in einem anderen auf die NF1-Gen-Region beschränkt. Die Untersuchung der elterlichen Genotypen erlaubte es in 3 Fällen, die im Tumor verbleibenden Allele des Chromosoms 17 als diejenigen zu identifizieren, die vom betroffenen Elter stammten und somit das Chro-

mosom 17 mit der Keimbahnmutation kennzeichneten. Auch Gutmann et al. (1994b) wiesen in einem Phäochromozytom und einem adrenokortikalen Tumor LOH des NF1-Gens nach.

Maligne Tumoren des ZNS und der peripheren Nervenscheiden (MPNST). Bei malignen Tumoren hat der Funktionsverlust eines einzelnen Tumorsuppressorgens einen anderen Stellenwert als bei benignen, da maligne Tumoren über eine mehrstufige Folge von genetischen Veränderungen entstehen, die in der Regel sowohl eine Inaktivierung von Tumorsuppressorgenen als auch eine Aktivierung von Protoonkogen umfasst. Auf die Bedeutung des jeweiligen Tumorsuppressorgens für die Tumorinitiation weisen lediglich die erhöhte Häufigkeit der einschlägigen Art maligner Tumoren bei bestehender genetischer Prädisposition (konstitutionelle Heterozygotie am TSG-Locus) und die Beziehung des Tumors zum Herkunftsgewebe hin. Dies schließt aber nicht aus, dass somatische Mutationsereignisse an anderen relevanten Genloci größere Bedeutung für die maligne Transformation gewinnen (s. unten), unabhängig davon, ob am betroffenen Keimbahn-TSG-Locus ein homozygoter Funktionsverlust eingetreten ist.

An 35 malignen Tumoren von NF1-Patienten wurden bisher Untersuchungen zu Allelverlusten verschiedener polymorpher Marker auf Chromosom 17 durchgeführt (Tabelle 5.17). Dabei wurde in 6 Fällen auch LOH intragener Marker nachgewiesen. Die erste tumorspezifische Mutation im NF1-Gen eines Neurofibrosarkoms wiesen Legius et al. (1993) bei einem Patienten mit unbekannter konstitutioneller Mutation nach. Feldkamp et al. (1996) fanden auf RNA- und auf Proteinebene den vollständigen Verlust der Expression des NF1-Gens in einem Neurofibrosarkom, dessen Konzentration

Tabelle 5.17. LOH-Untersuchungen bei MPNST (malignant peripheral nerve sheath tumor) und malignen Gehirntumoren von NF1-Patienten

Autoren	Tumoren	Anzahl informativer analysierter Marker auf Chromosom 17 (intragenisch)	Anzahl der Tumoren mit LOH (intragenisch)
Skuse et al. (1989)	7 Neurofibrosarkome	5	3
	1 malignes Schwannom		1
	1 Astrozytom		1
Glover et al. (1991)	8 Neurofibrosarkome	13 (1)	2 (2)[a]
	1 Glioblastoma multiforme		1
Menon et al. (1990)	6 Neurofibrosarkome	12	5
Xu et al. (1992)	5 Neurofibrosarkome	14 (1)	3 (1)
Lothe et al. (1993, 1995)	6 MPNST	9 (2)	3 (3)

[a] In einem Fall aus LOH beidseitig flankierender Marker geschlossen.

an aktiviertem, GTP-beladenem Ras auf das 15Fache der Norm erhöht war. Damit bestätigten sich entsprechende Befunde über erhöhte Ras-GTP-Konzentrationen in 3 Zelllinien aus malignen MPNST (DeClue et al. 1992; Basu et al. 1992). Das NF1-Gen verhält sich also in diesen malignen Neoplasien und in davon abgeleiteten Zelllinien wie ein Tumorsuppressorgen.

Es muss jedoch angenommen werden, dass zusätzlich zu der homozygoten NF1-Defizienz Mutationen anderer Gene zur Entstehung und Progression der malignen Tumoren bei NF1 beitragen, da auch Allelverluste auf den Chromosomen 1, 2, 7 und 22 (Menon et al. 1990) und multiple Chromosomenveränderungen insbesondere bei Neurofibrosarkomen (Glover et al. 1991; Decker et al. 1990; Jhanwar et al. 1994; Rao et al. 1996; Lothe et al. 1996) nachgewiesen wurden. Über die Rolle des NF1-Gens bei der Entstehung des Rhabdomyosarkoms, für das bei NF1 im Kindesalter ein erhöhtes Risiko besteht (Matsui et al. 1993; Yang et al. 1995), liegen noch keine LOH- oder Mutationsuntersuchungen vor. Das gilt auch für die duodenalen Karzinoidtumoren.

Myeloide Leukämien. Das Spektrum der Leukämien im Kindesalter ist bei NF1 deutlich in Richtung der myeloischen Neoplasien verschoben. Kinder mit NF1 haben ein 200- bis 500fach erhöhtes Risiko, an juveniler myelo-monozytischer Leukämie (JMML) oder akuter myeloischer Leukämie (AML) oder an Monosomie-7-Syndrom zu erkranken.

Molekulargenetische und biochemische Studien haben gerade an diesen malignen myeloproliferativen Krankheiten die Hypothese bestätigt, dass das Proteinprodukt des NF1-Gens Neurofibromin in unreifen Zellen der myeloiden Reihe als ein negativer Regulator der Ras-Protoonkogene und somit als Tumorsuppressor wirkt. Die Ergebnisse der LOH-Studien am Knochenmark betroffener Kinder entsprachen denen, die sich bei einem Teil der malignen soliden Tumoren ergeben hatten. So konnte z.B. bei 9 familiären von 22 Fällen der Verlust des Wildtypallels und der Verbleib des vom betroffenen Elternteil geerbten Allels in den Tumorzellen nachgewiesen werden (Shannon et al. 1994; Miles et al. 1996). Side et al. (1997) gelang es, bei 8 von 18 NF1-Patienten mit verschiedenen Proliferationsstörungen der myeloischen Reihe im Knochenmark 2 direkte und 6 indirekte Stoppmutationen des NF1-Gens zu identifizieren und bei 5 dieser Punktate das Fehlen des Wildtypallels nachzuweisen (die 3 zitierten Arbeiten entstammen derselben Arbeitsgruppe; es handelt sich um überlap-

pende Stichproben). Dies sind überzeugende Belege dafür, dass das NF1-Gen bei der Entstehung der myeloproliferativen Neoplasien jugendlicher NF1-Patienten die Rolle eines TSG spielt.

Somatische Mutationen des NF1-Gens in NF1-assoziierten Tumoren von Patienten, die nicht an NF1 erkrankt sind. Gibt es alternative molekulare Mechanismen der Entstehung der mit NF1 assoziierten Tumoren? Mit anderen Worten: Ist der Funktionsverlust des NF1-Gens auch dann maßgeblich an der Entstehung dieser Tumoren beteiligt, wenn keine konstitutionelle NF1-Gen-Mutation als Ausgangsbasis vorliegt? Die Antwort auf diese Frage ist für unser Verständnis der Molekularbiologie dieser Tumoren von Bedeutung. Der Nachweis somatischer Mutationen im NF1-Gen in solchen Tumoren ist ein 1. Schritt zur Lösung dieses Problems.

Molekularbiologische Untersuchungen an sporadischen solitären Neurofibromen gesunder Probanden sind nicht bekannt.

Die erhöhte Häufigkeit von Optikusgliomen bei NF1-Patienten veranlasste von Deimling et al. (1993) zu einer LOH-Studie an 20 pilozytischen Astrozytomen. Die 13 verwendeten Marker waren über das ganze Chromosom 17 verteilt und ließen bei 1 von 4 Tumoren mit LOH den Schluss zu, dass ein ganzes Chromosom 17 verloren gegangen war. Bei 2 weiteren Tumoren war LOH auf die NF1-Gen-Region bzw. auf 17q beschränkt; der 4. Tumor mit LOH war das bereits erwähnte Optikusgliom eines NF1-Patienten (s. oben). Da mit multiplen genetischen Veränderungen, wie sie in Astrozytomen erwachsener Patienten gefunden werden, bei pilozytischen Astrozytomen nicht zu rechnen ist, sind pilozytische Astrozytome ein besonders geeignetes Objekt für die Suche nach Mutationen an beiden Allelen des NF1-Gens mit den verfügbaren genaueren Methoden.

Bei sporadischen Phäochromozytomen und bei solchen von Patienten mit multipler endokriner Neoplasie Typ 2A und 2B bzw. mit Von-Hippel-Lindau-Syndrom haben Gutmann et al. (1994a) und Xu et al. (1992b) eine fehlende bzw. verringerte Expression des NF1-Gens und LOH an intragenen Markern nachgewiesen (Tabelle 5.18).

Neben ihren Studien an myeloproliferativen Störungen bei Kindern mit NF1 unternahmen Side et al. (1998) die Suche nach NF1-Gen-Mutationen im Knochenmark von Kindern mit juveniler myeloischer Leukämie, die keine Stigmata und keine positive Familienanamnese der NF1 aufwiesen. Bei 2 dieser Patienten fanden sich trunkierende Mutatio-

Tabelle 5.18. Expressionsanalysen und LOH-Untersuchungen des NF1-Gens bei Phäochromozytomen von Patienten ohne NF1

Autoren	Anzahl und Herkunft der Phäochromozytome	Anzahl der Tumoren mit reduzierter oder fehlender NF1-Gen-Expression	Anzahl analysierter Chromosom-17-Marker (im NF1-Gen)	Tumoren mit LOH (LOH im NF1-Gen)
Xu et al. (1992)	9 sporadische		19 (1)	1 (1) durch Verlust eines Chromosoms 17
	8 von Patienten mit MEN		19 (1)	
	4 von Patienten mit VHL		19 (1)	1 (1) interstitielle Deletion
Gutmann et al. (1994)	4 sporadische	1		
	10 von Patienten mit MEN 2A	3		
	4 von Patienten mit MEN 2B	2		
	2 von Patienten mit VHL	1		

MEN Multiple endokrine Neoplasie, *VHL* Von-Hippel-Lindau-Syndrom.

Tabelle 5.19. Mutationsanalyse des NF1-Exons 24 bei nicht mit NF1 assoziierten Tumoren von Patienten ohne NF1

Autoren	Anzahl und Art der untersuchten Tumoren	Anzahl der Tumoren mit Mutationen (Art der Mutation)
Li et al. (1992)	28 Blutproben von Patienten mit MDS	1/28 (Lys1423Glu)
	10 anaplastische Astrozytome	1/10 (Lys1423Gln)
	22 Kolonadenokarzinome	1/22 (Lys1423Glu)
Ludwig et al. (1993)	57 Patienten mit MDS	
	27 Fälle Akuter Myeloischer Leukämie	1/84 (Deletion der Spleißakzeptorstelle des Introns 23
Tenan et al. (1993)	18 Glioblastome	0/18
Foulkes et al. (1994)	36 sporadische Ovarialkarzinome	0/36
Nakai et al. (1994)	86 CML (45 chronische Phase; 41 akute Phase) und 4 CML-Zelllinien	0/90
Gomez et al. (1995)	44 Sarkome (9 Neurofibrosarkome)	0/44
Jensen et al. (1995)	22 Gliome hohen Malignitätgrads	0/22
Scheurlen und Senf (1995)	51 Gehirntumoren von Kindern	0/51
Uchida et al. (1995)	31 primäre Blasenkarzinome	0/31
	6 Nierenbeckenkarzinome	0/6
	2 Ureterkarzinome	0/2

MDS Myelodysplastisches Syndrom.

nen des NF1-Gens. Da bei Kindern unter 2 Jahren die Diagnose der NF1 sehr schwierig sein kann und kein normales Vergleichsgewebe zur Verfügung stand, bleibt offen, ob es sich um somatische oder um Keimbahnmutationen handelte. Da aber bei 20–30% der Kinder mit myelodysplastischem Syndrom (MDS) aktivierende Ras-Mutationen gefunden wurden, ist es wahrscheinlich, dass die Defizienz des negativen Ras-Regulators Neurofibromin auch an der Entstehung dieser Neoplasien bei Patienten beteiligt sein kann, die nicht an NF1 leiden.

Die Entdeckung einer Missense-Mutation in dem phylogenetisch hochkonservierten Lysinkodon 1423 in Exon 24 des NF1-Gens bei einem erwachsenen Patienten mit MDS (Li et al. 1992) war der Anlass für 2 umfangreiche Studien an insgesamt 218 Patienten mit MDS oder akuter myeloischer Leukämie (Ludwig et al. 1993; Preudhomme et al. 1993). Die Autoren untersuchten nur das Exon 24, das für einen Teil der funktionellen Domäne des Neurofibromins kodiert, die hochkonservierte Aminosäureabfolge FLR (Phe-Leu-Arg) enthält und deshalb auch FLR-Exon genannt wird. Bei keinem der Patienten konnte eine Mutation in diesem Exon nachgewiesen werden. Es liegt auf der Hand, dass mit der Mutationensuche in einem so kleinen Anteil des NF1-Gens die Frage nach seiner Bedeutung für die Entstehung adulter myeloischer Leukämien nicht beantwortet werden kann. Die Unergiebigkeit einer solchen Beschränkung der Mutationensuche auf Exon 24 und/oder auf das Lysinkodon 1423 wird durch die negativen Ergebnisse einer Anzahl derartiger Untersuchungen deutlich (Tabelle 5.19). Zwar ist die funktionelle Bedeutung dieses Exons im Rahmen der GRD vielfach belegt, doch stellen Missense-Mutationen nur einen geringen Anteil der zum Funktionsverlust führenden Mutationen des NF1-Gens.

Mutations- und Expressionsanalyse des NF1-Gens bei Tumoren, die bei NF1 nicht gehäuft auftreten. Mutations- und Expressionsanalysen an zahlreichen Tumoren unterschiedlicher Genese zeigen, dass die beiden bekanntesten TSG, das Rb1- und das p53-Gen, an der Entstehung einer Vielzahl von Tumoren beteiligt sind, die nicht zum Spektrum der bei konstitutioneller Heterozygotie für Defektmutationen dieser Gene entstehenden Tumoren gehören, also nicht mit hereditärem Retinoblastom bzw. mit Li-Fraumeni-Syndrom assoziiert sind. Trotz seines vergleichsweise stärker eingeschränkten Expressionsspektrums sind entsprechende Analysen auch am NF1-Gen bei einer Anzahl nicht oder nur geringfügig mit NF1 assoziierten Tumoren durchgeführt worden.

Gliome, Adenokarzinome, Ovarialkarzinome, myeloische Leukämie im Erwachsenenalter. Nicht nur im Fall des oben erwähnten Patienten mit MDS, sondern auch in einem Kolonadenokarzinom und einem anaplastischen Astrozytom von Patienten ohne NF1 fanden Li et al. (1992) die Mutation Lys1423Glu im Exon 24 des NF1-Gens, die eine 200- bis 400fache Reduktion der GAP-Aktivität zur Folge hat. Über die zahlreichen nicht mit NF1 assoziierten Tumoren, die aufgrund dieser Befunde auf Mutationen dieses Kodons hin untersucht wurden, gibt Tabelle 5.19 einen Überblick. Nur bei einem Patienten mit chronisch-myeloischer Leukämie fanden Ludwig et al. (1993) eine 3-bp-Deletion der Spleißakzeptorstelle des Introns 23, die zu einer aberranten posttranskriptionalen Aufbereitung des Transkripts führt (Ludwig et al. 1995).

Die Assoziation von NF1 mit pilozytischen Astrozytomen im Bereich des N. opticus gab zu der Vermutung Anlass, dass NF1-Gen-Mutationen zur Entstehung von Astrozytomen im Allgemeinen beitragen könnten. Unter Verwendung überlappender NF1-cDNA-Sonden haben Thiel et al. (1995) an 31 Gliomen unterschiedlicher Subtypen und 3 pri-

mitiven neuroektodermalen Tumoren (PNET) Southern-Blot-Hybridisierungen durchgeführt. Der Vergleich der Hybridisierungsmuster von Blut- und Tumor-DNA zeigte somatische Mutationen in 5 Gliomen (1 Astrozytom, 2 Glioblastomen, 1 Ependymom und 1 PNET mit astrozytärer Komponente). Bei einer LOH-Untersuchung von 22 hochgradigen Astrozytomen mit 4 intragenen Markern fanden Jensen et al. (1995) LOH im NF1-Gen in einem rekurrenten anaplastischen Astrozytom. Diese Befunde legen es nahe, dass der Verlust des NF1-Gens auch an der Genese höhergradiger Gliome beteiligt sein kann. Dies geht auch aus der Arbeit von Muhammad et al. (1997) hervor, die bei 3 anaplastischen Astrozytomen und 4 Glioblastomen LOH an multiplen Chromosom-17-Markern entdeckten, was auf den Verlust eines ganzen Chromosom 17 oder großer Teile desselben schließen ließ. Auf diesem Hintergrund ist die Bedeutung des Verlusts einer NF1-Gen-Kopie für die Tumorgenese schwer zu beurteilen. In 29 Vestibularisschwannomen (VS), 10 Meningeomen und 7 Ependymomen wiesen Huynh et al. (1997) Neurofibromin mit intaktem C-Terminus immunhistochemisch nach. Diese 3 Tumorarten sind in hohem Maß für NF2 charakteristisch. Offenbar ist ein homozygoter Funktionsverlust des NF1-Gens nicht häufig mit der Entstehung dieser Tumoren verbunden.

Melanome und Neuroblastome. Trotz der für NF1 charakteristischen Pigmentierungsanomalien scheinen NF1-Patienten kein erhöhtes Risiko zu haben, am malignen Melanom zu erkranken (Mastrangelo et al. 1979; Duve u. Rakoski 1994). Dennoch konnten Andersen et al. (1993a) und Johnson et al. (1993) bei insgesamt 7 von 17 Melanomzelllinien eine fehlende bzw. reduzierte Neurofibrominexpression feststellen, wobei Andersen et al. bei einer der Melanomlinien eine homozygote Deletion fanden, die das 5'-Ende und 5'-flankierende Bereiche des NF1-Gens überspannte (Tabelle 5.20). Demgegenüber wurden bei 35 primären Melanomen, 29 metastasierenden Melanomen und 4 kongenitalen Nävi keine Mutationen in der GRD des NF1-Gens gefunden, und bei keinem dieser Tumoren konnte LOH für einen intragenen Marker festgestellt werden (Gomez et al. 1996). Diese Diskrepanz beruht wahrscheinlich darauf, dass an etablierten Zelllinien erhobene genetische Befunde oft nicht repräsentativ für den Genotyp des Herkunftstumorgewebes sind. Es können jedoch erst Studien der Neurofibrominexpression in Melanomen oder Mutationsanalysen, die größere Teile des

Tabelle 5.20. Neurofibrominexpressionsanalysen und Mutationsuntersuchungen des NF1-Gens in Tumorzelllinien von Patienten ohne NF1

Autoren	Anzahl und Art der Tumorzelllinien	Anzahl der Tumorzelllinien mit reduzierter Expression	LOH bzw. Mutationen des NF1-Gens (Nachweismethode)
Johnson et al. (1993)	9 Melanomzelllinien	4 (r)	
		1 (sr)	Heterozygote Deletion (FISH)
	14 Neuroblastomzelllinien	2 (sr)	1 heterozygote Deletion (FISH)
		1 (f)	Homozygote Deletion (Southern-Blot)
			1 heterozygote Deletion (FISH) [a]
	8 Ewing-Sarkom-Zelllinien	–	0/8
	3 Gehirntumorzelllinien	–	0/3
	7 Rhabdomyosarkomlinien	–	0/7
Andersen et al. (1993)	8 Melanomzelllinien	2 (f)	1 homozygote Deletion [b] (Southern-Blot)
The et al. (1993)	10 Neuroblastomzelllinien	2 (sr)	–
		1 (f)	Homozygote Deletion (Southern-Blot)
	2 PNET-Zelllinien	–	

r reduzierte Neurofibrominexpression, *sr* stark reduziert, *f* fehlende Expression, *PNET* primitive neuroektodermale Tumoren.
[a] Bei dieser Neuroblastomzelllinie war der Neurofibromingehalt nicht reduziert.
[b] Die Deletion überspannt den 5'-Bereich des NF1-Gens und 5'-flankierende Regionen unbekannter Länge, der distale Bruchpunkt der Deletion liegt im Exon 28 des NF1-Gens.

NF1-Gens einbeziehen, die Frage beantworten, ob NF1-Gen-Mutationen bei der Entstehung dieser Tumoren eine Rolle spielen.

Ähnlich verhält es sich mit den Neuroblastomen. Auch diese zählen nicht zu den mit NF1 assoziierten Tumoren; bei Kindern mit NF1 wurde keine signifikante Erhöhung des Neuroblastomrisikos beobachtet (Matsui et al. 1993). Johnson et al. (1993) und The et al. (1993) fanden jedoch bei 6 von insgesamt 24 Neuroblastomzelllinien keine bzw. nur eine geringe Neurofibrominexpression. Bei 2 dieser Linien war dies auf eine homozygote Deletion des NF1-Gens zurückzuführen. Andererseits ergaben Mutationsanalysen an der NF1-GRD bei insgesamt 76 Neuroblastomen keine Hinweise auf Mutationen in diesem Teil des NF1-Gens (Imamura et al. 1993; Castresana et al. 1995).

Korrektur von Transformationsparametern durch Expression des Wildtypallels des NF1-Gens. Während die LOH-, Mutations- und Expressionsanalysen an Tumoren oder davon abgeleiteten Zelllinien den Funktionsverlust eines TSG zum Gegenstand hatten, sind die Transfektionsversuche dem Nachweis der Tumorsuppression durch das Wildtypallel eines TSG gewidmet. Dieses „experimentum crucis" ist am Beispiel des NF1-Gens noch nicht in bedeutendem Umfang durchgeführt worden, jedoch erfüllte das NF1-Gen in den wenigen einschlägigen

Studien weitgehend die 4. Voraussage des TSG-Modells (s. Kapitel 5.2.4.1 „Formale Aspekte des Tumorsuppressorparadigmas").

Eine breite Palette von Transformationsparametern testeten Li u. White (1996) in ihren Transfektionsexperimenten an der etablierten Kolonkarzinomlinie HCT116. Die Autoren wählten diese K-ras-transformierte Kolonkarzinomlinie als Modell, weil in mindestens 50% der Kolonkarzinome ein K-ras-Gen aktiviert ist. Transfektion mit der vollständigen NF1-cDNA führt zur erhöhten Adhärenz und einem besser organisierten Wachstumsmuster, also zur Reversion der morphologischen Transformation. Sowohl die vollständige NF1-cDNA als auch die NF1-GRD bewirkten eine dramatische Hemmung des verankerungsunabhängigen Wachstums, eines Transformationsparameters also, der am stärksten mit der Tumorigenität der Zellen korreliert ist. Dementsprechend war auch das durch die Transfektanten ausgelöste Tumorwachstum in nu/nu-Mäusen hinsichtlich Anzahl und Wachstumsgeschwindigkeit wesentlich reduziert.

An NIH3T3-Zellen, die zunächst nicht mit einem Onkogen der ras-Familie transformiert waren, demonstrierten Johnson et al. (1994) eine Verminderung der Klonierungsausbeute und verzögertes Wachstum nach transienter Transfektion mit der vollständigen NF1-cDNA. Neurofibromin war in diesen Zellen 2,2- bis 2,6fach überexprimiert. Auch diese Studie diente primär der Aufklärung des Mechanismus der Tumorsuppression durch Neurofibromin.

Die Durchführung entsprechender Versuche zur Korrektur von Transformationsparametern an Zellkulturen aus Tumoren, die mit NF1 assoziiert sind, wäre wünschenswert.

5.2.4.2 Mechanismen der Tumorgenese bei NF1

Als eines der Ras-GTPase stimulierenden Enzyme wird Neurofibromin primär als ein negativer Regulator von Ras-Proteinen verstanden. Die Verminderung seiner Funktion bis hin zum vollständigen Funktionsverlust sollte also zu einer Erhöhung der Konzentration GTP-beladener, also aktivierter Ras-Proteine führen (Abb. 5.2, 5.5). Da aktivierte Ras-Proteine in erster Linie als Stimulatoren der Proliferation bekannt sind, liegt es nahe, anzunehmen, dass die Verminderung der Konzentration des Ras-GTP durch Neurofibromin dessen tumorsupprimierende Wirkung erklärt. Es wird später auf die Frage eingegangen werden, ob Neurofibromin zusätzliche Funktionen ausübt. Neben den Folgen des Neurofibrominverlusts werden im Folgenden auch weitere Faktoren diskutiert, die für die Tumorgenese bei NF1 relevant sind.

Neurofibrosarkome (MPNST). Die Auswirkungen des Neurofibrominmangels auf die GTP-Beladung und die Aktivität von Ras-Proteinen wurde zunächst an Zelllinien aus Neurofibrosarkomen (malignen Schwannomen; MPNST) von NF1-Patienten geprüft (Basu et al. 1992; DeClue et al. 1992). Beiden Arbeitsgruppen standen die gleichen 3 Neurofibrosarkomlinien zur Verfügung, von denen 1 nur geringe Spuren von Neurofibromin enthielt, während in den 2 anderen kein Neurofibromin nachweisbar war. Der Anteil des GTP an den Ras-gebundenen Guaninnukleotiden war gegenüber einer Reihe von Kontrollzelllinien in den Neurofibrosarkomlinien signifikant erhöht; in der einen Studie im Vergleich zu durchschnittlich 8,7% auf maximal 37,8% (Basu et al. 1992), in der anderen von durchschnittlich etwa 5% auf maximal 46% (DeClue et al. 1992). Solche Werte ähneln denen, die für onkogene, aktivierende Ras-Mutanten charakteristisch sind (z.B. G12V, G13D, A59T, Q61R, E63K) und die intrinsische GTPase-Aktivität dieser Proteine stark reduzieren sowie ihre Empfindlichkeit gegen p120GAP und Neurofibromin praktisch eliminieren. Auch verursachen diese Mutationen, die im Durchschnitt bei 30% der Tumoren des Menschen gefunden werden (Bos 1988), eine Verminderung der Affinität zu den Guaninnukleotiden, was ebenfalls zur erhöhten GTP-Beladung der onkogenen Ras-Proteine beiträgt, da nicht mehr in erster Linie die katalysierte GDP-Dissoziation, sondern das hohe GTP-GDP-Konzentrationsverhältnis die GTP-Beladung bestimmt. Mit Hilfe der Messung eben dieser Parameter:

- intrinsische GTPase-Aktivität,
- Dissoziation von GDP/GTP und
- Empfindlichkeit gegenüber den GTPase-stimulierenden Proteinen,

schlossen die Autoren aus, dass onkogene Mutationen der Ras-Gene die erhöhte Aktivierung der Ras-Proteine in den Neurofibrosarkomlinien verursacht haben könnten. Das Fehlen aktiven Neurofibromins wurde auch anhand von Immunpräzipitaten nachgewiesen, die mit einem nichtneutralisierenden Antikörper (welcher die GAP-Aktivität nicht beeinträchtigt) aus Lysaten der Neurofibrosarkomlinien gewonnen wurden. Solche Präzipitate vermochten die intrinsische GTPase-Aktivität von Ras-GTP nicht zu stimulieren, während in Kontrollzelllinien die Neurofibrominaktivität auf diese Weise gemessen werden konnte. Analoge Versuche dienten dazu, in den Neurofibrosarkomlinien normale Aktivität des p120GAP nachzuweisen.

Die aufgrund des Neurofibrominmangels erhöhte Ras-Aktivität ist ursächlich mit der malignen Transformation verknüpft. Mikroinjektion des neutralisierenden Anti-Ras-Antikörpers Y13-259, der gegen die Effektordomäne von Ras gerichtet ist, in Zellen einer Neurofibrosarkomlinie hemmte deren Proliferation (Basu et al. 1992). Überexpression von p120GAP durch stabile Transfektion derselben Zelllinie mit einem Expressionskonstrukt der katalytischen Domäne von p120GAP hatte die Reversion von Transformationsparametern zur Folge: flache, weniger refraktile Morphologie, von der Zelldichte abhängige Wachstumshemmung (Monolayer), 5- bis 10-mal geringere Fähigkeit zu verankerungsunabhängigem Wachstum (Koloniebildung in Weichagar). Die GTP-Beladung des Ras sank fast auf Kontrollwerte (DeClue et al. 1992).

In Gewebeproben aus Neurofibrosarkomen von 2 NF1-Patienten maßen Guha et al. (1996) etwa 3Fach erhöhte prozentuale Ras-GTP-Anteile (wenn auf die Werte der erwähnten Kontrollzelllinien Bezug genommen wird) bei deutlich verminderten Neurofibromin-mRNA-Konzentrationen bzw. fehlendem Neurofibromin (in 1 Fall). Damit haben die Zellkulturbefunde eine Bestätigung am in vivo System gefunden.

Die Aktivierung von Ras-Proteinen infolge von Neurofibromindefizienz kann jedoch nicht die alleinige Ursache der Entstehung von Neurofibrosarkomen sein. Wie bei anderen malignen Tumoren (Kinzler u. Vogelstein 1996) muss vielmehr davon ausgegangen werden, dass diese besonders aggressiven Tumoren über eine oder mehrere mögliche Folgen von Mutationsereignissen entstehen. Ein untrügliches Anzeichen hierfür ist die Vielzahl der zytogenetischen Anomalien, die in Neurofibrosarkomen zuerst von Riccardi u. Elder (1986) und in der Folgezeit von zahlreichen Autoren nachgewiesen wurde [Literatur zitiert in Plaat et al. (1999)].

Der Verlust oder Zugewinn von für diese Tumoren charakteristischen Chromosomensegmenten lässt sich nur schwer abgrenzen; LOH und zytogenetisch nachweisbare Verluste in der Region 17q11.2 sind eher seltene Ereignisse (Menon et al. 1990; Plaat et al. 1999). Demgegenüber beobachteten diese Autoren häufiger Verluste auf 17p, was in Kombination mit inaktivierenden Mutationen des verbleibenden Allels des p53-Gens (17p13.1) zu dessen homozygotem Verlust führt. Dies wurde an 5 von 11 MPNST beobachtet (Menon et al. 1990; Legius et al. 1994). Auch in der Studie von Lothe et al. (1995) ist der vollständige Verlust von p53 nur in einem Teil der Neurofibrosarkome nachgewiesen worden.

Das Tumorsuppressorprotein p53 kann seine Funktion aber auch auf einem anderen Weg einbüßen, nämlich durch Stabilisierung seines Antagonisten MDM2, welcher – analog zum Papillomavirusonkoprotein E6 – den raschen proteolytischen Abbau des p53 stimuliert. MDM2 unterliegt aber auch selbst dieser Form einer posttranslationalen Regulation; sein proteolytischer Abbau wird durch das ARF-Protein (*alternative reading frame*) stimuliert (Zhang et al. 1998a). Der Verlust von ARF wird also über eine Stabilisierung des p53-Antagonisten MDM2 zu einem raschen Abbau von p53 führen. Das komplexe Gen p16^{INK4a}/ARF, das für den Inhibitor der CDK4 und 6 und für das ARF-Protein kodiert, liegt in dem kleinsten gemeinsamen Segment der Deletionen von 9p, die bei vielen malignen Tumoren einschließlich der MPNST nachgewiesen wurden (Berner et al. 1999; Plaat et al. 1999). Vom homozygoten Verlust beider Produkte dieses Gens ist somit die Inaktivierung der wichtigen Tumorsuppressoren Rb1 und p53 zu erwarten, Rb1 infolge seiner permanenten Phosphorylierung durch CDK4/6, p53 infolge seines ungehemmten Abbaus. Diese Betrachtungen betreffen jedoch lediglich die Zellzyklusregulation. Ein für die Progression von MPNST vermutlich entschei-

dender Schritt ist die Expression des EGFR in den neurofibromindefizienten SZ dieser Tumoren sowie auch in den spontan transformierten SZ aus Nf1(–/–)-Mausembryonen (DeClue et al. 2000). Die genetischen Veränderungen, welche die Invasivität und Metastasierung dieser Tumoren hervorrufen, sind noch nicht identifiziert worden.

Neurofibrome. Die Aussagekraft von Messungen des Ras-GTP-Gehalts an benignen Neurofibromen von NF1-Patienten ist wegen der zellulären Heterogenität dieser Tumoren problematisch. LOH am NF1-Locus und Zweitmutationen (Kapitel 5.2.4.1 „Formale Aspekte des Tumorsuppressorparadigmas", Unterkapitel „LOH-, Klonalitätsuntersuchungen und Mutationsanalysen bei NF1-assoziierten Tumoren von NF1-Patienten") betreffen immer nur einen variablen Anteil der Zellen von Neurofibromen. Kluwe et al. (1999a) nahmen Schwann-Zellen und fibroblastenartige Zellen eines Neurofibroms in Kultur und fanden eine Zweitmutation nur in ersteren, ein Befund, der diese Schwierigkeit unterstreicht, da gerade der Anteil an Schwann-Zellen in Neurofibromen über einen breiten Bereich streut. Ein gesundes Gewebe vergleichbarer zellulärer Zusammensetzung ist weder von NF1-Patienten (nicht betroffene Haut?, N. suralis?) noch von Gesunden zu erhalten. Es wäre aber von Interesse, herauszufinden, in welcher Weise sich bereits die konstitutionelle Mutation der NF1-Patienten auf den Ras-GTP-Gehalt auswirkt. Trotz dieser Schwierigkeiten haben Guha et al. (1998) 4 benigne Neurofibrome von 4 verschiedenen NF1-Patienten in ihre Bestimmungen des Ras-GTP-Anteils einbezogen (s. oben). Der gefundene Wert von etwa 6% liegt im Bereich der bei primären Zellkulturen oder gesunden Geweben ermittelten Ergebnisse (z.B. Griesser et al. 1995). Die von den Autoren konstatierte Erhöhung dieses Parameters beruht daher lediglich auf dem Vergleich mit 4 sporadischen Schwannomen von Personen, die nicht an NF1 oder NF2 litten, und bei denen sich ein Ras-GTP-Anteil von nur 1,3% ergab.

Aufschlussreicher sind Messungen an Zellkulturen, die jedoch noch nicht in größerem Umfang durchgeführt wurden. Im Hinblick auf die zelluläre Heterogenität von Neurofibromen ist die Kenntnis der Zellarten von Interesse, in denen es durch Neurofibromindefizienz zu einer gestörten Ras-Regulation kommt. Um in frischen, primären Zellkulturen aus Neurofibromen die Zellen mit erhöhtem Ras-GTP-Gehalt zu identifizieren, verwendeten Ratner et al. (1999) den immunzytochemischen Nachweis der Bindung eines Fusionsproteins aus der Ras-Bindungsdomäne des Ras-Effektors Raf1 und der Glutathion-S-Transferase (RBD-GST) an Ras-GTP. Variable Anteile der Neurofibrom-Schwann-Zellen (12–62%) erwiesen sich als positiv, während die fibroblastenartigen Zellen (FLC) nicht reagierten. Da nicht alle Schwann-Zellen einen erhöhten Ras-GTP-Gehalt zeigten, belegen diese Experimente auch die Heterogenität der Schwann-Zellen in Neurofibromen. Dieses Ergebnis zeigt nicht nur, dass Schwann-Zellen die Progenitorzellen von Neurofibromen sind, sondern weist auch auf die Rolle parakriner Stimulationsmechanismen beim Wachstum dieser benignen Tumoren hin, denn ein großer, wenn auch variabler Anteil der Zellen in Neurofibromen ist mesenchymalen Ursprungs. Da auch in Neurofibromen somatische Zweitmutationen des NF1-Gens nachgewiesen wurden (s. Kapitel 5.2.4.1 „Formale Aspekte des Tumorsuppressorparadigmas", Unterkapitel „LOH-, Klonalitätsuntersuchungen und Mutationsanalysen bei NF1-assoziierten Tumoren von NF1-Patienten"), kann davon ausgegangen werden, dass die Ursprungszellen dieser benignen Tumoren entsprechend dem 2-Treffer-Modell, dem Tumorsuppressionsparadigma, entstehen. Es stellt sich nun die Frage, welche Kette von Ereignissen zur Proliferation der Schwann-Zellen und zum Wachstum eines Neurofibroms führt. Um zu einer Vorstellung darüber zu gelangen, müssen verschiedene Parameter in Betracht gezogen werden:

a.) Unterschiede zwischen Schwann-Zellen (SZ) aus Neurofibromen und solchen aus gesundem Gewebe

Nur eine kleine Minorität von SZ der Neurofibrome befindet sich in Kontakt mit Axonen; in Neurofibromen besteht SZ-Hyperplasie, und diese gilt es im Sinne der partiellen (+/–) und/oder vollständigen (–/–) Neurofibromindefizienz zu erklären. Die Erforschung der Eigenschaften von SZ aus Tumoren von NF-Patienten wurde durch die Entwicklung von Methoden zur Gewinnung und Propagierung reiner Schwann-Zell-Populationen ermöglicht (Rutkowski et al. 1995). Hierzu war zum einen die Eliminierung von FLC erforderlich, zum anderen die spezifische Stimulation der Schwann-Zell-Proliferation. Dies gelang durch die Kombination von Aktivatoren der Adenylatzyklase (wie Choleratoxin oder Forskolin) mit dem Gliawachstumsfaktor (GGF2) im Kulturmedium. Letzterer ist das Herregulin, der Ligand der Rezeptortyrosinkinase Her2 (auch Neu genannt) aus der Familie der EGF-Rezeptoren. Zuerst haben Sheela et al. (1990) 2 typische Eigenschaften von Tumorzellen,

– die Induktion der Angiogenese und
– die Invasivität,

an nativen Neurofibromfragmenten sowie an FLC und SZ aus Neurofibromen von NF1-Patienten getestet. Sie benützten dazu die Chorioallantoismembran des befruchteten Hühnereis, auf die die Gewebefragmente oder die Zellpopulationen aufgebracht wurden. Von den Gewebefragmenten zeigten nur diejenigen aus Neurofibromen, nicht aber solche aus normalem Suralisnerv angiogene und invasive Eigenschaften. Unter den Zellpopulationen reagierten nur die hoch angereicherten SZ aus Neurofibromen positiv, während die FLC und normale Ratten-SZ weder invasiv noch angiogen waren. Als Positivkontrollen dienten eine etablierte Ratten-SZ-Linie, eine menschliche Neurofibrosarkomlinie und bFGF. Ob die invadierenden und angiogenen SZ den konstitutionellen Genotyp des Patienten hatten (NF1+/–), oder eine Subpopulation mit der Zweitmutation (NF1–/–) darstellten, blieb unbekannt.

Die Verfügbarkeit von Mausstämmen mit gezielt mutativ inaktiviertem NF1-Gen (so genannte NF1-Knockout-Maus; Brannan et al. 1994; Jacks et al. 1994a), ermöglichte es, vergleichende Studien an Zellpopulationen definierten NF1-Genotyps durchzuführen. Da die Mäuse mit homozygoter Neurofibromindefizienz zwischen Tag E12.5 und E14.5 sterben [Kapitel 5.2.5.2 „Eigenschaften der Nf1(–/–)-Mausembryonen"], müssen die zu untersuchenden Zellpopulationen beim Genotyp Nf1(–/–) vor diesem Stadium aus Embryonen gewonnen werden.

Die Invasivität und Angiogenität der Nf1(–/–)-SZ bestätigten sich in diesem System, wobei in der Ausprägung beider Eigenschaften ein deutlicher Gendosiseffekt erkennbar war. Durch den Verlust des Neurofibromins kommt es zu einem von der NF1-Gendosis abhängigen Anstieg des Anteils an Ras-GTP, woraus auf eine vorrangige Bedeutung des Neurofibromins als Ras-GTPase-stimulierendes Protein in Maus-SZ geschlossen werden kann. Diese Befunde, erhoben an SZ aus Nf1(–/–)-Embryonen, stehen jedoch im Widerspruch zu der Beobachtung, dass SZ zu den Zellarten gehören, bei welchen eine erhöhte Ras-Aktivität die Differenzierung fördert und nicht die Proliferation (Ridley et al. 1988; Kim et al. 1995). Auch Ratten-SZ, die v-Ha-Ras überexprimieren, proliferieren nicht im gleichen Ausmaß nach Stimulation mit GGF und Forskolin wie SZ mit normal reguliertem Ras. Hinweise auf eine negative Wachstumsregulation ergaben sich auch aufgrund der Bestimmungen der Proliferationsrate bei SZ aus NF1-Knockout-Mäusen. Nach GGF-Stimulation zeigen die Wildtyp-SZ eine höhere Proliferationsrate als Nf1(+/–)-SZ, und deren Wachstumsrate lag wiederum höher als die der Nf1(–/–)-SZ. Dementsprechend verringerte sich mit abnehmender NF1-Gendosis der ^{3}H-TdR-Einbau, und die SZ bildeten in zunehmendem Maß lange Fortsätze aus. Diese Veränderungen sind unabhängig davon, ob die Proliferation der SZ durch Herregulin (GGF) oder durch Kokultur mit Neuronen stimuliert wird (welche u. a. durch Herregulin auf SZ einwirken). Die Wachstumshemmung ist jedoch weder bei NF1(–/–)-SZ noch bei v-H-Ras exprimierenden Ratten-SZ vollständig, und ihr verlangsamtes Wachstum bleibt abhängig von GGF. Auch wirkt sich die verringerte NF1-Gendosis in Nf1(+/–)- und Nf1(–/–)-SZ dann in der erwarteten Weise auf den Anteil an Ras-GTP (also als Anstieg desselben) im Vergleich zum Wildtyp aus, wenn die Proliferation mit GGF stimuliert wird (Kim et al. 1995).

Aufgrund des bisher beschriebenen Verhaltens der SZ aus NF1-Knockout-Embryonen [Nf1(+/–); Nf1(–/–)] ist die Hyperplasie der humanen SZ in Neurofibromen nicht erklärbar. Es müssen vielmehr weitere stimulierende Faktoren angenommen werden, welche unter den in vivo vorherrschenden Bedingungen das vermehrte Wachstum der SZ begünstigen, und/oder zusätzliche genetische Ereignisse in den SZ selbst. Eine kleine Subpopulation von S100-positiven SZ in benignen Neurofibromen exprimiert den EGF-Rezeptor (DeClue et al. 2000). Wie bereits erwähnt, erfährt die Proliferation von SZ durch Erhöhung der intrazellulären cAMP-Konzentration eine signifikante Steigerung. Ein besonders hohes Maß an Abhängigkeit des SZ-Wachstums von Agenzien wie Forskolin besteht, wenn der Serumzusatz zum Kulturmedium durch einen der Wachstumsfaktoren FGF1, PDGF oder GGF ersetzt wird (Stewart et al. 1991; Kim et al. 1995, 1997). Interessanterweise stimuliert Forskolin allein (ohne GGF) unter diesen Bedingungen nur die Proliferation der Nf1(–/–)-Maus-SZ, nicht aber die der Nf1(+/–)- und Nf1(+/+)-Tiere. Es sei daran erinnert, dass die Nf1(–/–)-SZ unter den 3 Genotypen den höchsten Grad der Ras-Aktivierung zeigen. Bei GGF-stimulierten Ratten-SZ blockiert der hochspezifische PKA-Inhibitor H89 die GGF-induzierte Proliferation dieser Zellen, die zugleich mit einer Erhöhung der cAMP-Konzentration einhergeht (Kim et al. 1997).

In welcher Weise die durch aktiviertes Ras vermittelte MAPK-Kaskade und die durch aktivierte PKA ausgelösten Reaktionen bei der Wachstumsstimulation von SZ zusammenwirken, ist noch nicht geklärt; sicher ist, dass beide Wege involviert sind. Die Hemmung der Interaktion von Ras mit seinem Effektor Raf1 durch dessen PKA-katalysierte Phosphorylierung an Ser43 scheint keine entscheidende Rolle zu spielen (Kim et al. 1997).

b.) Unterschiede zwischen den anderen Zellarten der Neurofibrome, insbesondere den fibroblastenartigen Zellen (FLC: fibroblast-like cells), und ihren normalen Entsprechungen.

Die FLC der Neurofibrome können sich aus Epi-, Peri- und Endoneuralfibroblasten und auch aus den eigentlichen Perineuralzellen rekrutieren. Letztere bilden die aus 3–15 Zellschichten bestehende bindegewebige Hülle der Nervenfaszikel. Im Geweberverband des Perineuriums sind sie durch eine flache epitheloide Gestalt, zahlreiche pinozytotische Vesikel und eine Basallamina gekennzeichnet. Bei der Waller-Degeneration nehmen sie den Phänotyp proliferierender Fibroblasten an, der auch in der subkonfluenten Zellkultur vorherrscht. Im konfluenten Stadium bilden Perineuralzellen einen flachen Monolayer und erweisen sich als stärker adhärent als Fibroblasten (Kaufmann und Krone, unveröffentlicht). Den Beweis dafür, dass sich das Perineurium aus FLC bilden kann, erbrachten Bartlett Bunge et al. (1989) mit Hilfe eines In-vitro-Rekonstitutionssystems, in dem sie die Entstehung eines markierten Perineuriums bei der Kokultur von Neuronen, SZ und markierten Fibroblasten beobachteten. Das Vorkommen von Perineurinomen berechtigt zu der Hypothese, dass Perineuralzellen als eine 2. Art von Progenitorzellen aktiv zur Entstehung von Neurofibromen beitragen. Ihr zahlreiches Vorhandensein in Neurofibromen ist durch den immunzytochemischen Nachweis von Kollagen IV belegt (Peltonen et al. 1988).

Es waren aber nicht Fibroblasten aus Neurofibromen, sondern solche der heterozygoten bzw. homozygoten NF1-Knockout-Maus, die mit Fibroblasten des Wildtyps hinsichtlich ihrer Fähigkeit verglichen wurden, Perineurium zu bilden (Rosenbaum et al. 1995). In einem ähnlichen Kokultursystem, wie oben beschrieben, erwiesen sich die Nf1(–/–)-Fibroblasten (aus E12.5-Embryonen) als unfähig, mit den angebotenen Neuronen-SZ-Aggregaten Faszikel auszubilden, während die Nf1(+/–)- und die Nf1(+/+)-Fibroblasten dies vermochten.

Bei diesen Versuchen fiel zugleich eine ausgeprägte Tendenz der Nf1(−/−)-Fibroblasten zur Hyperproliferation auf. Da Fibroblasten in entstehenden Neurofibromen die Zweitmutation am NF1-Locus ebenso erleiden können wie SZ, ist auch diese Beobachtung mit einem aktiven Beitrag dieser Zellen zum Tumorwachstum vereinbar. Das Wachstumsverhalten von FLC-Kulturen aus Neurofibromen von NF1-Patienten variiert innerhalb der gleichen weiten Grenzen wie das von FLC aus gesunder Haut der Patienten oder von Vergleichsprobanden (Krone et al. 1986). In einer Reihe gegenteiliger Berichte wurde die extreme inter- und intraviduelle Variabilität aller qualitativen und quantitativen Parameter von FLC-Kulturen des Menschen zu wenig beachtet. Eine Vergrößerung der Stichproben der zu vergleichenden Kollektive lässt in der Regel erkennen, dass die zur Frage stehende Eigenschaft nicht dazu geeignet ist, eine Neurofibromkultur von einer solchen aus gesunder Haut zu unterscheiden. Eine Ausnahme scheint jedoch die Zellgestalt zu sein, die von vielen Autoren als deutlich von derjenigen typischer Hautfibroblasten in der Kultur abweichend beschrieben wird. Neurofibrom-FLC zeigen oft eine weniger gleichmäßige, quasi „ausgefranste" Begrenzung und eine höhere Anzahl von Fortsätzen gegenüber den meist bi- oder tripolaren normalen FLC aus der Haut (z. B. Peltonen et al. 1984; Krone et al. 1986; Hayashi et al. 1990). Welchen Veränderungen der Form gebenden Elemente des Zytoskeletts dieser morphologische Unterschied entspricht, ist noch nicht bekannt.

c.) Voraussetzungen der auto- und/oder parakrinen Wachstumsstimulation in Neurofibromen

Die Bedeutung para- und autokriner Mechanismen für das Tumorwachstum steht heute außer Zweifel. Neurofibrome scheinen hiervon keine Ausnahme zu sein, da die Voraussetzungen für die Wirksamkeit solcher Mechanismen gegeben sind.

Als erster prüfte Riccardi (1986) Rohextrakte aus Neurofibromen auf ihre wachstumsfördernde Wirkung an Neurofibromzellkulturen und fand eine signifikante und dosisabhängige Stimulation von Fibroblasten und von kleinen „Spindelzellen" mit Schwann-Zell-Morphologie. Hansson et al. (1988) wiesen immunhistochemisch IGF1 (Somatomedin C) in SZ, benachbarten FLC und in Gefäßen von Neurofibromen nach. Aus der Verteilung des Wachstumsfaktors schlossen die Autoren, dass er von den SZ produziert und sezerniert wird. In fraktionierten Extrakten aus Neurofibromen fan-

den Ratner et al. (1990) FGF2 und einen Wachstumsfaktor für SZ, dessen chromatografisches Verhalten dem des Neuregulin (GGF) ähnelte. Damit bestätigten sich frühere Befunde von Brockes et al. (1986), die GGF-ähnliche Aktivität nicht nur in Schwannomen von NF2-Patienten, sondern auch in Neurofibromen von NF1-Patienten nachgewiesen hatten. Krasnoselsky et al. (1994) entdeckten, dass der Hepatozytenwachstumsfaktor (HGF) ein potentes Mitogen für SZ ist und seine Wirkung ohne den Zusatz von Agenzien entfaltet, welche die Adenylatzyklase stimulieren. Sie zeigten, dass ein hoher Anteil der von Forskolin unabhängigen Stimulation der Schwann-Zell-Proliferation durch Neurofibromextrakte auf HGF beruht. Die zugehörigen Rezeptoren der 3 genannten Wachstumsfaktoren, IGF1, GGF und FGF2, werden von SZ bzw. FLC exprimiert.

An primären Ratten-SZ wurde das Bestehen einer autokrinen Schleife zwischen Neuregulin (GGF) und erbB3, einem der GGF-Rezeptoren, nachgewiesen (Rosenbaum et al. 1997). Para- und autokrine Mechanismen können also wesentlich zur Stimulation des Neurofibromwachstums beitragen. Eine weitere mögliche Quelle von Wachstumsstimulanzien in Neurofibromen sind die zahlreichen Mastzellen, die in diesen Tumoren gefunden werden. Manche Autoren sehen die hohe Mastzellbesiedlung von Neurofibromen als pathognomonisch für diese Tumoren an. Unter den zahlreichen Komponenten der Mastzellgranula sind Histamin, TNF-α und Proteasen als Mediatoren der Fibroblasten- und/oder Endothelzellenproliferation bekannt. Mastzelldegranulation und das Phänomen der Transgranulation, d. h. des unmittelbaren Zell-zu-Zell-Transfers der Granula von Mastzellen in Fibroblasten, sind im Neurofibromingewebe häufiger als in der gesunden Haut. Eine detaillierte Diskussion der möglichen Bedeutung von Mastzellen für die Entstehung und das Wachstum von Neurofibromen findet sich in der Monografie von Riccardi (1992).

d.) Proteolytische Aktivität in Neurofibromen und extrazelluläre Matrix

Die Initiation und die Progression von Tumoren gehen mit tief greifenden Veränderungen der Interaktion zwischen Zellen und der extrazellulären Matrix (ECM) einher. Sie manifestieren sich als Veränderungen der Zellgestalt, der molekularen Restrukturierung der ECM und funktionell in aberranten Verlaufsformen der wechselseitigen Signalübertragung zwischen ECM und intrazellulären Prozessen [Übersicht, z. B. Lukashev u. Werb

(1998)]. Auf molekularer Ebene sind daran neben den verschiedenen Komponenten der ECM und ihren jeweiligen Rezeptoren zahlreiche Proteasen beteiligt, die wegen ihres Wirkungsbereichs auch als perizelluläre Proteasen bezeichnet werden. Dazu gehören in erster Linie Matrixmetalloproteinasen (MMP) und die beiden Plasminogenaktivatoren, Urokinase (uPA) und Gewebeplasminogenaktivator (tPA) (Johnson et al. 1996; Werb 1997). In invasiven und metastasierenden Tumoren wird eine mehr oder minder spezifische Gruppe dieser Enzyme, oft auch im Zusammenspiel mit ihren Inhibitoren TIMP1 und 2 (tissue inhibitor of metalloproteinases), exprimiert (Lukes et al. 1999).

Für Astrozytome, anaplastische Astrozytome, Glioblastome und davon abgeleitete Zelllinien zeigten Nakano et al. (1995), dass die Expression von Gelatinase A (MMP2), B (MMP9) und Matrilysin (MMP7) für deren Invasivität von Bedeutung ist. Bei vergleichenden Messungen der proteolytischen Aktivität an Rohextrakten ergaben sich im Mittel 10fach höhere Werte in den Extrakten aus Neurofibromen und der tumornahen Haut im Vergleich zu solchen aus Haut von Gesunden bzw. peripherem Nervengewebe (Krone et al. 1986). Die Anwendung spezifischer Inhibitoren bzw. Substrate ließ erkennen, dass diese proteolytische Aktivität nicht allein auf Urokinase (uPA) zurückgeführt werden konnte. Clark et al. (1991) zeigten, dass Kulturen primärer Ratten-SZ tPA sezernieren. Die produzierte Menge und das Spektrum der tPA-Isoformen werden in hohem Maß von der Gegenwart von Neuronen beeinflusst. Werden Neuronen aus Kokulturen mit SZ entfernt, steigt die von den SZ sezernierte Menge an tPA zeitabhängig auf mehr als das 10Fache an (Clark et al. 1991).

Neuronen sind in Neurofibromen relativ selten anzutreffen, sodass sich die überwiegende Mehrzahl der Neurofibrom-SZ nicht im Kontakt mit Axonen befindet (Lassmann et al. 1976). Es ist also denkbar, dass die tPA-Synthese in Neurofibrom-SZ nicht durch Kontakt mit Axonen herunterreguliert wird und somit wesentlich zur erhöhten proteolytischen Aktivität des Tumorgewebes beiträgt.

Normale menschliche SZ aus adultem Nervengewebe sezernieren die Matrixmetalloproteinasen MMP2 und MMP3 (Stromelysin 1). Letztere übt eine wachstumshemmende Wirkung aus, indem sie ein inhibitorisches Peptid vom Fibronektin der ECM abspaltet (Muir u. Manthorpe 1992; Muir 1995).

Neurofibrome sind reich an ECM, die in Arealen geringer Zelligkeit als dichte Kollagenablagerung imponiert. Die ECM der Neurofibrome enthält die Kollagene I, III, V und VI, Fibronektin und die Komponenten der Basallamina Laminin, Nidogen und Kollagen IV (Peltonen et al. 1984; Fleischmajer et al. 1985). Letztere werden von SZ und Perineuralzellen synthetisiert (Peltonen et al. 1988; Jaakkola et al. 1989). Qualitativ ähnelt die Zusammensetzung der ECM der Neurofibrome derjenigen peripheren Nervengewebes, jedoch ist der Anteil an den fibrillären Kollagenen I und III in Neurofibromen im Vergleich mit dem des Endoneuriums deutlich erhöht (Peltonen et al. 1986). Erhöhte Kollagensyntheseraten im Vergleich mit denen der Haut wurden auch an Neurofibromgewebeschnitten nachgewiesen (Peltonen et al. 1981). Fibroblastenkulturen von Nf1(–/–)-Mausembryonen (s. Kapitel 5.2.5.3 „Untersuchungen zur Funktion des Neurofibromins in spezifischen Zellen der Knockout-Mäuse", Unterkapitel „Fibroblasten") deponieren mindestens 2-mal so viel Kollagen wie Nf1(+/–)- bzw. Nf1(+/+)-Fibroblasten (Atit et al. 1999). Der funktionelle Zusammenhang zwischen der Neurofibromindefizienz und einer erhöhten Produktion der fibrillären Kollagene ist unbekannt.

e.) Einwirkungen exogener Faktoren auf das Wachstum von Neurofibromen

Zahlreiche Einzelbeobachtungen sprechen dafür, dass lokale äußere Einwirkungen auf die Haut die Wahrscheinlichkeit der Entstehung eines Neurofibroms am betroffenen Ort erhöhen (Riccardi 1992). Verletzungen, permanenter Druck oder Irritationen anderer Art (Juckreiz) werden von Patienten als Einfluss genannt, die dem Erscheinen von Neurofibromen vorausgehen. Es liegt nahe, dieses Phänomen im Sinn eines Zusammenwirkens konstitutionell labiler Zytoarchitektur der Hautnerven mit exogen ausgelöster Einwanderung inflammatorischer hämatogener Zellen und Mastzelldegranulation zu erklären.

Die unter Punkt 1–5 diskutierten Aspekte sind auch für plexiforme Neurofibrome relevant. In welcher Weise sich die Entstehung nodulärer und fusiformer Neurofibrome und deren Umwandlung in diffuse plexiforme Neurofibrome von der Entstehung dermaler Neurofibrome unterscheidet, ist unbekannt. Histopathologisch gehen diese Tumoren von intrafaszikulären Wachstumsprozessen aus und bleiben deshalb zunächst eng mit Nervenbahnen oder Nervenplexus verbunden (s. Wiestler u. Radner 1994). Ihre Tendenz zur malignen Entartung und die Tatsache, dass in den so entstehenden Neurofibrosarkomen (MPNST) inaktivierende

Mutationen des p53-Gens nachweisbar sind (Menon et al. 1990; Greenblatt et al. 1994; Legius et al. 1994), veranlassten Kluwe et al. (1999b) zur Suche nach Mutationen in den Exons 5–8 dieses Gens in 14 plexiformen Neurofibromen. Die Autoren fanden keine Mutationen im p53-Gen. Wahrscheinlich ist die Inaktivierung dieses Gens dem Stadium der Progression plexiformer Neurofibrome zu MPNST vorbehalten. Ein weiteres häufiges Ereignis auf dem Weg zu MPNST ist der homozygote Verlust des Gens für den Inhibitor von zyklinabhängigen Proteinkinasen CDKN2A/p16, womit sich diese Tumoren in die wachsende Gruppe maligner Tumoren mit dieser Läsion einreihen lassen (Nielsen et al. 1999).

Astrozytome. Wie in Kapitel 5.2.4.1 „Formale Aspekte des Tumorsuppressorparadigmas", Unterkapitel „LOH-, Klonalitätsuntersuchungen und Mutationsanalysen bei NF1-assoziierten Tumoren von NF1-Patienten", beschrieben, ist NF1 mit einer erhöhten Häufigkeit von pilozytischen Astrozytomen des N. opticus und des Hirnstamms assoziiert. Beide Tumorarten werden bei NF1-Patienten selten nach dem 6. Lebensjahr auffällig. Etwa 1/3 der Optikusgliome und mindestens die Hälfte der Stammhirnastrozytome verursachen Symptome, aber nur ein kleiner Anteil bedarf der chirurgischen Intervention. Beide Arten von Tumoren nehmen bei NF1-Patienten einen weniger gefährlichen Verlauf als in sporadischen Fällen. Repräsentative molekularbiologische Studien liegen aus diesen Gründen über solche Tumoren noch nicht vor. Auch gibt es noch keine Erklärung für ihr Vorkommen in den beiden Prädilektionsarealen Sehnerv und Hirnstamm.

Schwann-Zellen finden in der Glia des ZNS ihre funktionelle Entsprechung in den Oligodendrozyten. Es ist deshalb überraschend, dass Astrozyten, die im Gegensatz zu Oligodendrozyten normalerweise kein Neurofibromin exprimieren (Daston et al. 1992), die Progenitorzellen der intrakranialen Tumoren bei NF1 sind. Die Entstehung dieser Astrozytome muss vielleicht vor dem Hintergrund der bei NF1-Patienten beobachteten Astrogliosis gesehen werden (Nordlund et al. 1995), hinter der sich eine erhöhte Proliferationsbereitschaft der Astrozyten verbirgt. Die Astrogliosis im Gehirn von NF1-Patienten stellt sich histologisch als Hyperplasie und Hypertrophie der Astrozyten in der weißen und grauen Substanz dar; ihr auffälligstes immunzytochemisches Kennzeichen ist die erhöhte Bildung des für Astrozyten charakteristischen Intermediärfilamentproteins GFAP. Sie ähneln darin

den bei Verletzungen oder bei Ischämie auftretenden reaktiven Astrozyten. Ob die aktivierten Astrozyten im Gehirn von NF1-Patienten auch darin den reaktiven Astrozyten entsprechen, dass die Expression und/oder Aktivität zahlreicher anderer Moleküle erhöht ist (Neurotrophine und ihre Rezeptoren, Wachstumsfaktoren, Zytokine, Zelladhäsionsmoleküle, Proteasen), bleibt zu erforschen (Ridet et al. 1997). Da Neurofibromin auch in den hyperplastischen und hypertrophen Astrozyten der 3 von Nordlund et al. (1995) analysierten Gehirne von NF1-Patienten immunzytochemisch nicht nachweisbar war, ist ein Kausalzusammenhang zwischen NF1 und Astrogliosis nicht unmittelbar einsichtig. Das Phänomen wurde aber auch in bestimmten Hirnregionen der Nf1(+/–)-Maus beobachtet [s. Kapitel 5.2.5.3 „Untersuchungen zur Funktion des Neurofibromins in spezifischen Zellen der Knockout-Mäuse", Unterkapitel „Astrozyten von Nf1(+/–)-Mäusen"], sodass vom Bestehen eines solchen Zusammenhanges ausgegangen werden kann.

Kleine Mengen von NF1-mRNA und Neurofibromin haben Hewett et al. (1995) in kortikalen Astrozyten der Maus in der Zellkultur nachgewiesen. Wurden die Kulturen Bedingungen unterworfen, welche die Situation posttraumatisch reaktiver Astrozyten simulieren (z.B. Stimulation mit cAMP oder mit Interferon γ+IL-1β), kam es zu einem deutlichen Anstieg der NF1-mRNA. Ähnlich verhielt es sich mit Astrozyten des Rattenhirns, wenn experimentell eine fokale oder globale Ischämie herbeigeführt wurde; nach dem ischämischen Insult stieg in den Astrozyten die Menge des Neurofibromins parallel zu der des GFAP an (Giordano et al. 1996). Es liegt nahe, anzunehmen, dass die erhöhte Expression des NF1-Gens unter diesen Bedingungen mit dem Eintritt der zuvor ruhenden Astrozyten in den Zellzyklus korreliert ist.

Die Beobachtung von LOH in der NF1-Gen-Region bei 2 sporadischen pilozytischen Astrozytomen (PA) und am NF1-Gen bei einem solchen Tumor eines NF1-Patienten und einem weiteren sporadischen Tumor (von Deimling et al. 1993) lässt eine verringerte Expression des NF1-Gens in diesen niedergradigen Astrozytomen erwarten. Es war daher überraschend, dass in 6 PA 1,6- bis 2,8fach erhöhte NF1-mRNA gefunden wurde (Platten et al. 1996). Homozygotie für Protein trunkierende Mutationen konnte durch den immunzytochemischen Nachweis hoher Neurofibrominexpression in den Tumorzellen ausgeschlossen werden. Es kommt also wie in den reaktiven Astrozyten der oben beschriebenen experimentellen Systeme auch in Astrozyten niedergradiger Astrozytome zu einem Anstieg der Neurofibrominkonzentration. Diese an sporadischen PA erhobenen Daten stehen aber im Gegensatz zu den LOH-Befunden an PA von NF1-Patienten (von Deimling et al. 1993; Gutmann et al. 2000). Letztere Autoren haben zudem das völlige Fehlen der Neurofibrominexpression an 8 PA von 6 NF1-Patienten nachgewiesen. Diese Ergebnisse legen es nahe, anzunehmen, dass auch für die Entstehung dieser benignen oder langsam progredienten Tumoren das Tumorsuppressionsparadigma gilt, mit Neurofibromin als dem betroffenen TSG-Produkt.

Auch in höhergradigen Astrozytomen und in davon abgeleiteten Zelllinien ist der Neurofibrominspiegel gegenüber dem normaler Astrozyten signifikant erhöht (Gutmann et al. 1996). Damit sollte eine Verminderung des Anteils an aktiviertem Ras einhergehen, da Astrozytome in der Regel nicht durch aktivierende Mutationen der Ras-Gene entstehen. Der Anteil an aktiviertem Ras erweist sich jedoch in Astrozytomen der Grade II, III und IV (Glioblastoma multiforme) und den daraus propagierten Zelllinien (Guha et al. 1997) als erhöht, und zwar in vergleichbarem Maß zu dem von v-Ras transformierten Linien (20–35% Ras-GTP). Aufgrund dieser Ergebnisse prüften Gutmann et al. (1996), ob die Erhöhung des Neurofibromingehalts mit dem hohen Grad der Ras-Aktivierung in einem ursächlichen Zusammenhang steht. In NIH3T3-Zellen mit einem induzierbaren v-ras-Konstrukt stieg der Neurofibromingehalt nach Induktion proportional zur jeweils erzielten Ras-Aktivität an. Wurde die hohe Ras-Aktivität in einer menschlichen Astrozytomlinie durch Transfektion mit der dominant-negativen Mutante rasN17 gehemmt, sank auch der Neurofibromingehalt entsprechend. Ob es sich hierbei um eine Induktion der NF1-Gen-Aktivität über einen der Ras-vermittelten Wege der Signaltransduktion handelt oder um posttranskriptionale Regulation, ist noch nicht geklärt. Das Wachstum von Zelllinien, die von malignen Astrozytomen gewonnen wurden, ist abhängig von der Aktivierung von Ras, die in diesen Tumoren und Zelllinien durch auto- oder parakrine Stimulation der Rezeptortyrosinkinasen PDGFRα, PDGFRβ und EGFR erfolgt. Wenn Neurofibromin in Zellen höhergradiger Astrozytome nicht als negativer Regulator, sondern als Effektor von Ras fungierte, müsste das Tumorwachstum nicht nur von der Ras-Aktivierung, sondern auch von Neurofibromin abhängig sein. In diesem Fall wäre dessen erhöhte Konzentration in Astrozytomen (s. oben) sinnvoll. Eine solche Funktion des Neurofibromins in Astrozytomzellen würde auch die Seltenheit anaplastischer und maligner Astrozytome bei NF1 erklären und verständlich machen, dass die im Kindesalter von NF1-Patienten vermehrt auftretenden pilozytischen Astrozytome so selten zu höhergradigen Stadien fortschreiten.

Die Kette der molekularen Ereignisse, die zur Entstehung der bei NF1 seltenen anaplastischen (Grad II) bzw. malignen Astrozytome (Grad III und IV) führen, ist aber noch nicht entschlüsselt worden. Folgende Schritte spielen dabei eine Rolle:

- Überexpression von PDGF und des PDGFα-Rezeptors,
- Verluste der Tumorsuppressorgene Rb1 und p53,
- Verlust des multiplen Tumorsuppressors MTS-1 (p16) und im späten Stadium,
- Verlust von PTEN,
- Amplifikation oder mutative Aktivierung des EGFR.

Auch Verluste unbekannter Genloci auf 19q und 22q tragen zur Progression dieser Tumoren bei (Guha et al. 1997).

Juvenile myeloische Leukämien. Wie in Kapitel 5.2.4.1 „Formale Aspekte des Tumorsuppressorparadigmas", Unterkapitel „LOH-, Klonalitätsuntersuchungen und Mutationsanalysen bei NF1-assoziierten Tumoren von NF1-Patienten", beschrieben besteht bei Kindern mit NF1 ein signifikant erhöhtes Risiko, an juveniler myelo-monozytischer Leukämie (JMML), auch bekannt als juvenile chronisch-myeloische Leukämie (JCML) oder einer verwandten Proliferationsstörung der myeloischen Reihe zu erkranken.

Bei einem bedeutenden Anteil der Fälle konnte der Verlust des NF1-Wildtypallels in den leukämischen Zellen nachgewiesen werden (LOH). Die Befunde von Miles et al. (1996) weisen darauf hin, dass sich der Verlust des Wildtypallels in einer frühen erythromyeloischen Progenitorzelle ereignet, gefolgt von der klonalen Expansion der neoplastischen Zellen. Dementsprechend ist die Ras-GTPase-stimulierende Aktivität des Neurofibromins in den leukämischen Zellen im Vergleich mit derjenigen in gesundem Knochenmark signifikant verringert. Um dies nachzuweisen, maßen Bollag et al. (1996) die GAP-Aktivität in Gegenwart und in Abwesenheit des für Neurofibromin spezifischen Inhibitors n-Dodecylmaltosid und konnten auf diese Weise den für Neurofibromin spezifischen Anteil erfassen. Die Folge dieser Aktivitätsminderung des Neurofibromins ist eine durchschnittliche Zunahme des Ras-GTP-Anteils auf das 2,8Fache. Damit ist Neurofibromin als negativer Regulator der Ras-Aktivität in diesem Teil des hämatopoetischen Gewebes ausgewiesen. Die Alternative zu dieser Form der Ras-Aktivierung sind onkogene Ras-Mutationen, die bei mindestens 20% der JCML gefunden werden, jedoch – wie erwartet – nicht bei NF1-Patienten mit dieser Erkrankung (Kalra et al. 1994).

Der die Granulopoese regulierende Wachstumsfaktor GM-CSF wirkt über einen Ras-aktivierenden Rezeptor. Eine spezifische Hypersensitivität der leukämischen Zellen gegenüber diesem Faktor war schon früher bei JCML anhand von Dosis-Wirkungs-Kurven nachgewiesen worden. Bollag et al. (1996) und Largaespada et al. (1996) vermochten diese Hypersensitivität an hämatopoetischen Präkursorzellen aus der Leber des etwa 13 Tage alten, neurofibromindefizienten Mausembryos zu reproduzieren. Die Dosis-Wirkungs-Kurve der Koloniebildung in halbfesten Medien (Weichagar oder Methylzellulose) war bei myeloiden Progenitorzellen aus Nf1(–/–)-Embryonen zu wesentlich geringeren GM-CSF-Konzentrationen verschoben. Zum Vergleich dienten myeloide Progenitorzellen aus Nf1(+/–)- und Nf1(+/+)-Embryonen, die sich in ihrer Stimulierbarkeit durch GM-CSF nicht voneinander unterschieden. In diesem System erweist sich also das Wildtypallel des NF1-Gens als vollständig dominant.

Largaespada et al. (1996) untersuchten den Einfluss der Neurofibromindefizienz auf den Ras-GTP-Anteil in myeloiden Progenitorzellen aus NF1-Knockout-Embryonen im Vergleich zu Zellen von Wildtypmäusen. Hierfür verwendeten die Autoren myeloide Präkursorzellen, die mit onkogenaktiviertem Myb immortalisiert worden waren. Diese Immortalisierung ist nötig, da für die Messungen des Ras-GTP-Gehalts große Mengen an metabolisch aktiven Zellen benötigt werden. Durch Myb immortalisierte Nf1(–/–)-Zellen wachsen schneller, bleiben aber GM-CSF-hypersensitiv. Unter permanenter GM-CSF-Stimulation (im Steady state) war sowohl bei Myb-transformierten Zellen des Wildtyps als auch bei den Nf1(–/–)-Zellen ein normaler Wert von 10% Ras-GTP festzustellen. Wurde jedoch eine Periode des Wachstumsfaktorentzugs vorgelegt und kurz nach der Restimulation gemessen, erreichten die Nf1(–/–)-Zellen viel höhere (30%) und länger persistierende Werte als die Nf1(+/+)-Zellen.

Die Rekonstitution des Knochenmarks letal bestrahlter Mäuse mit hämatopoetischen Präkursorzellen aus Wildtyp- oder Nf1(–/–)-Embryonen führt nur bei Verwendung der Letzteren zur CML-Symptomatik bei den Empfängertieren (Largaespada et al. 1996). Der Kausalzusammenhang zwischen homozygoter Neurofibromindefizienz und der Entstehung dieser Krankheit ist somit im Mausmodell bestätigt, jedoch bleibt ungeklärt, warum erwachsene NF1-Patienten kein erhöhtes Risiko haben, an CML zu erkranken. Möglicherweise ist die Empfindlichkeit myeloider Progenitorzellen gegenüber GM-CSF oder anderen Wachstumsfaktoren entwicklungsspezifisch reguliert und betrifft nur myeloide Progenitorzellen innerhalb eines bestimmten zeitlichen Fensters.

Obwohl Kinder mit NF1 ein 200- bis 500fach erhöhtes Risiko haben, an malignen myeloproliferativen Erkrankungen wie JCML oder juveniler myelo-monozytärer Leukämie (JMML) zu erkranken, ist die Inzidenz nicht so hoch wie erwartet werden müsste, wenn es nur des Verlusts des Wildtypallels am NF1-Gen-Locus bedürfte. Gründe hierfür könnten zum einen in Erhebungsfehlern zu suchen sein. Der Anteil von Kindern mit NF1 unter den JMML-Patienten wird vermutlich unterschätzt, da in diesem Alter NF1 als zugrunde liegende Krankheit oft übersehen wird, insbesondere, wenn es sich um einen sporadischen Fall (Neumutation) handelt. Zum anderen muss angenommen werden, dass zur Pathogenese der JMML multiple Veränderungen beitragen, nicht nur der Verlust des Wildtypallels des NF1-Gens. Hierauf weisen nichtzufällige Chromosomenanomalien hin, wie die Monosomie 7, die bei einigen Kindern mit NF1 und myeloproliferativen Erkrankungen in den leukämischen Zellen nachgewiesen wurde. Welche Genverluste in diesen Fällen zur Neoplasie beitragen, ist unklar, ebenso wie der Grund dafür, dass vornehmlich Jungen an myeloproliferativen Syndromen des Kindesalters erkranken. Miles et al. (1996) stellten auch fest, dass bei Kindern mit NF1 und JMML das mutante NF1-Allel signifikant häufiger von der Mutter vererbt wurde.

Dass Mutationen des p53-Gens bei der Entstehung der JMML von NF1-Patienten ebenfalls eine Rolle spielen könnten, ist durch den Nachweis des Genotyps NF1(+/–)p53(+/–) in den leukämischen Zellen eines Patienten in der chronischen Phase belegt (Luria et al. 1997). In der Blastenkrise kam es zum Verlust des p53-Wildtypallels. Aber auch in der chronischen Phase kann bereits eine homozygote Defizienz des p53-Gens vorgefunden werden (Miyauchi et al. 1999).

5.2.4.3 Molekulare Pathologie

Die Funktion eines Ras-GTPase aktivierenden Proteins (GAP) für die 3 monomeren Ras-Proteine H-Ras, K-Ras und N-Ras verleiht dem Neurofibromin potenziell eine Schlüsselstellung innerhalb der ubiquitären Regulationsmechanismen, in welche diese GTPasen als eine Art molekularer Schalter für irreversible Prozesse integriert sind. Ein Blick auf die Vielfalt der den Ras-Proteinen vor- und nachgeordneten Regulatoren und Effektoren (Abb. 5.5) lässt erkennen, dass eine Voraussage der Folgen einer Funktionsminderung oder des Funktionsverlusts *einer* Komponente offenbar unmöglich ist. Dem stehen u. a. die vielfältige Vernetzung der verschiedenen Signalwege (cross-talk) und die zelltyp- und differenzierungsstadienspezifische Signalauslösung und Übertragung in ihrer Abhängigkeit von den variablen Expressionsmustern der verschiedenen Komponenten entgegen. Deshalb können solche Schemata der Realität auch nicht gerecht werden; sie bieten lediglich eine Übersicht über die beteiligten Moleküle und ihre erwiesenen oder hypothetischen Wechselwirkungen miteinander. Unberücksichtigt bleiben u. a. ihre intrazellulären Konzentrationen in vivo und ihre kinetischen Parameter (z. B. Affinitäten und Geschwindigkeitskonstanten).

Es stellt sich die Frage, ob, und – wenn ja – *wie* die Symptome der NF1 auf der Grundlage der Funktionsminderung oder des Funktionsverlusts des Neurofibromins erklärt werden können. Hier stoßen wir nun auf eine insofern schwierige Situation, als die wesentlichen Symptome der NF1 sich an primären, diploiden Zellen manifestieren. Die fibroblastenartigen Zellen der Neurofibrome sind ebenso wie die Melanozyten aus CALF (Kehrer u. Krone 1994), Gefäßendothelzellen, Osteoblasten und Astrozyten euploid und haben in vitro eine begrenzte Lebensspanne. Die überwiegende Mehrzahl der Forschungsarbeiten über die Ras-vermittelte Signalübertragung ist aber an immortalen etablierten Zelllinien durchgeführt worden, wie z. B. an der Mauszelllinie NIH3T3 mit fibroblastoider Morphologie und der Phäochromozytomlinie PC12. Wenn primäre Zellkulturen herangezogen wurden, waren es mit wenigen Ausnahmen embryonale Nagerzellen, die zur spontanen Immortalisierung in vitro neigen. Dies gilt es zu bedenken, wenn die aus solchen z. T. sehr detaillierten Studien gewonnenen Erkenntnisse auf die Verhältnisse angewendet werden, die in euploiden Zellen vorherrschen.

Im Folgenden werden zunächst die Grundzüge der Ras-vermittelten Signaltransduktion beschrie- ben. Auf dieser Grundlage soll sodann der Frage nachgegangen werden, in welcher Weise NF1-Gen-Mutationen die Wechselwirkung zwischen Neurofibromin und Ras-Proteinen beeinflussen.

Proteine der Ras-Subfamilie und von ihnen vermittelte Signalübertragung. Innerhalb der mehr als 50 Mitglieder der Superfamilie monomerer GTPasen (Bourne et al. 1991) bilden die Ras-artigen GTPasen eine Subfamilie mit zurzeit 16 Komponenten (Reuther u. Der 2000). Es sind dies

- die 4 bekannten Ras-Proteine
  - a H-Ras,
  - b N-Ras,
  - c K-Ras4A und
  - d K-Ras4B,
- 3 R-Ras-Proteine,
- 4 Rap-Proteine,
- 2 Ral-Proteine sowie
- Rheb,
- Rin und
- Rit.

Die beiden Formen von K-Ras sind Translationsprodukte zweier Spleißisoformen des Transkripts des K-Ras-Gens. Sie werden im Folgenden unter der Bezeichnung K-Ras zusammengefasst. Substrate des Neurofibromins als eines Ras-GTPase aktivierenden Proteins sind H-, K-, N-, R-Ras und TC21 (R-Ras2) (Abb. 5.5).

Die Mitglieder der Ras-Familie sind kleine Proteine mit 189 (H-, K- und N-Ras) bzw. 218 Aminosäuren (R-Ras und TC21) vor der mehrstufigen posttranslationalen Modifikation. Letztere vermittelt nach endoproteolytischer Abspaltung der letzten 3 Aminosäuren, Prenylierung des dann C-terminalen Cysteins und Methylierung von dessen Karboxylgruppe die Membranverankerung der Ras-GTPasen. In alternativen Konformationen binden diese Proteine GDP oder GTP. Die GTP-beladene Form besitzt die Aktivität als eine Art molekularer Schalter für irreversible Prozesse. Es existiert eine große Vielfalt von Aktivatoren verschiedener Natur, die über ihre jeweiligen Rezeptoren die Überführung von Ras-GTPasen in den aktiven, GTP-gebundenen Zustand bewirken können. Diese Aktivatoren sind z. B. Hormone (z. B. Insulin), Zytokine (z. B. IL-2, IL-3 etc.), Wachstums- und Differenzierungsfaktoren (EGF, PDGF, FGF1 und 2, IGF1, NGF und andere Neurotrophine), Moleküle der extrazellulären Matrix (Vitronektin, Fibronektin und andere das RGD-Tripeptid enthaltende Proteine) sowie Antigene bei der Aktivierung der T-Zell-Rezeptoren. Eine Liste von 25 Faktoren und der von ihnen in verschiedenen Zellsorten bewirkten Erhöhung der GTP-Beladung von Ras-GTPasen findet sich in der Übersicht von Pronk u. Bos (1994). Auch manche, aber keineswegs alle heterotrimeren G-Proteine können nach Stimulation der jeweils mit ihnen gekoppelten Rezeptoren meist mittels ihrer $\beta\gamma$-Untereinheit die Aktivierung von Ras-Proteinen auslösen (Dhanasekaran et al. 1998; Gutkind 1999). Den Prototyp der ligandenabhängigen Ras-Aktivierung stellen aber die Rezeptortyrosinkinasen (RTK) dar, also z.B. die Rezeptoren für EGF, PDGF, IGF-1, Insulin u.a. Die durch Bindung ihres jeweiligen Liganden dimerisierten Rezeptoren werden durch meist wechselseitige Phosphorylierung bestimmter Tyrosine der intrazellulären Domänen aktiviert. Dies versetzt die Rezeptoren in die Lage, die Guaninnukleotidaustauschfaktoren (GEF) zu aktivieren, welche die GTP-Beladung der Ras-Proteine katalysieren. Da intrazellulär in der Regel ein großer Überschuss an GTP über GDP vorherrscht, kann der Austausch des GDP gegen GTP, also die Aktivierung des Ras-Proteins, bereits durch eine Verminderung seiner Affinität zu GDP bewerkstelligt werden. Darin besteht die Funktion der aktivierten GEF.

Die GEF heißen deshalb auch „guanine nucleotide releasing" oder „dissociation factor" (GRF oder GDF). Bei den monomeren G-Proteinen der Familien Rho und Rab ist der Aktivitätszustand zusätzlich von Guaninnukleotiddissoziationsinhibitoren (GDI) abhängig.

Zwischen die Rezeptoren und die GEF sind 1 oder 2 Adaptorproteine geschaltet, deren Bedeutung dadurch unterstrichen wird, dass ihre konstitutionell aktiven Varianten zur Transformation führen können. Die Interaktion zwischen den Phosphotyrosinmotiven der aktivierten Rezeptoren und dem Adaptorprotein wird über dessen SH2-Domäne ermöglicht, diejenige zwischen dem Adaptorprotein und dem GEF oft über SH3-Domänen des Ersteren und prolinreiche Motive des Letzteren. Die Adaptorproteine zeigen eine gewisse Zelltypspezifität. Da die GEF von H-, K- und N-Ras auch unter der Bezeichnung Sos (son of sevenless) bekannt sind, sei diese wegen ihrer paradigmatischen Bedeutung hier in Kürze erklärt.

Sevenless ist die Bezeichnung für eine RTK, die von der Vorläuferzelle der 7. von 8 Photorezeptorzellen (R7) in jedem Ommatidium des Facettenauges von *Drosophila melanogaster* exprimiert wird. Durch Bindung des membranständigen Liganden Boss (bride of sevenless) der Nachbarzelle R8 wird diese RTK aktiviert und die zur Differenzierung von R7 führende Signalkette ausgelöst.

Der 1. Schritt dieser Kette ist die Aktivierung des GEF Sos durch den aktivierten Rezeptor Sevenless (Sev), und infolgedessen die GTP-Beladung von Ras. Im Fall dieser Kette Boss→Sev→Sos, also zwischen dem aktivierten Rezeptor Sev und dem GEF Sos, erfüllt das Protein Drk (*downstream of receptor kinase*) die Funktion eines Adaptors. Beim Säuger sind es u.a. die Proteine Shc (*src homology domains containing*) und, diesem folgend, Grb2 (*guanine nucleotide releasing factor binding*) (Abb. 5.2). Die intrinsische GTPase-Aktivität der kleinen G-Proteine der Ras-Subfamilie ist meistens sehr gering. Sie wird um 2–3 Größenordnungen durch GTPase-aktivierende Proteine (GAP), wie p120GAP und Neurofibromin, stimuliert. GAP sind spezifisch für Einzelne oder für Gruppen monomerer GTPasen.

Die monomeren G-Proteine verfügen über eine Effektordomäne, über die sie im aktiven, d.h. GTP-gebundenen Zustand auf Effektorproteine einwirken, wodurch Signalübertragungskaskaden in Gang gesetzt werden, an deren Enden bedeutsame Veränderungen des Genexpressionsmusters erfolgen. Von den meisten monomeren G-Proteinen gibt es konstitutionell aktive Mutanten, die der Inaktivierung durch GAP unzugänglich sind und als dominante Onkogene wirken. Bei GTPasen der Ras-Subfamilie können die onkogenen Varianten je 1 oder 2 der folgenden Aminosäureaustausche (Missense-Mutationen) haben: G12V, G13V, A59T, Q61L, E63K, N116I und D119A. GTPasen anderer Subgruppen werden durch Mutationen an homologen Positionen in die entsprechenden konstitutionell aktiven onkogenen Varianten umgewandelt.

Die 3 klassischen Ras-GTPasen wirken in ihrer GTP-beladenen Konformation auf mindestens 7 verschiedene Effektoren, von denen unterschiedliche Signalübertragungskaskaden ausgelöst werden, aktivierend ein (Abb. 5.5). R-Ras und TC21 aktivieren nur je eine Subgruppe dieser Effektoren. Der zuerst entdeckte Effektor von Ras-GTP war die Serin-Threonin-Kinase Raf-1. Sie steht am Anfang der bekannten Kaskade der durch Mitogene aktivierten Proteinkinasen (MAPK-Kaskade) (Abb. 5.2). Eine der Voraussetzungen für die Aktivierung von Raf-1 durch Ras-GTP ist die Membranverankerung des Letzteren. Entgegen früheren Vorstellungen, wonach die Funktion von Ras-GTP darin bestehe, Raf-1 an die Zellmembran zu rekrutieren, ist Ras-GTP auch direkt an der Aktivierung von Raf-1 beteiligt, und darüber hinaus tragen zu diesem außerordentlich komplexen Vorgang noch andere Proteine bei (Morrison u. Cutler 1997; Campbell et al. 1998). Für eine realistische Beurteilung des Stellenwerts der negativen Regulation von Ras durch Neurofibromin müssen aber noch 2 weitere Umstände berücksichtigt werden.

1. Es gibt neben Raf-1 die nahe verwandten S/T-Kinasen A-Raf und B-Raf, und diese 3 Mitglieder der Familie unterscheiden sich voneinander in funktionellen Parametern.
2. Raf-Proteine können auch auf anderem Weg aktiviert werden als durch ihre Interaktion mit Ras-GTP, z. B. durch verschiedene Proteinkinasen (Src; PKC-Varianten). Schon auf dieser 1. Stufe der so oft als lineare Signalkaskade (Ras→Raf→MEK→ERK) dargestellten Reaktionenfolge ergeben sich also Verzweigungsmöglichkeiten, die in ihrer jeweils zelltypspezifischen Realisation zu berücksichtigen wären.

In ihrer aktivierten Form vermögen Raf-Proteine die bifunktionellen Proteinkinasen der MEK-Familie zu phosphorylieren und dadurch zu aktivieren (MEK: durch *Mitogene* aktivierte Kinasen für die durch *extrazelluläre* Signale regulierten MAPK, z. B. Erk-1 und Erk-2). Auch MEK-1 und MEK-2 können auf alternativen Wegen durch andere Kinasen aktiviert werden. Als bifunktionelle Proteinkinasen phosphorylieren MEK sowohl Threonin- als auch Tyrosinreste, und diese beiden Formen posttranslationaler Modifikation sind für die vollständige Aktivierung der MAP-Kinasen, z. B. Erk-1 und Erk-2 (auch $p44^{MAPK}$ und $p42^{MAPK}$ genannt), erforderlich (Abb. 5.2). Entsprechend ihrer Stellung in der Folge der Proteinkinasereaktionen werden die Raf-Proteine auch als MAPK-Kinase-Kinase und die MEK-Proteine als MAPK-Kinase bezeichnet.

Die Aktivierung der MAPK durch Phosphorylierung demaskiert ihre Kernlokalisationssignale und ermöglicht den Transport in den Zellkern. Zahlreiche Transkriptionsfaktoren werden durch MAPK reguliert, sodass es letztlich durch RTK-abhängige Aktivierung von Ras-Proteinen zu tief greifenden Veränderungen des Genexpressionsspektrums kommt. Auch für die MAPK gibt es alternative Wege der Aktivierung, und sie sind z. T. positiv mit den MEK rückgekoppelt und mit anderen ihnen vorgeschalteten Regulatoren, bis hin zu den RTK und den GEF selbst (Seger u. Krebs 1995; Campbell et al. 1998). Neben einer Gruppe von Transkriptionsfaktoren mit unterschiedlichen Spezifitäten (Treisman 1996) gibt es auch zusätzliche zytoplasmatische Substrate der Erks, z. B. eine Reihe mikrotubuliassoziierter Proteine. Ras-Aktivierung bedeutet also eine tief greifende Veränderung auf mehreren Ebenen zellulärer Regulationsmecha-

nismen. Je nach Zelltyp können diese im Dienst des Eintritts in den Zellzyklus, also der Proliferation, stehen oder in Differenzierungsprozesse involviert sein; Apoptose und Seneszenz sind weitere Optionen.

In Abb. 5.2 wurde versucht, das beschriebene Geschehen schematisch darzustellen. Das Kernstück, die eigentliche MAPK-Kaskade, kann als eine Art Modul betrachtet werden, das in vielen verschiedenen Zusammenhängen verwendet wird. Für die Stimulation der Proliferation ist die Aktivierung der frühen Zellzyklusgene entscheidend, die über diesen Weg erfolgen kann (Kerkhoff u. Rapp 1998).

Dass Ras-GTP aber noch andere Effektoren als Raf-Proteine bedient, wurde deutlich, als der Phänotyp von Ras-transformierten Zellen mit dem von Zellen verglichen wurde, die von einer nachgeordneten Stufe aus transformiert wurden, nämlich durch konstitutiv aktive MAPKK (MEK). Dieser letztere Weg der Transformation erzeugt zwar den tumorigenen Phänotyp bei NIH3T3-Zellen, nicht aber die dramatischen morphologischen Veränderungen, welche diese Zellen bei der Ras-Transformation erleiden, wie Membrankrausen und Verminderung der Zell-Zell- und Zell-Matrix-Kontakte, also die Reorganisation des submembranären Aktinzytoskeletts. Dieser Prozess wird von monomeren G-Proteinen der Rho-Familie vermittelt. Es gibt mehrere Verbindungen zwischen der rezeptorabhängigen Ras-Aktivierung und den Rho-Proteinen. Eine davon verläuft über die Ras-abhängige Aktivierung der Phosphatidylinositol-3-Kinase (PI3-K) und die von dieser phosphorylierten Phosphatidylinositide (Corvera u. Czech 1998), welche ihrerseits die RhoGTPase Rac aktivieren (Rodriguez-Viciana et al. 1996). Es liegt nahe, anzunehmen, dass die an Kulturen primärer Zellen von NF1-Patienten und in vivo beobachteten zellulären Formveränderungen auf diesem Weg durch eine erhöhte Ras-Aktivität infolge Neurofibrominmangels hervorgerufen werden (s. Kapitel 5.2.4.2 „Mechanismen der Tumorgenese bei NF1", Unterkapitel „Neurofibrome"). PI3-K übt als einer der Effektoren von Ras-GTP in manchen Zellsystemen aber auch eine antiapoptotische Wirkung aus, sodass eine erhöhte Ras-Aktivität nicht nur die Zellproliferation, sondern auch das Überleben der Zellen fördert (Jarpe et al. 1998). Ein solcher Effekt mag dem neurotrophinunabhängigen Überleben bestimmter neuronaler Zellpopulationen in den Nf1(−/−)-Mausembryonen zugrunde liegen (s. Kapitel 5.2.5.3 „Untersuchungen zur Funktion des Neurofibromins in spezifischen Zellen der Knockout-Mäuse").

Mit diesen Betrachtungen sollte die Richtung angedeutet werden, in welcher die molekulare Pathologie der NF1 vermutlich aufzuklären wäre. Dies erfordert aber die Berücksichtigung des gesamten Netzwerks der Signaltransduktion, soweit Neurofibromin und seine Ras-Substrate darin involviert sind.

Es ist nun immer wieder die Frage gestellt worden, ob Neurofibromin über seine Funktion als Ras-GAP hinaus noch andere Funktionen ausübt, seien es von Ras abhängige oder völlig unabhängige Funktionen. Einer der Anlässe zu dieser Frage ist der geringe Anteil der GRD (maximal 367 von 2867 Aminosäuren, 12,8%) am Neurofibromin im Verhältnis zu der erstaunlichen phylogenetischen Konservierung der großen flankierenden Anteile bis zu den IRA-Proteinen von *Saccharomyces cerevisiae* mit noch 30% Sequenzidentität. Über die funktionelle Bedeutung dieser Abschnitte können nur Vermutungen angestellt werden.

Je 3 der PKA-Phosphorylierungsmotive liegen in der N- bzw. C-terminalen GRD-flankierenden Region. Auf die regulatorische Relevanz der Neurofibrominphosphorylierung wurde bereits in Kapitel 5.2.3.3 „Regulation der NF1-Gen-Expression und der Neurofibrominaktivität" hingewiesen. Neben dem Turnover könnte durch Phosphorylierung auch die intrazelluläre Lokalisation des Neurofibromins beeinflusst werden. Durch Phosphorylierung verursachte Veränderungen der Tertiärstruktur könnten die Zugänglichkeit der GRD für Ras-GTP und damit die Affinität des Neurofibromins zu seinen Substraten regulieren. Während die Interaktion von Neurofibromin mit Mikrotubuli durch ein Sequenzmotiv am Anfang der GRD vermittelt wird, sind die Sequenzen, über die Neurofibromin mit Mitochondrien (Roudebush et al. 1997) oder mit Zytokeratinen (Koivunen et al. 2000) in Wechselwirkung tritt, noch nicht bekannt; dafür könnten Abschnitte der GRD flankierenden Regionen beansprucht werden. Schließlich sei in diesem Zusammenhang noch einmal auf den neben der GRD durch Häufung von Missense-Mutationen auffallenden Abschnitt (Exons 11–17) hingewiesen (Fahsold et al. 2000, s. Kapitel 5.2.2.5 „Mutationen"), in dem eine 2. funktionell bedeutsame Domäne vermutet werden darf.

Andere Hinweise auf Funktionen des Neurofibromins, welche die Ras-GTPase-Aktivierung nicht in Anspruch nehmen, ergaben sich aus Experimenten, bei denen der Anteil des Ras-GTP nicht erwartungsgemäß auf natürliche oder experimentell herbeigeführte Veränderungen der intrazellulären Neurofibrominkonzentration reagierte. Die einschlägige Diskussion wurde durch 2 in diesem Zusammenhang fast rituell zitierte Arbeiten von Johnson et al. (1993, 1994) in Gang gebracht, die an etablierten Tumorzelllinien durchgeführt wurden. Bei der Analyse des Ras-GTP-Anteils (Verhältnis Ras-GTP zu Ras-GDP+Ras-GTP) in Melanom- und Neuroblastomlinien mit partieller oder vollständiger Neurofibromindefizienz fanden die Autoren keine Unterschiede zum Ras-GTP-Anteil in NIH3T3-Zellen bzw. in einer der Neuroblastomlinien mit normalem Neurofibromingehalt. Bezüglich des Gehalts an p120GAP bestanden keine Unterschiede zwischen diesen Linien. Aus diesen Ergebnissen wurde der Schluss gezogen, dass Neurofibromin in solchen Zellen, im Gegensatz zu seiner Funktion in der als Positivkontrolle mitgeführten NF1-MPNST-Linie, nicht mittels der Ras-GTPase-Aktivierung als negativer Regulator von Ras fungiert. Diese Deutung setzt voraus, dass das Wachstum dieser Tumorzelllinien in dem Maß von Ras abhängig ist, in dem die Neurofibromindefizienz durch die Verminderung der negativen Regulation von Ras zur Wachstumsstimulation beiträgt. Als andere Möglichkeiten der negativen Regulation von Ras wurden in Betracht gezogen:

a.) Neurofibromin hemmt positive Ras-Regulatoren kompetitiv an der Effektordomäne.

b.) Neurofibromin ist ein negativ wirkender Effektor von Ras.

Die Autoren erwogen jedoch auch die interessante Möglichkeit, dass Neurofibromin eine von Ras-Proteinen gänzlich unabhängige Funktion ausüben könnte. Es ist in diesem Kontext zu erwägen, dass Neurofibromin in Analogie zu p120GAP (Toque et al. 1997) auch in manchen Zusammenhängen die Funktion eines positiven Effektors von Ras ausüben könnte (Krone et al. 1998).

Um die Wirkungsweise des Neurofibromins genauer zu bestimmen, transfizierten Johnson et al. (1994) NIH3T3-Zellen bzw. neurofibromindefiziente Melanomzelllinien stabil mit einem Expressionsvektor mit vollständiger NF1-cDNA als Transgen. Die 2,2- bis 2,6fache Überexpression von Neurofibromin führte bei den NIH3T3-Zellen zur Wachstumshemmung (klonal und in Massenkulturen), ohne dass damit eine wesentliche Verringerung des Ras-GTP-Anteils verbunden gewesen wäre. Im Fall der Melanomlinien induzierte Neurofibromin die Differenzierung bei praktisch vollständiger Wachstumshemmung. Um das überexprimierte Neurofibromin in stärkerem Maß mit Ras zu konfrontieren, wurde einer der transfizierten NIH3T3-Klone in Massenkultur mit onkogenaktivierten v-ras-Mutanten transfiziert und seine Fähigkeit zur Bildung transformierter Foci im Vergleich mit der nicht-NF1-transfizierten Kontrolle bestimmt. Die eindrucksvolle Hemmung der Focusbildung in den Neurofibromin überexprimierenden Kulturen berechtigte zu der Schlussfolgerung, dass Neurofibromin auch hier als negativer Regulator von Ras wirkt, ohne allerdings seine Ras-GTPase aktivierende Funktion einzusetzen, denn erstens war keine Reaktion der Ras-GTP-Beladung auf die Neurofibrominüberexpression festgestellt worden und zweitens sind die verwendeten v-ras-Mutanten resistent gegen Neurofibromin.

Wird der Test auf Bildung transformierter Foci nicht mit v-ras, sondern mit v-raf durchgeführt, vermag die Neurofibrominüberexpression die Ausbeute an Foci nicht zu reduzieren. Obwohl nicht beweisend, legen es diese Ergebnisse nahe, dass eine der beiden unter a und b genannten Hypothesen zutrifft. Die Vorstellung, dass Neurofibromin außer einem Ras-GAP auch ein Effektor von Ras sein könnte (b), wird indirekt durch die Argumente unterstützt, die für eine Effektorfunktion von p120GAP sprechen (Tocque 1997). Jedoch stehen dem p120GAP in seiner N-terminalen Hälfte 5 Proteinbindungsdomänen für die Ausübung einer solchen Funktion zur Verfügung, während die GRD-flankierenden Regionen des Neurofibromins solche vermissen lassen.

Ein anderes Zellsystem, in dem die vollständige Neurofibromindefizienz nicht zur erwarteten Erhöhung von Ras-GTP führt, sind Leukämiezelllinien der Maus, bei der das NF1-Gen durch Integration des BHX-2-Retrovirus am EVI-2-Gen-Locus („ecotropic virus integration site" innerhalb von Intron 27b des NF1-Gens) inaktiviert ist (Largaespada et al. 1995). Auch diese Autoren schlossen daraus auf eine von der GAP-Aktivität unabhängige Funktion des Neurofibromins. Diese Mausleukämie ist allerdings kein gutes Modell für die juvenile myelomonozytäre Leukämie bei NF1-Patienten, da bei dieser die Neurofibromindefizienz in den leukämischen Zellen durchaus zur erwarteten Erhöhung des Ras-GTP-Anteils führt (Bollag et al. 1996, s. Kapitel 5.2.4.2 „Mechanismen der Tumorgenese bei NF1", Unterkapitel „Juvenile myeloische Leukämien").

Die bisher diskutierten, nicht erwartungsgemäßen Ergebnisse wurden an etablierten, immortalen Zelllinien erhoben. Ähnliche Verhältnisse kommen auch bei primären, euploiden Zellkulturen von NF1-Patienten vor. In epidermalen Melanozyten aus CALF und nicht betroffener Haut von NF1-Pa-

tienten ist der Neurofibromingehalt auf die Hälfte des normalen Werts reduziert, der Ras-GTP-Anteil unterscheidet sich jedoch nicht von dem bei epidermalen Melanozyten gesunder Probanden gemessenen Werten (Griesser et al. 1995). Da die Verringerung des Neurofibromins in epidermalen Melanozyten von NF1-Patienten keineswegs ohne Wirkung ist, sondern morphologische und quantitative Veränderungen der Melanogenese verursacht (Kaufmann et al. 1989, 1991), scheint auch in diesem Fall eine gestörte Regulation der Ras-Aktivität nicht der entscheidende Mechanismus zu sein. In einer ähnlichen Studie zeigten Boeddrich et al. (1995), dass sich fibroblastenartige Zellen aus einem Neurofibrom eines NF1-Patienten mit Neurofibrominhaploinsuffizienz in ihrem Ras-GTP-Gehalt von fibroblastenartigen Zellen aus normalen Nervenfaszikeln bzw. aus normalem Epineurium nicht unterscheiden.

Einen mehr topografisch begründeten Hinweis auf unabhängiges Verhalten von p21Ras und Neurofibromin haben Boyer et al. (1994) gegeben. Immunglobuline, die bei der Aktivierung von B-Lymphozyten als Antigenrezeptoren fungieren, werden durch gegen sie gerichtete Antikörper durch Aggregation neu auf der Zelloberfläche verteilt. Dies geschieht im Sinn einer Kappenbildung (capping). Das in ruhenden Lymphozyten gleichmäßig submembranär verteilte p21Ras folgt dieser Kappenbildung ebenso wie Neurofibromin, das zuvor gleichmäßig im Zytoplasma und unter der Plasmamembran verteilt ist. Wird die Membranverankerung des Ras-Proteins durch Hemmung der Farnesylproteintransferase verhindert, vermag es der Kappenbildung nicht mehr zu folgen und wird gleichmäßig zytoplasmatisch verteilt, während sich Neurofibromin weiterhin in den Aggregaten der Antigenrezeptoren und sodann in der durch Konfluenz dieser Aggregate gebildeten Kappe anreichert. Die sehr wahrscheinlich über Komponenten des Zytoskeletts vermittelte Assoziation des Neurofibromins mit den Antigenrezeptoren erfolgt also unabhängig von Ras.

Es gibt – das sei abschließend festgehalten – ernst zu nehmende Hinweise auf Funktionen des Neurofibromins, die unabhängig von seiner Ras-GTPase-aktivierenden Funktion sind. Es ist sehr wahrscheinlich, dass wesentliche Teile der die GRD flankierenden Abschnitte des Neurofibromins in solche Funktionen involviert sind.

Funktionsanalysen von NF1-Gen-Mutationen. Mit großer Wahrscheinlichkeit kann aufgrund des gegenwärtigen Kenntnisstands davon ausgegangen werden, dass der für die Entstehung der NF1-Neoplasien entscheidende Schritt der Verlust des NF1-Wildtypallels in den Progenitorzellen der Tumoren ist, obwohl bei einem Teil der benignen Neurofibrome der Prozentsatz der NF1(-/-)-Zellen unter der Nachweisgrenze liegt. Die nichtneoplastischen Symptome der NF1 scheinen hingegen im Wesentlichen auf einer Haploinsuffizienz des Neurofibromins zu beruhen. Diese wird in erster Linie durch den hohen Anteil Protein trunkierender Mutationen (ungefähr 90%) verursacht, aber auch dadurch, dass selbst bei verkürztem, aber nicht unterbrochenem Leseraster das Proteinprodukt des mutierten Allels nicht oder nur in sehr geringen Mengen produziert wird. Dem liegt oft eine ungleiche Expression von Wildtyp- und Defektallel schon auf der Ebene der mRNA (nicht aber der HnRNA!) zugrunde (Hoffmeyer et al. 1995, 1998) sowie vermutlich der rasche Abbau verkürzter Neurofibrominvarianten. Da bisher noch in keinem Fall einer trunkierenden Mutation ein verkürztes Neurofibromin hat nachgewiesen werden können, ist nicht zu erwarten, dass diese aberranten Neurofibrominvarianten pathologische Funktionen ausüben.

Bezüglich der Methoden für die Messung der Ras-GTPase aktivierenden Aktivität des Neurofibromins, seiner Affinität zu Ras-GTP sowie des GTP beladenen Anteils der Ras-Proteine sei auf Kapitel 5.2.3.2 „Struktur-Funktions-Beziehungen" verwiesen. Da Neurofibromin und die NF1-GRD ira⁻-Mutanten der Hefe (Sc) zu komplementieren vermögen, sind verschiedene Methoden der Funktionsanalyse von Neurofibromin auch an geeigneten Transfektanten der Hefe entwickelt worden:

- Bei *Saccharomyces* regulieren die Ras-Proteine Ras1 und Ras2 die Aktivität der Adenylatzyklase. Die Aktivierung von Ras führt also zu einem hohen cAMP-Spiegel und zur Aktivierung der Proteinkinase A (PKA), die ihrerseits die Glykogenolyse und die Glykolyse stimuliert. Darüber hinaus bewirkt PKA die Induktion von Proliferationsgenen durch die Aktivierung einschlägiger Transkriptionsfaktoren. Der Phänotyp von Mutanten der ira-Gene (ira⁻) ähnelt erwartungsgemäß dem durch konstitutiv aktive Ras-Mutationen verursachten Phänotyp. Es kommt zum raschen Verbrauch der Speicherkohlenhydrate, zu einer Überempfindlichkeit gegen Hungermedium und – besonders leicht nachweisbar – zur Hitzeschockempfindlichkeit. Mit Hilfe der Korrektur dieses Phänotyps als Indikator können also Neurofibrominvarianten oder Varianten der GRD auf ihre Fähigkeit geprüft werden, die erhöhte Ras-Aktivität der ira1⁻-ira2⁻-Mutanten zu hemmen. Auch durch gezielte oder ungezielte Mutagenese gewonnene Varianten können diesem Test unterworfen werden.

- Eine 2., an Sc entwickelte Methode der Funktionsanalyse des Neurofibromins konfrontiert Ras mit Neurofibromin in Doppeltransfektanten. Als Wirt wird eine Mutante mit temperatursensitivem GEF (cdc25^{ts}) verwendet, sodass die Hefe-Ras-Proteine bei der restriktiven Temperatur nicht mit GTP beladen werden können. Unter diesen Bedingungen ist das Wachstum also von dem Produkt des transfizierten Ras-Gens abhängig. Dieses bedarf keines GEF, weil es spontan mit GTP beladen wird. Es ist auch bei der permissiven Temperatur kein Substrat des CDC25-Austauschfaktors. Wird nun ein Wildtypallel des NF1-Gens (meist cDNA) oder eines GRD-Konstrukts kotransfiziert, wird das Säuger-Ras-Protein inaktiviert, und es findet kein Wachstum statt. Eine Transfektion mit inaktivierenden Mutanten der NF1-Sequenzen jedoch wird Wachstum bei der restriktiven Temperatur zulassen. Als Kontrolle der Wachstumsfähigkeit der Doppeltransfektanten dient die Anwendung der permissiven Temperatur, bei der ja die eigenen Ras-Proteine der Hefe durch ihr GEF (das nunmehr aktive cdc25^{ts}) beladen werden können (Ishioka et al. 1995).

In Kombination mit den biochemischen Methoden der Aktivitäts- und Affinitätsmessung und der Bestimmung des Ras-GTP-Anteils sind mit Hilfe dieser Methoden einige Mutationen funktionell gut charakterisiert worden.

Eine der ersten spezielleren Anwendungen der erstgenannten Methode (ira⁻-Komplementation) war der Nachweis, dass auch die NF1-GRD Typ-II-Ras-GAP-Aktivität besitzt, obwohl die Insertion des Exons 23a die Homologie zwischen Neurofibromin und den ira⁻-Proteinen unterbricht (Andersen et al. 1993 b). Von besonderem Interesse war die Bedeutung der 19 hochkonservierten Aminosäurepositionen, von denen 15 in den 4 homologen Sequenzblöcken aller GRD liegen (s. Kapitel 5.2.3.2 „Struktur-Funktions-Beziehungen"; Abb. 5.4). Für das in den GRD aller Ras-GAP vorhandene Lysin in Position 1423 des Neurofibromins zeigten Poullet et al. (1994) mit Hilfe des ira⁻-Komplementationstests, dass es ohne signifikanten Funktionsverlust durch keine andere Aminosäure ersetzt werden kann. Aktivitäts- und Ras-Affinitätsmessungen ergaben, dass der geringste Funktionsverlust (1:123) durch den Austausch gegen das gleichsinnig geladene Arginin (K1423R) verursacht wurde. Mutationen an dieser Position (1423) waren zuvor schon bei einem NF1-Patienten und als somatische Mutationen bei einer Reihe von Tumoren gefunden worden (Li et al. 1992). Sie erwiesen sich in den Untersuchungen von Poullet et al. (1994) als hochgradig inaktivierend mit Funktionsverlusten von 1:800 (K1423E) bzw. 1:400 (K1423Q). Durch Zufall fanden diese Autoren einige Mutationen des Phenylalaninkodons 1434, welche die inaktivierende Wirkung der Mutationen an K1423 supprimieren; Doppelmutanten wie K1423S/F1434S oder K1423G/F1434L überstehen also die Hitzeschockbehandlung, welche für jede der beiden Einzelmutanten tödlich ist, da diese erhöhte Ras-Aktivitäten zulassen. Messungen der GAP-Aktivitäten an den aufgereinigten Proteinen ergaben, dass dies in der Tat auf der partiellen Restauration dieser Funktion durch die Zweitmutation beruht.

Im Zug solcher Funktionsanalysen wurden Mutationen mit erhöhter Affinität zu Ras-Proteinen gefunden und solche, die sogar konstitutiv aktivierte Ras-Mutanten zu hemmen vermochten. Die Affinität der Letzteren gegenüber Ras-GTP war 5- bis 10fach im Vergleich mit jener der Wildtyp-NF1-GRD erhöht. Eine Transfektion dieser NF1-GRD-Mutanten in NIH3T3-Zellen, welche mit der onkogenen K-ras-Doppelmutante G12S/A59T transformiert worden waren, verursachte die Reversion des transformierten Phänotyps in einem signifikanten Anteil der Klone (Nakafuku et al. 1993). Diese überraschenden Ergebnisse wurden im Sinn einer Hemmung der Interaktion des Ras-GTP mit einem Ras-Effektor infolge der hochaffinen Bindung der mutierten NF1-GRD gedeutet. Diese Hypothese wurde von Mori et al. (1995) bestätigt, die die kompetitive Hemmung der Ras-GTP/Raf1-Bindung durch solche Mutanten experimentell nachweisen konnten. Es gibt also Mutanten in der GRD des Neurofibromins, welche onkogene Ras-Varianten hemmen können, ohne deren intrinsische GTPase-Aktivität zu beeinflussen. Überraschenderweise hat die Wildtyp-NF1-GRD einen gewissen korrigierenden Einfluss auf den hitzeschockempfindlichen Phänotyp einer anderen aktivierten Ras2-Mutante, Ras2(Q68L). Auch diese unerwartete Aktivität scheint durch eine erhöhte Affinität vermittelt zu werden, denn dies wurde bei der entsprechenden Säugermutante Ras(Q61L) nachgewiesen (Bollag u. McCormick 1991). Bezüglich der Eigenschaften weiterer hochaffiner Mutanten der NF1-GRD sei auf die Studie von Morcos et al. (1996) hingewiesen.

Was nun die bei NF1-Patienten an 9 Positionen vorgefundenen 12 Missense-Mutationen der GRD (hier NF1-333) betrifft (Abb. 5.4), wurden 8 von diesen von Kim u. Tamanoi (1998) und 1 von Klose et al. (1998) einer Analyse ihrer kinetischen Funktionsparameter unterzogen. Unter ihnen kommen solche mit drastisch reduzierter GAP-Aktivität und fehlender Ras-Interaktion vor (Nullmutanten), aber auch solche mit Restaktivität. 2 der Mutationen (S1468G und N1504S) zeigen normale Affinität zu Ras-GTP und normale GAP-Aktivität, sodass angenommen werden muss, dass die an der GRD in vitro gemessenen Parameter die Eigenschaften des vollständigen Neurofibromins in vivo nicht repräsentieren oder dass diese Patienten unentdeckte Zweitmutationen an anderen Positionen tragen. Die extremste Aktivitätsminderung (1:20 000) unter den Nullmutanten ist bei L1339R nachzuweisen, obwohl dieses Leucin außerhalb der 4 konservierten Blöcke liegt. An dieser Position ist offenbar nur ein unpolarer Rest mit der Funktionsfähigkeit des Neurofibromins vereinbar (L auch bei DmGAP und p120GAP, F bei Ira1 und 2). R1391 ist das Arginin des für Ras-GAP charakteristischen FLR-PA-P-Motivs in Block 3A (die jeweils ersten 2 Positionen der Lücken sind mit unpolaren Aminosäuren besetzt). An dieser Position ist ein langer basischer Rest erforderlich, denn die R1391K-Mutante ist in der Lage, mit Ras-GTP zu interagieren. Hingegen verursacht die bei einem NF1-Patienten nachgewiesene Mutation R1391S (Upadhyaya et al. 1997), wie jede der übrigen 17 Aminosäuren in dieser Position, den Verlust der Affinität zu Ras-GTP und der Ras-GAP-Aktivität (Kim u. Tamanoi 1998). Aus den an der p120GAP-GRD erhobenen strukturanalytischen Beobachtungen geht hervor, dass das zu Position 1391 des Neurofibromins homologe R903 die Ausrichtung des Argininfingers (hier R789) stabilisiert und somit dessen effiziente Interaktion mit Ras-GTP ermöglicht (Ahmadian et al. 1997). Am Argininfinger selbst sind bei NF1-Patienten 2 verschiedene Missense-Mutationen nachgewiesen worden: R1276P und R1276Q. Die Erste dieser Mutationen und ihre Auswirkungen in der betroffenen NF1-Familie haben Klose et al. (1998) im Detail analysiert. Das bemerkenswerte an dieser Mutation (R1276P) ist die hohe Spezifität dieses Aminosäureaustausches hinsichtlich seiner Auswirkungen auf die NF1-GRD (NF1-333): Die GAP-Aktivität ist der einzige dramatisch beeinträchtigte Parameter, sie ist im Verhältnis 1:8000 verringert, während die Affinität zu Ras nur um das 6,6Fache vermindert ist. Mit physikalischen Methoden gemessene

Parameter der Tertiärstruktur bleiben unverändert. Bei der betroffenen Familie ist, von der Altersabhängigkeit der Neurofibromentstehung abgesehen, ein geringes Maß an variabler Expressivität festzustellen; die Patienten manifestieren das typische Spektrum der vielfältigen Symptome der NF1. Dies lässt die Schlussfolgerung zu, dass das komplexe Krankheitsbild der NF1 allein durch die Aktivitätsminderung des Neurofibromins entstehen kann (Klose et al. 1998). Ob dieser Schluss in seiner ganzen Tragweite gerechtfertigt ist, wird sich erst erweisen, wenn auch die GRD flankierenden Segmente des Neurofibromins der Funktionsanalyse unterworfen worden sind.

5.2.4.4 Pathogenese der nichtneoplastischen Symptome der NF1

Durch die systemische Ausprägung der NF1 sehen wir uns mit der Frage konfrontiert, in welcher Weise die nicht mit Raum fordernder Zellproliferation einhergehenden Symptome auf die partielle Neurofibromindefizienz zurückgeführt werden können. Die Beantwortung dieser Frage erfordert die Kenntnis der molekularen und zellulären Mechanismen der Ontogenese und der Aufrechterhaltung der betroffenen Zellpopulationen und Organsysteme, also der epidermalen Melanozyten und Melanogenese, des Skelettsystems, des Gefäßsystems und bestimmter Strukturen des Gehirns. Diese Voraussetzungen sind nicht erfüllt, und die vollständige Ausschöpfung des gegenwärtigen Kenntnisstands ist im Rahmen dieser Übersicht nicht zu leisten. Im Folgenden wird deshalb lediglich versucht, auf die jeweilige Problemlage aufmerksam zu machen.

Pigmentierungsanomalien. CALF und gesprenkelte Hyperpigmentierung zeichnen sich gegen eine insgesamt dunklere Pigmentierung der NF1-Patienten ab, die wahrscheinlich auf die zugunsten der Melanozyten verschobene Zusammensetzung der „Melanineinheit" zurückgeht (s. Kapitel 5.2.1.2 „Kardinalsymptome", Unterkapitel „Pigmentierungsanomalien"). Hier manifestiert sich also bereits der NF1(+/−)-Genotyp in Form eines generalisierten Merkmals. Besonders deutlich ist dieses Merkmal bei Patienten mit segmentaler Ausprägung des Mosaikstatus am Kontrast zwischen dem betroffenen und dem nicht betroffenen Areal zu erkennen (Ruggieri u. Huson 1999). Die disseminierte Natur der CALF wäre am einfachsten im Sinn des Tumorsuppressionsschemas zu erklären, also durch die Zufälligkeit inaktivierender Mutationen des

Wildtypallels des NF1-Gens in Melanozyten und anschließende Besiedelung begrenzter Areale der Epidermis mit NF1(−/−)-Melanozyten. In Analogie zu den Verhältnissen bei Tumoren müsste sich ein solcher Mechanismus durch LOH am NF1-Gen-Locus zu erkennen geben. Eisenbarth et al. (1997) untersuchten primäre Melanozytenkulturen aus CALF von 11 NF1-Patienten auf LOH an 4 intragenen und 1 flankierenden polymorphen Marker. Informativ für mindestens einen dieser Polymorphismen waren 10, sie erwiesen sich als heterozygot an allen informativen Markern. Da die verwendeten Marker eine Region von Exon 5 bis 3′-distal des NF1-Gens überspannten, schließen diese Befunde den Verlust des Wildtypallels durch große Deletionen, Nondisjunction, somatische Rekombination und Rearrangements aus. Haploinsuffizienz des Neurofibromins ist die Konsequenz der meisten NF1-Gen-Mutationen. Deshalb legt das durch Immunpräzipitation und Western-Blot nachgewiesene Vorhandensein des Neurofibromins in CALF-Melanozyten (Griesser et al. 1995) ebenfalls die Erhaltung eines funktionellen Wildtypallels nahe. Ein beweiskräftiger Ausschluss von somatischen Zweitmutationen würde eine Mutationsanalyse mit allen verfügbaren Methoden erfordern. Auch muss die Einschränkung gemacht werden, dass Melanozytenkulturen für diese Untersuchungen herangezogen wurden, bei denen eine Selektion gegen eine NF1(−/−)-Subpopulation von Melanozyten nicht ausgeschlossen werden kann.

Andererseits ist Neurofibromin auch immunzytochemisch an Melanozyten der CALF-Epidermis in situ nachweisbar (Malhotra u. Ratner 1994). Es erscheint also wenig plausibel, dass der Funktionsverlust des NF1-Wildtypallels in epidermalen Melanozyten oder ihren Präkursoren die Ursache für die Entstehung der CALF ist. CALF könnten jedoch hinsichtlich des NF1-Genotyps der Melanozyten heterogen sein; eine kleine Subpopulation von NF1(−/−)-Zellen könnte NF1(+/−)-Melanozyten zur Bildung eines CALF z.B. durch parakrine Stimulation rekrutieren. In diesem Fall sollte die Melanozytenpopulation eines CALF polyklonal zusammengesetzt sein. Leider ist diese Frage anhand des X-Inaktivierungsmusters nicht entscheidbar, denn die Melanozytenpopulation von Hautexzisaten bis zu einer Größe von 2 cm^2 erwiesen sich als monoklonal, unabhängig davon, ob solche aus CALF oder aus der nicht betroffenen Haut analysiert wurden (Eisenbarth et al. 1997).

Ein möglicher Weg zur Erschließung des molekularen Mechanismus der Entstehung von CALF ist durch die Ergebnisse der Kreuzung von

Nfl(+/–)-Mäusen mit Homozygoten für das Allel W^{41} des W-Gens eröffnet worden [s. Kapitel 5.2.5.4 „Analyse von Doppelmutanten aus Nfl(+/–)- u. a. Knockout-Mausstämmen", Unterkapitel „Knockout-Mäuse mit Mutationen des NF1- und c-kit-Rezeptor-Gens"]. Das Proteinprodukt des W-Gens, dessen Mutationen den Phänotyp „dominant white spotting" hervorbringen, ist c-Kit, eine RTK, welche durch den Steel-Faktor (auch Stammzellfaktor genannt) aktiviert wird. Steel und c-Kit spielen eine wichtige Rolle bei der Migration und Differenzierung von Melanoblasten, hämatopoetischen Stammzellen und Keimzellen während der Ontogenese. Der größte Teil des Fells von Nfl(+/+)-$W^{41}W^{41}$-Mäusen ist weiß. Die Färbung der Extremitäten und am Kopf zeigt, dass die Missense-Mutation W^{41} (V831M) eine Restaktivität des mutanten c-Kit zulässt. Beim Genotyp Nfl(+/–)$W^{41}W^{41}$ ist die Pigmentierung zu 60–70% restauriert (Ingram et al. 2000). Dieser Effekt wird mit großer Wahrscheinlichkeit durch die infolge der Neurofibrominhaploinsuffizienz erhöhte Ras-Aktivierung hervorgerufen. Denn c-Kit aktiviert nach Bindung von Steel-Faktor Ras, und am Ende der dadurch ausgelösten Signalkaskade steht die aktivierende Phosphorylierung des Transkriptionsfaktors Mi durch die MAPK ERK-2 (Mi, von Mikrophthalmie bei der Maus; entspricht dem Waardenburg-Syndrom Typ II beim Menschen) (Hemesath et al. 1998). Der aktivierte Transkriptionsfaktor Mi stimuliert die Transkription des Tyrosinasegens, also des Gens für das Schlüsselenzym der Melaninsynthese. Obwohl dieser Mechanismus die disseminierte Verteilung der CALF und der Sprenkelung nicht erklärt, bietet er doch den Ansatzpunkt für die unbekannten Randbedingungen, aus denen die zufällige Verteilung dieser Pigmentierungsanomalien resultiert. Der Mechanismus ist mit der erhöhten Melanogenese vereinbar, die an Melanozytenkulturen von NF1-Patienten nachgewiesen wurde (Kaufmann et al. 1989, 1991). Ein mathematisches Modell, das zufällige Konzentrationsunterschiede einer unbekannten Substanz, laterale Diffusion dieser Substanz in der Epidermis und eine jeweils kritische lokale Konzentration für die Entstehung eines CALF voraussetzt, vermag die Zufallsverteilung der CALF und ihren häufig ovalen Umriss zu simulieren (Kestler und Haschka 1999).

Skelettanomalien. Übersichten über die bei NF1 auftretenden Anomalien des Skeletts und ihre Häufigkeit gaben Fairbank (1994) und Riccardi (1999). Es muss grundsätzlich zwischen den durch benachbarte, meist plexiforme Neurofibrome bedingten Schädigungen und den autochthonen Anomalien des Skeletts unterschieden werden. Die Knochenerosionen der ersteren Art mögen durch parakrine Stimulation der Osteoklasten durch Zytokine verursacht sein, die von Tumorzellen oder von tumorständigen Makrophagen (IL-1, TNF als bekannte Osteoklastenstimulatoren) sezerniert werden. Nur die autochthonen Anomalien sollen Gegenstand der folgenden Betrachtungen sein. Dazu gehören auch multiple Fibrome innerhalb der Knochensubstanz, welche zystische Rarefikationen verursachen [Literatur bei Fairbank (1994)].

Da die Knochenanomalien bei NF1-Patienten allgemein als dysplastisch beschrieben werden, liegen ihnen vermutlich Störungen des Gleichgewichts zwischen Osteogenese und Osteolyse zugrunde. Diese können durch einen aberranten Verlauf der Osteogenese während der Ontogenese oder beim Erhaltungsstoffwechsel der Knochensubstanz zustande kommen oder durch gesteigerte Osteolyse. An beiden Vorgängen sind zahlreiche regulatorisch wirksame Faktoren beteiligt. Es erhebt sich die Frage, ob dem Neurofibrominmangel bei NF1 im komplizierten Netzwerk des Geschehens eine Bedeutung zugemessen werden kann. Die Analyse dieses Netzwerks auf molekularer Ebene hat ergeben, dass beide Prozesse – Osteogenese und Osteolyse – von Ras beeinflusst werden können. Unter den zahlreichen an der Osteogenese beteiligten Faktoren spielen 9 morphogenetische Faktoren (BMP: bone morphogenetic protein) und die nahe verwandte Gruppe von 10 Wachstums- und Differenzierungsfaktoren (GDF[2]) eine herausragende Rolle [Übersicht: Schmitt et al. (1999)]. Außer BMP1 gehören diese Zytokine alle der TGFβ-Superfamilie an. Wie die 3 paralogen Formen von TGFβ wirken auch die BMP über Rezeptoren, die zur Klasse der Serin-Threonin-Kinase-Rezeptoren gehören. Die durch Ligandenbindung zu Heterotetrameren vereinigten und aktivierten BMP-Rezeptoren (ALK, Typ I und II; „*activin-receptor like kinases*") aktivieren jeweils eine oder mehrere Komponenten einer Gruppe von Transkriptionsfaktoren, welche die Bezeichnung Smad erhalten haben (Erklärung s. Abkürzungsverzeichnis). Bestimmte Heterodimere aus 2 Smad-Proteinen translozieren sodann in den Zellkern, wo sie entweder direkt oder in Kooperation mit anderen Transkriptionsfaktoren die Aktivierung von Genen hervorrufen. Mindestens 2 antagonistische Smad-Proteine unterbinden die Kerntranslokation oder

---

[2] Bedauerlicherweise ist diese Abkürzung gleich lautend mit derjenigen für „Guaninnukleotiddissoziationsfaktoren".

die Aktivierung anderer Mitglieder dieser Effektorengruppe. Details dieses Signaltransduktionsmechanismus werden in folgenden Übersichten beschrieben: Wozney u. Rosen (1998), Schmitt et al. (1999), Christian u. Nakayama (1999), Karsenty (1999), Zhang u. Derynck (1999). Dieser Signaltransduktionsweg ist mit anderen Wegen in der Weise vernetzt, dass Smad-Proteine auch durch andere Kinasen phosphoryliert werden können, z. B. durch die MAPK Erk1/2, die im Zug der Ras-Aktivierung durch bestimmte RTK aktiviert werden oder durch die stressaktivierten Kinasen SAPK/JNK. Hier zeichnet sich also die Möglichkeit ab, dass erhöhte Ras-Aktivität infolge von Neurofibrominmangel hemmend auf die Osteogenese einwirken könnte.

Synergistisch zu einem solchen, noch hypothetischen Mechanismus wäre erhöhte Osteolyse entweder infolge vermehrter Bildung von Osteoklasten, oder durch verstärkte Stimulation ihrer Aktivität. Reife Osteoklasten sind hämatogene, mehrkernige Riesenzellen, die aus myeloiden Vorläuferzellen entstehen. Der Wachstumsfaktor M-CSF und sein Rezeptor c-fms und eine Reihe von Transkriptionsfaktoren (Pu. 1, c-fos, NFκB, Mi und AP1) sind neben mehreren anderen Faktoren an diesem Differenzierungsvorgang beteiligt (Karsenty 1999). Die Ras-vermittelte Signaltransduktion kommt hierbei durch die RTK-c-fms ins Spiel, deren Aktivierung durch M-CSF nicht nur für die Differenzierung und Reifung der Osteoklasten wichtig ist, sondern auch für die Aufrechterhaltung einer normalen mittleren Lebensdauer dieser kurzlebigen Zellen. In der Tat fanden Miyazaki et al. (2000) eine dramatisch verkürzte Überlebensdauer von Osteoklasten, die mit dem Gen für das dominant-negative RasN17-Protein transfiziert worden waren. Erhöhte Ras-Aktivität infolge von Neurofibrominmangel kann also die Osteolyse gegenüber der Osteogenese begünstigen. In der gleichen Richtung wirkt die Beteiligung der Ras-vermittelten Signalkette an der Induktion der interstitiellen Kollagenase (MMP1) durch Interleukin-1β in Chondrozyten der Wachstumsfuge. Grumbles et al. (1997) zeigten, dass auch dieser Vorgang durch die dominant-negative Ras-Variante RasN17 gehemmt wird. Von erhöhter Ras-Aktivität wäre also auch in diesem Zusammenhang eine Begünstigung der Osteolyse gegenüber der Osteogenese zu erwarten.

Da nur ein Teil der NF1-Patienten von Skelettanomalien betroffen ist, wirken die hier besprochenen Faktoren wahrscheinlich eher in Form einer Prädisposition, und es bedarf jeweils lokaler, auslösender Faktoren, um eine dieser Manifestationen hervorzurufen. Aber auch modifizierende Gene können in diesem Bereich ihren Einfluss entfalten (s. Kapitel 5.2.4.5 „Ursachen der variablen Expressivität der NF1").

NF1-Vaskulopathie. Die mit NF1 assoziierten Gefäßanomalien manifestieren sich, wie beschrieben (s. Kapitel 5.2.1.3 „Komplikationen"), in Form von Aortenkoarktation und Aneurismen der Aorta, Stenosen und/oder Aneurismen der Nierenarterien und zerebraler Arterien sowie Verengung des Lumens kleiner Arterien und Arteriolen. Histopathologische Befunde sind mit der Hypothese vereinbar, dass alle diese Störungen auf einer lokalen Hyperproliferation von Endothelzellen der Intima und/oder glatten Muskelzellen der Media beruhen. Es können aber auch alle 3 Schichten der Gefäßwand in Mitleidenschaft gezogen werden. Heilungsprozesse können zu fibrotischen Veränderungen führen. Abkömmlinge der Neuralleiste sind lediglich am Aufbau der Media großer Arterien als glatte Muskelzellen ektomesenchymalen Ursprungs beteiligt, und dies mag den Unterschied zwischen der Neurofibrominexpression in der Aortenwand und dem Fehlen derselben in der Media der Nieren- und Gehirnarterien erklären (Norton et al. 1995). Dass Letztere häufig von der NF1-Vaskulopathie betroffen sind, weist erneut auf die Bedeutung des Neurofibromins in mesenchymalen Geweben hin. Auch die Herzfehlbildungen der Nf1(−/−)-Mausembryonen sind nicht allein auf die in das entstehende Zielorgan eingewanderten Subpopulationen von Neuralleistenzellen zurückzuführen (Brannan et al. 1994).

Wegen ihrer häufig spindelförmigen Morphologie wurden die proliferierenden Zellen in den Gefäßwänden zunächst für SZ gehalten. Sie exprimieren jedoch keine immunzytochemischen SZ-Marker, sondern Kennzeichen glatter Muskelzellen (Norton et al. 1995). Auch die polygonen Endothelzellen sind an der fokalen Proliferation beteiligt. Die Verteilung in Form von Proliferationsfoci legt den Gedanken nahe, dass auch auf diesen Prozess das Tumorsuppressionsparadigma anwendbar sein könnte, dass also die Proliferation durch die Inaktivierung des Wildtypallels des NF1-Gens ausgelöst werden würde. Aus nahe liegenden Gründen gibt es hierzu keine Untersuchungen an NF1-Patienten, wohl aber an der Knockout-Maus mit homozygotem Verlust der Funktion des p120GAP-Gens und an einer solchen mit doppelter Homozygotie für den Verlust beider GAP, p120GAP und Neurofibromin. Wie in Kapitel 5.2.5.4 „Analyse von Doppelmutanten aus Nf1(+/−) und anderen

Knockout-Mausstämmen" beschrieben, sterben p120GAP (–/–)-Mausembryonen am Tag 10,5 der Gestation an multiplen Fehlbildungen des kardio-vaskulären Systems. Zusätzliche Neurofibromin-defizienz [Genotyp: p120GAP(–/–); Nf1(–/–)] hat schwerere multiple Missbildungen mit Letalität zwischen Tag 7,5 und 8,5 zur Folge. In Kombination mit an den jeweiligen Einzelmutanten [GAP(–/–) bzw. NF1(–/–)] erhobenen Befunden lassen diese Daten auf eine verheerende Wirkung erhöhter, ungezügelter Ras-Aktivität während der Embryogenese schließen, mit dem kardiovaskulären System als einem der wesentlichen Zielorgane. Die während der Vaskulo- und Angiogenese besonders relevanten Signaltransduktionswege werden in Gefäßendothelzellen und ihren Präkursoren durch den vaskulären Endothelwachstumsfaktor VEGF und verwandte Faktoren ausgelöst. Die VEGF wirken über eine Gruppe von mindestens 5 RTK, deren jeweilige homozygote Defizienzen in Knockout-Mäusen je spezifische letale Phänotypen erzeugen, sodass anscheinend nur eine geringfügige Redundanz ihrer Wirkungsspektren besteht (Merenmies et al. 1997). Die Art und die Anzahl der über die aktivierten Rezeptoren stimulierten Zielproteine reflektieren diese relative Spezifität z. T. (Petrova et al. 1999). Obwohl ligandenindu-zierte Rezeptorphosphorylierung und Assoziation der so aktivierten RTK mit Adaptorproteinen wie Grb2, Shc und Nck nachgewiesen wurde, ist noch nicht bekannt, ob die darauf folgenden Schritte die Aktivierung von Ras-GTPasen beinhalten. Zwar ist die Aktivierung der Raf-MEK-MAPK-Kaskade nach VEGF-Stimulation von Endothelzellen wie-derholt beschrieben worden, doch scheint beson-ders die durch VEGF-VEGFR-2 ausgelöste mitoge-ne Reaktion über die direkte Aktivierung von PLCγ und die dadurch bedingte Stimulation von bestimmten PKC-Subspezies zu verlaufen (Taka-hashi et al. 1999), ein Weg, der ebenfalls mit der Aktivierung der MAP-Kinasen verbunden sein kann (Kroll u. Waltenberger 1997). Es ist also nicht leicht, dem Neurofibromin eine bestimmte regulatorische Funktion in den von VEGF über seine Rezeptoren in Endothelzellen ausgelösten Signaltransduktionskaskaden zuzuweisen.

Ein in diesem Zusammenhang besonders inte-ressanter Aspekt ist, dass unter den infolge der Sti-mulation von Endothelzellen mit VEGF phospho-rylierten Proteinen auch die Komponenten des Komplexes aus p120GAP, p190 und p62 sind, über welche der Ras-vermittelte Signaltransduktionsweg mit der Aktivierung von GTPasen der Rho-Familie verbunden ist. Letztere sind in die Regulation der Ausformung der für Zelladhäsion und Zellmigrati-on erforderlichen Membranstrukturen beteiligt und damit an Prozessen, deren Dysregulation ur-sächlich mit den Anomalien der Vaskulo- und An-giogenese verbunden ist, die bei den oben genann-ten Knockout-Mäusen beobachtet werden.

Lern- und Verhaltensstörungen. Die relativ hohe Häufigkeit dieser Symptome bei NF1-Patienten lässt auf eine wichtige Funktion des Neurofibro-mins bei der Aufrechterhaltung bestimmter Ge-hirnfunktionen schließen. Dies wird auf das an-schaulichste durch die Störungen des Lernverhal-tens und der Raumorientierung bei der Nf1(+/–)-Maus und durch analoge Anomalien bei der NF1(–/–)-*Drosophila melanogaster* belegt. Es liegt nahe, anzunehmen, dass die in Gehirnen von NF1-Patienten postmortal nachgewiesenen glialen und neuronalen Heterotopien und die Störungen der kortikalen Zytoarchitektur histologische Korre-late der zerebralen Funktionsstörungen sind. Der Beantwortung solcher Fragen stehen beim Men-schen die größten Schwierigkeiten entgegen. Das gilt auch für die Astrogliosis. In 3 Gehirnen von NF1-Patienten dokumentierten Nordlund et al. (1995) einen um 40% erhöhten Astrozytengehalt und eine Hypertrophie der Astrozyten mit erhöhter GFAP-Expression. Die Verallgemeine-rungsfähigkeit dieses Befunds wird durch das ana-loge Phänomen in Gehirnen der Nf1(+/–)-Maus nahe gelegt (Nordlund et al. 1995; Gutmann et al. 1999b). Bei diesem Genotyp beruht die Astroglio-sis auf einer erhöhten Proliferationstendenz der Astrozyten nach Stimulation durch neuronale Fak-toren. Rizvi et al. (1999) fanden bei 60% der Ge-hirne von Nf1(+/–)-Mäusen erhöhte Astrozyten-dichte und GFAP-Expression im Hippocampus. Da im Hippocampus Zentren für die räumliche Orien-tierung und das Langzeitgedächtnis lokalisiert sind, ist es möglicherweise kein Zufall, dass 60%–65% der Nf1(+/–)-Mäuse im Raumorientie-rungs- und Gedächtnistest von Morris (hidden platform water maze) eine signifikante Lernschwä-che zeigen (Silva et al. 1997). Andere Komponen-ten des Lernvermögens der Nf1(+/–)-Mäuse sind von denen des Wildtyps nicht zu unterscheiden.

Die Aminosäuresequenz des Neurofibromins von *Drosophila melanogaster* ist zu 60% identisch mit der des menschlichen Neurofibromins (The et al. 1997). Die Inaktivierung des NF1-Gens von *Drosophila* gelang durch Mobilisierung eines nahe gelegenen P-Element-Transposons, wodurch bei ei-nem der erhaltenen Allele (P1) eine große Deletion und beim anderen eine Insertion (P2) erzielt wurde (The et al. 1997). Im Gegensatz zu Nf1(–/–)-Mäusen sind die homozygot (P1/P1 oder P2/P2) oder komplex-heterozygot (P1/P2) defizienten Fliegen lebensfähig. Vom Wildtyp und NF1(+/–)-Fliegen unterscheiden sie sich nur durch eine um etwa 25% verringerte Größe in allen postembryonalen Lebensstadien. Sie zeigen jedoch eine Verhaltensanomalie in der Form einer verzögerten Fluchtreaktion (Bernards 1998). Auch das olfaktorisch konditionierte Lernen ist bei den neurofibromindefizienten Fliegen in hohem Maß beeinträchtigt (Guo et al. 2000). Auf die Spur der zugrunde liegenden molekularen Mechanismen haben Experimente über die Möglichkeiten zur Korrektur dieser Defizite geführt. Nicht nur die Expression eines NF1-Transgens vermag erwartungsgemäß diese Verhaltensstörungen zu revertieren, sondern auch die Expression einer konstitutiv aktiven katalytischen Untereinheit der cAMP-abhängigen Proteinkinase A (PKA). Damit bestätigten sich früher erhobene Befunde, wonach Neurofibromin bei *Drosophila* an der Regulation der Aktivierung der Adenylatzyklase beteiligt ist (Guo et al. 1997; The et al. 1997). Diese verläuft bekanntlich über Rezeptoren, die mit heterotrimeren G-Proteinen gekoppelt sind, aber nicht nur cAMP-abhängige, sondern auch Ras-vermittelte Signalwege regulieren. In diesem Bereich könnte das Drosophilaneurofibromin seine Wirkung entfalten, während die von den RTK Torso und Sevenless vermittelten Signaltransduktionskaskaden offenbar unempfindlich gegen Neurofibromindefizienz sind, obwohl diese Prozesse ebenfalls Ras-abhängig sind. Demgegenüber interferiert der NF1(–/–)-Genotyp mit der Wirkung eines Neuropeptids, welches einen G-Protein gekoppelten Rezeptor beansprucht, der die Adenylatzyklase stimuliert. Dies kann aber durch Erhöhung der cAMP-Konzentration (Forskolin, Überexpression von Adenylatzyklase) korrigiert werden (Guo et al. 1997; The et al. 1997). Auch der Zwergwuchs der NF1(–/–)-Fliegen ist auf diesem Weg korrigierbar.

Als sekundärer Botenstoff beeinflusst cAMP über PKA die Regulation der Aktivität von Transkriptionsfaktoren, die entweder der Gruppe der an cAMP-responsive Sequenzelemente (CRE) bindenden Proteine (CREB) angehören oder mit solchen interagieren. In 4 verschiedenen Systemen, an denen Mechanismen von Lernprozessen molekular analysiert werden können, ist inzwischen die große Bedeutung der cAMP-regulierten Genexpression für solche Lernprozesse, insbesondere für das Langzeitgedächtnis, nachgewiesen worden; es handelt sich um

- die Meeresschnecke *Aplysia*,
- *Drosophila*,
- die Maus und
- die Ratte [Übersicht: Silva et al. (1998)].

Vermutlich übt Neurofibromin auch im ZNS der Säuger einen Teil seiner Funktionen über die Regulation der Aktivierung von Adenylatzyklase aus.

5.2.4.5 Ursachen der variablen Expressivität der NF1

Unter variabler Expressivität ist im strengen Sinn die intrafamiliäre Variabilität der Manifestation eines genetisch bedingten, möglichst monofaktoriellen Merkmals oder Merkmalskomplexes zu verstehen. Die Beschränkung auf intrafamiliäre Variabilität liegt darin begründet, dass interfamiliäre Variabilität genetisch bedingter Merkmale trivial ist, weil stets mit multipler Allelie oder Locusheterogenität zu rechnen ist, also damit, dass in verschiedenen Familien unterschiedliche genetische Ereignisse am gleichen oder einem anderen Genlocus segregieren. Auch variiert der Einfluss des genetischen Hintergrunds interfamiliär in weiteren Grenzen als intrafamiliär. Bei dominant erblichen Krankheiten geht variable Expressivität oft mit unvollständiger Penetranz einher. NF1 ist exemplarisch für eine Krankheit mit vermutlich vollständiger Penetranz und einem hohen Maß an variabler Expressivität. Im Zusammenhang mit diesem Phänomen wurde oft auf die Rolle des genetischen Hintergrunds hingewiesen, ohne dass konkrete ursächliche Faktoren benannt werden konnten. Fortschritte bei der Identifizierung von Mutationen einerseits und in unserem Verständnis der Regulation der Genexpression andererseits haben Wege zur Diskussion möglicher Ursachen der variablen Expressivität eröffnet, die einer empirischen Überprüfung zugänglich sind.

Eine leicht verständliche Ursache der variablen Expressivität ist das Vorkommen von Mosaiken. Die Konstellation einer segmentalen oder einer milden generalisierten Manifestation bei einem Elternteil und eines vollständigen NF1-Krankheitsbilds bei den betroffenen Nachkommen weist auf einen gonadosomatischen Mosaikstatus des Elternteils hin. Der umgekehrte Fall, Mosaik beim Kind eines Betroffenen mit dem vollständigen Krankheitsbild, würde eine postzygotische Rückmutation beim Kind erfordern. Diese außerordentlich seltene Ursache der letzteren Familienkonstellation ist beim Menschen noch nicht nachgewiesen worden (s. auch Kapitel 5.2.1.4 „Varianten"). Die erstgenannte Konstellation ist also ein Beispiel von variabler Expressivität, die in dem bekannten Phänomen des Mosaizismus ihre einfache Erklärung findet.

Eine Reihe von epigenetischen Einflüssen auf die Expressivität setzt deren stochastische Natur voraus, es sei denn, sie würden ihrerseits durch modifizierende Gene (s. unten) beeinflusst werden. Solche Mechanismen können z.B. die Art, die Lokalisation und den ontogenetischen Zeitpunkt von somatischen Zweitereignissen am NF1-Genlocus betreffen. Auch die Möglichkeit der interindividuellen Variabilität der DNA-Methylierung, des mRNA-Editing und vermutlich auch die Variabilität des illegitimen Spleißens sind in diesem Zusammenhang zu berücksichtigen.

Die Entdeckung, dass Tumorsuppressorgene nicht nur durch Mutationen, sondern auch durch Hypermethylierung CpG-reicher Promotorregionen inaktiviert werden können (Jones 1996), hat allgemeines Interesse an der Bedeutung epigenetischer Mechanismen für die Tumorgenese und -progression geweckt (Jones u. Laird 1999). Die Möglichkeit der Aktivierung von Protoonkogen durch De- oder Hypomethylierung ihrer Promotoren ist ebenfalls in Betracht zu ziehen. Es ist inzwischen an zahlreichen Beispielen gezeigt worden, dass die Kanzerogenese mit einer DNA-Methylierungsimbalance einhergeht; ihre Kennzeichen sind:
- Demethylierung großer Bereiche des Genoms,
- erhöhte Aktivität der DNA-Methyltransferasen (DNA-MT) und
- eine Reihe lokaler Hypermethylierungen.

Letztere wurden z.B. in den Promotoren der Gene folgender Tumorsuppressoren nachgewiesen:
- VHL,
- Rb,
- APC,
- BRCA1,
- CDKN2A(p16),
- CDKN2B(p15) und
- E-Cadherin.

In jedem dieser Fälle führt die Hypermethylierung zur Inaktivierung des Gens [Literatur bei Baylin et al. (1998)]. Das gleichzeitige Vorhandensein inaktivierender Mutationen in dem durch Promotormethylierung reprimierten Allel wurde jeweils weitgehend ausgeschlossen. Hypermethylierung der Promotorregion des Wildtypallels kann also bei konstitutioneller Heterozygotie für eine Defektmutation eines Tumorsuppressorgens das Zweitereignis sein, welches zur vollständigen funktionellen Defizienz führt. Der Schweregrad einer solchen Tumorkrankheit wird also davon abhängen, in

welchem Anteil der Zellen dieses somatische Ereignis eintritt. Obwohl die Repression des NF1-Gens als Zweitereignis in Tumorzellen bei NF1 noch nicht nachgewiesen wurde, sei im Folgenden kurz auf die Ergebnisse von Methylierungsstudien am NF1-Gen hingewiesen.

Methylierungsanalysen am NF1-Gen und seiner Umgebung gingen zuerst von der Frage aus, in welchem Ausmaß die hohe Mutationsrate des 5-Methylcytosins zu dem hohen Anteil sporadischer Fälle unter NF1-Patienten und zum Mutationenspektrum des NF1-Gens beiträgt. Mit Hilfe von Paaren isoschizomerer Restriktionsenzyme, von denen das eine jeweils die methylierte Schnittstelle nicht zu spalten vermag, fanden Rodenhiser et al. (1993) methylierte CpG-Positionen in Exons 28 und 29 sowie innerhalb der bekannten Markersequenzen, welche das NF1-Gen beidseits in Abständen von mehr als 2 Mb flankieren, D17S33 (HHH202) und D17S73 (EW207). Die sehr viel aussagekräftigere Methode der selektiven Konversion von Cytosin zu Uracil mit Bisulfit und anschließender Sequenzierung ermöglichte die genaue Identifizierung der methylierten CpG- und CpNpG-Positionen sowie der ^{m}Cs außerhalb dieser Vorzugsmotive (Andrews et al. 1996) in Exons 28, 29 und 31. Dabei bestätigte sich die Vermutung, dass die häufig beobachtete Stoppmutation C5839T (R1947X) in Exon 31 auf der Desaminierung von 5-Methylcytosin beruht. Im gegenwärtigen Zusammenhang ist von besonderem Interesse, dass sich in jedem dieser analysierten Exons 1 oder 2 Positionen fanden, deren Methylierungsmuster variierten. Dies kann im Sinn von unterschiedlicher Methylierung der Allele eines Spenders gedeutet werden.

Erst nachdem die Bedeutung der Methylierung regulatorischer Sequenzen für die Inaktivierung von Tumorsuppressorgenen erkannt worden war, wurde auch die das NF1-Gen unmittelbar 5′-flankierende Region in die Methylierungsanalyse einbezogen (Mancini et al. 1999). Das grobe Methylierungsmuster ähnelt dem, das auch bei anderen Genen gefunden wurde, in deren Promotorbereich eine CpG-Insel liegt:
- hohe konstitutive Methylierung an CpG- und CpNpG-Motiven und an anderen Cytosinen in einem Segment, das sich von etwa 4 kb bis etwa 250 bp oberhalb des Transkriptionsstartpunkts erstreckt;
- sehr geringe Methylierung innerhalb der CpG-Insel, die etwa zwischen −250 und −150 bp beginnt und bis über Exon 1 hinausragt;

- hohe konstitutive Methylierung in der kodierenden Region.

Das nicht methylierte Segment enthält ein cAMP-reaktives Element CRE und ein Sp1-Bindungsmotiv GGGCGG (s. Kapitel 5.2.2.2 „Charakteristika des NF1-Gens"). Dies bot die Möglichkeit, den Einfluss der Methylierung auf das Bindungsvermögen dieser Sequenzelemente für Proteine aus Kernextrakten an methylierten und unmethylierten Invitro-Konstrukten zu prüfen (Mancini et al. 1999). Es gelang, zu zeigen, dass die Methylierung des CpG im CRE die Proteinbindung vereitelt, während im Fall des Sp1-Motivs, wie erwartet (Clark et al. 1997), die Methylierung beider Cytosine der CpCpG-Sequenz auf dem Gegenstrang für die Hemmung der Proteinbindung erforderlich war (EMSA-Experimente). Damit ist die funktionelle Relevanz der Methylierung derartiger Sequenzmotive in der Promotorregion des NF1-Gens auch in vivo als sehr wahrscheinlich anzusehen. Im Zusammenhang mit der variablen Expressivität bei NF1 ist es nun erneut von Interesse, dass sich nur wenige der CpG-Motive in der konstitutiv methylierten Region als zu 100% methyliert erwiesen. Im distalen Bereich wurden Methylierungshäufigkeiten zwischen 75% und 100% beobachtet, in mehr proximal liegenden Motiven zwischen 86% und 100%. Sehr viel geringer und somit variabler ist das Methylierungsniveau an den einzigen 3 CpG, die in der CpG-Insel nahe ihrem Beginn methyliert gefunden wurden: 16%, 42% und 16%. Es erscheint also durchaus möglich, dass eine interindividuelle Variabilität der Methylierung von Promotor- und/oder Enhancersequenzen hinsichtlich der Häufigkeit und der Verteilung der methylierten Motive zur variablen Expressivität der NF1 beiträgt. Interindividuelle Variabilität des geringen Methylierungsniveaus von CpG-Motiven in der CpG-Insel des CDKN2B-Gens (auch als p15-^{INK4B} bezeichnet) von Lymphozyten gesunder Personen beobachteten Cameron et al. (1999) im Zug ihrer Untersuchungen zur Inaktivierung dieses Tumorsuppressorgens bei akuten Leukämien.

Ähnliche Erwägungen können über den möglichen Einfluss des mRNA-Editings auf die Menge intakter NF1-mRNA angestellt werden, die in den haploinsuffizienten Zellen [NF1(+/–)] noch verfügbar ist. Wie in Kapitel 5.2.2.4 „Transkriptionsprodukte" ausgeführt wurde, kann durch modifizierendes Editing (C→U) an der ersten Basenposition des Kodons 1306 ein Stoppkodon in Exon 23-1 entstehen (R1306X). Seine Lage am Beginn der GRD bedingt deren vollständigen funktionellen Verlust,

was durch das Vorkommen dieser Veränderung als Punktmutation bei einer NF1-Patientin zweifelsfrei belegt ist (Skuse et al. 1996; Cappione et al. 1997). Während sich der ursprüngliche Befund erhöhter edierter NF1-mRNA in Tumoren nicht durchgängig bestätigt hat, besteht doch offensichtlich ein Ausmaß an interindividueller und intraindividueller Variabilität ihres Anteils, das die Hypothese eines Beitrags dieses Mechanismus zur variablen Expressivität der NF1 rechtfertigt (Skuse u. Cappione 1997). Die Kenntnis von inneren und äußeren nichtgenetischen Faktoren, die DNA-Methylierung und/oder mRNA-Editing beeinflussen, wären in diesem Zusammenhang von großem Interesse.

Der komplexeste posttranskriptionale Modifikationsprozess primärer Transkripte ist ohne Zweifel das Spleißen. Mehrere unterschiedliche *cis*-wirksame Sequenzmotive (auch über die 5'- und 3'-Spleißorte und die Verzweigungssequenz hinaus), eine Gruppe kleiner nukleärer RNA-Moleküle (snRNA) und etwa 40 verschiedene Proteine sind am Spleißvorgang beteiligt (Krämer 1996). In einem derartig multifaktoriellen System wird die Auswirkung von Mutationen des für die jeweilige Prä-mRNA kodierenden Gens auf die Art und Anzahl entstehender Spleißprodukte nicht voraussagbar sein. Ein erstaunlich hoher Anteil der Mutationen des NF1-Gens ist mit Spleißaberrationen verbunden. Das ist nur z. T. durch die große Anzahl vulnerabler Spleißkonsensussequenzen im NF1-Gen bedingt. Mutationen außerhalb dieser Sequenzmotive tragen in erheblichem Ausmaß zur Entstehung aberranter Spleißmuster bei (Ars et al. 2000; Fahsold et al. 2000). Ähnliches ist auch beim ATM-Gen (Ataxia telangiectasia) beobachtet worden (Teraoka et al. 1999). Die Identifizierung solch unerwarteter Spleißstörungen erfordert Analysen auf RNA-Ebene (s. Kapitel 5.2.2.5 „Mutationen"). Bei detaillierter Erfassung der Spleißprodukte erweisen sich viele Spleißmutationen als „leaky", d.h., sie eliminieren das normale Spleißprodukt nicht vollständig. Dabei ist immer wieder aufgefallen, dass die Anteile an normalen und aberranten Spleißprodukten interindividueller Variabilität unterworfen sind: Träger der gleichen Mutation, seien sie blutsverwandt oder aus verschiedenen Familien, können sehr unterschiedliche Mengen an normal gespleißten Transkripten produzieren. Die Relevanz dieses Phänomens für die variable Expressivität einer genetisch bedingten Krankheit ist zuerst an Spleißmutationen des CFTR-Gens (*c*ystic *fi*brosis *t*ransmembrane conductance *r*egulator) nachgewiesen worden. Bei 2 verschiedenen Spleißmutanten (dem so genannten „5T"-Allel bzw. dem so genannten „3849+10 kb C→T"-Allel) variiert der Anteil an aberrantem Spleißprodukt in weiten Grenzen, und es besteht eine positive Korrelation dieses Anteils mit dem gut messbaren Schweregrad der Störung der Lungenfunktion (Kerem et al. 1997; Chiba-Falek et al. 1998). Fehlerquellen, wie zusätzliche Mutationen an Spleißkonsensussequenzen oder „exon skipping", wurden jeweils ausgeschlossen.

Ein derartig klarer Nachweis der „leakiness" von Spleißmutationen als eine der Ursachen variabler Expressivität ist bei NF1 noch nicht erbracht worden. Die steigende Anzahl von pathogenen und nicht pathogenen Spleißaberrationen, die in letzter Zeit an den Transkriptionsprodukten des NF1-Gens beobachtet wurde, berechtigt jedoch zu der Hypothese, dass solche Mechanismen auch bei NF1 eine Rolle spielen (Ars et al. 2000). Chiba-Falek et al. (1998) erweiterten diese Hypothese dahingehend, dass allelische Varianten der Gene, die für Spleißfaktoren z. B. der SR-Familie kodieren, in den Familien mit variabler Expressivität segregieren und die unterschiedliche Spleißeffizienz bei Trägern der gleichen Spleißmutation bedingen. Ein solcher Mechanismus erfüllt die Kriterien für die Wirkung modifizierender Gene.

Die Frage, ob die variable Expressivität bei NF1 als Folge der Wirkung modifizierender Gene verstanden werden kann, ist oft gestellt worden, aber erst Easton et al. (1993) haben sie zum Gegenstand einer umfangreichen Familienstudie gemacht. Geprüft wurde die Voraussage, dass sich im Fall eines wesentlichen Einflusses modifizierender Gene die Korrelation zwischen dem Grad der Ausprägung des Phänotyps der Patienten innerhalb einer Familie mit abnehmendem Verwandtschaftsgrad verringern sollte. Für die Erhebung der Manifestationsform können entweder
- quantitativ bestimmbare Merkmale oder
- die Alternative „Vorhandensein vs. Fehlen" eines Merkmals (alternative oder binäre Merkmale) herangezogen werden.

Hinsichtlich der Anzahl von CALF ergaben sich signifikante Korrelationen zwischen monozygoten Zwillingen sowie zwischen Geschwistern bzw. Eltern und Kindern. Bei der Anzahl der Neurofibrome bestand eine hohe Konkordanz zwischen monozygoten Zwillingen und eine sehr viel geringere Korrelation zwischen Verwandten I. Grads. Zwischen dem Modell eines modifizierenden Gens mit additiver Wirkung und einem Modell multifaktorieller Modifikation konnte bei beiden Merkmalen statistisch nicht unterschieden werden. Auch im Fall des Kopfumfangs bestand eine signifikante

Korrelation zwischen eineiigen Zwillingen und Verwandten I. Grads.

Als binäre Merkmale wurden das Vorhandensein bzw. das Fehlen von plexiformen Neurofibromen, Optikusgliomen, Skoliose, Epilepsie und der Notwendigkeit von Sonderschulerziehung bestimmt. Die Prävalenz aller dieser Merkmale bei Verwandten von Merkmalsträgern sank mit abnehmendem Verwandtschaftsgrad, wie es die Wirkung modifizierender genetischer Faktoren erwarten ließ. Jedoch fand sich im Fall der plexiformen Neurofibrome keine nachweisbar familiäre Häufung.

Diese Ergebnisse sind im Sinn der Wirkung nicht mit dem NF1-Gen gekoppelter modifizierender Gene auf die Ausprägung der genannten Merkmale zu deuten. Obwohl die Daten keinen sicheren Rückschluss auf ein bestimmtes genetisches Modell zulassen, bevorzugten die Autoren Mechanismen der polygenen Modifikation (Easton et al. 1993). Da intraindividuell weder eine Korrelation zwischen der Anzahl von Neurofibromen und derjenigen von CALF noch eine solche zwischen diesen Parametern und dem Auftreten der anderen getesteten Merkmale bestand, kann angenommen werden, dass unterschiedliche Gruppen modifizierender Gene in die Ausprägung dieser Merkmale eingreifen.

Eine deutliche Korrelation besteht jedoch bei NF1-Patienten zwischen dem Auftreten eines Optikuyglioms und der Entstehung anderer ZNS-Tumoren (Friedman u. Birch 1997). In einer kritischen Stellungnahme zu der Arbeit von Easton et al. (1993) wies Riccardi (1993) darauf hin, dass angesichts der Altersabhängigkeit vieler Symptome von NF1-Patienten, die hohe Konkordanz der eineiigen Zwillinge ganz wesentlich durch ihre exakte Altersgleichheit mitbedingt sein kann. Seine Vorschläge alternativer Erklärungen für diese Daten halten sich z. T. nicht an die strengere Definition des modifizierenden Gens und entbehren der empirischen Grundlage.

Folgende Definition des modifizierenden Gens sei hier vorgeschlagen:

> Ein Keimbahngen, von dem es Allele gibt, welche die Expression und/oder die Wirkung eines oder mehrerer Gene quantitativ und/oder qualitativ beeinflussen können, heißt modifizierendes Gen.

Diese Definition bezieht den Einfluss von Varianten des 2. Allels mit ein. Ausgeschlossen sind hingegen:

- komplexe Heterozygotie für 2 Defektallele,
- 2 nichtallelische Gene, deren normale Funktion darin besteht, ein digenes Merkmal zu determinieren (Beispiel: Hh-Locus und AB0-Locus)
- alle Arten modifizierender somatischer Mutationen, es sei denn, sie sind die Folgen des Vorhandenseins von Defektallelen eines Mutatorgens in der Keimbahn.

Wird die Möglichkeit mehrerer modifizierender Gene in diese Definition mit einbezogen, trifft sie auch für die Modifikation durch den genetischen Hintergrund und durch das (genetisch determinierte) Geschlecht zu.

Ein modifizierender Einfluss des genetischen Hintergrunds ist anhand ethnischer Unterschiede der Krankheitsmanifestation zu ermitteln, jedoch bedürfte es des Vergleichs der Ethnien auch unter vertauschten Lebensbedingungen, um die genetische Bedingtheit der Unterschiede zu begründen. Abgesehen von einer geringeren Häufigkeit des Optikusglioms bei negriden NF1-Patienten (Saal et al. 1995; Pletcher et al. 1996) und dem häufigeren Vorkommen von Tierfellnävi bei asiatischen NF1-Patienten sind keine bedeutenderen ethnischen Unterschiede der NF1-Manifestation mitgeteilt worden.

Wenn modifizierende Gene einen großen Anteil an der variablen Expressivität der NF1 haben, sollten sie angesichts der pleiotropen Wirkung der NF1-Gen-Defekte in unterschiedlichen funktionellen Kategorien zu finden sein. Polymorphe Variabilität in der Population mit nicht zu selten vorkommenden grenzwertig hypomorphen Allelen bzw. rezessiven Defektallelen ist eine Voraussetzung für die interindividuelle Variabilität der modifizierenden Wirkung. Viele Gene, die als Modifikatoren von NF1 in Betracht gezogen werden können, sind auf diese Eigenschaft hin (multiallelische polymorphe Variabilität) noch nicht geprüft worden. Bei den folgenden 4 Gruppen von Proteinen besteht eine gewisse Plausibilität dafür, dass ihre genetisch bedingten Variationen modifizierend auf die Manifestation des Krankheitsbilds einwirken können:

- andere positive und negative Wachstumsregulatoren, also die Proteinprodukte von Protoonkogenen und anderen Tumorsuppressorgenen,
- Proteinasen und Proteinaseinhibitoren, insbesondere die Familie der Matrixmetalloproteinasen und deren Inhibitoren,
- Komponenten der DNA-Reparaturmechanismen: Enzyme der Exzisionsreparaturmechanismen, der Rekombinationsreparatur und der Fehlpaarungsreparatur (mismatch repair: MMR)

- Enzyme des Stoffwechsels der Kleinmoleküle, die mit Neurofibromin regulierend interagieren, wie Phosphatidylinositide, Phosphoinositide und ungesättigte Fettsäuren.

Jede dieser Kategorien bedürfte einer ausführlichen Erörterung ihrer jeweiligen potenziellen oder faktischen Beziehung zum Krankheitsbild der NF1. Dies würde Gegenstand einer eigenen Übersicht sein können. Eine weitere Kategorie potenziell modifizierender Genprodukte, die Komponenten des Ras-vermittelten Signaltransduktionsnetzes, wurde wegen ihrer Vielzahl und der Unterschiedlichkeit ihrer Funktionen nicht genannt, zumal es angesichts der phylogenetischen Konservierung dieser Moleküle wenig wahrscheinlich ist, dass sie einer polymorphen Variabilität unterliegen. Im Folgenden soll beispielhaft nur auf die mögliche Bedeutung von Genen für Komponenten von DNA-Reparaturmechanismen hingewiesen werden.

Seit Swift et al. (1976) die erhöhte Häufigkeit von Neoplasien bei Heterozygoten für ATM-Gen-Defekte entdeckten, ist der Gedanke lebendig geblieben, dass die polymorphe Variabilität von Genen, die für DNA-Reparaturenzyme kodieren, das individuelle Krebsrisiko beeinflusst. Durch die Verfügbarkeit von Methoden der Bestimmung der Reparaturkapazität an Lymphozyten- oder Fibroblastenkulturen ist in der Folgezeit eine Fülle von Belegen für diesen Zusammenhang erbracht worden [Monografie: Vos (1995)]. Es wurde erkannt, dass unter Krebspatienten Personen mit 65–80% der normalen Reparaturkapazität häufiger vorkommen als unter gesunden Probanden. Die genetische Natur dieses Zusammenhangs kommt darin zur Geltung, dass auch bei Blutsverwandten von Krebspatienten häufiger eine reduzierte Reparaturkapazität angetroffen wird als bei nicht verwandten gesunden Personen (Perera 1997; Mohrenweiser u. Jones 1998). Solche epidemiologischen Erkenntnisse waren der Anlass zur Suche nach interindividueller polymorpher Variabilität an bekannten Genloci, wie z.B. den Genen, welche den verschiedenen Komplementationsgruppen von Xeroderma pigmentosum zugrunde liegen. Shen et al. (1998) unterwarfen 5 Gene dieser Art (3-mal Exzisions-, 1-mal Rekombinations- und 1-mal Basenexzisionsreparatur) einem Screening auf polymorphe Sequenzvariabilität der kodierenden Regionen und fanden 9 Aminosäuresubstitutionen (Missense-Mutationen) z.T. an konservierten Positionen, von denen 6 als nichtkonservativ und deshalb vermutlich funktionell relevant einzustufen waren. Weitere solche Erhebungen werden im Zusammenhang mit der funktionellen Charakterisierung der gefundenen Varianten die Tragweite dieser polymorphen Variabilität für das individuelle Krebsrisiko zu erkennen geben. Sollten sich solche Polymorphismen in Reparaturgenen als relevant für das Risiko sporadischer Krebserkrankungen erweisen, steht auch ihre Bedeutung für die variable Expressivität bei hereditären Tumorerkrankungen außer Frage.

Im Gegensatz zu den bisher genannten Komponenten von DNA-Reparatursystemen ist bei der Gruppe der MMR-Gene, deren Proteinprodukte in die postreplikative Fehlpaarungsreparatur involviert sind, noch kein überzeugendes Beispiel für eine funktionell relevante polymorphe Variabilität gefunden worden. Bekanntlich beruhen etwa 90% der Erkrankungen an dominanten hereditären nichtpolypösen Kolonkarzinomen (HNPCC) auf inaktivierenden Mutationen eines der beiden MMR-Gene, MLH1 oder MSH2 (Lynch et al. 1999). Ihre Bedeutung als rezessive Mutatorgene wird im Zusammenhang mit NF1 dadurch verdeutlicht, dass das NF1-Gen eines der Zielgene dieser Mutatorwirkung zu sein scheint. Obwohl dem Konzept modifizierender Genwirkung nicht entsprechend, sei dies im Folgenden kurz erläutert.

Ricciardone et al. (1999) und Wang et al. (1999) berichteten über HNPCC-Familien, in denen aus Verwandtenehen homozygote Kinder für eine MLH1-Mutation hervorgingen. Diese entwickelten im frühen Kindesalter verschiedene hämatologische Neoplasien und manifestierten multiple CALF und Neurofibrome. Bei 1 der Kinder waren die NF1-Symptome unilateral ausgeprägt, es hatte also segmentale NF1. Die Autoren zitierten weitere Berichte über HNPCC-Familien mit Kosanguinität und Nachkommen mit der obigen Merkmalskombination, bei denen aber die MMR-Gen-Mutationen nicht identifiziert wurden. Dieser drastische Effekt der homozygoten MLH1-Defizienz auf eine frühe Manifestation der NF1 lässt erwarten, dass geringere Aktivitätsminderungen durch hypomorphe Allele mit polymorphen Häufigkeiten in der Population modifizierend auf die Manifestation der NF1 einwirken könnten.

5.2.5 Künstliche Tiermodelle der NF1

5.2.5.1 Eigenschaften der Knockout-Mäuse mit Mutationen im NF1-Gen

Phänotypische Merkmale der heterozygoten Nf1(+/−)-Mäuse. Nach gezielter Mutagenese embryonaler Stammzellen wurden Mäuse gezüchtet, die wie NF1-Patienten eine Mutation im NF1-Gen besitzen und im Folgenden kurz als Nf1(+/−)-Mäuse bezeichnet werden. Solche Mäuse sind von 2 Arbeitsgruppen unabhängig voneinander hergestellt worden, wobei Jacks et al. (1994a) den Mausinzuchtstamm 129/sv als Empfänger der Nf1(+/−)-Stammzellen verwendeten und Brannan et al. (1994) Mäuse des Stamms C57Bl/6. Bei den Nf1(+/−)-Mäusen der Arbeitsgruppe von Jacks entsteht eine stabile mutante mRNA, die aber nicht in ein funktionsfähiges Protein translatiert werden kann. Im Gegensatz hierzu ist die mutante mRNA der Nf1(+/−)-Mäuse von Brannan et al. (1994) instabil und kann durch Northern-Blot-Hybridisierung nicht nachgewiesen werden. Unter den Merkmalen, welche die Nf1(+/−)-Mäuse beider Arbeitsgruppen entwickeln (Tabelle 5.21), ist besonders die erhöhte Inzidenz von Phäochromozytomen und myeloiden Leukämien hervorzuheben. In diesen Neoplasien ist der Verlust des Wildtypallels des NF1-Gens nachgewiesen worden, in Analogie zu Phäochromozytomen und der JCML bei NF1-Patienten (Kapitel 5.2.4.1 „Formale Aspekte des Tumorsuppressorparadigmas", Unterkapitel „LOH-, Klonalitätsuntersuchungen und Mutationsanalysen bei NF1-assoziierten Tumoren von NF1-Patienten", Kapitel 5.2.4.2 „Mechanismen der Tumorgenese bei NF1", Unterkapitel „Juvenile myeloische Leukämien"). Bemerkenswert ist auch, dass bei 60–70% der Nf1(+/−)-Mäuse Lernschwierigkeiten und Gedächtnisprobleme hinsichtlich der räumlichen Orientierung auftreten (Silva et al. 1997). Durch zu-

Tabelle 5.21. Folgen der gezielten Inaktivierung des NF1-Gens bei heterozygoten Mäusen [Nf1(+/−)]

Nummer	Folgen
1.	5fache Erhöhung der Häufigkeit und frühere Entstehung von Tumoren als beim Wildtyp [Nf1(+/+)] [a]
2.	Signifikant erhöhte Inzidenz von Phäochromozytomen und myeloischer Leukämie
3.	Es fehlen die Kardinalsymptome der NF1: Pigmentierungsanomalien (CALF, LN) und Neurofibrome
4.	Verlangsamtes Erlernen von Aufgaben der Raumorientierung (hidden platform water maze)
5.	Persistierende Astrogliosis im Gehirn
6.	Vermehrte Anzahl an Astrozyten in der Hippocampusregion CA1, dem Corpus callosum, Gyrus dentatus, Nucleus accumbens, periaquäduktalem Grau und dem Zerebellum

[a] Zu den Tumoren, die auch bei Wildtypmäusen auftreten, zählen Lymphome, Lungenadenokarzinome, Hepatome, Fibrosarkome und lymphoide Leukämien.

sätzliche Übungen können die Nf1(+/–)-Mäuse lernen, sich wie die Wildtypmäuse räumlich zu orientieren, ein Hinweis darauf, dass die verringerte Neurofibrominmenge bei diesen Mäusen die Geschwindigkeit des Lernens beeinflusst. Auch bei 30–45% der NF1-Patienten sind Lernschwierigkeiten beobachtet worden, die auf einer Verminderung des Intelligenzquotienten, auf visoperzeptuellen Defiziten und eingeschränkter räumlicher Orientierungsfähigkeiten beruhen (Varnhagen et al. 1988; Eldrige et al. 1989; North et al. 1995).

In diesem Zusammenhang sei noch einmal auf die von Gutmann et al. (1999b) und Rizvi et al. (1999) nachgewiesene Astrogliosis im Hippocampus von 60% der Gehirne von Nf1(+/–)-Mäusen hingewiesen. Die klassischen NF1-Symptome wie Neurofibrome und Pigmentierungsanomalien sind bei den Nf1(+/–)-Mäusen nicht zu beobachten, sodass sie nicht als echte NF1-Modellorganismen angesehen werden können. Die Untersuchung spezifischer Zelltypen, wie beispielsweise der Schwann-Zellen dieser heterozygoten Mäuse ist jedoch von großem Nutzen (s. Kapitel 5.2.4.2 „Mechanismen der Tumorgenese bei NF1", Unterkapitel „Neurofibrome" und Kapitel 5.2.5.3 „Untersuchungen zur Funktion des Neurofibromins in spezifischen Zellen der Knockout-Mäuse").

5.2.5.2 Eigenschaften der Nf1(–/–)-Mausembryonen

Durch Kreuzung der Nf1(+/–)-Mäuse miteinander wurde versucht, Mäuse mit homozygoter Neurofibromindefizienz zu erhalten, jedoch hat der vollständige Neurofibrominverlust das Absterben der Feten zwischen dem Tag E12.5 und dem Tag E14 der Gestation zur Folge. Tabelle 5.22 gibt einen Überblick über die Anomalien, die bei den Nf1(–/–)-Embryonen gefunden wurden.

Zu den Ursachen, die zum frühzeitigen Absterben der Embryonen führen, zählen Herzfehlbildungen. Besonders auffällig ist hierbei eine Anomalie, die als „double-outlet-right-ventricle" (Dorv) bezeichnet wird und auf einer Fehlanordnung der Aorta und der Pulmonalarterie beruht. Bei den Nf1(–/–)-Embryonen verlassen beide Gefäße den rechten Ventrikel. Wie Brannan et al. (1994) beschrieben, liegt dem Dorv bei den von dieser Gruppe hergestellten Nf1(–/–)-Embryonen ein persistierender Truncus arteriosus zugrunde, dessen Entstehung durch die Neurofibromindefizienz der Neuralleistenzellen bedingt sein könnte, die in den Austrittsbereich des Truncus arteriosus eingewandert sind und dort die Septation des Truncus arteriosus in Aorta und Pulmonalarterie

Tabelle 5.22. Phänotyp der Nf1(–/–)-Embryonen

Nummer	Phänotyp
1.	Embryonale Letalität zwischen E12.5 und E14
2.	Generalisiertes Ödem
3.	Ventrikel-Septum-Defekte
4.	Double-outlet right ventricle (Dorv)
5.	Hyperproliferation von Endokardialpolsterzellen des atrioventrikulären Kanals und des ventrikulären Ausflusstrakts
6.	Gestörte Zytoarchitektur des Myokards
7.	Verzögerte Entwicklung der Nieren, Hypoplasie der Leber und der Skelettmuskulatur
8.	Hyperplasie der prä- und paravertebralen Ganglien sowie des Ganglion cervicale superius (SCG) mit erhöhter Zellzahl und Mitoserate. Andere von der Neuralleiste abgeleitete Ganglien, wie dorsale Wurzelganglien, das Trigeminusganglion und das von der Plakode abgeleitete Ganglion nodosum, zeigen normale Zellzahlen (Brannan et al. 1994)
9.	Vergrößerte Dorsalwurzelganglien mit erhöhter Zellzahl bei 50% (Jacks et al. 1994a; Lakkis et al. 1999)
10.	Sensorische und sympathische Neuronen überleben in vitro unabhängig von Neurotrophinen
11.	12,5% zeigen strukturelle Anomalien v. a. des Prosenzephalons und Exenzephalie (nur bei weiblichen Embryonen) (Jacks et al. 1994a; Lakkis et al. 1999)
12.	Vermehrte Zellzahl primitiver myeloider Präkursorzellen in der fetalen Leber

steuern (Brannan et al. 1994; Kirby et al. 1983). Die Nf1(–/–)-Embryonen von Jacks et al. (1994a) weisen ebenfalls die Anomalie des Dorv auf, die jedoch bei diesen Embryonen nicht mit einem persistierenden Truncus arteriosus einhergeht, sondern auf einer defekten konotrunkalen Rotation der Aorta und der Pulmonalarterie beruht (Lakkis et al. 1998). Der Unterschied könnte durch den verschiedenartigen genetischen Hintergrund (129/sv vs. C57Bl/6) bedingt sein. Dafür spricht auch, dass noch weitere Unterschiede zwischen den homozygot defizienten Embryonen der beiden Knockout-Stämme beobachtet wurden. Während Brannan et al. (1994) keine Veränderungen der Spinalganglien ihrer Knockout-Embryonen bemerkten, bestand eine Hyperplasie derselben bei den Nf1(–/–)-Embryonen von Jacks et al. (1994a) (Lakkis et al. 1998). Außerdem zeigten 12,5% der weiblichen Nf1(–/–)-Embryonen von Jacks et al. (1994a) schwere kraniale Neuralrohrverschlussdefekte wie Exenzephalie.

Das genaue anatomische Studium der Nf1(–/–)-(129/sv)-Embryonen ermöglichte es Lakkis et al. (1999), nachzuweisen, dass Neurofibromin in der

Embryogenese der Maus bei der Differenzierung der Herzklappen eine wichtige Rolle spielt. Die Herzklappen entstehen aus Endokardialzellen, die im Bereich des atrioventrikulären Kanals und des ventrikulären Ausflusstrakts in die extrazelluläre Matrix zwischen Endokard und Myokard am 9. Tag der Gestation einwandern und sich in mesenchymale Zellen umwandeln. Diese mesenchymal transformierten Endokardialpolsterzellen proliferieren und treten danach in eine Differenzierungsphase ein, die auch von Apoptose begleitet ist. Bei Nf1(–/–)-Embryonen sind eine gesteigerte, mesenchymale Transformation, Hyperproliferation der Endokardialpolsterzellen bei ausbleibender Differenzierung und Apoptose zu beobachten, wodurch in schweren Fällen sogar der Bluteinstrom in das Herz verhindert wird. Die epithelial-mesenchymale Transformation der Endokardialzellen, ihre Proliferation und Differenzierung sind von der Ras-Aktivität abhängig, und Neurofibromin als negativer Ras-Regulator fungiert als Modulator dieser Prozesse. Die Hyperproliferation der Endokardialzellen ist bei Nf1(–/–)-Embryonen bereits am Tag E10.5 nachzuweisen, zu einem Zeitpunkt, an dem noch keine Neuralleistenzellen in die Bereiche der Endokardialpolsterbildung eingewandert sind (Lakkis et al. 1998). Somit ist die Hyperplasie der Endokardialpolster auf eine Neurofibromindefizienz in endothelialen und/oder mesenchymalen Zellen zurückzuführen.

5.2.5.3 Untersuchungen zur Funktion des Neurofibromins in spezifischen Zellen der Knockout-Mäuse

Im Folgenden werden die Erkenntnisse zusammengefasst, die durch Experimente mit verschiedenen Zellsorten der Nf1(–/–)-Embryonen oder der Nf1(+/–)-Tiere gewonnen wurden und für das Verständnis der Funktionen des Neurofibromins von großer Bedeutung sind.

Astrozyten von Nf1(+/–)-Mäusen. Bei Nf1(+/–)-Mäusen ist in den medialen Regionen der periaquäduktalen grauen Substanz und im Bereich des Nucleus accumbens Astrogliose zu beobachten, die durch erhöhte GFAP-Expression gekennzeichnet ist. Normalerweise ist die Aktivierung von Astrozyten eine Folge von Gehirnverletzungen und geht mit neuronaler Degeneration einher. Bei den Nf1(+/–)-Mäusen jedoch ist die Astrogliose ein persistierender Prozess, keine Reaktion auf akute Ereignisse. Eine Degeneration von Neuronen konnte bei Nf1(+/–)-Mäusen nicht festgestellt werden

(Rizvi et al. 1999). Bei NF1-Patienten ist Astrogliose nicht, wie bei den Nf1(+/–)-Mäusen, auf bestimmte Gehirnareale beschränkt, sondern in vielen Bereichen des Gehirns zu beobachten (Nordlund et al. 1995). Gutmann et al. (1999b) sahen neben der erhöhten GFAP-Expression in Typ-1-Astrozyten im Gehirn von Nf1(+/–)-Mäusen, dass auch die Anzahl der Astrozyten in der Hippocampusregion CA1, im Corpus callosum, im Gyrus dentatus und im Zerebellum im Vergleich zu den Wildtypmäusen erhöht ist. In vitro wachsen zerebrale Nf1(+/–)-Astrozyten nur in Gegenwart neuronaler Zellen. Es ist denkbar, dass die Astrozytenproliferation im Gehirn von Nf1(+/–)Mäusen kein zellautonomer Vorgang ist, sondern der Steuerung durch externe Stimuli bedarf. Im Gegensatz zu den Nf1(+/–)-Astrozyten zeigen jene der Wildtypmäuse bei Kokultivierung mit neuronalen Zellen keine erhöhte Proliferationsrate. Die Reduktion der Neurofibrominmenge in Nf1(+/–)-Astrozyten führt also bei externen Wachstumsstimuli, wie Kontakt zu Neuronen, zu einer gesteigerten Proliferation. Die Rolle des Neurofibromins als eines negativen Wachstumsregulators in Astrozyten wird durch die Beobachtung bestätigt, dass die Neurofibrominmenge stark ansteigt, wenn die Zellen in Kultur ein konfluentes Stadium erreichen und ihr Wachstum einstellen. Diese Wirkung des Neurofibromins wird offenbar über die Hemmung der Ras-vermittelten Signaltransduktionskaskade ausgeübt, denn die erhöhte Proliferation der Nf1(+/–)-Astrozyten in Gegenwart neuronaler Zellen wird durch MEK-Inhibitoren gehemmt (Abb. 5.2). Dabei kommt Neurofibromin in Astrozyten eine sehr spezifische Rolle zu, da es nicht durch ein anderes Ras-GAP wie p120GAP ersetzt werden kann. Hierfür sprechen auch die Beobachtungen an Knockout-Mäusen mit einer Mutation in einem Allel des p120GAP-Gens (p120GAP+/–), bei denen die Menge an GFAP-immunreaktiven Astrozyten im Gehirn nicht erhöht ist (Henkemeyer et al. 1995; Gutmann et al. 1999b) [Kapitel 5.2.5.4 „Analyse von Doppelmutanten aus Nf1(+/–)- u.a. Knockout-Mausstämmen", Unterkapitel „Knockout-Mäuse mit Mutationen im NF1- und p120GAP-Gen"].

Fibroblasten. Die Untersuchungen von Fibroblasten aus dem Wundbereich verletzter Nf1(+/–)-Mäuse zeigen, dass Neurofibromin auch eine Rolle bei der Wundheilung spielt. Dies findet auch darin Bestätigung, dass die Neurofibrominexpression in menschlichen Fibroblasten nach Verletzung der Haut stark erhöht ist (Atit et al. 1999; Ylä-Outinen et al. 1998). Wird die Haut von Nf1(+/–)-Mäusen durch Ausschneiden eines Hautstücks mit Anteilen des darunter liegenden Gewebes verletzt, bilden die Fibroblasten im Wundbereich bei 60% der Tiere vermehrt kollagenreiches Granulationsgewebe, das zudem eine andersartige Struktur aufweist als bei Wildtypmäusen. Dies hat zur Folge, dass die Narben der Nf1(+/–)-Mäuse tiefer und größer sind. Außerdem proliferieren Nf1(+/–)-Fibroblasten im Wundbereich auch über den Zeitpunkt hinaus, zu welchem die Proliferationsphase im Rahmen der Wundheilung abgeschlossen sein sollte. Auch in vitro in Gegenwart von 10% Serum zeigen die Nf1(+/–)- und Nf1(–/–)-Fibroblasten eine höhere Proliferationsrate als der Wildtyp. Wird dem Kulturmedium (mit 10% Serum) der epidermale Wachstumsfaktor EGF oder konditioniertes Medium aus Kulturüberständen aktivierter Makrophagen zugesetzt, reagieren nur die Nf1(+/–)- und die Nf1(–/–)-Fibroblasten mit einer erhöhten Proliferationsrate, nicht aber die Fibroblasten der Wildtypmäuse. Fibroblasten aus Nf1(+/–)-Mäusen und Nf1(–/–)-Embryonen reagieren also durch gesteigerte Proliferation auf den Einfluss von EGF und Zytokinen, die beispielsweise bei Trauma oder Verwundung von aktivierten Makrophagen sezerniert werden. Das Granulationsgewebe im Wundbereich von Nf1(+/–)-Mäusen ist besonders kollagenreich. Jedoch kann in vitro nur bei Nf1(–/–)-Fibroblasten, nicht bei Nf1(+/–)-Fibroblasten eine erhöhte Kollagenproduktion nachgewiesen werden. In den Nf(–/–)-Fibroblasten wird die erhöhte Kollagenausscheidung aber nicht durch fehlregulierte Ras-Signaltransduktionskaskaden ausgelöst, da die Zugabe von Farnesyltransferaseinhibitoren oder des Inhibitors MEKKI (Inhibitor des Raf-MAPK-Signaltransduktionswegs der Ras-Kaskade) die Kollagenablagerung nicht beeinflusst (Atit et al. 1999).

Die vermehrte Bildung von kollagenreichem Granulationsgewebe in den Narben ist sehr wahrscheinlich wie die Hyperproliferation von Nf1(+/–)-Fibroblasten durch eine veränderte Reaktion auf Wachstumsfaktoren und Zytokine bedingt, wie sie von Makrophagen sezerniert werden und normalerweise im Wundbett zur Regeneration beitragen. Das Verhalten der Fibroblasten bei der Wundheilung von Nf1(+/–)-Mäusen gleicht in gewisser Weise dem der Fibroblasten in Neurofibromen, da auch in diesen Tumoren eine Hyperproliferation von Fibroblasten und eine gesteigerte Kollagensynthese festgestellt wurden (Peltonen et al. 1981, 1986; Uitto et al. 1986; Sasaki et al. 1992).

Schwann-Zellen. Die Erkenntnisse, die durch Untersuchungen an SZ von Nf1(+/–)-Mäusen bzw. von

Nf1(–/–)-Mausembryonen gewonnen wurden, sind bereits in Kapitel 5.2.4.2 „Mechanismen der Tumorgenese bei NF1", Unterkapitel „Neurofibrome", unter dem Aspekt der Unterschiede zwischen SZ von NF1-Patienten und solchen gesunder Probanden behandelt worden.

Hämatopoetische Progenitorzellen. Die Ras-vermittelte Signaltransduktion spielt bei der Regulation der normalen Granulopoese eine zentrale Rolle. Heterozygote Nf1(+/–)-Mäuse entwickeln spontan Leukämien, die der JCML bei Kindern mit NF1 entsprechen. Aus der Leber von Nf1(–/–)-Embryonen (E13) lassen sich hämatopoetische Progenitorzellen isolieren, die in Gegenwart von GM-CSF (granulocyte-macrophage colony stimulating factor) mehr Kolonien bilden als die entsprechenden Nf1(+/–)- oder Nf1(+/+)-Zellen (s. Kapitel 5.2.4.2 „Mechanismen der Tumorgenese bei NF1", Unterkapitel „Juvenile myeloische Leukämien"). Diese hypersensitive Reaktion auf GM-CSF haben die Nf1(–/–)-myeloiden Progenitorzellen mit den leukämischen Zellen bei JCML gemein (Largaespada et al. 1996; Bollag et al. 1996). Auf diesem Hintergrund stellen die Zelllinien der NF1-Knockout-Mäuse ein ideales Modellsystem dar, mit welchem sich die Auswirkungen der Neurofibromindefizienz auf die Signaltransduktionswege untersuchen lassen, die durch GM-CSF u. a. Faktoren reguliert werden. Wichtige Befunde hierzu lieferten die Arbeiten von Zhang et al. (1998b), die den Einfluss verschiedener Wachtumsfaktoren auf die Koloniebildungsrate myeloider Vorläuferzellen der granulozytären und der monozytären Linie untersuchten. Nf1(–/–)-Zellen bilden in Gegenwart von GM-CSF mehr Kolonien als Nf1(+/–)- oder Nf1(+/+)-Zellen. Der stimulierende Effekt von GM-CSF auf Nf1(–/–)-Zellen wird durch die Zugabe von SCF (stem-cell factor), dem Liganden des c-kit-Rezeptors, noch verstärkt. Auch SCF allein zeigt in diesem Versuchsansatz eine stimulierende Wirkung. Da SCF auf frühere Stadien der Progenitorzellpopulation wirkt als GM-CSF, zeigen diese Daten, dass der Verlust des Neurofibromins eine erhöhte wachstumsfaktorstimulierte Proliferation sowohl der frühen Stammzellen als auch der Progenitorzellen der granulozytären und monozytären Reihe bewirkt.

Zhang et al. (1998b) konnten ebenfalls zeigen, dass in der Leber von Nf1(–/–)-Embryonen mehr primitive myeloide Präkursorzellen vorliegen als bei Nf1(+/–)- oder Wildtypembryonen.

Hämatopoetische Progenitorzellen aus der Leber von Nf1(–/–)-Embryonen, die den SCF-Rezeptor c-kit exprimieren, zeigen eine 3fache Erhöhung der MAPK-Aktivität im Vergleich zum Wildtyp. Die MAPK-Aktivität kann bei den Nf1(–/–)-Zellen durch den Einfluss von SCF und GM-CSF auch wesentlich stärker und nachhaltiger erhöht werden als bei den Nf1(+/+)-Zellen. Daraus ist zu folgern, dass durch die Neurofibromindefizienz die Ras-MAPK-Kaskade konstitutiv aktiviert ist und durch Zytokine noch stärker aktiviert werden kann. Durch Inhibitoren der MAP Kinasen kann diese Fehlregulation des Ras-MAP-Kinase-Wegs in Nf1(–/–)-Progenitorzellen unterdrückt werden (Zhang et al. 1998b).

Auswirkungen der Neurofibromindefizienz auf sensorische und sympathische Neuronen. Sensorische Neuronen der kranialen Ganglien und der Spinalganglien (SG) stammen vom plakodalen Ektoderm bzw. von der Neuralleiste ab. Nach der Proliferationsphase dieser Neuronen setzt die Reifungsphase ein, die mit der Innervation der Zielgewebe einhergeht. Hierbei sterben zahlreiche, evtl. überflüssige oder nicht korrekt innervierende Neuronen ab, wenn der Einfluss exogener Neurotrophine fehlt, die von den Zielgeweben sezerniert werden. Aus den im Folgenden diskutierten Experimenten von Vogel et al. (1995) an Neuronen aus Nf1(–/–)-Embryonen geht hervor, dass Neurofibromin während der Ontogenese am Erwerb der Neurotrophinabhängigkeit sensorischer und sympathischer Neuronen beteiligt ist.

Das Überleben von sensorischen Neuronen der Spinalganglien (SG) und des Trigeminusganglions (TG) hängt normalerweise vom Tag E12.5–13.5 an von der Präsens des NGF ab. SG-Neuronen von Nf1(–/–)-Embryonen, isoliert am Tag E13.5, reifen in Kultur und überleben ohne den Einfluss von NGF. Dies ist nur bei einem sehr geringen Anteil der Wildtypneuronen zu beobachten. Vogel et al. (1995) zeigten, dass konditioniertes Medium von Nf1(–/–)-SG-Neuronenkulturen keine Faktoren enthält, die den Wildtypneuronen das Überleben ermöglichen könnten. Dieser Befund schließt aus, dass die Nf1(–/–)-Neuronen durch autokrine NGF-Produktion in vitro überleben. Auch TG-Neuronen von Nf1(–/–)-Embryonen, isoliert am Tag E12.5, zu einer Zeit, zu der ihr Überleben von der NGF-Expression in den Zielzellen abhängt, sterben im Gegensatz zu den Wildtypneuronen in Kultur nicht ab, sondern überleben mehrere Tage und bilden Neuriten aus. Dies gilt auch für unreife neurofibromindefiziente TG-Neuronen, die ihre Zielzellen noch nicht erreicht haben. Das neurotrophinunabhängige Überleben der sensorischen

Nf1(–/–)-Neuronen ist also nicht mit einer verzögerten Reifung derselben oder mit einer Störung der Innervation von Zielzellen zu erklären. Neuronen des Ganglion nodosum (GN) stammen nicht von der Neuralleiste ab, sondern vom Ektoderm der Plakode. Auch bei diesen Neuronen hängt das Überleben in Kultur, wenn sie am Tag E12.5 isoliert worden sind, von einem Neurotrophin, in diesem Fall von exogenem BDNF ab (brain derived neurotrophic factor). GN-Neuronen der Nf1(–/–)-Embryonen überleben ohne BDNF und bilden Neuriten aus. Die Neurofibromindefizienz bewirkt also in Neuronen, die von der Neuralleiste und solchen, die vom plakodalen Ektoderm abstammen, neurotrophinunabhängiges Überleben.

Kulturen unreifer sensorischer Neuronen reagieren nicht auf die Zugabe von Neurotrophinen. Aber in Kulturen aus Neuronen, die während der Innervationsphase isoliert wurden, finden sich Zellen, die auf NGF reagieren. Diese NGF-abhängigen Neuronen aus Nf1(–/–)-Embryonen sind 10-mal sensitiver gegenüber NGF als die des Wildtyps (Vogel et al. 1995).

Sympathische Neuronen reifen später in der Embryonalentwicklung als sensorische Neuronen. Vor dem Tag E16 liegen in den superioren zervikalen Ganglien (SCG) von Wildtypembryonen unreife proliferierende Neuronen vor. Da die Nf1(–/–)-Embryonen vor der Reifungsphase der SCG-Neuronen sterben, konnten Vogel et al. (1995) nur das Verhalten der unreifen SCG-Neuronen untersuchen. Während SCG-Neuronen der Wildtypembryonen, isoliert am Tag E13.5, ohne Neurotrophine nach 48 h in Kultur größtenteils sterben, bilden gleichaltrige SCG-Nf1(–/–)-Neuronen in Kultur Neuriten aus und überleben ohne NGF oder Neurotrophin 3 mehrere Wochen. Auch bei den SCG-Neuronen konnte eine autokrine NGF-Produktion der Nf1(–/–)-Zellen ausgeschlossen werden. Brannan et al. (1994) beobachteten bei den Nf1(–/–)-Embryonen erhöhte Zellzahlen in paravertebralen und sympathischen Ganglien. In allen diesen Fällen resultiert also die erhöhte Zellzahl aus dem von Neurotrophinen unabhängigen Überleben der Neuronen (Vogel et al. 1995).

Aktiviertes Ras kann die Effekte von Neurotrophinen, also Neuritenbildung und Überleben von Neuronen imitieren, wie an sensorischen Neuronen des Hühnchens gezeigt wurde (Borasio et al. 1989). Neurotrophine, die an die Rezeptorkinase Trk binden, erhöhen den Anteil an Ras-GTP in diesen Neuronen (Ng u. Shooter 1993). Neurofibromin ist also als negativer Ras-Regulator an dem Reifungsprozess beteiligt, der zur Abhängigkeit von Neurotrophinen führt. Interessanterweise ist hierbei nicht Raf, sondern die Phosphatidylinositol-3-Kinase (PI3K) der wirksame Effektor von Ras. Dies konnten Klesse u. Parada (1998) beweisen, indem sie embryonale SG-Neuronen der Maus mit verschiedenen rekombinanten adenoviralen Expressionsvektoren transfizierten. Diese rekombinanten Adenoviren exprimierten jeweils dominant-negative, konstitutiv aktive oder die Wildtypformen der Kinasen Raf, Mek oder Erk. Keines dieser Konstrukte vermochte das NGF-abhängige Überleben der Wildtypneuronen oder das neurotrophinunabhängige Überleben der Nf1(–/–)-Neuronen zu beeinflussen, was zeigt, dass die Differenzierung sensorischer Neuronen nicht über den Raf-Mek-Erk-Weg reguliert wird. Nur die Expression von dominant-negativem Ras in den SG-Neuronen von Wildtypembryonen beeinträchtigte das Überleben der Neuronen trotz Neurotrophingabe in hohem Maß. Dies entspricht der Erwartung, da dominant-negative Ras-Mutanten die allen Ras-Effektor-Interaktionen vorgeschaltete Ras-Aktivierung hemmen. Durch Inhibitoren der PI3K sterben sowohl die Neuronen der Nf1(–/–)-Embryonen als auch die des Wildtyps in weniger als 24 h, was die Bedeutung dieses Ras-Effektors für die Signaltransduktionskaskade, die das Überleben von Neuronen steuert, unterstreicht. Aus diesen Untersuchungen an Nf1(–/–)-Neuronen geht zweifelsfrei hervor, dass im Zug des durch Ras regulierten Erwerbs der Neurotrophinabhängigkeit hauptsächlich Neurofibromin als negativer Ras-Regulator wirkt.

5.2.5.4 Analyse von Doppelmutanten aus Nf1(+/–)- u.a. Knockout-Mausstämmen

Knockout-Mäuse mit Mutationen im NF1- und im p53-Gen. Der hohe Anteil von Tumoren mit homozygotem Verlust der Funktion des p53-Gens (Nigro et al. 1989; Hollstein et al. 1994) und die Tatsache, dass auch in malignen Nervenscheidentumoren (MPNST) von NF1-Patienten inaktivierende p53-Gen-Mutationen nachgewiesen worden sind (Menon et al. 1990, Greenblatt et al. 1994; Legius et al. 1994) gaben Anlass, die Bedeutung des Verlusts des p53-Gens für die Tumorgenese bei NF1 an Mäusen zu erforschen, die Defekte im NF1- und im p53-Gen tragen.

Durch die Kreuzung von Nf1(+/–)-Mäusen mit p53(+/–)-Mäusen wurden doppelt heterozygote Tiere [Nf1(+/–);p53(+/–)] oder doppelt homozygot defiziente Embryonen [Nf1(–/–);p53(–/–)] gewonnen. Im Voraus sei erwähnt, dass im Gegensatz zu den Nf1(–/–)-Embryonen, die Mehrzahl der homozygot p53-defizienten Mäuse überleben kann

(Jacks et al. 1994b). Jedoch sterben etwa 20% der p53(–/–)-Embryonen an Verschlussfehlbildungen des kranialen Neuralrohrs. Exenzephalie wird bei 15–18% dieser Embryonen beobachtet (Armstrong et al. 1995; Sah et al. 1995). Doppelt homozygote Embryonen mit dem Genotyp Nf(–/–);p53(–/–) sterben während der Embryonalentwicklung und zeigen häufig Exenzephalie (Vogel u. Parada 1998). Die kooperative Wirkung von Defekten des NF1- und des p53-Gens bei der Tumorentwicklung der Maus wurde von Vogel et al. (1999) und Cichowski et al. (1999) eingehend untersucht. Wie in Kapitel 5.2.5.1 „Eigenschaften der Knockout-Mäuse mit Mutationen im NF1-Gen" angesprochen, entwickeln Nf1(+/–)-Mäuse mit 18–28 Monaten vornehmlich Phäochromozytome und myeloide Leukämien. p53(–/–)-Mäuse entwickeln im Alter von 6 Monaten v.a. Lymphome und Hämangiosarkome, während p53(+/–)-Mäuse mit erhöhter Inzidenz an Osteosarkomen leiden, die sie durchschnittlich im Alter von 9 Monaten manifestieren. Die doppelt heterozygoten Mäuse [Nf1(+/–);p53(+/–)], bei welchen die jeweiligen Defektallele auf unterschiedlichen Chromosomen 11 liegen (*trans*-Stellung), zeigen eine verminderte Überlebensrate im Vergleich zu Mäusen mit dem Genotyp Nf1(+/–);p53(+/+) oder Nf1(+/+);p53(+/–), überleben aber ein Alter von 10 Monaten und entwickeln solche Tumoren, wie sie auch bei den Mäusen mit jeweils nur einem Defektallel beobachtet wurden. Die Analyse dieser Tumoren im Southern-Blot zeigte den Verlust entweder des Wildtyp-NF1-Allels oder des Wildtyp-p53-Allels. Im Gegensatz hierzu überleben die doppelt heterozygoten Mäuse mit beiden mutanten Allelen auf einem Chromosom 11 (*cis*-Stellung) den 10. Lebensmonat nicht, ihre durchschnittliche Lebenserwartung beträgt nur 5 Monate, und sie entwickeln eine signifikant erhöhte Rate an Weichteilsarkomen (81%), die etwa 2,3-mal höher ist als die Inzidenz dieser Tumoren bei den doppelt heterozygoten Tieren mit *trans*-Stellung der Defektallele. Mindestens 30% der Tumoren der Mäuse mit *cis*-Konfiguration sind S100-positiv und als maligne periphere Nervenscheidentumoren (MPNST) einzuordnen. Da in den MPNST der doppelt heterozygoten Mäuse mit *cis*-Stellung der Defektallele der Verlust der Wildtypallele des NF1- und des p53-Gens nachgewiesen werden konnte, legen diese Befunde eine kooperative Wirkung beider Defekte bei der Entstehung von MPNST nahe. Es ist nicht auszuschließen, dass auch ein Teil der doppelt heterozygoten Tiere mit den Defektallelen in *trans*-Stellung an MPNST stirbt. Ihre im Vergleich mit den Tieren mit *cis*-Stellung mehr als doppelt so lange 50%-Überlebenszeit (Vogel et al. 1999; Cichowski et al. 1999) reflektiert die Seltenheit der hierfür höchstwahrscheinlich notwendigen Kombination von Ereignissen: somatische Rekombination und Verlust des rekombinanten Chromosoms mit den beiden Wildtypallelen.

Auch bei NF1-Patienten ist davon auszugehen, dass die maligne Progression durch p53-Gen-Mutationen ausgelöst werden kann [Kapitel 5.2.4.2 „Mechanismen der Tumorgenese bei NF1", Unterkapitel „Neurofibrosarkome (MPNST)"]. NF1-Patienten leiden unter einem drastisch erhöhten Risiko, an MPNST zu erkranken, die häufig aus benignen, plexiformen Neurofibromen entstehen (Riccardi 1992; Woodruff 1999). Somit eignen sich die doppelt heterozygoten Nf1(+/–);p53(+/–)-Mäuse als ein Modellsystem für die Entwicklung von MPNST.

Die kooperative Wirkung von Defekten des NF1- und des p53-Gens spiegelt sich auch auf anderer Ebene wider. Sympathische Neuronen der superioren zervikalen Ganglien (SCG) aus p53(–/–)-Embryonen proliferieren stärker und überleben in Kultur ohne Neurotrophine länger als die der Wildtypmäuse oder als Neuronen aus p53(+/–)-Embryonen. Diese Unterschiede sind nur in einem bestimmten Entwicklungszeitraum zwischen E12.5 und E14.5 festzustellen, danach differieren die Überlebenskurven der Neuronen unterschiedlicher p53-Genotypen nicht mehr. Ab etwa E15–E16 endet normalerweise die Proliferationsphase der SCG, und die Neuronen treten mit ihren peripheren Zielzellen in Kontakt, wobei sie differenzieren und von Neurotrophinen abhängig werden. Wie die sympathischen Neuronen des Wildtyps brauchen die p53(–/–)-Neuronen NGF, um vollständig morphologisch zu reifen und zu überleben. Die p53-Defizienz steigert die Proliferation von sympathischen Neuronen in einem zeitlich begrenzten Fenster zwischen E12.5 und E16. Diese Effekte wurden bei sensorischen Neuronen nicht beobachtet. Ganz im Gegensatz hierzu reifen sympathische und sensorische Neuronen von Nf1(–/–)-Embryonen auch morphologisch und überleben mehrere Wochen ohne NGF. Dies ist auch bei SCG-Neuronen doppelt defizienter Embryonen mit dem Genotyp Nf1(–/–);p53(–/–) zu beobachten, wobei aber im Sinn eines additiven Effekts die Proliferationsrate bei diesen Neuronen noch stärker erhöht ist. Die Embryonen dieses Genotyps sterben wie die Nf1(–/–)-Embryonen etwa am Tag E13.5, und mehr als 60% zeigen Exenzephalie. Durch die Neurofibromindefizienz wird die Inzidenz von kranialen Neuralrohrverschlussdefekten bei p53-defizienten Mäusen stark erhöht. Die Mu-

tationen des NF1- bzw. p53-Gens zeigen also auch auf homozygot defizientem Hintergrund des jeweils anderen Gens einen kooperativen Effekt (Vogel u. Parada 1998).

Knockout-Mäuse mit Mutationen im NF1- und p120GAP-Gen. Ein synergistischer Effekt der Neurofibromin- und der p120GAP-Defizienz bezüglich der Auswirkungen auf den Phänotyp wurde bei Mausembryonen beobachtet, die den Genotyp Nf1(–/–);p120GAP(–/–) aufweisen. Embryonen, die nur p120GAP-defizient sind, sterben vor dem Tag E10.5 an den Folgen schwerer Anomalien der Organisation und des Migrationsverhaltens endothelialer Zellen. Bis zum 12-Somiten-Stadium sind die p120GAP(–/–)-Embryonen unauffällig. Im 16-Somiten-Stadium jedoch werden trotz korrekter Verzweigung der intersegmentalen Arterien ungewöhnliche ventrale Verzweigungen der dorsalen Aorta beobachtet, deren Durchmesser darüber hinaus kleiner ist als bei Wildtypembryonen. Zum frühzeitigen Tod dieser Embryonen führen multiple innere Blutungen durch brüchige Gefäße und eine stark eingeschränkte Blutzirkulation. Außerdem sind massive Apoptosis vornehmlich neuronaler Zellen und Verschlussfehlbildungen im Bereich des dorsalen Stammhirns zu beobachten. Embryonen mit dem Genotyp Nf1(–/–);p120GAP(–/–) sterben bereits am Tag E7.5 und weisen noch schwerere Fehlbildungen auf als die Embryonen, die jeweils nur an einem der beiden Genorte homozygot defizient sind. Eine besondere Auffälligkeit, die nur bei den doppelt homozygot mutanten Embryonen auftritt, sind große Areale hyperproliferierender neuronaler Zellen im Neuroepithel des Stammhirns. Die schweren Entwicklungstörungen der Nf1(–/–);p120GAP(–/–)-Mäuse, welche bereits bei der Anlage der Somiten auftreten, zeigen, dass der Verlust zweier negativer Ras-Regulatoren massive Störungen in multiplen Organanlagen zur Folge hat. Hierbei ist zu berücksichtigen, dass p120GAP auch als Effektor von aktiviertem Ras fungieren kann.

Überraschenderweise sind die heterozygoten p120GAP(+/–)-Mäuse phänotypisch unauffällig und leiden im Gegensatz zu den Nf1(+/–)-Mäusen nicht unter einem erhöhten Tumorrisiko. Neurofibromin und GAP üben also während der Ontogenese der Maus nichtredundante Funktionen aus (Henkemeyer et al. 1995).

Knockout-Mäuse mit Mutationen des NF1- und c-kit-Rezeptor-Gens. Der Einfluss von Mutationen des NF1-Gens auf den Phänotyp von Mäusen mit homozygot mutantem c-kit-Rezeptor wurde von Ingram et al. (2000) untersucht. Das c-kit-Gen kodiert für eine Rezeptortyrosinkinase (RTK) vom PDGF-Rezeptor-Typ. Die Wahl des c-kit-Gens für die Konfrontation mit dem NF1-Gen-Defekt der NF1-Knockout-Maus darf insofern besonderes Interesse beanspruchen, als c-kit und sein Ligand, der Steel- oder Stammzellfaktor (SCF) die Entwicklung dreier migratorischer Zellpopulationen steuern:

- primordiale Keimzellen,
- Melanoblasten und
- hämatopoetische Stammzellen.

Bei der Maus sind zahlreiche Allele des c-kit-Gens bekannt, die an Hypopigmentierung zu erkennen sind und unterschiedliche Grade von Anämie, Mastzellhypoplasie und Sterilität verursachen. Defekte des menschlichen c-kit-Gens liegen autosomal-dominanten Pigmentierungsstörungen vom Typ des Piebaldismus zugrunde (s. MIM 164920 und 172800). Die partielle Hypopigmentierung der Mausmutanten am c-kit-Locus trägt die Bezeichnung „dominant white spotting" und wird durch „W" symbolisiert. Ingram et al. (2000) verwendeten heterozygote Mäuse mit dem bekannten W-Allel $W^{41}(W^{41}/+)$, das zu einer partiellen Inaktivierung der c-kit-RTK führt. Die durch Kreuzung mit Nf1(+/−)-Mäusen erhaltenen Mäuse des Genotyps Nf1(+/−);W^{41}/W^{41} zeigen eine 60–70% stärkere Pigmentierung des Fells im Vergleich zu Mäusen des Genotyps Nf1(+/+);W^{41}/W^{41}. Diese signifikante Korrektur des Pigmentierungsdefekts der W^{41}/W^{41}- Mäuse durch Neurofibrominhaploinsuffizienz ist mit der Hypothese vereinbar, dass eine erhöhte Ras-Aktivität an der Entstehung der Pigmentierungsanomalien bei NF1 beteiligt ist (s. Kapitel 5.2.4.4 „Pathogenese der nichtneoplastischen Symptome der NF1", Unterkapitel „Pigmentierungsanomalien").

Bei den Nf1(+/−);W^{41}/W^{41} ist die Anzahl der peritonealen und der kutanen Mastzellen erhöht, und Mastzellen dieser Mäuse reagieren mit stärker als normal erhöhter Proliferation, Klonierungsausbeute und Überlebensrate auf Stimulation mit Steel-Faktor, dem Liganden der c-kit-RTK. Dies ist nicht nur bei Mastzellen der Nf1(+/−);W^{41}/W^{41}-Mäuse, sondern auch bei Homozygoten für das Wildtypallel der c-kit-RTK zu beobachten. Da die aktivierte c-kit-RTK über die Ras-vermittelte Signaltransduktionskaskade wirkt, sollten diese Effekte der Neurofibrominhaploinsuffizienz auf einer erhöhten Ras-Aktivität beruhen. Tatsächlich kommt es durch Stimulation von Mastzellen der Nf1(+/−);

W^{41}/W^{41}- Mäuse mit Steel-Faktor zu einer 5-mal höheren Aktivierung der p42MAP-Kinase (Erk2) als bei Mastzellen von Nf1(+/+); W^{41}/W^{41}-Mäusen. Neurofibrominhaploinsuffizienz wirkt also hinsichtlich der Ras-Aktivierung der bei W^{41}/W^{41}-Genotyp bestehenden partiellen c-kit-Rezeptor-Defizienz entgegen. An diesem System der Nf1(+/−); W^{41}/W^{41}- Mäuse wird deutlich, dass Neurofibromin als negativer Regulator von Ras bei der von aktiviertem c-kit ausgelösten Signaltransduktion wirkt. Außerdem lassen diese Befunde vermuten, dass bereits die Haploinsuffizienz des NF1-Gens Konsequenzen in Bezug auf die Eigenschaften bestimmter Zellsorten hat, denn Mastzellen heterozygoter Nf1(+/−)-Mäuse, die keine Mutationen des c-kit-RTK-Gens aufweisen, reagieren aberrant auf Stimulation durch Steel-Faktor. Sie hyperproliferieren, überleben länger und zeigen eine deutliche Erhöhung der MAP-Kinase-Aktivität in Gegenwart des c-kit-Liganden. Da Neurofibrome von NF1-Patienten einen erhöhten Mastzellgehalt haben, könnte deren Fehlregulation durch Haploinsuffizienz des NF1-Gens beim Tumorwachstum eine wichtige Rolle spielen.

Dass Neurofibrominmangel auch zur Entstehung von Lymphomen beitragen kann, geht aus den Versuchen an Mäusen hervor, die N-Ras überexprimieren und eine Mutation des NF1-Gens tragen (Mangues et al. 1998).

5.2.5.5 Chimäre Mäuse mit Mutationen im NF1-Gen

Da Nf1(−/−)-Embryonen in utero sterben, wurden chimäre Tiere hergestellt, die es erlauben sollen, die Effekte der vollständigen Neurofibromindefizienz im adulten Organismus zu untersuchen. Zu diesem Zweck sind Nf1(−/−)-embryonale Stammzellen in Blastozysten von Wildtypmäusen injiziert worden (Cichowski et al. 1999). Die daraus resultierenden chimären adulten Tiere konnten in 3 Phänotypkategorien eingeteilt werden. Etwa 20% der untersuchten Tiere, welche den höchsten Anteil an Nf(−/−)-Zellen aufwiesen, starben im 1. Lebensmonat aus unbekannten Ursachen. Die beiden Mäuse mit dem Anteil von nur 15% neurofibromindefizienten Zellen hatten keine reduzierte Lebensspanne und wiesen keine pathologischen Veränderungen auf. Die meisten Tiere waren der Kategorie von mittlerem Chimärismusgrad zuzuordnen. Diese Tiere entwickelten häufig Myelodysplasien und progressive neuromotorische Defekte. Ihre Überlebensrate war reduziert und variierte zwischen 2 und 26 Monaten. Alle Tiere dieser Kategorie entwickelten plexiforme Neurofibrome peripherer Nerven oder der Spinalganglien, aber keine subkutanen oder dermalen Neurofibrome. Die plexiformen Neurofibrome dieser Mäuse ähnelten vom histologischen Bild her den entsprechenden menschlichen Tumoren. Der Anteil neurofibromindefizienter Zellen in den plexiformen Neurofibromen erwies sich als sehr hoch. Die Schwann-Zellen dieser Neurofibrome zeigten aber keine S100-Expression, wie sie in Neurofibrom-Schwann-Zellen der NF1-Patienten nachgewiesen werden kann. Diese Diskrepanz ist wahrscheinlich dadurch zu erklären, dass Neurofibromin für die vollständige Differenzierung von Neuralleistenzellen zu S100-positiven Schwann-Zellen benötigt wird. Die Expression des Neurofibromins setzt in Schwann-Zellen während der Mausontogenese bereits 2–3 Tage vor der S100-Expression ein. Die Vorläuferzellen der Neurofibrome bei den chimären Mäusen sind von Anfang an neurofibromindefizient, während die Präkursorzellen der humanen NF1-assoziierten Tumoren heterozygot sind und sich die somatische Mutation, die zur Neurofibromindefizienz führt, wahrscheinlich erst nach dem Einsetzen der S100-Expression ereignet. Dies würde den hohen Prozentsatz S100-positiver Zellen in humanen Neurofibromen erklären. Diese Beobachtungen, dass chimäre Mäuse mit einem moderaten Anteil an neurofibromindefizienten Zellen Neurofibrome entwickeln, nicht aber heterozygote Nf(+/−)-Knockout-Mäuse, weisen daraufhin, dass die Mutationsrate des Wildtyp-NF1-Allels der limitierende Schritt bei der Neurofibromentwicklung der Nf(+/−)-Mäuse ist. Die Gründe für die geringere Präsens von Nf(−/−)-Schwann-Zellen in heterozygoten Mäusen im Vergleich zu humanen NF1-Patienten sind unbekannt. Mögliche Ursachen sind:

- Unterschiede der Lebensdauer und der Anzahl der peripheren Schwann-Zellen als Targetzellen für somatische Mutationen,
- verschiedene Wachstumseigenschaften der neurofibromindefizienten Zellen oder
- Differenzen der somatischen Mutationsrate.

5.2.5.6 Transgene Mäuse

Nicht nur chimäre Mäuse mit moderaten Anteilen neurofibromindefizienter Zellen, sondern auch transgene Mäuse sind beschrieben worden, die Neurofibrome entwickeln. Durch die Insertion des tax-Gens (trans regulatory factor) des humanen T-Zell-lymphotropen Virus Typ 1 (HTLV-1) unter der Kontrolle seines eigenen Promotors in die Keimbahn von CD1-Mäusen wurden transgene Tiere erhalten, die das tax-Gen exprimieren und Neu-

rofibrome entwickeln, welche sich in maligne periphere Nervenscheidentumoren (MPNST) umwandeln können (Hinrichs et al. 1987). Prädilektionsstellen für die Entstehung dieser Tumoren sind unbehaarte Körperareale sowie das kraniale Nervensystem.

Obwohl diese Tumoren eine ähnliche zelluläre Zusammensetzung aufweisen wie NF1-assoziierte Neurofibrome, sind bei den Neurofibromen der HTLV-tax-Mäuse Perineuralzellen die vorherrschende Zellsorte und die Anteile S100-positiver Schwann-Zellen sind nur sehr gering. Bei 68% der transgenen Mäuse wurden auch Tumoren der adrenalen Medulla beobachtet, und etwa die Hälfte der Tiere wies fibroblastische Irisläsionen auf. Beide Anomalien sind aber aus histopathologischer Sicht nicht mit den bei NF1-Patienten auftretenden Phäochromozytomen bzw. Lisch-Knötchen vergleichbar (Green et al. 1992).

Die Entstehung der Neurofibrome in diesen HTLV-tax-transgenen Mäusen steht mit der Fähigkeit des tax-Gen-Produkts in Zusammenhang, an regulatorische Sequenzen im Promotor des NF1-Gens zu binden und das NF1-Gen zu reprimieren, wie dies Feigenbaum et al. (1996) in vitro zeigen konnten (s. Kapitel 5.2.2.2 „Charakteristika des NF1-Gens“).

Die stabile Transfektion des tax-Gens in die Mauszelllinie NIH3T3 führte zu einer drastischen Reduktion der endogenen Neurofibrominexpression. Jedoch fanden Feigenbaum et al. (1996) auch in vivo deutliche Hinweise auf eine negative Regulation der NF1-Gen-Expression durch das tax-Protein, da in Trigeminusganglien der HTLV-1-Mäuse die Menge der NF1-mRNA im Vergleich zu den CD1-Wildtypmäusen stark reduziert ist. Trotz dieser Zusammenhänge sind die HTLV-1-Mäuse nur sehr eingeschränkt als Tiermodell für NF1 einzustufen, da das tax-Gen-Produkt die Expression multipler Gene beeinflusst, und so die Entstehung der Tumoren in diesen Tieren auch entsprechend komplexe Ursachen haben kann, die nicht oder nur indirekt mit den Ursachen in Zusammenhang gebracht werden können, die zur Entstehung von Tumoren bei NF1-Patienten führen.

5.3 Genetische Beratung, Patientenbetreuung und Therapie

5.3.1 Neurofibromatose Typ 1

Für Kinder eines NF1-Patienten besteht in der Regel ein Risiko von 50%, auch an NF1 zu erkranken. Das erstmalige Auftreten von NF1 in einer Familie wirft die Frage nach dem Wiederholungsrisiko auf. Eine kompetente Antwort auf diese Frage setzt das Ergebnis einer gründlichen dermatologischen und ophthalmologischen Untersuchung beider Eltern eines sporadischen Patienten voraus. Erweisen sich die Eltern als frei von jeglicher NF1-Symptomatik, wird in der Regel davon ausgegangen, dass das Risiko eines 2. Kinds für NF1 dem des Bevölkerungsdurchschnitts entspricht, d.h. der Mutationsrate von maximal 1:10 000. Dabei bleiben reine gonadale Mosaike ohne jede somatische Manifestation unberücksichtigt. In welchem Ausmaß das Vorkommen solcher Mosaike das Wiederholungsrisiko gegenüber diesem Basiswert erhöht, ist nicht bekannt. Für die Ermittlung eines empirischen Risikos bedürfte es eines großen Kollektivs sporadischer Patienten und ihrer auf oben beschriebene Weise untersuchten Eltern. Aufgrund der außerordentlichen Seltenheit von Familien mit 2 oder mehr betroffenen Kindern von gesunden Eltern kann davon ausgegangen werden, dass das reine gonadale Mosaik bei NF1 von geringer Bedeutung ist. Findet sich eine geringfügige oder segmentale Ausprägung des Krankheitsbilds bei einem der Eltern, ist das Bestehen eines gonadosomatischen Mosaiks prinzipiell nicht auszuschließen, und der Berater wird von einem erhöhten Risiko ausgehen müssen. Dessen Ausmaß hängt wiederum von einer unbekannten Größe ab: dem Anteil mutierter Gameten in der Keimbahn. Auch in diesem Fall müsste ein empirisches Risiko angegeben werden, dessen Bestimmung an genügend umfangreichen Stichproben noch aussteht.

Eine pränatale molekulare NF1-Diagnose ist im Prinzip mit fast 100%ig sicherer Aussage möglich, wenn die in der betreffenden Familie segregierende Mutation oder ein mit der Krankheit kosegregierender Markerhaplotyp aus der NF1-Gen-Region schon bekannt sind. Die Verwendung der Kosegregation polymorpher Marker erfordert eine informative Familienkonstellation möglichst mit betroffenen und gesunden Verwandten I. Grads. NF1-Patienten mit Kinderwunsch nehmen – nach bisherigen Erfahrungen – die DNA-Diagnose selten

in Anspruch. Soll sie durchgeführt werden, ist es zweckmäßig, vor Beginn der Schwangerschaft zu ermitteln, ob in der Familie eine informative Konstellation der Markergenotypen besteht. Sowohl die Entscheidung, die pränatale DNA-Diagnose durchführen zu lassen, als auch die Entscheidung für oder gegen einen Schwangerschaftsabbruch ist durch die Unsicherheit der Prognose des Krankheitsverlaufs belastet. Etwa 2/3 der NF1-Patienten bleibt ein schwer beeinträchtigender Krankheitsverlauf erspart; sie können für Jahrzehnte ein weitgehend normales Leben führen. Befragungen haben ergeben, dass die pränatale Diagnose von NF1 anhand bekannter Mutationen häufiger gefordert werden würde, wenn der Krankheitsverlauf aufgrund des Ergebnisses prognostiziert werden könnte (Huson u. Upadhyaya 1994). Dies ist wegen der variablen Expressivität der NF1 ausgeschlossen. Die obigen Entscheidungen werden verständlicherweise auch vom Schweregrad der Erkrankung des betroffenen Elternteils beeinflusst.

Obwohl NF1 bei einem hohen Anteil der Patienten schon im frühen Kindesalter diagnostizierbar ist, besteht ein gewisser Bedarf an postnataler, präsymptomatischer Diagnose. Diese dient dem Zweck, bei positivem Befund die notwendige engmaschige Kontrolle des Krankheitsverlaufs zu gewährleisten und ggf. präventive Maßnahmen einzuleiten. Die Komplikationen der NF1, welche eine solche regelmäßige Konsultation eines erfahrenen Kinderarztes dringend erfordern, sind u.a. die orthopädischen Symptome, plexiforme Neurofibrome und progrediente Optikusgliome. Es gehört zu den Aufgaben des genetischen Beraters, den Familien die Notwendigkeit der engmaschigen Überwachung der Entwicklung betroffener Kinder nahe zu bringen. Dabei sind im Lauf der Zeit andere Fachdisziplinen, wie Neurologie, Orthopädie, Ophthalmologie und Dermatologie, einzubeziehen. Es ist letztlich die Koordination der Behandlung von NF1-Patienten durch Ärzte verschiedener Disziplinen, die allein ihre optimale medizinische Versorgung garantiert. Angeboten wird dies leider noch an zu wenigen deutschen Universitätskliniken in der Form interdisziplinärer NF-Sprechstunden, die von den betroffenen Familien sehr gut angenommen werden (in den USA: NF-clinics).

NF1-Patienten und ihre Angehörigen sind vielfältigen Belastungen ausgesetzt. Die Entstellungen durch multiple diffuse oder durch plexiforme Neurofibrome, die orthopädischen Komplikationen und die mehr oder minder ausgeprägten Lernstörungen und Verhaltensanomalien können ihr Leben überschatten. Hinzukommen die Sorge um das Schicksal der betroffenen Kinder und die Ängste im Zusammenhang mit der Progredienz der Krankheit und dem Malignitätsrisiko. Der Anblick eines schwer betroffenen NF1-Patienten kann bei jugendlichen Patienten und bei gesunden oder leicht betroffenen Erwachsenen mit betroffenen Kindern eine starke emotionale Belastung auslösen. Dies geschieht oft bei den Treffen der Selbsthilfegruppen. Gerade von den lebendigen und oft sehr tatkräftig geführten Selbsthilfegruppen wird andererseits ein Teil der psychosozialen Bürde, die auf NF-Familien lastet, aufgefangen. Generell sind bei den Neurofibromatosefamilien die psychotherapeutischen Fähigkeiten der genetischen Berater in besonderer Weise gefragt, umso mehr, als sich NF1-Patienten oft von anderen Ärzten im Stich gelassen fühlen. Noch heute wird die Krankheit oft erst im 3. oder 4. Lebensjahrzehnt diagnostiziert.

Die Ziele kausaler Therapien definieren sich von den besonders belastenden Symptomen her:

- Verhinderung des Wachstums der Neurofibrome und der malignen Entartung ihrer plexiformen Varianten;
- Erhaltung der normalen Ultrastruktur der Knochensubstanz;
- Erhaltung der normalen Zytoarchitektur der arteriellen Gefäßwände und
- Korrektur der Folgen der Migrations- und Proliferationsanomalien von Neuronen und Astroglia im Gehirn.

Wären alle diese Ziele erreicht, wenn es gelänge, rechtzeitig (d. h. vermutlich perinatal) die intrazelluläre Neurofibrominkonzentration zu korrigieren? Vieles von dem in dieser Übersicht Diskutierten spricht dafür. Dies erfordert keineswegs unbedingt den Ersatz des Defektallels am NF1-Locus durch ein normales Allel in vielen Körperzellen – ein utopischer Ansatz. Vielmehr müsste versucht werden, die Neurofibrominproduktion des normalen Allels hoch zu regulieren oder, posttranslational den Abbau des Neurofibromins zu hemmen (Kaufmann et al. 1999). Hinweise auf eine posttranslationale Regulation des Neurofibrominspiegels wurden in Kapitel 5.2.3.3 „Regulation der NF1-Gen-Expression und der Neurofibrominaktivität" diskutiert.

Andere mögliche Strategien einer kausalen Therapie der NF1 zielen auf die Verminderung der durch Neurofibrominhaploinsuffizienz erhöhten Ras-Aktivität oder ihrer Folgereaktionen. Farnesyltransferaseinhibitoren (FTI), welche die posttranslationale Prenylierung von Ras und damit ihre Membranverankerung verhindern, üben an neuro-

fibromindefizienten Zelllinien in vitro die erwartete wachstumshemmende Wirkung aus [Übersicht: Weiss et al. (1999)]. Auch durch spezifische Inhibitoren von MEK können in vitro Transformationsparameter von Zelllinien revertiert werden. Schließlich ist auch die Phosphatidylinositol-3-Kinase (PI3K) als einer der Ras-Effektoren ein potenzielles Zielmolekül für Inhibitoren gesteigerter Ras-Aktivität. Durch aktivierte PI3K gebildete 3′-phosphorylierte Phosphoinositide aktivieren die antiapoptotisch wirkende Proteinkinase B (auch als Akt bezeichnet). Somit bewirkt eine Hemmung der PI3K eine Aktivierung der Apoptose.

Der Gentherapie z. B. durch Korrektur von Punktmutationen oder durch spezifischen Austausch von Defektallelen durch das Wildtypallel stehen bei NF1 erhebliche Schwierigkeiten entgegen. Die Größe des Gens, die Erreichbarkeit großer Anteile der betroffenen Zellpopulationen, die jeweilige zelltypspezifische Einbindung des Neurofibromins in die Ras-Regulation sind nur einige der Hürden, die zu überwinden wären.

5.3.2 Neurofibromatose Typ 2

Auch NF2 wird mit nahezu vollständiger Penetranz vererbt; Nachkommen von NF2-Patienten haben ein Risiko von 50%, an NF2 zu erkranken. Eine Einschränkung dieser Regel ist auch hier durch den Mosaikstatus eines leicht oder segmental betroffenen Patienten gegeben, dessen kleineres Risiko, an NF2 erkrankte Kinder zu bekommen, quantitativ nicht abschätzbar ist. Die variable Expressivität ist bei NF2 nicht so extrem ausgeprägt wie bei NF1; es besteht eine größere Ähnlichkeit des Krankheitsverlaufs innerhalb betroffener Familien als interfamiliär. Schweregrad und Manifestationsalter sind also bei der NF2 eher prognostisch ergiebige Faktoren als bei der NF1. Retrospektive Studien zeigen, dass zwischen dem Zeitpunkt des Auftretens erster Symptome und der Diagnose „NF2" in der Regel viele Jahre vergehen. Angesichts der infausten Prognose ist dies eine beklagenswerte Situation, die naturgemäß besonders die sporadischen Patienten trifft. Obwohl 98% der NF2-Patienten Vestibularisschwannome bekommen (85% bilateral), macht sich NF2 oft zuerst durch die okulären Anomalien (oft asymptomatisch, aber nachweisbar) oder durch einzelne kutane Schwannome oder (seltener) Neurofibrome bemerkbar. Diese Anzeichen können eine Verdachtsdiagnose auf NF2 im frühen bis mittleren Kindesalter begründen, auf die hin die Überwachung des ZNS mit leistungsfähigen bildgebenden Verfahren in regelmäßigen Abständen erfolgen sollte. Nur kleine Vestibularisschwannome sind Gehör erhaltend operabel. Bei asymptomatischen spinalen Tumoren ist vor dem Einsatz aggressiver neurochirurgischer Verfahren die Progredienz zu prüfen, da manche dieser Tumoren für lange Zeit asymptomatisch bleiben und mit operativen Eingriffen größerer Schaden angerichtet werden kann. Patienten mit unilateralem sporadischem VS haben eine umso höhere Wahrscheinlichkeit, später an NF2 zu leiden, je jünger sie sind [ungefähr 50% mit 15, ungefähr 2% mit 55 Jahren; Evans et al. (1993)]. Folglich sind auch solche jugendlichen Patienten der engmaschigen Überwachung zuzuführen.

Als Alternative zur klinischen steht die molekulare NF2-Diagnose zur Verfügung, die – wie bei NF1 – aufgrund bekannter Mutation oder informativer Familienkonstellation an polymorphen DNA-Markern mit fast 100%iger Sicherheit durchgeführt werden kann. Die Suche nach der Mutation ist auch bei NF2 noch bei 20–30% der Patienten erfolglos, jedoch sind noch keine Studien bekannt, in denen alle verfügbaren Methoden eingesetzt worden wären. Bei einem durchschnittlichen Sterbealter von 36 Jahren und einer mittleren Überlebenszeit nach der Diagnose von 15 Jahren ist die pränatale Diagnose mit der Option einer Interruption bei NF2 von größerer Bedeutung als bei NF1. Entsprechend werden diese Möglichkeiten von NF2-Patienten und ihren Angehörigen eher in Betracht gezogen. Allgemein ist zu beachten, dass die sachgemäße medizinische Versorgung und Betreuung von NF2-Patienten der Zusammenarbeit von Otolaryngologen, Audiologen, Neurochirurgen und Humangenetikern bedürfen.

5.4 Neurofibromatose Typ 2 (NF2)

5.4.1 Geschichte

Eine „zentrale" oder „intrakraniale Form" der NF wurde kurz vor Beginn des 20. Jahrhunderts von der peripheren Neurofibromatose abgegrenzt, jedoch wurden beide Formen noch für lange Zeit als Varianten der Von-Recklinghausen-Neurofibromatose angesehen. Die Geschichte der Abgrenzung der NF2 von NF1 ist von Ahn et al. (1996) zusammengefasst worden.

Schon 1920 war wiederholt auf die hereditäre Natur der Prädisposition zu „Akustikusneurino-

men" hingewiesen worden, bei denen es sich in Wirklichkeit um Vestibularisschwannome handelt. Der autosomal-dominante Erbgang der NF2 ergab sich eindeutig aus der Analyse der berühmten 5-Generationen-Familie, über die Gardner u. Frazier (1930) berichteten, nach denen später die leichtere Verlaufsform der NF2 benannt wurde. Das in dieser Familie beobachtete Segregationsverhältnis ließ auf eine hohe Penetranz des Gendefekts schließen. Durch zahlreiche Studien wurde dies in den Folgejahren bestätigt, sodass von Seiten der Formalgenetik eine solide Basis für die Kopplungsanalyse gegeben war. Es waren aber zuerst tumorzytogenetische Untersuchungen, welche die Aufmerksamkeit auf das Chromosom 22 lenkten. Am Anfang stand die Entdeckung des Verlusts eines Chromosoms 22 oder von Teilen seines langen Arms (22q) in etwa 50% der Meningeome (Zang 1982). Dieser erste Nachweis einer definierten Chromosomenanomalie in soliden Tumoren und die häufige Assoziation von Meningeomen mit VS bei der zentralen Form der NF veranlassten Seizinger et al. (1986) zu einer umfangreichen Suche nach LOH für 3 Marker auf 22q und weitere 20 Sequenzpolymorphismen auf 11 anderen Chromosomen an 21 VS. Allelverluste an mindestens 1 der 3 polymorphen Marker des Chromosoms 22 zeigten 7 dieser Tumoren, während solche Verluste auf keinem der anderen Chromosomenarme nachgewiesen werden konnten. Damit war die Kopplungsanalyse auf den langen Arm des Chromosoms 22 verwiesen. Mit Hilfe eines der Marker von 22q, eines BglII-RFLP, bewiesen Rouleau et al. (1987) an einer 5-Generationen-Familie die Kopplung des NF2-Gens mit diesem Marker innerhalb eines Intervalls von 20 cM auf 22q nach. Damit war NF2 als gesonderte genetische Entität etabliert und es konnte mit den Bemühungen um die positionelle Klonierung des NF2-Gens begonnen werden. Dies nahm fast 6 Jahre in Anspruch; die Ergebnisse werden in Kapitel 5.4.3 „Das menschliche NF2-Gen" besprochen.

5.4.2 Krankheitsbild der NF2

Eines der Ziele der Standardisierung der diagnostischen Kriterien für NF1 war es, die früher als „zentrale Neurofibromatose" bezeichnete NF2 exakt von NF1 abzugrenzen. Es bedurfte deshalb auch der verbindlichen Definition der Kriterien für NF2. Im Gegensatz zu den Bestimmungen, die für NF1 getroffen wurden, wurden bei NF2 die Kriterien für die Diagnose des „vollständigen

Krankheitsbilds" von solchen für den „Verdacht auf NF2" unterschieden. Diese beiden Anweisungen der NIH Consensus Conference (1987) sind in der durch Gutmann et al. (1997a) revidierten Form in Tabelle 5.23 aufgeführt.

NF2 (MIM 101000) ist etwa 10-mal seltener als NF1; die Inzidenz liegt bei 1:40000. Das Leitsymptom der NF2 ist das bilaterale Vestibularisschwannom, ein Tumor, der bis zur Festlegung der diagnostischen Kriterien allgemein als Akustikusneurinom bezeichnet wurde. Nicht erst durch die modernen bildgebenden Verfahren ist jedoch erkannt worden, dass dieser Tumor vom vestibulären Zweig des VIII. Hirnnervs ausgeht. Mindestens 85% der NF2-Patienten haben in der 2. Hälfte ihres 3. Lebensjahrzehnts bilaterale Vestibularisschwannome. Werden auch unilaterale VS berücksichtigt, leiden 98% der NF2-Patienten an diesem Tumor.

Wie bei Heterozygotie für einen Tumorsuppressorgendefekt zu erwarten, werden VS bei NF2-Patienten in einem früheren Alter symptomatisch als sporadische unilaterale VS. Nach einer Studie an englischen Patienten (Evans et al. 1992a,b) war das durchschnittliche Alter des Auftretens erster Symptome 21,6 Jahre, das der Diagnose NF2 27 Jahre, während die sporadischen Tumoren erst nach der 4. Lebensdekade diagnostiziert wurden. Die Symptome sind:

- sensorineuraler Hörverlust mit Tinnitus und/oder Vertigo, bedingt durch Druck auf den N. vestibulo-cochlearis,
- Gangunsicherheit in Folge von Gleichgewichtsstörungen.

Größere VS können auch den N. facialis in Mitleidenschaft ziehen, wodurch es zu

- veränderter Sensorik,
- Verzerrungen und Schwäche der Gesichtsmuskulatur kommt.

VS von NF2-Patienten unterscheiden sich oft morphologisch von sporadischen VS durch ihre lobuläre Struktur und durch in den Tumor einbezogene Nervenfasern. Die VS von NF2-Patienten, wie auch die sporadischen VS, bilden sich bevorzugt am inneren Gehörgang (Meatus acusticus internus). Ihre Wachstumsgeschwindigkeit variiert sowohl intra- als auch interindividuell erheblich. Dies erfordert eine lückenlose Kontrolle des Krankheitsverlaufs. Mit Ausnahme des ersten kranialen Nervs können Schwannome bei NF2 an allen kranialen und peripheren Nerven entstehen. Die erhöhte Proliferationstendenz der Schwann-Zellen bei NF2 äußert sich in dem Phänomen der Schwannosis, worunter multiple, lokale Verdickun-

Tabelle 5.23. Die von Gutmann et al. (1997a) revidierten diagnostischen Kriterien für Neurofibromatose Typ 2 (NF2) der NIH Consensus Development Conference (1987) und für die Verdachtsdiagnose auf NF2

Die Diagnose der NF2 ist zu stellen, wenn ein Patient Folgendes aufweist

- Bilaterale vestibuläre Schwannome (VS) dargestellt durch entsprechende bildgebende Verfahren wie CT bzw. NMR mit Gadoliniumkontrast oder
- Einen Verwandten I. Grads mit NF2 und ein unilaterales VS im Alter <30 Jahre oder zwei der folgenden Kennzeichen: Meningeom, Gliom, Schwannom, juvenile posteriore subkapsuläre Linsentrübungen/juvenile kortikale Katarakt

Verdacht auf NF2 besteht bei Personen mit den folgenden klinischen Kennzeichen

- Unilaterales VS im Alter <30 Jahre und mindestens 1 der folgenden Zeichen: Meningeom, Gliom, Schwannom, juvenile posteriore subkapsuläre Linsentrübungen/juvenile kortikale Katarakt
- Multiple Meningeome (2 oder mehr) und unilaterales VS im Alter von <30 Jahre oder eines der folgenden Zeichen: Gliom, Schwannom, juvenile posteriore subkapsuläre Linsentrübungen/juvenile kortikale Katarakt

---

gen peripherer Nervenfasern zu verstehen sind, hinter denen sich lokale, mikroskopische Ansammlungen von Schwann-Zellen verbergen.

Für lange Zeit unbeachtet blieben bei NF2 die multiplen spinalen Tumoren, die nach einer Studie von Mautner et al. (1995) bei 89% (76/85) der Patienten nachgewiesen wurden. Parry et al. (1994) sahen spinale Tumoren bei 75% derjenigen Patienten, bei denen alle 3 Segmente der Wirbelsäule untersucht wurden; die durchschnittliche Anzahl pro Patient lag bei 8. Es handelt sich um Schwannome, Ependynome, Meningeome und Neurofibrome. Diese Tumoren tragen wesentlich zur Morbidität und Mortalität der NF2 bei (Mautner et al. 1996a).

Auch bei den multiplen kranialen und spinalen Meningeomen der NF2-Patienten sind Erkrankungs- und Diagnosealter gegenüber denen der sporadischen Meningeome zu jüngeren Jahren verschoben. Die von diesen in der Regel benignen Tumoren verursachte Symptomatik reicht – je nach Lokalisation – von allgemeiner Schwäche, Krämpfen, sensorischen Störungen bis zu Gedächtnisstörungen und Persönlichkeitsveränderungen. Spinale Meningeome können Parästhesien, Schwächegefühl in den Beinen und Miktionsstörungen hervorrufen. Mindestens 50% der NF2-Patienten haben Meningeome (Evans et al. 1992b; Parry et al. 1994). Gelegentlich ist auch der N. opticus von einem Meningeom befallen, was im Zusammenhang mit den kutanen Manifestationen der NF2 (s. unten) zur Fehldiagnose „NF1" Anlass geben kann, wenn der Tumor irrtümlich als Optikusgliom gedeutet wird.

Eine seltenere Komplikation der NF2 entsteht durch Tumoren der zentralen Glia (Astrozytome, Oligodendrogliome und Ependynome), von denen die Ependynome mit bis zu 75% den größten Anteil stellen. Auch diese Tumoren treten meistens multipel auf und befallen vorrangig das Rückenmark intramedullär. An die oben erwähnte periphere Schwannosis erinnern die Mikrohamartome der zentralen Glia, die bei einem hohen Anteil der NF2-Patienten im zerebralen Kortex und intramedullär im Hinterhorn liegen. Sie bestehen aus atypischen Zellen vermutlich astrozytischen Ursprungs und fungieren nicht als präneoplastische Läsionen (Wiestler et al. 1989).

Dass sich ein Teil der spinalen Tumoren bei NF2 als Neurofibrome erweist, deutet auf eine unscharfe Abgrenzung der beiden Formen der NF hin. Eine stärker ausgeprägte Überlappung der Symptomatik von NF2 und NF1 wird an den Hautmanifestationen erkennbar. Werden die von Evans et al. (1992a,b) und von Parry et al. (1994) untersuchten Patientenkollektive vereinigt, hatten 72 von 161 NF2-Patienten CALF (44,7%); das diagnostische NF1-Kriterium von mindestens 6 CALF erreichten allerdings nur 2 dieser Patienten (1-mal 6, 1-mal 8). Die Häufigkeit von CALF bei Personen ohne tastbare Tumoren wurde von Crowe u. Schull (1953) an mehr als 6800 Personen zu 10,1% bestimmt. Zwar unterscheiden sich die CALF der NF2-Patienten dadurch von denen der NF1-Patienten, dass die Anzahl von Melaninmakroglobuli in den Melanozyten nicht erhöht ist (Martuza et al. 1985), doch ist bei NF1 und NF2 offenbar die gleiche Zielzelle betroffen, epidermale Melanozyten, und die Anzahl der Personen mit 1 oder mehr CALF ist bei NF2-Patienten um den Faktor 4,4, die der Personen mit mehr als 3 CALF auf das 28Fache erhöht. So scheinen die beiden Gene, wenn auch auf unterschiedliche Weise, am Zustandekommen dieser Pigmentierungsanomalien beteiligt zu sein. Gesprenkelte Hyperpigmentierung in feuchtwarmen Hautfalten ist bei NF2 nicht beobachtet worden; Lisch-Knötchen der Iris sind bei NF2-Patienten eine Seltenheit. Diese Unterschiede lassen ebenfalls eine gewisse Spezifität der Auswirkungen von NF1- und NF2-Gen-Mutationen auf Pigmentierungsmechanismen erkennen.

Multiple Hauttumoren sind die andere Form der Hautmanifestationen der NF2. Die abermalige Zusammenfassung der beiden oben genannten Studien ergibt, dass Hauttumoren bei 110 von 162 Patienten auftraten (67,9%), mit durchschnittlich 7–8 Tumoren pro Patient. Mautner et al. (1997) beobachteten Hauttumoren bei 52 von 88 NF2-Patienten (59,1%) und fanden im Mittel 8–9 Tumoren pro Patient. Die höchste Anzahl von Hauttumoren, die in diesen 3 Studien bei einem Patient gezählt wurden, war 38. Das Vorhandensein und die Anzahl von Hauttumoren waren mit dem Schweregrad des Krankheitsbilds korreliert, wobei die Anzahl der von VS verschiedenen intrakranialen ($\geqslant$2: schwer betroffen) und spinalen Tumoren ($\geqslant$4: schwer betroffen) zur Klassifizierung diente (Mautner et al. 1997). Hiernach hatten 24% der leicht und 71% der schwer betroffenen NF2-Patienten Hauttumoren. Die große Mehrzahl derselben sind kapselbegrenzte Schwannome. Bis zu 20% der Hauttumoren haben das äußere Erscheinungsbild typischer kutaner Neurofibrome (Evans et al. 1992b). Histopathologisch wurde dies an einem Anteil der Tumoren bestätigt (Parry et al. 1994). In einer Serie von 29 typisierten Hauttumoren der NF2-Patienten erwiesen sich 5 als Neurofibrome und 2 als gemischte Tumoren mit Anteilen von Schwannom- und Neurofibromgewebe. Eine gewisse Überschneidung der Symptomatik von NF1 und NF2 besteht also nicht nur im Bereich der Pigmentierungsanomalien, sondern auch in dem der spinalen und kutanen Tumoren.

Das gilt in geringerem Ausmaß auch für die okulären Anomalien, auch wenn die vereinzelten Beobachtungen von wenigen Lisch-Knötchen bei NF2-Patienten außer acht gelassen werden. In 2 Studien hatten insgesamt 94 von 107 NF2-Patienten okuläre Anomalien, in manchen Fällen waren diese die Erstmanifestation der Krankheit (Parry et al. 1994; Ragge et al. 1995). Linsentrübungen und Retinahamartome stellen den größten Anteil der Augensymptome; darüber hinaus kann es durch epiretinale Membranen, Gliome der Fovea oder durch Meningeome am N. opticus zu Beeinträchtigungen des Visus kommen. Die Linsentrübungen sind von dreierlei Art:
• posteriore subkapsuläre Katarakt,
• kapsuläre Katarakt und
• kortikale Katarakt.
Diese 3 Formen der Katarakt können auch in Kombination miteinander vorkommen. Die Hamartome der Retina können von der Retina selbst oder vom Pigmentepithel ausgehen. Sie ähneln denen, die bei NF1 oder bei der tuberösen Sklerose

(TSC) beobachtet werden, erreichen aber nicht das für Letztere charakteristische Stadium der Maulbeertumoren. NF2-Patienten mit Retinahamartomen zeigen in der Regel eine früh manifestierende, schwere Verlaufsform der Krankheit.

Als weitere Anomalien, die im Symptomenspektrum der NF2 angetroffen werden, sind zu nennen:

- Meningeoangiomatose, manifestierend in Form lokaler Herde begrenzter Hyperproliferation von Meningeothelzellen mit variabler Gefäßbeteiligung, als isolierte Läsionen oder räumlich assoziiert mit Meningeomen oder Gliahamartomen.

Louis et al. (1995) sahen in diesen hamartösen benignen Wucherungen den Ausdruck einer erhöhten Proliferationstendenz der Meningeothelzellen infolge der Heterozygotie für Defektmutationen des NF2-Gens.

- Kalziumablagerungen im Gehirn, die denen ähneln, welche bei TSC regelmäßig beobachtet werden. Zu Tumoren oder hamartösen Veränderungen besteht keine Korrelation.

- Kombiniert sensorische und motorische periphere Neuropathie der distalen Extremitäten, wie sie gelegentlich auch bei NF1 gefunden wird. Diese Komplikation steht vermutlich in einem ursächlichen Zusammenhang mit der oben beschriebenen Schwannosis.

5.4.3 Das menschliche NF2-Gen

Durch Kopplungsstudien wurde das NF2-Gen auf Chromosom 22 lokalisiert (Rouleau et al. 1987). Hierfür sprachen auch der häufig zu beobachtende Verlust von Chromosom 22 oder die partielle Deletion dieses Chromosoms in Meningeomen und Schwannomen (Seizinger et al. 1986, 1987c; Dumanski et al. 1987). Segregationsstudien in betroffenen Familien und die Analyse von NF2-Patienten mit Deletionen der NF2-Gen-Region ermöglichten eine Eingrenzung der Kandidatenregion und danach die positionelle Klonierung des NF2-Gens (Trofatter et al. 1993; Rouleau et al. 1993). Mittlerweile sind zahlreiche Mutationen dieses Gens bei NF2-Patienten (s. Kapitel 5.4.4.1 „Mutationenspektrum des NF2-Gens") und als somatische Defekte in sporadischen Tumoren beschrieben worden.

Das NF2-Gen liegt im Bereich der Bande 22q12.2 zwischen dem NEFH- (NEFH: neurofilament heavy subunit) und dem MTMR3-Gen (MTMR3: myotubularin related protein 3). Es wird in Richtung 22cen→22qter transkribiert. Die abge-

leitete Proteinsequenz zeigt eine hohe Ähnlichkeit zu den Proteinen Ezrin, Radixin und Moesin (ERM-Proteine), was dazu veranlasste, das NF2-Protein als Merlin zu bezeichnen (*moesin ezrin radixin like protein*) (Abb. 5.6, 5.7). In der Literatur wird für das NF2-Protein auch der Name Schwannomin verwendet, da der Funktionsverlust zur Entstehung von Schwannomen führt und Vestibularisschwannome die charakteristischen Tumoren der NF2 sind.

Auf genomischer Ebene überspannt es etwa 120 kb und kodiert für einen Leserahmen von 1785 Nukleotiden, gerechnet vom Translationsstart bis

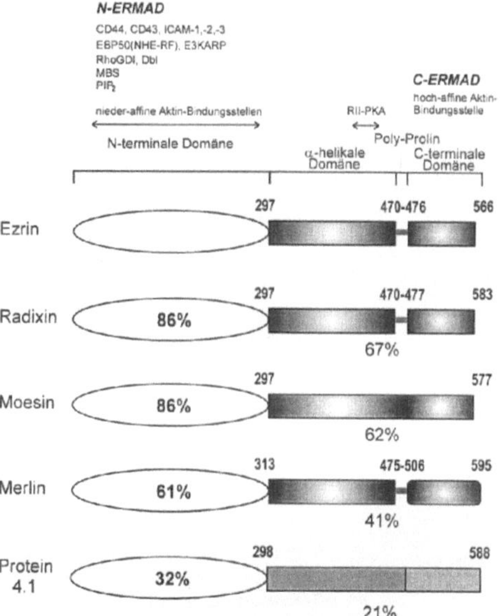

Abb. 5.6. Vergleich der Mitglieder der ERM-Familie, Ezrin, Radixin und Moesin, mit Merlin und dem Bande-4.1-Protein. Bei den ERM-Proteinen und Merlin können eine globuläre N-terminale Domäne, eine *a*-helikale und eine C-terminale Domäne unterschieden werden. Ein Abschnitt mit mehreren Prolinresten trennt die *a*-helikale von der C-terminalen Domäne bei Ezrin, Radixin und Merlin. Im Bereich der N-terminalen Assoziationsdomäne (N-ERMAD) binden verschiedene Interaktionspartner der ERM-Proteine, wie CD44, CD43, ICAM-1, -2, -3, MBS (Myosin bindende Untereinheit der Myosinphosphatase), PIP$_2$ (Phosphatidylinositol-4,5-Bisphosphat) usw. Ezrin weist im *a*-helikalen Bereich eine Bindungsstelle für die RII-Untereinheit der Proteinkinase A auf. In der C-terminalen Domäne (C-ERMAD) liegt die hochaffine Aktinbindungsstelle der ERM-Proteine. Bei der Angabe der Länge der jeweiligen Proteine wurde auch das Methionin in Position 1 berücksichtigt, obwohl es bei Ezrin und Moesin posttranslational abgespalten wird. Die Aminosäuresequenzidentität in Bezug auf Ezrin ist für die N-terminale Domäne und den Rest des Proteins in % angegeben

```
Radixin   ------------------MPKPINVRVTTMDAELEFAIQPNTTGKQLFDQVVKTVGLREVW  43
Moesin    ------------------MPKTISVRVTTMDAELEFAIQPNTTGKQLFDQVVKTIGLREVW  43
Ezrin     ------------------MPKPINVRVTTMDAELEFAIQPNTTGKQLFDQVVKTIGLREVW  43
Merlin    MAGAIASRMSFSSLKRKQPKTFTVRIVTMDAEMEFNCEMKWKGKDLFDLVCRTLGLRETW   60

Radixin   FFGLQYVDSKGYSTWLKLNKKVTQQDVKKENPLQFKFRAKFFPEDVSEELIQEITQRLFF  103
Moesin    FFGLQYQDTKGFSTWLKLNKKVTAQDVRKESPLLFKFRAKFYPEDVSEELIQDITQRLFF  103
Ezrin     YFGLHYVDNKGFPTWLKLDKKVSAQEVRKENPLQFKFRAKFYPEDVAEELIQDITQKLFF  103
Merlin    FFGLQYT-IKDTVAWLKMDKKVLDHDVSKEEPVTFHFLAKFYPENAEEELVQEITQHLFF  119
            ▲▲              ▲                              ▲
     (M/S,nk)S  P(U,nk)     V(I,k)                  G(S,nk)

Radixin   LQVKEAILNDEIYCPPETAVLLASYAVQAKYGDYNKEIHKPGYLANDRLLPQRVLEQHKL  163
Moesin    LQVKEGILNDDIYCPPETAVLLASYAVQSKYGDFNKEVHKSGYLAGDKLLPQRVLEQHKL  163
Ezrin     LQVKEGILSDEIYCPPETAVLLGSYAVQAKFGDYNKEVHKSGYLSSERLIPQRVMDQHKL  163
Merlin    LQVKKQILDEKIYCPPEASVLLASYAVQAKYGDYDPSVHKRGFLAQEELLPKRVINLYQM  179
                         ▲
                      P(U,nk)

Radixin   TKEQWEERIQNWHEEHRGMLREDSMMEYLKIAQDLEMYGVNYFEIKNKKGTELWLGVDAL  223
Moesin    NKDQWEERIQVWHEEHRGMLREDAVLEYLKIAQDLEMYGVNYFSIKNKKGSELWLGVDAL  223
Ezrin     TRDQWEDRIQVWHAEHRGMLKDNAMLEYLKIAQDLEMYGINYFEIKNKKGTDLWLGVDAL  223
Merlin    TPEMWEERITAWYAEHRGRARDEAEMEYLKIAQDLEMYGVNYFAIRNKKGTELLLGVDAL  239
                                     ▲ungleich        ▲gleich
                                     Y(M,nk)         R(S,nk)

Radixin   GLNIYEHDDKLTPKIGFPWSEIRNISFNDKKFVIKPIDKKAPDFVFYAPRLRINKRILAL  283
Moesin    GLNIYEQNDRLTPKIGFPWSEIRNISFNDKKFVIKPIDKKAPDFVFYAPRLRINKRILAL  283
Ezrin     GLNIYEKDDKLTPKIGFPWSEIRNISFNDKKFVIKPIDKKAPDFVFYAPRLRINKRILQL  283
Merlin    GLHIYDPENRLTPKISFPWNEIRNISYSDKEFTIKPLDKKIDVFKFNSSKLRVNKLILQL  299

Radixin   CMGNHELYMRRRKPDTIEVQQMKAQAREEKHQKQLERAQLENEKKKREIAEKEKERIERE  343
Moesin    CMGNHELYMRRRKPDTIEVQQMKAQAREEKHQKQMERAMLENEKKKREMAEKEKEKIERE  343
Ezrin     CMGNHELYMRRRKPDTIEVQQMKAQAREEKHQKQLERQQLETEKKRRETVEREKEQMMRE  343
Merlin    CIGNHDLFMRRRKADSLEVQQMKAQAREEKARKQMERQRLAREKQMREEAERTRDELER-  358
                          ▲                               ▲
                   (U,nk)W/F(U,k)                    M(S,nk)

Radixin   KEELMERLKQIEEQTIKAQKELEEQTRKALELDQERKRAKEEAERLEKERRAAEEAKSAI  403
Moesin    KEELMERLKQIEEQTKKAQQELEEQTRRALELEQERKRAQSEAEKLAKERQEAEEAKEAL  403
Ezrin     KEELMLRLQDYEEKTKKAERELSEQIQRALQLEEERKRAQEEAERLEADRMAALRAKEEL  403
Merlin    -----R-LLQMKEEATMANEALMRSEETADLIAEKAQITEEEAKLLAQKAAEAEQEMQRI  412
               ▲gleich
             P/P(M,nk)

Radixin   AKQAADQMKNQEQLAAELAEFTAKIALLEEAKKKKEEEATEWQHKAFAAQEDLEKTKEEL  463
Moesin    LQASRDQKKTQEQLALEMAELTARISQLEMARQKKESEAVEWQQKAQMVQEDLEKTRAEL  463
Ezrin     ERQAVDQIKSQEQLAAELAEYTAKIALLEEARRRKEDEVEEWQHRAKEAQDDLVKTKEEL  463
Merlin    KATAIRTEEEKRLMEQKVLEAEVLALKMAEESERRAKEADQLKQDLQEAREAERRAKQKL  472
            ▲      ▲
          E(M,k)  C(M,nk)

Radixin   KTVMSAPPPPPP---PPVIPPTENEHDEHDENNAEASAELSNEGVMNHRSEEERVTETQK  520
Moesin    KTAMSTP---------HVAEPAENEQDEQDENGAEASADLRADAMAKDRSEEERTTEAEK  514
Ezrin     HLVMTAPPPPPPPVYEPVSYHVQESLQDEGAEPTGYSAELSSEGIRDDRNEEKRITEAEK  523
Merlin    LEIATKPTYPPMN-PIPAPLPPDIPSFNLIGDSLSFDFKDTDMKRLSMEIEKEKVEYMEK  531
                                                     ▲
                                                  P(M,nk)

Radixin   NERVKKQLQALSSELAQARDETKKTQNDVLHAEN-VKAGRDKYKTLRQIRQGNTKQRIDE  579
Moesin    NERVQKHLKALTSELANARDESKKTANDMIHAEN-MRLGRDKYKTLRQIRQGNTKQRIDE  573
Ezrin     NERVQRQLVTLSSELSQARDENKRTHNDIIHNEN-MRQGRDKYKTLRQIRQGNTKQRIDE  582
Merlin    SKHLQEQLNELKTEIEALKLKERETALDILHNENSDRGGSSKHNTIKKLTLQSAKSRVAF  591
              ▲    ▲gleich
            P(M)  P(I,nk)
                    ▲
                 H(M/U,nk)

Radixin   FEAM  583
Moesin    FESM  577
Ezrin     FEAL  586
Merlin    FEEL  595
```

◀ **Abb. 5.7.** Vergleich der Aminosäuresequenzen von Merlin (Protein Information Ressource Accession no. S33809), Ezrin (A34400), Moesin (A41289) und Radixin (A46127), *graue Unterlegungen* Aminosäuren, die bei allen MERM-Proteinen konserviert sind, *schwarze Pfeilspitzen* Positionen der Missense-Mutationen (*n* = 20) in der Aminosäuresequenz des Merlins, unter diesen sind die durch den Austausch kodierten Aminosäuren angegeben. In den *Klammern* neben den Symbolen der durch die Mutation kodierten Aminosäuren sind Angaben zum Schweregrad der NF2 vermerkt, *M* milder Phänotyp, *I* intermediär, *S* schwer, *U* unbekannt. In den Klammern ist auch die Art des Aminosäureaustausches angegeben, *k* konservativ, *nk* nichtkonservativ. Bei 4 Missense-Mutationen wurde die allelische Expression erhoben; diese sind durch die Vermerke „gleich" (gleiche Expression des mutanten und des Wildtypallels) und „ungleich" (verringerte Expression des mutanten Allels gemessen auf mRNA-Ebene) gekennzeichnet. Nach Jacoby et al. (1999) und MacCollin (1996)

zum Stoppkodon der Isoform 1, welche zuerst entdeckt wurde. Diese Isoform 1 des NF2-Transkripts besteht aus 16 Exons (Exon 1–15 und 17) und kodiert für ein Protein aus 595 Aminosäuren (Abb. 5.8). Neben der Isoform 1 zählt die Isoform 2 zu den am häufigsten exprimierten Transkripten des NF2-Gens. Sie unterscheidet sich von der Isoform 1 dadurch, dass Exon 16 infolge normalen Spleißens der Introns 15, 16 und 17 erhalten bleibt. Da jedoch das 12. Kodon in Exon 16 ein Stoppkodon ist, entsteht bei der Translation dieses Transkripts ein um 5 Aminosäuren verkürzter C-Terminus (Abb. 5.9). Neben den Isoformen 1 und 2 existie-

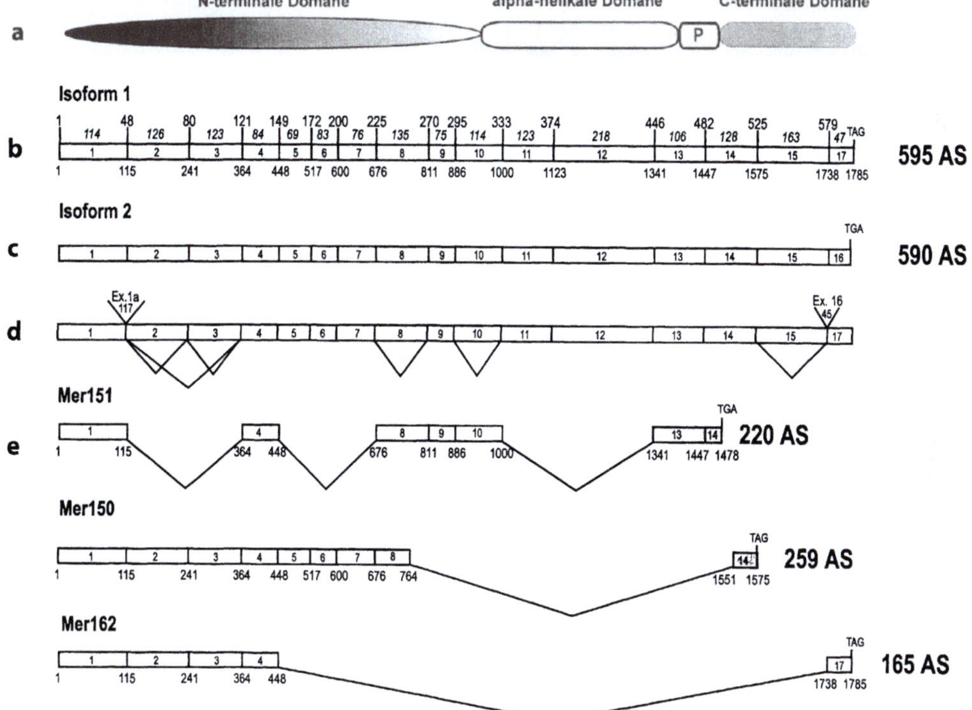

Abb. 5.8a–e. Schematische Darstellung der Organisation kodierender Exons der Transkriptisoformen des NF2-Gens in Relation zur Lage der Proteindomänen (**a**). Die Isoform 1 (**b**) besteht aus 16 Exons, die als *weiße Rechtecke* mit den entsprechenden Exonbezeichnungen dargestellt sind. Unterhalb dieser Darstellung sind die Nukleotidpositionen wiedergegeben, welche die Exons begrenzen, wobei das Adeninnukleotid des Startkodons als 1 gesetzt wurde. Die Größen der jeweiligen Exons sind oberhalb der Rechtecke in kursiven Zahlen angegeben. Isoform 1 (**b**) kodiert für 595 Aminosäuren (*AS*), die jeweils ersten und letzten Aminosäurepositionen jedes Exons sind oberhalb dargestellt. **c** Die Isoform 2 mit verkürztem C-Terminus durch die Insertion von Exon 16 kodiert für 590 AS. **d** Zusammenfassung der verschiedenen alternativen Spleißereignisse, die zu Deletionen der Exons 2, 3, 8, 10 und 15, bzw. der Insertion von Exon 1a und Exon 16 führen. In welcher Kombination diese alternativ gespleißten Exons in entsprechenden Transkripten auftreten bzw. fehlen, kann nur für die Isoformen Mer151, Mer150 und Mer162 angegeben werden (**e**), da die entsprechenden cDNA-Formen vollständig charakterisiert worden sind. Bei den Isoformen Mer151 und Mer150 kommt es durch alternatives Spleißen zu einer Veränderung des Leserahmens in den Exons 13 und 14 (*grau*)

Isoform 1

```
Ex. 15                Ex.17
1735  AAG|CTC ACC TTG CAG AGC GCC AAG TCC CGA GTG GCC TTC TTT GAA GAG CTC TAGCAGGTG
        K |L   T   L   Q   S   A   K   S   R   V   A   F   F   E   E   L   *
```

Isoform 2

```
Ex. 15  ⌐············Ex.16·······································································⌐
1735  AAG|CCT CAA GCC CAA GGC AGA AGA CCT ATC TGC ATT TGAGCCCTCAAA|CTCACCTTGCAGAGCGCCAAGTCCCGAGTGGCC
        K |P   Q   A   Q   G   R   R   P   I   C   I   *
```

Spleiß-Isoform D208

```
Ex. 14                Ex.17
1567  AAA GAA AAC|TCA CCT TGC AGA GCG CCA AGT CCC GAG TGG CCT TCT TTG AAG AGC TCT AGC AGG TGA
        K   E   N |S   P   C   R   A   P   S   P   E   W   P   S   L   K   S   S   S   R   *
```

Abb. 5.9. Vergleich der C-terminalen Nukleotid- und daraus abgeleiteten Aminosäuresequenzen der Transkriptisoformen *1, 2* und der Variante *D208*, bei welcher durch alternatives Spleißen Exon 15 deletiert und der Leserahmen in Exon 17 verändert wird. Bei der Merlinisoform 2 führt die Insertion von Exon 16 durch alternatives Spleißen zu einem vorzeitigen Stoppkodon nach 11 Aminosäuren

ren noch zusätzliche Transkriptvarianten des NF2-Gens, die durch alternatives Spleißen entstehen und die im Zusammenhang mit der Struktur der durch sie kodierten Proteine in Kapitel 5.4.5.2 „Spleißbedingte Isoformen des Merlins" vorgestellt werden.

5.4.3.1 Interspeziesvergleiche des NF2-Gens

Das Transkript eines zum menschlichen NF2-Gen homologen Gens ist sowohl bei der Maus und der Ratte als auch bei der Fruchtfliege *Drosophila* charakterisiert worden. Dies ermöglichte es, den Grad der phylogenetischen Konservierung des NF2-Gens und das Expressionsspektrum des Merlins in diesen Organismen zu erfassen. Die Analyse der Transkripte und der davon abgeleiteten Proteine ist auch eine wichtige Voraussetzung für die Entwicklung möglicher Tiermodelle der NF2. Wie im Fall des humanen NF2-Gens, existieren auch bei der Maus die Isoformen 1 und 2 des NF2-Transkripts, die sich durch die Insertion von Exon 16 in Isoform 2 voneinander unterscheiden. Werden die kodierenden Anteile der Transkriptisoform 1 bei Mensch und Maus verglichen, sind diese zu 90% identisch. Auf der Ebene der abgeleiteten Aminosäuren ist eine 98,3%ige Identität zu beobachten, was einen hohen Grad an funktioneller Konservierung des Proteins anzeigt (Claudio et al. 1994). Die Identität des durch Exon 16 kodierten C-terminalen Bereichs bei Mensch und Maus weist auf eine essenzielle Bedeutung dieses Segments für die Funktion der Isoform 2 des Merlins hin. Auch

im Bereich der 5′ und 3′ nichttranslatierten Regionen ist eine beachtliche Identität von 80% bzw. 62% zu beobachten, die auf konservierte regulatorische Elemente schließen lässt.

Aber nicht nur innerhalb der Vertebraten scheint der kodierende Anteil des Merlingens hoch konserviert zu sein. Eine erstaunlich hohe Ähnlichkeit des Merlins besteht auch zwischen Mensch und *Drosophila*. Das Transkript des Drosophilamerlingens überspannt 1905 Nukleotide und kodiert für 635 Aminosäuren, die im Vergleich zum humanen Merlin zu 50,3% identisch sind (McCartney u. Fehon 1996). Der Verlust der Merlinexpression führt bei *Drosophila* zu einer Hyperproliferation betroffener Gewebe, ohne die Differenzierung gravierend zu beeinflussen. Das Drosophilamerlin wird während der Entwicklung in zahlreichen Geweben exprimiert. Wie in Kapitel 5.4.7.7 „Funktionsanalyse des Merlins bei *Drosophila*" dargestellt, kommt dem Drosophilamerlin eine wichtige Rolle bei der Larvalentwicklung zu.

5.4.4 Formalgenetik

Die autosomal-dominante Vererbung mit vollständiger Penetranz ist bei NF2 durch zahlreiche Familienstudien belegt. Ausnahmen von diesem Vererbungsmodus werden gelegentlich durch spät manifestierende Patienten vorgetäuscht, jedoch ist uns keine 3-Generationen-Familie mit übersprungener Generation bekannt. Etwa 50% der Patienten stammen von gesunden Eltern ab, haben also eine

Neumutation geerbt, die in der Keimbahn eines der Eltern eingetreten ist. Entsteht aufgrund eines frühen Mutationsereignisses ein Keimbahnmosaik, kann ein phänotypisch Gesunder 2 oder mehrere Kinder mit NF2 bekommen – solche Familien sind beobachtet worden; sie stellen den genetischen Berater vor eine schwierige Aufgabe. Die Mutationsrate des NF2-Gens wird auf $6,5 \times 10^{-6}$ pro Gamete geschätzt (Evans et al. 1992a) und ist somit um etwa eine Zehnerpotenz kleiner als die des NF1-Gens. Sie liegt in derselben Größenordnung wie die des Retinoblastomgens.

Geschlechtsspezifische Unterschiede im Krankheitsverlauf der NF2 konnten nicht beobachtet werden. Das durchschnittliche Erkrankungsalter von Frauen liegt bei 21,6 Jahren, das der Männer bei 21,1 Jahren. Nach den Untersuchungen von Evans et al. (1992b) ertauben Männer und Frauen durchschnittlich im Alter von 24 Jahren. Im Gegensatz hierzu scheint das Geschlecht des betroffenen Elters einen Einfluss auf das mittlere Erkrankungsalter und den Schweregrad bei betroffenen Nachkommen zu haben. Die Differenz des Erkrankungsalters bei mütterlicher vs. väterlicher Vererbung beträgt etwa 6 Jahre (18 vs. 24 Jahre) und die Krankheit nimmt einen schwereren Verlauf, wenn das Defektallel von der Mutter stammt (Kanter u. Eldridge 1978, Kanter et al. 1980, Evans et al. 1992a,b). Dieser Einfluss des Geschlechts des betroffenen Elters konnte von Parry et al. (1994) nicht bestätigt werden, allerdings umfasste ihre Studie weniger Patienten. Möglicherweise erfahren Erhebungen zum Einfluss des Geschlechts des betroffenen Elters auf den Schweregrad und das mittlere Erkrankungsalter der Nachkommen eine gewisse Verzerrung aufgrund der niedrigeren genetischen Fitness bei Männern mit NF2 (Evans et al. 1992a). Untersuchungen zum parentalen Ursprung von Neumutationen zeigen, dass sich diese häufiger in der männlichen als in der weiblichen Keimbahn ereignen. Bei 31 von 45 sporadischen Patienten mit NF2 (69%) konnte die Mutation dem paternalen NF2-Allel zugeordnet werden (Kluwe et al. 2000).

Die Expressivität der NF2 ist nicht in dem hohen Maß variabel wie bei der NF1. Es gibt die regelmäßige Vererbung einer schweren Verlaufsform, die zuerst von Wishart (1822) beschrieben wurde und durch frühes Erkrankungsalter (<25 Jahre) und rasche Progredienz gekennzeichnet ist. Entsprechend wird auch eine milde Verlaufsform mit späterem Erkrankungsalter und langsamem Fortschreiten als regelmäßig segregierendes Merkmal beobachtet, wie es beispielhaft an der 5-Generatio-

nen-Familie von Gardner u. Frazier (1930) demonstriert wurde [s. auch Sainio et al. (1995)]. Im Allgemeinen ist der Schweregrad der Krankheit innerhalb der Familien recht einheitlich, in letzter Zeit mehren sich jedoch die Berichte über das Vorkommen sehr unterschiedlicher Schweregrade in der gleichen Familie mit nachweislich einheitlicher NF2-Mutation (Kluwe et al. 1995; 1996; Kluwe u. Mautner 1996; Mautner et al. 1996b; Scoles et al. 1996). Die variable Expressivität der NF2 zeigt sich auch beim Vergleich eineiiger Zwillinge. Es bestand zwar Konkordanz hinsichtlich des Schweregrads, nicht jedoch in Bezug auf das Vorhandensein von CALF, zusätzlichen intrakranialen Tumoren und (bei 2 der 3 untersuchten Paare) hinsichtlich der Art der okulären Anomalien (Baser et al. 1996).

Ein nahe liegender Grund für variable Expressivität ist der Mosaikstatus bei einem sporadischen Patienten, in dessen Folgegenerationen das vollständige Krankheitsbild segregiert. Ein Mosaik entsteht durch postzygotische Mutation während der Ontogenese. In Abhängigkeit vom Zeitpunkt dieses Ereignisses kann die Keimbahn in den Mosaikstatus einbezogen sein oder nicht. Eine auffällig leichte und oft auch segmentale Manifestation beim ersten (also sporadischen) Patienten einer Familie deutet auf einen Mosaikstatus hin. Der Anteil betroffener Kinder in der F1 eines solchen Patienten ist vom Anteil der Keimzellen abhängig, welche das Defektallel tragen, liegt aber erwartungsgemäß im Durchschnitt <50%. Bei einem Teil der gesunden Kinder eines Mosaikpatienten kann mit Hilfe von Markerstudien der Haplotyp desjenigen Chromosoms nachgewiesen werden, das bei den betroffenen Geschwistern die Mutation trägt (Bijlsma et al. 1997). Die Genotypen der Hälfte der Kinder eines Mosaikpatienten (gleicher Markerhaplotyp mit bzw. ohne NF2-Defektallel) reflektieren also unmittelbar das Keimbahnmosaik ihres betroffenen Elters. Mosaike scheinen bei den Tumorsuppressorgendefekten häufiger zu sein als erwartet. Bei Kombination der Serien von Kluwe u. Mautner (1998) und von Evans et al. (1998a), finden sich unter 216 Patienten 11 Mosaike (5,1%). Da die Effizienz der Mutationsnachweise <100% liegt und die Wahrscheinlichkeit der Mosaikerkennung naturgemäß verringert ist, kann von einer höheren Häufigkeit von Mosaiken unter sporadischen NF2-Patienten ausgegangen werden. Bei 2 der 6 Mosaikpatienten von Kluwe u. Mautner (1998) war z.B. der Anteil mutierter Zellen an den Leukozyten so gering, dass die Mutation an DNA aus peripherem Blut nicht nachgewiesen werden konnte. Die Mutationen dieser Patienten gaben sich jedoch dadurch zu erkennen, dass jeweils mehrere Tumoren die gleiche Läsion aufwiesen, wobei die Tatsache, dass je einer der Tumoren zugleich das Wildtypallel verloren hatte (Zweitereignis, LOH), den Schluss zuließ, dass es sich jeweils um die konstitutionelle Mutation handelte. Der sichere Nachweis des Mosaikstatus hätte die Suche nach der Mutation in verschiedenen Zellsorten der Patienten erfordert, z. B. in:

- Fibroblasten aus Hautbiopsien von kontralateralen Körperarealen,
- Haarwurzeln,
- Wangenschleimhautabstrich,
- Blasenschleimhautzellen aus dem Harnsediment und
- Ejakulat.

Als Ursache der variablen Expressivität weniger trivial ist die Mehrdeutigkeit eines Teils der Mutationen, welche den Spleißprozess beeinträchtigen, also Spleißortmutationen. Dieses Thema steht nun bereits in unmittelbarem Zusammenhang mit dem Problem der Genotyp-Phänotyp-Korrelation, dessen Behandlung seinerseits durch die Kenntnis des Mutationenspektrums des NF2-Gens vorbereitet werden sollte.

5.4.4.1 Mutationenspektrum des NF2-Gens

Das Mutationenspektrum des NF2-Gens ist hinsichtlich der Anteile der verschiedenen Mutationstypen nicht wesentlich verschieden von dem des NF1-Gens. In Tabelle 5.24 sind die bis 1999 identifizierten, von MacCollin (1996) zusammengefassten Keimbahnmutationen des NF2-Gens nach dem Mutationstyp aufgelistet. Diese Zusammenstellung umfasst 298 Mutationen, wobei direkte Stoppmutationen den häufigsten Mutationstyp (34%) darstellen. Zusammen mit kleinen Deletionen und Insertionen, die das Leseraster unterbrechen, und einem Großteil der Spleißmutationen kodieren sie für verkürzte Proteine, die sehr instabil sind (Huynh et al. 1997; Gutmann et al. 1998). Aber bereits die Stabilität der mutanten mRNA mit einem vorzeitigen Stoppkodon kann im Vergleich zum Wildtyp reduziert sein, wie die Untersuchungen von Jacoby et al. (1999) zeigen. Der größte Teil der Keimbahnmutationen verursacht also die Entstehung verkürzter instabiler Merlinmoleküle oder das vollständige Fehlen eines Proteinprodukts des jeweiligen Defektallels. Ein vergleichbares Spektrum wird auch bei somatischen Mutationen des NF2-Gens in Tumoren beobachtet.

Tabelle 5.24. Zusammenfassung von 298 konstitutionellen Mutationen des NF2-Gens nach Mutationstypen geordnet

Mutationstyp	Anzahl [%]
Strukturelle Chromosomenanomalien[a]	2
Komplexe Rearrangements	4
Große Deletionen (einzelne Exons bis zum ganzen Gen)[b]	13
Kleine Deletionen	63 (21)
Insertionen	21 (7)
Direkte Stoppmutationen (Nonsense)	101 (34)
Aminosäuresubstitutionen (Missense)	20 (7)
Spleißmutationen	72 (24)
3′-UTR-Mutationen	2

Nach MacCollin (1996) „NF2 mutation map" in der Version vom 26.8.1999. Zusätzlich wurden strukturelle Chromosomenanomalien und große Deletionen in diese Zusammenfassung einbezogen.
[a] Bruder et al. (1999); Arai et al. (1994).
[b] Sanson et al. (1993); Kluwe et al. (1995); Parry et al. (1996); Welling et al. (1996); Evans et al. (1998); Zucman-Rossi et al. (1998); Legoix et al. (1999).

Im Vergleich zu den Protein trunkierenden Mutationen sind Missense-Mutationen auffällig unterrepräsentiert (7%). Von insgesamt 20 Missense-Mutationen ereigneten sich 10 an im Vergleich zu den ERM-Protein konservierten Aminosäurepositionen und führen zu nicht konservativen Austauschen (Abb. 5.7). Die Verteilung der Mutationen über die Länge der Protein kodierenden Region des NF2-Gens ist in Abb. 5.10 dargestellt. Auffällig ist, dass die Exons 9, sowie 16 und 17 am 3′-Ende von Mutationen ausgespart bleiben. Es lässt sich kein ausgeprägter Vorzugsort (Hot spot) für Mutationen erkennen, jedoch sind rekurrente C:T-Transitionen in CGA-Kodons beobachtet worden, welche diese Stellen zu Warm spots für Mutationen des NF2-Gens werden lassen. So sind die Stoppmutationen C1021T (Kodon 341), C586T (Kodon 196), C169T (Kodon 57), C784T (Kodon 262) und C1396T (Kodon 466) jeweils 18-, 14-, 11-, 10- und 8-mal festgestellt worden. Die Hypermutabilität der Dinukleotidfolge CpG spiegelt sich auch darin wider, dass sich unter den 80 Protein trunkierenden C:T-Transitionen 61 (76%) in CGA-Kodons ereigneten. Das NF2-Gen enthält 6 CGA-Kodons (Arg), jedoch sind im Kodon 588, das 8 Kodons vor dem Stoppkodon des Wildtypmerlins liegt, noch keine Stoppmutationen gefunden worden. Möglicherweise ist ein um 8 Aminosäuren verkürztes Merlin in seiner Funktion nicht wesentlich eingeschränkt.

Generell bemerkenswert ist der hohe Anteil der C:T-Transitionen unter den direkten Stoppmutatio-

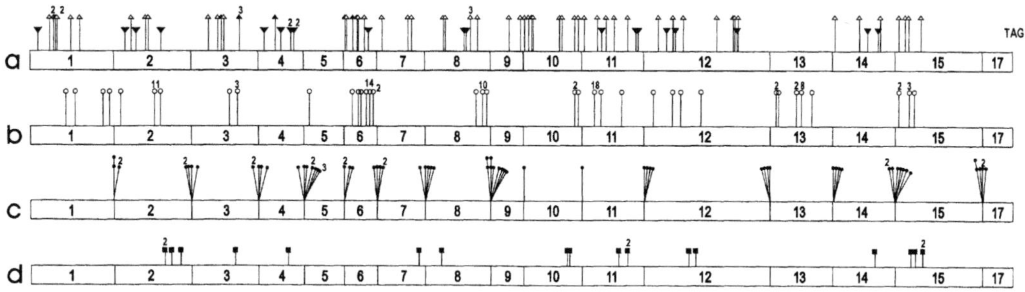

Insertion ; Deletion ; in frame Deletion ; Stopmutation ; Spleißmutation im Intron ; Spleißmutation im Exon ; Missense

Abb. 5.10. Übersicht über Art und Lage von 277 Kleinmutationen des NF2-Gens. Erkennbar: Fehlen von Vorzugspositionen (Hot spots) und die große Häufigkeit von Spleißmutationen

nen (79%; 80/101). Insgesamt sind unter den 298 Mutationen 83 C:T-Transitionen zu finden (27%). Die häufigste Ursache für diesen Mutationstyp ist die Desaminierung von 5-Methylcytosin. Da in der paternalen Keimbahn stärker methyliert wird als in der maternen, könnte ein direkter Zusammenhang zwischen der hohen Rate an C:T-Transitionen und der Häufung von Neumutationen im NF2-Gen in der paternalen Keimbahn bestehen (Kluwe et al. 2000).

5.4.4.2 Genotyp-Phänotyp-Korrelation

Die klinische Heterogenität der NF2 wird sicherlich durch multiple Faktoren beeinflusst. Umfangreiche Studien zur Frage des Zusammenhangs zwischen der Art der Mutation und dem Schweregrad der Krankheit zeigen, dass Protein trunkierende Mutationen häufig mit einem schweren Phänotyp assoziiert sind (Evans et al. 1998b; Parry et al. 1996; Ruttledge et al. 1996). Zu den Protein trunkierenden Defekten zählen neben Stoppmutationen und Leserastermutationen (Frameshift-Mutationen) auch Basenaustausche oder Deletionen an Spleißstellen, die reguläres Spleißen verhindern und bei welchen, beispielsweise durch die Einbeziehung intronischer Sequenzen, ein vorzeitiges Stoppkodon eingeführt wird.

Die Studie von Evans et al. (1998b) belegt anhand der Analyse von 125 Familien, dass Protein trunkierende Mutationen statistisch signifikant mit einem früheren Erkrankungsalter und mit verringerter genetischer Fitness korreliert sind. Entsprechend wird bei NF2-Patienten mit Mutationen, die nicht zu einem vorzeitigen Stoppkodon führen,

häufig eine mildere Verlaufsform beobachtet. Zu diesen Mutationstypen zählen Missense-Mutationen, z.T. auch kleine Deletionen oder Insertionen im Leseraster, die keine gravierenden Störungen der Sekundärstruktur des Merlins bedingen, und Spleißmutationen, die zur Insertion eines kleinen Introns ohne Stoppmutationen führen oder zu Deletionen eines Exons, wobei das Leseraster nicht verändert wird. Aber nicht nur solche Mutationen, die zu einem leicht veränderten, aber größtenteils intakten Merlin führen, sondern auch große Deletionen des NF2-Gens sind häufig mit einem milden Phänotyp assoziiert (Bourn et al. 1994; Evans et al. 1998b; Lopez-Correa et al. 2000).

Unter den 298 NF2-Patienten, deren Keimbahnmutationen in Tabelle 5.24 aufgeführt sind, weisen 215 Patienten (72%) Protein trunkierende Mutationen auf. Innerhalb dieser Gruppe ist bei 167 Patienten eine Kategorisierung des Schweregrads in leicht, intermediär und schwer betroffen möglich (MacCollin 1996). Bei 71% dieser Patienten mit trunkierenden Mutationen ist eine schwere Manifestation der NF2 zu beobachten. Nur etwa 16% dieser 167 Patienten zeigten eine milde Verlaufsform der Krankheit und weitere 13% werden mit intermediärem Phänotyp eingestuft.

Unter den 20 NF2-Patienten mit Missense-Mutationen konnten 14 Patienten hinsichtlich des Manifestationsgrads eingeordnet werden. In dieser Gruppe waren 5 Patienten mit schwerer Manifestation (36%), 8 Patienten (57%) mit mildem und ein Patient mit intermediärem Phänotyp.

Diese Zahlen belegen die häufigere Assoziation von trunkierenden Mutationen mit einer schwereren Verlaufsform. Die Verteilung der Mutationen über die Länge des NF2-Gens zeigt, dass es zwischen dem Ort der Mutation und dem Schweregrad der Erkrankung keine Korrelation gibt. Es gibt keinen Hinweis darauf, dass Mutation im 3'-Bereich des NF2-Gens mit einem milderen Phänotyp assoziiert wäre, jedoch fällt auf, dass in den kodierenden Bereichen der C-terminalen Exons 16 und 17 noch keine Mutationen gefunden worden sind.

Trotz der gehäuften Assoziation Protein trunkierender Mutationen mit schwerem Phänotyp sei an dieser Stelle hervorgehoben, dass es sich dabei nur um eine Tendenz handelt und dass eine direkte Genotyp-Phänotyp-Korrelation nicht gilt, zumal gleiche Mutationen bei Patienten mit milder und schwerer Manifestation beobachtet wurden (Kluwe u. Mautner 1996; Scoles et al. 1996). Vor allem intrafamiliäre Variabilität, die Frequenz neuraler Tumoren betreffend, kann die Signifikanz einer Assoziation stark einschränken (Parry et al. 1996). Dasselbe gilt auch für die Manifestation der okulären Anomalien. Obwohl in der Studie von Parry et al. (1996), die 47 Patienten aus 21 Familien umfasste, alle 9 Patienten mit retinalen Hamartomen und/oder epiretinalen Membranen Stopp- oder Frameshift-Mutationen aufwiesen, ist eine direkte Korrelation nicht möglich, da weitere 11 Patienten mit Mutationen dieser Art keine retinalen Anomalien hatten. Gegen eine Assoziation retinaler Anomalien mit Protein trunkierenden Mutationen sprechen auch die Befunde von Baser et al. (1999), die bei der Mutationsanalyse von 5 Patienten mit retinalen Anomalien 2 Stopp- bzw. Frameshift-Mutationen, 2 Spleißmutationen und eine Missense-Mutation identifizierten. Auch der Schweregrad der Erkrankung, gemessen an der Anzahl der neuralen Tumoren und dem Alter beim Ausbruch der Krankheit, korreliert nicht signifikant mit der Manifestation okulärer Anomalien. So hatten 6/18 Patienten mit diesen Läsionen einen milden Phänotyp (33%) (Baser et al. 1999). Diese Beobachtungen weisen darauf hin, dass Faktoren wie der genetische Hintergrund, modifizierende Gene, epigenetische Faktoren und stochastische Ereignisse einen Einfluss auf die Manifestation der NF2 ausüben.

Allelische Expression. Mit Hilfe eines exprimierten Polymorphismus in der 3'-UTR des NF2-Gens konnten Jacoby et al. (1999) zeigen, dass Protein trunkierende Mutationen unabhängig von ihrer Lage im Gen häufig mit einer verringerten Expression des mutanten Allels einhergehen. Diese inaktivierenden Mutationen beeinflussen also offenbar die Stabilität oder die Aufbereitung (Processing) der mRNA (Jacoby et al. 1999). Die Instabilität der mRNA ist demnach einer der Gründe, weshalb trunkierte Merlinformen häufig im Western-Blot nicht nachgewiesen werden konnten.

Gleiche Expression der mutanten und der normalen Allele wurde bei 2 unterschiedlichen Deletionen beobachtet, die nicht zu einer Veränderung des Leserasters führen und bei 3 von 4 Missense-Mutationen, deren Position in Abb. 5.7 wiedergegeben ist. Die geringe Zahl der auf die allelische Expression hin untersuchten Mutationen dieser Art lässt noch keine Aussagen darüber zu, wie häufig diese mit einer verringerten Expression des mutanten Allels einhergehen.

Bei einer nicht konservativen Missense-Mutation (N→Y) in dem im Vergleich zu den ERM-Proteinen konservierten Kodon 220 wurde eine reduzierte Expression des mutanten Allels beobachtet, zugleich aber ein milder Phänotyp bei den betroffenen Patienten (Abb. 5.7). Demgegenüber beeinträchtigt die Missense-Mutation (L→R) im ebenfalls konservierten Kodon 234 die Expression nicht, geht aber mit einem schweren Phänotyp des Betroffenen einher. Es erscheint möglich, dass das mutante Merlin in diesem Fall dominant-negative Effekte ausübt. Gleiche Expression des mutanten und des normalen Allels wurde auch bei einer Missense-Mutation (L→P) im konservierten Kodon 360 festgestellt, bei mildem Phänotyp des Patienten. In diesem Fall könnte die Translation trotz nichtkonservativem Austausch zu einem zumindest partiell funktionsfähigen Merlin führen.

Ausführlichere Studien werden die Frage beantworten können, ob bei Patienten mit gleicher Expression der NF2-Allele und geringen Veränderungen im mutanten Merlin die Tumorgenese reduziert ist. Obwohl erst 18 der 298 charakterisierten Mutationen hinsichtlich der allelischen Expression untersucht worden sind, zeichnet sich doch ab, dass Mutationen, die zu einem vorzeitigen Stoppkodon führen, eine verringerte Expression des mutanten Allels zur Folge haben. In der Studie von Jacoby et al. (1999) waren dies 6/6 Nonsense- bzw. Leserastermutationen. Die häufige Assoziation dieser Mutationstypen mit einem schweren Grad der Erkrankung könnte mit der verringerten Stabilität der jeweiligen Transkripte zusammenhängen. Jedoch ist es auf diesem Hintergrund schwierig zu erklären, weshalb bei manchen Familien mit großen Deletionen im NF2-Gen eine milde Verlaufsform beobachtet wird (Evans et al. 1998b).

Variable Expressivität. Im Gegensatz zur NF1 ist die intrafamiliäre Variabilität der NF2 im Allgemeinen wesentlich geringer. Dennoch sind einige Familien mit variabler Expression des Krankheitsbilds beschrieben worden. Zu diesen intrafamiliären Manifestationsunterschieden könnten die komplexen Effekte mancher Mutationen beitragen. So ist variable Expression z.B. in Familien mit Spleißmutationen beobachtet worden (Mautner et al. 1996b; Kluwe et al. 1998).

Mutationen an Spleißstellen können „leaky" sein, d.h. zu einem gewissen Prozentsatz wird trotz der Mutation der Spleißstelle regulär gespleißt. Eine andere Möglichkeit der komplexen Auswirkungen von Spleißmutationen ergibt sich, wenn durch eine Mutation unterschiedliche mutante mRNA-Moleküle entstehen können. Beispielsweise könnte die Mutation einer Spleißakzeptorstelle bei einem Teil der Spleißprozesse die Deletion des nachfolgenden Exons oder, zu einem gewissen Prozentsatz, den Gebrauch einer kryptischen Spleißakzeptorstelle verursachen. Letzteres hätte zur Folge, dass Anteile des nachfolgenden Exons und/oder des darauf folgenden Introns in die reife mRNA eingefügt werden. Wie häufig es zur Nutzung kryptischer Spleißstellen kommt, wenn die reguläre Spleißstelle mutiert ist, könnte durch die äußeren Bedingungen und durch intranukleäre Faktoren beeinflusst werden. Schwankungen dieser Faktoren oder Bedingungen würden also unmittelbar zur interindividuellen Variabilität beitragen.

Nicht nur Spleißmutationen, sondern auch manche Stoppmutationen können mit komplexen Effekten assoziiert sein. Im Übrigen sei auf die im Zusammenhang mit der variablen Expressivität der NF1 angestellten Betrachtungen verwiesen (s. Kapitel 5.2.4.5 „Ursachen der variablen Expressivität der NF1").

5.4.5 Proteinprodukt des NF2-Gens: Schwannomin/Merlin

5.4.5.1 Struktur des Merlins

Das Proteinprodukt des NF2-Gens weist sich aufgrund seiner Struktur als zur Familie der Bande-4.1-Proteine zugehörig aus. Der Name des 4.1-Proteins beruht auf der Verwendung einer Laborbezeichnung, der Nummer einer elektrophoretischen Fraktion, die neben Proteinen ähnlichen Molekulargewichts zwischen den Spektrinen α und β und dem Aktin zu liegen kommt. Mutative Veränderungen des 4.1-Proteins sowie auch sein voll-

ständiges Fehlen sind die Ursache der mit Rhesus gekoppelten Form der Elliptozytose (MIM 130500), was auf eine Beteiligung des 4.1-Proteins an der Aufrechterhaltung der Form der Erythrozyten schließen lässt. In der Tat erwies sich das 4.1-Protein als eines der Proteine, welche die Aktin- und Spektrinfilamente des submembranären Zytoskeletts der Erythrozyten über eine Bindung an das integrale Membranprotein Glykophorin C an der Plasmamembran verankern. Die Stabilisierung der Zellgestalt und die Regulation ihrer Veränderungen sind die Funktion vieler Mitglieder der Bande-4.1-Proteinfamilie.

Die nächsten Verwandten des Merlins konstituieren die Subfamilie der ERM-Proteine, *Ezrin, Radixin* und *Moesin*. Diese nahe Verwandtschaft war ausschlaggebend für die Bezeichnung des NF2-Proteins als „*moesin-ezrin-radixin-like protein*". Die ERM-Proteine finden sich v.a. angereichert in spezialisierten, an F-Aktin reichen Strukturen unterhalb der Plasmamembran, wie Mikrovilli, Membranausstülpungen und Membrankrausen, Adhäsionsfoci (während ihrer Bildung zwischen Zellen oder zwischen diesen und der extrazellulären Matrix; weniger in den fertigen Strukturen) und in der Teilungsfurche. Auch Merlin konnte in solchen an F-Aktin reichen Strukturen nachgewiesen werden, die ja einem ständigen Wandel unterworfen sind, sodass die durch die ERM-Proteine unter Beteiligung von Merlin vermittelte Verknüpfung zwischen integralen Membranproteinen und dem Membranzytoskelett als ein dynamischer Prozess zu verstehen ist.

Aufgrund der strukturellen und wahrscheinlich auch funktionellen Verwandtschaft des Merlins mit den ERM-Proteinen werden im Folgenden die Eigenschaften der 4 Proteine im Zusammenhang besprochen. Das gemeinsame Strukturprinzip der auch als MERM-Gruppe bezeichneten Proteine ist Abb. 5.6 zu entnehmen. Es handelt sich um eine Struktur aus 3 Domänen: Auf eine globuläre N-terminale Domäne folgt ein stark geladenes α-helikales Segment, an welches sich die polare C-terminale Domäne anschließt. Bei Ezrin, Radixin und Merlin folgt unmittelbar auf die α-helikale Domäne ein Oligopeptid aus 7–8 Prolinresten, dem als Scharniersegment (hinge-region) eine Bedeutung für die intramolekulare Wechselwirkung dieser Proteine zugewiesen wird. Die höchste Ähnlichkeit des Merlins zu den ERM-Proteinen ist in der N-terminalen Domäne festzustellen. Diese auch als FERM-Domäne bezeichnete Region ist für die Mitglieder der Protein-4.1-Familie charakteristisch (F von four).

Innerhalb der N- und C-terminalen Domänen der MERM-Proteine sind Assoziationsdomänen (AD) lokalisiert worden, welche inter- und intramolekulare Interaktionen vermitteln. Diese Regionen werden als N-ERMAD und C-ERMAD bezeichnet, je nach Lage im N- oder im C-Terminus. Mittels der N-terminalen Bindungsstellen interagieren die MERM-Proteine mit integralen Membranproteinen oder submembranär lokalisierten Adaptorproteinen, die ihrerseits mit Membranproteinen assoziiert sind. In Abb. 5.6 sind einige der Interaktionspartner aufgeführt, die im Bereich der N-ERMAD mit Ezrin interagieren (s. Kapitel 5.4.5.6 „Interaktionspartner des Merlins und der ERM-Proteine"). Die MERM-Proteine können durch Interaktion zwischen den N- und C-ERMAD auch inter- und intramolekulare Assoziationen eingehen, dies wird in Kapitel 5.4.5.5 „Interdomänenassoziation des Merlins" näher erläutert.

Bei den ERM-Proteinen endet die C-terminale Domäne in einem etwa 30 Aminosäuren langen Segment mit hoher Affinität zu F-Aktin. Beim Merlin fehlt diese C-terminale hochaffine Aktinbindungsstelle, obwohl Merlin, wie die Mitglieder der ERM-Familie assoziiert mit F-Aktin in Mikrovilli und Membrankräuselungen lokalisiert werden konnte (Huang et al. 1998). Statt der für die ERM-Proteine typischen C-terminalen besitzt Merlin eine N-terminale Aktinbindungsstelle, die dem Bereich der Aminosäuren 178–367 zuzuordnen ist, wie durch Bindungsexperimente mit F-Aktin in vitro gezeigt werden konnte (Xu u. Gutmann et al. 1998). Auch Ezrin verfügt über zusätzliche, N-terminal lokalisierte Aktin bindende Sequenzen. Roy et al. (1997) konnten im N-Terminus von Ezrin 2 niederaffine Aktinbindungsstellen eingrenzen. Eine der beiden Regionen des Ezrins, im Bereich der Aminosäuren 280–300, zeigt hohe Ähnlichkeit zur Aminosäuresequenz des Merlins von Position 298–318. Daher ist anzunehmen, dass dieser Abschnitt, der in einer hoch konservierten Region liegt, die Aktinbindungsdomäne des Merlins darstellt (Xu u. Gutmann et al. 1998).

Die beschriebenen Daten sind mit der Vorstellung vereinbar, dass die MERM-Proteine über die N-terminale Assoziationsdomäne mit den intrazellulären Domänen integraler Membranproteine und/ oder mit bestimmten membranständigen Adaptorproteinen in Wechselwirkung treten. Zusätzlich binden sie auch an Elemente des Aktinzytoskeletts. Auf diese Weise stellen die MERM-Proteine in Analogie zur Funktion des Proteins-4.1 eine Verbindungen zwischen der Plasmamembran und dem submembranären Aktinzytoskelett her.

5.4.5.2 Spleißbedingte Isoformen des Merlins

Die Isoform 1 repräsentiert das so genannte Fulllength-NF2-Protein aus 595 Aminosäuren, das in zahlreichen Geweben exprimiert wird. Das entsprechende Transkript überspannt die Exons 1–15 und 17, seine Struktur ist in Abb. 5.8 b schematisch und in Relation zur Lage der Proteindomänen dargestellt. Die Isoform 2 des NF2-Transkripts unterscheidet sich von der Isoform 1 nur durch die Insertion von 45 Nt des Exons 16 an der Nukleotidposition 1738 (Abb. 5.8 c, 5.9). Durch diese Insertion folgt ein Stoppkodon nach 33 Nukleotiden, sodass der Bereich, der durch Exon 17 kodiert ist, zu einem Teil des nichttranslatierten Bereichs wird und die Isoformen 1 und 2 über divergente C-Termini verfügen. Die 11 Aminosäuren der Isoform 2 bedingen eine nichthelikale Struktur mit hydrophilen Eigenschaften. Dagegen hat der C-Terminus der Isoform 1 eine helikale Konformation und ist hydrophober (Bianchi et al. 1994). Auch bei der Maus ist die Existenz dieser Isoform 2 nachgewiesen worden, wobei die von Exon 16 kodierte Aminosäuresequenz zwischen Mensch und Maus identisch ist. Pykett et al. (1994) beobachteten eine 3. Spleißvariante im C-Terminus des NF2-Gentranskripts (D208), die zu einer Deletion von Exon 15 führt und den Leserahmen in Exon 17 verändert (Abb. 5.9).

Neben Exon 16 werden auch die Exons 1a, 2, 3, 8, 10, 11, 12 und 15 alternativ gespleißt (Abb. 5.8 d, e) (Arakawa et al. 1994; Pykett et al. 1994; Hara et al. 1994; Hitotsumatsu et al. 1994; Schmucker et al. 1999). Leider ist unklar, in welchen Kombinationen diese alternativ gespleißten Exons auftreten, da bei diesen Beschreibungen keine vollständigen Transkripte bzw. cDNA-Klone analysiert worden sind. Im Gegensatz hierzu sind die Transkriptisoformen Mer151, Mer150 und Mer162 als vollständige Transkripte isoliert und charakterisiert worden (Abb. 5.8 e) (Schmucker et al. 1999). Diese alternativen Spleißreaktionen führen zur Expression verkürzter Varianten des Merlins. Ohne Veränderung des Leserahmens werden im Mer151-Transkript die Exons 2, 3, 5, 6 und 7 durch alternatives Spleißen eliminiert. Das Spleißen von der Donorstelle am Anfang des Introns 10 zur Akzeptorstelle vor Exon 13 führt jedoch zu einer Veränderung des Leserahmens und zu einem vorzeitigen Stoppkodon in Exon 14 bei diesem Transkript Mer151, das für 220 AS kodiert. Die Isoform Mer150 ist dadurch gekennzeichnet, dass eine kryptische Spleißakzeptorstelle im Exon 8 und eine kryptische Donorstelle im Exon 14 aktiviert werden. Auf diese Weise werden Teile von Exon 8 und 14 sowie die Exons 9–13 aus dem Transkript eliminiert. Auch diese Transkriptisoform hat einen verkürzten C-Terminus, denn ein Stoppkodon folgt nach dem 12. Nukleotid im Exon 14, sodass diese Isoform nur 259 AS umfasst. Die 3. vollständig sequenzierte Isoform ist Mer162, bei welcher ein Segment von Exon 5 bis zum Beginn des Exons 17 ausgespleißt wird. Bei dieser Isoform werden 72% der kodierenden Sequenz (bezogen auf Isoform 1) entfernt, sodass eine mRNA entsteht, die nur für 165 AS kodiert. Bei diesen 3 Spleißisoformen werden die gesamte a-helikale Domäne und variable Anteile der ERM-homologen Regionen eliminiert.

5.4.5.3 Expression des Merlins

Expression in Zellkulturen. Die Expression des Merlins ist in zahlreichen Tumorzelllinien, primären Fibroblastenkulturen und lymphoblastoiden Zelllinien nachgewiesen worden. In Western-Blot-Analysen mit Antikörpern gegen N- und C-terminale Epitope der Isoform 1 des Merlins beobachteten einige Autoren multiple Banden. Die Doublet-Bande im Molekulargewichtsbereich von 70–80 KDa repräsentiert die Isoform 1 des Merlins. Diese Doppelbande besteht aus der etwas schneller wandernden, nichtphosphorylierten und der verzögert wandernden, phosphorylierten Isoform 1 (Shaw et al. 1998a). Daneben werden aber auch Banden höheren Molekulargewichts (MG) gefunden, die vermutlich durch Homodimerisierung des Merlins oder durch Heterodimerisierung des Merlins mit anderen Mitgliedern der ERM-Proteine entstehen. Zusätzlich treten bei Western-Blot-Nachweisen des Merlins auch Proteinbanden mit niedrigerem Molekulargewicht auf, welche als die Produkte alternativen Spleißens oder posttranslationaler Modifikationen gewertet werden. In Proteinextrakten aus einer lymphoblastoiden Zelllinie konnten niedermolekulare Merlinbanden identifiziert werden, die vermutlich den Isoformen Mer162 (MG = 19 KDa), Mer150 (MG = 30 KDa) und Mer151 (MG = 26 KDa) zuzuordnen sind (Schmucker et al. 1997, 1998).

Expression des Merlins in Geweben. Das Expressionsmuster des Merlins im adulten Säugerorganismus ist beim Menschen, der Ratte und der Maus ähnlich, aber nicht identisch. In allen Fällen besteht Konkordanz zwischen dem Vorhandensein der mRNA (bestimmt durch RT-PCR oder RNA-insitu-Hybridisierung) und des Proteins (Western-Blot, Immunhistochemie), wenn von Sensitivitätsunterschieden zwischen den Methoden abgesehen wird. Als Organe und Gewebe, welche Merlin exprimieren, werden von zahlreichen Autoren genannt:
- Gehirn und Rückenmark,
- Lunge,
- Niere,
- Leber,
- Milz,
- Testis,
- Ovar,
- Nebenniere,
- Plazenta,
- Pankreas,
- Magen,
- Ileum,
- Kolon,
- Haut,
- Herz und
- Skelettmuskulatur.

Diese Vielfalt der Gewebe, in denen Merlin nachgewiesen werden konnte, bedeutet jedoch keineswegs ubiquitäre Expression, da Merlin innerhalb von Organen oft nur bestimmten Zellsorten zugeordnet werden kann. So war z.B. die Merlinfärbung in der Gefäßintima auf die glatten Muskelzellen beschränkt, während das Gefäßendothel ungefärbt blieb. Auch die viszeralen glatten Muskelzellen sind, im Gegensatz zum Darmepithel, durch hohe Merlinexpression charakterisiert. Dieser Gegensatz zwischen Epithelzellen und glatten Muskelzellen besteht allgemein (den Bakker et al. 1995a).

Im Gegensatz zur Merlinexpression in primären menschlichen Fibroblastenkulturen (Gonzalez-Agosti et al. 1996; Schmucker et al. 1997) wird Merlin in der Dermis in vivo nicht exprimiert. In der Epidermis ist der Merlingehalt mit dem Differenzierungsgrad der Keratinozyten korreliert: Die höchste Immunreaktivität besteht im Stratum granulosum; die Intensität geht über das Stratum spinosum bis hin zum Stratum basale stark zurück.

Besonders ausgeprägt ist die Zelltyp- und Gewebespezifität der Merlinexpression im ZNS und PNS (Stemmer-Rachamimov et al. 1997). Im Zerebrum zeigen bestimmte Nuklei, z.B. im Thalamus und im Hirnstamm, eine besonders hohe Markierung. Im Zerebellum fällt das Neuropil der Purkinje-Zellen durch starke Merlinexpression auf, während sich die Granularzellschicht u.a. zerebelläre Neuronen als negativ erweisen. Unter den zentralen Gliazellen exprimieren Astrozyten, Oligodendrozyten und, in schwächerem Maß, das Ependym Merlin. Die Schwann-Zellen und Meningeothelzellen des PNS sind durchweg schwächer Merlin exprimierend als zentrale Gliazellen. Dies kann jedoch nicht im Sinn einer geringeren Bedeutung des Merlins für diese Zellsorten interpretiert werden, da der Verlust des Merlins in ihnen ja gerade die Entstehung der für NF2 charakteristischen Tumoren auslöst. Ähnliche, aber keineswegs vollkommen übereinstimmende Expressionsmuster des Merlins wurden im ZNS, PNS u. a. Organen der Ratte (Gutmann et al. 1995 c) und der Maus (Claudio et al. 1995) nachgewiesen.

Entwicklungsspezifische Expression. Von ganz besonderem Interesse sind die Veränderungen der Expression eines negativen Wachstumsregulators wie Merlin während der Ontogenese. In einer gründlichen Studie der Merlinexpression während der Ontogenese der Maus vermochten Huynh et al. (1996) das Protein vom Tag 8 (E8) an in zahlreichen Geweben nachzuweisen. Dabei bestand im Verlauf der Entwicklung die Tendenz, dass Merlin stärker in schon differenzierten als in rasch proliferierenden Geweben exprimiert war. Als merlinnegativ erwiesen sich zwischen E8 und E16 lediglich Neuroblasten des Neuroepithels, das Ependym des ZNS, die Dermis, also der mesenchymale Anteil der Haut, und kernhaltige Erythrozytenvorstufen. Einen interessanten, weil gegenläufigen Verlauf nimmt die Merlinexpression im superioren Zervikalganglion (SCG) und den Spinalganglien bei der Ratte während der letzten Stadien der Ontogenese und den ersten 2 postnatalen Wochen: Während die Merlinmenge in den Spinalganglien ansteigt, sinkt sie zur gleichen Zeit im SCG auf nicht mehr nachweisbare Werte (Gutmann et al. 1995 c). Auf welche Weise dieser gegensätzliche Verlauf in der sehr unterschiedlichen Zytoarchitektur und Funktionsstruktur dieser beiden Arten von Ganglien eine Erklärung finden wird, bleibt abzuwarten. Aufschlussreich waren auch die Beobachtungen an den Schichten des sich entwickelnden Neokortex der Maus (E15–E16): Im proliferierenden Neuroepithel der Ventrikelzone einerseits und in der Kortikalplatte bestanden sehr geringe Merlinexpressionen, wohingegen die postmitotischen Neuronen, welche die Intermediärzone durchwandern, und die dort befindlichen Gliazellen eine starke Merlinreaktivität zeigten. Dieses Muster weist unmittelbar auf eine Bedeutung des Merlins während der Zellmigration hin. Im Hinblick auf die Symptomatik der NF2 ist es interessant, dass neben Schwann-Zellen auch die kochlearen und vestibulären Ganglien und verschiedene Anteile der Augenlinse Merlin exprimieren.

RT-PCR-Analysen weisen daraufhin, dass die Expression der Merlinisoformen Mer150, 151 und 162 entwicklungsspezifisch reguliert sein könnte. Bis auf die adulte humane Retina ist die Expression dieser Isoformen in keinem der in Tabelle 5.25 aufgeführten adulten humanen Geweben nachzuweisen. Mer162 wird jedoch in verschiedenen embryonalen Geweben exprimiert und alle 3 Isoformen, wie auch die Isoform 1, finden sich in fetalem Thymus.

5.4.5.4 Intrazelluläre Lokalisation des Merlins

Im Gewebeverband zeigen Zellen in der Regel eine granuläre, seltener eine diffuse Verteilung im Zytoplasma mit einer Tendenz zur perinukleären Konzentration. Dabei kann ein bestimmter Zelltyp unterschiedliche Verteilungsmuster aufweisen. So beobachteten Stemmer-Rachamimov et al. (1997) in Astrozyten je nach Hirnregion
- eine grobkörnig-verklumpte,
- eine feinkörnige, auch die Zellfortsätze einbeziehende oder
- eine fädig-netzförmige Verteilung des Merlins.

Es besteht offenbar eine Abhängigkeit der Lokalisation des Proteins vom Funktionszustand der Zelle, was z.B. auch durch ein verändertes Verteilungsmuster in fibrillären reaktiven Astrozyten aus infarktgeschädigten Gehirnen belegt wurde. In nichtdifferenzierten Schwann-Zellen ist Merlin hauptsächlich im perinukleären Zytoplasma lokalisiert, während es in differenzierten Schwann-Zellen submembranär in Assoziation mit dem Zytoskelett und dem transmembranären β-Integrin nachzuweisen ist (Obremski et al. 1998).

Sehr aufschlussreich im Hinblick auf die Funktion des Merlins sind die zahlreichen Studien an Zellkulturen, bei denen die intrazelluläre Lokalisation des Merlins und der ERM-Proteine unter verschiedenen experimentellen Bedingungen erforscht werden konnte. Hierfür wurden vorrangig etablierte Linien herangezogen, nur wenige Untersuchungen waren primären Zellkulturen wie Fibroblasten und Schwann-Zellen gewidmet. Unter Zellkulturbedingungen erfährt Merlin eine Verlagerung in dynamische Strukturen der Plasmamembran, wie Membrankrausen (ruffles), Filopodien, Lamellipodien und, weniger häufig beobachtet, in Mikrovilli (Sainio et al. 1994; Gonzalez-Agosti et al. 1996; Schmucker et al. 1997). Als Lamellipodium wurde hier auch der in Bewegungsrichtung vordere Rand (Frontkante, „leading edge") wandernder Zellen bezeichnet. Merlin wird auch in Adhäsionsfoci gefunden, die zwischen der Plasmamembran und der

Tabelle 5.25. Expressionsmuster der Merlinisoformen 1, 2, Mer151, Mer150 und Mer162

Herkunft der RNA		Expression der Isoformen analysiert durch RT-PCR			
		Isoform 1 und 2 (595 bzw. 590 AS)	Mer151 (220 AS)	Mer150 (259 AS)	Mer162 (165 AS)
Adult	Retina	+	+		
	Gehirn	+			
	Niere	+			
	Leber	+			
	Lunge	+			
	Skelettmuskel	+			
	Pankreas	+			
	Plazenta	+			
Fetal	Gehirn	+			+
	Herz	+			+
	Lunge	+			+
	Skelettmuskel	+			+
	Milz	+			+
	Thymus	+	+	+	+
Zelllinien	Lymphoblastoid	+	+	+	
	Primäre Fibroblasten	+		+	+
	SKHep1 (Leberkarzinomlinie)	+	+		
	A431 (epidermale Karzinomlinie)	+			+
Intrazelluläre Lokalisation nach Transfektion		Submembranär, Filopodien, gekräuselte Membranen	Submembranär in Filopodien, zytosolisch und intranukleär	In zytoplasmatischen Granula, perinukleär und in peripheren Fortsätzen	

extrazellulären Matrix bestehen. Neben der diskreten submembranären Lokalisation des Merlins im Bereich des kortikalen Zytoskeletts kann eine diffuse oder granuläre zytoplasmatische Lokalisation des Merlins bestehen bleiben. In HeLa- und in NIH3T3-Zellen konnte Merlin nach transienter Transfektion seiner cDNA mit einem Expressionsvektor auch in der Teilungsfurche nachgewiesen werden (Shaw et al. 1998 b).

Die genannten Membranausstülpungen, die Teilungsfurche und möglicherweise auch die Zell-Matrix-Adhäsionsfoci sind Orte der Anreicherung der ERM-Proteine [Übersicht: Bretscher et al. (1997)]. Es sind zugleich Areale der Reorganisation des submembranären Zytoskeletts, insbesondere des F-Aktins. Die Kolokalisation der ERM-Proteine und des Merlins mit dem β-Aktin der membranassoziierten Mikrofilamente ist immunzytochemisch durch Doppelmarkierung mit den jeweiligen Antikörpern und fluoreszenzmarkiertem Phalloidin vielfach nachgewiesen worden.

Jedoch gibt es auch wichtige Hinweise auf zelltypspezifische Unterschiede hinsichtlich der intrazellulären Lokalisation des Merlins und der ERM-Proteine (Maeda et al. 1999). Nach Transfektion von Expressionsvektoren mit NF2-cDNA (Isoform 1 und 2) in HeLa-Zellen ist eine vornehmlich submembranäre Lokalisation besonders in F-Aktin reichen Membranvorstülpungen wie Mikrovilli zu beobachten, aber keine Assoziation mit Stressfasern. Wird Merlin transient in epithelialen Zelllinien exprimiert, ist es in lateralen Membranen kolokalisierend mit E-Cadherin nachzuweisen, im Gegensatz zu endogenen ERM-Proteinen, die an Zell-Zell-Grenzen, in Mikrovilli und in apikalen Membranen lokalisiert sind.

Untersuchungen zur Lokalisation des Merlins und des Ezrins in Kulturen einer humanen Gliomzelllinie zeigten, dass sich bei Konfluenz die intrazelluläre Lokalisation beider Proteine verändert. Während in subkonfluenten Kulturen Merlin und Ezrin eine überlappende submembranäre Lokalisation im Bereich von Membrankrausen und Mikrovilli zeigten, war bei Konfluenz vornehmlich eine diffuse oder punktförmige Verteilung im Zytoplasma zu beobachten. Unterschiedliche Wachstumsbedingungen beeinflussen also die intrazelluläre Verteilung des Merlins und des Ezrins (Grönholm et al. 1999).

Die intrazelluläre Lokalisation der Spleißisoformen Mer151, 150 und 162 wurde durch Transfektionsexperimente mit entsprechenden Expressionsvektoren erhoben. Diese Vektoren sind so konstruiert worden, dass bei Expression der klonierten Transkriptisoformen am 3′-Ende ein Epitop von 6 Histidinen eingebaut wird. Mit Hilfe eines Antikörpers, der dieses Polyhistidinepitop erkennt, ist dann ein immunhistochemischer Nachweis der ektopisch exprimierten Merlinisoformen möglich.

Die Full-length-Isoform 1 des Merlins war bei diesen Experimenten in NIH3T3-Zellen submembranär, besonders in Filopodien und gekräuselten Membranen nachzuweisen (Den Bakker et al. 1995b; Schmucker et al. 1997; Gonzalez-Agosti et al. 1996). Auch die Isoform Mer151 war in Filopodien und Membrankrausen festzustellen, zusätzlich aber auch perinukleär in einem nicht näher definierten Kompartiment. Bei einem gewissen Anteil der transfizierten Zellen war auch eine intranukleäre Lokalisation der Isoform Mer151 zu beobachten. Dies ist besonders bemerkenswert, da bei dieser Isoform durch alternatives Spleißen ein putatives Kernlokalisationssignal entsteht (KNKK), das in der Sequenz der anderen Merlinformen nicht auftritt. Die Merlinisoformen 150 und 162 wurden ausschließlich in zytoplasmatischen Granula lokalisiert, nicht submembranär (Tabelle 5.25) (Schmucker et al. 1999). Bei beiden Isoformen wird der Bereich der Aminosäuren 298–318, dem die Aktinbindungsdomäne des Merlins zugeschrieben wird, durch alternatives Spleißen eliminiert. Das Fehlen dieser Bindungsdomäne könnte bedingen, dass beide Isoformen nicht mit dem Aktinzytoskelett interagieren, sondern in zytoplasmatischen Granula zu finden sind.

Die Arbeiten von Deguen et al. (1998) und Koga et al. (1998) zeigten, dass bei transienter Expression von cDNA-Konstrukten, die im Bereich der Exons 2 und 3 deletiert sind, das mutante Merlin nicht submembranär, sondern in zytoplasmatischen Granula zu finden ist. Dies steht im Widerspruch zu der Beobachtung, dass die Isoformen Mer150 und 162 in zytoplasmatischen Granula lokalisiert sind, da beide die Aminosäuresequenz enthalten, die durch Exon 2 und 3 kodiert wird. Die Isoform Mer151, bei welcher der durch die Exons 2 und 3 kodierte Bereich infolge alternativen Spleißens eliminiert wird, ist auch submembranär zu finden. Wie die unterschiedliche intrazelluläre Lokalisation der verschiedenen Merlinisoformen reguliert wird oder von welchen Proteinsequenzen sie abhängt, ist noch unklar.

5.4.5.5 Interdomänenassoziation des Merlins

Intramolekulare und homotypische Interaktion. Merlin der Isoform 1, nicht jedoch der Isoform 2, ist, wie die Mitglieder der ERM-Familie, fähig, intramolekulare Assoziationen zwischen dem N- und dem C-Terminus einzugehen. Diese Assoziation wird also höchstwahrscheinlich von C-terminalen Motiven der Isoform 1 vermittelt. In der Tat zeigen zahlreiche Experimente mit C-terminal deletierten Merlinmutanten, dass die Aminosäuren in Position 580–595, kodiert durch Exon 17, für die Interdomäneninteraktion essenziell sind. In Abb. 5.11 ist die intramolekulare Assoziation zwischen N- und C-Terminus des Merlins schematisch dargestellt. Es gibt Hinweise darauf, dass bei Merlin auch innerhalb des N-Terminus eine Assoziation stattfinden muss, damit eine Interaktion mit dem C-Terminus möglich ist oder stabilisiert wird (Gutmann et al. 1999c). Trotz der geschlossenen Konformation des Merlins, welche durch die Interaktion der N- mit der C-terminalen Domäne zustande kommt, bleibt die Aktinbindungsstelle im N-Terminus unmaskiert, sodass Merlin auch in dieser Form mit F-Aktin interagieren kann.

Versuche an Zellkulturen haben gezeigt, dass bei Koexpression von C- und N-terminal trunkierten Merlinformen eine Interaktion dieser Domänen auch in *trans* möglich ist, also nicht nur in *cis* innerhalb eines vollständigen Merlinproteins. Daher wird diese Form der Interaktion des Merlins mit sich selbst (in *cis* oder in *trans*) auch homotypische Interaktion genannt. Bei Interaktionsstudien mit Hilfe des 2-Hybrid-Tests stellte sich heraus, dass auch vollständige Isoformen 1 des Merlins miteinander interagieren können, was Merlin deutlich von Ezrin unterscheidet, da vollständige Ezrinproteine bei entsprechenden Untersuchungen keine Dimere bilden. Merlinmoleküle voller Länge binden stärker aneinander als an die N- oder C-terminale Domäne allein, ganz im Gegensatz zu den ERM-Proteinen (Magendantz et al. 1995; Stokowski et al. 2000). Dies weist zum einen darauf hin, dass Merlin im Vergleich zu den ERM-Proteinen funktionell divergent reguliert werden könnte, und zum anderen, dass die Stabilität der intramolekularen Assoziation bei Merlin und den ERM-Proteinen unterschiedlich ist (Grönholm et al. 1999).

Es wird angenommen, dass die MERM-Proteine in der geschlossenen Form nicht mit bestimmten Interaktionspartnern assoziieren können, da relevante Bindungsstellen maskiert sind und es aktivierender Ereignisse bedarf, damit sie eine offene

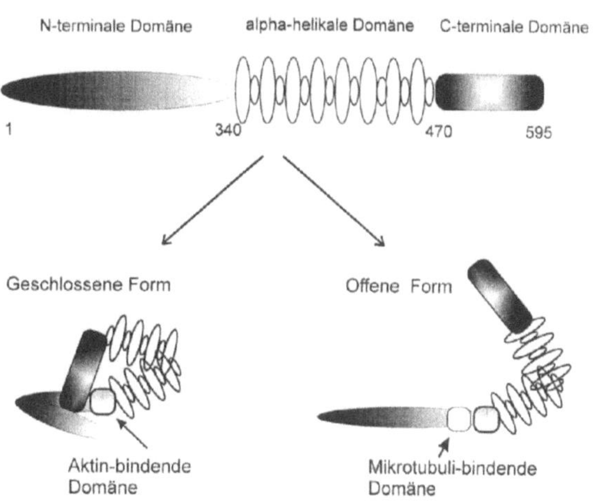

Abb. 5.11. Schematische Darstellung der intramolekularen Assoziation des Merlins. Merlin geht nach diesem Modell 2 Arten intramolekularer Assoziationen ein. Zum einen interagiert der durch Exon 17 kodierte Bereich mit Sequenzen der N-terminalen Domäne, zum anderen findet innerhalb dieser Domäne eine Assoziation statt, welche die geschlossene Form stabilisiert. Es wird angenommen, dass Merlin nur in der geschlossenen Form wachstumssupprimierende Eigenschaften aufweist; bei dieser Form ist die Mikrotubuli bindende Region durch die intramolekulare Assoziation verdeckt. Sowohl in der offenen als auch in der geschlossenen Form kann Merlin an Aktin binden

Konformation mit veränderten Bindungseigenschaften einnehmen können. An dieser Stelle soll nun kurz angesprochen werden, welche Vorstellung davon besteht, wie ein möglicher Wechsel zwischen offener und geschlossener Konformation der ERM-Proteine reguliert wird und welche Effekte diese Konformationsänderung hat:

Die Aktivierung der ERM-Proteine wird indirekt durch die RhoAGTPase, dem Prototyp der kleinen G-Proteine der Rho-Familie, gesteuert. GTP-beladenes, aktives RhoA aktiviert seinerseits die Phosphatidylinositol-4-Phosphat-5-Kinase (PI4P5K), die zur Entstehung von Phosphatidyl-inositol-4,5-Bisphosphat (PIP$_2$) beiträgt. PIP$_2$ bindet an den N-Terminus der ERM-Proteine und ermöglicht dadurch wahrscheinlich die Konformationsänderung in die geöffnete Form, die durch Phosphorylierung eines Threonins in der C-terminalen Domäne durch die Proteinkinase C θ (PKCθ) aktiviert und stabilisiert wird. Nur in der offenen Form ist Ligandenbindung möglich. In dieser aktiven, C-terminal phosphorylierten Form (als CPERM bezeichnet, s. Abb. 5.12) werden die ERM-Proteine an die Plasmamembran rekrutiert und sind dort durch die Verbindung des Aktinzytoskeletts mit der Plasmamembran an der Bildung von Mikrovilli beteiligt (Simons et al. 1998; Matsui et al. 1999).

Auch Merlin besitzt an der entsprechenden Stelle im C-Terminus ein Threonin. Es ist jedoch noch unklar, ob eine Konformationsänderung bzw. Aktivierung des Merlins in Isoform 1 ebenfalls durch eine Phosphorylierung dieses Threonins stabilisiert wird. Da die Interaktion zwischen der Merlinisoform 1 und einem seiner Interaktionspartner, der regulatorischen Untereinheit des Na$^+$-H$^+$-Austauschproteins (NHE-RF) in Gegenwart des Phosphoinositids PIP$_2$ erleichtert wird, ist es sehr wahrscheinlich, dass auch Merlin, wie die ERM-Proteine, über diese Reaktionskette (Rho-AGTP→PI4P5K→PKCθ) aktiviert wird (Gonzalez-Agosti et al. 1999).

Heterotypische Interaktion des Merlins mit den ERM-Proteinen. Merlinisoform 1 tritt aber nicht nur mit sich selbst in Wechselwirkung, sondern auch heterotypisch mit Moesin oder auch Ezrin (Gonzalez-Agosti et al. 1999; Grönholm et al. 1999). Die Assoziation des Merlins mit Ezrin oder Moesin erfolgt, wie die homotypische Interaktion, über eine Assoziation des C-Terminus mit dem N-Terminus des heterotypischen Partners oder vice versa. Diese heterotypische Interaktion findet aber nicht zwischen den Proteinen vollständiger Länge statt, was erkennen lässt, dass durch intramolekulare Interaktionen entsprechende Bindungsstellen für heterotypische Assoziation maskiert werden.

Die Untersuchungen darüber, welche Region des Ezrins und des Merlins für diese Heterodimerisierung verantwortlich sind, zeigten, dass die letzten 109 AS des Ezrins ausreichen, damit eine Interaktion mit dem N-Terminus des Merlins zustande kommt. Während die C-ERMAD (C-terminale ERM-Assoziationsdomäne) des Ezrins auf den Bereich zwischen den Aminosäuren 479 und 585 eingeengt werden konnte, steht bei Merlin eine solche Eingrenzung noch aus. Für inter- und auch intramolekulare Interaktionen ist der Bereich des Merlins zwischen den Aminosäurepositionen 252 und 595 nötig, die Assoziationsvorgänge bedürfen also

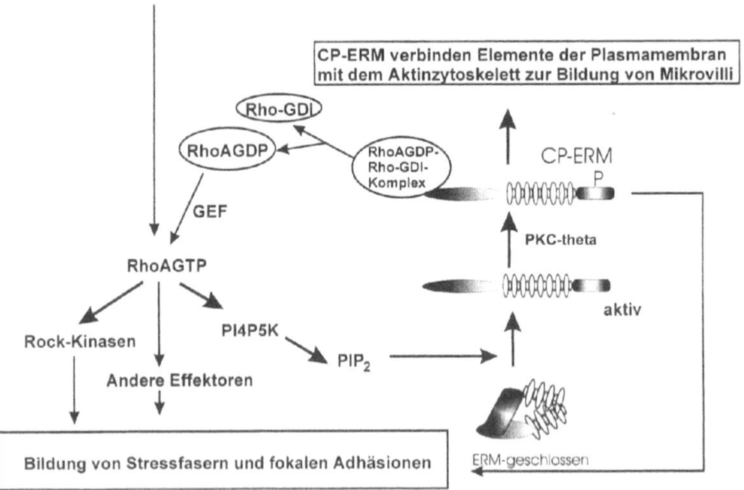

Abb. 5.12. Modell der RhoA-abhängigen Regulation der ERM-Proteine. Extrazelluläre Stimuli, wie z.B. LPA (Lysophosphatidsäure) oder intrazelluläre Aktivierung durch andere GTPasen, führen zu einer Aktivierung von RhoA. Mehrere, durch aktiviertes RhoA vermittelte Signaltransduktionswege regulieren die Organisation des Aktinzytoskeletts. Die Rho-abhängige Aktivierung der PI4P5K (Phosphatidylinositol-4-Phosphat-5-Kinase) bewirkt einen Anstieg der *PIP$_2$*-Konzentration (Phosphatidylinositol-4,5-Bisphosphat), das den Übergang der *ERM*-Proteine in die offene Konformation erleichtert. Diese geöffnete Form wird durch die Phosphorylierung eines Threonins im C-Terminus durch Kinasen wie die Proteinkinase C-θ (*PKC-θ*) stabilisert. In C-terminal phosphorylierter Form (*CP-ERM*) können die ERM-Proteine mit dem *Rho-GDI-Komplex* interagieren, was zu einer Inhibition und Dissoziation des GDI führt (guanin nucleotide dissociation-inhibitor) und RhoGDP freisetzt. GDP-beladenes RhoA kann durch *GEF* in die aktivierte GTP-gebundene Form überführt werden. Auf diese Weise sind aktivierte ERM-Proteine selbst an der Aktivierung von RhoA beteiligt. Zu den Effektoren des aktivierten RhoA zählt die Gruppe der *Rock-Kinasen*, die nicht an der RhoA-vermittelten Mikrovilliorganisation mitwirken, aber an der Bildung von Stressfasern und Adhäsionsfoci beteiligt sind. Hierbei wirken neben anderen Effektoren von RhoA auch die ERM-Proteine mit

auch einer funktionsfähigen α-helikalen Domäne. Angesichts der Aminosäuredivergenz des C-Terminus zwischen Merlin und den ERM-Proteinen ist es erstaunlich, dass dieser Bereich des Merlins mit dem N-Terminus des Ezrin interagieren kann. Trotz der Unterschiede zwischen den Aminosäuresequenzen von Merlin und Ezrin im C-terminalen Bereich ist bei beiden die Anwesenheit der letzten C-terminalen Aminosäuren für Interaktionen besonders wichtig (Gary und Bretscher 1995; Grönholm et al. 1999).

Ein interessanter Aspekt möglicher Regulationsmechanismen der Interaktionen des Merlins in Isoform 1 ergibt sich aus der Beobachtung, dass das vollständige Merlin im 2-Hybrid-Test mit N-terminal und C-terminal deletierten Merlinformen interagieren kann, nicht aber mit N- oder C-terminal deletiertem Ezrin. Heterotypische Interaktionen sind bei diesen Versuchen nur möglich, wenn Merlin und Ezrin als trunkierte Proteine exprimiert werden. Diese Experimente können so interpretiert werden, dass die Bindungsstellen für Homodimerisierung bei der Merlinisoform 1 exponiert sind, während die Bereiche, die zur Interaktion mit Ezrin benötigt werden, maskiert sind. Dies würde bedeuten, dass eine Heterodimerisierung zwischen nativem Merlin mit Ezrin einer aktivierenden Konformationsänderung beider Proteine bedarf. Diese unterschiedliche Regulation von Homo- vs. Heterodimerisierung lässt ahnen, dass eine Rangordnung der Interaktionspartner existiert, die von intrazellulären Signalen moduliert wird, welche die Aktivierung von Ezrin oder Merlin regulieren. Da Koimmunpräzipitationsexperimente an Zellextrakten gezeigt haben, dass Ezrin und Merlin interagieren, muss zumindest ein Anteil dieser Proteine in der aktivierten Konformation vorliegen (Grönholm et al. 1999).

5.4.5.6 Interaktionspartner des Merlins und der ERM-Proteine

Die Moleküle, mit denen die MERM-Proteine Wechselwirkungen eingehen, sind in Tabelle 5.26 zusammengefasst. Nur solche Bindungspartner haben Berücksichtigung gefunden, deren Interaktion mit Merlin durch mindestens 2 verschiedene Methoden nachgewiesen wurde. Das angewendete Methodenarsenal umfasst den immunzytochemischen Nachweis der Kolokalisation, Koimmunpräzipitation und Western-Blot, fraktionierte Elution mit ionischen oder nichtionischen Detergenzien, Affinitätsadsorption an eine matrixgebundene Komponente (entweder Merlin oder Bindungspartner) und der Hefe-2-Hybrid-Test. Bis auf die hochaffine Bindungsstelle für F-Aktin befinden sich die Bindungsstellen für die Interaktionspartner der ERM-Proteine im Bereich der N-ERMAD (Abb. 5.6). Aufgrund ihrer bipolaren Struktur und Orientierung können die ERM-Proteine sowohl mit dem submembranären Zytoskelett als auch mit transmembranären oder mit membranassoziierten Adaptorproteinen interagieren (Gruppe 2, Tabelle 5.26). Darüber hinaus bestehen auch heterotypische Interaktionen zwischen den Mitgliedern der MERM-Familie (Gruppe 3, s. Kapitel „Interdomänenassoziation des Merlins", Unterkapitel „Heterotypische Interaktion des Merlins mit den ERM-Proteinen") und Assoziationen mit einer Reihe anderer Proteine (Gruppe 4) und regulatorisch wirksamer Faktoren, zu denen auch Kleinmoleküle aus der Klasse der Phosphatidylinositide gehören (Gruppe 5). Im Nachfolgenden wird detailliert auf die einzelnen Interaktionspartner eingegangen, da diese Wechselwirkungen für das Verständnis der Pathogenese der NF2 von Bedeutung sind.

Assoziation des Merlins mit Komponenten des Zytoskeletts. Merlin interagiert mit dem Aktinzytoskelett über eine N-terminale Aktinbindungsstelle, die etwa im Übergangsbereich zwischen der N-terminalen und der α-helikalen Domäne in dem von Exon 10 kodierten Bereich lokalisiert ist (Xu u. Gutmann et al. 1998).

Zusätzlich assoziiert Merlin über eine C-terminal lokalisierte Bindungsstelle mit βII-Spektrin, das selbst zur großen Gruppe der Aktin bindenden Proteine gehört (Scoles et al. 1998).

Neben der Assoziation mit Aktin kann Merlin in vitro auch mit einer anderen Komponente des Zytoskeletts, den Mikrotubuli, interagieren. Bei Experimenten mit polymerisierten Mikrotubuli assoziiert jedoch nur die Isoform 2 des Merlins, die

Tabelle 5.26. Interaktionspartner der MERM-Proteine

Interaktionspartner	Merlin	Ezrin	Radixin	Moesin
1. Innenseite der Zellmembran				
CD44	+	+	+	+
ICAM-1		+	+	+
ICAM-2		+	+	+
ICAM-3				+
EBP50 (NHE-RF)	+	+	+	+
E3KARP	+	+		
CD43		+	+	+
2. Zytoskelett				
F-Aktin	+	+	+	+
βII-Spektrin	+			
Mikrotubuli	+			
3. Hetero- und homotypische Interaktionen innerhalb der MERM-Gruppe				
Merlin	+	+		
Ezrin	+	+		+
Radixin				
Moesin	+	+		
4. Andere Proteine				
RhoGDI	+	+	+	+
Dbl			+	
PKA		+		+
hDlg		+		
p165	+			
p145	+			
p125	+			
p85	+			
p70	+			
5. Botenstoffe				
Phosphatidylinositol 4,5 Bisphosphat (PIP$_2$)	+	+	+	

nativ immer in der offenen Form vorliegt, mit Mikrotubuli. Auch C-terminal deletierte Formen des Merlins können in vitro an polymerisierte Mikrotubuli binden, nicht aber N-terminal deletierte Merlinmutanten oder die Full-length-Isoform 1, die intramolekulare Interaktionen eingeht. Da Letztere trotz intramolekularer Assoziation in der Lage ist, mit Aktin in Wechselwirkung zu treten, müssen separate Regionen in der N-terminalen Domäne als Bindungsstellen für Aktin und Mikrotubuli fungieren. In der geschlossenen Form ist die Mikrotubuli bindende Domäne des Merlins maskiert, während sie in der offenen Form zugänglich ist (Abb. 5.11). Bei ektopischer Expression der Merlinisoform 1 in HeLa-Zellen ist keine Kolokalisation mit Mikrotubuli zu beobachten und die Behandlung mit Nocodazol, welches die Tubulinpolymerisation hemmt, beeinflusst die subzelluläre Lokalisation der ektopisch exprimierten Merlinisoform 1 nicht (Deguen et al. 1998). Aufgrund der bislang geschilderten Eigenschaften des Merlins lässt sich erahnen, dass die wachstumssupprimierenden Eigenschaften von Merlin, die ja nur in der geschlossenen Form wirksam werden, durch Interaktion mit dem Zytoskelett moduliert werden (Xu u. Gutmann 1998).

Interaktion mit Proteinen an der Innenseite der Zellmembran. Zu den submembranär lokalisierten Interaktionspartnern der MERM-Proteine zählt EBP50 (*Ezrin bindendes Protein*), das aus 358 AS besteht und 2 PDZ-Domänen enthält (Murthy et al. 1998). Der Name dieser Domänen leitet sich von den 3 Proteinen

- *PSD-95* (postsynaptic density protein),
- *Dlg* (*Drosophila* disc large septate junction protein) und
- *ZO-1* (mammalian epithelial tight-junction protein of the zona occludens)

ab, bei denen die zugrunde liegenden Sequenzmotive zuerst entdeckt worden sind. PDZ-Domänen dienen als Module für Protein-Protein-Interaktionen. EBP50 ist das menschliche Homolog des Kaninchen-NHE-RF-Proteins, das als regulatorischer Kofaktor des Na^+-H^+-Austauschproteins NHE fungiert. Letzeres ist beispielsweise in die transepitheliale Na^+-Absorption in Dünn- und Dickdarm involviert. In vivo ist eine Interaktion zwischen EBP50 und dem N-Terminus der MERM-Proteine nur in Gegenwart von Phosphatidylinositol-4-Phosphat und PIP_2 möglich, da diese Interaktion die offene Konformation der MERM-Proteine voraussetzt. Im Fall des Merlins gilt dies jedoch nur für die Isoform 1. Phospholipidzusatz verändert die Affinität der Merlinisoform 2 zu EBP50 nicht, da diese Form keine intramolekulare Assoziation eingeht, welche die Bindungsstelle für EBP50 maskieren würde. Entsprechend fanden Gonzalez-Agosti et al. (1999), dass die Isoform 2 des Merlins die regulatorische Untereinheit des Na^+-H^+-Austauschproteins effizienter binden kann, als die Isoform 1, da N-terminale Bindungsstellen hierfür nicht durch intramolekulare Assoziation maskiert sind. Das Gleiche gilt für βII-Spektrin, einen Interaktionspartner, der an den C-Terminus des Merlin bindet. Die physiologische Bedeutung der Interaktion des Merlins mit EBP50 ist unklar, aber im Zusammenhang mit den wachstumsregulierenden Eigenschaften des Merlins ist interessant, dass die Stimulation des Na^+-H^+-Austauschproteins mit erhöhter Zellproliferation oder Differenzierung als Reaktion auf den Einfluss entsprechender Faktoren einhergeht (Ritter et al. 1997).

Transmembranäre Interaktionspartner. Durch die Interaktion mit Adaptorproteinen wie EBP50 oder E3KARP (NH*E3*-*K*inase-*A*-*R*egulator-*P*rotein 2) an der Innenseite der Plasmamembran interagieren die MERM-Proteine auf indirekte Weise mit transmembranären Proteinen.

Neben dieser indirekten ist auch eine direkte Interaktion der MERM-Proteine mit intrazellulären Domänen von Transmembranproteinen möglich, die über spezifische Bindungsmotive in den N-terminalen Domänen erfolgt. Zu den direkten Interaktionspartnern gehört das ubiquitär exprimierte 56 KDa-CD44-Transmembranglykoprotein, das als einer der Hyaluronatrezeptoren (Übersicht: Sherman et al. 1994) und als ein Lymphozyten-Homing-Rezeptor bekannt ist. In der Krebsforschung hat CD44 große Bedeutung erlangt, da die Expression von Spleißvarianten mit einem oder mehreren von 10 alternativen Exons (v1–v10) in hohem Maß mit der Metastasenbildung korreliert ist (Ponta et al. 1994). Neben den Bindungsdeterminanten für Hyaluronat enthält der umfangreichere extrazelluläre Anteil des CD44 auch solche für andere Komponenten der extrazellulären Matrix (ECM), wie Kollagen, Fibronektin und Laminin. CD44 gehört somit auch zu den Zell-Matrix-Adhäsionsproteinen. Als Zell-Zell-Adhäsionsmolekül fungiert es mittels wechselseitiger Bindung an membranständige Mukopolysaccharide. Damit ist das funktionelle Repertoire des CD44 und seiner Isoformen nicht erschöpft. Der extrazelluläre Anteil trägt auch Stellen für die kovalente Bindung von Chondroitinsulfat (im Sinn einer posttranslationalen Modifikation), sodass CD44 selbst als Proteoglykan fungiert, das mittels seines Glykans Wachstumsfaktoren an der Zelloberfläche sequestriert. Darüber hinaus ist die intrazelluläre Domäne des CD44 an Signaltransduktionsvorgängen beteiligt, indem sie mit Proteinkinasen bzw. mit der Rho-AGTPase in Wechselwirkung tritt. Vor diesem Hintergrund erweist sich die Beanspruchung der intrazellulären Domäne des CD44 durch die 4 MERM-Proteine als eine weitere Komplikation eines bereits außerordentlich komplexen Systems: Zusätzlich zu seinen übrigen Funktionen ist CD44 über Ankyrin, durch die ERM-Proteine (Tsukita et al. 1994; Hirao et al. 1996) und durch Merlin (Sainio et al. 1997) an der Verknüpfung der Plasmamembran mit dem kortikalen (submembranären) Zytoskelett beteiligt. In COS-1-Zellen vermag Merlin, die Verteilung von CD44 in der Plasmamembran zu beeinflussen. Nach transienter Transfektion mit einem Merlinexpressionsvektor kommt es zur Akkumulation beider Proteine in Membranausstülpungen (Sainio et al. 1997). Dadurch wird die Wahrscheinlichkeit der Dimerisierung von CD44 erhöht, welche Voraussetzung für die Zelladhäsion an Hyaluronsäure der ECM ist. Auf diese Weise könnte Merlin die Zell-Matrix-Adhäsion positiv beeinflussen, was mit seiner Funktion als Tumorsuppressor vereinbar wäre. Die Hypothese findet Bestätigung in den von Huynh u. Pulst (1996) an einer Schwannom- und einer Glioblastomzelllinie erhobenen Befunden, wonach Antisense-Oligonukleotide gegen Merlin-mRNA parallel zur Hemmung der Merlinsynthese Abrundung und leichtere Ablösbarkeit der Zellen zur Folge haben. Ganz analoge Ergebnisse waren zuvor mit Antisense-Oligonukleotiden gegen die mRNA der ERM-Proteine erhalten worden (Takeuchi et al. 1994). Die ektopische Expression N-terminal deletierter Merlinmutanten in SV40-transformierten Fibroblasten führt zur Substratablösung der Zellen 24 h nach der Transfektion (Koga et al. 1998). Merlin nimmt also wie die ERM-Proteine eine wichtige Stellung bei der Regulation der Zelladhäsion ein.

Auch die interzellulären Adhäsionsmoleküle ICAM-1, -2 und -3, die zusammen mit NCAM, VCAM und PECAM zur Familie der immunglobulinähnlichen Adhäsionsmoleküle gehören, sind in vielfältige Wechselwirkungen involviert und zählen zu den Interaktionspartnern der ERM-Proteine (Heiska et al. 1998). Zu den transmembranären Bindungspartnern des Merlins zählt sehr wahrscheinlich auch β-Integrin, das in differenzierenden Schwann-Zellen, die eine Basallamina ausbilden, mit Merlin kolokalisiert und koimmunpräzipitiert werden kann (Obremski et al. 1998).

Interaktion mit anderen Proteinen wie z.B. Rho-GDI. Zu den Interaktionspartnern, die an die N-terminale Domäne der MERM-Proteine binden, gehört auch der Komplex aus RhoGDP und Rho-GDI (RhoGDP-Dissoziationsinhibitor). Die Rho-Familie kleiner G-Proteine oder GTPasen umfasst die Proteine RhoA–RhoG, Rac1, Rac2, CDC42, TC10 und TTF. Mitglieder dieser Rho-Familie sind an der Regulation der Beweglichkeit von Zellen, der Veränderung der Zellform und an der Zytokinese beteiligt. Die Konversion der inaktiven, GDP-gebundenen Form von Rho in die aktive GTP-gebundene Form wird durch 2 Arten von Regulatoren beeinflusst:
1. durch GDP-GTP-Austauschfaktoren (GEF: guanin nucleotide *exchange factors*), welche die Bindung von GTP fördern,
2. durch den GDP-Dissoziationsinhibitor (GDI).

Im Komplex von RhoGDP mit Rho-GDI wird die Aktivierung von Rho durch GEF wie z.B. Dbl verhindert (das Gen des Austauschfaktors Dbl wurde zum 1. Mal aus einem *diffusen B-Zell-Lymphom* isoliert und nach diesem benannt). In-vivo- und In-vitro-Analysen haben gezeigt, dass die Bindung des RhoA-Rho-GDI-Komplexes an die ERM-Proteine zur Inhibition des Rho-GDI führt und so die Dissoziation des GDP von Rho und dessen GTP-Beladung ermöglicht (Takahashi et al. 1997, 1998). Durch die Bindung der ERM-Proteine wird die Aktivierung von Rho eingeleitet, denn nun ist RhoGDP zugänglich für Austauschfaktoren, die die GTP-Bindung von Rho begünstigen. Der Rho-GDI-Komplex bindet jedoch nur an die N-terminale Domäne der ERM-Proteine, nicht an die vollständigen Proteine in geschlossener Form, da die intramolekulare Assoziation die Bindungsstelle für Rho-GDI maskiert. Wie in Abb. 5.12 vereinfacht dargestellt, tragen die ERM-Proteine auf diese Weise zur Aktivierung von RhoA bei, das seinerseits über 1 seiner 7 Effektoren, die PI4P5-Kinase, die Aktivierung der ERM-Proteine steuert. Die Bindung des Rho-GDI-Komplexes durch die ERM-Proteine führt also indirekt zu ihrer eigenen Aktivierung.

RhoA reguliert die Assoziation der ERM-Proteine mit CD44 und ihre Rekrutierung in apikalen Membranen sowie die Aktinpolymerisation in Zellfortsätzen wie Mikrovilli (Hirao et al. 1996; Tsukita et al. 1999). Da die Phosphorylierung und Aktivierung der ERM-Proteine direkt mit der Bildung von Mikrovilli korreliert ist (Oshiro et al. 1998; Matsui et al. 1998, 1999), wird angenommen, dass die ERM-Proteine selbst die Verlängerung der Aktinmikrofilamente steuern. Die Bindung von Rho-GDI im aktivierten Zustand deutet daraufhin, dass die ERM-Proteine, einmal aktiviert, zur Aufrechterhaltung des Rho-Signalwegs beitragen (Mangeat et al. 1999).

Auch Merlin kann mit Rho-GDI interagieren, wobei aber in vitro nur die N-terminale Domäne der Isoform 1 an Rho-GDI bindet, nicht das vollständige Merlin 1. Im Gegensatz hierzu kann die Merlinisoform 2 als vollständiges Protein mit Rho-GDI interagieren, da diese Form keine intramolekularen Assoziationen eingeht, was sie von den ERM-Proteinen und der Merlinisoform 1 unterscheidet (Maeda et al. 1999). Die ERM-Proteine müssen erst an einem C-terminalen Threonin phosphoryliert werden, um in die Rho-GDI-bindungsfähige, offene Form überzugehen. Auch Merlinisoform 1 interagiert nur in der geöffneten Form mit Rho-GDI, jedoch ist noch nicht sicher, ob die Aktivierung von Merlin auf die gleiche Weise reguliert wird wie die der ERM-Proteine.

Da Merlin den Rho-GDI-Komplex mit gleicher Affinität bindet wie die ERM-Proteine, ist anzunehmen, dass auch Merlin zur Aktivierung von RhoA beitragen kann und selbst wiederum durch Rho-vermittelte Signaltransduktionswege in seiner Aktivität reguliert wird. Hierfür spricht auch die Beobachtung von Gonzalez-Agosti et al. (1999), dass die Fähigkeit der Merlinisoform 1, den Interaktionspartner NHE-RF zu binden, in Gegenwart von PIP_2 stark erhöht ist. Die Synthese von PIP_2 wird wiederum durch Rho-vermittelte Signaltransduktion gesteuert, denn die PI4P5-Kinase Typ Iα ist ein direkter Effektor von RhoA (Abb. 5.12). Mit der Bindung des Rho-GDI-Komplexes ist die Fülle der Proteine, die mit Merlin interagieren können, jedoch noch nicht ausgeschöpft. Takeshima et al. (1994) konnten zeigen, dass noch nicht näher charakterisierte Proteine, nach ihren Molekulargewichten als p165, p145, p125, p85 und p70 benannt, mit Merlin interagieren können.

5.4.5.7 Merlin als negativer Wachstumsregulator

Da NF2-Patienten ein erhöhtes Risiko haben, an Meningeomen, Schwannomen und glialen Tumoren zu erkranken, und in diesen Tumoren der Verlust des Wildtypallels des NF2-Gens erfolgt, ist Merlin der Gruppe der Tumorsuppressoren zu zuordnen. Auch die hohe Rate maligner Tumoren bei heterozygoten NF2-Knockout-Mäusen unterstreicht die Rolle von Merlin als negativem Regulator des Zellwachstums (McClatchey et al. 1998). Den experimentellen Beweis hierfür lieferte die Hemmung der Merlinexpression in einer Schwann-Zell-Linie (STS26T) mit Oligonukleotiden, die zur Merlin-mRNA komplementäre Sequenzen enthielten. Dies hatte eine gesteigerte Proliferation, veränderte Zellmorphologie und verminderte Adhärenz zur Folge (Huynh u. Pulst 1996). Dementsprechend kam es nach Transfektion mit Expressionsvektoren, die Wildtyp-NF2-cDNA enthielten, zu einer Reduktion der Proliferationsrate von Maus-NIH3T3-Zellen, die endogen nur sehr geringe Mengen des Merlins exprimieren. Die wachstumssupprimierende Wirkung der Transfektion mit Wildtyp-NF2-cDNA konnte in diesem Experiment durch NF2-Antisense-Oligonukleotide aufgehoben werden (Lutchman u. Rouleau 1995). Die Expression des endogenen Merlins wird in NIH3T3-Zellkulturen beim Erreichen eines konfluenten Stadiums und bei Serumentzug erhöht. Dieser Effekt ist für Wachstumsstillstand durch Konfluenz bzw. Se-

rumentzug spezifisch, da er nicht bei Zellen zu beobachten ist, die in der G_1-, S- oder G_2-M-Phase des Zellzyklus arretiert worden sind (Shaw et al. 1998a). Offenbar hat Merlin auch in diesem System eine negativ regulierende Wirkung auf die Zellproliferation. Die wachstumssupprimierende Wirkung von Merlin ist jedoch spezifisch für die Isoform 1. Nur nach Transfektion von Rattenschwannomlinien mit cDNA-Konstrukten der Merlinisoform 1 wird das Zellwachstum gehemmt, nicht aber nach Transfektion mit Isoform 2. Die wachstumshemmende Wirkung ist jedoch aufgehoben, wenn cDNA-Konstrukte transfiziert werden, die C-terminal trunkiert sind oder solche, die nur die N-terminale oder nur die C-terminale Domäne enthalten. Wird jedoch mit 2 Arten von Expressionsvektoren gleichzeitig transfiziert, solchen, die für die C-terminale Merlindomäne kodieren und solchen mit der N-terminalen Domäne, so ist Wachstumsinhibition zu beobachten. Diese Befunde belegen die funktionelle Bedeutung der in Kapitel 5.4.5.5 „Interdomänenassoziation des Merlins" besprochenen Interaktion zwischen der N- und der C-terminalen Domäne des Merlins in *cis* oder in *trans* für die Wachstumssuppression durch die Merlinisoform 1 (Sherman et al. 1997a).

Die Überexpression der NF2-Isoform 1 in Rattenschwannomzelllinien führt nicht nur zu einer reduzierten Proliferationsrate, sondern auch zu einer stark eingeschränkten Beweglichkeit der Zellen. Dieser Effekt ist nicht nach Transfektion mit der Isoform 2 oder mutanten NF2-cDNA-Konstrukten zu beobachten. Die wachstumsinhibierende Eigenschaft von Merlin scheint also direkt mit der Fähigkeit, die Beweglichkeit von Zellen zu steuern, korreliert zu sein. Dabei beeinflusst Merlin jedoch nicht die Expression von α- und β-Catenin, Ezrin oder Moesin. Die Überexpression der NF2-Isoform 1 in Ratten-Schwann-Zell-Linien führt auch zu einer verminderten Adhärenz nach Ausplattierung, die von einer Veränderung im Aktinzytoskelett begleitet ist. Diese Effekte der Merlinüberexpression sind transient, sie sind nur während der ersten 3 h nach Ausplattieren festzustellen (Gutmann et al. 1999d).

Da die transient exprimierte Isoform 1 wachstumssupprimierende Wirkung hat und diese von einer eingeschränkten Beweglichkeit und einer verminderten Substratadhäsion begleitet ist, ist zu folgern, dass Merlin seine wachstumsregulierende Funktion vermutlich über eine Interaktion mit dem Zytoskelett ausübt. Hierbei ist jedoch zu berücksichtigen, dass die N-terminale Aktinbindungsstelle des Merlins trotz intramolekularer

Komplexbildung nicht maskiert ist (Abb. 5.11). Sowohl die so genannte offene Form als auch die geschlossene Isoform des Merlins binden an Aktin. Diese Bindung erfolgt also unabhängig von der wachstumsregulierenden Funktion.

5.4.5.8 Regulation des Merlins durch posttranslationale Modifikation

Es gibt Hinweise darauf, dass Merlin durch Phosphorylierung und/oder selektive Proteolyse reguliert werden kann (Shaw et al. 1998a). Merlin ist in Zelllysaten aus verschiedensten humanen und Nagerzelllinien als ein Protein mit einem MG von etwa 70 KDa nachzuweisen, das in unphosphorylierter und phosphorylierter Form auftritt. Die Expression beider Formen wird erhöht, wenn die Zellen in Kultur ein konfluentes Stadium erlangen oder auch bei Serumentzug, wobei die unphosphorylierte Merlinform dominiert. Zunehmender Zell-Zell-Kontakt und Serumentzug wirken synergistisch auf die verstärkte Expression des Merlins, die spezifisch auf diese Parameter erfolgt und nicht durch bloße Arretierung der Zellen im Zellzyklus zu erzielen ist. Nach Serumentzug und darauf folgender Restimulation durch Zugabe von Serum ist innerhalb von wenigen Minuten ein Rückgang der Merlinexpression festzustellen, wobei ein stärkerer Abbau speziell der nichtphosphorylierten Merlinform erfolgt. Diese Beobachtungen sprechen für eine spezifische Degradierung insbesondere des nichtphosphorylierten Merlins im Zug von wachstumsfaktorvermittelten Signaltransduktionswegen.

Nicht nur Serumentzug oder die Etablierung von Zell-Zell-Kontakten beeinflussen das quantitative Verhältnis von phosphoryliertem zu unphosphoryliertem Merlin, sondern auch der Verlust der Substratadhäsion. Werden Zellen in Suspension gehalten, kommt es zu einer schnellen Dephosphorylierung des Merlins. Breiten sich die Zellen auf dem Substrat aus, steigt die Menge des phosphorylierten Merlins wieder an. Alle Untersuchungen weisen bislang darauf hin, dass Merlin an Serin- und an Threoninresten, nicht aber an Tyrosin phosphoryliert wird. Veränderungen im Phosphorylierungsmuster waren nach dem Entzug oder dem Zusatz von Serum oder nach dem Erreichen der Konfluenz nicht zu beobachten (Shaw et al. 1998a). Auch die Mitglieder der ERM-Familie werden nach Serumzusatz an Serin und Threonin, aber auch an Tyrosin phosphoryliert. Welche Wachstumsfaktoren die Phosphorylierung von Merlin induzieren können, ist noch unbekannt. Die Veränderung der Expression und des Verhält-

nisses der phosphorylierten zur nichtphosphorylierten Form des Merlins bei Konfluenz, Serumentzug oder Verlust der Substratadhäsion könnten mit einer übergeordneten Regulation des Zytoskeletts durch Mitglieder der RhoGTPasen in Zusammenhang stehen. Die geschilderten Experimente weisen darauf hin, dass Merlin besonders während der Antwort auf Bedingungen, welche der Proliferation eher abträglich sind, wachstumshemmend wirkt. Dazu gehören der Verlust der Substratadhäsion, zunehmender Zell-Zell-Kontakt und Mangel an Wachstumsfaktoren. Merlin ist unter diesen Bedingungen daran beteiligt, den Eintritt in den Zellzyklus zu verhindern. Dabei scheint die unphosphorylierte Form des Merlins die aktive wachstumssupprimierende Form zu sein.

Wie Kimura et al. (1998) zeigen konnten, wird Merlin intrazellulär durch die μ- und m-Calpaine abgebaut, die zur großen Familie der kalziumabhängigen neutralen Cysteinproteasen gehören. Die Aktivität des calpainvermittelten proteolytischen Abbaus hängt nicht nur von der Mobilisierung des intrazellulären Kalziums ab, sondern auch von der Phosphorylierung des Substrats, die den proteolytischen Abbau hemmen oder fördern kann. Möglicherweise beeinflusst der Phosphorylierungsstatus des Merlins die Sensitivität gegenüber dem proteolytischen Abbau durch das Calpainsystem.

5.4.5.9 Merlin vs. ERM-Proteine: Gemeinsamkeiten und Gegensätze

Wie in den vorangegangenen Abschnitten dargestellt, teilt Merlin einige Charakteristika mit den ERM-Proteinen. Im Vordergrund steht hierbei die Gemeinsamkeit der beschriebenen Domänenstruktur des Merlins und der ERM-Proteine. Besonders die hohe Ähnlichkeit im N-terminalen Bereich der MERM-Familie lässt auf gemeinsame Funktionen schließen, was durch ein überlappendes Spektrum an Interaktionspartnern reflektiert wird. In diesem Zusammenhang ist auch die gemeinsame submembranäre Lokalisation anzuführen, insbesondere die Konzentration in Mikrovilli und gekräuselten Membranen in Fibroblastenkulturen, wobei jedoch zu bemerken ist, dass Merlin, im Gegensatz zu den ERM-Proteinen, auch in perinukleären Bereichen in bislang uncharakterisierten Granula zu finden ist.

In Anbetracht der Gemeinsamkeiten zwischen Merlin und den ERM-Proteinen drängt sich die Frage auf, ob die MERM-Proteine zueinander in Kompetition stehen. Das molare Verhältnis des Merlins zu den ERM-Proteinen von 0,05–0,15 in

Fibroblasten und epithelialen Zellen spricht nicht dafür, dass Merlin unter physiologischen Bedingungen mit den ERM-Proteinen um Bindungspartner konkurriert (Maeda et al. 1999), es sei denn, es wäre mit höherer Affinität zu den Interaktionspartnern ausgestattet.

Die 2. Frage, die sich aufgrund der gemeinsamen Eigenschaften stellt, ist die nach der Redundanz der Funktionen von Merlin und den ERM-Proteinen. Alle 4 Proteine sind an der Organisation der Vernetzung von Zytoskelettelementen mit membranständigen Proteinen beteiligt. Jedoch besitzt Merlin nicht die hochaffine Aktinbindungsstelle am extremen C-Terminus der ERM-Proteine. Die Suppression der Expression der MERM-Proteine mit Antisense-Oligonukleotiden führt zwar bei allen zu gravierenden Störungen der Mikrovillibildung, der Zellbeweglichkeit und der Substratadhäsion, aber nur im Fall von Merlin auch zur erhöhten Proliferation (Huynh u. Pulst 1996; Takeuchi et al. 1994). Auch der Vergleich der Phänotypen bei Knockout-Embryronen spricht nicht für ein stark überlappendes Funktionsspektrum. Nf2(–/–)-Embryonen können die Gastrulation aufgrund einer Fehlorganisation des extraembryonalen Gewebes nicht einleiten. Moesindefiziente Knockout-Mäuse dagegen entwickeln sich normal und haben keinen pathologischen Phänotyp, wobei der Verlust von Moesin nicht durch eine verstärkte Expression von Ezrin oder Radixin kompensiert zu werden braucht (Doi et al. 1999). Bei den ERM-Proteinen der Maus besteht also eine gewisse funktionelle Redundanz. Alle Mitglieder der MERM-Familie binden Rho-GDI und sind an der Aktivierung von RhoA beteiligt. Wie in Kapitel 5.4.5.6 „Interaktionspartner des Merlins und der ERM-Proteine", Unterkapitel „Interaktion mit anderen Proteinen wie z.B. Rho-GDI", näher erläutert, werden die ERM-Proteine durch die Rho-vermittelte Entstehung von PIP_2 aktiviert, durch die Bindung von Rho-GDI tragen sie aber selbst auch zur Aktivierung von RhoA bei. Da Merlin-Rho-GDI mit vergleichbarer Affinität bindet wie die ERM-Proteine, ist auch Merlin in die Aktivierung von Rho involviert. Inwiefern auch Merlin durch Rho-vermittelte Signaltransduktionswege aktiviert wird, ist noch unklar.

5.4.6 Pathogenese der NF2

5.4.6.1 Schwannome

Für die Entstehung der Tumoren, die von Schwann-Zellen ausgehen, gibt es wie bei den meisten Tumorarten, verschiedene Ursachen:

- die Aktivierung des Protoonkogens erbB2 (Neu) und
- die Defizienz der Tumorsuppressorproteine Neurofibromin bzw. Merlin (Schwannomin).

Vestibularisschwannome sind das Hauptkennzeichen der NF2; sind sie bilateral, ist NF2 zu diagnostizieren. VS treten bei 98% der NF2-Patienten auf und führen zu den häufigsten Komplikationen im Rahmen dieses Krankheitsbilds (Evans et al. 1992b, Parry et al. 1994). Im Vergleich zu den VS sporadischer Patienten werden bilaterale Tumoren in einem früheren Alter symptomatisch. Histologische Unterschiede zwischen sporadischen VS und solchen von NF2-Patienten sind von Sobel et al. (1993) beschrieben worden. Verocay-Körperchen, Areale besonders hoher Zelldichte und lobuläre Wachstumsmuster sind häufigere Charakteristika der NF2-assoziierten VS. Bei NF2-Patienten enthalten VS oft Nervenfasern des 7. und/oder des 8. kranialen Nervs, wohingegen Axone in sporadischen VS seltener zu beobachten sind (Jaaskelainen et al. 1994). Trotz dieser histopathologischen Unterschiede kann aufgrund molekularbiologischer Studien davon ausgegangen werden, dass den meisten sporadischen und NF2-assoziierten VS die gleichen Ursachen zugrunde liegen (s. unten). Dies gilt auch für Schwannome, die von Schwann-Zellen anderer peripherer Nerven ausgehen, wobei am häufigsten kraniale und spinale Nerven betroffen sind. Die Studie von Evans et al. (1992b) belegt, dass bei NF2-Patienten nach dem 8. der 5. kraniale Nerv (N. trigeminus) am häufigsten von Tumoren befallen ist. Sehr oft gehen NF2-assoziierte Schwannome auch vom 12. kranialen Nerv (N. hypoglossus) aus. Die Inzidenz spinaler Schwannome ist bei NF2 ebenfalls erhöht, wobei diese Tumoren bei NF2-Patienten oft in multipler Form auftreten. Kutane Schwannome, die von ihrem Aspekt her oft mit Neurofibromen verwechselt wurden, sind im Rahmen der Studie von Evans et al. (1992b) bei 68% der NF2-Patienten beobachtet worden. Die in den nachfolgenden Abschnitten geschilderten Untersuchungen lassen keinen Zweifel daran, dass bei den NF2-assoziierten Schwannomen und bei einem Großteil der sporadischen Schwannome die biallelische Inaktivierung des NF2-Gens das ursächliche molekulare Ereignis der Tumorentstehung darstellt. Bei einem Teil der sporadischen Schwannome besteht der Verdacht, dass der Funktionsverlust anderer Tumorsuppressorgene zur Tumorgenese führt. Welche Rolle diese noch unbekannten Tumorsuppressoren bei der Schwannomentstehung von NF2-Patienten spielen, ist noch nicht bekannt.

Inaktivierung des NF2-Gens in Schwannomen. Zahlreiche Studien zur Mutationsanalyse des NF2-Gens belegen, dass somatische Mutationen bei etwa 60–70% der sporadischen und bei 30–50% der NF2-assoziierten Schwannome auftreten, unabhängig von der Lage der Tumoren (Bijlsma et al. 1994; Irving et al. 1994; Jacoby et al. 1994; Lekanne Deprez et al. 1994; Sainz et al. 1994; Twist et al. 1994; Merel et al. 1995; Sainz et al. 1995; Jacoby et al. 1996; Welling et al. 1996; Kluwe et al. 2000). Die repräsentative Stichprobe von 95 Schwannomen (77 sporadische und 18 NF2-assoziierte Schwannome) von Jacoby et al. (1994, 1996) belegt die Häufigkeit und die Mechanismen der biallelischen Inaktivierung des NF2-Gens. Beide NF2-Allele waren bei 58% ($n=45$) der sporadischen und bei 44% ($n=8$) der NF2-assoziierten Schwannome von Mutationen betroffen, also bei 56% der Tumoren. Die somatischen Zweitmutationen wurden in 68 Tumoren (72%) identifiziert. Partielle Deletionen oder der Verlust eines gesamten Chromosoms 22, welche als LOH sichtbar werden, traten bei insgesamt 43 Schwannomen (45%) auf, wobei LOH bei den sporadischen Tumoren weit häufiger festgestellt wurde ($n=40$) als bei NF2-assoziierten Schwannomen ($n=3$). Im Gegensatz hierzu fanden Kluwe et al. (2000) bei 58% (46 von 79) der Schwannome von NF2-Patienten LOH von Chromosom-22-Markern, sodass es nicht sehr wahrscheinlich ist, dass ein signifikanter Unterschied hinsichtlich der Häufigkeit von LOH zwischen NF2-assoziierten und sporadischen Schwannomen besteht. Bezüglich des Spektrums der Mutationstypen somatischer NF2-Gen-Mutationen in Schwannomen scheint es keine Unterschiede zu Keimbahnmutationen zu geben. Unter den 82 somatischen Mutationen waren 77% Nonsense- und Frameshift-Mutationen, bei 22% war das reguläre Spleißen beeinträchtigt, und nur 1 Tumor wies eine Missense-Mutation auf. Diese Anteile verschiedener Mutationstypen am Gesamtspektrum ähneln dem Verteilungsmuster der Keimbahnmutationen (s. Kapitel 5.4.4.1 „Mutationenspektrum des NF2-Gens").

Sowohl unter den somatischen als auch auch unter den Keimbahnmutationen dominieren solche mit Protein trunkierendem Effekt. Eine Häufung von somatischen Mutationen in bestimmten Bereichen des NF2-Gens wurde nicht beobachtet. Auffällig ist jedoch sowohl bei den somatischen als auch den Keimbahnmutationen, dass der C-Terminus, kodiert durch die Exons 16 oder 17, von Mutationen relativ ausgespart bleibt. Jacoby et al. (1994, 1996) konnten keine Korrelation der Art der Mutation im NF2-Gen mit klinischen Parametern wie Alter und Geschlecht der Patienten, dem Proliferationsindex und der Lage der Tumoren ermitteln. Unter den 95 Schwannomen dieser Studie waren bei 32% ($n=30$) der Funktionsverlust von nur einem Allel des NF2-Gens und bei 11% ($n=10$) weder Mutationen im NF2-Gen noch LOH für Chromosom-22-spezifische Marker zu finden. Stemmer-Rachamimov et al. (1997) haben bei 22 dieser Tumoren ohne nachweisbare biallelische Inaktivierung des NF2-Gens mittels Western-Blot- und immunhistochemischer Analysen festgestellt, dass dennoch kein Merlin exprimiert wird. Diese Diskrepanz könnte darin begründet sein, dass die gängigen Methoden zur Mutationsanalyse keine 100%ige Effizienz garantieren und dass große Anteile nichtkodierender Sequenzen nicht einbezogen wurden. Andere Ursachen für eine fehlende Merlinexpression bei nicht nachweisbarer biallelischer Inaktivierung sind in posttranslationalen Prozessen zu suchen, die zu einer Inaktivierung des Merlins führen. Hierbei könnte der gesteigerte proteolytische Abbau des Merlins eine wichtige Rolle spielen, wie in Kapitel „Schwannome", Unterkapitel „Merlindefizienz durch gesteigerte Proteolyse?", erläutert wird.

Zusammenfassend ist festzustellen, dass bei einem Großteil der sporadischen und der NF2-assoziierten Schwannome die Inaktivierung des NF2-Gens entsprechend dem Tumorsuppressormodell erfolgt. Hierfür sprechen auch umfangreiche Western-Blot- und immunhistochemische Analysen der Merlinexpression in Schwannomen. Bei Zusammenfassung der Untersuchungen von Stemmer-Rachamimov et al. (1997), Harwalkar et al. (1998); Huynh et al. (1997), Gutmann et al. (1997b) und Hitotsumatsu et al. (1997) ergibt sich, dass bei 95 von insgesamt 101 Schwannomen kein Merlin nachzuweisen war, wobei 14 dieser Tumoren von NF2-Patienten stammten. Bei 4 der 95 Schwannome wurde die Expression trunkierter Merlinvarianten nachgewiesen, jedoch ist anzunehmen, dass diese, wenn überhaupt, nur eingeschränkt funktionsfähig sind.

Verlust der Merlinexpression in „tumorlets". Zu den von Schwann-Zellen ausgehenden Anomalien bei NF2-Patienten gehören kleine Areale asymptomatischer Schwann-Zell-Hyperproliferationen, die als „tumorlets" bezeichnet werden und die vornehmlich an den Wurzeln der Spinalnerven auftreten (Louis et al. 1995). Die histologische Ähnlichkeit dieser Mikroläsionen mit Schwannomen ließ bereits vermuten, dass die „tumorlets" Vorstufen von Schwannomen sind. Bestätigt wurde dies durch die Arbeiten von Stemmer-Rachamimov et al. (1998), die bei einem NF2-Patienten mit identifizierter Keimbahnmutation nicht nur in Schwannomen, sondern auch in den tumorlets LOH für Chromosom-22-spezifische Marker und fehlende Merlinexpression feststellten. Die biallelische Inaktivierung des NF2-Gens bereits in den Tumorvorstufen weist auf ein sehr frühes oder sogar initiales Ereignis bei der Tumorentstehung hin.

Merlindefizienz durch gesteigerte Proteolyse? In Kapitel 5.4.5.8 „Regulation des Merlins durch posttranslationale Modifikation" wurde erläutert, dass Merlin in vitro und in vivo durch die Ca^{2+}-abhängigen μ- und m-Calpain-Cystein-Proteasen abgebaut werden kann. Obwohl die Expression der Merlin-mRNA durch RT-PCR in 3 NF2-assoziierten Schwannomen und in 3 sporadischen Meningeomen nachzuweisen war, konnte keine Merlinexpression auf Proteinebene mehr festgestellt werden. Da β-Tubulin, das auch ein Substrat der Calpaine ist, in diesen Tumoren keinem gesteigerten Abbau anheim fällt, scheint eine Selektivität für den Turnover des Merlins zu bestehen (Kimura et al. 1998). Ein gesteigerter proteolytischer Abbau des Merlins in diesen Tumoren hat also denselben Effekt wie eine inaktivierende Genmutation. In Zellkulturen eines Meningeoms ohne Merlinexpression und ohne Mutationsinaktivierung des NF2-Gens wurde die Expression des Merlins durch Zugabe von Calpaininhibitoren wieder nachweisbar. Jedoch zeigten die Untersuchungen von Ueki et al. (1999) an 50 sporadischen Meningeomen, dass das μ-Calpain-System bei fast allen aktiviert war und keine Korrelation zur reduzierten Merlinexpression in diesen Tumoren bestand. Diese Befunde schränken die Bedeutung der Auswirkungen des aktivierten μ-Calpain-Systems auf die Merlinexpression in Meningeomen und vielleicht auch in Schwannomen stark ein.

Beteiligung anderer Tumorsuppressorgene an der Tumorgenese. Studien zur Merlinexpression in Schwannomen haben gezeigt, dass bei etwa 5% der sporadischen Schwannome Merlin unvermindert exprimiert wird. In diesen Tumoren führte vermutlich die Inaktivierung anderer Tumorsup-

pressorgene zur Tumorgenese. Ob diese Gene auch bei der Tumorgenese NF2-assoziierter Schwannome involviert sind, ist nicht bekannt. Es gibt Hinweise, dass auf Chromosom 22 außer dem NF2-Gen noch weitere Gene lokalisiert sind, deren Verlust zur Schwannomentstehung beiträgt. Bruder et al. (1999) untersuchten 50 Schwannome mit insgesamt 40 Mikrosatellitenmarkern auf Chromosom 22. LOH für einen oder mehrere Marker wurde bei 41 Schwannomen (82%) gefunden, wobei Monosomie 22 bei 29 Tumoren (56%) auftrat. Interstitielle oder terminale Deletionen oder eine Kombination von beidem zeigten 14 Schwannome (27%). Darunter waren auch 4 Schwannome, deren Deletionen außerhalb der NF2-Gen-Region lagen. Einer dieser 4 Tumoren wies Mutationen beider NF2-Allele auf, während bei 3 Tumoren kein NF2-Gen-Defekt festzustellen war. Da in diesen Tumoren aber Deletionen außerhalb der NF2-Gen-Region gefunden wurden, könnte der Verlust anderer Tumorsuppressorgene auf Chromosom 22 zur Tumorentstehung geführt haben. Der Vergleich der Deletionsgrößen ließ jedoch keine eindeutige Identifizierung einer kleinsten Überlappungsregion zu, sodass noch keine Eingrenzung einer Region möglich ist, in der Kandidatengene lokalisiert sind.

Mono- oder polyklonaler Ursprung. Die Erhebung des X-Inaktivierungsmusters bei 8 sporadischen und 1 NF2-assoziierten Schwannom zeigte bei Letzterem und 3 der sporadischen Schwannome eindeutig einen klonalen Ursprung der Tumorzellen. Als wahrscheinlich monoklonal wurden weitere 3 Schwannome eingestuft, bei welchen der Verdacht bestand, dass kontaminierende normale Zellen im Tumor vorhanden waren. Ein Schwannom wies ein eindeutig poly- oder biklonales X-Inaktivierungsmuster auf (Jacoby et al. 1990).

5.4.6.2 Meningeome

Meningeome gehen von den Deckzellen der Arachnoidea des Gehirns und des Rückenmarks aus, sind meist gutartig und als so genannte typische Meningeome unter dem Grad I der WHO-Klassifizierung einzustufen. Etwa 10% der Meningeome werden als atypische Meningeome (Grad II) oder als anaplastische Meningeome (Grad III) klassifiziert, da sie ein aggressiveres Wachstum zeigen und mit einem höheren Rekurrenzrisiko assoziiert sind als typische Grad-I-Tumoren (Kleihues et al. 1993). In den meisten Fällen treten Meningeome sporadisch auf, sie repräsentieren 25% aller spinalen und 15% aller kranialen Tumoren.

NF2-Patienten haben ein stark erhöhtes Risiko, an Meningeomen zu erkranken. Nach den Schwannomen zählen die Meningeome zu den häufigsten Tumoren bei NF2. Die klinische Charakterisierung von insgesamt 183 NF2-Patienten hat gezeigt, dass Meningeome bei 46,4% der Patienten auftraten (Evans et al. 1992b, Parry et al. 1994). Meningeome von NF2-Patienten unterscheiden sich weder in ihrer Pathologie noch bezüglich ihrer Lage von den sporadisch auftretenden Tumoren. Jedoch entstehen NF2-assoziierte Meningeome häufiger in multipler Form und in wesentlich jüngerem Alter als bei Patienten mit sporadischen Meningeomen. In der Regel sind Meningeome bei NF2-Patienten gutartig, atypische oder maligne Meningeome werden nicht mit erhöhter Inzidenz beobachtet. Es sind Familien mit multiplen Meningeomen ohne weitere Merkmale der NF2 beschrieben worden, die somit die diagnostischen Kriterien der NF2 nicht erfüllen. Diese Form der multiplen Meningeomatose wird autosomal-dominant vererbt und ist nicht allelisch zu NF2 (Pulst et al. 1993).

Die in den nachfolgenden Abschnitten geschilderten Untersuchungen über die genetischen Ursachen der Entstehung von Meningeomen wurden zum Großteil an sporadischen Tumoren ausgeführt, da diese vermutlich weit häufiger exzidiert werden als Meningeome von NF2-Patienten. Dies könnte u.a. dadurch bedingt sein, dass NF2-Patienten das Alter, in dem Meningeome symptomatisch werden (4.–6. Lebensdekade) seltener erreichen als Patienten mit sporadischen Meningeomen. Da sich die Meningeome von NF2-Patienten weder pathologisch noch bezüglich ihrer Lokalisation von den sporadischen Meningeomen unterscheiden, ist anzunehmen, dass die Mechanismen der Tumorgenese bei den sporadischen und den NF2-assoziierten Meningeomen ähnlich sind.

Inaktivierung des NF2-Gens. Die Monosomie eines G-Chromosoms in einem großen Anteil der Meningeome war die erste an soliden Tumoren beobachtete Chromosomenanomalie (Zang und Singer 1967). Nach Einführung der Bänderungsmethoden erwies sich das fehlende Chromosom als ein Chromosom 22 (Zankl u. Zang 1972). Auch zytogenetisch sichtbare Deletionen des distalen langen Arms von Chromosom 22, die bei 10–30% der Meningeome beobachtet wurden, wiesen früh auf pathogenetisch relevante Gene in dieser Region hin (Zang 1982; Casalone et al. 1987). Umfangreiche LOH-Untersuchungen haben gezeigt, dass bei

60–65% der sporadischen Meningeome Partialdeletionen oder der Verlust des ganzen Chromosoms 22 eintreten. Zusätzliche somatische Mutationen des NF2-Gens sind bei 16% (Ruttledge et al. 1994a) bzw. 20–49% der Meningeome nachgewiesen worden (Papi et al. 1995; Merel et al. 1995; Wellenreuther et al. 1995; De Vitis et al. 1996a; Harada et al. 1996; Ueki et al. 1999). Also geht auch bei einem Anteil der Meningeome die biallelische Inaktivierung des NF2-Gens gemäß dem Two-hit-Modell mit der Tumorentstehung einher. Dies wurde durch Western-Blot- und immunhistochemische Analysen der Merlinexpression bestätigt (Gutmann et al. 1997b; Hitotsumatsu et al. 1997; Huynh et al. 1997; Lee et al. 1997; Harwalkar et al. 1998). Im Rahmen dieser Studien war bei 55 von 75 Meningeomen (ungefähr 73%) keine Merlinexpression nachzuweisen. Unter diesen Tumoren ohne Merlinexpression waren auch 4 Meningeome von NF2-Patienten. In Analogie zu den Befunden bei Schwannomen ist also der Funktionsverlust des NF2-Gens bei einem Großteil der Meningeome die Ursache der Tumorentstehung. Wie bei den Schwannomen führen die meisten Mutationen in Meningeomen zu verkürzten Proteinen, während Missense-Mutationen eher selten sind. Im Unterschied zu den Schwannomen scheint aber bei Meningeomen der Anteil der Tumoren, bei welchen die Entstehung durch den Funktionsverlust anderer Gene bedingt ist, höher zu sein.

Es gibt Hinweise darauf, dass sich histopathologisch differenzierbare Subgruppen von Meningeomen hinsichtlich der Inzidenz von NF2-Gen-Mutationen unterscheiden. Wellenreuther et al. (1995) fanden bei insgesamt 59% der sporadischen Meningeome ihrer Stichprobe somatische Mutationen am NF2-Genort, wobei fibroblastische und transitionale Meningeome hohe Raten somatischer NF2-Gen-Mutationen von 70% bzw. 83% aufwiesen. Im Gegensatz hierzu zeigten nur 25% der meningothelialen Meningeome Mutationen des NF2-Gens. Letzere sind durch synzytiales Wachstum und einen geringen Gehalt an Reticulinfasern gekennzeichnet. Durch quantitative RT-PCR konnten Wellenreuther et al. (1997) zeigen, dass bei fibroblastischen und transitionalen Meningeomen signifikant geringere NF2-mRNA-Mengen nachzuweisen sind als bei meningothelialen Varianten. Diese Befunde legen nahe, dass in meningothelialen Meningeomen keine Störungen der Transkription des NF2-Gens vorliegen, die zur Merlindefizienz führen könnten. Bei den meisten meningothelialen Meningeomen ist also anzunehmen, dass die Tumorgenese durch andere genetische Ereignisse als NF2-Gen-Defekte hervorgerufen wird. Hierfür sprechen auch die Western-Blot- und immunhistochemischen Analysen von Hitotsumatsu et al. (1997) und Lee et al. (1997). Bei 14 von insgesamt 17 meningothelialen Meningeomen war Merlinexpression nachzuweisen, nicht aber bei 29 Meningeomen anderer histologischer Subtypen.

NF2-Gen-Mutationen sind somit als die pathogenetischen Ereignisse anzusehen, die der Entstehung fibroblastischer und transitionaler Meningeome zugrunde liegen (Wellenreuther et al. 1995). Auch bei atypischen (Grad II) und anaplastischen Meningeomen (Grad III) treten häufig somatische Mutationen des NF2-Gens auf. Jedoch scheinen Mutationen des NF2-Gens frühe Ereignisse bei der Tumorgenese sporadischer Meningeome zu sein und nicht direkt die Tumorprogression zu verursachen. Zahlreiche Studien weisen auf eine Assoziation des Verlusts von Genen auf Chromosom 1p, 10q und 14q mit maligner Entartung von Meningeomen hin (Bello et al. 1994; Lindblom et al. 1994; Simon et al. 1995).

Nicht nur die Entstehung sporadischer, sondern auch die der NF2-assoziierten Meningeome ist durch biallelische Inaktivierung des NF2-Gens bedingt, wie frühere Einzelbefunde (Trofatter et al. 1993; Kluwe et al. 2000) und die Analysen einer größeren Stichprobe von 30 NF2-assoziierten Meningeomen (Lamszus et al. 2000) zeigen.

Entstehung von Meningeomen durch Inaktivierung anderer Gene. Die Untersuchungen zur Merlinexpression in Meningeomen zeigten, dass etwa 70% der sporadischen Meningeome durch Funktionsverlust des Merlin entstehen. Im Fall der Meningeome ohne biallelische Inaktivierung des NF2-Gens muss angenommen werden, dass der Verlust eines anderen Tumorsuppressorgens die Tumorentstehung auslöst. Da bei den Meningeomen ohne NF2-Gen-Mutationen häufig LOH von Chromosom-22-Markern zu beobachten ist, liegt es nahe, ein solches zusätzliches Tumorsuppressorgen auf Chromosom 22 zu vermuten. Insbesondere die niedrige Rate an NF2-Gen-Mutationen in meningotheliomatösen Meningeomen spricht dafür, dass diese Tumoren durch Defekte eines anderen, noch unbekannten Tumorsuppressorgens entstehen. Inwieweit Verluste dieses unbekannten Tumorsuppressors auch zur Tumorgenese oder Tumorprogression bei NF2-assoziierten Meningeomen beitragen, ist unbekannt. Zu den Kandidatengenen für ein zusätzliches Tumorsuppressorgen auf Chromosom 22 zählt das MN1-Gen, das durch eine balancierte Translokation t(4;22) in einem spo-

radischen Meningeom entdeckt wurde (Arai et al. 1994).

Da einige Meningeome Deletionen in Bereichen distal zum NF2-Gen aufweisen und für Marker aus der NF2-Region heterozygot bleiben, wird ein Tumorsuppressorgen auch im terminalen Bereich von Chromosom 22 vermutet (Ruttledge et al. 1994b; Akagi et al. 1995). Hierauf ließ auch die Beobachtung eines Ringchromosoms 22 mit terminaler Deletion bei einem Patienten mit multiplen Meningeomen schließen (Arinami et al. 1986). Es ist durchaus möglich, dass auch bei NF2-assoziierten Meningeomen Verluste anderer Gene auf Chromosom 22 zur Tumorgenese oder Tumorprogression beitragen. Partialdeletionen oder der Verlust eines Chromosoms 22 in Meningeomen von NF2-Patienten haben nicht nur die biallelische Inaktivierung des NF2-Gens zur Folge, sondern auch den Verlust anderer Gene. Kluwe et al. (2000) fanden LOH Chromosom-22-spezifischer Marker bei 14 von 19 (74%) NF2-assoziierten Meningeomen. Es gibt aber auch Anhaltspunkte dafür, dass Gene auf anderen Chromosomen als Chromosom 22 an der Entstehung von Meningeomen beteiligt sind (Carlson et al. 1997).

Reduzierte Neurofibrominexpression. Auch das Proteinprodukt des NF1-Gens, Neurofibromin, könnte bei der Tumorgenese von Meningeomen eine Rolle spielen, wie die Untersuchungen von Sundaram et al. (1997) zeigten. Bei 4 von 17 sporadischen Meningeomen und 1 Tumor eines NF2-Patienten wurde eine drastisch reduzierte Neurofibrominexpression, begleitet von einer verringerten, neurofibrominspezifischen GAP-Aktivität festgestellt. Im Gegensatz hierzu war die katalytische Aktivität von p120GAP bei 17 von 18 Tumoren im Normbereich. In einem malignen Meningeom waren die Neurofibromin- und p120GAP-Aktivität verringert, wobei aber die Reduktion der GAP-Aktivität des Neurofibromins wesentlich deutlicher war. Eine Assoziation zwischen histopathologischem Meningeomsubtyp und verringerter Neurofibrominexpression bestand nicht. Bemerkenswerterweise waren auch in einem Meningeom eines NF2-Patienten die Neurofibrominexpression und die neurofibrominspezifische GAP-Aktivität reduziert. In diesem Tumor konnte auch keine Expression des Merlins mehr nachgewiesen werden. Aus dieser Beobachtung ergibt sich ein möglicher Zusammenhang zwischen Meningeompathogenese und aktiviertem p21Ras: Eine reduzierte negative Regulation von p21Ras durch verringerte Neurofibromin-GAP-Aktivität einerseits und Merlindefizienz andererseits könnten bei der Tumorgenese synergistisch wirken.

Die Untersuchungen von Tikoo et al. (1994) haben gezeigt, dass die Überexpression des Merlins den malignen Phänotyp v-Ha-Ras-transformierter NIH3T3-Zellen revertieren kann. Auf welche Weise Merlin in die Ras-vermittelte maligne Transformation eingreift, ist noch unklar (s. Kapitel 5.4.9 „Reversion des v-Ha-Ras-transformierten Phänotyps durch Merlin"), ebenso wie die Bedeutung der Ras-vermittelten Signaltransduktion und deren Störungen bei der Entstehung oder der Progression von Meningeomen. Obwohl Transfektionsstudien mit der dominant-negativen Ras-Mutante RasN17 darauf hinweisen, dass das Wachstum von Meningeomzellen von der Ras-Aktivität abhängt (Shu et al. 1999), bedarf es weiterer Untersuchungen, um die Bedeutung einer reduzierten Neurofibrominexpression bei der Pathogenese von Meningeomen bewerten zu können.

Einfluss des Geschlechts auf die Häufigkeit von Meningeomen. Wie die sporadischen treten auch die NF2-assoziierten Meningeome bei Frauen häufiger auf als bei Männern. Zusätzlich ist die Anzahl der Meningeome bei weiblichen NF2-Patienten signifikant höher als bei männlichen (Evans et al. 1995). Ein Grund für den modifizierenden Einfluss des Geschlechts auf das Tumorwachstum kann in der Wirkung weiblicher Hormone vermutet werden.

Polyklonaler oder monoklonaler Ursprung. Die Untersuchungen von Zhu et al. (1995) und Wu et al. (1996) zeigten, dass bei 17 (59%) von insgesamt 29 informativen Meningeomen eine klonale Expansion von Tumorzellen stattgefunden haben muss, während in 41% der Tumoren ein uneinheitliches X-Inaktivierungsmuster vorgefunden wurde. Letzteres ist durch Heterogenität der Tumorzellen oder durch hohe Anteile „reaktiver Zellen" zu erklären, deren Proliferation im Tumorgewebe parakrin stimuliert wird.

Die Klonalität rekurrenter Meningeome in Bezug auf den primären Tumor wurde bei 4 Patienten durch die Analyse des X-Inaktivierungsmusters und bei 1 sporadischen Patienten durch den Nachweis der gleichen NF2-Gen-Mutation im primären Meningeom und in 5 rekurrenten Tumoren bewiesen (von Deimling et al. 1999).

Multiple Meningeome. NF2-Patienten haben sehr häufig multiple Meningeome. Unter den sporadischen Meningeompatienten leiden nur 10–20% unter multiplen Tumoren (Lusins et al. 1981; Borovich et al. 1988). Die Untersuchungen von Stangl et al. (1997) zeigten, dass multiple Meningeome

sporadischer Patienten häufig einen gemeinsamen, klonalen Ursprung haben und wahrscheinlich durch subarachnoidale Ausbreitung der Tumorzellen im Liquor verursacht werden. Diese Autoren untersuchten 39 Meningeome von 12 Patienten, die unter multiplen Meningeomen litten, aber keine weiteren NF2-assoziierten Symptome oder Verwandte mit NF2 hatten. Da bei diesen Patienten keine konstitutionellen Mutationen des NF2-Gens nachzuweisen waren, ist das Auftreten multipler Meningeome keine Forme fruste oder allelische Variante der NF2. In den Tumoren von 10 der 12 Patienten waren somatische NF2-Gen-Mutationen und LOH von Mikrosatellitenmarkern des Chromosoms 22 zu finden. Bei 6 Patienten verriet die gleiche somatische NF2-Gen-Mutation die monoklonale Herkunft der verschiedenen Tumoren. Die Klonalität multipler Meningeome wurde auch durch die Analyse des X-Inaktivierungsmusters bei 4 nichtverwandten sporadischen Patienten bestätigt (Larson et al. 1995). An dieser Stelle sei angemerkt, dass die Existenz einer seltenen sporadischen Form der multiplen Meningeomatose, die nicht durch NF2-Gen-Defekte verursacht wird, nicht auszuschließen ist, zumal, wie in Kapitel 5.4.11 „Abgrenzung der NF2 von der familiären multiplen Meningeomatose" geschildert, eine familiäre Form der multiplen Meningeomatose existiert, die keine allelische Variante der NF2 ist.

5.4.6.3 Defekte des NF2-Gens bei glialen Tumoren

Wesentlich seltener als Schwannome oder Meningeome treten bei NF2-Patienten Tumoren der zentralen Glia auf, dennoch ist die Inzidenz dieser Tumoren bei NF2 im Vergleich zum Bevölkerungsdurchschnitt erhöht. In der Studie von Evans et al. (1992 b) hatten 4% der NF2-Patienten Astrozytome und 2,5% Ependymome. Entsprechend der klinischen Studie von Rodriguez et al. (1966) sind etwa 80% der Gliome bei NF2 intramedulläre spinale Tumoren oder solche der Cauda equina. Ependymome sind 65–75% aller histologisch diagnostizierten Gliome von NF2-Patienten. Ein erhöhtes Risiko von NF2-Patienten, an Ependymomen zu erkranken, ist zu erwarten, da NF2-Gen-Mutationen zu den Defekten zählen, die auch bei einem Anteil der sporadischen Ependymome mit der Entstehung dieser Tumoren assoziiert sind. Gutmann et al. (1997 b) fanden bei 3 von 8 sporadischen Ependymomen und Huynh et al. (1997) bei 2 von 7 Ependymomen keine bzw. nur eine reduzierte Merlinexpression. Eine somatische NF2-Gen-Mutation und LOH von Chromosom-22-Markern wie-

Tabelle 5.27. Häufigkeit somatischer NF2-Gen-Mutationen in nicht mit NF2 assoziierten Tumoren bzw. davon abgeleiteten Zelllinien

Autoren	Anzahl und Art der Tumoren	Anzahl der Tumoren mit NF2-Gen-Mutationen/ biallelischer Inaktivierung des NF2-Gens	Anzahl der Tumoren ohne Merlinexpression
Arakawa et al. 1994	55 Brustkarzinome	0	
	44 Kolorektalkarzinome	2/1	
Englefield et al. 1994	67 Ovarialkarzinome	0	
Bianchi et al. 1994	3 primäre Melanome	1	
	17 Melanommetastasen	5	
	5 sporadische Phäochromozytome	0	
	14 primäre Brustkarzinome	1	
	20 Kolonkarzinome	0	
Bianchi et al. 1995	15 Mesotheliomzelllinien	8	
	7 Mesotheliome	6	
Hoang-Xuan et al. 1995	70 Gliome	0	
Joseph et al. 1995	28 zentrale Hämangioperizytome	0	
	10 periphere Hämangioperizytome	0	
Kanai et al. 1995	68 Brustkarzinome	0	
	48 hepatozelluläre Karzinome	0	
Merel et al. 1995	23 primäre Melanome	0	
	70 Gliome	0	
	24 Phäochromozytome	0	
	15 Neuroblastome	0	
	6 Medulloblastome	0	
	15 Kolonkarzinome	0	
	15 Brusttumoren	0	
Ng et al. 1995	3 anaplastische Astrozytome	0	
	8 Glioblastoma multiforme	0	
Rustgi et al. 1995	24 Kolorektumkarzinome	2	
	10 Kolonkrebszelllinien		
Sekido et al. 1995	14 Mesotheliomzelllinien	4/4	
	10 Mesotheliome	3	
	38 Zelllinien aus kleinzelligen Karzinomen der Lunge	0	
	34 Zelllinien aus nichtkleinzelligen Lungenkarzinomen	0	
	3 Karzinoide der Lunge	0	
Slavc et al. 1995	2 rhabdoide Tumoren (atypische teratoide Tumoren bei Kindern)	0	
	1 Gliom	0	
Yaegashi et al. 1995	60 Brusttumoren	0	
De Vitis et al. 1996b	19 Melanome	0	
	15 Merkel-Zell-Karzinome	0	
Stemmer-Rachamimov et al. 1998	22 Osteosarkome	0	0
Deguen et al. 1998	18 Mesotheliomzelllinien	7	11
Cheng et al. 1999	25 Mesotheliomzelllininen	14/18	14

sen Rubio et al. (1994) bei 1 von 8 sporadischen Ependymomen nach. Diese Untersuchungen weisen auf Heterogenität der pathogenetischen Ursachen sporadischer Ependymome hin. Bei insgesamt 62 ependymalen Tumoren unterschiedlichen Grads wurden in 6 von 14 intramedullären spinalen Ependymomen des Grads II somatische NF2-Gen-Mutationen nachgewiesen. In 4 dieser Tumoren war eine biallelische Inaktivierung des NF2-Gens durch LOH von Chromosom-22-Markern festzustellen. Auch Birch et al. (1996) fanden in intramedullären Ependymomen des Grads II NF2-Gen-Mutationen (5/7). Im Gegensatz hierzu hatte keines der 15 intrakranialen Ependymome (Grad II) eine NF2-Gen-Mutation. Offensichtlich treten selbst innerhalb der Ependymome des Grads II unterschiedliche pathogenetische Veränderungen auf, und die Inaktivierung des NF2-Gens scheint in erster Linie mit den intramedullären spinalen Ependymomen assoziiert zu sein, die ja auch vorrangig bei NF2-Patienten auftreten (Ebert et al. 1999).

Obwohl NF2-Patienten ein erhöhtes Risiko haben, an Gliomen zu erkranken, zählen somatische Mutationen des NF2-Gens nicht zu den typischen Defekten bei sporadischen Astrozytomen bzw. Gliomen (Tabelle 5.27). Dennoch scheint zumindest bei einem Anteil der Astrozytome der Funktionsverlust des NF2-Gens in die Tumorgenese involviert zu sein, denn Hitotsumatsu et al. (1997) fanden bei 8 von insgesamt 36 Tumoren keine Merlinexpression. Unter den Tumoren ohne immunhistochemisch nachweisbare Merlinexpression waren 3 fibrilläre und 1 anaplastisches Astrozytom, 1 Glioblastom und 3 Oligodendrogliome. Obwohl keine Mutationsanalysen bei Astrozytomen von NF2-Patienten unternommen worden sind, ist anzunehmen, dass auch diese Tumoren durch die Inaktivierung des NF2-Gens entstehen.

5.4.7 Molekulare Pathogenese

Die Interaktion membranständiger Proteine mit dem Zytoskelett spielt bei multiplen zellulären Funktionen eine wesentliche Rolle. Die ERM-Proteine nehmen bei dieser Interaktion eine Art Adaptorfunktion zwischen Plasmamembran und Aktinzytoskelett wahr. Sie sind wahrscheinlich auch direkt an der Reorganisation aktinbasierter Zelloberflächenstrukturen beteiligt. Eine weitere Aufgabe der ERM-Proteine ist es, Zelladhäsionsmoleküle in zellulären Fortsätzen zu konzentrieren. Ihre Aktivität bei der Modulation der Zelloberfläche und der Zelladhäsion mag erklären, weshalb sie auch indirekt an der Regulation des Zellwachstums beteiligt sind (Kaul et al. 1996).

Bereits aufgrund der strukturellen Ähnlichkeit zu den ERM-Proteinen, der teilweise überlappenden subzellulären Lokalisation und der gemeinsamen Interaktionspartner ist anzunehmen, dass auch Merlin an der Regulation der Zellgestalt, der Zellmotilität, der Substratadhäsion und der Proliferation beteiligt ist. Experimentell ist dies dadurch belegt, dass die Transfektion von Expressionsvektoren mit NF2-cDNA des Wildtyps morphologische Veränderungen und Wachstumshemmung bei NIH3T3-Zellen, Rattenschwannomzelllinien und primären humanen Meningeomzellen auslöst (Lutchman u. Rouleau 1995; Sherman et al. 1997a; Ikeda et al. 1999). Die Überexpression der Wildtyp-mRNA in Rattenschwannomzelllinien führt zu einem Arrest in der G_1-Phase des Zellzyklus und nicht zu Apoptose (Sherman et al. 1997a). Die humanen ERM-Proteine sind zu 73–81% identisch; ihre Aktivitäten sind teilweise redundant und sie ersetzen sich gegenseitig (Takeuchi et al. 1994). Merlin hingegen weist nur 45% Identität zu Ezrin auf und besitzt sehr wahrscheinlich Funktionen, die es nicht mit den ERM-Proteinen teilt. Hierbei steht v.a. die Rolle des Merlins als negativer Wachstumsregulator im Vordergrund. Nach Transfektion von Oligonukleotiden, die zur Merlin-mRNA komplementäre Sequenzanteile enthalten, sind morphologische Veränderungen, Störungen der Substratadhäsion und erhöhte Proliferation der humanen Schwannomzelllinie STS26T zu beobachten (Huynh u. Pulst 1996). Proliferationssteigernde Effekte sind durch die Transfektion von Oligonukleotiden mit komplementären Sequenzen zu den mRNA der ERM-Proteine bei epithelialen und Thymomzelllinien von Mäusen nicht zu erzielen, vielmehr werden Zell-Zell-Interaktionen, Substratadhäsion und die Mikrovillibildung beeinträchtigt (Takeuchi et al. 1994). Die proliferationssupprimierende Wirkung des Merlins macht es zu einem Tumorsuppressor, dessen Verlust zur Entstehung von Schwannomen, Meningeomen und Ependymomen führt. Die Expressionsanalysen der MERM-Proteine bei Schwannomen belegen, dass der Funktionsverlust des Merlins in Schwannomen spezifisch ist, denn Western-Blot-Analysen an Lysaten aus 11 Vestibularisschwannomen, 1 peripheren und 1 spinalen Schwannom zeigten den Verlust der Merlinexpression, nicht aber den der ERM-Proteine. Immunhistochemisch war in den Tumorzellen Moesin, aber kein Merlin nachzuweisen (Stemmer-Rachamimov et al. 1997).

Die Fähigkeit des Merlins, als negativer Wachstumsregulator zu wirken, wird entscheidend von seiner Stabilität, der Bildung intramolekularer Komplexe und der Interaktion mit spezifischen Effektoren beeinflusst. Auch wird die Funktionsfähigkeit des Merlins durch intermolekulare homo- oder heterotypische Interaktionen, durch die Assoziation mit Aktin und durch Veränderungen der intrazellulären Lokalisation moduliert.

Die experimentellen Beweise dafür, dass Störungen der Stabilität, der intramolekularen Komplexbildung und der Interaktion mit Bindungspartnern die Merlinaktivität auf unterschiedlichen Ebenen beeinflussen, werden in den nachfolgenden Abschnitten dargelegt.

5.4.7.1 Stabilität mutanter Merlinformen

Die Expressionsanalysen von Merlinmutanten zeigen, dass Protein trunkierende und Missense-Mutationen die Merlinfunktion auf unterschiedliche Weise beeinträchtigen können (Gutmann et al. 1998). Durch oligonukleotidvermittelte Mutagenese wurden Expressionsvektoren mit mutanter NF2-cDNA hergestellt, welche die Stoppmutationen Q111X und R466X enthielten, die auch als Keimbahnmutationen bei NF2-Patienten beschrieben worden sind. Bei transienter Überexpression dieser cDNA-Konstrukte in COS-1-Zellen können die entsprechenden mutanten Proteine mit einem MG von etwa 14 KDa und 55 KDa im Western-Blot nachgewiesen werden. Es gelingt aber nicht, nach Transfektion der Rattenschwannomzelllinie RT4, die nur sehr geringe Mengen an endogenem Merlin exprimiert, Klone zu isolieren, welche die mutanten Merlinformen auf Proteinebene stabil exprimieren, obwohl die Expression auf mRNA-Ebene nachzuweisen ist. Im Vergleich zu Zellklonen, die trunkiertes Merlin und Wildtypmerlin stabil exprimieren, sind keine starken Expressionsunterschiede zwischen der mutanten mRNA und der Wildtyp-mRNA zu beobachten. Daraus ist zu folgern, dass die mutanten mRNA-Moleküle stabil sind, nicht aber die von ihnen kodierten trunkierten Proteine. Diese Befunde zur mRNA-Stabilität bei Protein trunkierenden Mutationen stehen in gewissem Widerspruch zu der von Jacoby et al. (1999) beobachteten verringerten Expression mutanter mRNA-Moleküle bei Stopp- und Frameshift-Mutationen (s. Kapitel 5.4.4.2 „Genotyp-Phänotyp-Korrelation", Unterkapitel „Allelische Expression"). Leider wies keiner der von Jacoby et al. (1999) untersuchten Patienten die Stoppmutation Q111X oder R466X auf, sodass die Befunde nicht direkt verglichen werden können. Nicht alle Protein trunkierenden Mutationen, so auch die Stoppmutationen Q111X und R466X, sind mit reduzierter mRNA-Stabilität verbunden. Durch die 5- bis 10fache Überexpression der mutanten mRNA in den RT4-Zellen könnten auch solche Mechanismen, die unter physiologischen Bedingungen mRNA-Moleküle mit vorzeitigen Stoppkodons erkennen und eliminieren, nicht wirksam sein.

Aus den Befunden von Gutmann et al. (1998) geht hervor, dass selbst bei Stabilität der mutanten mRNA die trunkierten Proteine, die durch die Mutationen Q111X und R466X entstehen, per se instabil sind. Inwieweit dies für andere Protein trunkierende Mutationen gilt, ist offen, jedoch muss angenommen werden, dass zahlreiche Mutationen zu instabilen Merlinformen führen. Dies ist aus umfangreichen Studien zur Merlinexpression in Tumoren zu schließen, da bei einem Großteil der Schwannome und bei einem Anteil der Meninge-

ome und Ependymome keine Merlinexpression nachzuweisen ist. Stemmer-Rachamimov et al. (1997) konnten durch Western-Blot- und/oder immunhistochemische Analysen keine Merlinexpression in 22 Schwannomen feststellen. Bei keinem der 13 im Western-Blot untersuchten Schwannome wurden trunkierte Merlinformen identifiziert. Im Rahmen der Studie von Huynh et al. (1997) zeigten 25 Vestibularisschwannome keine Merlinexpression, während in 4 VS verkürzte Merlinformen auftraten, die nur mit N-terminalen Antikörpern nachzuweisen waren. Bei 3 der 4 Tumoren mit verkürztem, stabilem Merlin wurden somatische Mutationen identifiziert, welche auffälligerweise alle Exon 13 betrafen. Es ist schwierig zu erklären, weshalb diese Mutationen im Exon 13 zu stabilen verkürzten Proteinen führen, während andere Protein trunkierende Mutationen in Exons distal zu Exon 13 gelegen für instabile Proteine kodieren.

Bei einem Vergleich des Expressionsniveaus des Merlins in normalem Gehirngewebe und Schwannomen fanden Harwalkar et al. (1998) in 12 von 23 Schwannomen eine reduzierte Merlinexpression. Wahrscheinlich verdeckten kontaminierende normale Zellen den vollständigen Verlust des Merlins in diesen Tumoren. Nur 3 der Tumoren mit moderat reduzierter Merlinexpression enthielten stabile trunkierte Merlinmutanten mit deletiertem C-Terminus. Insgesamt belegen die zitierten Studien zur Merlinexpression in Tumoren, dass die meisten Mutationen des NF2-Gens zu einem instabilen Protein führen.

Im Gegensatz zu den Expressionskonstrukten mit Stoppmutationen konnten nach Transfektion von NF2-cDNA-Konstrukten mit den Missense-Mutationen L64P und L535P, die ebenfalls als Keimbahnmutationen bei NF2-Patienten beschrieben worden sind, stabil transfizierte RT4-Zellklone isoliert werden. Die Expression des mutanten Merlins war in diesen Klonen auch auf Proteinebene nachzuweisen (Gutmann et al. 1998). Obwohl sich die Halbwertszeit des mutanten Merlins als leicht reduziert erwies, waren bei Western-Blot-Analysen keine Unterschiede zwischen der Expressionsstärke des mutanten und des Wildtypmerlins festzustellen. Im Fall dieser Missense-Mutationen wird also ein stabiles Merlin exprimiert, das vermutlich noch bestimmte Funktionen ausüben kann. Durch diese Untersuchungen von Gutmann et al. (1998) finden die Beobachtungen, dass Missense-Mutationen häufiger bei Patienten mit mildem Phänotyp auftreten, eine experimentelle Bestätigung, wie auch die Tendenz, dass Protein trunkierende Mutationen oft mit einer schweren Manifestation assoziiert sind. Die Mutationen Q111X und R466X sind bei jeweils 3 schwer betroffenen Patienten und die Missense-Mutationen L535P und K413E bei jeweils 1 leicht betroffenen NF2-Patienten beobachtet worden (MacCollin et al. 1996).

5.4.7.2 Dysfunktion mutanter Merlinformen

Störungen der intramolekularen Assoziation und der Effektorbindung bei Missense-Mutationen. Gutmann et al. (1998) gingen auch der Frage nach, auf welcher Ebene Missense-Mutationen Funktionsstörungen verursachen. Nur bei Überexpression des Wildtypmerlins ist eine reduzierte Proliferationsrate der RT4-Rattenschwannomzellen zu beobachten, nicht aber bei Merlin mit den Missense-Mutationen L64P, K413E und L535P, die eine leichte Reduktion der Halbwertszeit des Merlins bewirken. Als transformierte Linie zeigen RT4-Zellen keine durch Zell-Zell-Kontakte ausgelöste Wachstumshemmung. Die Überexpression des Wildtypmerlins kann diese Art der Proliferationshemmung in den RT4-Zellen wieder auslösen, nicht aber die des Merlins mit der Missense-Mutation L535P. Hieraus ist zu folgern, dass diese Missense-Mutation zwar nur zu einer geringfügigen Beeinträchtigung der Stabilität des Merlins führt, aber seine wachstumssupprimierenden Wirkungen verhindert. Wie in Kapitel 5.4.5.7 „Merlin als negativer Wachstumsregulator" erläutert, sind die wachstumsregulierenden Funktionen des Merlins abhängig von der Fähigkeit, intramolekulare Assoziationen einzugehen. Bei Interaktion des N- mit dem C-Terminus kann Merlin polymerisierte Mikrotubuli nicht binden. Dieses Merkmal nutzten Gutmann et al. (1998) aus, um die Fähigkeit der mutanten Merlinformen zur intramolekularen Assoziation zu überprüfen. Da die Merlinmutante L64P polymerisierte Mikrotubuli binden kann, ist zu folgern, dass diese in der offenen Konformation vorliegt und keine intramolekulare Assoziation mehr eingehen kann (Xu u. Gutmann 1998) (Kapitel 5.4.5.6 „Interaktionspartner des Merlins und der ERM-Proteine", Unterkapitel „Assoziation des Merlins mit Komponenten des Zytoskeletts"). Im Gegensatz hierzu scheint die Fähigkeit, intramolekulare Assoziationen auszubilden, bei den beiden anderen Missense-Mutationen (L535P und K413E) nicht beeinträchtigt, da sie nicht mit polymerisierten Mikrotubuli interagieren. Auch ihre Fähigkeit, bei Überexpression in Zelllinien mit Wildtypmerlin zu dimerisieren, erwies sich als nicht beeinträchtigt (Stokowski et al. 2000) (Tabelle 5.28). Da die beiden Missense-Mutanten L535P und K413E sub-

membranär lokalisiert sind, ist es nicht sehr wahrscheinlich, dass die tumorigene Wirkung dieser Mutanten durch eine aberrante intrazelluläre Lokalisation bedingt ist, sondern vielmehr durch reduzierte Interaktionsfähigkeit mit Bindungspartnern. Bemerkenswerterweise wurden diese beiden Missense-Mutationen bei Patienten mit mildem Phänotyp beschrieben. Verschiedene Mutationen des NF2-Gens können also auf verschiedenen Ebenen mit den wachstumsregulierenden Fähigkeiten interferieren.

Auswirkungen verschiedener Merlinmutanten auf die intrazelluläre Lokalisation, die Substratadhäsion der Zellen und auf die Bindung von Interaktionspartnern. Die wachstumssupprimierenden Eigenschaften des Merlins stehen sehr wahrscheinlich in direktem Zusammenhang mit seiner Lokalisation und der Interaktion mit Komponenten des Zytoskeletts. Merlin ist in verschiedenen Zellsorten in dynamischen Strukturen wie Filopodien, Lamellipodien und Membrankrausen in Kolokalisation mit Aktin nachgewiesen worden (Kapitel 5.4.5.4 „Intrazelluläre Lokalisation des Merlins"). Auch in vitro interagiert Merlin mit Komponenten des Zytoskeletts wie Aktin und Mikrotubuli (Xu u. Gutmann 1998).

Nach Transfektion mit Wildtyp-NF2-cDNA-Expressionskonstrukten verändern 3T3-Zellen und SV40-transformierte Lungenfibroblasten (VA13), die endogen kaum Merlin exprimieren, ihre Zellgestalt und bilden lange Fortsätze aus (Takeshima et al. 1994; Lutchman u. Rouleau 1995). Dieser Phänotyp kann durch die Behandlung mit Antisense-Oligonukleotiden revertiert werden.

Die subzelluläre Lokalisation und die strukturelle Ähnlichkeit des Merlins zu den ERM-Proteinen, welche Elemente des Zytoskeletts mit der Membran verbinden und in die Regulation der Zellgestalt und der Zellmotilität involviert sind, legen nahe, dass der Verlust der tumorsuppressiven Wirkung mancher Merlinmutanten auf einer Störung der Interaktion mit dem Aktinzytoskelett beruht. Bei Transfektion und Überexpression von Wildtyp-NF2-cDNA der Isoformen 1 und 2 in verschiedensten Zelllinien ist das ektopisch exprimierte Merlin vornehmlich submembranär lokalisiert, besonders angereichert in an F-Aktin reichen Membranvorstülpungen. Mehrere Arbeitsgruppen untersuchten die Lokalisation verschiedener Merlinmutanten nach Transfektion der entsprechenden cDNA-Konstrukte in Zelllinien. In Tabelle 5.28 sind die Ergebnisse dieser Lokalisationsbestimmungen und Funktionsanalysen verschiedener Merlinmutanten zusammengefasst, die auch als Keimbahnmutatio-

Tabelle 5.28. Eigenschaften verschiedener Merlinmutanten bei Überexpression in Zelllinien

Merlinmutante		Lokalisation	Löslichkeit des Proteins[a]	EBP50-Bindung	βII-Spektrin-Interaktion	Fähigkeit zur Dimerisierung mit Wildtyp-merlin	Mikrotubuli-interaktion[b]	Proliferations-hemmende Wirkung	Verlust der Substratad-häsion	Zitat
ΔN-ter	ΔF118	Zytoplasma, peri-nukleär	+	Reduziert		Reduziert	+		–	Deguen et al. (1998), Goutebroze et al. (2000), Stokowski et al. (2000)
	Δ39–80	Perinukleär	+						+	Koga et al. (1998)
	Δ39–121	Zytoplasma, peri-nukleär	+				+			Deguen et al. (1998), Goutebroze et al. (2000)
	Δ1–251	Perinukleär	+							Deguen et al. (1998)
	Δ1–341	Zytoplasmatisch	+	Nicht beein-flusst		Reduziert			+	Stokowski et al. (2000)
	Δ170–177	Submembranär	Nicht beein-flusst	Reduziert		Erhöht			–	Koga et al. (1998), Stokowski et al. (2000)
ΔC-ter	Δ560–595	Submembranär	Nicht beein-flusst	Nicht beein-flusst		Erhöht			+	Stokowski et al. (2000)
	Δ526–595	Submembranär	+						+	Deguen et al. (1998)
	Δ507–595	Submembranär	+							Deguen et al. (1998)
	Δ476–595	Submembranär	+							Deguen et al. (1998)
	Δ481–595	Submembranär	+						–	Koga et al. (1998)
ΔN-ter+ΔC-ter	Δ39–80Δ481–595	Perinukleär							+	Koga et al. (1998)
	Δ225–595	Perinukleär							+	Koga et al. (1998)
	Δ174–595	Perinukleär							+	Koga et al. (1998)
	Δ342–595	Nukleär	+	Nicht beein-flusst					+	Stokowski et al. (2000)
Missense	L64P						+	–		Gutmann et al. (1998)
	K79E	Zytoplasmatisch	+	Reduziert					+	Stokowski et al. (2000)
	V219M	Submembranär	Nicht beein-flusst	Reduziert		Nicht beein-flusst	–		+	Deguen et al. (1998), Goutebroze et al. (2000), Stokowski et al. (2000)
	N220Y	Submembranär	Nicht beein-flusst	Reduziert		Nicht beein-flusst	–		+	Deguen et al. (1998), Goutebroze et al. (2000), Stokowski et al. (2000)
	T352M	Submembranär	Nicht beein-flusst	Nicht beein-flusst		Nicht beein-flusst	–		+	Stokowski et al. (2000)
	L360P	Submembranär	+		Reduziert		–			Deguen et al. (1998), Scoles et al. (1998), Goutebroze et al. (2000)
	K413E	Submembranär					–	–		Gutmann et al. (1998)
	L535P	Submembranär	+	Reduziert	Reduziert	Erhöht	–	–	+	Gutmann et al. (1998), Scoles et al. (1998), Stokowski et al. (2000)
	Q538P				Reduziert					Scoles et al. (1998)

Das Fehlen einer Angabe bedeutet: nicht getestet; [a] Erhöhte Detergenslöslichkeit einer Merlinmutante (+) weist auf eine gestörte oder relaxierte Aktinbindung hin; [b] Die Fähigkeit der Merlinmutanten, mit Mikrotubuli in vitro zu interagieren (+), spricht für eine offene Konformation, da die entsprechenden Bindungsstellen nicht durch intramolekulare Assoziationen maskiert sind; ΔN-ter, ΔC-ter Deletionen in der N- bzw. C-terminale Hälfte.

nen oder als somatische Mutationen in Tumoren identifiziert worden sind. Nach Transfektion C-terminal deletierter Merlinmutanten sind diese wie das Wildtypmerlin submembranär lokalisiert. Ihre Interaktion mit Aktin ist jedoch beeinträchtigt, was an einer erhöhten Detergenslöslichkeit erkennbar wird. Auch die ektopisch exprimierten Merlinmutanten mit den Missense-Mutationen V219M, N220Y, L360P und L535P sind submembranär nachzuweisen, jedoch ist nur bei den beiden letzteren Mutanten die Aktininteraktion reduziert. Aus diesen Experimenten ist zu folgern, dass Merlinsegmente, die C-terminal zur eigentlichen Aktinbindungsstelle im N-Terminus liegen, für die Stabilisierung der Interaktion mit Aktin nötig sind.

Aus dem Vergleich der Eigenschaften verschiedener Merlinmutanten wird ersichtlich, dass eine gestörte oder relaxierte Interaktion mit dem Aktinzytoskelett nicht mit der intrazellulären Lokalisation oder dem Verlust der Substratadhäsion der die jeweilige Mutante exprimierenden Zellen korreliert ist (Tabelle 5.28). Die Regulation der Zelladhäsion durch Merlin scheint also nicht von der Interaktion mit F-Aktin abhängig zu sein (Koga et al. 1998; Stokowski et al. 2000).

Alle analysierten C-terminal deletierten Merlinmutanten waren submembranär lokalisiert, selbst bei gestörter Interaktion mit dem Aktinzytoskelett. Die Merlinmutante Δ39–80Δ481–595, die zusätzlich zu einer C-terminalen auch eine N-terminale Deletion aufweist, ist nur perinukleär lokalisiert. Die submembranäre Lokalisation des Merlins scheint also vornehmlich von der Integrität des N-Terminus abhängig zu sein, die stabile Interaktion mit dem peripheren Aktinzytoskelett bedarf zusätzlich eines vollständigen C-Terminus. Bei Deletion des Phenylalanins in Position 118 (Merlinmutante ΔF118) oder bei Deletion des Bereichs, der durch Exon 2 und 3 kodiert wird (Δ39–121), ist das mutante Merlin nicht mehr submembranär, sondern nur noch zytoplasmatisch und perinukleär in punktförmiger Verteilung zu lokalisieren, wo es nicht mehr an Aktin bindet. Dies belegt die essenzielle Bedeutung des Phenylalanin-Doublets der Positionen 118–119 für die submembranäre Lokalisation des Merlins. Bemerkenswert ist auch, dass 6 der in Tabelle 5.28 angeführten Missense-Mutationen eine reduzierte Fähigkeit zeigen, mit βII-Spektrin und/oder mit EBP50 zu interagieren. βII-Spektrin wird wie Merlin im retinalen Pigmentepithel und im unpigmentierten Epithel des Ziliarkörpers hoch exprimiert. Da Keimbahnmutationen des NF2-Gens auch zur Entstehung von Katarakten prädisponieren und Spektrindegradation häufig in Augenlinsen der Ratte nach Induktion der Bildung von Katarakten beobachtet wurde, liegt es nahe, der beeinträchtigten Interaktion des Merlins mit βII-Spektrin besondere Bedeutung bei der Entstehung von Katarakten und retinalen Hamartomen beizumessen.

Eine andere Form der Merlininteraktion, die mit den wachstumsregulierenden Funktionen des Merlins in Verbindung gebracht werden muss, ist die Homodimerisierung. Wie in Kapitel 5.4.5.7 „Merlin als negativer Wachstumsregulator" dargestellt, üben die homodimerisierten Formen des Merlins die wachstumshemmende Funktion aus. Stokowski et al. (2000) untersuchten die Fähigkeit ektopisch exprimierter Merlinmutanten, mit Wildtypmerlin zu dimerisieren. Während die Mutante ΔF118 kaum mehr mit Wildtypmerlin interagieren kann, ist die Fähigkeit der Missense-Mutante L535P zur Dimerisierung stark erhöht. Gesteigerte Dimerisierungsraten wurden auch bei der Analyse der Mutanten Δ170–177 und Δ560–595 beobachtet. Nach diesen Ergebnissen würden sowohl Merlinmutanten, die mit Wildtypmerlin dimerisieren, als auch solche mutanten Merlinformen, die nicht mehr mit Merlin des Wildtyps interagieren können, den Verlust der Merlinaktivität bedingen.

Nach Transfektion mit dem cDNA-Konstrukt Δ225–595, welches für ein stark verkürztes Merlin kodiert, das nur aus den Aminosäuren 1–224 besteht, findet sich das mutante Merlin ausschließlich perinukleär, und die Zellen lösen sich vom Substrat ab. Diese Effekte sind auch bei Kotransfektion mit cDNA-Expressionskonstrukten des Wildtypmerlins zu beobachten, sodass die Merlinmutante Δ225–595 eine dominante Wirkung auszuüben scheint (Koga et al. 1998). Für die dominante Wirkung von manchen Merlinmutanten sprechen auch die Untersuchungen von Giovannini et al. (1999). Die transgene Expression von N-terminal deletiertem Merlin unter der Kontrolle eines Schwann-Zell-spezifischen Promotors führt zu einer erhöhten Rate an Schwann-Zell-Tumoren bei Mäusen, nicht aber die transgene Expression C-terminal deletierter Merlinmutanten (Kapitel 5.4.7.6 „Transgene Mäuse, die mutantes Merlin exprimieren"). Dominante Effekte stabiler Merlinmutanten sind jedoch nur bei einem kleineren Anteil von Meningeomen und Schwannomen zu erwarten, da die Analysen zur Merlinexpression in diesen Tumoren dafür sprechen, dass die meisten mutanten Merlinformen instabil sind und es die Merlindefizienz ist, die zur Tumorentstehung führt. Werden die Studien von Stemmer-Rachamimov et al. (1997), Huynh et al. (1997) und Harwalkar et al. (1998) zusammengefasst, zeigten 84% (59/70) der daraufhin untersuchten Tumoren keine Merlinexpression, 6% ($n=4$) eine leicht reduzierte Merlinexpression, und bei 10% ($n=7$) wurden trunkierte Proteine nachgewiesen.

Goutebroze et al. (2000) identifizierten ein Protein, das in vitro mit der Merlinisoform 1 interagiert und aufgrund dieser Eigenschaft als mit Schwannomin interagierendes Protein 1 (SCHIP-1) bezeichnet wurde. An dieser Interaktion sind 2 N-terminale Regionen des Merlins unabhängig voneinander und 1 C-terminale Coiled-coil-Domäne des SCHIP-1 beteiligt. SCHIP-1 kann keiner bekannten Proteinfamilie zugeordnet werden, zeigt jedoch innerhalb der Coiled-coil-Domäne 70% Aminosäureidentität zu den humanen FEZ-Proteinen 1 und 2, die beim Wachstum von Axonen und der Faszikulation eine Rolle spielen. Die zellulären Funktionen des SCHIP-1 sind unbekannt. In vitro vermag SCHIP-1 über seine C-terminale Domäne Homodimere zu bilden (Goutebroze et al. 2000). Obwohl die Merlinisoform 1 und SCHIP-1 in HeLa-Zellen häufig kolokalisieren, scheint SCHIP-1 nicht durchgängig mit Aktin assoziiert zu sein, da Zytochalasin-D-Behandlung der Zellen seine intrazelluläre Lokalisation nicht stört. Das Expressionsspektrum des SCHIP-1 ist nicht unähnlich dem des Merlins. Beide sind im adulten Herzen, im Gehirn und im Skelettmuskel nachzuweisen. Überraschenderweise interagiert jedoch die Merlinisoform 1 im Hefe-2-Hybrid-Test nicht mit SCHIP-1, wohl aber die Merlinmutanten Δ39–121 und ΔF118, die beide in vitro an Mikrotubuli binden können. Offenbar liegen diese Merlinmutanten im Gegensatz zur Merlinisoform 1 in der offenen Konformation vor (s. Tabelle 5.28). Diese Beobachtungen legen nahe, dass die mutante Wirkung der Merlinformen Δ39–121 und ΔF118 auch durch die aberrante Bindung an SCHIP-1 vermittelt werden könnte. Die hier geschilderten Ergebnisse vermitteln den Eindruck, dass die normale Funktion des Merlins eines bestimmten Verhältnisses verschiedener Isoformen und Konformationszustände bedarf. Störungen solcher Gleichgewichte durch strukturelle Veränderungen, welche die eine oder die andere Konformation oder Isoform begünstigen, können empfindlich in das Wechselspiel des Merlins mit seinen Interaktionspartnern eingreifen und so zu Formveränderungen der Zellen führen, die am Anfang der Tumorgenese stehen.

5.4.7.3 Phänotyp und Wachstumseigenschaften von kultivierten Schwann-Zellen aus NF2-assoziierten und sporadischen Schwannomen

Die immunhistochemische Analyse primärer SZ-Kulturen zeigte, dass Schwannom-SZ S100, CNPase (cyclic nucleotide 3′-phosphohydrolase), Kollagen IV und NGFR exprimieren (Hung et al. 1998), während keine bzw. nur eine geringe Expression des MBP (myelin basic protein) nachzuweisen war. Rosenbaum et al. (1998) analysierten SZ-Kulturen aus 5 Schwannomen von 4 NF2-Patienten. Der durch S100-Färbungen erhobene SZ-Gehalt dieser Kulturen lag bei 90–99%. Die Keimbahnmutationen dieser 4 NF2-Patienten waren 1 Nonsense-Mutation im Exon 12, jeweils 1 Frameshift-Mutation im Exon 11 bzw. Exon 8 und 1 Missense-Mutation im Exon 15. In 4 der 5 SZ-Kulturen war auch LOH von Chromosom-22-spezifischen Markern zu beobachten.

Die NF2-Schwannom-SZ-Kulturen zeigen im Vergleich zu SZ aus normalen peripheren Nerven keine Kontaktinhibition, denn sie wachsen in multiplen Schichten. Im Gegensatz zu normalen SZ bilden sie lange Zellfortsätze aus, die Lamellipodien oder Filopodien ähneln. Die Anfärbung mit fluoreszenzmarkiertem Phalloidin zeigt keine auffälligen, mikroskopisch sichtbaren Veränderungen des Aktinzytoskeletts der NF2-SZ. Dies schließt jedoch solche Störungen, die auf diese Weise nicht erkennbar sind, nicht aus. Außerdem proliferieren die NF2-SZ schneller als die SZ aus gesundem peripheren Nervengewebe. Selbst in höheren Passagen bei den NF2-SZ-Kulturen sind noch hohe BrdU-Einbauraten zu finden, jedoch beobachteten Rosenbaum et al. (1998) keine Immortalisierung.

Im Zusammenhang mit der erhöhten Proliferationsrate der NF2-Schwannom-SZ könnte die Beobachtung von Kamleiter et al. (1999) stehen, dass diese im Vergleich mit SZ aus dem peripheren Nervensystem gesunder Probanden veränderte Membranpotenziale und einen erhöhten nichtaktivierenden K^+-Auswärtsstrom zeigen. Es ist jedoch auch möglich, dass der Merlinverlust die Verteilung oder das so genannte „clustering" der Ionenkanäle beeinflusst und es dadurch zu einer höheren Dichte nichttranslozierter K^+-Kanäle im Zellsoma kommt.

Pelton et al. (1998) untersuchten SZ-Kulturen aus insgesamt 18 Schwannomen, darunter waren 13 Vestibularisschwannome, wovon 3 von NF2-Patienten stammten. Als Kontrollen dienten SZ-Kulturen aus 5 Nervenbiopsien gesunder Spender (NHSZ, normale humane Schwann-Zellen). Etwa

94–97% der Zellen all dieser Kulturen waren positiv für die SZ-Marker S100β und NGFR. Im Vergleich zu den NHSZ zeigen die Schwannom-SZ eine erhöhte basale Proliferationsrate, bei Stimulation mit dem Gliawachstumsfaktor 2 jedoch besteht kein Unterschied zwischen den Schwannzellkulturen unterschiedlicher Herkunft.

Die Morphologie der Schwannom-SZ ist in dem Sinn verändert, dass sie auf ihrem Substrat eine 5- bis 7-mal größere Fläche in Anspruch nehmen als NHSZ, ohne jedoch stärker abgeflacht zu sein als die Letzteren. Eine weitere Auffälligkeit von Schwannom-SZ, die Rosenbaum et al. (1998) nicht beobachteten (s. oben), sind desorganisierte Stressfasern im Gegensatz zu den NHSZ und Schwann-Zellen aus einem plexiformen Neurofibrom eines NF1-Patienten, deren Stressfasern normal organisiert sind. Dieser Phänotyp der Schwannom-SZ wird durch die konstitutive Aktivierung von RhoA ausgelöst, denn durch Transfektion mit dominant-negativem RhoA kann die Desorganisation der Stressfasern revertiert werden. Dies ist auch durch die Behandlung der Schwannom-SZ mit der C3-Transferase möglich, die die ADP-Ribosylierung von Rho katalysiert und somit den Aufbau von Stressfasern hemmt. Schwannom-SZ unterscheiden sich von den NHSZ auch durch vermehrte Membrankrausen (ruffled membranes), deren Bildung durch Transfektion der Schwannom-SZ mit dominant-negativem Rac inhibiert werden kann. Rac gehört zur Rho-Familie kleiner GTP-bindender Proteine.

Diese Befunde belegen, dass in Schwannom-SZ die Organisation des Zytoskeletts durch veränderte Rho- und Rac-Signaltransduktionswege gestört ist. Außerdem stellten Pelton et al. (1998) fest, dass zwischen SZ-Kulturen aus Schwannomen und NHSZ kein Unterschied hinsichtlich der Expression von Ezrin und Moesin besteht. Die ERM-Proteine scheinen also den Merlinverlust in den Schwannomen nicht durch erhöhte Expression zu kompensieren.

5.4.7.4 Auswirkungen der Merlindefizienz bei Nf2(–/–)-Embryonen

Von der Herstellung und der Analyse der NF2-Knockout-Mäuse wurde erhofft, das Spektrum der Funktionen des Merlins in verschiedenen Zellsorten v. a. während der Entwicklung erfassen und Einblicke in die Mechanismen der Pathogenese der NF2 gewinnen zu können. Nach gezielter Mutagenese des NF2-Gens in embryonalen Stammzellen wurden diese in Embryonen des Blastozystenstadiums injiziert und Letztere wiederum scheinträchtigen Mäusen implantiert. Unter den Nachkommen von Kreuzungen der so gewonnenen Chimären [Nf2(+/+)(+/–)] mit dem Wildtyp sind heterozygote Nf2(+/–)-Mäuse, deren Genotyp dem der NF2-Patienten entspricht. Die homozygote Defizienz für das NF2-Gen-Produkt erwies sich als Letalfaktor. Etwa 20–30% der Nf2(–/–)-Embryonen starben kurz nach der Implantation, etwa 70% starben am Tag 6,5–7 bei massiver Fehlentwicklung der extraembryonalen Gewebe und ausbleibender Gastrulation (McClatchey et al. 1997). Diese beiden Gruppen von Nf2(–/–)-Embryonen sind auch bei Testkreuzungen mit anderen Mausstämmen beobachtet worden, sodass ein Einfluss des genetischen Hintergrunds auf diesen Phänotyp auszuschließen ist.

Im Folgenden sind die Störungen beschrieben, die bei Nf2(–/–)-Embryonen beobachtet wurden, die bis zum Tag 7,5 überlebten. Die histologische Untersuchung von Wildtyp- und Nf2(+/–)-Embryonen am Tag 7,5 zeigt sie im Stadium einer fast vollständig abgeschlossenen Gastrulation, wobei mesodermale Zellschichten sowohl im gesamten Embryo zwischen ektodermalen und endodermalen Schichten als auch im extraembryonalen Anteil des Embryos zu erkennen sind. Im Gegensatz dazu haben die Nf2(–/–)-Embryonen zu diesem Zeitpunkt einen völlig abweichenden Phänotyp. Im länglich deformierten Eizylinder sind nur ektodermale und endodermale Schichten zu erkennen, die Mesodermentwicklung ist ausgeblieben. Im fehlentwickelten extraembryonalen Gewebeanteil der Nf2(–/–)-Embryonen sind keine ektodermalen Anteile nachzuweisen. Auffällig ist auch, dass die Nf2(–/–)-Embryonen keine normale Orientierung bezüglich der mesometrial-antimesometrialen Achse der Dezidua zeigen. In Sagittalschnitten von Wildtypembryonen des Tags 7,5 umgibt das viszerale Endoderm die extraembryonale Hälfte des Embryos in Form eines Palisadenepithels, während der Embryo selbst von eher flachem, squamösem Epithel umhüllt wird. Im Nf2(–/–)-Embryo ist diese Einteilung jedoch aufgehoben; variable Anteile des Embryos und des extraembryonalen Gewebes sind mit squamösem oder Palisadenepithel umgeben. Dies ist vermutlich auf die Fehlorientierung der primären Achse des Embryos zurückzuführen. Das viszerale Endoderm der mutanten Embryonen bildet an der Grenze des Embryos zum extraembryonalen Gewebe multiple, in sich zurückgefaltete Schichten. Diese Hyperproliferation des viszeralen Endoderms im eigentlichen Embryo erfolgt trotz ausbleibender Endodermentwicklung oder -expansion im extraembryonalen Anteil.

Das Unvermögen der Nf2(–/–)-Embryonen, Mesoderm zu bilden, kann auf dem Fehlen der induzierenden Signale oder auf Störungen der rezeptorvermittelten Reaktionskaskaden beruhen, die von solchen Signalen ausgelöst werden. Merlin könnte in beide Teile dieses komplexen Geschehens involviert sein. Der Phänotyp der mutanten Embryos lässt erwarten, dass Merlin in der Ontogenese für die Organisation des extraembryonalen Ektoderms in ein Epithel benötigt wird. Es gibt mehrere Hypothesen, um die Fehlentwicklungen der Nf2(–/–)-Embryonen zu erklären.

- Zum einen könnte das Fehlen der epithelialen Strukturen im extraembryonalen Gewebe die Fehlorientierung der mutanten Embryonen in Bezug auf die mesometrial-antimesometriale Achse der Dezidua bedingen.
- Zum anderen ist möglich, dass bei Merlindefizienz die Invasion des Trophoblasten in die Dezidua in mesometrialer Richtung gehemmt ist. Wahrscheinlich erlaubt erst dieses Einwachsen des Trophoblasten das Wachstum und die Differenzierung des extraembryonalen Ektoderms.

Alexander et al. (1996) konnten zeigen, dass die Inhibition von Metalloproteinasen in vivo, die bekanntermaßen bei der Trophoblasteninvasion in die Dezidua eine Rolle spielen, zur Missorientierung des Embryos führt. Durch defekte Adhäsion oder Invasion des Trophoblasten wäre auch das Absterben mancher Nf2(–/–)-Embryonen kurz nach der Implantation zu erklären.

Um weitere Erkenntnisse über die Auswirkungen der Merlindefizienz während der Embryonalentwicklung der Maus zu erhalten, wurden chimäre Embryos durch Injektion von Nf2(–/–)-embryonalen Stammzellen in Blastozysten von Wildtypmäusen hergestellt. Diese embryonalen Stammzellen enthielten zusätzlich das lacZ-Gen inseriert, sodass sie mit Hilfe der X-Gal-Reaktion in Whole-mount-Präparaten leicht nachgewiesen werden konnten. In Blastozysten injizierte embryonale Stammzellen tragen nur zur inneren Zellmasse bei, nicht jedoch zu den extraembryonalen Geweben. Die Untersuchungen von vielen chimären Embryos mit ganz unterschiedlichen Anteilen an Nf2(–/–)-Zellen hat gezeigt, dass die Gastrulation normal abläuft, selbst wenn beachtliche Anteile homozygot mutanter Zellen im Embryo vorhanden sind. Außerdem konnte nachgewiesen werden, dass die Nf2(–/–)-Stammzellen zur Bildung aller Keimblätter, auch des Mesoderms, beitragen. Also verhindert die Merlindefizienz die Mesodermentwicklung nicht in zellautonomer Weise, sondern wahrscheinlich indi-

rekt durch die Fehlentwicklung der extraembryonalen Gewebe (McClatchey et al. 1997).

Die Fehlorientierung der Nf2(–/–)-Embryonen könnte mit dem Verlust der regulatorischen Funktion des Merlins bei Interaktionen der Hyaluronsäure (HA) mit dem transmembranären Protein CD44 in Zusammenhang gebracht werden. HA kann im gesamten Embryo zum Zeitpunkt der Implantation nachgewiesen werden, verschwindet aber danach von der antimesometrialen Seite der Dezidua und ist nur noch auf der mesometrialen Seite in Bereichen der Trophoblasteninvasion während der ektoplazentalen Konusbildung feststellbar. Die Entfernung der HA von der antimesometrialen Seite der Dezidua wird durch Endozytose des HA-Rezeptor-Komplexes bewerkstelligt und verhilft dem Trophoblasten zur Expansion in mesometrialer Richtung, was wiederum zur Orientierung des Embryos beiträgt. Der wesentliche Rezeptor für HA ist das transmembranäre Protein CD44, das mit seiner zytoplasmatischen Domäne sehr wahrscheinlich direkt an den N-Terminus von Merlin binden kann. Es liegt also nahe, zu postulieren, dass Interaktionen zwischen HA und CD44 oder CD44-ähnlichen Proteinen für die Zellmigration und die Proliferation bei der Invasion des Trophoblasten eine wichtige Rolle spielen und dass diese Interaktionen durch die Merlindefizienz empfindlich gestört werden.

5.4.7.5 Heterozygote Nf2(+/–)-Mäuse

Heterozygote Nf2(+/–)-Mäusen haben ein signifikant erhöhtes Risiko, maligne Tumoren, wie Osteosarkome, Fibrosarkome und hepatozelluläre Karzinome, zu entwickeln (McClatchey et al. 1998). Mit geringerer Frequenz werden auch Chondrosarkome, Uterussarkome und Karzinome der Gallengänge beobachtet.

Ein besonderes Merkmal dieser Tumoren, insbesondere der Osteosarkome und Fibrosarkome, ist ihr hohes Metastasierungspotenzial. Im Vergleich zu sporadisch auftretenden Osteosarkomen und Fibrosarkomen bei Wildtypmäusen ist die Metastasenbildung bei den Nf2(+/–)-Mäusen drastisch erhöht. Die primären Osteosarkome der heterozygoten Mäuse sind relativ kleine, differenzierte Tumoren, ebenso auch deren Metastasen, die vornehmlich in Leber und Lunge zu finden sind.

Die beim Menschen mit NF2-assoziierten Tumoren, Schwannome, Meningeome und Ependymome, treten bei den Nf2(+/–)-Mäusen nicht auf. Auch Linsenanomalien sind bei den heterozygoten Knockout-Mäusen nicht nachzuweisen. Da die

Nf2(+/–)-Mäuse jedoch erst relativ spät, im Alter von 10–30 Monaten, Tumoren entwickeln, ist anzunehmen, dass neben dem Verlust des NF2-Wildtypallels zusätzliche genetische Veränderungen für die Tumorgenese verantwortlich sind. In den Tumoren der Nf2(+/–)-Mäuse kommt es relativ häufig zum Verlust des gesamten Chromosoms 11. Dies bedingt nicht nur den Verlust des Wildtyp-NF2-Allels, sondern auch den Verlust eines p53-Allels, da das NF2- und das p53-Gen bei der Maus syntenisch sind. Der Verlust eines ganzen Chromosoms ist ein häufiges Ereignis im Zug der Entstehung von Tumoren bei der Maus (Luongo et al. 1994). Heterozygote p53(+/–)-Mäuse entwickeln mit erhöhter Inzidenz in unterschiedlichsten Geweben Sarkome im Alter von 9–24 Monaten (Jacks et al. 1994 b).

Um kooperative Effekte der Mutationen im NF2- und p53-Gen zu untersuchen, wurden doppelt heterozygote Mäuse mit dem Genotyp Nf2(+/–);p53(+/–) gezüchtet (McClatchey et al. 1998). Solche Mäuse, bei welchen die mutierten Gene jeweils auf einem Chromosom liegen (*cis*), entwickeln früh multiple Osteosarkome und Fibrosarkome durch den Verlust des Chromosoms 11 mit den Wildtypallelen. Die Nf2(+/–);p53(+/–)-Mäuse mit den mutanten Genen auf einem Chromosom haben eine dramatisch reduzierte Überlebensrate bis maximal 5 Monate. Sie sterben vornehmlich aufgrund multipler Tumoren im Bereich der kraniofazialen Nasengänge. Die doppelt-heterozygoten Mäuse mit *trans*-Konfiguration der mutanten Gene zeigen im Vergleich zu den Nf2(+/–)- und p53(+/–)-Stämmem auch eine reduzierte Überlebensrate, wobei ein Alter von 21 Monaten nicht überschritten wird. Auch diese Tiere erkranken relativ früh an Osteosarkomen und an Fibrosarkomen, in welchen überraschenderweise häufig der Verlust beider Wildtypallele auftritt. Dies lässt sich nur durch die Annahme von jeweils 2 Ereignissen erklären, die zu LOH führen. Beispielsweise könnte somatische Rekombination die mutanten Allele in die *cis*-Stellung bringen, gefolgt vom Verlust des Chromosoms 11 mit den beiden Wildtypallelen. Zwei der doppelt-heterozygoten Mäuse mit *trans*-Konfiguration der mutanten Allele zeigen in den Tumoren den Verlust des Chromosoms 11 mit dem Wildtyp-p53-Allel und dem mutanten NF2-Gen. Diese Tumoren, ein Fibrosarkom und ein Osteosarkom, bildeten keine Metastasen im Gegensatz zu den Tumoren der doppelt-heterozygoten Tiere mit dem Verlust beider Wildtypallele, was die Bedeutung der Merlindefizienz für die Metastasierungskapazität unterstreicht, zumal Osteo-

sarkome, die p53(+/–)-Mäuse entwickeln, nicht sehr häufig metastasieren.

Das extreme Metastasierungspotenzial der Tumoren der Nf2(+/–)-Mäuse zeigt, dass durch die Merlindefizienz Prozesse wie die Penetration von Blutgefäßen oder die Invasion und die Etablierung in anderen Geweben gefördert werden. Hierfür sprechen auch die Beobachtungen, dass merlindefiziente Tumorzellen aus Osteosarkomen oder Fibrosarkomen von Nf2(+/–)-Mäusen, die in die Schwanzvene von Wildtypmäusen injiziert wurden, multiple Metastasen in der Lunge der Empfängertiere bildeten und in deren Blut zirkulierten. Weder Metastasenbildung, noch die Zirkulation im Blutstrom der Empfängertiere war nach Injektion von p53-defizienten Tumorzellen nachzuweisen.

Das hohe Metastasierungspotenzial der merlindefizienten Tumoren der Nf2(+/–)-Mäuse könnte dadurch bedingt sein, dass Merlin bei der Maus nicht nur als negativer Wachstumsregulator wirkt, sondern auch in die Regulation der Zellmotilität, der Invasivität und des verankerungsunabhängigen Wachstums involviert ist. Ob und auf welche Weise diese Prozesse auch beim Menschen durch merlinvermittelte Zellfunktionen reguliert werden, ist nicht bekannt. Schwannome, Meningeome und Ependymome, die typischen NF2-assoziierten Tumoren, in welchen auch bei sporadischen Patienten die Merlindefizienz nachgewiesen wurde, sind benigne Tumoren. Die heterozygoten Nf2(+/–)-Mäuse entwickeln auch Osteosarkome. Jedoch scheint NF2-Gen-Defekten bei der Entwicklung oder Progression von Osteosarkomen des Menschen keine Bedeutung zuzukommen (Jacoby et al. 1999) (Kapitel 5.4.10 „Somatische Mutationen des NF2-Gens in nicht mit NF2 assoziierten Tumoren").

Die strukturelle und funktionelle Verwandtschaft des Merlins zu den ERM-Proteinen wirft die Frage nach der Redundanz ihrer Funktionen auf. Überraschenderweise haben moesindefiziente Mäuse keine phänotypischen Anomalien oder Fertilitätsstörungen. Auch die systematische histologische Analyse der Gewebe dieser Mäuse zeigte keine Auffälligkeiten (Doi et al. 1999). Für die normale Entwicklung der Maus ist Moesin also entbehrlich, was verwundert, denn Moesin ist in der Evolution hoch konserviert. *Drosophila* besitzt kein dem Ezrin oder Radixin homologes Protein, sondern nur Moesin, dessen Aminosäuresequenz derjenigen des Moesins der Maus zu 70% ähnlich ist. Die Unauffälligkeit der moesindefizienten Mäuse spricht dafür, dass die ERM-Proteine funktionell redundant sind. Eine kompensatorisch verstärkte Expression von Ezrin oder Radixin oder eine Veränderung ihrer subzellulären Lokalisation konnte bei den moesindefizienten Mäusen nicht beobachtet werden. Es ist jedoch nicht auszuschließen, dass andere Mitglieder der Bande-4.1-Familie die Funktion des Moesins in den Zellen der Knockout-Mäuse übernommen haben oder ein verändertes Expressionsmuster zeigen. Der Vergleich der moesin- bzw. merlindefizienten Mäuse lässt ein unterschiedliches Funktionsspektrum von Merlin und Moesin erkennen.

Das erhöhte Risiko der Nf2(+/−)-Mäuse, maligne Tumoren zu entwickeln zeigt, dass grundsätzliche Unterschiede hinsichtlich der Auswirkungen der Merlindefizienz zwischen Mensch und Maus bestehen. Möglicherweise kompensieren bei der Maus die ERM-Proteine in bestimmten Zellsorten wie Schwann-Zellen die Merlindefizienz. Dass solche kompensatorischen Effekte bei Knockout-Mäusen möglich sind, ist nicht nur am oben geschilderten Beispiel des Moesins gezeigt worden, sondern auch bei Mitgliedern der Familie der Retinoblastomproteine und der Intermediärfilamente Vimentin und GFAP (glial fibrillary acidic protein) (Colucci-Guyon et al. 1994; Gomi et al. 1995; Lee et al. 1996). Die Abweichungen des Phänotyps der Nf2(+/−)-Mäuse von der Manifestation der NF2 beim Menschen könnten zum einen durch speziesspezifische Unterschiede der somatischen Mutationsrate unterschiedlicher Zelltypen (z. B. Schwann-Zellen vs. Osteoblasten), zum anderen durch Syntenieunterschiede beeinflusst werden. Beim Menschen liegt das NF2-Gen auf Chromosom 22, bei der Maus auf Chromosom 11. Diese Chromosomen divergieren in ihrem Genbestand. Der Verlust des Wildtypallels des NF2-Gens ereignet sich in Tumoren häufig als Folge des Verlusts des ganzen Chromosoms. Von diesen Verlusten sind also bei Mensch und Maus ganz unterschiedliche Gene betroffen. Der Verlust des Chromosoms 11 bedeutet bei der Maus auch immer den Verlust eines Allels des Tumorsuppressorgens p53 mit entsprechenden Konsequenzen für die Tumorentwicklung.

Zusammengefasst zeigen die Untersuchungen an NF2-Knockout-Mäusen, dass Merlin bereits in einem sehr frühen Stadium der Mausontogenese eine wichtige Rolle spielt und die homozygote Merlindefizienz ein Letalfaktor ist. Die hohe Metastasierungskapazität der Tumoren heterozygoter Nf2(+/−)-Mäuse weist auf essenzielle Funktionen des Merlins bei der Regulation der Zellmotilität und der substratabhängigen Wachstumskontrolle hin. Den unterschiedlichen Auswirkungen der Merlindefizienz bei Mensch und Maus liegen sehr wahrscheinlich auch speziesspezifische Unterschie-

de zwischen den Wirkungsspektren des Merlins zugrunde. Da Nf2(+/−)-Mäuse keine Schwannome oder Meningeome entwickeln, sondern Osteosarkome und Fibrosarkome, in welchen die homozygote Inaktivierung des NF2-Gens nachgewiesen wurde, ist zu vermuten, dass Mensch und Maus über unterschiedliche zelltypspezifische Mechanismen der Wachstumsregulation verfügen. Auch die somatische Mutationsrate in SZ oder meningealen Zellen könnten bei Mensch und Maus wesentlich differieren.

5.4.7.6 Transgene Mäuse, die mutantes Merlin exprimieren

Ein Mausmodell, das dem Phänotyp der NF2-Manifestation beim Menschen recht nahe kommt, etablierten Giovannini et al. (1999). Diese Mäuse exprimieren mutante NF2-cDNA unter der Kontrolle des P0-Promotors als Transgen. Das P0-Protein ist eine wesentliche Komponente des peripheren Myelins. Die Verwendung des P0-Promotors in diesem System ermöglicht eine Schwann-Zell-spezifische Expression der mutanten NF2-cDNA. Für diese Experimente wurden 2 unterschiedliche Merlinmutanten verwendet,

- zum einen ΔCter, eine C-terminale Deletionsmutante, und
- zum anderen Δ(39–121), eine mutante Merlinform, bei welcher die Exons 2 und 3 fehlen, aber ein offener Leserahmen erhalten bleibt.

Um die spezifische Expression des jeweiligen Transgens nachzuweisen, enthielten die Expressionsvektoren zusätzlich Sequenzen für ein spezielles Epitop, das die subzelluläre Lokalisation des mutanten Merlins nicht verändert. Mit Hilfe eines Antikörpers gegen dieses Epitop ist dann der Nachweis der mutanten Merlinformen möglich. Durch Immunoblotting mit diesem Antikörper konnten also solche Mausstämme identifiziert werden, die in ihren peripheren Nerven die Merlinmutanten ΔCter (MG = 39 KDa) oder Δ(39–121) (MG = 62 KDa) zusätzlich zum Wildtypmerlin exprimierten. Entsprechend der Zelltypspezifität des P0-Promotors war keine Expression der Transgene in Herz, Milz, Lunge, Leber, Niere, Zerebellum, N. opticus und verschiedenen anderen Gehirnstrukturen nachweisbar. Eine geringe Expression der jeweiligen Merlinmutanten fand sich jedoch im Uterus der transgenen Tiere, was durch die starke Innervation dieses Organs zu erklären ist. Die transgenen Mäuse, welche die Merlinmutante ΔCter exprimierten, hatten keine reduzierte Überlebensrate und kein erhöhtes Tumorrisiko. Im Gegensatz dazu zeigten Mäuse, die die Merlinmutante $\Delta(39-121)$ exprimierten, Schwann-Zell-Tumoren und eine eingeschränkte Lebenserwartung. Giovannini et al. (1999) untersuchten insgesamt 36 Mäuse mit transgener Expression der Mutante $\Delta(39-121)$, die aus 4 unabhängig voneinander hergestellten Stämmen kamen. Dabei wiesen 12 Mäuse insgesamt 15 periphere Schwann-Zell-Tumoren auf, 4 davon waren am N. trigeminus entstanden bzw. in Spinalganglien. Im Uterus von 8 der 20 weiblichen Tiere wurden ebenfalls Schwann-Zell-Tumoren mit Verocay-Körper-ähnlichen Strukturen beobachtet. Im Gegensatz zu den natürlichen Verhältnissen bei menschlichen Schwannomen wurden in allen diesen SZ-Tumoren nebeneinander das mutante und das Wildtypmerlin exprimiert. Die FISH-Analyse von 2 Tumoren peripherer Nerven und 1 uterinen Tumor zeigte, dass beide Chromosomen 11 der Maus mit den Wiltyp-NF2-Allelen vorhanden waren. Bei 13 der 36 analysierten Mäuse, welche die Merlinmutante $\Delta(39-121)$ als Transgen exprimierten, waren Herde hyperproliferierender Schwann-Zellen in den Spinalganglien zu erkennen. Wie bei NF2-Patienten ist auch bei den transgenen Mäusen anzunehmen, dass diese Foci Vorläuferläsionen von Schwannomen darstellen (Wiestler u. Radner 1994). Diese Schwannosis manifestiert sich bei den transgenen $\Delta(39-121)$-Mäusen auch in Skelettmuskeln in der Form hypertropher Nervenfasern mit Schwann-Zell-Hyperplasie.

Um die dominante Wirkung der Merlinmutante $\Delta(39-121)$ in Relation zur Anzahl der Wildtypallele zu untersuchen, wurden die transgenen $\Delta(39-121)$-Mäuse mit heterozygoten Nf2(+/−)-Mäusen gekreuzt. Die aus diesen Kreuzungen resultierenden Nf2(+/−)-Mäuse, die das mutante Transgen exprimieren, entwickeln in höherem Maß Schwann-Zell-Tumoren und Schwannosis als Nf2(+/+)-Mäuse mit Expression der Merlinmutante $\Delta(39-121)$. Die Anzahl der funktionellen NF2-Allele moduliert also die tumorigene Wirkung der Merlinmutante $\Delta(39-121)$. Eine dominant-negative Wirkung des Merlins $\Delta(39-121)$ ist aber laut Giovannini et al. (1999) eher unwahrscheinlich, da das mutante Merlin in Proteinextrakten aus normalen peripheren Nerven oder aus Tumoren der transgenen Mäuse nicht mit endogenem Wildtypmerlin koimmunpräzipitiert werden kann.

Die Bildung von Heterodimeren des mutanten Merlins mit Wildtypmerlin war zumindest auf diesem Weg nicht nachzuweisen. Es ist aber die oben beschriebene inverse Korrelation der Gendosis des Wildtypallels mit dem Ausmaß der Tumorgenese,

die von der dominanten Wirkung der Mutante $\Delta(39-121)$ überzeugt. Auf welcher Ebene der Merlinfunktionen dieser dominante Effekt zum Tragen kommt, ist noch nicht geklärt.

In HeLa-Zellen ist die ektopisch exprimierte Merlinmutante $\Delta(39-121)$ zytoplasmatisch in perinukleären Aggregaten lokalisiert und geht keine Assoziation mit dem Aktinzytoskelett ein (Deguen et al. 1998). Ganz entsprechend verhält sich die Deletionsmutante $\Delta(1-250)$. Die N-terminale Domäne des Merlins vermittelt also seine submembranäre Lokalisation und seine Bindung an das Aktinzytoskelett. Beides ist vermutlich für die Tumorsuppressorfunktion des Merlins erforderlich. Innerhalb der N-terminalen Domäne ist das Phenylalanin in Position 118 von besonderer Bedeutung, denn seine Deletion $\Delta(118)$ allein bewirkt bereits die auch bei den genannten größeren Deletionen beschriebenen Effekte.

Im Gegensatz dazu steht das Verhalten dreier C-terminaler Deletionsmutanten des Merlins mit Verlust der letzten 70 bzw. 89 bzw. 120 Aminosäuren; sie bleiben submembranär lokalisiert und F-Aktin-gebunden, obwohl diese Bindung eine Lockerung erfährt. Dem C-Terminus kann also eine stabilisierende Wirkung auf die Aktinbindung des Merlins zugeschrieben werden (Deguen et al. 1998).

C-terminal deletierte Mutanten des Merlins in transgenen Mäusen führten bei einer Koexpression mit Wildtypmerlin in transgenen Mäusen auch bei hohem Überschuss nicht zur Bildung von Schwannomen; diese Mutanten entfalten also keine dominante Wirkung. In diesem Zusammenhang muss jedoch berücksichtigt werden, dass aufgrund der Mutationsanalysen des NF2-Gens an Meningeomen und Schwannomen davon ausgegangen werden kann, dass die meisten dieser Tumoren durch den Funktionsverlust des Wildtypallels, also entsprechend dem 2-Treffer-Modell entstehen. Dennoch ist denkbar, dass somatische Mutationen des NF2-Gens mit dominanten Effekten auch die Tumorgenese bei NF2-Patienten beeinflussen können. Möglicherweise führen somatische Mutationen mit dominanter Wirkung bei NF2-Patienten mit Keimbahnmutationen, welche die Merlinfunktionen nur geringfügig beeinträchtigen, zu Vestibularisschwannomen mit erhöhter Proliferationsrate. Gerade die Wachstumsrate der Vestibularisschwannome kann interindividuell sehr variabel sein. Auf diese Weise könnte also die Art der somatischen Zweitmutation zur interindividuellen Variabilität bei NF2 beitragen.

5.4.7.7 Funktionsanalyse des Merlins bei *Drosophila*

Das enorme Repertoire der Möglichkeiten, gezielte genetische Veränderungen bei *Drosophila* vorzunehmen und diese durch Kreuzungen miteinander zu konfrontieren, hat dazu veranlasst, die Funktionsanalyse des Merlingens auch an diesem Organismus in Angriff zu nehmen. Damit verbindet sich die Hoffnung auf Erkenntnisse, die neue Aspekte der Pathogenese der NF2 beim Menschen erschließen können.

Das Drosophilamerlingen liegt auf dem X-Chromosom und kodiert für ein Protein aus 635 Aminosäuren (AS). Somit ist das Drosophilamerlin (D-Merlin) um 40 AS länger als das Merlin der Maus oder des Menschen. Dieser Längenunterschied ist vornehmlich durch Insertionen im Übergangsbereich der α-helikalen zur C-terminalen Domäne bedingt. Das D-Merlin zeigt über die gesamte Länge der Proteinsequenz hinweg 61% Ähnlichkeit zum humanen Merlin (McCartney et al. 1996). Besonders ausgeprägt ist die Ähnlichkeit im N-terminalen Bereich, wo auch die ERM-Proteine die höchste Identität zu Merlin aufweisen (Abb. 5.6).

D-Merlin wird wie das Moesin, das einzige ERM-Protein bei *Drosophila*, während der Ontogenese in zahlreichen Geweben exprimiert. Dabei unterscheiden sich Merlin und Moesin bei *Drosophila* jedoch hinsichtlich ihrer subzellulären Lokalisation. Während Moesin nur an der Plasmamembran vorgefunden wird, ist D-Merlin submembranär und zytoplasmatisch mit endozytotischen Vesikeln assoziiert.

Die ektopische Expression humaner NF2-cDNA in Drosophilalarven mit mutiertem endogenem Merlin reicht aus, die letale Wirkung homozygoter D-Merlin-Mutanten zu korrigieren. Daher ist davon auszugehen, dass die Funktionen des Merlins im Wesentlichen konserviert sind. Fehon et al. (1997) charakterisierten 4 unterschiedliche Mutationen des D-Merlin-Gens, 3 dieser Mutationen sind rezessive Letalfaktoren. Sie führen bei den hemizygoten Männchen im Larven- oder Puppenstadium zum Absterben, ohne dass für die verschiedenartigen Mutationen spezifische Unterschiede im Phänotyp zu beobachten wären (LaJeunesse et al. 1998). Diese 3 letalen Mutationen kodieren für trunkierte Proteine und heißen

- Mer[1] (Q324X),
- Mer[2] (Q318X) und
- Mer[4] (Q170X).

Mer[3] hingegen ist eine Missense-Mutation M177I. Fliegen mit homozygoter oder hemizygoter Mer[3]-Mutation sind lebensfähig aber steril und zeigen Hypertrophie der Flügel und Augen. Diese Befunde belegen, dass vollständig funktionsfähiges Merlin für die normale Drosophilaentwicklung unbedingt erforderlich ist.

Um den zellulären Phänotyp bei Merlindefekten im adulten Stadium zu untersuchen, züchteten LaJeunesse et al. (1998) Fliegen, die heterozygot für die Mer[4]-Mutation sind und bei welchen durch somatische Mutagenese während der Larvalentwicklung homozygot mutante Klone erzeugt werden können. Auf diese Weise entstehen somatische Mosaike, sodass mutante Klone in der Nachbarschaft normaler oder heterozygoter Zellen untersucht werden können. Bei genauer Analyse der Facettenaugen dieser Fliegen zeigen sich Größenunterschiede zwischen normalen und mutanten Schwesterklonen, die durch zusätzliche Mutationen in pigmentierungsrelevanten Genen voneinander unterschieden werden können. In den mutanten Klonen sind mehr Ommatidien zu finden als in den Schwesterklonen des Wildtyps.

Analoge Experimente wurden auch mit den D-Merlin-Mutanten Mer[1], Mer[2] und Mer[3] gemacht. Auch in diesen Fällen ist die Hyperproliferation mutanter Klone im Fliegenauge zu beobachten, wobei der Größenunterschied im Vergleich zu den normalen Schwesterklonen je nach Art der Mutation um das 2- bis 3Fache variiert.

Die histologische Analyse der mutanten Klone zeigt eine normale Ommatidiendifferenzierung. Dies impliziert, dass der Funktionsverlust des D-Merlins nur die Proliferation beeinflusst und nicht die Differenzierung oder die Morphogenese. Bestätigung findet diese Schlussfolgerung auch durch den Proliferationsdefekt der Gewebe, in welchen die D-Merlin-Mutante Mer[Δ170–177] als Transgen überexprimiert wird. In den Flügeln sind Verbreiterungen der Flügelfläche und Venendefekte zu beobachten. Im Bereich der Flügelgelenke führt Hyperproliferation dazu, dass die Flügel vom Körper abstehen. Dieser Phänotyp gleicht dem der oben erwähnten Fliegen, die homozygot für die Mer[3]-Mutation sind. Diese Experimente belegen also, dass auch bei Drosophila Merlin ein negativer Regulator der Zellproliferation ist.

Um die Auswirkungen von intragenen Deletionen auf die submembranäre Lokalisation zu untersuchen, wurden verschiedene D-Merlin-Deletionsmutanten ektopisch in S2-Zellen und in imaginalen Epithelien exprimiert (LaJeunesse et al. 1998). Aus diesen Experimenten ist zu folgern, dass intakte C- und N-terminale sowie α-helikale Bereiche für die korrekte Lokalisation des D-Merlins an der Plasmamembran und im Zytoplasma nötig sind. Zum gleichen Schluss führten auch analoge Versuche mit humanem Merlin (Deguen et al. 1998; Koga et al. 1998) (Kapitel 5.4.7.2 „Dysfunktion mutanter Merlinformen").

Zur weiteren Charakterisierung der In-vivo-Funktionen der D-Merlin-Mutanten wurden so genannte Rescue-Experimente durchgeführt, wobei untersucht wurde, ob die ektopische Expression bestimmter D-Merlin-Mutanten das Überleben von Larven mit der letalen D-Merlin-Mutante Mer^4 ermöglicht. Hieraus ergab sich, dass ein intakter N-Terminus und der N-terminale Anteil der a-helikalen Domäne für die Komplementation der Letalität der Mer^4-Mutation erforderlich sind.

Ektopische Expression der verschiedenen D-Merlin-Mutanten in Larven mit funktionsfähigem endogenem Merlin sollte dazu verhelfen, dominante Effekte mutanter Merlinformen aufzudecken. Dominant-negative Effekte, die zu einer Inaktivierung des Wildtypmerlins führen und die Larvalentwicklung stören, waren nur der Mutante Mer$^{\Delta170-177}$ zuzuschreiben. Durch die ektopische Expression der Mutante Mer$^{\Delta170-177}$ kam es zu den bereits beschriebenen Anomalien an den Flügeln, Flügelgelenken und Augen, die durch Hyperproliferationen während der Larvalentwicklung entstehen. Der dominant-negative Effekt wird dabei durch die Menge an endogenem Merlin beeinflusst. Auch an der intrazellulären Lokalisation des Wildtypmerlins bei Koexpression der Mutante D-Mer$^{\Delta170-177}$ ist deren dominant-negativer Effekt zu erkennen, da sie die Verteilung des Merlins im Zytoplasma verhindert und so zur submembranären Akkumulation des Merlins führt. LaJeunesse et al. (1998) schlossen aus ihren Experimenten, dass Merlin wahrscheinlich an der zytoplasmatischen Seite der Plasmamembran eine Aktivierung erfährt. Entsprechend dieser Hypothese ist die D-Mer$^{\Delta170-177}$-Mutante dieser Aktivierung gegenüber unempfindlich, inhibiert aber die Aktivierung des Wildtypmerlins, das an der Plasmamembran in inaktiver Form akkumuliert wird.

5.4.8 CD44-Spleißvarianten in Schwannomen mit Mutationen des NF2-Gens

Die atypische Expression von CD44-Spleißvarianten mit einem oder mehreren der „variablen" Exons v1–v10 spielt bei der Tumorprogression und Metastasenbildung eine wichtige Rolle. Zahlreiche Studien belegen, dass die Expression bestimmter CD44-Spleißvarianten mit Metastasierung und schlechter Prognose verschiedenster Tumoren einhergeht [z. B. Sherman et al. (1996)]. Im Vergleich zu SZ aus normalen Nerven exprimieren SZ aus Schwannomen mit Mutationen des NF2-Gens höhere CD44-Mengen in seiner Standardform und zusätzlich die varianten Exons v9 und v10, nicht aber das v6-Exon, das in MPNST-Zelllinien von NF1-Patienten hoch exprimiert wird (Sherman et al. 1997b). Keines dieser varianten CD44-Exons wird von SZ aus normalem Nervengewebe bzw. von solchen aus den für NF1 typischen Neurofibromen exprimiert. Auf welche Weise Merlinmangel oder Mutanten des Merlins die Expression von CD44 und das differenzielle Spleißmuster des primären CD44-Gen-Transkripts beeinflussen, ist nicht bekannt. Wie bereits erwähnt, sind maligne Transformation und Metastasierung – Prozesse, die mit dramatischen Veränderungen des CD44-Spleißmusters zugunsten der varianten Exons einhergehen – für die Schwannome der NF2-Patienten nicht charakteristisch. Andererseits ist CD44 mit seiner intrazellulären Domäne ein direkter oder indirekter Wechselwirkungspartner des Merlins und der ERM-Proteine. Im Hinblick auf die überragende Bedeutung der CD44-Proteine für die Zell-Zell- und Zell-Matrix-Interaktion sollte der Erforschung des Einflusses von Merlinmangel und/oder Merlinmutanten auf die Funktionen von CD44 und seinen Varianten (einschließlich ihrer Wechselwirkung mit den ERM-Proteinen) hohe Priorität eingeräumt werden. Diese Zusammenhänge werden sich als relevant für die Pathogenese der NF2 erweisen.

5.4.9 Reversion des v-Ha-Ras-transformierten Phänotyps durch Merlin

Die ektopische Expression von Wildtypmerlin in v-Ha-Ras-transformierten Zellen kann den transformierten Phänotyp dieser Zellen revertieren, d. h. verankerungsunabhängiges Wachstum in Softagar verhindern und Wachstumsstopp bei Zellkontakt wiederherstellen. In geringerem Maß ist diese Wirkung auch durch die ektopische Expression einer Merlinmutante zu erzielen (Tikoo et al. 1994). Zurzeit kann nur darüber spekuliert werden, auf welche Weise Merlin den durch v-Ha-Ras induzierten transformierten Phänotyp revertiert. Es liegt nahe, anzunehmen, dass die Regulation der Organisation des Aktinzytoskeletts hierbei eine entscheidende Rolle spielt. Auch verschiedene Inhibitoren von Proteinen der RhoGTPase-Familie können den Ras-transformierten Phänotyp revertieren.

Tikoo et al. (1994) machten sich für ihre Interpretation die Doppelnatur des p120GAP als negativer Regulator und Effektor von Ras zunutze (Tocque et al. 1997). Hiernach wird p120GAP durch Interaktion mit der Effektordomäne von Ras-GTP in die Lage versetzt, das RhoGAP p190 zu binden und zu aktivieren. Hierdurch kommt es zur Inaktivierung der die Stressfasern organisierenden Wirkung von RhoA. Auf diesem Weg würde die seit langem bekannte Wirkung der Ras-Aktivierung auf das Aktinzytoskelett realisiert. In Analogie zu der Regulator-Effektor-Beziehung zwischen Ras-GTP und p120GAP könnte p190RhoGAP seinerseits ein Effektor von RhoA sein, der jedoch durch seine Bindung an p120GAP an seiner Mitwirkung bei der Stressfaserorganisation gehindert wird. Merlin könnte in diesem Modell mit der Interaktion zwischen p120GAP und p190 interferieren und so als Antagonist der Inhibition durch den p120GAP/p190-Komplex die Stressfaserorganisation begünstigen.

Im Gegensatz zu dieser hypothetischen Konstruktion von Tikoo et al. (1994) stehen andere funktionelle Beziehungen zwischen den Aktivitäten der Ras-GTPasen und den RhoGTPasen auf solider empirischer Basis [Übersicht: Zohn et al. (1998)]. Es ist schon seit längerem bekannt, dass die durch aktivierte Ras-GTPasen induzierte Transformation der Mitwirkung von RhoGTPasen bedarf, insbesondere von RhoA, RhoB, RhoG, Rac1 und Cdc42. Einer der überzeugendsten experimentellen Beweise hierfür ist die Hemmung der Ras-Transformation durch dominant-negativ wirkende Mutanten dieser GTPasen der Rho-Familie. Manche RhoGTPasen sind selbst nachgeordnete Mediatoren der Ras-GTPasen, und konstitutiv aktivierte RhoGTPasen wirken mit Ras-aktiviertem Raf1 synergistisch auf Transformationsparameter. Dabei verläuft die Aktivierung von RhoGTPasen durch Ras nicht über Raf1, den Effektor der MAPK-Kaskade. So wird z.B. Rac1 über den Ras-Effektor PI3K aktiviert und aktiviert seinerseits RhoA. Ihrem bekannten Funktionsspektrum entsprechend, sind die RhoGTPasen in die mit der Ras-Transformation verbundene Reorganisation des Aktinzytoskeletts involviert. An dieser Stelle bestehen noch Widersprüche hinsichtlich der Vereinbarkeit der Aktivierung von RhoGTPasen durch Ras mit den beobachteten Phänomenen (Zusammenbruch der Stressfasern, Zunahme der Membrankrausen und Lockerung der Adhäsionsfoci). Im Gegensatz zu den Ras-GTPasen wird die Aktivität der RhoGTPasen nicht nur durch GEF und GAP reguliert, sondern zusätzlich durch Guaninnukleotiddissoziationsinhibitoren (GDI), welche die GDP-gebundene Form der GTPasen stabilisieren und so deren Aktivierung durch GEF blockieren. Die inaktiven RhoGDP-Rho-GDI-Komplexe translozieren vom Zytoplasma zur Zellmembran, wo sie durch die Bindung des Rho-GDI an ERM-Proteine dissoziieren und so die RhoGTPase zur Aktivierung durch ein Rho-GEF freigeben. Auch die N-terminale Domäne des Merlins vermag an Rho-GDI zu binden, jedoch ist noch nicht bekannt, ob damit eine Hemmung der Rho-GDI-Aktivität (Aktivierung von Rho) verbunden ist (Maeda et al. 1999). Dies scheint jedoch bei der Bindung der ERM-Proteine an Rho-GDI zu erfolgen, sofern diese durch Phosphorylierung in die offene, aktive Form überführt wurden. Wenn Merlin auf die gleiche Weise, d.h. durch Rho-GDI-Inaktivierung, zur Aktivierung von RhoGTPasen beitrüge, wie die ERM-Proteine, so würde Merlinmangel die Transformation hemmen und nicht, wie bei Mangel an einem Tumorsuppressor erwartet, begünstigen. Aufgrund der Ergebnisse von Tikoo et al. (1994) und der Tatsache, dass Antisense-Oligonukleotide gegen Merlin-mRNA die Zelladhäsion hemmen und die Proliferation fördern (Huynh u. Pulst 1996) ist die Tumorsuppressorfunktion des Merlin aber zweifelsfrei erwiesen. Nur wenn Merlin als Antagonist der ERM-Proteine bei der Aktivierung von RhoGTPasen im Zug Ras-induzierter Transformation wirkte, wären die Ergebnisse von Tikoo et al. (1994) im Sinn des oben dargestellten Modells deutbar. Antagonismus von Merlin gegen die ERM-Proteine ist in den von Maeda et al. (1999) untersuchten Zellsystemen jedoch wenig wahrscheinlich, da die Merlinkonzentration zwischen 5% und 14% derjenigen der ERM-Proteine liegt und seine Affinität zu Rho-GDI sich nicht von jener der N-terminalen Domänen der ERM-Proteine unterscheidet (Maeda et al. 1999).

Die bisher bekannten Daten fügen sich also noch nicht zu einem schlüssigen Konzept über die Tumorsuppressorfunktion des Merlins zusammen. Die Redundanz der beteiligten Moleküle (RhoGTPasen, Rho-GEF und Rho-GDI) sowie ihre jeweils zelltypspezifischen Expressionsspektren werden ebenso stärkere Berücksichtigung finden müssen, wie die Regulation der MERM-Proteine durch posttranslationale Modifikation. Die Beteiligung des Merlins an Zielfunktionen der Ras-induzierenden Signaltransduktion könnte aber der Schlüssel zum Verständnis der partiellen Überlappung der Symptomatik bei NF1 und NF2 sein.

5.4.10 Somatische Mutationen des NF2-Gens in nicht mit NF2 assoziierten Tumoren

Die Mutations- und Expressionsanalyse des NF2-Gens bei einer Vielzahl von Tumoren verschiedenster Herkunft lieferte keine Hinweise darauf, dass der Funktionsverlust des NF2-Gens gehäuft in die Tumorgenese solcher Tumoren involviert ist, die nicht mit NF2 assoziiert sind. Eine gewisse Ausnahme sind Mesotheliome, denn bei einem Anteil dieser Tumoren ist die biallelische Inaktivierung des NF2-Gens bzw. fehlende Merlinexpression nachgewiesen worden (Tabelle 5.27). Mesotheliome sind relativ seltene, maligne Tumoren mesodermalen Ursprungs, die durch Asbestexposition entstehen können, wobei häufig eine lange Latenzzeit zwischen der Exposition und der Tumormanifestation beobachtet wird. Dies lässt darauf schließen, dass multiple genetische Veränderungen zur Entwicklung der Mesotheliome beitragen, wofür auch die umfangreichen zytogenetischen Veränderungen sprechen, die bei diesen Tumoren beobachtet wurden (Taguchi et al. 1993). Auf diesem Hintergrund ist zu folgern, dass der Funktionsverlust des NF2-Gens in Mesotheliomen sehr wahrscheinlich mit der Tumorprogression und nicht mit der Tumorentstehung assoziiert ist.

Da heterozygote NF2-Knockout Mäuse (Nf2+/–) eine ausgeprägte Prädisposition zur Entwicklung von Osteosarkomen zeigen, in welchen der Verlust des Wildtyp-NF2-Allels nachgewiesen werden konnte, bestand der Verdacht, dass auch bei Osteosarkomen des Menschen Defekte des NF2-Gens zur Tumorgenese beitragen. Die Mutations- und Expressionsanalysen des NF2-Gens bei 22 Osteosarkomen bestätigten diese Vermutung jedoch nicht.

5.4.11 Abgrenzung der NF2 von der familiären multiplen Meningeomatose

Die seltene familiäre Form der multiplen Meningeomatose mit autosomal-dominanter Vererbung ist dadurch gekennzeichnet, dass die Betroffenen multiple Meningeome, aber keine weiteren Merkmale der NF2 aufweisen. Bislang sind erst 15 Fallbeschreibungen familiärer multipler Meningeomatose veröffentlicht worden [zusammengefasst von Maxwell et al. (1998)]. Die Inzidenz der multiplen Meningeomatose ohne NF2, die im Rahmen der epidemiologischen Studien von Antinheimo et al. (2000) ermittelt wurde, beträgt 4% (29 unter 823

Patienten mit Meningeomen). Pulst et al. (1993) zeigten an einer Familie mit multipler Meningeomatose, dass das zugrunde liegende Gen nicht mit Markern von 22q gekoppelt ist. Dieser Befund ist gut damit vereinbar, dass in Meningeomen solcher Patienten keine NF2-Gen-Mutationen nachwiesen werden konnten (Maxwell et al. 1998). Western-Blot-Analysen an Extrakten aus 2 Meningeomen von Patienten einer Familie mit multipler Meningeomatose ergaben, dass Merlin in diesen Tumoren exprimiert wird. Es ist jedoch einschränkend anzumerken, dass mit den Methoden der Mutationsanalyse nicht alle Mutationen des Merlins erfasst werden und, dass der Nachweis von Merlin durchaus mit dem Vorhandensein von Mutationen vereinbar ist, welche die Stabilität des Merlins nicht beeinträchtigen. Die meisten bisher gefundenen Mutationen des NF2-Gens führen allerdings sowohl als somatische als auch als Keimbahnmutationen zu trunkiertem Merlin, das in der Regel raschem Abbau anheim fällt (s. Kapitel 5.4.4.1 „Mutationenspektrum des NF2-Gens"). Das NF2-Gen ist zwar noch nicht mit Sicherheit ausgeschlossen, es gibt andererseits aber noch keinen Hinweis auf ein anderes Gen, das dieser seltenen Tumorerkrankung zugrunde liegen könnte. Wie in Kapitel 5.4.6.2 „Meningeome", Unterkapitel „Inaktivierung des NF2-Gens", angesprochen, besteht der Verdacht, dass sporadische meningotheliomatöse Meningeome durch den Funktionsverlust eines anderen Tumorsuppressorgens entstehen. Da Patienten mit multipler Meningeomatose aber nicht vorrangig unter meningotheliomatösen Meningeomen leiden (Maxwell et al. 1998), besteht offenbar keine Beziehung zwischen den jeweiligen Gendefekten.

5.4.12 Schwannomatose und NF2

Noch bevor verbindliche Kriterien für NF2 formuliert worden waren, beschrieben mehrere Autoren das Vorkommen multipler Schwannome bei Patienten, die keine anderen Symptome der NF2 aufwiesen [Zitate bei Wolkenstein et al. (1997)]. Obwohl bei Verlaufsstudien das spätere Auftreten von Vestibularisschwannomen bei einigen Patienten mit multiplen Schwannomen beobachtet wurde, ließ sich doch eine Gruppe von Fällen eindeutig von NF2 abgrenzen, bei denen sich weit jenseits des bei NF2 beobachteten Manifestationsalters von Vestibularisschwannomen keine solchen Tumoren bildeten. Solche Beobachtungen erforderten eine klare Definition der diagnostischen Kriterien, mit deren Hilfe die Schwannomatose als klinische Entität von NF2 abgegrenzt werden konnte. Diese Kriterien wurden von Jacoby et al. (1997) folgendermaßen formuliert:

- Vorhandensein von 2 oder mehr pathologisch bestätigten Schwannomen und
- Fehlen radiologisch nachweisbarer Vestibularisschwannome bei Patienten im Alter >18 Jahre.

Die Verdachtsdiagnose für Schwannomatose ergibt sich, wenn bei Patienten im Alter >30 Jahren 2 oder mehr Schwannome vorhanden sind, aber keine Symptome, die durch Vestibularisschwannome verursacht sein könnten. Das gilt auch für regional begrenzten Befall durch Schwannome bei beliebigem Alter, also für segmentale Manifestation infolge eines Mosaikstatus.

Bei strikter Anwendung dieser Kriterien, sowohl retrospektiv auf kasuistische Publikationen als auch in aktuellen Studien, wird deutlich, dass die Schwannomatose eine sehr seltene Erkrankung ist. Bisher sind weltweit kaum mehr als 50 Schwannomatosepatienten zuverlässig dokumentiert worden. Beispielhaft ist die Untersuchung an 14 Patienten, die den strengen Kriterien entsprachen, durch MacCollin et al. (1996). Keiner dieser Patienten litt an Meningeomen, die bei 50% der NF2-Patienten auftreten; keiner zeigte eine der okulären Anomalien, welche bei 80% der NF2-Patienten nachzuweisen sind. Ein weiterer Gegensatz zu NF2 ist das seltene Vorkommen familiärer Schwannomatose; nur 1 der 14 Patienten hatte einen betroffenen Verwandten I. Grads. Außerdem geht die familiäre Schwannomatose oft mit unvollständiger Penetranz und einem Grad von variabler Expressivität einher, wie er von NF2 nicht bekannt ist. Ein hoher Anteil der Schwannomatosepatienten zeigt segmentale Manifestation. Auch die weniger häufigen Tumorarten, die bei NF2 auftreten, wie Ependymome und Astrozytome sowie die periphere Neuropathie, sind bei Schwannomatose nicht anzutreffen (Jacoby et al. 1997).

Alle diese Beobachtungen bestätigen die Schwannomatose als eine von NF2 abgrenzbare Entität und werfen zugleich die Frage auf, in welchem genetischen Verhältnis die beiden Krankheitsbilder zueinander stehen. Handelt es sich um eine unvollständige Manifestationsform der NF2 oder ist die Schwannomatose eine andere genetische Entität? Molekularbiologische Untersuchungen zu dieser Problematik sind noch nicht in großem Umfang durchgeführt worden, lassen jedoch bereits erkennen, dass die pathogenetischen Mechanismen, die der Schwannomatose zugrunde liegen, heterogen sein könnten. Bisher liegen 3 Studien vor, in denen Patienten und/oder ihre Schwannome auf NF2-Gen-Mutationen und die Tumoren auf LOH an Markern der NF2-Gen-Region untersucht wurden.

Honda et al. (1995) haben – sofern eine Mutation im NF2-Gen der Leukozyten eines sporadischen Schwannomatosepatienten und der homozygote Verlust eines Segments des NF2-Gens im Schwannom eines anderen Patienten dafür ausreichend erscheinen – bei 2 von 7 Patienten Keimbahnmutationen nachgewiesen. Ein Mosaikstatus kann jedoch aufgrund dieser Befunde nicht ausgeschlossen werden. Seppälä et al. (1998) fanden keine konstitutionelle Mutation des NF2-Gens bei 7 Schwannomatosepatienten, obwohl alle Exons erfasst wurden. Die Studie von Jacoby et al. (1997) umfasste 20 Schwannomatosepatienten, von denen einige durch segmentale Manifestation auffielen. Der Mosaikstatus für eine NF2-Gen-Mutation wurde von diesen Autoren bei einem Patienten nachgewiesen, dessen Tumorbefall dies nicht nahe legte.

Das Vorkommen der gleichen NF2-Gen-Mutation in 3 Schwannomen eines weiteren Patienten ließ auf dessen Mosaikstatus schließen. Somit gibt es also Schwannomatosepatienten mit konstitutioneller Mutation des NF2-Gens, wenn auch z. T. als Mosaike. Diese Subgruppe mit konstitutioneller NF2-Gen-Mutation scheint also von einer Variante der NF2 betroffen zu sein. Da die Anteile der jeweiligen Minorität (Wildtyp bzw. Mutante) an den der Analyse leicht zugänglichen Zellsorten (Lymphozyten, Fibroblasten) sehr gering sein können, ist der Mosaikstatus u. U. schwer nachzuweisen, sodass nicht auszuschließen ist, dass letztlich alle Schwannomatosepatienten Mosaike für NF2-Gen-Mutationen sind.

Diese Ergebnisse erscheinen jedoch in einem anderen Licht, wenn die an Schwannomen von Schwannomatosepatienten beobachteten Allelverluste (LOH) und Mutationen des NF2-Gens betrachtet werden. Von 44 Tumoren zeigten 28 LOH an intragenen und regionalen (Jacoby et al. 1997) bzw. nur regionalen (Honda et al. 1995) Markern; in 24 Tumoren wurden Mutationen nachgewiesen, welche zu verkürztem Merlin führen. Die 22 Tumoren mit LOH und einer inaktivierenden Mutation am verbliebenen Allel sowie 2 an beiden Allelen durch inaktivierende Mutationen betroffene Tumoren belegen, dass auch bei der Schwannomatose der biallelische Funktionsverlust des NF2-Gens zur Entstehung der Tumoren führt.

Von besonderem Interesse sind die Ergebnisse der molekularbiologischen Analyse der seltenen

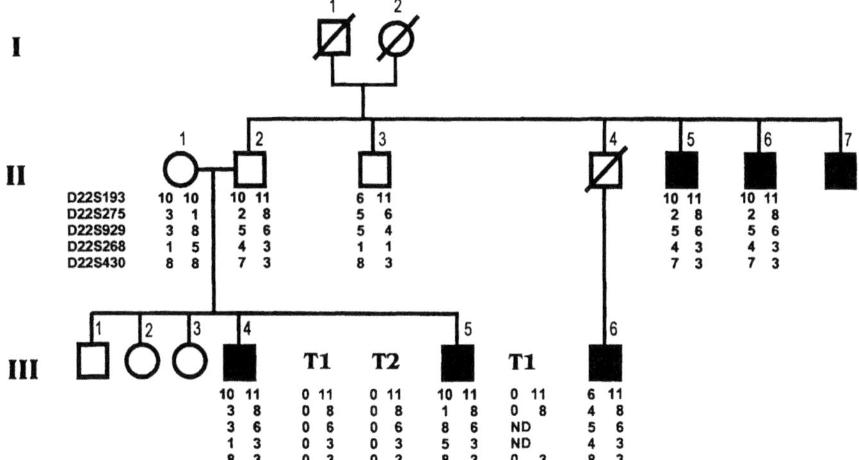

Abb. 5.13. Stammbaum einer Familie mit multipler Schwannomatose. Unter den *Symbolen* der Individuen sind die jeweiligen Haplotypen der Marker *D22S193* und *D22S275* (proximal zum NF2-Gen gelegen), des intragenen Markers (*D22S929*) und der beiden distalen Marker *D22S268* und *D22S430* wiedergegeben. Die betroffenen Mitglieder dieser Familie haben einen bestimmten Haplotyp gemeinsam (*11, 8, 6, 6, 3*), der aber nicht in allen Fällen mit der Krankheit segregiert, da die Personen II/2 und II/4 diesen Haplotyp weitergeben, aber selbst nicht erkrankt sind. In den Tumoren von Patient *III/4* und Patient *III/5* bleibt jeweils derselbe Haplotyp zurück, während das jeweilige andere Allel von LOH betroffen ist. Tumor 1 und 2 (*T1; T2*) des Patienten *III/4* haben unterschiedliche somatische Mutationen; *T1* Spleißmutation an Exon 5, *T2* Frameshift in Exon 8, nach Jacoby et al. (1997)

Schwannomatosefamilien und von mehreren Tumoren ein und desselben Patienten. Hierzu haben Jacoby et al. (1997) den entscheidenden Beitrag geleistet. Mit Hilfe von 2 proximalen, 1 intragenen und 2 distalen Mikrosatellitenmarkern überprüften die Autoren die Segregation der Haplotypen in der NF2-Gen-Region mit der Krankheit in 3 Familien. An dem in Abb. 5.13 dargestellten Beispiel ist erkennbar, dass die Schwannomatose in dieser Familie unregelmäßig mit einem bestimmten Haplotyp (11 8 6 3 3) segregiert, der auch bei den nicht betroffenen Vätern II/2 und II/4 von Patienten nachgewiesen bzw. vorauszusetzen ist. Das ist zugleich der Haplotyp, der in den hemizygoten Tumoren der Patienten III/4 und III/5 verbleibt; LOH erfolgt jeweils durch Verlust des anderen Haplotyps. Dies entspricht dem Tumorsuppressorparadigma. Wenn dieser Haplotyp jedoch ein bestimmtes Defektallel des NF2-Gens enthält, ist dessen unvollständige Penetranz schwer verständlich, da NF2-Gen-Mutationen erfahrungsgemäß mit vollständiger Penetranz einhergehen. Unerwarteterweise sind die Mutationen, welche in verschiedenen Schwannomen eines Schwannomatosepatienten gefunden werden, verschieden und ereignen sich auf dem Chromosom mit dem Haplotyp, der mit der Krankheit kosegregiert. Das steht im Widerspruch zum Tumorsuppressionsparadigma, das ja das Verbleiben des konstitutionellen Defektallels des jeweiligen Patienten im Tumorgewebe fordert. Was also in diesen Familien zu segregieren scheint, ist somatische Mutabilität am NF2-Gen-Locus in Schwann-Zellen. Dieses unerwartete, von Jacoby et al. (1997) an multiplen Tumoren von 4 Schwannomatosepatienten beobachtete Verhalten ist nicht im klassischen Sinn zu deuten, wenn von Keimbahnmutationen am NF2-Gen-Locus bei den Patienten ausgegangen wird.

Jacoby et al. (1997) schlugen die Beteiligung eines 2., mit dem NF2-Gen eng gekoppelten Locus vor, dessen vermutlich rezessive Mutationen entweder das NF2-Gen im Sinne einer erhöhten Mutabilität destabilisieren oder selbst eine erhöhte Proliferation von Schwann-Zellen verursachen, in deren Verlauf es zu tumorigenen NF2-Gen-Mutationen kommt. Wir möchten die erste Möglichkeit dahingehend präzisieren, dass es sich um einen postzygotischen, also somatischen, locusspezifischen und nur in *cis* wirksamen Mutator handeln könnte, dessen Wirksamkeit interindividuell in weiten Grenzen variiert. Dieses Modell wäre mit einem Mosaikstatus aller Schwannomatosepatienten vereinbar. An einem Ende der Variabilität stünden nichtmanifestierende Überträger. Zelltypspezifität und/oder Zeitpunkt der somatischen Wirksamkeit des Mutators bedingen die Begrenzung der Symptomatik auf subkutane, spinale und/oder paraspinale Schwannome. Es ist zu erwarten, dass weitere, möglichst vollständige Erhebungen der Haplotypensegregation und der Mutationsereignisse am NF2-Locus bei Schwannomatose einen neuen Mechanismus der Krankheitsentstehung zu Tage fördern werden. Eine weitere mögliche Ursache könnte die Existenz eines 2. Tumorsuppressorgens auf Chromosom 22 sein, dessen Inaktivierung ursächlich an der Entstehung von Schwannomen beteiligt ist. Hierfür sprechen Befunde von Bruder et al. (1999), die bei einem Anteil der Schwannome sporadischer Patienten (ohne NF2 oder Schwannomatose) interstitielle Deletionen auf 22q identifizierten, welche die NF2-Gen-Region nicht betrafen. Somatische Mutationen des NF2-Gens waren in diesen Tumoren nicht nachzuweisen. Die Identifizierung der kleinsten Überlappungsregion (SRO: smallest region of overlap) solcher Deletionen könnte auf die Spur eines Kandidatengens für Schwannomatose führen.

5.5 Resümee

Unter der Bezeichnung Neurofibromatose wird eine Gruppe hereditärer neurokutaner Tumorprädispositionskrankheiten zusammengefasst, die autosomal-dominant mit hoher Penetranz erblich sind und unterschiedliche Grade variabler Expressivität zeigen. Ein hoher Anteil der sporadischen Erkrankungen an Neurofibromatosen (30–50%) beruht auf Neumutationen in der Keimbahn eines Elternteils oder auf postzygotischen Mutationen, die sich während der Ontogenese ereignen. In diesem Fall entsteht der genetische Mosaikstatus, der sich als vergleichsweise leichte, generalisierte oder als segmentale (regionale) NF manifestieren kann. Auf Mutationen des NF1-Gens beruhen neben der NF1 das Watson-Syndrom, eine Form der familiären spinalen NF, eine Form der Kombination von NF1 und Noonan-Syndrom und eine auf multiple CALF beschränkte Form. Von manchen dieser Varianten existieren nichtallelische Formen, deren genetische Ursachen nicht bekannt sind. Mutationen des NF2-Gens liegen neben der NF2 auch einer Form der familiären spinalen Schwannomatose zugrunde. Die genetische Ursache der seltenen generalisierten Schwannomatose, die hauptsächlich sporadisch auftritt und in den wenigen beobachteten familiären Fällen mit unvollständiger Penetranz vererbt wird, ist noch nicht bekannt. Die wichtigsten Eigenschaften der beiden Hauptformen der NF, NF1 und NF2, sind in Form einer Gegenüberstellung in Tabelle 5.29 zusammengefasst.

Neurofibromin erfüllt die Kriterien eines Tumorsuppressors. Die überwiegende Mehrzahl der Mutationen des NF1-Gens verursacht eine Reduktion der Neurofibrominmenge um 50%. Der vollständige Verlust des Neurofibromins aufgrund von Mutationen des Wildtypallels des NF1-Gens ist, entsprechend dem Tumorsuppressormodell, ein entscheidender Schritt bei der Entstehung der Progenitorzellen der meisten mit NF1 assoziierten Neoplasien. Dies gilt für einen Teil der MPNST, für einen großen Teil der mit NF1 assoziierten juvenilen myelomonozytischen Leukämien und mit großer Wahrscheinlichkeit auch für alle Arten von Neurofibromen. Bei letzteren sind SZ als die betroffenen Zellen identifiziert worden, es ist aber nicht ausgeschlossen, dass auch andere Zellarten des PNS (evtl. auch Perineuralzellen) als Ursprungszellen von Neurofibromen fungieren können. Auto- und parakrine Mechanismen sind wahrscheinlich am Wachstum der Neurofibrome maßgeblich beteiligt. Kulturen von Melanozyten aus CALF zeigen keinen Verlust des Wildtypallels des NF1-Gens.

Heterozygote NF1-Knockout-Mäuse exprimieren *nicht* die Kardinalsymptome der NF1: Neurofibrome und Pigmentierungsanomalien. Zusätzlich zum Tumorspektrum von Wildtypmäusen des gleichen Stamms entwickeln Nf1(+/−)-Mäuse vorrangig Phäochromozytome und myeloide Leukämien. Nf1(−/−)-Mäuse sterben in utero zwischen Tag E12,5 und E14 an multiplen Anomalien des kardiovaskulären Systems. Chimären, die aus Nf1(+/+)- oder Nf1(+/−)-Blastozysten nach Inokulation mit embryonalen Nf1(−/−)-Stammzellen entstehen, entwickeln multiple Neurofibrome. NF1-Knockout-Mäuse ermöglichten es, den Einfluss des NF1-Genotyps auf die Eigenschaften von SZ und anderen reinen Zellpopulationen zu untersuchen. Nf1(+/−)-SZ der Maus sind invasiv, angiogen, morphologisch verändert und zeigen einen erhöhten Ras-GTP-Anteil. Bei Nf1(−/−)-SZ sind diese Veränderungen stärker ausgeprägt. Nur die Nf1(−/−)-SZ vermögen in Kultur transformierte Foci zu bilden. Bestimmte Neuronenpopulationen aus Nf1(−/−)-Embryonen der Maus überleben und/oder proliferieren in Abwesenheit von Neurotrophinen. Nf1(+/−)-Mäuse haben Schwierigkeiten beim Erlernen bestimmter Raumorientierungsaufgaben.

Tabelle 5.29. Gegenüberstellung der wichtigsten Charakteristika von NF1 und NF2

Parameter	NF1	NF2
Prävalenz	1:2500–1:4500	1:40 000
Vererbungsmodus	Autosomal-dominant	Autosomal-dominant
Penetranz	Fast vollständig	Fast vollständig
Lebenserwartung	Durchschnittlich um 8–10 Jahre verringert	Durchschnittlich 36 Jahre
Neurofibrome	Multipel	Vereinzelt
Schwannome	Vereinzelt	Multipel
Meningeome	Selten	Multipel
Ependymome	Selten	Häufig
Optikusgliom	Häufig	_a
Maligne Entartung	2–4%	Sehr selten
CALF	Multipel	Häufig, aber in geringer Anzahl
Freckling	Axillar, inguinal sehr häufig	–
Irishamartome (LN)	Sehr häufig	Sehr selten
Skelettanomalien	Häufig	–
Minderwuchs	Häufig	–
Lernschwierigkeiten	Häufig	–
Verhaltensanomalien	Häufig	–
Gen		
Lokalisation	17q11.2	22q12.2
Größe [kb]	335	110
Zahl der Exons	60	17
Transkriptionsrichtung	17cen→17qter	22cen→22qter
mRNA	12 100 Nt	7 kb, 4,4 kb, 2,6 kb
Ubiquitär exprimierte Spleißisoformen	2(±Exon 23a)	2(±Exon 16)
Protein	Neurofibromin	Schwannomin/Merlin
Aminosäuren	2818/2839	595/590
Funktion	GAP für H-, K-, N-, R-Ras und TC21	Beteiligt an der Interaktion zwischen submembranärem Zytoskelett und Plasmamembran
Funktionelle Domäne	366 As GRD (1172–1538)	Verschiedene Sequenzmotive für intra- und intermolekulare Interaktionen
Homologien	GRD mit denen anderer Ras-GAP; GRD-flankierend mit Scira⁻-1 und ira⁻-2	Mit Ezrin, Radixin und Moesin (ERM-Proteine); mit anderen Proteinen der 4.1-Familie
Mutationen	ca. 90% trunkierend; Gleichverteilung; keine ausgeprägten Hot spots	ca. 90% trunkierend; Gleichverteilung über Exons 1–15, Exon 9 ausgespart
Genotyp-Phänotyp-Korrelation	Nicht nachweisbar; Ausnahme: Höhere Wahrscheinlichkeit schwerer Manifestation bei großen Deletionen des ganzen Gens und flankierender Bereiche	Deutliche Tendenz leichterer Manifestation bei Missense-Mutationen

[a] Meningeome des N. opticus treten bei NF2 auf.

Die Frage, ob alle neoplastischen Veränderungen bei NF1 auf der infolge Neurofibrominmangels erhöhten Ras-Aktivierung beruhen, ist noch nicht entschieden. Es gibt Hinweise darauf, dass Neurofibromin auch auf andere Weise als durch Aktivierung der Ras-GTPase wachstumssupprimierende Wirkungen ausüben kann.

Bei den wichtigsten nichtneoplastischen Symptomen der NF1,
- Pigmentierungsanomalien,
- Skelettanomalien,
- NF1-Vaskulopathie und
- Lern- und Verhaltensstörungen,

ist es möglich, Hypothesen über die Beteiligung verstärkter Ras-vermittelter Signaltransduktionswege am Zustandekommen dieser Symptome zu entwickeln. Hierzu liegen aber erst sehr wenige experimentelle Daten vor.

Die Kardinalsymptome der NF2 sind:
- bilaterale Vestibularisschwannome,
- multiple intrakraniale Meningeome,
- Ependymome und
- multiple spinale Schwannome.

Hautmanifestationen sind
- Schwannome,

- gelegentlich Neurofibrome und,
- in geringerem Umfang als bei NF1, CALF (meist <6).

Die oft früh manifestierende Augensymptomatik umfasst:

- posteriore subkapsuläre,
- kapsuläre und
- kortikale Katarakt und
- Retinahamartome.

Das Proteinprodukt des NF2-Gens, Merlin oder Schwannomin, gehört zur Gruppe der Bande-4.1-Proteine, welche an der Interaktion zwischen der Plasmamembran und dem submembranären Zytoskelett (F-Aktin und Spektrin) beteiligt sind. Die nächsten Verwandten des Merlins sind die Proteine Ezrin, Radixin und Moesin (ERM-Proteine). Mit ihnen hat Merlin u.a. die Domänenstruktur gemeinsam, mit

- einer globulären N-terminalen,
- einer α-helikalen, zentralen und
- einer polaren C-terminalen Domäne.

Wie die ERM-Proteine, übt auch Merlin eine wichtige Funktion bei der Regulation und Organisation der Zellbeweglichkeit und der Substratadhäsion aus. Zu den gemeinsamen Interaktionspartnern der MERM-Proteine zählt auch der RhoGDP-Rho-GDI-Komplex. Diese Interaktion legt nahe, dass nicht nur die ERM-Proteine, sondern auch Merlin zur Aktivierung von RhoA beiträgt und in RhoA-vermittelte Signaltransduktionswege involviert ist. Im Gegensatz zu den ERM-Proteinen weist Merlin wachstumssupprimierende Eigenschaften auf. Die homozygote Merlindefizienz in Schwannomen, Meningeomen und Ependymomen belegt, dass Merlin in Schwann-Zellen, meningealen und ependymalen Zellen als Tumorsuppressor fungiert. Die Fähigkeit des Merlins, als negativer Wachstumsregulator zu wirken, wird entscheidend von seiner Stabilität, der Bildung intramolekularer Komplexe und von der Interaktion mit spezifischen Effektoren beeinflusst.

Während moesindefiziente Knockout-Mäuse keinen pathologischen Phänotyp zeigen, sind homozygot defiziente NF2-Knockout-Mäuse nicht lebensfähig; die Nf2(–/–)-Embryonen sterben spätestens am Tag E7 an schweren Fehlbildungen der extraembryonalen Gewebe, fehlender Mesoderminduktion und ausbleibender Gastrulation. Die heterozygoten, Nf2(+/–)-Mäuse entwickeln weder hinsichtlich ihres Tumorspektrums noch in Bezug auf die Augensymptomatik einen der NF2 analogen Phänotyp. Vielmehr bilden sie mit signifikant erhöhter Häufigkeit Osteosarkome, Fibrosarkome und hepatozelluläre Karzinome aus. In den Osteosarkomen und Fibrosarkomen der Nf2(+/–)-Mäuse ist der Verlust des NF2-Wildtypallels nachgewiesen worden, jedoch gibt es Hinweise darauf, dass zusätzliche genetische Ereignisse, wie der Verlust eines Allels des p53-Gens, zur Bildung dieser malignen Tumoren beitragen.

Das Spektrum somatischer und konstitutioneller Mutationen des NF2-Gens zeigt keine ausgeprägten Vorzugsstellen, aber rekurrente C:T-Transitionen an 6 CGA-Kodons weisen diese Stellen als so genannte Warm spots aus. Hinsichtlich der Lage der Mutationen gibt es keine bevorzugten Areale; es fällt jedoch auf, dass Exon 9 und die C-terminalen Exons 16 und 17 von Mutationen ausgespart sind. Protein trunkierende Mutationen sind statistisch signifikant häufiger bei NF2-Patienten mit frühem Erkrankungsalter und schwerer Verlaufsform beobachtet worden. Patienten mit milder Manifestation der NF2 haben oft Missense-Mutationen oder andere Mutationen, die kein vorzeitiges Stoppkodon einführen. Eine Genotyp-Phänotyp-Korrelation dieser Art ist jedoch auf individueller Ebene nicht immer gültig, denn es wurden schwer und leicht betroffene NF2-Patienten mit ein und derselben Mutation beobachtet. Unter Umständen spielen hierbei auch die variablen Folgen der Mutationen auf das Spleißen eine Rolle. Diese Beobachtungen weisen aber auch auf die Bedeutung des genetischen Hintergrunds, epigenetischer Faktoren und stochastischer Ereignisse auf die Manifestation der NF2 hin. Im Gegensatz zur NF1 ist die intrafamiliäre Variabilität bei NF2 jedoch wesentlich weniger ausgeprägt.

5.6 Literatur

5.6.1 Monografien

Cooper DN, Krawczak M (1994) Human gene mutation. BIOS Scientific Publ, Oxford

Crowe FW, Schull WJ, Neel JV (1956) A clinical, pathological, and genetic study of multiple neurofibromatosis. Thomas, Springfield

Friedman JM, Gutmann DH, MacCollin M, Riccardi VM (1999) Neurofibromatosis, 3rd edn. The John Hopkins University Press, Baltimore

Huson SM, Hughes RAC (1994) The neurofibromatoses. Chapman & Hall Medical, London

Köhler B (1990) Neurofibromatose im Kindesalter. Wissenschaftliche Verlagsgesellschaft, Stuttgart

Riccardi VM (1992) Neurofibromatosis: phenotype, natural history and pathogenesis, 2nd edn. Johns Hopkins University Press, Baltimore

Riccardi VM, Eichner JE (1986) Neurofibromatosis, 1st edn. John Hopkins University Press, Baltimore

Riccardi VM, Mulvihill JJ, Wade WM (eds) (1981) Neurofibromatosis (Von Recklinghausen disease). Adv Neurol 29:1–282

Rubenstein AE, Korf BR (1990) Neurofibromatosis, a handbook for patients, families, and health-care professionals. Thieme, Stuttgart New York

Rubenstein AE, Bunge RP, Housman DE (eds) (1986) Neurofibromatosis. Ann N Y Acad Sci 486:1–414

Upadhyaya M, Cooper DN (1998) Neurofibromatosis type 1; from genotype to phenotype. Bios Scientific Publ, Oxford, Washington DC

5.6.2 Zitierte Literatur

Abeliovich D, Gelman-Kohan Z, Silverstein S et al. (1995) Familial café-au-lait spots: a variant of neurofibromatosis type 1. J Med Genet 32:985–986

Ahlgren-Beckendorf JA, Maggio WW, Chen F, Kent TA (1993) Neurofibromatosis 1 mRNA expression in blood vessels. Biochem Biophys Res Commun 197:1019–1024

Ahmadian MR, Wiesmüller L, Lautwein A, Bischoff FR, Wittinghofer A (1996) Structural differences in the minimal catalytic domains of the GTPase-activating proteins p120GAP and neurofibromin. J Biol Chem 271:16.409–16.415

Ahmadian MR, Stege P, Scheffzek K, Wittinghofer A (1997) Confirmation of the arginine finger hypothesis for the GAP stimulated GTP hydrolysis reaction of Ras. Nat Struct Biol 4:686–689

Ahn MS, Jackler RK, Lustig LR (1996) The early history of the neurofibromatoses. Evolution of the concept of neurofibromatosis type 2. Arch Otolaryngol Head Neck Surg 122:1240–1249

Ainsworth PJ, Chakraborty PK, Weksberg R (1997) Example of somatic mosaicism in a series of de novo neurofibromatosis type 1 cases due to a maternally derived deletion. Hum Mutat 9:452–457

Akagi K, Kurahashi H, Arita N et al. (1995) Deletion mapping of the long arm of chromosome 22 in human meningiomas. Int J Cancer 60:178–182

Alexander CM, Hansell EJ, Behrendtsen O et al. (1996) Expression and function of matrix metalloproteinases and their inhibitors at the maternal-embryonic boundary during mouse embryo implantation. Development 122:1723–1736

Allanson JE, Upadhyaya M, Watson GH et al. (1991) Watson syndrome: is it a subtype of type 1 neurofibromatosis? J Med Genet 28:752–756

Andersen LB, Fountain JW, Gutmann DH et al. (1993a) Mutations in the neurofibromatosis 1 gene in sporadic malignant melanoma cell lines. Nat Genet 3:118–121

Andersen LB, Ballester R, Marchuk DA et al. (1993b) A conserved alternative splice in the von Recklinghausen neurofibromatosis (NF1) gene produces two neurofibromin isoforms, both of which have GTPase activating protein activity. Mol Cell Biol 13:487–495

Andrews JD, Mancini DN, Singh SM, Rodenhiser DI (1996) Site and sequence specific DNA methylation in the neurofibromatosis (NF1) gene includes C5839T: the site of the recurrent substitution mutation in exon 31. Hum Mol Genet 5:503–507

Antinheimo J, Sankila R, Carpen O, Pukkala E, Sainio M, Jaaskelainen J (2000) Population-based analysis of sporadic and type 2 neurofibromatosis-associated meningiomas and schwannomas. Neurology 54:71–76

Arai E, Ikeuchi T, Nakamura Y (1994) Characterization of the translocation breakpoint on chromosome 22q12.2 in a patient with neurofibromatosis type 2 (NF2). Hum Mol Genet 3:937–939

Arakawa H, Hayashi N, Nagase H, Ogawa M, Nakamura Y (1994) Alternative splicing of the NF2 gene and its mutation analysis of breast and colorectal cancers. Hum Mol Genet 3:565–568

Arinami T, Kondo I, Hamaguchi H, Nakajima S (1986) Multifocal meningiomas in a patient with a constitutional ring chromosome 22. J Med Genet 23:178–180

Armstrong JF, Kaufman MH, Harrison DJ, Clarke AR (1995) High-frequency developmental abnormalities in p53-deficient mice. Curr Biol 5:931–936

Ars E, Kruyer H, Gaona A et al. (1998) A clinical variant of neurofibromatosis type 1: familial spinal neurofibromatosis with a frameshift mutation in the NF1 gene. Am J Hum Genet 62:834–841

Ars E, Serra E, Garcia J et al. (2000) Mutations affecting mRNA splicing are the most common molecular defects in patients with neurofibromatosis type 1. Hum Mol Genet 9:237–247

Atit RP, Crowe MJ, Greenhalgh DG, Wenstrup RJ, Ratner N (1999) The NF1 tumor suppressor regulates mouse skin wound healing, fibroblast proliferation, and collagen deposited by fibroblasts. J Invest Dermatol 112:835–842

Bahuau M, Houdayer C, Assouline B et al. (1998) Novel recurrent nonsense mutation causing neurofibromatosis type 1 (NF1) in a family segregating both NF1 and Noonan syndrome. Am J Med Genet 75:265–272

Ballester RM, Marchuk D, Boguski M et al. (1990) The NF1 locus encodes a protein functionally related to mammalian GAP and yeast IRA proteins. Cell 63:851–859

Barber CK, Cross IE, Douglas F, Nicholson JC, Moore KJ, Browne CE (1998) Neurofibromatosis pseudogene amplification underlies euchromatic cytogenetic duplications and triplications of proximal 15q. Hum Genet 103:600–607

Barker D, Wright E, Nguyen K et al. (1987a) A genomic search for linkage of neurofibromatosis to RFLPs. J Med Genet 24:536–538

Barker D, Wright E, Nguyen K et al. (1987b) Gene for von Recklinghausen neurofibromatosis is in the pericentromeric region of chromosome 17. Science 236:1100–1102

Barlett Bunge M, Wood PM, Tynan LB, Bates ML, Sanes JR (1989) Perineurium originates from fibroblasts: demonstration in vitro with a retroviral marker. Science 243:229–231

Baser ME, Ragge NK, Riccardi VM, Janus T, Gantz B, Pulst SM (1996) Phenotypic variability in monozygotic twins with neurofibromatosis 2. Am J Med Genet 64:563–567

Baser ME, Kluwe L, Mautner VF (1999) Germ-line NF2 mutations and disease severity in neurofibromatosis type 2 patients with retinal abnormalities. Am J Hum Genet 64:1230–1233

Basu TN, Gutmann DH, Fletcher JA, Glover TW, Collins FS, Downward J (1992) Aberrant regulation of ras proteins in malignant tumour cells from type 1 neurofibromatosis patients. Nature 356:713–715

Baylin SB, Herman JG, Graff JR, Vertina PM, Issa JP (1998) Alterations in DNA methylation: a fundamental aspect of neoplasia. Adv Cancer Res 72:141–196

Bello MJ, Campos JM de, Kusak ME et al. (1994) Allelic loss at 1p is associated with tumor progression of meningiomas. Genes Chromosomes Cancer 9:296–298

Bernards A (1998) Evolutionary comparisons. In: Upadhyaya M, Cooper DN (eds) Neurofibromatosis type 1: from genotype to phenotype. BIOS Scientific Publ, Oxford, pp 175–186

Bernards A, Snijders AJ, Hannigan GE, Murthy AE, Gusella JF (1993) Mouse neurofibromatosis type 1 cDNA sequence reveals high degree of conservation of both coding and non-coding mRNA segments. Hum Mol Genet 2:645–650

Berner JM, Sorlie T, Mertens F et al. (1999) Chromosome band 9p21 is frequently altered in malignant peripheral nerve sheath tumors: studies of CDKN2A and other genes of the pRB pathway. Genes Chromosomes Cancer 26:151–160

Bianchi AB, Hara T, Ramesh V et al. (1994) Mutations in transcript isoforms of the neurofibromatosis 2 gene in multiple human tumour types. Nat Genet 6:185–192

Bianchi AB, Mitsunaga S-I, Cheng JQ et al. (1995) High frequency of inactivating mutations in the neurofibromatosis type 2 gene (NF2) in primary malignant mesotheliomas. Proc Natl Acad Sci USA 92:10.854–10.858

Bijlsma EK, Wallace AJ, Evans DG (1997) Misleading linkage results in an NF2 presymptomatic test owing to mosaicism. J Med Genet 34:934–936

Birch BD, Johnson JP, Parsa A et al. (1996) Frequent type 2 neurofibromatosis gene transcript mutations in sporadic intramedullary spinal cord ependymomas. Neurosurgery 39:135–140

Boeddrich A, Griesser J, Horn D, Kaufmann D, Krone W, Nürnberg P (1995) Reduced neurofibromin content but normal GAP activity in a patient with neurofibromatosis type 1 caused by a five base pair duplication in exon 12b of the NF1 gene. Biochem Biophys Res Commun 214:895–904

Boeddrich A, Robinson PN, Schülke M, Buske A, Tinschert S, Nürnberg P (1997) New evidence for a mutation hotspot in exon 37 of the NF1 gene. Hum Mutat 9:374–377

Bollag G, McCormick F (1991) Differential regulation of rasGAP and neurofibromatosis gene product activities. Nature 351:576–579

Bollag G, McCormick F, Clark R (1993) Characterization of full-length neurofibromin: tubulin inhibits Ras GAP activity. EMBO J 12:1923–1927

Bollag G, Clapp DW, Shih S et al. (1996) Loss of NF1 results in activation of the Ras signaling pathway and leads to aberrant growth in haematopoietic cells. Nat Genet 12:144–148

Borasio GD, John J, Wittinghofer A, Barde YA, Sendtner M, Heumann R (1989) Ras p21 protein promotes survival and fiber outgrowth of cultured embryonic neurons. Neuron 2:1087–96

Borovich B, Doron Y, Braun J et al. (1988) The incidence of multiple meningiomas – do solitary meningiomas exist? Acta Neurochir (Wien) 90:15–22

Bos JL (1988) The ras gene family and human carcinogenesis. Mutat Res 195:255–271

Bottema CDK, Ketterling RP, Ii S, Yoon H-S, Philips JA, Sommer SS (1991) Missense mutations and evolutionary conservation of amino acids: evidence that many of the amino acids in factor IX function als „spacer elements". Am J Hum Genet 49:820–838

Bourn D, Carter SA, Mason S, Gareth D, Evans R, Strachan T (1994) Germline mutations in the neurofibromatosis type 2 tumour suppressor gene. Hum Mol Genet 3:813–816

Bourne HR (1997) The arginine finger strikes again. Nature 389:673–674

Bourne HR, Sanders DA, McCormick F (1991) The GTPase superfamily: conserved structure and molecular mechanism. Nature 349:117–127

Boveri Th (1914) Zur Frage der Entstehung maligner Tumoren. Fischer, Jena

Boyer MJ, Gutmann DH, Collins FS, Bar-Sagi, D (1994) Crosslinking of the surface immunoglobulin receptor in B lymphocytes induces a redistribution of neurofibromin but not p120-GAP. Oncogene 9:349–357

Brannan CI, Perkins AS, Vogel KS et al. (1994) Targeted disruption of the neurofibromatosis type-1 gene leads to developmental abnormalities in heart and various neural crest-derived tissues. Genes Dev 8:1019–1029

Bretscher A, Reczek D, Berryman M (1997) Ezrin: a protein requiring conformational activation to link microfilaments to the plasma membrane in the assembly of cell surface structures. J Cell Sci 110:3011–3018

Brockes JP, Breakefield XO, Martuza RL (1986) Glial growth factor-like activity in Schwann cell tumors. Ann Neurol 220:317–322

Bruder CE, Ichimura K, Blennow E et al. (1999) Severe phenotype of neurofibromatosis type 2 in a patient with a 7.4-MB constitutional deletion on chromosome 22: possible localization of a neurofibromatosis type 2 modifier gene? Genes Chromosomes Cancer 25:184–190

Brunner HG, Hulsebos T, Steijlen PM, Kinderen DG der, Steen AVD (1993) Exclusion of the neurofibromatosis locus in a family with inherited café-au-lait spots. Am J Med Genet 46:472–474

Buchberg AM, Cleveland LS, Jenkins NA, Copeland NG (1990a) Sequence homology shared by neurofibromatosis type-1 gene and IRA-1 and IRA-2 negative regulators of the RAS cyclic AMP pathway. Nature 347:291–294

Buchberg AM, Bedigian HG, Jenkins NA, Copeland NF (1990b) Evi-2, a common integration site involved in murine myeloid leukemogenesis. Mol Cell Biol 10:4658–4666

Burke TW, Kadonaga JT (1996) Drosophila TFIID binds to a conserved downstream basal promoter element that is present in many TATA-box-deficient promoters. Genes Dev 110:711–724

Cameron EE, Baylin SB, Herman JG (1999) p15^{INK4B} CpG island methylation in primary acute leukemia is heterogeneous and suggests density as a critical factor for transcriptional silencing. Blood 94:2445–2451

Campbell SL, Khosravi-Far R, Rossman KL, Clark GJ, Der CJ (1998) Increasing complexity of Ras signaling. Oncogene 17:1395–1413

Cappione AJ, French BL, Skuse GR (1997) A potential role for NF1 mRNA editing in the pathogenesis of NF1 tumors. Am J Hum Genet 60:305–312

Carey JC (1998) Neurofibromatosis-Noonan syndrome. Am J Med Genet 75:263–264

Carey JC, Viskochil DH (1999) Neurofibromatosis type 1: a model condition or the study of the molecular basis of variable expressivity in human disorders. Am J Med Genet 89:7–13

Carlson KM, Bruder C, Nordenskjold M, Dumanski JP (1997) 1p and 3p deletions in meningiomas without detectable aberrations of chromosome 22 identified by comparative genomic hybridization. Genes Chromosomes Cancer 20:419–424

Casalone R, Granata P, Simi P et al. (1987) Recessive cancer genes in meningiomas? An analysis of 31 cases. Cancer Genet Cytogenet 27:145–59

Castresana JS, Gomez L, Gamallo C et al. (1995) The status of the NF1 GRD mutation and p53 expression in neuroblastoma. Int J Oncol 7:755–757

Cavenee WK, Dryja TP, Phillips RA et al. (1983) Expression of recessive alleles by chromosomal mechanisms in retinoblastoma. Nature 305:779–784

Cawthon RM, O'Connell P, Buchberg AM et al. (1990a) Identification and characterization of transcripts from the neurofibromatosis 1 region: the sequence and genomic structure of EVI2 and mapping of other transcripts. Genomics 7:555–65

Cawthon RM, Weiss R, Xu G, Viskochil D et al. R (1990b) A major segment of the neurofibromatosis type 1 gene: cDNA sequence, genomic structure, and point mutations. Cell 62:193–201

Cawthon RM, Andersen LB, Buchberg AM et al. (1991) cDNA sequence and genomic structure of EV12B, a gene lying within an intron of the neurofibromatosis type 1 gene. Genomics 9:446–460

Charrow J, Listernick R, Ward K (1993) Autosomal dominant multiple café-au-lait spots and neurofibromatosis. Am J Med Genet 45:606–608

Chiba-Falek O, Kerem E, Shoshani T et al. (1998) The molecular basis of disease variability among cystic fibrosis patients carrying the 3849+10 kb C→T mutation. Genomics 53:276–2283

Christian JL, Nakayama T (1999) Can't get no SMA disfaction: smad proteins as positive and negative regulators of TGF-β family signals. Bioessays 21:382–390

Cichowski K, Shih TS, Schmitt E et al. (1999) Mouse models of tumor development in neurofibromatosis type 1. Science 286:2172–2176

Clark MB, Zeheb R, White TK, Bunge RP (1991) Schwann cell plasminogen activator is regulated by neurons. Glia 4:514–528

Clark SJ, Harrison J, Molloy PL (1997) Sp1 binding is inhibited by ^{m}Cp^{m}CpG methylation. Gene 195:65–71

Claudio JO, Marineau C, Rouleau GA (1994) The mouse homologue of the neurofibromatosis type 2 gene is highly conserved. Hum Mol Genet 3:185–190

Claudio JO, Lutchman M, Rouleau GA (1995) Widespread but cell type specific expression of the mouse neurofibromatosis type 2 gene. Neuroreport 6:1942–1946

Collins FS, Ponder BAJ, Seizinger BR, Epstein DJ (1989) The von Recklinghausen neurofibromatosis region on chromosome 17 – genetic and physical maps come into focus. Am J Hum Genet 44:1–5

Colman SD, Williams CA, Wallace MR (1995) Benign neurofibromas in type 1 neurofibromatosis (NF1) show somatic deletions of the NF1 gene. Nat Genet 11:90–92

Colman SD, Rasmussen SA, Ho VT, Abernathy CR, Wallace MR (1996) Somatic mosaicism in a patient with neurofibromatosis type 1. Am J Hum Genet 58:484–490

Colucci-Guyon E, Portier MM, Dunia I, Paulin D, Pournin S, Babinet C (1994) Mice lacking vimentin develop and reproduce without an obvious phenotype. Cell 79:679–694

Cook SJ, McCormick F (1993) Inhibition by cAMP of Ras-dependent activation of Raf. Science 262:1069–1072

Corvera S, Czech MP (1998) Direct targets of phosphoinositide 3-kinase products in membrane traffic and signal transduction. Trends Cell Biol 8:442–446

Crowe FW, Schull WJ (1953) Diagnostic importance of the cafe au lait spot in neurofibromatosis. Arch Intern Med 91:758–766

Cummings LM, Trent JM, Marchuk DA (1996) Identification and mapping of type 1 neurofibromatosis (NF1) homologous loci. Cytogenet Cell Genet 73:334–340

Danglot G, Regnier V, Fauvet D et al. (1995) Neurofibromatosis 1 (NF1) mRNAs expressed in the central nervous system are differentially spliced in the 5' part of the gene. Hum Mol Genet 4:915–920

Darby JK, Feder J, Selby M et al. (1985) A discordant sibship analysis between β-NGF and neurofibromatosis. Am J Hum Genet 37:52–59

Däschner K, Assum G, Eisenbarth E et al. (1997) Clonal origin of tumor cells in a plexiform neurofibroma with LOH in NF1 intron 38 and in dermal neurofibromas without LOH of the NF1 gene. Biochem Biophys Res Commun 234:346–350

Daston MM, Ratner N (1992) Neurofibromin, a predominantly neuronal GTPase activating protein in the adult, is ubiquitously expressed during development. Dev Dyn 195:216–226

Daston MM, Scrable H, Nordlund M, Sturbaum AK, Nissen LM, Ratner N (1992) The protein product of the neurofibromatosis type 1 gene is expressed at highest abundance in neurons, Schwann cells, and oligodendrocytes. Neuron 8:415–428

Decker HJ, Cannizzaro LA, Mendez MJ et al. (1990) Chromosomes 17 and 22 involved in marker formation in neurofibrosarcoma in von Recklinghausen disease. A cytogenetic and in situ hybridization study. Hum Genet 85:337–342

DeClue JE, Cohen BD, Lowy DR (1991) Identification and characterization of the neurofibromatosis type 1 protein product. Proc Natl Acad Sci USA 88:9914–9918

DeClue JE, Papageorge AG, Fletcher JA et al. (1992) Abnormal regulation of mammalian p21ras contributes to malignant tumor growth in von Recklinghausen (type1) neurofibromatosis. Cell 69:265–273

DeClue JE, Heffelfinger S, Benvenuto G et al. (2000) Epidermal growth factor receptor expression in neurofibromatosis type 1-related tumors and NF1 animal models. J Clin Invest 105:1233–1241

Deguen B, Merel P, Goutebroze L et al. (1998) Impaired interaction of naturally occurring mutant NF2 protein with actin-based cytoskeleton and membrane. Hum Mol Genet 7:217–226

Den Bakker MA, Riegman PHJ, Hekman RACP et al. (1995a) The product of the NF2 tumour suppressor gene localizes near the plasma membrane and is highly expressed in muscle cells. Oncogene 10:757–763

Den Bakker MA, Tascilar M, Riegman PH et al. (1995b) Neurofibromatosis type 2 protein co-localizes with elements of the cytoskeleton. Am J Pathol 147:1339–1349

De Vitis LR, Tedde A, Vitelli F et al. (1996a) Screening for mutations in the neurofibromatosis type 2 (NF2) gene in sporadic meningiomas. Hum Genet 97:632–637

De Vitis LR, Tedde A, Vitelli F et al. (1996b) Analysis of the neurofibromatosis type 2 gene in different human tumors of neuroectodermal origin. Hum Genet 97:638–641

Dhanasekaran N, Tsim S-T, Dermott JM, Onesime D (1998) Regulation of cell proliferation by G proteins. Oncogene 17:1383–1394

DiPaolo DP, Zimmermann RA, Rorke LB, Zackai EH, Bilaniuk LT, Yachnis AT (1995) Neurofibromatosis type 1: pathologic substrate of high-signal-intensity foci in the brain. Radiology 195:721–724

Doi Y, Itoh M, Yonemura S et al. (1999) Normal development of mice and unimpaired cell adhesion/cell motility/actin-based cytoskeleton without compensatory up-regulation of ezrin or radixin in moesin gene knockout. J Biol Chem 274:2315–2321

Dorschner MO, Sybert VP, Weaver M, Pletcher BA, Stephens K (2000) NF1 microdeletion breakpoints are clustered at flanking repetitive sequences. Hum Mol Genet 9:35–46

Dumanski JP, Carlbom E, Collins VP, Nordenskjold M (1987) Deletion mapping of a locus on human chromosome 22 involved in the oncogenesis of meningioma. Proc Natl Acad Sci USA 84:9275–9279

Duve S, Rakoski J (1994) Cutaneous melanoma in a patient with neurofibromatosis: a case report and review of the literature. Br J Dermatol 131:290–294

Easton DF, Ponder MA, Huson SM, Ponder BAJ (1993) An analysis of variation in expression of neurofibromatosis type 1: evidence for modifying genes. Am J Hum Genet 53:305–313

Ebert C, Haken M von, Meyer-Puttlitz B et al. (1999) Molecular genetic analysis of ependymal tumors. NF2 mutations and chromosome 22q loss occur preferentially in intramedullary spinal ependymomas. Am J Pathol 155:627–632

Eisenbarth I, Assum G, Kaufmann D, Krone W (1997) Evidence for the presence of the second allele of the neurofibromatosis type 1 gene in melanocytes derived from cafe au lait macules of NF1 patients. Biochem Biophys Res Commun 237:138–141

Eisenbarth I, Beyer K, Krone W, Assum G (2000a) Toward a survey of somatic mutation of the NF1 gene in benign neurofibromas of patients with neurofibromatosis type 1. Am J Hum Genet 66:393–401

Eisenbarth I, Vogel G, Krone W, Vogel W, Assum G (2000b) An isochore transition in the NF1 gene coincides with a switch in the extent of linkage disequilibrium. Am J Hum Genet 67:873–880

Eldridge R, Denckla MB, Bien E et al. (1989) Neurofibromatosis type 1 (Recklinghausen's disease). Neurologic and cognitive assessment with sibling controls. Am J Dis Child 143:833–837

Evans DG, Huson SM, Donnai D et al. (1992a) A genetic study of type 2 neurofibromatosis in the United Kingdom. I. Prevalence, mutation rate, fitness, and confirmation of maternal transmission effect on severity. J Med Genet 29:841–846

Evans DG, Huson SM, Donnai D et al. (1992b) A clinical study of type 2 neurofibromatosis. QJM 84:603–618

Evans DG, Ramsden R, Huson SM, Harris R, Lye R, King TT (1993) Type 2 neurofibromatosis: the need for supraregional care? J Laryngol Otol 107:401–406

Evans DG, Blair V, Strachan T, Lye RH, Ramsden RT (1995) Variation of expression of the gene for type 2 neurofibromatosis: absence of effect on vestibular schwannomas, but confirmation of a preponderance of meningiomas in females. J Laryngol Otol 109:830–835

Evans DG, Trueman L, Wallace A, Collins S, Strachan T (1998a) Genotype/phenotype correlations in type 2 neurofibromatosis (NF2): evidence for more severe disease associated with truncating mutations. J Med Genet 35:450–455

Evans DG, Wallace AJ, Wu CL, Ramsden RT, Strachan T (1998b) Somatic mosaicism: a common cause of classic disease in tumor-prone syndromes? Lessons from type 2 neurofibromatosis. Am J Hum Genet 63:727–736

Fahsold R, Hoffmeyer S, Mischung C et al. (2000) Minor lesion mutational spectrum of the entire NF1 gene does not explain its high mutability but points to a functional domain upstream of the GAP-related domain. Am J Hum Genet 66:790–818

Fairbank (1994) Orthopaedic manifestation in neurofibromatosis. In: Huson SM, Hughes RAC (eds) The neurofibromatoses: a pathogenetic and clinical overview. Chapman Drosophila homologues of the human neurofibromatosis 2 and yeast CDC42 genes using a simple and efficient reverse-genetic method. Genetics 146:245–252

Feigenbaum L, Fujita K, Collins FS, Jay G (1996) Repression of the NF1 gene by tax may explain the development of neurofibromas in human T-lymphotropic virus type 1 transgenic mice. J Virol 70:3280–3285

Feldmann P, Eicher EN, Leevers SH, Hafen E, Hughes DA (1999) Control of growth and differentiation by *Drosophila* RasGAP, a homolog of p120 Ras-GTPase-activation protein. Mol Cell Biol 19:1928–1937

Feldkamp MM, Lau N, Provias JP, Gutmann DH, Guha A (1996) Acute presentation of a neurogenic sarcoma in a patient with neurofibromatosis type 1: a pathological and molecular explanation. J Neurosurg 84:867–873

Ferner RE (1994a) Medical complications of neurofibromatosis 1. In: Huson SM, Hughes RAC (eds) The neurofibromatoses: a pathogenetic and clinical overview. Chapman & Hall, London New York, pp 316–330

Ferner RE (1994b) Intellect in neurofibromatosis 1. In: Huson SM, Hughes RAC (eds) The neurofibromatoses: a pathogenetic and clinical overview. Chapman & Hall, London New York, pp 233–252

Ferner RE, Hughes RA, Weinman J (1996) Intellectual impairment in neurofibromatosis 1. J Neurol Sci 138:125–133

Fialkow PJ, Sagebiel RW, Gartler SM, Rimoin DL (1971) Multiple cell origin of hereditary neurofibromas. N Engl J Med 284:298–300

Fleischmajer R, Timpl R, Dziadek M, Lebwohl M (1985) Basement membrane proteins, intestitial collagens, and fibronectin in neurofibroma. J Invest Dermatol 85:54–59

Flueler U, Boltshauser E, Kilchhufer A (1986) Iris hamartoma as diagnostic criterion in neurofibromatosis. Neuropediatrics 17:183–185

Foulkes WD, Englefield P, Campbell IG (1994) Mutation analysis of RASK and the „FLR exon" of NF1 in sporadic ovarian carcinoma. Eur J Cancer 30:528–530

Frenk E, Schellhorn JP (1969) Zur Morphologie der epidermalen Melanineinheit. Dermatologica 139:271–277

Frenk E, Marazzi A (1984) Neurofibromatosis of von Recklinghausen: a quantitative study of the epidermal keratinocyte and melanocyte populations. J Invest Dermatol 83:23–25

Friedman JM, Birch P (1997) An association between optic glioma and other tumours of the central nervous system in neurofibromatosis type 1. Neuropediatrics 28:131–132

Gamblin SJ, Smerdon SJ (1998) GTPase-activating proteins and their complexes. Curr Opin Struct Biol 8:195–201

Gardner WJ, Frazier CH (1930) Bilateral acoustic neurofibromatosis: a clinical study and field survey of a family of five generations with bilateral deafness in thirty-eight members. Arch Neurol Psychol 23:266–302

Gary R, Bretscher A (1995) Ezrin self-association involves binding of an N-terminal domain to a normally masked C-terminal domain that includes the F-actin binding site. Mol Biol Cell 6:1061–1075

Gideon P, John J, Frech M et al. (1992) Mutational and kinetic analysis of the GTPase-activating protein (GAP)-p21 interaction: the C-terminal domain of GAP is not sufficient for full activity. Mol Cell Biol 12:2050–2056

Gilchrest BA, Blog FB, Szabo G (1979) Effects of aging and chronic sun exposure on melanocytes in human skin. I Invest Dermatol 73:141–143

Giordano MJ, Mahadeo DK, He YY, Geist RT, Hsu C, Gutmann DH (1996) Increased expression of the neurofibromatosis 1 (NF1) gene product, neurofibromin, in astrocytes in response to cerebral ischemia. J Neurosci Res 43:246–253

Giovannini M, Robanus-Maandag E, Niwa-Kawakita M et al. (1999) Schwann cell hyperplasia and tumors in transgenic mice expressing a naturally occurring mutant NF2 protein. Genes Dev 13:978–986

Glover TW, Stein CK, Legius E, Andersen LB, Brereton A, Johnson S (1991) Molecular and cytogenetic analysis of tumors in von Recklinghausen neurofibromatosis. Genes Chromosomes Cancer 3:62–70

Goldgar DE, Green PH, Parry DM, Mulvihill JJ (1989) Multipoint linkage analysis in neurofibromatosis type 1: an international collaboration. Am J Hum Genet 44:6–12

Golubic M, Tanaka K, Dobrowolski S et al. (1991) The GTPase stimulatory activities of the neurofibromatosis type 1 and the yeast IRA2 proteins are inhibited by arachidonic acid. EMBO J 10:2897–2903

Golubic M, Roudebush M, Dobrowolski S, Wolfman A, Stacey DW (1992) Catalytic properties, tissue and intracellular distribution of neurofibromin. Oncogene 7:2151–2159

Gomez L, Barrios C, Kreicbergs A, Zetterberg A, Pestana A, Castresana JS (1995) Absence of mutation at the GAP-related domain of the neurofibromatosis type 1 gene in sporadic neurofibrosarcomas and other bone and soft tissue sarcomas. Cancer Genet Cytogenet 81:173–174

Gomez L, Rubio MP, Martin MT et al. (1996) Chromosome 17 allelic loss and NF1-GRD mutations do not play a significant role as molecular mechanisms leading to melanoma tumorigenesis. J Invest Dermatol 106:432–436

Gomi H, Yokoyama T, Fujimoto K et al. (1995) Mice devoid of the glial fibrillary acidic protein develop normally and are susceptible to scrapie prions. Neuron 14:29–41

Gonzalez-Agosti C, Xu L, Pinney D et al. (1996) The merlin tumor suppressor localizes preferentially in membrane ruffles. Oncogene 13:1239–1247

Gonzalez-Agosti C, Wiederhold T, Herndon ME, Gusella J, Ramesh V (1999) Interdomain interaction of merlin isoforms and its influence on intermolecular binding to NHE-RF. J Biol Chem 274:34.438–34.442

Goutebroze L, Brault E, Muchardt C, Camonis J, Thomas G (2000) Cloning and characterization of SCHIP-1, a novel protein interacting specifically with spliced isoforms and naturally occurring mutant NF2 proteins. Mol Cell Biol 20:1699–1712

Green JE, Baird AM, Hinrichs SH, Klintworth GK, Jay G (1992) Adrenal medullary tumors and iris proliferation in a transgenic mouse model of neurofibromatosis. Am J Pathol 140:1401–1140

Greenblatt MS, Bennett WP, Hollstein M, Harris CC (1994) Mutations in the p53 tumor suppressor gene: clues to cancer etiology and molecular pathogenesis. Cancer Res 54:4855–4878

Gregory PE, Gutmann DH, Mitchell A et al. (1993) Neurofibromatosis type 1 gene product (neurofibromin) associated with microtubules. Somat Cell Mol Genet 19:265–274

Griesser J, Kaufmann D, Eisenbarth I, Bäuerle C, Krone W (1995) Ras-GTP regulation is not altered in cultured melanocytes with reduced levels of neurofibromin derived from patients with neurofibromatosis 1 (NF1). Biol Chem 376:91–101

Griesser J, Kaufmann D, Maier B, Mailhammer R, Kuehl P, Krone W (1997) Post-transcriptional regulation of neurofibromin level in cultured human melanocytes in response to growth factors. J Invest Dermatol 108:275–280

Grönholm M, Sainio M, Zhao F, Heiska L, Vaheri A, Carpen O (1999) Homotypic and heterotypic interaction of the neurofibromatosis 2 tumor suppressor protein merlin and the ERM protein ezrin. J Cell Sci 112:895–904

Grumbles RM, Shao L, Jeffrey JJ, Howell DS (1997) Regulation of the rat interstitial collagenase promotor by IL-1β, c-Jun, and ras-rependent signaling in growth plate chondrocytes. J Cell Biochem 67:92–102

Guha A (1998) Ras activation in astrocytomas and neurofibromas. Can J Neurol Sci 25:267–281

Guha A, Lau N, Huvar I et al. (1996) Ras-GTP levels are elevated in human NF1 peripheral nerve tumors. Oncogene 12:507–513

Guha A, Feldkamp MM, Lau N, Boss G, Pawson (1997) Proliferation of human malignant astrocytomas is dependent on Ras activation. Oncogene 15:2755–2765

Guo HF, The I, Hannan F, Bernards A, Zhong Y (1997) Requirement of Drosophila NF1 for activation of adenylyl cyclase by PACAP38-like neuropeptides. Science 276:795–798

Guo HF, Tong J, Hannan F, Luo L, Zhong Y (2000) A neurofibromatosis-1-regulated pathway is required for learning in Drosophila. Nature 403:895–898

Gutkind JS (1998) Cell growth control by G protein-coupled receptors: from signal transduction to signal integration. Oncogene 17:1331–1342

Gutmann DH, Andersen LB, Cole JL, Swaroop M, Collins FS (1993a) An alternatively-spliced mRNA in the carboxy terminus of the neurofibromatosis type 1 (NF1) gene is expressed in muscle. Hum Mol Genet 2:989–992

Gutmann DH, Tennekoon GI, Cole JL, Collins FS, Rutkowski JL (1993b) Modulation of the neurofibromatosis type 1 product, neurofibromin, during Schwann cell differentiation. J Neurosci Res 36:216–223

Gutmann DH, Cole JL, Collins FS (1994a) Modulation of neurofibromatosis type 1 gene expression during in vitro myoblast differentiation. J Neurosci Res 37:398–405

Gutmann DH, Cole J, Stone W, Ponder BAJ, Collins FS (1994b) Loss of neurofibromin in adrenal gland tumors from patients with neurofibromatosis 1. Genes Chromosomes Cancer 10:55–58

Gutmann DH, Geist RT, Rose K, Wright DE (1995a) Expression of two new protein isoforms of the neurofibromatosis type 1 gene product, neurofibromin, in muscle tissues. Dev Dyn 202:302–311

Gutmann DH, Geist RT, Wright DE, Snider WD (1995b) Expression of the neurofibromatosis 1 (NF1) isoforms in developing and adult rat tissues. Cell Growth Diff 6:315–323

Gutmann DH, Wright DE, Geist RT, Snider WD (1995c) Expression of the neurofibromatosis 2 (NF2) gene isoforms during rat embryonic development. Hum Mol Genet 4:471–478

Gutmann DH, Giordano MJ, Mahadeo DK, Lau N, Silbergeld D, Guha A (1996) Increased neurofibromatosis 1 gene expression in astrocytic tumors: positive regulation by p21-ras. Oncogene 16:2121–2127

Gutmann DH, Aylsworth A, Carey JC et al. (1997a) The diagnostic evaluation and multidisciplinary management of neurofibromatosis 1 and neurofibromatosis 2. JAMA 278:51–57

Gutmann DH, Giordano MJ, Fishback AS, Guha A (1997b) Loss of merlin expression in sporadic meningiomas, ependymomas and schwannomas. Neurology 49:267–270

Gutmann DH, Geist RT, Xu Hm, Kim JS, Saporito-Irwin S (1998) Defects in neurofibromatosis 2 protein function can arise at multiple levels. Hum Mol Genet 7:335–345

Gutmann DH, Zhang Y, Hirbe A (1999a) Developmental regulation of a neuron-specific neurofibromatosis 1 isoform. Ann Neurol 46:777–782

Gutmann DH, Loehr A, Zhang Y, Kim J, Henkemeyer M, Cashen A (1999b) Haploinsufficiency for the neurofibromatosis 1 (NF1) tumor suppressor results in increased astrocyte proliferation. Oncogene 18:4450–4459

Gutmann DH, Haipek CA, Hoang Lu K (1999c) Neurofibromatosis 2 tumor suppressor protein, merlin, forms two functionally important intramolecular associations. J Neurosci Res 58:706–716

Gutmann DH, Sherman L, Seftor L, Haipek C, Hoang Lu K, Hendrix M (1999d) Increased expression of the NF2 tumor suppressor gene product, merlin, impairs cell motility, adhesion and spreading. Hum Mol Genet 8:267–275

Gutmann DH, Donahoe J, Brown T, James CD, Perry A (2000) Loss of neurofibromatosis 1 (NF1) gene expression in NF1-associated pilocytic astrocytomas. Neuropathol Appl Neurobiol 26:361–367

Habib AA, Morton LS, Allwardt B et al. (1998a) Expression of the oligodendrocyte-myelin glycoprotein by neurons in the mouse central nervous system. J Neurochem 70:1704–1711

Habib AA, Gulcher JR, Högnason T, Zheng L, Stefánsson K (1998b) The OMgp gene, a second growth suppressor within the NF1 gene. Oncogene 16:1525–1531

Habiby R, Silverman B, Listernick R, Charrow J (1995) Precocious puberty in children with neurofibromatosis type 1. J Pediatr 126:364–367

Haeussler J, Haeusler J, Striebel AM et al. (2000) Tumor antigen HuR binds specifically to one of five protein-binding segments in the 3′-untranslated region of the neurofibromin messenger RNA. Biochem Biophys Res Commun 267:726–732

Hajra A, Martin-Gallardo A, Tarlé SA et al. (1994) DNA sequences in the promoter region of the NF1 gene are highly conserved between human and mouse. Genomics 21:649–652

Hall A (1993) Ras-related proteins. Curr Opin Cell Biol 5:265–268

Hamilton SR, Liu B, Parsons RE et al. (1995) The molecular basis of Turcot's syndrome. N Engl J Med 332:839–847

Han JW, McCormick F, Macara IG (1991) Regulation of Ras-GAP and the neurofibromatosis-1 gene product by eicosanoids. Science 252:576–579

Hansson HA, Lauritzen C, Lossing C, Petruson K (1988) Somatomedin C as tentative pathogenic factor in neurofibromatosis. Scand J Plast Reconstr Surg 22:7–13

Hara T, Bianchi AB, Seizinger BR, Kley N (1994) Molecular cloning and characterization of alternatively spliced transcripts of the mouse neurofibromatosis 2 gene. Cancer Res 54:330–335

Harada T, Irving RM, Xuereb JH et al. (1996) Molecular genetic investigation of the neurofibromatosis type 2 tumor suppressor gene in sporadic meningioma. J Neurosurg 84:847–851

Harwalkar JA, Lee JH, Hughes G, Kinney SE, Golubic M (1998) Immunoblotting analysis of schwannomin/merlin in human schwannomas. Am J Otol 19:654–659

Hattori S, Maekawa M, Nakamura S (1992) Identification of neurofibromatosis type 1 gene product as an insoluble GTPase-activating protein towards ras p21. Oncogene 7:481–485

Hayashi S, Kubota Y, Shimada S, Hori Y (1990) Characterization of cultured neurofibroma cells derived from von Recklinghausen's disease. Clin Exp Dermatol 15:217–221

Heiska L, Alfthan K, Gronholm M, Vilja P, Vaheri A, Carpen O (1998) Association of ezrin with intercellular adhesion molecule-1 and -2 (ICAM-1 and ICAM-2). Regulation by phosphatidylinositol 4, 5-bisphosphate. J Biol Chem 273:21.893–21.900

Hemesath TJ, Price ER, Takemoto C, Badalian T, Fisher DE (1998) MAP kinase links the transcription factor microphthalmia to c-Kit signalling in melanocytes. Nature 391:298–301

Henkemeyer M, Rossi DJ, Holmyard DP et al. (1995) Vascular system defects and neuronal apoptosis in mice lacking ras GTPase-activating protein. Nature 377:695–701

Hermonen J, Hirvonen O, Ylä-Outinen H et al. (1995) Neurofibromin: expression by normal human keratinocytes in vivo and in vitro and in epidermal malignancies. Lab Invest 73:221–228

Hewett SJ, Choi DW, Gutmann DH (1995) Expression of the neurofibromatosis 1 (NF1) gene in reactive astrocytes in vitro. Neuroreport 31:1565–1568

Hinrichs SH, Nerenberg M, Reynolds RK, Khoury G, Jay G (1987) A transgenic mouse model for human neurofibromatosis. Science 237:1340–1343

Hirao M, Sato N, Kondo T et al. S (1996) Regulation mechanism of ERM (ezrin/radixin/moesin) protein/plasma membrane association: possible involvement of phosphatidylinositol turnover and Rho-dependent signaling pathway. J Cell Biol 135:37–51

Hitotsumatsu T, Kitamoto T, Iwaki T, Fukui M, Tateishi J (1994) An exon 8-spliced out transcript of neurofibromatosis 2 gene is constitutively expressed in various human tissues. J Biochem 116:1205–1207

Hitotsumatsu T, Iwaki T, Kitamoto T et al. (1997) Expression of neurofibromatosis 2 protein in human brain tumors: an immunohistochemical study. Acta Neuropathol (Berl) 93:225–232

Hoang-Xuan K, Merel P, Vega F et al. (1995) Analysis of the NF2 tumor-suppressor gene and of chromosome 22 deletions in gliomas. Int J Cancer 60:478–481

Hoffmeyer S, Assum G, Griesser J, Kaufmann D, Nürnberg P, Krone W (1995) On unequal allelic expression of the neurofibromin gene in neurofibromatosis type 1. Hum Mol Genet 4:1267–1272

Hoffmeyer S, Nürnberg P, Ritter H et al. (1998) Nearby stop codons in exons of the neurofibromatosis type 1 gene are disparate splice effectors. Am J Hum Genet 62:269–277

Hollstein M, Rice K, Greenblatt MS et al. (1994) Database of p53 gene somatic mutations in human tumors and cell lines. Nucleic Acids Res 22:3551–3555

Honda M, Arai E, Sawada S, Ohta A, Niimura M (1995) Neurofibromatosis 2 and neurilemmomatosis gene are identical. J Invest Dermatol 104:74–77

Huang L, Ichimaru E, Pestonjamasp K et al. (1998) Merlin differs from moesin in binding to F-actin and in its intra- and intermolecular interactions. Biochem Biophys Res Commun 248:548–553

Huebner K, Isobe M, Chao M et al. (1986) The nerve growth factor receptor gene is at human chromosome region 17q12–17q22 distal to the chromosome 17 breakpoint in acute leukemias. Proc Natl Acad Sci USA 83:1403–1407

Hulsebos TJ, Bijleveld EH, Riegman PH, Smink LJ, Dunham I (1996) Identification and characterization of NF1-related loci on human chromosomes 22, 14, and 2. Hum Genet 98:7–11

Huson SM (1994a) Neurofibromatosis: historical perspective, classification and diagnostic criteria. In: Huson SM, Hughes RAC (eds) The neurofibromatoses: a pathogenetic and clinical overview. Chapman & Hall, London New York, pp 1–22

Huson SM (1994b) Neurofibromatosis 1: a clinical and genetic overview. In: Huson SM, Hughes RAC (eds) The neurofibromatoses: a pathogenetic and clinical overview. Chapman & Hall, London New York, pp 160–203

Huson SM, Upadhyaya M (1994) Neurofibromatosis 1: clinical management and genetic counselling. In: Huson SM, Hughes RAC (eds) The neurofibromatoses: a pathogenetic and clinical overview. Chapman & Hall, London New York, pp 355–381

Huson SM, Jones DD, Beck L (1987) Ophthalmic manifestations of neurofibromatosis. Br J Ophthalmol 71:235–238

Huson SM, Harper PS, Compston DAS (1988) Von Recklinghausen neurofibromatosis: a clinical and population study in South East Wales. Brain 111:1355–1381

Huson SM, Compston DAS, Clark P, Harper PS (1989) A genetic study of von Recklinghausen neurofibromatosis in south east Wales. I Prevalence, fitness, mutation rate, and effect of parental transmission on severity. J Med Genet 26:704–711

Huynh DP, Pulst SM (1996) Neurofibromatosis 2 antisense oligodeoxynucleotides induce reversible inhibition of schwannomin synthesis and cell adhesion in STS26T and T98G cells. Oncogene 13:73–84

Huynh DP, Lin CT, Pulst SM (1992) Expression of neurofibromin, the neurofibromatosis 1 gene product: studies in human neuroblastoma cells and rat brain. Neurosci Lett 143:233–236

Huynh DP, Nechiporuk T, Pulst SM (1994) Differential expression and tissue distribution of type I and type II neurofibromins during mouse fetal development. Dev Biol 161:538–551

Huynh DP, Tran TMD, Nechiporuk T, Pulst SM (1996) Expression of neurofibromatosis 2 transcript and gene product during mouse fetal development. Cell Growth Differ 7:1551–1561

Huynh DP, Mautner V, Baser ME, Stavrou D, Pulst SM (1997) Immunohistochemical detection of schwannomin and neurofibromin in vestibular schwannomas, ependy-

momas and meningiomas. J Neuropathol Exp Neurol 56:382–390

Ikeda K, Saeki Y, Gonzalez-Agosti C, Ramesh V, Chiocca EA (1999) Inhibition of NF2-negative and NF2-positive primary human meningioma cell proliferation by overexpression of merlin due to vector-mediated gene transfer. J Neurosurg 91:85–92

Ingram DA, Yang FC, Travers JB et al. (2000) Genetic and biochemical evidence that haploinsufficiency of the Nf1 tumor suppressor gene modulates melanocyte and mast cell fates in vivo. J Exp Med 191:181–188

Irving RM, Moffat DA, Hardy DG, Barton DE, Xuereb JH, Maher ER (1994) Somatic NF2 gene mutations in familial and non-familial vestibular schwannoma. Hum Mol Genet 3:347–350

Ishioka C, Ballester R, Engelstein M et al. (1995) A functional assay for heterozygous mutations in the GTPase activating protein related domain of the neurofibromatosis type 1 gene. Oncogene 10:841–847

Izawa I, Tamaki N, Saya H (1996) Phosphorylation of neurofibromatosis type 1 gene product (neurofibromin) by cAMP-dependent protein kinase. FEBS Lett 382:53–59

Jaakkola S, Peltonen J, Uitto J (1989) Perineurial cells coexpress genes encoding interstitial collagens and basement membrane zone components. J Cell Biol 108:1157–1163

Jaaskelainen J, Paetau A, Pyykko I, Blomstedt G, Palva T, Troupp H (1994) Interface between the facial nerve and large acoustic neurinomas. Immunohistochemical study of the cleavage plane in NF2 and non-NF2 cases. J Neurosurg 80:541–547

Jacks T, Shih TS, Schmitt EM, Bronson RT, Bernards A, Weinberg RA (1994a) Tumour predisposition in mice heterozygous for a targeted mutation in NF1. Nat Genet 7:353–361

Jacks T, Remington L, Williams BO et al. (1994b) Tumor spectrum analysis in p53-mutant mice. Curr Biol 4:1–7

Jackson RJ (1993) Cytoplasmic regulation of mRNA function: the importance of the 3′untranslated region. Cell 74:9–14

Jacoby LB, Pulaski K, Rouleau GA, Martuza RL (1990) Clonal analysis of human meningiomas and schwannomas. Cancer Res 50:6783–6786

Jacoby LB, MacCollin M, Louis DN et al. (1994) Exon scanning for mutation of the NF2 gene in schwannomas. Hum Mol Genet 3:413–419

Jacoby LB, MacCollin M, Barone R, Ramesh V, Gusella JF (1996) Frequency and distribution of NF2 mutations in schwannomas. Genes Chromosomes Cancer 17:45–55

Jacoby LB, Jones D, Davis K et al. (1997) Molecular analysis of the NF2 tumor-suppressor gene in schwannomatosis. Am J Hum Genet 61:1293–1302

Jacoby LB, MacCollin M, Parry DM et al. (1999) Allelic expression of the NF2 gene in neurofibromatosis 2 and schwannomatosis. Neurogenetics 2:101–108

Jadayel D, Fain P, Upadhyaya M et al. (1990) Paternal origin of new mutations in von Recklinghausen neurofibromatosis. Nature 343:558–559

Jamieson CR, Burgt I van der, Brady AF et al. (1994) Mapping a gene for Noonan syndrome to the long arm of chromosome 12. Nat Genet 8:357–360

Jarpe MB, Widmann C, Knall C et al. (1998) Anti-apoptotic versus pro-apoptotic signal transduction: checkpoints and stop signs along the road to death. Oncogene 17:1475–1482

Javahery R, Khachi A, Lo K, Zenzie-Gregory B, Smale ST (1994) DNA sequence requirements for transcriptional initiator activity in mammalian cells. Mol Cell Biol 14:116-127

Jenne DE, Tinschert S, Stegmann E et al. (2000) A common set of at least 11 functional genes are lost in the majority of NF1 patients with gross deletions. Genomics 15:93-97

Jensen S, Paderanga D, Chen P et al. (1995) Molecular analysis of the NF1 locus in astrocytic brain tumors. Cancer 76:674-677

Jhanwar SC, Chen Q, Li FP, Brennan MF, Woodruff JM (1994) Cytogenetic analysis of soft tissue sarcomas. Recurrent chromosome abnormalities in malignant peripheral nerve sheath tumors (MPNST). Cancer Genet Cytogenet 78:138-144

John AM, Ruggieri M, Ferner R, Upadhyaya M (2000) A search for evidence of somatic mutations in the NF1 gene. J Med Genet 37:44-49

Johnson MR, Look AT, De Clue JE, Valentine MB, Lowy DR (1993) Inactivation of the NF1 gene in human melanoma and neuroblastoma cell lines without impaired regulation of GTP-Ras. Proc Natl Acad Sci USA 90:5539-5543

Johnson MR, DeClue JE, Felzmann S et al. (1994) Neurofibromin can inhibit ras-dependent growth by a mechanism independent of its GTPase-accelerating function. Mol Cell Biol 14:641-645

Johnson LL, Dyer R, Hupe DJ (1996) Matrix metalloproteinases. Curr Opin Chem Biol 2:466-471

Jones PA (1996) DNA methylation errors and cancer. Cancer Res 56:2463-2467

Jones PA, Laird PW (1999) Cancer epigenetics comes of age. Nat Genet 21:1163-167

Joseph JT, Lisle DK, Jacoby LB et al. (1995) NF2 gene analysis distinguishes hemangiopericytoma from meningioma. Am J Pathol 147:1450-1455

Joy P, Roberts C, North K, DeSilva M (1995) Neuropsychological function and MRI abnormalities in neurofibromatosis type 1. Dev Med Child Neurol 37:906-914

Kalra R, Paderanga DC, Olson K, Shannon KM (1994) Genetic analysis is consistent with the hypothesis that NF1 limits myeloid cell growth through p21^{ras}. Blood 84:3435-3439

Kamleiter M, Hanemann CO, Kluwe L et al. (1998) Voltage-dependent membrane currents of cultured human neurofibromatosis type 2 Schwann cells. Glia 24:313-322

Kanter WR, Eldridge R (1978) Maternal effect in central neurofibromatosis. Lancet 21:903

Kanter WR, Eldridge R, Fabricant R, Allen JC, Koerber T (1980) Central neurofibromatosis with bilateral acoustic neuroma: genetic, clinical and biochemical distinctions from peripheral neurofibromatosis. Neurology 30:851-859

Karsenty G (1999) The genetic transformation of bone biology. Genes Dev 13:3037-3051

Kaufmann D, Krone W, Hochsattel R, Martin R (1989) A cell culture study on melanocytes from patients with neurofibromatosis 1. Arch Dermatol Res 281:510-513

Kaufmann D, Wiandt S, Veser J, Krone W (1991) Increased melanogenesis in cultured epidermal melanocytes from patients with neurofibromatosis 1 (NF1). Hum Genet 87:144-150

Kaufmann D, Bartelt B, Hoffmeyer S, Müller R (1999a) Post-translational regulation of neurofibromin content in melanocytes of neurofibromatosis type 1 patients. Arch Dermatol Res 291:312-317

Kaufmann D, Junge I, Bartelt B, Lattke H, Müller R (1999b) On the lysosomal degradation of neurofibromin and its

phosphorylation in cultured melanocytes. Biol Chem 380:1071-1078

Kaul SC, Mitsui Y, Komatsu Y, Reddel RR, Wadhwa R (1996) A highly expressed 81 kDa protein in immortalized mouse fibroblast: its proliferative function and identity with ezrin. Oncogene 13:1231-1237

Keene JD (1999) Why is Hu where? Shuttling of early-response-gene messenger RNA subsets. Proc Natl Acad Sci USA 96:5-7

Kehrer H, Krone W (1994) Spontaneous chromosomal aberrations in cell cultures from patients with neurofibromatosis 1. Mutat Res 306:61-70

Kehrer-Sawatzki H, Schwickardt T, Assum G, Rocchi M, Krone W (1997) A third neurofibromatosis type 1 (NF1) pseudogene at chromosome 15q11.2. Hum Genet 100:595-600

Kehrer-Sawatzki H, Maier C, Moschgath E, Elgar G, Krone W (1998) Genomic characterization of the neurofibromatosis type 1 gene of *Fugu rubripes*. Gene 222:145-153

Kerem E, Nissim-Rafinia M, Argaman Z et al. (1997) A missense cystic fibrosis transmembrane conductance regulator mutation with variable phenotype. Pediatrics 100:E5

Kerkhoff E, Rapp UR (1998) Cell cycle targets of Ras/Raf signalling. Oncogene 17:1457-1462

Kestler HA, Haschka M (1999) A model for the emergence of café-au-lait macules. J Invest Dermatol 113:858-859

Kim HA, Ratner N (1997) NF1-deficient mouse Schwann cells are angiogenic and invasive and can be induced to hyperproliferate: reversion of some phenotypes by an inhibitor of farnesyl protein transferase. Mol Cell Biol 17:862-872

Kim MR, Tamanoi F (1998) Neurofibromatosis 1 GTPase activating protein-related domain and its functional significance. In: Upadhyaya M, Cooper DN (eds) Neurofibromatosis type 1: from genotype to phenotype. BIOS Scientific Publ, Oxford, pp 89-112

Kim HA, Rosenbaum T, Marchionni MA, Ratner N, DeClue JF (1995) Schwann cells from neurofibromin deficient mice exhibit activation of p21^{ras}, inhibition of cell proliferation and morphological changes. Oncogene 11:325-335

Kim HA, DeClue JE, Ratner N (1997) cAMP-dependent protein kinase A is required for Schwann cell growth: interactions between the cAMP and neuregulin/tyrosine kinase pathways. J Neurosci Res 49:236-247

Kimura Y, Koga H, Araki N et al. (1998) The involvement of calpain-dependent proteolysis of the tumor suppressor NF2 (merlin) in schwannomas and meningiomas. Nat Med 4:915-922

Kinzler K, Vogelstein B (1996) Lessons from hereditary colorectal cancer. Cell 87:159-170

Kirby ML, Gale TF, Stewart DE (1983) Neural crest cells contribute to normal aorticopulmonary septation. Science 220:1059-1061

Kleihues P, Burger PC, Scheithauer BW (1993) The new WHO classification of brain tumours. Brain Pathol 3:255-268

Klesse LH, Parada LF (1998) p21 Ras and phosphatidylinositol-3 kinase are required for survival of wild-type and NF1 mutant sensory neurons. J Neurosci 18:10.420-10.428

Klose A, Ahmadian MR, Schuelke M et al. (1998) Selective disactivation of neurofibromin GAP activity in neurofibromatosis type 1 (NF1). Hum Mol Genet 7:1261-1268

Kluwe L, Mautner VF (1996) A missense mutation in the NF2 gene results in moderate and mild clinical phenotypes of neurofibromatosis type 2. Hum Genet 97:224–227

Kluwe L, Mautner VF (1998) Mosaicism in sporadic neurofibromatosis 2 patients. Hum Mol Genet 7:2051–2055

Kluwe L, Pulst SM, Koppen J, Mautner VF (1995) A 163-bp deletion in the neurofibromatosis 2 (NF2) gene associated with variant phenotypes. Hum Genet 95:443–446

Kluwe L, Bayer S, Baser ME et al. (1996) Identification of NF2 germ-line mutations and comparison with neurofibromatosis 2 phenotypes. Hum Genet 98:534–538

Kluwe L, MacCollin M, Tatagiba M et al. (1998) Phenotypic variability associated with 14 splice-site mutations in the NF2 gene. Am J Med Genet 77:228–233

Kluwe L, Friedrich RE, Mautner VF (1999a) Loss of NF1 allele in Schwann cells but not in fibroblasts derived from an NF1-associated neurofibroma. Genes Chromosomes Cancer 24:283–285

Kluwe L, Friedrich RE, Mautner V-F (1999b) Allelic loss of the NF1 gene in NF1-associated plexiform neurofibromas. Cancer Genet Cytogenet 113:65–69

Kluwe L, Mautner V, Parry D et al. (2000) The partental origin of new mutations in neurofibromatosis 2. Neurogenetics in press

Knudson AG Jr (1971) Mutation and cancer: statistical study of retinoblastoma. Proc Natl Acad Sci USA 68:829–833

Kobayashi M, Hashimoto N, Hoshino M, Hattori S, Iwashita S (1993) Differential contribution of M_r 120 kDa ras-GTPase-activating protein and neurofibromatosis type 1 gene product during the transition from growth phase to arrested state in human fibroblasts accompanied by a unique rasGTPase-activating activity. FEBS 327:177–182

Koch G (1966) Phakomatosen. In: Becker PE (Hrsg) Humangenetik. Ein kurzes Handbuch in fünf Bänden, Bd V/1. Thieme, Stuttgart New York, S 34–111

Koga H, Araki N, Takeshima H et al. (1998) Impairment of cell adhesion by expression of the mutant neurofibromatosis type 2 (NF2) genes which lack exons in the ERM-homology domain. Oncogene 17:801–810

Koh T, Yokota J, Ookawa K et al. (1995) Alternative splicing of the neurofibromatosis 1 gene correlates with growth patterns and neuroendocrine properties of human small-cell lung-carcinoma cell. Int J Cancer 60:843–847

Köhler B (1990) Neurofibromatose im Kindesalter. Klinik und Diagnostik von Kindern mit Morbus Recklinghausen. Wissenschaftliche Verlagsgesellschaft, Stuttgart, S 1–150

Koivunen J, Yla-Outinen H, Korkiamaki T et al. (2000) New function for NF1 tumor suppressor. J Invest Dermatol 114:473–479

Korf BR (1999) NNFF (National Neurofibromatosis Foundation) International NF1 Genetic Analysis Consortium. Februar 1999. http://www.clam.com/nf/nf1gene/secure_data/nf1gene.mutdata.index.html

Krämer A (1996) The structure and function of proteins involved in mammalian pre-mRNA splicing. Annu Rev Biochem 65:367–409

Krasnoselsky A, Massay MJ, DeFrances MC, Michalopoulos G, Zarnegar R, Ratner N (1994) Hepatocyte growth factor is a mitogen for Schwann cells and is present in neurofibromas. J Neurosci 14:7284–7290

Krawczak M, Reiss J, Cooper DN (1992) The mutational spectrum of single base-pair substitutions in mRNA splice junctions of human genes: causes and consequences. Hum Genet 90:41–54

Kroll J, Waltenberger J (1997) The vascular endothelial growth factor receptor KDR activates multiple signal transduction pathways in porcine aortic endothelial cells. J Biol Chem 272:32.521–32.527

Krone W, Mao R, Mühleck O, Kling H, Fink T (1986) Cell culture studies on neurofibromatosis (von Recklinghausen). Characterization of cells growing from neurofibromas. Ann N Y Acad Sci 486:354–370

Krone W, Hoffmeyer S, Grießer J et al. (1998) Studies on neurofibromatosis typ 1. In: In: Singh JR, Sperling K, Neitzel H (eds) Progress in human genetics. Printwell, Amritsar

LaJeunesse DR, McCartney BM, Fehon RG (1998) Structural analysis of *Drosophila* merlin reveals functional domains important for growth control and subcellular localization. J Cell Biol 141:1589–1599

Lakkis MM, Epstein JA (1998) Neurofibromin modulation of ras activity is required for normal endocardial-mesenchymal transformation in the developing heart. Development 125:4359–4367

Lakkis MM, Golden JA, O'Shea KS, Epstein JA (1999) Neurofibromin deficiency in mice causes exencephaly and is a modifier for Splotch neural tube defects. Dev Biol 212:80–92

Lamszus K, Vahldiek F, Mautner VF et al. (2000) Allelic losses in neurofibromatosis 2-associated meningiomas. J Neuropathol Exp Neurol 59:504–12

Largaespada DA, Shoughnessy JD, Jenkins NA, Copeland NG (1995) Retroviral integration at the Evi-2 locus in BXH-2 myeloid leukemia cell lines disrupts NF1 expression without changes in steady-state Ras-GTP levels. J Virol 69:5095–5102

Largaespada DA, Brannan CI, Jenkins NA, Copeland NG (1996) NF1 deficiency causes Ras-mediated granulocyte/macrophage colony stimulating factor hypersensitivity and chronic myeloid leukaemia. Nat Genet 12:137–143

Larson JJ, Tew JM Jr, Simon M, Menon AG (1995) Evidence for clonal spread in the development of multiple meningiomas. J Neurosurg 83:705–709

Lassmann H, Jurecka W, Gebhart W (1976) Some electron microscopic and autoradiographic results concerning cutaneous neurofibromas in von Recklinghausen's disease. Arch Dermatol Res 255:69–81

Lassmann H, Jurecka W, Lassmann G, Gebhart W, Matras H, Watzek G (1977) Different types of benign nerve sheath tumors. Virchows Arch 375:197–210

Lázaro C, Gaona A, Lynch M, Kruyer H, Ravella A, Estivill X (1995) Molecular characterization of the breakpoints of a 12-kb deletion in the NF1 gene in a family showing germ-line mosaicism. Am J Hum Genet 57:1044–1049

Lázaro C, Gaona A, Ainsworth P et al. (1996) Sex differences in mutational rate and mutational mechanism in the NF1 gene in neurofibromatosis type 1 patients. Hum Genet 98:696–699

Leblanc V, Tocque B, Delumeau I (1998) Ras-GAP controls Rho-mediated cytoskeletal reorganization through its SH3 domain. Mol Cell Biol 18:5567–5578

Ledbetter DH, Rich DC, O'Connell P, Leppert M, Carey JC (1989) Precise localization of NF1 to 17q11.2 by balanced translocation. Am J Hum Genet 44:20–24

Lee MH, Williams BO, Mulligan G et al. (1996) Targeted disruption of p107: functional overlap between p107 and Rb. Genes Dev 10:1621–1632

Lee JH, Sundaram V, Stein DJ, Kinney SE, Stacey DW, Golubic M (1997) Reduced expression of schwannomin/merlin in human sporadic meningiomas. Neurosurgery 40:578–587

Legius E, Marchuk DA, Hall BK et al. (1992) NF1-related locus on chromosome 15. Genomics 13:1316–1318

Legius E, Marchuk DA, Collins FS (1993) Somatic deletion of the neurofibromatosis type 1 gene in a neurofibromasarcoma supports a tumour suppressor gene hypothesis. Nat Genet 3:122–126

Legius E, Dierick H, Wu R et al. (1994) TP53 mutations are frequent in malignant NF1 tumors. Genes Chromosomes Cancer 10:250–255

Legoix P, Legrand MF, Ollagnon E, Lenoir G, Thomas G, Zucman-Rossi J (1999) Characterisation of 16 polymorphic markers in the NF2 gene: application to hemizygosity detection. Hum Mutat 13:290–293

Lekanne Deprez RH, Bianchi AB et al. (1994) Frequent NF2 gene transcript mutations in sporadic meningiomas and vestibular schwannomas. Am J Hum Genet 54:1022–1029

Lewis RA, Riccardi VM (1981) Von Recklinghausen neurofibromatosis. Incidence of iris hamartomata. Ophthalmology 88:348–354

Li Y, White R (1996) Suppression of a human colon cancer cell line by introduction of an exogenous NF1 gene. Cancer Res 56:2872–2876

Li Y, Bollag G, Clark R et al. (1992) Somatic mutations in the neurofibromatosis 1 gene in human tumors. Cell 69:275–281

Li Y, O'Connell P, Breidenach HH et al. (1995) Genomic organization of the neurofibromatosis 1 gene (NF1). Genomics 25:9–18

Lindblom A, Ruttledge M, Collins VP, Nordenskjold M, Dumanski JP (1994) Chromosomal deletions in anaplastic meningiomas suggest multiple regions outside chromosome 22 as important in tumor progression. Int J Cancer 56:354–357

Lipton S, Zuckerbrod M (1966) Familial enteric neurofibromatosis. Med Times 94:544–548

Lisch K (1937) Über Beteiligung der Augen, insbesondere das Vorkommen von Irisknötchen bei der Neurofibromatose (Recklinghausen). Z Augenheilkd 93:137–143

Listernick R, Louis DN, Packer RJ, Gutmann DH (1997) Optic pathway gliomas in children with neurofibromatosis 1: consensus statement from the NF1 optic pathway glioma task force. Am Neurol 41:143–149

Lopez-Correa C, Brems H, Lazaro C et al. (1999) Molecular studies in 20 submicroscopic neurofibromatosis type 1 gene deletions. Hum Mutat 14:387–93

Lopez-Correa C, Zucman-Rossi J, Brems H, Thomas G, Legius E (2000) NF2 gene deletion in a family with a mild phenotype. J Med Genet 37:75–77

Lothe RA, Saeter G, Danielsen HE et al. (1993) Genetic alterations in a malignant schwannoma from a patient with neurofibromatosis (NF1). Pathol Res Pract 189:465–471

Lothe RA, Slettan A, Saeter G, Brogger A, Borresen AL, Nesland JM (1995) Alterations at chromosome 17 loci in peripheral nerve sheath tumors. J Neuropathol Exp Neurol 54:65–73

Lothe RA, Karhu R, Mandahl N et al. (1996) Gain of 17q24-qter detected by comparative genomic hybridization in malignant tumors from patiens with von Recklinghausen's neurofibromatosis. Cancer Res 56:4778–4781

Louis DN, Ramesh V, Gusella JF (1995) Neuropathology and molecular genetics of neurofibromatosis 2 and related tumors. Brain Pathol 5:163–172

Ludwig L, Janssen JWG, Schulz AS, Bartram CR (1993) Mutations within the FLR exon of NF1 are rare in myelodysplastic syndromes and acute myelocytic leukemias. Leukemia 7:1058–1060

Ludwig L, Janssen JW, Bartram CR (1995) Exon trap analysis of a NF1 splice-site mutation in a chronic myelomonocytic leukemia patient. Leukemia 9:922–924

Luijten M, Wang Y, Smith BT et al. (2000) Mechanism of spreading of the highly related neurofibromatosis type 1 (NF1) pseudogenes on chromosomes 2, 14 and 22. Eur J Hum Genet 8:209–214

Lukashev ME, Werb Z (1998) ECM signalling: orchestrating cell behaviour and misbehaviour. Cell Biol 8:437–441

Lukes A, Mun-Bryce S, Lukes M, Rosenberg GA (1999) Extracellular matrix degradation by metalloproteinases and central nervous system diseases. Mol Neurobiol 19:267–284

Luongo C, Moser AR, Gledhill S, Dove WF (1994) Loss of Apc+ in intestinal adenomas from Min mice. Cancer Res 54:5947–5952

Luria D, Avigad S, Cohen IJ, Stark B, Weitz R, Zaizov R (1997) p53 mutation as the second event in juvenile chronic myelogenous leukemia in a patient with neurofibromatosis type 1. Cancer 80:2013–2018

Lusins JO, Nakagawa H (1981) Multiple meningiomas evaluated by computed tomography. Neurosurgery 9:137–141

Lutchman M, Rouleau GA (1995) The neurofibromatosis type 2 gene product, schwannomin, suppresses growth of NIH 3T3 cells. Cancer Res 55:2270–2274

Lynch HT, Chapelle A de la (1999) Genetic susceptibility to non-polyposis colorectal cancer. J Med Genet 36:801–818

MacCollin M (1996) NF2 germline mutation map. Version 26.8.1999 http://neuro-trials1.mgh.harvard.edu/nf2/

MacCollin M, Woodfin W, Kronn D, Short MP (1996) Schwannomatosis: a clinical and pathologic study. Neurology 46:1072–1079

MacEwen (1990) Orthopedic aspects of neurofibromatosis. In: Rubenstein AE, Korf BR (1990) Neurofibromatosis. A handbook for patients, families and health-care professionals. Thieme, Stuttgart New York, pp 125–141

Maeda M, Matsui T, Imamura M, Tsukita S, Tsukita S (1999) Expression level, subcellular distribution and rho-GDI binding affinity of merlin in comparison with ezrin/radixin/moesin proteins. Oncogene 18:4788–4797

Magendantz M, Henry MD, Lander A, Solomon F (1995) Interdomain interactions of radixin in vitro. J Biol Chem 270:25.324–25.327

Malhotra R, Ratner N (1994) Localization of neurofibromin to keratinocytes and melanocytes developing rat and human skin. J Invest Dermatol 102:812–818

Mancini DN, Singh SM, Archer TK, Rodenhiser DI (1999) Site-specific DNA methylation in the neurofibromatosis (NF1) promoter interferes with binding of CREB and SP1 transcription factors. Oncogene 18:4108–4119

Mangeat P, Roy C, Martin M (1999) ERM proteins in cell adhesion and membrane dynamics. Trends Cell Biol 9:187–192

Mangues R, Corral T, Lu S, Symmans WF, Liu L, Pellicer A (1998) NF1 inactivation cooperates with N-ras in in vivo lymphogenesis activating Erk by a mechanism independent of its Ras-GTPase accelerating activity. Oncogene 17:1705–1716

Maquat LE (1996) Defects in RNA splicing and the consequence of shortened translational reading frames. Am J Hum Genet 59:279–286

Marchuk DA, Saulino AM, Tavakkol R et al. (1991) cDNA cloning of the type 1 neurofibromatosis gene: complete sequence of the NF1 gene product. Genomics 11:931–940

Martin GA, Viskochil D, Bollag G et al. (1990) The GAP-related domain of the neurofibromatosis type 1 gene product interacts with ras p21. Cell 63:843–849

Martinsson T, Sjöberg RM, Hedborg F, Kogner P (1997) Homozygous deletion of the neurofibromatosis-1 gene in the tumor of a patient with neuroblastoma. Cancer Genet Cytogenet 95:183–189

Martuza RL, Philippe I, Fitzpatrick TB, Zwaan J, Seki Y, Lederman J (1985) Melanin macroglobules as a cellular marker of neurofibromatosis: a quantitative study. J Invest Dermatol 85:347–350

Mastrangelo M, Goepp CE, Patel YA, Clark WH (1979) Cutaneous melanoma in a patient with neurofibromatosis. Arch Dermatol 115:864–865

Matsui I, Tanimuro M, Kobayashi N, Sawada T, Nagahara N, Akatsuka J (1993) Neurofibromatosis type 1 and childhood cancer. Cancer 72:2746–2754

Matsui T, Maeda M, Doi Y et al. (1998) Rho-kinase phosphorylates COOH-terminal threonines of ezrin/radixin/moesin (ERM) proteins and regulates their head-to-tail association. J Cell Biol 140:647–657

Matsui T, Yonemura S, Tsukita S, Tsukita S (1999) Activation of ERM proteins in vivo by Rho involves phosphatidylinositol 4-phosphate 5-kinase and not ROCK kinases. Curr Biol 9:1259–1262

Mautner VF, Tatagiba M, Lindenau M et al. (1995) Spinal tumors in patients with neurofibromatosis type 2: MR imaging study of frequency, multiplicity, and variety. AJR Am J Roentgenol 165:951–955

Mautner VF, Lindenau M, Baser ME et al. (1996a) The neuroimaging and clinical spectrum of neurofibromatosis 2. Neurosurgery 38:880–885

Mautner VF, Baser ME, Kluwe L (1996b) Phenotypic variability in two families with novel splice-site and frameshift NF2 mutations. Hum Genet 98:203–206

Mautner VF, Lindenau M, Baser ME, Kluwe L, Gottschalk J (1997) Skin abnormalities in neurofibromatosis 2. Arch Dermatol 133:1539–1543

Maxwell M, Shih SD, Galanopoulos T, Hedley-Whyte ET, Cosgrove GR (1998) Familial meningioma: analysis of expression of neurofibromatosis 2 protein merlin. Report of two cases. J Neurosurg 88:562–569

Mazarakis ND, Yannoutsos N, el-Jabbour JN, Hatton W, Fletcher R, Grosveld F (1996) Neurocristopathy resembling neurofibromatosis type 1 in an NGF-SV40 transgenic line. Genes Cells 1:125–137

McCartney BM, Fehon RG (1996) Distinct cellular and subcellular patterns of expression imply distinct functions for the Drosophila homologues of moesin and the neurofibromatosis 2 tumor suppressor, merlin. J Cell Biol 133:843–852.

McClatchey AI, Saotome I, Ramesh V, Gusella JF, Jacks T (1997) The Nf2 tumor suppressor gene product is essential for extraembryonic development immediately prior to gastrulation. Genes Dev 11:1253–1265

McClatchey AI, Saotome I, Mercer K et al. (1998) Mice heterozygous for a mutation at the Nf2 tumor suppressor locus develop a range of highly metastatic tumors. Genes Dev 12:1121–1133

McGaughran JM, Harris DI, Donnai D et al. (1999) A clinical study of type 1 neurofibromatosis in North West England. J Med Genet 36:197–203

McGlade J, Brunkhorst B, Anderson D et al. (1993) The N-terminal region of GAP regulates cytoskeletal structure and cell adhesion. EMBO J 12:3073–3081

McKusick VA (1998) Mendelian interheritance in man, 11th edn. Johns Hopkins University Press, Baltimore London

Menon AG, Anderson KM, Riccardi VM et al. (1990) Chromosome 17p deletions and p53 gene mutations associated with the formation of malignant neurofibrosarcomas in von Recklinghausen neurofibromatosis. Proc Natl Acad Sci USA 87:5435–5439

Metheny LJ, Skuse GR (1996) NF1 mRNA isoform expression in PC12 cells: modulation by extrinsic factors. Exp Cell Res 228:44–49

Mérel P, Hoang-Xuan K, Sanson M et al. (1995) Predominant occurrence of somatic mutations of the NF2 gene in meningiomas and schwannomas. Genes Chromosomes Cancer 13:211–216

Merenmies J, Parada LF, Henkemeyer M (1997) Receptor tyrosine kinase signaling in vascular development. Cell Growth Diff 8:3–10

Messiaen L, Callens T, De Paepe A, Craen M, Mortier G (1997) Characterisation of two different nonsense mutations, C6792A and C6792G, causing skipping of exon 37 in the NF1 gene. Hum Genet 101:75–80

Miles DK, Freedman MH, Stephens K et al. (1996) Patterns of hematopoietic lineage involvement in children with neurofibromatosis type 1 and malignant myeloid disorder. Blood 88:4314–4320

Miyauchi J, Asada M, Tsunematsu Y, Kaneko Y, Kojima S, Mizutani S (1999) Abnormalities of the p53 gene in juvenile myelomonocytic leukaemia. Br J Haematol 106:980–986

Mohrenweiser HW, Jones IM (1998) Variation in DNA repair is a factor in cancer susceptibility: a paradigm for the promises and perils of individual and population risk estimation? Mutat Res 400:15–24

Morcos P, Thapar N, Tusneem N, Stacey D, Tamanoi F (1996) Identification of neurofibromin mutants that exhibit allele specificity or increased Ras affinity resulting in suppression of activated ras alleles. Mol Cell Biol 16:2496–2503

Mori S, Satoh T, Koide H, Nakafuku M, Villafranca E, Kaziro Y (1995) Inhibition of Ras/Raf interaction by anti-oncogenic mutants of neurofibromin, the neurofibromatosis type 1 (NF1) gene product, in cell-free systems. J Biol Chem 270:28.834–28.838

Morrison DK, Cutler RE (1997) The complexity of Raf-1 regulation. Curr Opin Cell Biol 9:174–179

Muhammad AKM, Yoshimine T, Maruno M et al. (1997) Chromosome 17 allelic loss in astrocytic tumors and its clinico-pathologic implications. Clin Neuropathol 16:220–226

Muir D (1995) Differences in proliferation and invasion by normal, transformed and NF1 Schwann cell cultures are influenced by matrix metalloproteinase expression. Clin Exp Metastasis 13:303–314

Muir D, Manthorpe M (1992) Stromelysin generates a fibronectin fragment that inhibits Schwann cell proliferation. J Cell Biol 116:177–185

Mulvihill JJ, Parry DM (1987) Symposium on linkage of von Recklinghausen neurofibromatosis (NF1). Genomics 1:337–339

Murthy A, Gonzalez-Agosti C, Cordero E et al. (1998) NHE-RF, a regulatory cofactor for Na(+)-H+ exchange, is a common interactor for merlin and ERM (MERM) proteins. J Biol Chem 273:1273–1276

Nakafuku M, Nagamine M, Ohtoshi A, Tanaka K, Toh-E A, Kaziro Y (1993) Suppression of oncogenic Ras by mutant neurofibromatosis type 1 genes with single amino acid substitutions. Proc Natl Acad Sci USA 90:6706–6710

Nakai H, Misawa S, Horiike S et al. (1994) Analysis of mutations and expression of GAP-related domain of the neurofibromatosis type 1 (NF1) gene in the progression of chronic myelogenous leukemia. Leukemia 8:1027–1033

Nakano A, Tani E, Miyazaki K, Yamamoto Y, Furuyama JI (1995) Matrix metalloproteinases and tissue inhibitors of metalloproteinases in human gliomas. J Neurosurg 83:298–307

Ng NF, Shooter EM (1993) Activation of p21ras by nerve growth factor in embryonic sensory neurons and PC12 cells. J Biol Chem 268:25.329–25.333

Ng HK, Lau KM, Tse JYM et al. (1995) Combined molecular genetic studies of chromosome 22q and the neurofibromatosis type 2 gene in central nervous system tumors. Neurosurgery 37:764–773

Nielsen GP, Stemmer-Rachamimov AO, Ino Y, Moller MB, Rosenberg AE, Louis DN (1999) Malignant transformation of neurofibromas in neurofibromatosis 1 is associated with CDKN2A/p16 inactivation. Am J Pathol 155:1879–1884

Nigro JM, Baker SJ, Preisinger AC et al. (1989) Mutations in the p53 gene occur in diverse human tumour types. Nature 342:705–708

NIH Consensus Development Conference Neurofibromatosis (1988) Conference statement. Arch Neurol 45:575–578

Nishi T, Lee P, Oka K et al. (1991) Differential expression of two types of the neurofibromatosis type 1 (NF1) gene transcripts related to neuronal differentiation. Oncogene 6:1155–1559

Noel JP (1997) Turning off the Ras switch with the flick of a finger. Nat Struct Biol 4:677–680

Nordlund M, Gu X, Shipley M, Ratner N (1993) Neurofibromin is enriched in the endoplasmic reticulum of CNS neurons. J Neurosci 13:1588–1600

Nordlund ML, Rizvi TA, Brannan CI, Ratner N (1995) Neurofibromin expression and astrogliosis in neurofibromatosis (type 1) brains. J Neuropathol Exp Neurol 54:588–600

North K (1999) Cognitive function and academic performance. In: Friedman JM, Gutmann DH, MacCollin M, Riccardi VM (eds) Neurofibromatosis. phenotype, natural history, and pathogenesis, 3rd edn. John Hopkins University Press, Baltimore, pp 162–189

North K, Joy P, Yuille D et al. (1994) Learning difficulties in neurofibromatosis type 1: the significance of MRI abnormalities. Neurology 44:878–883

North K, Joy P, Yuille D, Cocks N, Hutchins P (1995) Cognitive function and academic performance in children with neurofibromatosis type 1. Dev Med Child Neurol 37:427–436

Norton KK, Xu J, Gutmann DH (1995) Expression of the neurofibromatosis 1 gene product, neurofibromin, in blood vessel endothelial cells and smooth muscle. Neurobiol Dis 2:13–21

Norton KK, Mahadeo DK, Geist RT, Gutmann DH (1996) Expression of the neurofibromatosis 1 (NF1) gene during growth arrest. Neuroreport 7:601–604

Obremski VJ, Hall AM, Fernandez-Valle C (1998) Merlin, the neurofibromatosis type 2 gene product, and beta1 integrin associate in isolated and differentiating Schwann cells. J Neurobiol 37:487–501

Oshiro N, Fukata Y, Kaibuchi K (1998) Phosphorylation of moesin by rho-associated kinase (Rho-kinase) plays a crucial role in the formation of microvilli-like structures. J Biol Chem 273:34.663–34.666

Papi L, De Vitis LR, Vitelli F et al. (1995) Somatic mutations in the neurofibromatosis type 2 gene in sporadic meningiomas. Hum Genet 95:347–351

Park VM, Pivnick EK (1998) Neurofibromatosis type 1 (NF1): a protein truncation assay yielding identification of mutations in 73% of patients. J Med Genet 35:813–820

Park VM, Kenwright KA, Sturtevant DB, Pivnick EK (1998) Alternative splicing of exons 29 and 30 in the neurofibromatosis type 1 gene. Hum Genet 103:382–385

Parkes Weber F (1909) Cutaneous pigmentation as an incomplete form of Recklinghausen's disease, with remarks on the classification of incomplete and anomalous forms of Recklinghausen's disease. Br J Dermatol 21:49–51

Parry DM, Eldridge R, Kaiser-Kupfer MI, Bouzas EA, Pikus A, Patronas N (1994) Neurofibromatosis 2 (NF2): clinical characteristics of 63 affected individuals and clinical evidence for heterogeneity. Am J Med Genet 52:450–461

Parry DM, MacCollin MM, Kaiser-Kupfer MI et al. (1996) Germ-line mutations in the neurofibromatosis 2 gene: correlations with disease severity and retinal abnormalities. Am J Hum Genet 59:529–539

Pelton PD, Sherman LS, Rizvi TA et al. (1998) Ruffling membrane, stress fiber, cell spreading and proliferation abnormalities in human schwannoma cells. Oncogene 17:2195–2209

Peltonen J, Marttala T, Vihersaari T, Renvall S, Penttinen R (1981) Collagen synthesis in cells cultured from von Recklinghausen's neurofibromatosis. Acta Neuropathol (Berl) 55:183–187

Peltonen J, Aho H, Halme T et al. (1984) Distribution of different collagen types and fibronectin in neurofibromatosis tumours. Acta Pathol Microbiol Immunol Scand Sect A 92:345–352

Peltonen J, Penttinen R, Larjava H, Aho H (1986) Collagens in neurofibromas and neurofibroma cell cultures. Ann NY Acad Sci 486:260–270

Peltonen J, Jaakkola S, Lebwohl M et al. (1988) Cellular differentiation and expression of matrix genes in type 1 neurofibromatosis. Lab Invest 59:760–771

Perera FP (1997) Environment and cancer: who are susceptible? Science 278:1068–1073

Perry HD, Font RL (1982) Iris nodules in von Recklinghausen's neurofibromatosis. Arch Ophthalmol 100:1635–1640

Petrova TV, Makinen T, Alitalo K (1999) Signaling via vascular endothelial growth factor receptors. Cell Res 2253:117–130

Plaat BEC, Molenaar WM, Mastik MF, Hoekstra HJ, Meerman te GJ, Berg van den E (1999) Computer-assisted cytogenetic analysis of 51 malignant peripheral-nerve-sheath tumors: sporadic vs. neurofibromatosis-type-1-associated malignant schwannomas. Int J Cancer 83:171–178

Platten M, Giordano MJ, Dirven CMF, Gutmann DH, Louis DN (1996) Up-regulation of specific NF1 gene transcripts in sporadic pilocytic astrocytomas. Am J Pathol 149:621–637

Pletcher BA, Magee ML, Frohman IP et al. (1996) Confirmation of decreased risk of optic glioma in African Americans with NF type 1. Am J Hum Genet 559:A101

Poullet P, Lin B, Esson K, Tamanoi F (1994) Functional significance of lysine 1423 of neurofibromin and characterization of a second site suppressor which rescues mutations at this residue and suppresses RAS2Val-19-activated phenotypes. Mol Cell Biol 14:815–821

Poyhonen M, Leisti E-L, Kytölä S, Leisti J (1997) Hereditary spinal neurofibromatosis: a rare form of NF1? J Med Genet 34:184–187

Preudhomme C, Vachee A, Quesnel B, Wattel E, Cosson A, Fenaux P (1993) Rare occurrence of mutations of the FLR exon of the neurofibromatosis 1 (NF1) gene in myelodysplastic syndromes (MDS) and acute myeloid leukemia (AML). Leukemia 7:1071

Pronk GJ, Bos JL (1994) The role of p21ras in receptor tyrosine kinase signalling. Biochim Biophys Acta 1198:131–147

Pulst SM, Riccardi VM, Fain P, Korenberg JR (1991) Familial spinal neurofibromatosis: clinical and DNA linkage analysis. Neurology 41:1923–1927

Pulst SM, Rouleau GA, Marineau C, Fain P, Sieb JP (1993) Familial meningioma is not allelic to neurofibromatosis 2. Neurology 43:2096–2098

Purandare SM, Huntsman Breidenbach H, Li Y et al. (1995) Identification of neurofibromatosis 1 (NF1) homologous loci by direct sequencing, fluorescence in situ hybridization, and PCR amplification of somatic cell hybrids. Genomics 30:476–485

Purandare SM, Ota A, Neil S et al. (1996) Identification of cis-regulatory elements in the neurofibromatosis type 1 gene. Am J Hum Genet 59:A157

Pykett MJ, Murphy M, Harnish PR, George DL (1994) The neurofibromatosis 2 (NF2) tumor suppressor gene encodes multiple alternatively spliced transcripts. Hum Mol Genet 3:559–564

Ragge NK, Baser ME, Klein J et al. (1995) Ocular abnormalities in neurofibromatosis 2. Am J Ophthalmol 120:634–641

Rao UNM, Surti U, Hoffner L, Yaw K (1996) Cytogenetic and histologic correlation of peripheral nerve sheath tumors of soft tissue. Cancer Genet Cytogenet 88:17–25

Rasmussen SA, Colman SD, Abernathy CR, Muir D, Wallace MR (1997) Somatic loss of the NF1 gene in plexiform neurofibromas in neurofibromatosis type 1. Am J Hum Genet 61:A80

Rasmussen SA, Colman SD, Ho VT et al. (1998) Constitutional and mosaic large NF1 gene deletions in neurofibromatosis type 1. J Med Genet 35:468–471

Ratner N, Lieberman MA, Riccardi VM, Hong D (1990) Mitogen accumulation in von Recklinghausen neurofibromatosis. Ann Neurol 27:298–303

Ratner N, Atit R, Sherman LS, Crowe M, Cox AD, Wenstrup R (1999) Evidence in support of Ras-GTP dependent and independent abnormalities in NF1-mutant cells revealed by a new in situ Ras-activation assay and by skin wounding. Med Genet 11:483

Regnier V, Meddeb M, Lecointre G et al. (1997) Emergence and scattering of multiple neurofibromatosis (NF1)-related sequences during hominoid evolution suggest a process of pericentromeric interchromosomal transposition. Hum Mol Genet 6:9–16

Reuther GW, Der CJ (2000) The ras branch of small GTPases: ras family members don't fall far from the tree. Curr Opin Cell Biol 12:157–165

Riccardi VM (1980) Pathophysiology of neurofibromatosis. IV. Dermatologic insights into heterogeneity and pathogenesis. J Am Acad Dermatol 3:157–166

Riccardi VM (1982) Neurofibromatosis: clinical heterogeneity. Curr Probl Cancer 7:3–33

Riccardi VM (1986) Growth-promoting factors in neurofibroma crude extracts. In: Rubenstein AE, Bunge RP, Housman DE (eds) Neurofibromatosis. Ann N Y Acad Sci 486:206–226

Riccardi VM (1993) Invited editorial. Genotype, malleotype, phenotype, and randomness: lessons from neurofibromatosis-I (NF-I). Am J Hum Genet 53:301–304

Riccardi VM (1999) Skeletal system. In: Friedman JM, Gutmann DH, MacCollin M, Riccardi VM (eds) Neurofibromatosis. Phenotype, natural history, and pathogenesis, 3rd edn. John Hopkins University Press, Baltimore, pp 250–273

Riccardi VM, Elder DW (1986) Multiple cytogenetic aberrations in neurofibrosarcomas complicating neurofibromatosis. Cancer Genet Cytogenet 23:199–209

Riccardi VM, Lewis RA (1988) Penetrance of von Recklinghausen neurofibromatosis: a distinction between predecessors and descendants. Am J Hum Genet 42:284–289

Ricciardone MD, Özcelik T, Cevher B et al. (1999) Human MLH1 deficiency predisposes to hematological malignancy and neurofibromatosis type 1. Cancer Res 59:290–293

Ridet JL, Malhotra SK, Privat A, Gage FH (1997) Reactive astrocytes: cellular and molecular cues to biological function. Trends Neurosci 20:570–577

Ridley AJ, Paterson HF, Noble M, Land H (1988) Ras-mediated cell cycle arrest is altered by nuclear oncogenes to induce Schwann cell transformation. EMBO J 7:1635–1645

Riopelle RJ, Riccardi VM, Faulkner S, Martin MC (1984) Serum neuronal growth factor levels in von Recklinghausen's neurofibromatosis. Ann Neurol 16:54–59

Ritchie RJ, Mattei M-G, Lalande M (1998) A large polymorphic repeat in the pericentromeric region of human chromosome 15q contains three partial gene duplications. Hum Mol Genet 7:1253–1260

Ritter M, Wöll E, Haller T, Dartsch PC, Zwierzina H, Lang F (1997) Activation of Na+/H(+)-exchanger by transforming Ha-ras requires stimulated cellular calcium influx and is associated with rearrangement of the actin cytoskeleton. Eur J Cell Biol 72:222–228

Rizvi TA, Akunuru S, Courten-Myers G de, Switzer RC 3rd, Nordlund ML, Ratner N (1999) Region-specific astrogliosis in brains of mice heterozygous for mutations in the neurofibromatosis type 1 (NF1) tumor suppressor. Brain Res 816:111–123

Robinson PN, Boddrich A, Peters H et al. (1995) Two recurrent nonsense mutations and a 4 bp deletion in a quasi-symmetric element in exon 37 of the NF1 gene. Hum Genet 96:95–98

Rodenhiser DI, Coulter-Mackie MB, Singh SM (1993) Evidence of DNA methylation in the neurofibromatosis type 1 (NF1) gene region of 17q11.2. Hum Mol Genet 2:439–444

Rodriguez HA, Berthrong M (1996) Multiple primary intracranial tumors in von Recklinghausen's neurofibromatosis. Arch Neurol 14:467–475

Rodriguez-Viciana P, Marte BM, Warne PH, Downward J (1996) Phosphatidylinositol 3′ kinase: one of the effectors of Ras. Philos Trans R Soc Lond B Biol Sci 351:225–231

Rosenbaum T, Boissy YL, Kombrinck K et al. (1995) Neurofibromin-deficient fibroblasts fail to form perineurium in vitro. Development 121:3583–3592

Rosenbaum T, Patrie KM, Ratner N (1997) Neurofibromatosis type 1: genetic and cellular mechanisms of peripheral nerve tumor formation. Neuroscientist 3:412–420

Rosenbaum C, Kluwe L, Mautner VF, Friedrich RE, Muller HW, Hanemann CO (1998) Isolation and characterization of Schwann cells from neurofibromatosis type 2 patients. Neurobiol Dis 5:55–64

Rosman NP, Pearce J (1967) The brain in multiple neurofibromatosis (von Recklinghausen's disease): a suggested neuropathological basis for the associated mental defect. Brain 90:829–838

Roudebush M, Slabe T, Sundaram V, Hoppel CL, Golubic M, Stacey DW (1997) Neurofibromin colocalizes with mitochondria in cultured cells. Exp Cell Res 236:161–172

Rouleau GA, Wertelecki W, Haines JL et al. (1987) Genetic linkage of bilateral acoustic neurofibromatosis to a DNA marker on chromosome 22. Nature 329:246–248

Rouleau GA, Merel P, Lutchman M et al. (1993) Alteration in a new gene encoding a putative membrane-organizing protein causes neurofibromatosis type 2. Nature 363:515–521

Roy C, Martin M, Mangeat P (1997) A dual involvement of the amino-terminal domain of ezrin in F- and G-actin binding. J Biol Chem 272:20.088–20.095

Rubinstein LJ (1986) The malformative central nervous system lesions in the central and peripheral form of neurofibromatosis: a neuropathological study of 22 cases. Ann NY Acad Sci 486:14–29

Rubio M-P, Correa KM, Ramesh V et al. (1994) Analysis of the neurofibromatosis 2 gene in human ependymomas and astrocytomas. Cancer Res 54:45–47

Ruggieri M, Huson SM (1999) The neurofibromatoses. An overview. Ital J Neurol Sci 20:89–108

Ruggieri M, Moss C, Upadhyaya M, Huson SM (1999) Segmental/mosaic neurofibromatosis type 1 (NF1): a clinical study. Eur J Paediatr Neurol 3: A66-A67

Rustgi AK, Xu L, Pinney D et al. (1995) Neurofibromatosis 2 gene in human colorectal cancer. Cancer Genet Cytogenet 84:24–26

Rutkowski JL, Kirk CJ, Lerner MA, Tennekoon GI (1995) Purification and expansion of human Schwann cells in vitro. Nat Med 1:80–83

Rutkowski JL, Wu K, Gutmann DH, Boyer PJ, Legius E (2000) Genetic and cellular defects contributing to benign tumor formation in neurofibromatosis type 1. Hum Mol Genet 9:1059–1066

Ruttledge M, Sarrazin J, Rangaratnam S et al. (1994a) Evidence for the complete inactivation of the NF2 gene in the majority of sporadic meningiomas. Nat Genet 6:180–184

Ruttledge MH, Xie YG, Han FY et al. (1994b) Deletions on chromosome 22 in sporadic meningioma. Genes Chromosomes Cancer 10:122–130

Ruttledge MH, Andermann AA, Phelan CM et al. (1996) Type of mutation in the neurofibromatosis type 2 gene (NF2) frequently determines severity of disease. Am J Hum Genet 59:331–342

Saal HM, Schorry EK, Lovell AM et al. (1995) Racial differences in the prevalence of optic nerve gliomas in neurofibromatosis type 1. Am J Hum Genet 57:A54

Sah VP, Attardi LD, Mulligan GJ, Williams BO, Bronson RT, Jacks T (1995) A subset of p53-deficient embryos exhibit exencephaly. Nat Genet 10:175–180

Sainio M, Strachan T, Blomstedt G et al. (1995) Presymptomatic DNA and MRI diagnosis of neurofibromatosis 2 with mild clinical course in an extended pedigree. Neurology 45:1314–1322

Sainio M, Zhao F, Heiska L et al. (1997) Neurofibromatosis 2 tumor suppressor protein colocalizes with ezrin and CD44 and associates with actin-containing cytoskeleton. J Cell Sci 110:2249–2260

Sainz J, Huynh DDP, Figueroa K, Ragge NK, Baser ME, Pulst St-M (1994) Mutations of the neurofibromatosis type 2 gene and lack of the gene product in vestibular schwannomas. Hum Mol Genet 3:885–891

Sainz J, Figueroa K, Baser ME, Mautner VF, Pulst SM (1995) High frequency of nonsense mutations in the NF2 gene caused by C to T transitions in five CGA codons. Hum Mol Genet 4:137–139

Salyer WR, Salyer DC (1974) The vascular lesions of neurofibromatosis. Angiology 25:510–519

Samuelsson B, Akesson HO (1988) Relative fertility and mutation rate in neurofibromatosis. Hereditas 108:169–171

Samuelsson B, Akesson HO (1989) Neurofibromatosis in Gothenburg, Sweden. Neurofibromatosis 2:107–115

Sanson M, Marineau C, Desmaze C et al. (1993) Germline deletion in a neurofibromatosis type 2 kindred inactivates the NF2 gene and a candidate meningioma locus. Hum Mol Genet 2:1215–1220

Sarfarazi M, Huson SM, Edwards JH (1987) An exclusion map for von Recklinghausen neurofibromatosis. J Med Genet 24:515–520

Sasaki T, Arai K, Nagai Y (1992) Growth and collagen synthesis of cultured neurofibroma fibroblasts. J Dermatol 19:598–601

Sawada S, Florell S, Purandare SM, Ota M, Stephens K, Viskochil D (1996) Identification of NF1 mutations in both alleles of a dermal neurofibroma. Nat Genet 14:110–112

Scheele JS, Rhee JM, Boss GR (1995) Determination of absolute amounts of GDP and GTP bound to Ras in mammalian cells: comparison of parental and Ras-overproducing NIH 3T3 fibroblasts. Proc Natl Acad Sci USA 92:1097–1100

Scheffzek K, Ahmadian MR, Kabsch W et al. (1997) The Ras-RasGAP complex: structural basis for GTPase activation and its loss in oncogenic Ras mutants. Science 277:333–338

Scheffzek K, Ahmadian MR, Wiesmüller L et al. (1998) Structural analysis of the GAP-related domain from neurofibromin and its implications. EMBO J 17:4313–4327

Scheurlen WG, Senf L (1995) Analysis of the GAP-related domain of the neurofibromatosis type 1 (NF1) gene in childhood brain tumors. Int J Cancer 64:234–238

Schmidt MA, Michels VV, Dewald GW (1987) Cases of neurofibromatosis with rearrangements of chromosome 17 involving band 17q11.2. Am J Med Genet 28:771–777

Schmitt JM, Hwang K, Winn SR, Hollinger JO (1999) Bone morphogenetic proteins: an update on basic biology and clinical relevance. J Orthop Res 17:269–278

Schmucker B, Ballhausen WG, Kressel M (1997) Subcellular localization and expression pattern of the neurofibromatosis type 2 protein merlin/schwannomin. Eur J Cell Biol 72:46–53

Schmucker B, Tang Y, Kressel M (1999) Novel alternatively spliced isoforms of the neurofibromatosis type 2 tumor suppressor are targeted to the nucleus and cytoplasmic granules. Hum Mol Genet 8:1561–1570

Scoles DR, Baser ME, Pulst SM (1996) A missense mutation in the neurofibromatosis 2 gene occurs in patients with mild and severe phenotypes. Neurology 47:544–546

Scoles DR, Huynh DP, Morcos PA et al. (1998) Neurofibromatosis 2 tumour suppressor schwannomin interacts with betaII-spectrin. Nat Genet 18:354–359

Seger R, Krebs EG (1995) The MAPK signaling cascade. FASEB J 9:726–735

Seizinger BR, Martuza RL, Gusella JF (1986) Loss of genes on chromosome 22 in tumorigenesis of human acoustic neuroma. Nature 322:644–647

Seizinger BR, Rouleau GA, Lane AH et al. (1987a) Linkage analysis in von Recklinghausen neurofibromatosis (NF1) with DNA markers for chromosome 17. Genomics 1:346–348

Seizinger BR, Rouleau GA, Ozelius LJ et al. (1987b) Genetic linkage of von Recklinghausen neurofibromatosis to the nerve growth factor receptor gene. Cell 49:589–594

Seizinger BR, Monte S de la, Atkins L, Gusella JF, Martuza RL (1987c) Molecular genetic approach to human meningioma: loss of genes on chromosome 22. Proc Natl Acad Sci USA 84:5419–5423

Sekido Y, Pass HI, Bader S et al. (1995) Neurofibromatosis type 2 (NF2) gene is somatically mutated in mesothelioma but not in lung cancer. Cancer Res 55:1227–1231

Seppälä MT, Sainio MA, Haltia MJ, Kinnunen JJ, Setälä KH, Jääskeläinen JE (1998) Multiple schwannomas: schwannomatosis or neurofibromatosis type2? J Neurosurg 89:36–41

Serra E, Puig S, Otero D et al. (1997) Confirmation of a double-hit model for the NF1 gene in benign neurofibromas. Am J Hum Genet 61:512–519

Shannon KM, O'Connell P, Martin GA et al. (1994) Loss of the normal allele from the bone marrow of children with type 1 neurofibromatosis and malignant myeloid disorders. N Engl J Med 336:597–601

Shaw RJ, McClatchey AI, Jacks T (1998a) Regulation of the neurofibromatosis type 2 tumor suppressor protein, merlin, by adhesion and growth arrest stimuli. J Biol Chem 273:7757–7764

Shaw RJ, McClatchey AI, Jacks T (1998b) Localization and functional domains of the neurofibromatosis type II tumor suppressor, merlin. Cell Growth Differ 9:287–296

Sheela S, Riccardi VM, Ratner N (1990) Angiogenic and invasive properties of neurofibroma Schwann cells. J Cell Biol 111:645–653

Shen MH, Harper PS, Upadhyaya M (1996) Molecular genetics of neurofibromatosis type 1 (NF1). J Med Genet 33:2–17

Shen MR, Jones IM, Mohrenweiser H (1998) Nonconservative amino acid substitution variants exist at polymorphic frequency in DNA repair genes in healthy humans. Cancer Res 58:604–608

Sherman L, Sleeman J, Herrlich P, Ponta H (1994) Hyaluronate receptors: key players in growth, differentiation, migration and tumor progression. Curr Opin Cell Biol 6:726–733

Sherman L, Sleeman J, Dall P et al. (1996) The CD44 proteins in embryonic development and in cancer. Curr Top Microbiol Immunol 213:249–269

Sherman L, Xu H-M, Geist RT et al. (1997a) Interdomain binding mediates tumor growth suppression by the NF2 gene product. Oncogene 15:2505–2509

Sherman L, Jacoby LB, Lampe J et al. (1997b) CD44 expression is aberrant in benign Schwann cell tumors possessing mutations in the neurofibromatosis type 2, but not type 1, gene. Cancer Res 57:4889–4897

Sherman L, Daston MM, Ratner N (1998) Neurofibromin: distribution, cell biology and role in neurofibromatosis type 1. In: Upadhyaya M, Cooper DN (eds) Neurofibromatosis type 1: from genotype to phenotype. BIOS Scientific Publ, Oxford, pp 113–126

Shu J, Lee JH, Harwalkar JA, Oh-Siskovic S, Stacey DW, Golubic M (1999) Adenovirus-mediated gene transfer of dominant negative Ha-Ras inhibits proliferation of primary meningioma cells. Neurosurgery 44:579–587

Side L, Taylor B, Cayouette et al. (1997) Homozygous inactivation of the NF1 gene in bone marrow cells from children with neurofibromatosis type 1 and malignant myeloid disorders. N Engl J Med 336:1713–1720

Side LE, Emanuel PD, Taylor B et al. (1998) Mutations of the NF1 gene in children with juvenile myelomonocytic leukemia without clinical evidence of neurofibromatosis type 1. Blood 92:267–272

Silva AJ, Frankland PW, Marowitz Z et al. (1997) A mouse model for the learning and memory deficits associated with neurofibromatosis type I. Nat Genet 15:281–284

Silva AJ, Kogan JH, Frankland PW, Kida S (1998) CREB and memory. Annu Rev Neurosci 21:127–148

Simon M, Deimling A von, Larson JJ et al. (1995) Allelic losses on chromosomes 14, 10, and 1 in atypical and malignant meningiomas: a genetic model of meningioma progression. Cancer Res 55:4696–4701

Simons PC, Pietromonaco SF, Reczek D, Bretscher A, Elias L (1998) C-terminal threonine phosphorylation activates ERM proteins to link the cell's cortical lipid bilayer to the cytoskeleton. Biochem Biophys Res Commun 253:561–565

Skolnick MH, Ponder B, Seizinger B (1987) Linkage of NF1 to 12 chromosome 17 markers: a summary of eight concurrent reports. Genomics 1:382–383

Skuse GR, Cappione AJ (1997) RNA processing and clinical variability in neurofibromatosis type 1 (NF1). Hum Mol Genet 6:1707–1712

Skuse GR, Kosciolek BA, Rowley PT (1989) Molecular genetic analysis of tumors in von Recklinghausen neurofibromatosis: loss of heterozygosity for chromosome 17. Genes Chromosomes Cancer 1:36–41

Skuse GR, Kosciolek BA, Rowley PT (1991) The neurofibroma in von Recklinghausen neurofibromatosis has an unicellular origin. Am J Hum Genet 49:600–607

Skuse GR, Cappione AJ, Sowden M, Metheny LJ, Smith HC (1996) The neurofibromatosis type 1 messenger RNA undergoes base-modification RNA editing. Nucleic Acids Res 24:478–486

Slavc I, MacCollin MM, Ddunn M et al. (1995) Exon scanning for mutations of the NF2 gene in pediatric ependymomas, rhabdoid tumors and meningiomas. Int J Cancer 64:243–247

Smith RW (1849, 1989) A treatise on the pathology, diagnosis and treatment of neuroma. Hodges and Smith, Dublin. Clin Orthop 245:3–9

Smith G, Stanley LA, Sim E, Strange RC, Wolf CR (1995) Metabolic polymorphisms and cancer susceptibility. Cancer Surv 25:27–65

Sobel RA (1993) Vestibular (acoustic) schwannomas: histologic features in neurofibromatosis 2 and in unilateral cases. J Neuropathol Exp Neurol 52:106–113

Stangl AP, Wellenreuther R, Lenartz D et al. (1997) Clonality of multiple meningiomas. J Neurosurg 86:853–858

Stark M, Assum G, Kaufmann D, Kehrer H, Krone W (1992) Analysis of segregation and expression of an identified mutation at the neurofibromatosis type 1 locus. Hum Genet 90:356–359

Stemmer-Rachamimov AO, Xu L, Gonzalez-Agosti C et al. (1997) Universal absence of merlin, but not other ERM family members, in schwannomas. Am J Pathol 151:1649–1654

Stemmer-Rachamimov AO, Nielsen GP, Rosenberg AE et al. (1998) The NF2 gene and merlin protein in human osteosarcomas. Neurogenetics 2:73–74

Stephens K, Kayes L, Riccardi VM, Rising M, Sybert VP, Pagnon RA (1992) Preferential mutation of the neurofibromatosis type 1 gene in paternally derived chromosomes. Hum Genet 88:279–282

Stewart HJS, Eccleston PA, Jessen KR, Mirsky R (1991) Interaction between cAMP elevation, identified growth factors, and serum components in regulating Schwann cell growth. J Neurosci Res 30:346–352

Stocker KM, Baizer L, Coston T, Sherman L, Ciment G (1995) Regulated expression of neurofibromin in migrating neural crest cells of avian embryos. J Neurobiol 27:535–552

Stokowski RP, Cox DR (2000) Functional analysis of the neurofibromatosis type 2 protein by means of disease-causing point mutations. Am J Hum Genet 66:873–891

Streubel B, Latta E, Kehrer-Sawatzki H, Hoffmann GF, Fonatsch C, Rehder H (1999) Somatic mosaicism of a greater than 1.7-Mb deletion of genomic DNA involving the entire NF1 gene as verified by FISH: further evidence for a contiguous gene syndrome in 17q11.2. Am J Med Genet 87:12–16

Sundaram V, Lee JH, Harwalkar JA et al. (1997) Reduced expression of neurofibromin in human meningiomas. Br J Cancer 76:747–756

Suzuki Y, Suzuki H, Kayama T et al. (1991) Brain tumors predominantly express the neurofibromatosis type 1 gene transcripts containing the 63 base insert in the region coding for GTPase activating protein-related domain. Biochem Biophys Res Commun 181:955–961

Suzuki H, Takahashi K, Kubota Y, Shibahara S (1992) Molecular cloning of a cDNA coding for neurofibromatosis type 1 protein isoform lacking the domain related to ras GTPase-activating protein. Biochem Biophys Res Commun 187:984–990

Suzuki H, Ozawa N, Taga C, Kano T, Hattori M, Sakaki Y (1994) Genomic analysis of a NF1 related pseudogene on human chromosome 21. Gene 147:277–280

Swift M, Sholman L, Perry M, Chase C (1976) Malignant neoplasms in the families of patients with ataxia-telangiectasia. Cancer Res 36:209–215

Taguchi T, Jhanwar SC, Siegfried JM, Keller SM, Testa JR (1993) Recurrent deletions of specific chromosomal sites in 1p, 3p, 6q, and 9p in human malignant mesothelioma. Cancer Res 53:4349–4355

Takahashi K, Sasaki T, Mammoto A et al. (1997) Direct interaction of the Rho GDP dissociation inhibitor with ezrin/radixin/moesin initiates the activation of the Rho small G protein. J Biol Chem 272:23.371–23.375

Takahashi K, Sasaki T, Mammoto A et al. (1998) Interaction of radixin with Rho small G protein GDP/GTP exchange protein Dbl. Oncogene 16:3279–3284

Takahashi T, Ueno H, Shibuya M (1999) VEGF activates protein kinase C-dependent, but Ras-independent Raf-MEK-MAP kinase pathway for DNA synthesis in primary endothelial cells. Oncogene 18:2221–2230

Takeshima H, Izawa I, Lee PS, Safdar N, Levin VA, Saya H (1994) Detection of cellular proteins that interact with the NF2 tumor suppressor gene product. Oncogene 9:2135–2144

Takeuchi K, Sato N, Kasahara H et al. (1994) Perturbation of cell adhesion and microvilli formation by antisense oligonucleotides to ERM family members. J Cell Biol 125:1371–1384

Tanaka K, Nakafuku M, Tamanoi F, Kaziro Y, Matsumoto K, Toh-e A (1990b) IRA2, a second gene of *Saccharomyces cerevisiae* that encodes a protein with a domain homologous to mammalian ras GTPase-activating protein. Mol Cell Biol 10:4303–4313

Teixeira F, Martinez-Palomo A, Riccardi VM, Fernanez-Diez J (1988) Vascular changes in cutaneous neurofibromas. Neurofibromatosis 1:5–16

Tenan M, Colombo BM, Cajola L, Pollo B, Broggi G, Finocchiaro G (1993) Low frequency of NF1 gene mutations in malignant gliomas. Eur J Cancer 29:1217–1218

Teraoka SN, Telatar M, Becker-Catania S et al. (1999) Splicing defects in the ataxia-telangiectasia gene; ATM: underlying mutations and consequences. Am J Hum Genet 64:1617–1631

The I, Murthy AE, Hannigan GE et al. (1993) Neurofibromatosis type 1 gene mutations in neuroblastoma. Nat Genet 3:62–66

The I, Hannigan GE, Cowley GS et al. (1997) Rescue of a *Drosophila* NF1 mutant phenotype by protein kinase A. Science 276:791–794

Theiler R, Stocker H, Boltshauser E (1991) Zur Klassifizierung atypischer Neurofibromatose-Formen. Schweiz Med Wochenschr 121:446–455

Thiel G, Marczinek K, Neumann R, Witkowski R, Marchuk D, Nürnberg P (1995) Somatic mutations in the neurofibromatosis 1 gene in gliomas and primitive neuroectodermal tumors. Anticancer Res 15:2495–2500

Tikoo A, Varga M, Ramesh V, Gusella J, Maruta H (1994) An anti-Ras function of neurofibromatosis type 2 gene product (NF2/Merlin). J Biol Chem 269:23.387–23.390

Tocque B, Delumeau I, Parker F, Maurier F, Multon MC, Schweighoffer F (1997) Ras-GTPase activating protein (GAP): a putative effector for Ras. Cell Signal 9:153–158

Trahey M, McCormick F (1987) A cytoplasmic protein stimulates normal N-ras p21 GTPase, but does not affect oncogenic mutants. Science 238:542–545

Treisman R (1996) Regulation of transcription by MAP kinase cascades. Curr Opin Cell Biol 8:205–215

Trofatter JA, MacCollin MM, Rutter JL et al. (1993) A novel moesin-, ezrin-, radixin-like gene is a candidate for the neurofibromatosis 2 tumor suppressor. Cell 72:791–800

Tsai M-H, Yu C-L, Wie F-S, Stacey DW (1989) The effect of GTPase activating protein upon Ras is inhibited by mitogenically responsive lipids. Science 243:522–526

Tsukita S, Yonemura S (1999) Cortical actin organization: lessons from ERM (ezrin/radixin/moesin) proteins. J Biol Chem 274:34.507–34.510

Tsukita S, Oishi K, Sato N, Sagara J, Kawai A, Tsukita S (1994) ERM family members as molecular linkers between the cell surface glycoprotein CD44 and actin-based cytoskeletons. J Cell Biol 126:391–401

Twist EC, Ruttledge MH, Rousseau M et al. (1994) The neurofibromatosis type 2 gene is inactivated in schwannomas. Hum Mol Genet 3:147–151

Uchida T, Matozaki T, Suzuki T et al. (1992) Expression of two types of neurofibromatosis type 1 gene transcripts in gastric cancers and comparison of GAP activities. Biochem Biophys Res Commun 187:332–339

Uchida T, Wada C, Ishida H et al. (1995) Infrequent involvement of mutations on neurofibromatosis type 1, H-ras, K-ras and N-ras in urothelial tumors. Urol Int 55:63–67

Ueki K, Wen-Bin C, Narita Y, Asai A, Kirino T (1999) Tight association of loss of merlin expression with loss of heterozygosity at chromosome 22q in sporadic meningiomas. Cancer Res 59:5995–5998

Uitto J, Matsuoka LY, Chu ML, Pihlajaniemi T, Prockop DJ (1986) Connective tissue biochemistry of neurofibromas. Ann NY Acad Sci 486:271–286

Ullrich A, Gray A, Berman C, Dull TJ (1983) Human β nerve growth factor gene sequence highly homologous to that of mouse. Nature 303:821–825

Upadhyaya M, Cooper DN (1998) The mutational spectrum in neurofibromatosis 1 and its underlying mechanisms. In: Upadhyaya M, Cooper DN (eds) Neurofibromatosis type 1: from genotype to phenotype. BIOS Scientific Publ, Oxford, pp 65–82

Upadhyaya M, Shen M, Cherryson A et al. (1992) Analysis of mutations at the neurofibromatosis 1 (NF1) locus. Hum Mol Genet 1:735–740

Upadhyaya M, Osborn M, Maynard J, Harper P (1996) Characterization of six mutations in exon 37 of neurofibromatosis type 1 gene. Am J Med Genet 67:421–423

Upadhyaya M, Osborn MJ, Maynard J, Kim MR, Tamanoi F, Cooper DN (1997) Mutational and functional analysis of the neurofibromatosis type 1 (NF1) gene. Hum Genet 99:88–92

Varnhagen CK, Lewin S, Das JP, Bowen P, Ma K, Klimek M (1988) Neurofibromatosis and psychological processes. J Dev Behav Pediatr 9:257–265

Verhoef S, Bakker L, Tempelaars AM et al. (1999) High rate of mosaicism in tuberous sclerosis complex. Am J Hum Genet 64:1632–1637

Virchow R (1847) Ueber die reform der pathologischen und therapeutische Anschauungen durch die mikroskopischen Untersuchungen. Virchows Arch 1:207–255

Viskochil DH (1998) Gene structure and expression. In: Upadhyaya M, Cooper DN (eds) Neurofibromatosis type 1: from genotype to phenotype. BIOS Scientific Publ, Oxford, pp 39–56

Viskochil D, Carey JC (1994) Alternate and related forms of the neurofibromatoses. In: Huson SM, Hughes RAC (eds) The neurofibromatoses: a pathogenetic and clinical overview. Chapman & Hall, London New York, pp 445–474

Viskochil D, Buchberg AM, Xu G et al. (1990) Deletions and a translocation interrupt a cloned gene at the neurofibromatosis type 1 locus. Cell 62:187–192

Viskochil D, Cawthon R, O'Connell P et al. (1991) The gene encoding the oligodendrocyte-myelin glycoprotein is embedded within the neurofibromatosis type 1 gene. Mol Cell Biol 11:906–912

Vogel KS, Parada LF (1998) Sympathetic neuron survival and proliferation are prolonged by loss of p53 and neurofibromin. Mol Cell Neurosci 11:19–28

Vogel KS, Brannan CI, Jenkins NA, Copeland NG, Parada LF (1995) Loss of neurofibromin results in neurotrophin-independent survival of embryonic sensory and sympathetic neurons. Cell 82:733–742

Vogel KS, Klesse LJ, Velasco-Miguel S, Meyers K, Rushing EJ, Parada LF (1999) Mouse tumor model for neurofibromatosis type 1. Science 286:2176–2179

Von Deimling A, Louis DN, Menon AG et al. (1993) Deletions on the long arm of chromosome 17 in pilocytic astrocytoma. Acta Neuropathol 86:81–85

Von Deimling A, Larson J, Wellenreuther R et al. (1999) Clonal origin of recurrent meningiomas. Brain Pathol 9:645–650

Von Recklinghausen FD (1882) Ueber die multiplen Fibrome der Haut und ihre Beziehung zu den multiplen Neuromen. Hirschwald, Berlin

Vos JM (1995) DNA repair mechanisms: impact on human diseases and cancer. Springer, Berlin Heidelberg New York

Waardenburg PJ (1918) Heterochrome en melanosis. Ned Tijdschr Geneeskd 2:1453–1455

Wallace MR, Marchuk DA, Anderson LB et al. (1990) Type 1 neurofibromatosis gene: identification of a large transcript disrupted in three NF1 patients. Science 249:181–186

Wallace MR, Andersen LB, Saulino AM, Gregory PE, Glover TW, Collins FS (1991) A de novo alu insertion results in neurofibromatosis type 1. Nature 353:864–866

Wallace MR, Rasmussen SA, Lim IT, Gray BA, Zori RT, Muir D (2000) Culture of cytogenetically abnormal Schwann cells from benign and malignant NF1 tumors. Genes Chromosomes Cancer 27:117–123

Wang Q, Lasset C, Desseigne F et al. (1999) Neurofibromatosis and early onset of cancers in hMLH1-deficient children. Cancer Res 59:294–297

Weiss B, Bollag G, Shannon K (1999) Hyperactive Ras as a therapeutic target in neurofibromatosis type 1. Am J Med Genet 89:14–22

Wellenreuther R, Kraus JA, Lenartz D et al. (1995) Analysis of the neurofibromatosis 2 gene reveals molecular variants of meningioma. Am J Pathol 146:827–832

Wellenreuther R, Waha A, Vogel Y et al. (1997) Quantitative analysis of neurofibromatosis type 2 gene transcripts in meningiomas supports the concept of distinct molecular variants. Lab Invest 77:601–606

Welling DB, Guida M, Goll F et al. (1996) Mutational spectrum in the neurofibromatosis type 2 gene in sporadic and familial schwannomas. Hum Genet 98:189–193

Werb Z (1997) ECM and cell surface proteolysis: regulating cellular ecology. Cell 91:439–442

Wickens M (1990) How the messenger got its tail: addition of poly(A) in the nucleus. Trends Biochem Sci 15:277–281

Wiestler OD, Radner H (1994) Pathology of neurofibromatosis type 1 and 2. In: Huson SM; Hughes RAC (eds) The neurofibromatoses. A pathogenetic and clinical overview. Chapman S. cerevisiae. Cell 62:835–841

Xu G, O'Connell P, Stevens J, White R (1992a) Characterization of human adenylate kinase 3 (AK3) cDNA and mapping of the AK3 pseudogene to an intron of the NF1 gene. Genomics 13:537–542

Xu W, Mulligan LM, Ponder MA et al. (1992b) Loss of NF1 alleles in phaeochromocytomas from patients with type I neurofibromatosis. Genes Chromosomes Cancer 4:337–342

Yaegashi S, Sachse R, Ohuchi N, Mori S, Sekiya T (1995) Low incidence of a nucleotide sequence alteration of the neurofibromatosis 2 gene in human breast cancers. Jpn J Cancer Res 86:929–933

Yang P, Grufferman S, Khoury MJ et al. (1995) Association of childhood rhabdomyosarcoma with neurofibromatosis type 1 and birth defects. Genet Epidemiol 12:467–474

Ye S, Eriksson P, Hamsten A, Kurkinen M, Humphries SE, Henney AM (1996) Progression of coronary atherosclerosis is associated with a genetic variant of the human stromelysin-1 promotor which results in reduced gene expression. J Biol Chem 271:13.055–13.060

Ye F, Cayre YE, Thang M-N (1999) Evidence for a novel Ras-GAP-associated protein of 105 kDa in both mature trophoblasts and differentiating choriocarcinoma cells. Biochem Biophys Res Commun 263:523–527

Ylä-Outinen H, Aaltonen V, Bjorkstrand AS et al. (1998) Up-regulation of tumor suppressor protein neurofibromin in normal human wound healing and in vitro evidence for platelet derived growth factor (PDGF) and transforming growth factor-beta1 (TGF-β1) elicited increase in neurofibromin mRNA steady-state levels in dermal fibroblasts. J Invest Dermatol 110:232–237

Yu C-L, Tsai M-H, Stacey DW (1988) Cellular ras activity and phospholipid metabolism. Cell 52:63–71

Zang KD (1982) Cytological and cytogenetical studies on human meningioma. Cancer Genet Cytogenet 6:249–274

Zang KD, Singer H (1967) Chromosomal consitution of meningiomas. Nature 216:84–85

Zankl H, Zang KD (1972) Cytological and cytogenetical studies on brain tumors. 4. Identification of the missing G chromosome in human meningiomas as no. 22 by fluorescence technique. Humangenetik 14:167–169

Zhang Y, Derynck R (1999) Regulation of smad signalling by protein associations and signalling crosstalk. Cell Biol 9:274–279

Zhang Y, Xiong Y, Yarbrought WG (1998a) ARF promotes MDM2 degradation and stabilizes p53: ARF-INK4a locus deletion impairs both the Rb and the p53 tumor suppression pathways. Cell 92:725–734

Zhang Y, Vik TA, Ryder JW et al. (1998b) Nf1 regulates hematopoietic progenitor cell growth and ras signaling in response to multiple cytokines. J Exp Med 187:1893–1902

Zhu J, Frosch MP, Busque L et al. (1995) Analysis of meningiomas by methylation- and transcription-based clonality assays. Cancer Res 55:3865–3872

Zlotogora J (1993) Mutations in von Recklinghausen neurofibromatosis: an hypothesis. Am J Med Genet 46:182–184

Zohn IM, Campbell SL, Khosravi-Far R, Rossman KL, Der CJ (1998) Rho family proteins and Ras transformation: the RHOad less traveled gets congested. Oncogene 17:1415–1438

Zucman-Rossi J, Legoix P, Der Sarkissian H et al. (1998) NF2 gene in neurofibromatosis type 2 patients. Hum Mol Genet 7:2095–2101

6 Tuberöse Sklerose

Ralf Wienecke

Inhaltsverzeichnis

6.1 Einleitung

6.1.1 Definition

Die Tuberöse Sklerose ist eine autosomal-dominant vererbte Erkrankung mit variabler Expression. Patienten mit Tuberöser Sklerose entwickeln multiple benigne Tumoren in vielen Organsystemen. Bei den Tumoren handelt es sich meist um hamartöse Fehlbildungen. Hamartome sind benigne Tumoren, die aus Zellen bestehen, die im betroffenen Gewebe auch physiologischerweise vorkommen, aber in ihrer Anzahl, Lokalisation, Organisation oder Morphologie abnormal sind. Es bestehen zelluläre Defekte der Differenzierung, Proliferation und Migration. Gewöhnlich wird die Tuberöse Sklerose unter den neurokutanen Syndromen eingeordnet. Diese Gruppe umfasst z. B. die Neurofibromatose Typ 1 und Typ 2, das Von-Hippel-Lindau-Syndrom und das Sturge-Weber-Syndrom. Im Unterschied zu diesen Erkrankungen betrifft die Tuberöse Sklerose neben der Haut und dem zentralen Nervensystem fast alle Organsysteme, insbesondere auch die Nieren und das Herz. Die hamartösen Fehlbildungen dieser Organe können zu Epilepsie, Nieren- oder Herzinsuffizienz oder zu kosmetisch störenden Hamartomen der Haut führen. Andererseits kann die Erkrankung so gering ausgeprägt sein, dass z. B. nur einige kutane Symptome bestehen.

Der Name „Tuberöse (Hirn)Sklerose", der im deutschen Sprachraum gebräuchlich ist, ist eine aus dem 19. Jahrhundert stammende anatomische Beschreibung des zerebralen Kortex mancher zerebral schwer betroffener Patienten. Die Großhirnrinde kann bei diesen Patienten von höckriger (tuberöser) und verhärteter (sklerotischer) Beschaffenheit sein. Nach dem Erstbeschreiber (Bourne-

Hereditäre Tumorerkrankungen
D. Ganten / K. Ruckpaul (Hrsg.)
© Springer-Verlag Berlin Heidelberg 2001

ville) dieser pathologischen Hirnveränderungen und einem Beschreiber (Pringle) der für die Erkrankung typischen Angiofibrome des Gesichts wird die Tuberöse Sklerose auch Morbus Bourneville-Pringle genannt. Im anglizistischen Sprachraum wird die Erkrankung „*tuberous sclerosis complex*" (TSC) genannt, um darauf hinzudeuten, dass diese Krankheit ein Komplex ist, bei dem neben der tuberösen (Hirn)Sklerose in der Regel weitere Symptome bestehen.

Der genetische Hintergrund der Tuberösen Sklerose ist außergewöhnlich, weil sie mit Mutationen von 2 verschiedenen Genen,

- dem TSC1-Gen oder
- dem TSC2-Gen,

assoziiert ist. Betroffene Patienten sind heterozygote Träger eines defekten TSC1- oder TSC2-Gens. In den mit der Krankheit assoziierten Tumoren (Hamartomen) ist das 2., gesunde Wildtypallel durch eine somatische Mutation inaktiviert.

6.1.2 Historisches

Die klinische Variabilität der Tuberösen Sklerose führte dazu, dass die einzelnen Manifestationen erst nach und nach als ein definiertes Syndrom erkannt wurden. Einzelne Symptome oder Symptomkomplexe dieser Erkrankung wurden schon im 19. Jahrhundert beschrieben, die systemische Natur dieser Erkrankung wurde v.a. durch Vogt 1908 erkannt (Vogt 1908).

Die erste Darstellung eines Patienten mit Tuberöser Sklerose findet sich in dem dermatologischen Atlas von Rayer aus dem Jahr 1835. Diese Illustration zeigt einen Patienten mit den für die Tuberöse Sklerose typischen fazialen Angiofibromen (Rayer 1835). Weitere Facetten dieser Multisystemerkrankung wurden durch von Recklinghausen erfasst, als er am 25.3.1865 über den pathologischen Befund eines Herzens eines kurz nach der Geburt verstorbenen Neugeborenen berichtete, das mehrere Tumoren zeigte, die in die Herzhöhle hineinragten. Diese Tumoren wurden als Myome klassifiziert. Kurz erwähnte von Recklinghausen die Hirnveränderungen des Neugeborenen als zahlreiche Sklerosen (Recklinghausen 1862).

Die Fallbeschreibungen von Bourneville aus den Jahren 1880 und 1887 konzentrierten sich auf die neurologischen und neuropathologischen Symptome (Bourneville 1880; Bourneville u. Brissaud 1881). Im ersten Fallbericht wurde über ein 15 Jahre altes Mädchen berichtet, das seit frühester Kindheit an Epilepsie und Demenz litt. Die bei

diesem Mädchen sichtbaren Hautveränderungen (wohl Angiofibrome) an der Nase, den Wangen und an der Stirn wurden als „*acné rosacée*" eingeordnet, die bei der pathologischen Untersuchung sichtbaren höckrigen, harten und opaken Knötchen des zerebralen Kortex wurden als „*sclérose tubéreuse des circonvolutions cérébrales*" bezeichnet. Die Epilepsie und die Tuberöse Hirnsklerose wurden im Zusammenhang gesehen. Über die bei dem Mädchen bestehenden multiplen Nierentumoren (wohl Angiomyolipome) wurde ebenfalls berichtet. Ein 2. von Bourneville beschriebener Fall eines 4-jährigen Jungen, der im Status epilepticus starb, zeigte ähnliche klinische und pathologische Symptome.

Im Jahr 1885 erfolgte die Erstbezeichnung durch Balzer u. Ménétrier (Balzer u. Ménétrier 1885) und im Jahr 1890 die genauere dermatologische Beschreibung der fazialen Angiofibrome, die „Adenoma sebaceum" genannt wurden, durch Pringle (Pringle 1890). Adenoma sebaceum ist eine Fehlbezeichnung, die z.T. noch heute gebräuchlich ist. Die Talgdrüsen, auf die der Name Adenoma sebaceum hindeutet, sind bei Angiofibromen nur passiv involviert. Weitere dermatologische Manifestationen wie der sakrale Bindegewebenävus und die ungualen Angiofibrome wurden 1895 (Hallopau u. Leredde 1895) bzw. 1903 beschrieben (Kothe 1903).

1905 wurde ein umfassendes pathologisches Konzept der Tuberösen Sklerose entwickelt, das die kortikalen Tubera, Herz- und Nierentumoren sowie Hautmanifestationen umfasste (Perusini 1905). 1908 entwickelte Vogt Kriterien (Vogt-Trias) zur klinischen Diagnose der Tuberösen Sklerose:

- Krampfanfälle,
- mentale Retardierung sowie
- Adenoma sebaceum (faziale Angiofibrome) (Vogt 1908).

Herz- sowie Nierentumoren wurden ebenfalls als für die Tuberöse Sklerose typisch erkannt. 1913 wurde die Erblichkeit der Tuberösen Sklerose beschrieben (Berg 1913). Die Vogt-Trias ermöglichte damals die klinische Diagnosestellung der Tuberösen Sklerose. Sie ist allerdings begrenzt, weil betroffene Patienten zwar fast immer faziale Angiofibrome zeigen, aber nicht immer an mentaler Retardierung und Epilepsie leiden, wie schon 1914 durch Schuster erkannt wurde (Schuster 1914). Der Begriff der Vogt-Trias hat dazu geführt, dass die Tuberöse Sklerose zeitweise Epiloia, eine Zusammensetzung aus den Worten *Epi*lepsy und *Ano*ia (Schwachsinn), genannt wurde. Zu Recht ist diese Bezeichnung nicht mehr gebräuchlich, denn mehr als 1/3 der betroffenen Patienten haben eine normale Intelligenz und bei etwa 1/4 bestehen nie Krampfanfälle (Lagos u. Gomez 1967).

In den 20er und 30er Jahren des 20. Jahrhunderts wurde pulmonale Zysten, retinale Hamartome sowie kutane Hypopigmentierungen beschrieben. In den 70er und 80er Jahren wurde durch die Einführung bildgebender Verfahren (Sonografie, Kernspintomografie, Computertomografie) die frühe Diagnostik erleichtert (Gomez 1995).

1987 wurde das TSC1-Gen auf Chromosom 9q34.3 (Fryer et al. 1987) sowie 1992 das TSC2-Gen auf 16p13.3 kartiert (Kandt et al. 1992). Durch die internationale Kooperation europäischer und amerikanischer Wissenschaftler konnte 1993 das TSC2-Gen und 1997 das TSC1-Gen kloniert werden (European Chromosome 16 Tuberous Sclerosis Consortium 1993; Slegtenhorst et al. 1997).

6.1.3 Epidemiologie

Verglichen mit anderen genetischen Erkrankungen ist die Tuberöse Sklerose relativ häufig. Epidemiologische Studien aus England zeigten eine Prävalenz von 3,7:100 000 Einwohner in Westschottland und von 3,8:100 000 Einwohner in Wessex (Sampson et al. 1989; Webb et al. 1996). Eine Reevaluierung der Daten aus der zuletzt genannten Studie zeigte, dass lediglich die Hälfte aller Patienten mit Tuberöser Sklerose erfasst wurden (O'Callaghan et al. 1998). Deshalb wird die tatsächliche Prävalenz dort auf 8:100 000–9:100 000 Einwohner geschätzt. Weitere Studien kamen zu ähnlichen Ergebnissen: 6,9:100 000 Einwohner in Olmsted County, Minnesota (Shepherd et al. 1991), 10,6:100 000 Einwohner in Rochester, Minnesota (Wiederholt et al. 1985), und 7,6:100 000 Neugeborene bis 20-Jährige in Westschweden (Ahlsen et al. 1994). Diese neueren klinisch-epidemiologischen Studien korrelieren mit einer älteren Schätzung der Prävalenz aus der Schweiz, die auf dem Nachweis der zerebralen Tuberöse-Sklerose-typischen Veränderungen in 6 Fällen bei 49 000 Routineautopsien beruht (Donegani et al. 1972). Die Neumutationsrate wird auf etwa 60% geschätzt. Bei vielen dieser Patienten scheint ein genetisches Mosaik zu bestehen (Kwiatkowska et al. 1999; Rose et al. 1999; Verhoef et al. 1999).

Die Expression der Erkrankung ist einer starken Variation unterworfen. Dabei kann das Krankheitsbild auch innerhalb einer Familie unterschiedlich ausgeprägt sein, sodass keineswegs bei jedem Patienten das Vollbild bestehen muss (Kondo et al.

1991; Northrup et al. 1993; Smalley et al. 1994; Webb u. Osborne 1991). Ungefähr die Hälfte der Patienten ist mental nicht retardiert und bei 1/4 der Patienten besteht keine Epilepsie. Allerdings korrelieren Epilepsie und Lernschwierigkeiten (Webb et al. 1991, 1996). Bei Patienten mit Tuberöser Sklerose wird das Risiko einer Niereninsuffizienz auf 1% geschätzt (Clarke et al. 1999; Schillinger u. Montagnac 1996). Etwa 20% der Patienten mit Tuberöser Sklerose scheinen durch eine Nierenbeteiligung hervorgerufene Symptome (z. B. Schmerz, Hämaturie) zu entwickeln (Webb et al. 1994).

Die Lebenserwartung betroffener Patienten ist im Vergleich zur Normalbevölkerung reduziert. In einer nicht repräsentativen retrospektiven Studie wurde die Todesursache von 49 Patienten mit Tuberöser Sklerose untersucht. Dabei verstarben 9 Patienten an nicht mit Tuberöser Sklerose assoziierten Erkrankungen, 11 Patienten wegen Niereninsuffizienz, 10 Patienten an Hirntumoren, 4 Patienten an einer pulmonalen Lymphangiomyomatose, 13 mental retardierte Patienten verstarben im Status epilepticus oder an einer Pneumonie, 1 Kind verstarb an Herzinsuffizienz bei kardialen Rhabdomyomen und 1 weiteres an einem rupturierten Aortenaneurysma (Shepherd et al. 1991).

6.2 Klinik

6.2.1 Diagnostische Kriterien

Die bei der Tuberösen Sklerose betroffenen Gene sind bekannt. Es bestehen bereits in verschiedenen Laboren genetische Analysemöglichkeiten, die die klinische Diagnose einer Tuberösen Sklerose untermauern können. Die Anwendung der Genanalyse zur Diagnose einer Tuberösen Sklerose wird in den nächsten Jahren zunehmen. Bis zur vollständigen Ausreifung in Hinsicht auf die Detektion aller möglichen Mutationen und der routinemäßigen Anwendung genetischer Test besteht die Notwendigkeit einer klinischen Diagnose der Tuberösen Sklerose. Auch wird in klinisch eindeutigen Fällen kein zusätzlicher genetischer Test nötig sein.

Die Expression der Tuberösen Sklerose ist sehr variabel, weshalb die Formulierung klinischer Kriterien zur Diagnose schwierig ist. Die Vielzahl der betroffenen Organsysteme und möglichen Symptome, die altersabhängig sind (Abb. 6.1) und z. T.

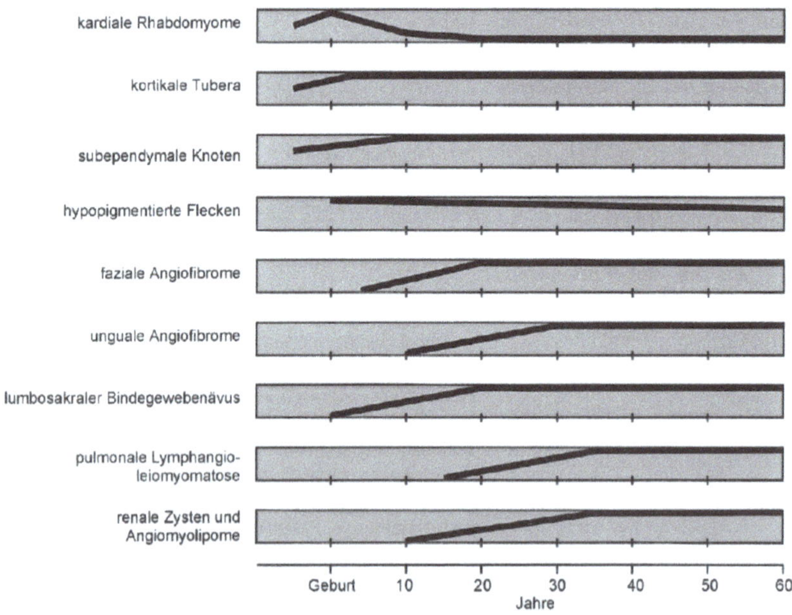

Abb. 6.1. Expression der Manifestationen der Tuberösen Sklerose in Abhängigkeit vom Lebensalter

Tabelle 6.1. Revidierte diagnostische Kriterien der Tuberösen Sklerose (Roach et al. 1998)

Hauptkriterien	Nebenkriterien
Faziale Angiofibrome oder Bindegewebenävi der Stirn	Multiple Zahnschmelzdefekte
Nichttraumatische (peri)unguale (Angio)fibrome	Hamartöse rektale Polypen[b]
3 oder mehr hypomelanotische Flecken	Ossäre Zysten
Sakraler Bindewebenävus	Radiäre Streifung der weißen Hirnsubstanz[a]
Multiple Hamartome der Retina	Gingivale Fibrome
Kortikale Dysplasie[a]	Nichtrenale Hamartome[b]
Subependymale Knoten	Retinaler achromatischer Fleck
Subependymale Riesenzellastrozytome	Konfettiartige Depigmentierungen
Kardiale Rhabdomyome	Multiple renale Zysten[b]
Pulmonale Lymphangiomyomatose[c]	
Renale Angiomyolipome[c]	

Diagnose
Definitive Tuberöse Sklerose: Entweder zwei Hauptkriterien oder ein Hauptkriterium und zwei Nebenkriterien
Wahrscheinliche Tuberöse Sklerose: Ein Haupt- und ein Nebenkriterium
Mögliche Tuberöse Sklerose: Entweder ein Haupt- oder zwei Nebenkriterien

[a] Bei gleichzeitigem Vorkommen nur als 1 Kriterium zu zählen.
[b] Histologische Sicherung empfohlen.
[c] Bei gleichzeitigem Vorkommen sind zur Stellung der definitiven Diagnose weitere Kriterien nötig.

auch bei Patienten ohne Tuberöse Sklerose bestehen können, erschwert die Formulierung diagnostischer Kriterien.

Die ersten klinischen Kriterien zur Diagnose der Tuberösen Sklerose wurden 1908 von Vogt formuliert, nämlich die Trias Epilepsie, geistige Retardierung und „Adenoma sebaceum". Aus heutiger Sicht trifft diese Trias nur auf eine Minderheit der Patienten mit Tuberöser Sklerose zu (Gomez 1988). Aufgrund neuerer Erkenntnisse über die Häufigkeit der verschiedenen Manifestationen und der Entwicklung bildgebender Verfahren wie Sonografie, Echokardiografie, Computertomografie und Kernspintomografie wurden die diagnostischen Kriterien wiederholt revidiert. Zuletzt wurden sie auf einer international besetzten Tagung von klinisch tätigen Ärzten und Genetikern im Licht neuer klinischer und genetischer Erkenntnisse reevaluiert. Auf dieser Konferenz wurden die revidierten diagnostischen Kriterien der Tuberösen Sklerose formuliert (Tabelle 6.1) (Roach et al. 1998). Dabei wurden weniger klinische Symptome, wie z. B. Krampfanfälle, sondern vorwiegend der Nachweis von mit der Tuberösen Sklerose assoziierten Hamartomen, z. B. der Nachweis von kortikalen Tubera, als Kriterien gewählt. Man kam überein, dass es keine klinische oder radiologisch fassbare Manifestation gibt, die bei allen Patienten besteht. Auch gibt es kein absolut sicheres, pathognomonisches Kriterium, welches das Vorliegen einer Tuberösen Sklerose beweisen könnte. Deshalb wurde empfohlen, die definitive Diagnose einer Tuberösen Sklerose nur bei Patienten zu stellen, die 2 oder mehr spezifische Merkmale möglichst aus mehreren Organsystemen aufweisen. Die klinischen Merkmale der Tuberösen Sklerose werden in Haupt- und Nebenkriterien eingeteilt. Hauptkriterien sind Merkmale, die als hochspezifisch für die Tuberöse Sklerose gelten, während weniger spezifische Merkmale, die auch ohne das Vorliegen einer Tuberösen Sklerose auftreten können, Nebenkriterien sind (Tabelle 6.1).

Obwohl die Familienanamnese einen wichtigen Hinweis auf das Vorliegen der Tuberösen Sklerose darstellen kann, sollte das Vorkommen von Tuberöser Sklerose in der Familie des Betroffenen kein diagnostisches Kriterium sein, da die positive Familienanamnese ein Vorstellungsgrund sein kann. Sonst könnten sich möglicherweise 2 Patienten mit ungesicherter Tuberöser Sklerose gegenseitig durch das Vorliegen eines diagnostischen Kriteriums bei der Diagnose der Tuberösen Sklerose unterstützen. In vielen Fällen von Patienten mit Tuberöser Sklerose wird der erste Kontakt zu einem Arzt wegen Krampfanfällen gesucht. Die Patienten können bei der ersten Vorstellung relativ jung sein, sodass das Vollbild der Tuberösen Sklerose noch nicht besteht. In einer solchen Situation ist die zukünftig wohl auch kommerziell erhältliche Genanalyse sehr wertvoll.

Die Konsensuskonferenz erarbeitete auch Empfehlungen zur Durchführung diagnostischer Untersuchungen (Roach et al. 1999): Bei der Erstdiagnose können folgende Untersuchungen zur Abklärung weiterer Organmanifestationen sinnvoll sein:
• kraniale Computertomografie oder
• Kernspinuntersuchung,
• Elektroenzephalogramm (bei Krampfanfällen),
• ophthalmologische Untersuchung,
• Echokardiografie,
• Elektrokardiogramm,
• Nierensonografie und
• Testung des neurologischen Entwicklungsstatus (bei Diagnose und Einschulung).

Eine Wiederholung der Nierensonografie sowie des kranialen Kernspin- bzw. Computertomogramms könnte nach 1–3 Jahren sinnvoll sein, da sich auch im Erwachsenenalter Riesenzellastrozytome des Hirns und Angiomyolipome der Niere entwickeln können. Bei Frauen sollte im Erwachsenenalter ein thorakales Computertomogramm zum Ausschluss einer pulmonalen Lymphangiomyomatose durchgeführt werden. Bei entsprechenden Beschwerden sollten die genannten Untersuchungen wiederholt werden.

6.2.2 Kutane Manifestationen

6.2.2.1 Faziale Angiofibrome und Bindegewebeplaques der Stirn

Faziale Angiofibrome wurden von Balzer u. Menetier (1885) sowie von Pringle (1890) mit der Bezeichnung „Adenoma sebaceum" belegt und teilweise als eine Form der Rosazea aufgefasst. Diese Bezeichnung suggeriert eine Proliferation der Talgdrüsen. Erst 1962 wurde durch eine Studie von Nickel u. Reed (Nickel u. Reed 1962) allgemein anerkannt, dass es sich um Angiofibrome und nicht um eine Vermehrung der Talgdrüsen handelt. Histologisch betrachtet handelt es sich um eine Vermehrung des bindegewebigen und vaskulären Elements der Haut.

Es bestehen außerdem eine Fibrose sowie eine Dilatation der Blutgefäße. Die zwischen den Gefäßen liegenden Fibroblasten können z. T. sternförmig oder gliaartig sein. Die genaue zelluläre Einordnung dieser Zellen ist unklar. Es wurden z. T. schlecht definierte Zelltypen wie dermale Dendrozyten oder *„neurosustenticular cells"* in Angiofibromen gefunden (Benjamin 1996).

Die fazialen Angiofibrome sind 1–5 mm große rote bis rosafarbene Papeln mit einer glatten, glänzenden Oberfläche. Sie treten zentrofazial, bevorzugt an den nasolabialen Falten, den Wangen und am Kinn auf (Abb. 6.2). Faziale Angiofibrome entwickeln sich ab dem 4. Lebensjahr aus zuvor sichtbaren geröteten Flecken und wachsen während der Kindheit, der Pubertät und auch während des Er-

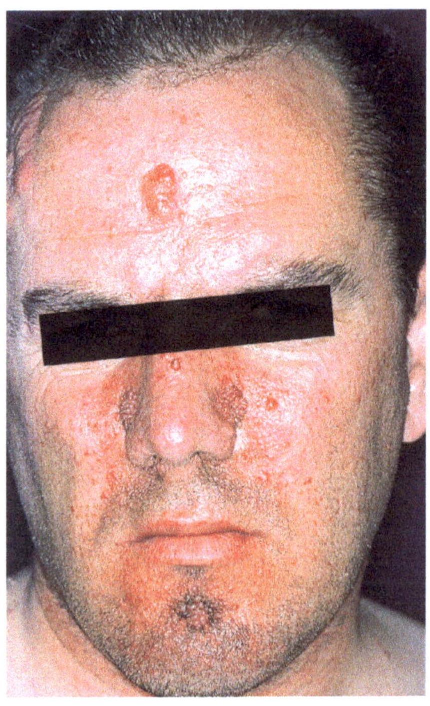

Abb. 6.2. Erwachsener Patient mit Tuberöser Sklerose. Angiofibrome im Bereich des Kinns und der Wange; außerdem Bindegewebenävus im Bereich der Stirn

wachsenenalters (Rogers 1988). Die Prävalenz im Erwachsenenalter wird auf bis zu 88% geschätzt (Webb et al. 1996). Neben Patienten mit Tuberöser Sklerose können auch Patienten mit *„multiple endocrine neoplasia type 1"* (MEN1) multiple faziale Angiofibrome entwickeln (Darling et al. 1997). Faziale Angiofibrome können auch sporadisch vorkommen. Bei Heranwachsenden können die fazialen Angiofibrome vom ungeübten Beobachter mit einer Akne verwechselt werden. Schwieriger kann die Unterscheidung gegenüber den ebenfalls autosomal-dominant erblichen Trichoepitheliomen (Epithelioma adenoides cysticum) sein, die ebenfalls während der Pubertät wachsen und zentrofazial lokalisiert sind. Klinisch unterscheiden sie sich von Angiofibromen durch den weniger roten Farbton. Die histologische Untersuchung kann eine sichere Einordnung in eine der beiden Entitäten erbringen.

Schon bei Geburt können Bindegewebenävi im Bereich der Stirn bestehen (Webb et al. 1996). Es handelt sich dabei um bis zu mehrere Zentimeter große, über das Hautniveau erhabene bindegewe-

bige Plaques von fester bis weicher Konsistenz, die bevorzugt im Bereich der Stirn (Abb. 6.2), aber auch an den oberen Wangen und am Haarboden lokalisiert sind. Sie können in der Einzahl, aber auch in der Mehrzahl vorkommen, und ihr Farbton variiert von gelblich über rötlich bis zu rotbräunlich. Histologisch handelt es sich um (Angio)fibrome mit einer weniger deutlich ausgeprägten angiomatösen Komponente (Nickel u. Reed 1962; Rogers 1988). Falls bei einem Patienten sowohl die typischen fazialen Angiofibrome als auch ein Bindegewebenävus im Bereich der Stirn bestehen, so sollten sie nicht als 2 sondern als ein diagnostisches Kriterium der Tuberösen Sklerose gezählt werden (Roach et al. 1998).

Faziale Angiofibrome können insbesondere bei Heranwachsenden ein schwerwiegendes kosmetisches Problem bedeuten, das die betroffenen Patienten sehr belastet. Bis zur Entwicklung der dermatologischen Lasertherapie stellte die kutane Dermabrasion die wichtigste therapeutische Option dar (Verheyden 1996). Die Entwicklung der dermatologischen Lasertechnologie ist noch nicht abgeschlossen. Derzeit erscheinen ablative Laser (Erbium, CO_2) für stärker fibrosierte, wenig durchblutete Läsion und koagulative Laser (Argon, Farbstoff, Diodenlaser) für initiale Läsionen ohne fibrosierenden Anteil geeignet (Boixeda et al. 1994; Janniger u. Goldberg 1990; Ratnam 1994). Die genannten Verfahren führen zu einer kosmetischen Verbesserung. Nach Jahren auftretende Rezidive können mit denselben Verfahren therapiert werden.

6.2.2.2 Unguale Angiofibrome

Unguale Angiofibrome sind rote bis hautfarbene runde oder filiforme Papeln oder Knötchen, die an den Finger- oder Zehennägeln in den lateralen Nagelfalten, unter dem Nagelbett, meist aber unter dem Nagelfalz lokalisiert sind (Abb. 6.3). Sie entwickeln sich meist in der 2. Lebensdekade und kommen bei über 30-Jährigen in 88% der Fälle vor (Webb et al. 1996).

Unguale Angiofibrome wurden zuerst 1903 durch Kothe beschrieben (Kothe 1903). 1932 berichtete Koenen über das Vorkommen dieser Tumoren in einer 3 Generationen umfassenden Familie (Koenen 1932). Im europäischen Sprachgebrauch werden die ungualen Angiofibrome auch Koenen-Tumoren genannt.

Histologisch handelt es sich um Fibrome bzw. um Angiofibrome. Unguale Angiofibrome sind streng periungual lokalisiert und bieten ein charakteristisches klinisches Bild, können aber mit sporadischen

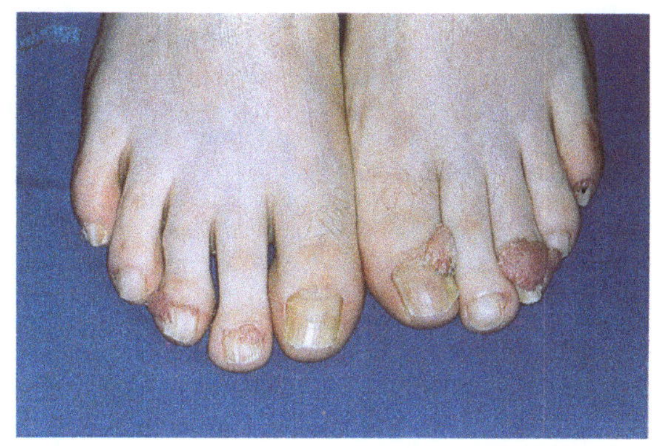

Abb. 6.3. Unguale Angiofibrome an den Fuß-
nägeln

Fibromen verwechselt werden, die oft proximal des
Nagels lokalisiert sind (Rogers 1988). Dem ungeübten Beobachter können diese Hautveränderungen auch als Warzen imponieren. Therapeutisch
kommen eine chirurgische Abtragung oder eine Abtragung durch einen ablativen Laser in Frage.

6.2.2.3 Lumbosakrale Bindegewebenävi

Es handelt sich um unregelmäßig begrenzte, hautfarbene Plaques, die in einem lumbosakral lokalisierten Areal auftreten und an ein Kopfsteinpflas-
ter erinnern (Abb. 6.4). Im deutschen Sprachraum
werden sie wegen dieses Erscheinungsbilds auch
Pflastersteinnävi genannt. Die englische Bezeichnung ist „*shagreen patch*", die sich von der
französischen Bezeichnung von Hallopau u. Leredde (1895) „*peau chagriné*" (Haut wie ungegerbtes
Leder) ableitet (Hallopau u. Leredde 1895).

Histologisch betrachtet besteht eine Vermehrung
von kollagenen Fasern in der tiefen Dermis, z.T.
auch in der oberflächlichen Dermis (Rogers 1988).
Die Bindegewebenävi können auch im Skapular-
bereich und am Gesäß lokalisiert sein. Die Prävalenz
bei adulten Patienten mit Tuberöser Sklerose dürfte
bei etwa 50%, im Kleinkindesalter bei 25% liegen
(Webb et al. 1996). Eine klinische Differenzialdiagnose ist ein Naevus lipomatodes superficialis, der
ebenfalls im Kleinkindalter bestehen kann.

6.2.2.4 Hypopigmentierungen

Bei Patienten mit Tuberöser Sklerose können in typischen Fällen als „eschenlaubartig" beschriebene,
bis zu 3 cm große, scharf begrenzte hypopigmentierte Flecken bestehen. Diese treten bei einer Untersuchung mit dem Wood-Licht, das Licht einer
Wellenlänge von 360 nm emittiert, deutlich hervor.

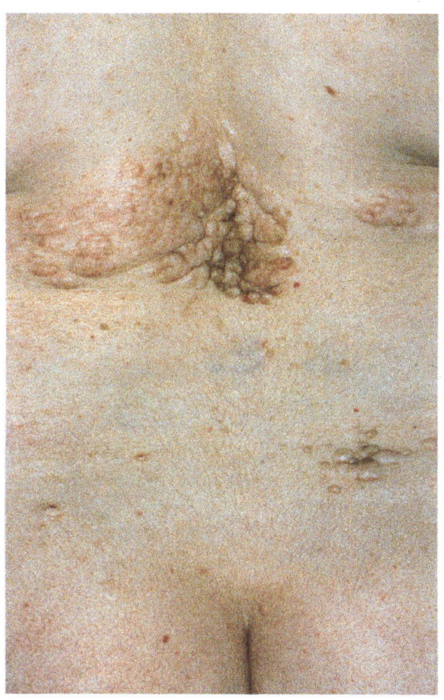

Abb. 6.4. Lumbosakraler Bindegewebenävus, teils auch weiter kranial lokalisiert

Wenn diese Flecken im Bereich des Haars vorkommen, kann eine fleckförmige Weißverfärbung des
Haars resultieren (Poliosis). Hypomelanotische
Flecken enthalten eine normale Anzahl von Melanozyten. Die Hypopigmentierungen beruhen wahrscheinlich auf einer Reifungsstörung der Melanosomen (Fitzpatrick 1991; Fitzpatrick et al. 1968).

Hypopigmentierte Flecken sind ein wertvolles diagnostisches Kriterium zur Diagnose der Tuberösen Sklerose, weil sie bei fast allen untersuchten Patienten schon kurz nach der Geburt vorhanden sind (Jozwiak et al. 1998; Webb et al. 1996). Ihre Prävalenz scheint im Lauf des Lebens auf etwa 60% zu sinken (Webb et al. 1996). Bei einer Untersuchung von nicht von Tuberöser Sklerose betroffenen Patienten stellte sich heraus, dass bei der Normalbevölkerung eine Prävalenz von 4,7% bezüglich wenigstens eines hypopigmentierten Flecks besteht (Vanderhooft et al. 1996). Deshalb sollten hypopigmentierte Flecken nur als diagnostisches Kriterium gezählt werden, wenn 3 oder mehr Flecken bestehen. Neben den eschenlaubartigen Flecken können auch in 28% der Fälle multiple konfettiartige hypopigmentierte 1–2 mm große Flecken, vorwiegend an den Extremitäten, vorliegen (Webb et al. 1996).

6.2.2.5 Weitere kutane Manifestationen

Bei etwa 1/3 der Patienten bestehen Fibrome der Gingiva (Abb. 6.5) (Webb et al. 1996). Gelegentlich können diese Hamartome auch an der Zunge vorkommen. Differenzialdiagnostisch ist zu beachten, dass es bei der Gabe von antiepileptischen Therapeutika (z.B. Phenytoin) zu einer Hypertrophie der Gingiva kommen kann.

Café-au-lait-Flecken sind ein Charakteristikum der Neurofibromatose Typ 1. Einzelne Café-au-lait-Flecken scheinen bei Kindern mit Tuberöser Sklerose vermehrt vorzukommen (Jozwiak et al. 1998). Ebenso erscheint die Entwicklung von weichen Fibromen, die bei vielen adulten gesunden Personen vorkommen, bei einigen Patienten mit Tuberöser Sklerose in einem frühen Alter zu beginnen (Jozwiak et al. 1998).

6.2.3 Zerebrale und neuropsychiatrische Manifestationen

Namensgebend für die Tuberöse (Hirn)sklerose waren die verhärteten Knoten der Hirnrinde, die im Folgenden in Anlehnung an den englischen Sprachgebrauch als kortikale Tubera bezeichnet werden. Neben den kortikalen Tubera bestehen häufig auch subependymale Knoten, die in subependymale Riesenzellastrozytome übergehen können. Kortikale Tubera und subependymale Knoten bestehen bei etwa 80% der betroffenen Patienten. Seltenere Manifestationen im Bereich des Zentralen Nervensystems sind fokale kortikale Dysplasie sowie degenerative Vorgänge im Bereich des Zerebellums (Crino u. Henske 1999). Im Bereich der weißen Substanz können kernspintomografisch fassbare hypomyelinisierte Linien bestehen, die Residuen neuronaler Migrationsdefekte darstellen können (Shepherd et al. 1995). Selten können im Bereich des Rückenmarks Gliahamartome auftreten (Koprowski u. Rorke 1983).

Klinische Manifestationen einer zerebralen Beteiligung bei Tuberöser Sklerose umfassen vorwiegend epileptische Anfälle, mentale Retardierung bis hin zur Demenz sowie Verhaltensstörungen. Seltenere Symptome sind spastische Lähmungen, Hemianopsie und Ophthalmoplegie (Kwiatkowski u. Short 1994). Krampfanfälle treten bei 78–92% der betroffenen Patienten auf, häufig im 1. Lebensjahr (Curatolo et al. 1991; Gomez 1988; Webb et al. 1996). Infantile Krampfanfälle *per se* treten häufig unabhängig von einer Tuberösen Sklerose auf und sind als diagnostisches Kriterium nicht geeignet. Sie können jedoch der Anlass für eine bildgebende Untersuchung des Gehirns sein. Das Auftreten von Krampfanfällen korreliert mit dem

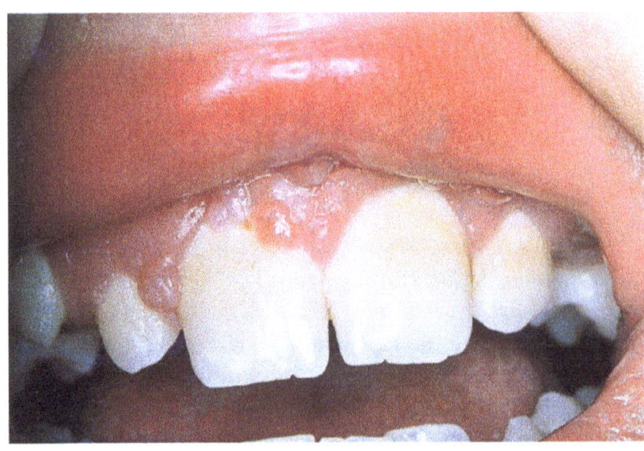

Abb. 6.5. Gingivale Fibrome; außerdem grübchenförmige Zahnschmelzdefekte

Nachweis von kortikalen Tubera, aber es kann auch eine Epilepsie ohne Nachweis von Tubera bestehen (Kwiatkowski u. Short 1994).

Kognitive Störungen werden bei etwa 50% der Tuberöse-Sklerose-Patienten mit Krampfanfällen festgestellt, von denen 65% erhebliche Sprachstörungen hatten und oft auf tägliche Betreuung angewiesen waren. Die meisten mental retardierten Patienten haben auch Krampfanfälle, aber viele Patienten mit Krampfanfällen sind nicht geistig retardiert (Webb et al. 1996). Neben, aber auch unabhängig von einer kognitiven Störung bzw. Retardierung kann es zu Verhaltensstörungen mit hyperaktiven, psychotischen oder aggressiven Zügen kommen (Hunt 1993; Hunt u. Dennis 1987). In einigen Studien wird der Anteil der autistischen Patienten auf bis zu 25% geschätzt (Smalley 1998).

6.2.3.1 Kortikale Tubera

Die kortikalen Tubera, deren Größe von wenigen Millimetern bis zu einigen Zentimetern reichen kann, sind vorwiegend an der Grenze zwischen grauer und weißer Substanz lokalisiert und etwas blasser und von festerer Konsistenz als das übrige Hirn (Kwiatkowski u. Short 1994; Reagan 1988). Mikroskopisch fallen ein Verlust der normalen kortikalen Architektur sowie das Vorkommen von morphologisch abnormen z. T. vergrößerten Neuronen sowie Gliazellen auf (Caviness u. Takahashi 1991; Richardson 1991).

Histologisch und radiografisch nicht eindeutig unterscheidbar von kortikalen Tubera ist die kortikale Dysplasie (Vinters et al. 1993).

Der radiologische Nachweis von kortikalen Tubera kann durch Computertomografie und sensitiver durch Kernspintomografie erfolgen (Griffiths u. Martland 1997). Im späteren Lebensalter können kortikale Tubera verkalken. Bei kleinen verkalkten Tubera hat das CT eine höhere Sensitivität (Martin et al. 1990).

Das Bestehen von Tubera korreliert mit der Entwicklung von Krampfanfällen und mentaler Retardierung (Goodman et al. 1997; Shepherd et al. 1995). Durch kortikale Tubera hervorgerufene epileptische Anfälle werden zunächst medikamentös behandelt. Bei Therapieresistenz kann in bestimmten klinischen Situationen eine chirurgische Therapie durchgeführt werden (Avellino et al. 1997; Guerreiro et al. 1998). Weniger häufige klinische Symptome von Tubera können spastische Paralyse, Hemianopsie, Ataxie und Ophthalmoplegie sein (Gomez 1991).

6.2.3.2 Subependymale Knoten und Riesenzellastrozytome

Subependymale Knoten sind umschriebene Knötchen an den Wänden des III. Ventrikels und seltener im Bereich des Aquäduktes und des IV. Ventrikels. Sie bestehen aus relativ dicht aggregierten großen irregulären Zellen (Kwiatkowski u. Short 1994; Richardson 1991). Zusätzlich können polygonale, spindelzellige und epitheloide Zellpopulationen vorkommen (Crino u. Henske 1999). Subependymale Knoten können bereits pränatal bestehen (Sonigo et al. 1996). Von einigen Autoren werden die subependymalen Knoten als ein Ergebnis einer bei der Tuberösen Sklerose bestehenden neuronalen Migrationsstörung aufgefasst (Hirose et al. 1995; Huang et al. 1995). Sie verkalken sehr häufig im späteren Lebensalter und sind daher u. U. schon auf einem Röntgenbild erfassbar. Die radiologische Detektion geschieht in der Regel durch Computertomografie oder, bei unverkalkten Läsionen, durch Kernspintomografie (Griffiths u. Martland 1997).

Aus subependymalen Knoten können sich so genannte Riesenzellastrozytome entwickeln, deren histologische Merkmale denen von subependymalen Knoten ähneln (Shepherd et al. 1991). Es ist nicht völlig geklärt, ob subependymale Riesenzellastrozytome maligne Neoplasien oder Hamartome darstellen (Kwiatkowski u. Short 1994). Klinisch können subependymale Riesenzellastrozytome – v. a. wenn sie in der Nähe des Foramen Monroi gelegen sind – zur Unterbrechung der Liquorzirkulation und zum Hydrozephalus führen, sodass eine operative Exzision bzw. die Anlage eines Liquorshunts nötig werden (Rocco et al. 1995). Regelmäßige computer- oder kernspintomografische Untersuchungen können drohende Komplikationen wie eine beginnende Okklusion der Liquozirkulation im asymptomatischen Zustand erfassen (Torres et al. 1998). Daher werden diese Untersuchungen bei Diagnosestellung sowie bei Kindern und Heranwachsenden 1- bis 3-jährlich empfohlen (Roach et al. 1999).

6.2.4 Renale Manifestationen

Die Nieren sind wichtige Zielorgane der Tuberösen Sklerose. Renale Zysten und Angiomyolipome finden sich mit zunehmenden Lebensalter häufiger. Sehr selten entwickeln sich Nierenzellkarzinome.

6.2.4.1 Angiomyolipome

Bei etwa der Hälfte der erwachsenen Patienten mit Tuberöser Sklerose bestehen Angiomyolipome (Baal et al. 1989; Cook et al. 1996; Stillwell et al. 1987). Es handelt sich dabei um nicht eingekapselte benigne Tumoren, die, wie der Name Angiomyolipom suggeriert, unterschiedlich große Anteile an Adipozyten, glatten Muskelzellen und arteriellen Gefäßen enthalten, deren Wände verdickt sind. Solitäre Angiomyolipome kommen auch sporadisch vor. Bei Patienten mit Tuberöser Sklerose liegen in der Regel multiple Angiofibrome vor, die durch eine sonografische Untersuchung leicht zu detektieren sind (Sampson 1996). Eine häufige klinische Komplikation ist eine Einblutung in ein größeres Angiomyolipom (Baal et al. 1994). In diesem Fall werden eine chirurgische, möglichst Nieren erhaltende Intervention oder eine radiologisch geführte Embolisation durchgeführt (Kessler et al. 1998). Angiomyolipome mit einer Größe von mehr als 4 cm können klinische Symptome hervorrufen und sollten deshalb regelmäßig sonografisch kontrolliert werden (Oesterling et al. 1986; Steiner et al. 1993). Ab einer Größe von 8 cm wird von einer Gruppe eine prophylaktische Therapie auch im asymptomatischen Zustand vorgeschlagen (Dickinson et al. 1998). Eine sehr seltene Komplikation bei massiven bilateralen Angiomyolipomen ist eine Niereninsuffizienz, häufiger besteht Schmerz in einer Flanke (Webb et al. 1994). Bei Frauen kann gelegentlich zusätzlich zu Angiomyolipomen der Nieren eine klinisch schwerwiegende Lymphangiomyomatose der Lungen bestehen (Kerr et al. 1993).

In sehr seltenen Fällen können maligne Nierentumoren immunhistochemisch auch als Angiomyolipome eingeordnet werden (Al-Saleem et al. 1998). Somit scheint ein geringes Entartungsrisiko zu bestehen.

6.2.4.2 Renale Zysten

Multiple, bilaterale Nierenzysten, die oft zusammen mit Angiomyolipomen vorkommen, bestehen bei etwa 30% der Patienten mit Tuberöser Sklerose (Cook et al. 1996). Nierenzysten können sich bereits in einem frühen Lebensalter manifestieren (Wenzl et al. 1970). Sie können im Bereich der Glomeruli und praktisch in jedem Bereich des Nephrons entstehen (Bernstein 1993). Das begrenzende Epithel besteht aus großen, eosinophilen Zellen mit hyperchromatischen Kernen (Bernstein 1993). Die Nierenzysten bleiben oft asymptoma-tisch, und eine Funktionseinschränkung der Nieren ist selten. Dennoch ist in seltenen Fällen eine dialysepflichtige Tuberöse-Sklerose-bedingte Niereninsuffizienz beschrieben worden (Schillinger u. Montagnac 1996). Unter Umständen wird eine Nierentransplantation durchgeführt.

Bezüglich der Genese von Nierenzysten bei Patienten mit Tuberöser Sklerose muss auch bedacht werden, dass die Patienten eine Keimbahnmutation des TSC2-Gens und des *Polycystic-kidney-disease-1*-Gens (PKD1) haben könnten. TSC2 und PKD1 grenzen unmittelbar aneinander, und es sind Deletionen beschrieben, die zur Inaktivierung beider Gene führen (Brook-Carter et al. 1994). Bei diesen Patienten bestehen bereits im frühen Lebensalter viele Nierenzysten.

6.2.4.3 Maligne Nierenzellkarzinome

Bei Patienten mit Tuberöser Sklerose können sich auch maligne Nierenzellkarzinome mit metastatischem Potential entwickeln (Ahuja et al. 1986; Gutierrez et al. 1979). Bei diesen Tumoren ist häufig der immunhistochemische Melanozytenmarker HMB45 positiv (Bjornsson et al. 1996). Das histologische Erscheinungsbild scheint teilweise innerhalb der einzelnen Tumoren heterogen zu sein. Es wurden eine Klarzellmorphologie, aber auch spindelzellige, granularzellige und anaplastische Bereiche beschrieben (Bjornsson et al. 1996). Da ein Verlust des 2. TSC1- oder TSC2-Allels nachgewiesen werden konnte, handelt es sich bei den selten vorkommenden malignen Nierenzelltumoren bei Patienten mit Tuberöser Sklerose um ein spezifisches Geschehen und nicht um eine Koinzidenz (Bjornsson et al. 1996).

In einem natürlich vorkommenden Tiermodell der Tuberösen Sklerose, dem Eker-Rattenstamm, der ein defektes TSC2-Gen besitzt, bestehen ebenfalls Nierentumoren, die keiner humanen Entität gleich sind und nicht metastasieren (Eker 1954; Yeung et al. 1994).

6.2.5 Kardiale Manifestationen

Im Gegensatz zu den übrigen Manifestationen der Tuberösen Sklerose besteht eine kardiale Beteiligung bereits perinatal und ist im Lauf des Lebens rückläufig. Im Bereich des Herzens werden bei etwa 50% der untersuchten Patienten perinatal und im Kindesalter Rhabdomyome, die meist klinisch stumm sind, gefunden (Jozwiak et al. 1994; Smith et al. 1989; Webb et al. 1993). Sie bestehen oft bereits pränatal und können so zur pränatalen Verdachtsdiagnose einer Tuberösen Sklerose herangezogen werden (Krapp et al. 1999). Sehr oft sind bestehende kardiale Rhabdomyome mit Tuberöser Sklerose assoziiert (Bosi et al. 1996; Webb et al. 1993). Kardiale Rhabdomyome unterliegen häufig einer spontanen Regression (Alkalay et al. 1987; Bosi et al. 1996). Selten kann es durch kardiale Rhabdomyome, v. a. perinatal zu einer Herzinsuffizienz z. B. durch eine Verlegung der Ausflussbahn kommen, sodass eine chirurgische Intervention notwendig wird (Bosi et al. 1996; Webb et al. 1993). Die kardialen Rhabdomyome können auch zu Reizleitungsstörungen und Arrhythmie führen. Bei Erfolglosigkeit einer medikamentösen Therapie der Arrhythmien kann eine herzchirurgische Intervention indiziert sein (Bosi et al. 1996).

6.2.6 Pulmonale Manifestationen

Ausschließlich bei weiblichen Patienten kann es im Jugendlichen- und häufiger im Erwachsenenalter zu einer pulmonalen Lymphangiomyomatose kommen. Die Inzidenz dieser Manifestation liegt bei etwa 6% (Lie 1991). Radiologisch ist ein retikuläres Muster sichtbar. Es kann zu einer obstruktiven Lungenkrankheit, einer Diffusionsstörung und zu einem Pneumothorax sowie einer Hämoptoe kommen, sekundär kann sich eine Herzinsuffizienz entwickeln (Castro et al. 1995). Zum Ausschluss einer pulmonalen Beteiligung wird bei weiblichen Patienten mit Tuberöser Sklerose ein Computertomogramm zu Beginn des Erwachsenenalters empfohlen (Roach et al. 1999). Zusätzlich zur Lymphangiomyomatose der Lungen bestehen häufig Angiomyolipome der Nieren (Uzzo et al. 1994). Insgesamt scheint diese Manifestation östrogen- bzw. progesteronabhängig zu sein. Der Nutzen einer hormonellen Therapie ist noch nicht geklärt (Weiner et al. 1998). In manchen Fällen ist eine Lungentransplantation nötig (Boehler et al. 1996).

6.2.7 Weitere Manifestationen

Tuberöse Sklerose kann zur Bildung von Hamartomen in nahezu allen Organen führen, die häufig klinisch keine Beschwerden hervorrufen. So rufen auch die bei etwa der Hälfte der Patienten vorkommenden retinalen Hamartome selten klinische Symptome hervor. Es handelt sich dabei um ophthalmoskopisch sichtbare gliale Hamartome, die oft als flache, blasse Plaques oder als achromati-

scher Fleck erscheinen (Robertson 1991). Regelmäßig finden sich auch klinisch asymptomatische Kolonpolypen (Gould et al. 1990). Die Inzidenz von Hamartomen (z. B. Angiomyolipomen) der Leber liegt bei etwa 25% (Hirasaki et al. 1999; Jozwiak et al. 1992). Gelegentlich kommt es bei betroffenen Patienten zu einer Hypertrophie der Gingiva oder zu gingivalen Fibromen (Thomas et al. 1992). Es ist dabei auszuschließen, dass die Gingivahypertrophie auf der Einnahme von antiepileptischen Medikamenten beruht. Als Manifestation der Tuberösen Sklerose im Bereich des Skelettsystems gelten radiografisch nachweisbare ossäre Sklerosen und Zysten (Hoffman 1988). Diagnostische Bedeutung haben multiple grübchenförmige Zahnschmelzdefekte, ein eher unspezifisches Zeichen, das bei Patienten mit Tuberöser Sklerose recht häufig auftritt (Sampson et al. 1992; Webb et al. 1994). Klinische Bedeutung können bei der Tuberösen Sklerose selten bestehende vaskuläre Aneurysmen erreichen (Beltramello et al. 1999; Shepherd et al. 1991).

6.3 Genetik der Tuberösen Sklerose

Einer der bemerkenswertesten Aspekte der Tuberösen Sklerose ist die genetische Heterogenität dieser autosomal-dominant vererbten Erkrankung. Die genetische Alteration zweier unterschiedlicher Gene (TSC1 und TSC2) ist mit der Entwicklung desselben Krankheitsbilds verbunden. Das klinische Erscheinungsbild lässt zum gegenwärtigen Zeitpunkt keine Rückschlüsse auf den zugrunde liegenden Gendefekt zu. Es gibt aber erste Anhaltspunkte dafür, dass die neurologischen Manifestationen bei TSC2-Defekten schwerer sind (Jones et al. 1997).

Das TSC2-Gen, das auf Chromosom 16p13 lokalisiert ist, wurde durch eine internationale wissenschaftliche Kooperation Ende 1993 entdeckt (European Chromosome 16 Tuberous Sclerosis Consortium 1993). Es umfasst 41 Exons und erstreckt sich über 43 kb genomischer DNA. Das Transkript von TSC2 ist 5,5 kb lang und unterliegt einer alternativen Spleißvariation (Xiao et al. 1995; Xu et al. 1995). Bisher besteht kein Anhalt für funktionelle Unterschiede der einzelnen Spleißvarianten.

Während der Evolution hat sich die Struktur des TSC2-Gens kaum verändert; so sind die Homologe dieses Gens von Mensch, Ratte, Maus und Kugelfisch sehr ähnlich (Kim et al. 1995; Kobayashi et al. 1995; Maheshwar et al. 1996). PKD1, das bei der autosomal-dominanten, polyzystischen Nephropathie alteriert ist, liegt in unmittelbarer Nachbarschaft des TSC2-Gens. Eine große Deletion, die das TSC2- und PKD1-Gen umfasst, führt deshalb zugleich zur polyzystischen Nephropathie und zur Tuberösen Sklerose (Brook-Carter et al. 1994). Da beide Erkrankungen die Niere betreffen, sind die renalen Manifestationen bei diesen Patienten besonders schwer.

Das Proteinprodukt des TSC2-Gens wurde in Anlehnung an die bei den Patienten mit Tuberöser Sklerose bestehenden sklerotischen Tubera Hirngyri Tuberin genannt. Es besteht aus 1807 Aminosäuren und hat ein gelelektrophoretisch geschätztes Molekulargewicht (MG) von 180 kDa (European Chromosome 16 Tuberous Sclerosis Consortium 1993; Wienecke et al. 1995).

Das TSC1-Gen, das auf Chromosom 9q34 lokalisiert ist, wurde 1997 ebenfalls durch eine internationale Kooperation, entdeckt (Slegtenhorst et al. 1997). Das Transkript von TSC1 hat eine Länge von 8,6 kb und kodiert ein Protein mit einem MG von 130 kDa. Das Proteinprodukt von TSC1 wurde in Anlehnung an die bei den Patienten bestehenden multiplen Hamartome Hamartin genannt. Weil die Klonierung erst 1997 gelang, ist weniger über TSC1 und Hamartin als über TSC2 und Tuberin bekannt.

6.3.1 Keimbahnmutationen

Die genetische Analyse der beiden bei der Tuberösen Sklerose alterierten Gene ist eine biotechnologische Herausforderung. Insbesondere die Analyse des TSC2-Gens gestaltet sich schwierig, weil es sich um ein sehr großes Gen handelt, das sich über viele Exons erstreckt. Es wurden genetische Tests angewendet, die geeignet sind, große Deletionen zu detektieren (Lange-PCR, *Southern-Blot*, Plusfeldgelelektrophorese) (Dabora et al. 1998; Jones et al. 1999; Wang et al. 1998), Kettenabbrüche (z. B. durch Veränderungen des Leserahmens) festzustellen (*Proteintrunkationstest*) (Bakel et al. 1997; Mayer et al. 1999) und Punktmutationen zu eruieren (so genannte single strand conformational polymorphisms) (Ali et al. 1998; Jones et al. 1999; Kwiatkowska et al. 1998). Keiner dieser Tests alleine hat gegenwärtig die Sensitivität, alle denkbaren Mutationen zu entdecken. Eine weitere Schwierigkeit liegt darin, dass v. a. bei klinisch nicht betroffenen Eltern von Kindern mit Tuberöser Sklerose ein zelluläres Mosaik von betroffenen

und nicht betroffenen Zellen vorliegen kann, das eine Mutation maskiert (Kwiatkowska et al. 1999; Verhoef et al. 1999).

Bei mehr als 2/3 der Patienten mit erblicher Tuberöser Sklerose handelt es sich um Neumutationen des TSC1- oder TSC2-Gens. Bei dem verbleibenden Drittel der Patienten ist die Familienanamnese bezüglich Tuberöser Sklerose positiv (Jones et al. 1997; Osborne et al. 1991; Sampson et al. 1989). Die familiären Fälle sind etwa zu gleichen Teilen mit Alterationen des TSC1- und TSC2-Gens assoziiert (Jones et al. 1999; Povey et al. 1994). In Fällen mit Neumutationen auf Keimbahnebene scheint eine höhere Inzidenz von TSC2- als von TSC1-Mutationen vorzuliegen. In der bisher größten Studie wurde die DNA einer Kohorte von 19 familiären und 130 neu aufgetretenen Patienten mit Tuberöser Sklerose auf Mutationen des TSC1- und des TSC2-Gens mit einer ganzen Serie von genetischen Tests (Heteroduplex- und SSCP-Analyse kodierender Exons, Pulsfeldgelelektrophorese und Southern-Blot, lange PCR-Reaktionen) vollständig analysiert. Bei den 19 familiären Fällen wurden 9 TSC1- und 9 TSC2-Mutationen identifiziert. Im Gegensatz dazu fanden sich bei den 130 neu aufgetretenen Fällen mit Tuberöser Sklerose 13 TSC1-Mutationen und 88 TSC2-Mutationen (Jones et al. 1999). Die TSC1-Mutationen sind also bei neu aufgetretenen Fällen unterrepräsentiert. Obwohl jeder Patient mit keimbahnmutationbedingter Tuberöser Sklerose eine Familie gründen und die TSC2-Mutation vererben könnte, besteht bei familiären Fällen ein ausgewogenes Verhältnis zwischen TSC1- und TSC2-Mutationen. Diese Befunde sind mit einem schwereren Krankheitsverlauf bei TSC2-Mutationen vereinbar. In der Tat konnte in der oben zitierten Studie eine höhere Prävalenz von geistiger Behinderung bei TSC2-Patienten nachgewiesen werden. Eine weitere Gruppe konnte den hohen Anteil der TSC2-Patienten unter den Patienten mit neu aufgetretenen Mutationen, nicht aber eine hohe Rate geistiger Behinderung bestätigen (Niida et al. 1999). Keine Genotyp-Phänotyp-Korrelation wurde in weiterer Studie gefunden (Slegtenhorst et al. 1999; Zhang et al. 1999). Die genannten Ergebnisse bedürfen also noch der Bestätigung durch andere Gruppen. Insbesondere muss auch geklärt werden, ob TSC2 insgesamt häufiger von Mutationen betroffen ist. Im Gegensatz zu TSC2 kommen bei TSC1 weniger große Deletionen vor (Slegtenhorst et al. 1999; Young et al. 1998). Bei TSC2 wurden auch *Missense*-Mutationen gefunden, also Mutationen, die nicht zum Kettenabbruch, sondern zu einem Aminosäureaustausch führen. Diese Mutationen können ein Hinweis auf funktionell wichtige Domänen von Tuberin sein. Gehäuft finden sie sich bei TSC2 in den Exons 16, 38 und 40 (Jones et al. 1999; Maheshwar et al. 1997; Niida et al. 1999).

6.3.2 Somatische Mutationen

Die Tuberöse Sklerose wird autosomal-dominant vererbt, besitzt ein sehr variables klinisches Krankheitsbild und ist mit der Entwicklung von örtlich umschriebenen Hamartomen sowie mit der heterozygoten Aberration eines TSC1- oder TSC2-Gens verbunden. Eine einfache Erklärung für diese Phänomene ist die Notwendigkeit einer zusätzlichen inaktivierenden genetischen Mutation im TSC1- oder TSC2-Gen in einer Zelle, damit es zur Entwicklung eines Hamartoms kommt. Zur Entwicklung eines solchen bei der Tuberösen Sklerose sind also wenigstens 2 genetische Ereignisse notwendig, nämlich

- eine inaktivierende Mutation des TSC1- oder TSC2-Gens in der Keimbahn eines betroffenen Patienten sowie
- eine 2. inaktivierende somatische Veränderung des TSC1- oder TSC2-Gens in den Hamartomzellen.

Erst dadurch kommt es zum vollständigen Ausfall der TSC1- oder TSC2-Funktion in diesen Zellen. Das allgemeine genetische Prinzip einer inaktivierenden Keimbahnmutation und einer späteren inaktivierenden somatischen Mutation bei der Entwicklung von hereditären Tumoren sowie einer biallelischen somatischen Mutation bei sporadischen Tumoren wird auch *„two-hit-model"* oder Knudson-Hypothese genannt. Alfred G. Knudson Jr. hatte dieses Prinzip, das später molekularbiologisch bestätigt wurde, in den 70er Jahren postuliert (Knudson 1971; Knudson et al. 1975). Der Verlust des 2. TSC1- oder TSC2-Allels durch mehr oder weniger große Deletionen wird auch *„loss of heterozygosity"* (LOH) genannt, weil nach der Inaktivierung des 2. Allels ein homozygot negativer Zustand besteht.

Hamartome von Patienten mit Tuberöser Sklerose wurden auf den LOH von TSC1 und TSC2 mit Hilfe molekularbiologischer Methoden untersucht. Dabei werden chromosomale Marker benutzt, die im TSC2- oder TSC1-Gen lokalisiert sind. Diese sind für das TSC1- oder TSC2-Gen funktionell irrelevant. Die Markerabschnitte der DNA werden mit der Polymerasekettenreaktion amplifiziert. Bei den Markern unterscheiden sich maternales und paternales Allel in einer Restriktionsenzymschnittstelle oder in der Länge des PCR-Produkts (so genannte Mikrosatellitenmarker). Ein Verlust eines großen Bereichs von TSC1 oder TSC2 geht mit einem Verlust eines der beiden Allele des Markers einher. Kleine Deletionen oder Punktmutationen der TSC-Gene werden durch dieses Verfahren nicht erfasst.

In vielen Hamartomen (renale Angiomyolipome, kardiale Rhabdomyome, Riesenzellastrozytome, kutane Angiofibrome sowie lumbale Bindegewebenävi), aber auch in malignen renalen Tumoren konnte ein LOH von TSC1 oder TSC2 nachgewiesen werden (Bjornsson et al. 1996; Carbonara et al. 1994, 1996; Green et al. 1994; Henske et al. 1995; Henske et al. 1996, 1997; Sepp et al. 1996). Ein LOH von TSC2 kommt häufiger vor als der von TSC1. Bei der somatischen Mutation von TSC1 könnten mehr kleine Deletionen und Punktmutationen vorliegen und dadurch der Detektion entgehen. In kortikalen Tubera von Patienten mit Tuberöser Sklerose kommt ein LOH von TSC1 oder TSC2 relativ selten vor. Dies kann möglicherweise an einer Kontamination durch normale, nicht alterierte Zellen liegen, oder daran, dass zur Genese der Tubera eine Haploinsuffizienz von TSC1 oder TSC2 hinreichend ist (Crino u. Henske 1999).

Wie zu erwarten, konnte auch ein klonaler Ursprung der meisten Hamartome durch den Nachweis einer nichtzufälligen X-Chromosomen-Inaktivierung bei Hamartomen weiblicher Patienten mit Tuberöser Sklerose belegt werden. (Nach der Lyon-Hypothese ist zufällig, welches der beiden X-Chromosomen in weiblichen Körperzellen inaktiviert wird. Klonales Wachstum ist durch eine nichtzufällige X-Chromosomen-Inaktivierung gekennzeichnet) (Green et al. 1996).

Wie andere Tumorsuppressorgene können TSC1 oder TSC2 auch in sporadischen Tumoren inaktiviert werden. So gibt es Arbeiten, die einen LOH am TSC1- oder TSC2-Gen-Locus bei sporadischen Mamma- und Blasenkarzinomen zeigten (Hornigold et al. 1999; Lininger et al. 1998). Auch bei sporadischen Hirntumoren (Glioblastome und Ependymone) konnte ein Verlust der Expression von Tuberin gezeigt werden (Wienecke et al. 1997).

6.4 Tiermodelle

Es gibt inzwischen 3 Tiermodelle für die Tuberöse Sklerose, die sich alle auf Aberrationen des TSC2-Gens beziehen. Es handelt sich dabei um
- einen natürlich vorkommenden Rattenstamm (Eker-Rattenstamm),
- TSC2-*Knockout*-Mäuse sowie
- ein *Drosophila*modell.

Die TSC1- und TSC2-Gene der jeweiligen Spezies sind stark konserviert (Ito u. Rubin 1999). Bemerkenswert ist, dass sich der humane und der Nagerphänotyp hinsichtlich der Entität der sich entwickelnden Hamartome wesentlich unterscheiden.

6.4.1 Eker-Rattenstamm

1954 beschrieb Reidar Eker einen Rattenstamm, bei dem bilateral multiple Nierenkarzinome auftraten (Eker 1954). Diese Tumoren verhalten sich klinisch relativ benigne, d. h. sie metastasieren nicht. Dieses klinisch gutartige Verhalten wurde auch bei humanen Tuberöse-Sklerose-assoziierten Hamartomen festgestellt. Histologisch sind die Nierenkarzinome der Eker-Ratten nach der humanen Klassifikation nicht genau einzuordnen. Der Erbgang ist dominant (Eker u. Mossige 1961).

1994 gelang es Yeung et al., zu zeigen, dass die Prädisposition zu Nierentumoren an eine Mutation des TSC2-Gens gebunden ist (Yeung et al. 1994). Dabei bewirkt die Insertion eines Retrotransposons die Entstehung eines auf 2/3 der Länge trunkierten Proteins, das wahrscheinlich instabil ist (Kobayashi et al. 1995; Xiao et al. 1995; Yeung et al. 1994). Diese Eker-Mutation besteht bei den Tieren im heterozygoten Zustand. Embryonen, die die Eker-Mutation homozygot tragen, sterben meist bis zum 14. Schwangerschaftstag *in Utero*. Während der Entwicklung *in Utero* können diese homozygoten Rattenembryonen abhängig vom genetischen Hintergrund (insbesondere bei Long-Evans-Ratten) eine Fehlentwicklung des Neuroepithels aufweisen (Rennebeck et al. 1998). Neben den Nierentumoren können die heterozygoten Eker-Ratten Leiomyome des Uterus, Hämangiosarkome der Milz, Hypophysenadenome und subependymale Riesenzellastrozytome entwickeln (Eker et al. 1981; Yeung et al. 1997; Yeung et al. 1995). Die Tumoren der Eker-Ratten und aus diesen Tumoren etablierte Zelllinien zeigen in der Regel einen LOH für TSC2 (Yeung et al. 1995) und sind daher TSC2-negativ. Einige dieser TSC2-nega-

tiven Nierenkarzinomzelllinien sind tumorigen in SCID-Mäusen. Eine Wiedereinführung von TSC2 in diese Zelllinien unterdrückt deren Tumorigenität (Jin et al. 1996). Eine Einführung eines 2. normalen Wildtypallels von TSC2 in die Keimbahn von (heterozygoten) Eker-Ratten führt zum Verlust des Eker-Ratten-Phänotyps.

Die Eker-Ratten stellen auch ein Modell zur Entwicklung therapeutischer Optionen bei Tuberöser Sklerose dar. In einer ersten Studie konnte gezeigt werden, dass Östrogene das Tumorwachstum in Eker-Ratten beschleunigen; ob Antiöstrogene dieses hemmen, muss noch geklärt werden (Wolf et al. 1998).

6.4.2 TSC2$^{+/-}$-Maus

1999 veröffentlichten 2 Gruppen unabhängig voneinander den Phänotyp von TSC2-*Knockout*-Mäusen (Kobayashi et al. 1999; Onda et al. 1999). Heterozygote Mäuse mit dem Genotyp TSC2$^{+/-}$ entwickeln multiple bilaterale renale Zystadenome und seltener hepatische Hämangiome, Lungenadenome sowie Lymphangiosarkome der Extremitäten. Es kann zu einer Progression der renalen Zystadenome und damit zur Entwicklung von Nierenkarzinomen kommen. Die Häufigkeit der einzelnen Tumoren ist vom genetischen Hintergrund des Mausstamms, in den die Nullmutante von TSC2 hineingekreuzt wird, abhängig. Ein Verlust des gesunden TSC2-Allels (LOH) konnte in den Tumoren der Mäuse nachgewiesen werden. Homozygot negative Mäuse TSC2$^{-/-}$ sterben bis zum 13. Tag *in Utero*. Diese Embryonen zeigen eine hypoplastische Leber, die sekundär zu einer Wachstumsverzögerung sowie einer Anämie führt (Onda et al. 1999). Es besteht die Möglichkeit, durch geeignete Kreuzungsversuche dieser TSC2-*Knockout*-Mäuse mit anderen *Knockout*-Stämmen den Signaltransduktionsweg von Tuberin weiter aufzuklären.

6.4.3 *Drosophila*modell

Die TSC1- und TSC2-Homologe von *Drosophila melanogaster* und *Homo sapiens* sind auf Proteinebene zu 26% bzw. 22% identisch und zu jeweils 46% ähnlich. Das TSC2-Homolog von *Drosophila melanogaster* wird *Gigas* genannt, weil mutierte Klone von *gigas*mutierten Zellen zu größeren Borsten am Fruchtfliegenauge führen. Homozygote *Gigas*mutanten von *Drosophila melanogaster* sterben im Larvenstadium. Homozygot mutierte Klone von *Gigas* haben größere Zellkerne und Zellen mit einem höheren DNA-Gehalt. Zellzyklusanalysen in *gigas*mutierten Klonen vom Fruchtfliegenauge zeigen, dass die Gigasmutanten eine abnormale Zellzyklusprogression zeigen und die G_2-Cycline akkumulieren. Dies ist mit einer Rolle von *Gigas* bei der Inhibition der DNA-Synthese oder der Einleitung von Mitosen vereinbar (Ito u. Rubin 1999).

6.5 Funktion der TSC1- und TSC2-Gen-Produkte Hamartin und Tuberin

6.5.1 Tuberin- und Hamartingenstruktur

Die primären Sequenzen der TSC1- und TSC2-mRNA gaben bei ihrer Entdeckung nur wenige Hinweise auf die Funktion der kodierten Proteine Hamartin und Tuberin. Beide sind sehr groß, sodass sie wahrscheinlich viele Bindungspartner und Funktionen besitzen (Abb. 6.6).

Hamartin besteht aus 1164 Aminosäuren, wird von 23 Exons kodiert und zeigt keine Homologie zu einem bekannten vertebralen Protein, sondern lediglich zu einem Hefeprotein unbekannter Funktion (Slegtenhorst et al. 1997). Aus der Aminosäuresequenz lässt sich auf eine so genannte *Coiledcoil*-Domäne (doppelt gewundene Spirale) schlie-

ßen, die bei Proteinbindungen eine Rolle spielt. In der Tat stellte sich heraus, dass Tuberin an Hamartin im Bereich dieser *Coiled-coil*-Domäne bindet. Das Mutationsspektrum von TSC1 umfasst v. a. Mutationen, die zum Kettenabbruch führen (Jones et al. 1999; Kwiatkowska et al. 1998; Mayer et al. 1999; Niida et al. 1999; Slegtenhorst et al. 1999).

Tuberin besteht aus 1784 Aminosäuren, wird von 41 Exons kodiert und unterliegt einer *Spleißvariation*. Aus der primären Aminosäuresequenz lässt sich auf einen potenziellen N-terminal gelegenen *Leucinzipper* schießen, der bei Proteininteraktionen eine Rolle spielen könnte. Ob diese Domäne eine funktionelle Bedeutung hat, ist unbekannt. Bei Tuberin besteht eine im C-terminalen Drittel gelegene Homologie zu murinen Rap1GAP, das bei der Inaktivierung von Rap1 eine Rolle spielt (European Chromosome 16 Tuberous Sclerosis Consortium 1993). *In vitro* konnte nachgewiesen werden, dass diese Domäne dieselbe Enzymaktivität wie Rap1GAP zeigt. Am C-Terminus von Tuberin finden sich Domänen, die möglicherweise das Adapterprotein Rabaptin und den Retinoid-X-Rezeptor binden können. Die Hamartinbindungsregion von Tuberin hat ebenfalls eine *Coiledcoil*-Struktur und ist im N-terminalen Drittel gelegen.

Bei Patienten mit Tuberöser Sklerose sind große Deletionen, Mutationen, die zu Kettenabbrüchen führen können, aber auch Missensemutationen von TSC2 bekannt (Au et al. 1998; Beauchamp et al.

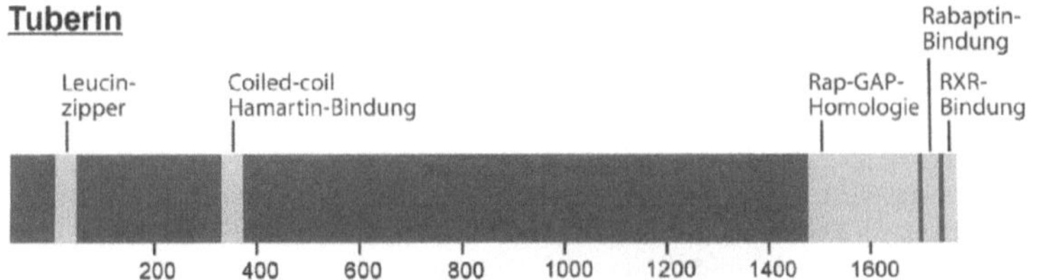

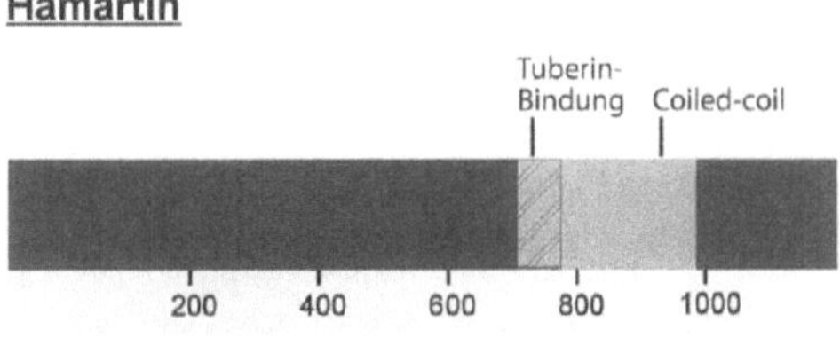

Abb. 6.6. Lineare Struktur von Tuberin und Hamartin mit funktionellen Domänen

1998; Jones et al. 1999; Mayer et al. 1999; Niida et al. 1999). Die Missensemutationen können Hinweise auf funktionell wichtige Bereiche von Proteinen geben, da sie oft die Struktur des Gesamtproteins nicht ändern oder destabilisieren, sondern lediglich (durch einen Aminosäurenaustausch) eine Änderung in einem umschriebenen Bereich bewirken. Mit Aminosäureaustausch verbundene Missensemutationen sind in den Domänen der Hamartinbindungsregion von Tuberin, der GAP-Domäne und der Region der Rabaptinbindung bekannt, was die biologische Bedeutung dieser Domänen unterstreicht (Maheshwar et al. 1997; Wilson et al. 1996). Darüber hinaus besteht eine Häufung von Missensemutationen bei den Aminosäuren 611–614, einer Domäne noch unbekannter Funktion (Jones et al. 1999).

6.5.2 Lokalisation und Expression

Die zelluläre Lokalisation von Tuberin und Hamartin wird mit unterschiedlichen Antikörpern von mehreren Arbeitsgruppen untersucht. Eine Gruppe fand in einem Überexpressionssystem von Tuberin eine teils nukleäre sowie perinukleäre Lokalisation (Tsuchiya et al. 1996). Weitere Studien, die ebenfalls auf einer Überexpression von Tuberin beruhen, sahen Tuberin und Hamartin in einer zytoplasmatischen Lokalisation (Plank et al. 1998; Slegtenhorst et al. 1998). Darüber hinaus konnte bei überexprimiertem Tuberin und Hamartin deren Kolokalisation im Zytoplasma gezeigt werden. Wir konnten bei einer Untersuchung an endogenen Tuberin eine Lokalisation im Golgi-Apparat und eine Kolokalisation mit seinem Substrat Rap1 zeigen (Wienecke et al. 1996).

Tuberin wird in den meisten menschlichen Geweben exprimiert, die höchsten Spiegel sind jedoch in Hirn, Herz und Niere, den Zielorganen der Tuberösen Sklerose, zu finden (Wienecke et al. 1996). Hohe Spiegel von Tuberin oder Hamartin ließen sich in Neuronen des Großhirns und Kleinhirns, in der Nebennierenrinde, in ekkrinen Schweißdrüsen, in Inselzellen des Pankreas, in Rhabdomyozyten des Herzens sowie in den distalen Nierentubuli und im Gefäßsystem nachweisen (Geist et al. 1996; Menchine et al. 1996; Mizuguchi et al. 1997; Plank et al. 1998; Wienecke et al. 1997). Auffällig ist auch die Expression von Tuberin in sekretorisch aktiven Zellen. In einer Studie konnte die Koexpression von Tuberin und Hamartin gezeigt werden (Plank et al. 1998).

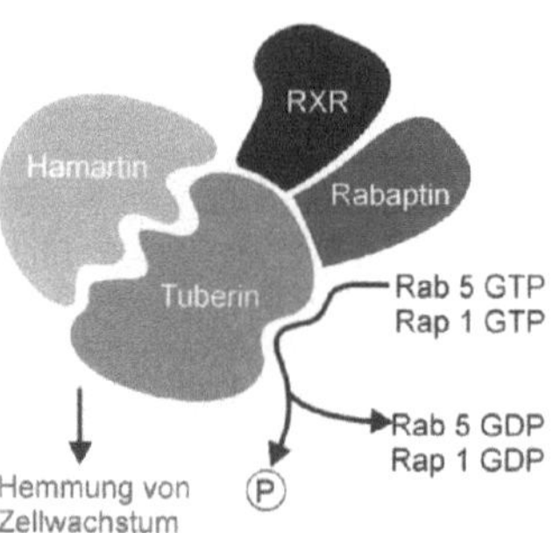

Abb. 6.7. Modell zur Funktion von Tuberin und Hamartin. *Rap1* und *Rab5* sind aktiv im *GTP*-gebundenen und inaktiv im *GDP*-gebundenen Zustand

6.5.3 Molekulare Funktionen von Tuberin und Hamartin

Die molekulare Funktion von Tuberin und Hamartin ist derzeit Objekt intensiver Forschung. Bisher ist es gelungen, Bindungspartner von Tuberin zu identifizieren, zu denen auch Hamartin gehört. Der identische oder nahezu identische Phänotyp der TSC1- oder TSC2-gebundenen Tuberösen Sklerose deutet sehr darauf hin, dass Tuberin und Hamartin nur als Komplex aktiv sind und dass das Fehlen eines der Partner zur Tuberösen Sklerose führt. Es bestehen bereits erste biochemische Hinweise auf eine mögliche Aktivität von Tuberin; es besitzt nämlich eine inaktivierende Funktion für die beiden kleinen G-Proteine Rap1 und Rab5. Welche Rolle Hamartin dabei spielt, ist noch unklar. Auf biologischer Ebene scheint Tuberin bei der Hemmung der Proliferation, bei der neuronalen Differenzierung und der Zellzyklusregulation eine Rolle zu spielen. Es handelt sich wahrscheinlich um ein pleiotrophes Protein, das bei unterschiedlichen Signaltransduktionswegen eine Rolle spielt (Abb. 6.7).

6.5.3.1 Bindung von Tuberin und Hamartin, Rabaptin und Retinoid-X-Rezeptor

Aufgrund des klinisch nahezu identischen Phänotyps von TSC1- und TSC2-Patienten wurde postuliert, dass das Fehlen von Hamartin oder Tuberin ausreicht, um für die Tuberöse Sklerose typische zelluläre Eigenschaften zu erreichen und die Entwicklung zu Hamartomen einzuleiten. Ein einfaches Modell, das diese Bedingung erfüllen würde, wäre die Aktivität von Tuberin und Hamartin als heterodimerer Komplex. Nach der Entdeckung von Hamartin konnte durch verschiedene methodische Ansätze (*Two-hybride*-System sowie Koimmunopräzipitation) gezeigt werden, dass Tuberin und Hamartin aneinander binden (Plank et al. 1998; Slegtenhorst et al. 1998). Die Bindungsdomänen haben die so genannte *Coiled-coil*-Struktur, die typischerweise bei Proteinbindungen eine Rolle spielt. Es scheint, als ob Tuberin die Homooligomerisation von Hamartin inhibiert und dadurch als ein so genanntes *Chaperon* fungiert (Nellist et al. 1999). Weiter besteht Evidenz dafür, dass Tuberin und Hamartin kolokalisieren (Plank et al. 1998; Slegtenhorst et al. 1998).

Um weitere Bindungspartner von Tuberin zu identifizieren, wurde der C-Terminus von Tuberin im so genannten *Two-hybride*-System eingesetzt. Dies ist ein hoch sensitives molekularbiologisches Verfahren zur Identifikation von Bindungspartnern von Proteinen. Bei diesen Untersuchungen stellte sich überraschenderweise heraus, dass Tuberin an ein Adapterprotein, nämlich Rabaptin, bindet. Diese Bindung wurde durch Koimmunopräzipitation beider Partner bestätigt (Xiao et al. 1997). Rabaptin ist ein Adapterprotein für das kleine, GTP-bindende Protein Rab5. Weiter zeigte sich, dass Tuberin eine biochemische Aktivität gegenüber Rab5 besitzt.

Bei einer weiteren *Two-hybride*-Untersuchung, bei der Bindungspartner zu einem Retinoid-X-Rezeptor (RXR) identifiziert werden sollten, stellte sich Tuberin als Bindungspartner des RXR heraus. RXR bindet und koreguliert die Transkriptionsaktivität von Steroidrezeptoren unabhängig von deren Liganden. In Überexpressionsexperimenten konnte gezeigt werden, dass Tuberin die steroidhormonrezeptorvermittelte Transkription moduliert (Henry et al. 1998).

6.5.3.2 GAP-Funktion

Die Gensequenz von Tuberin zeigt eine Homologie zu Rap1GAP. Rap1 ist ein kleines, GTP-bindendes Protein, ein partieller Agonist bzw. Antagonist des Onkoproteins Ras und kann in bestimmten Zellen die DNA-Synthese und die Proliferation beschleunigen (Altschuler u. Ribeiro-Neto 1998). Zudem spielt es in bestimmten Zellen eine Rolle bei der Sekretion (D'Silva et al. 1998). Rap1 ist ebenso wie Ras im GTP-gebundenen Zustand aktiv und im GDP-gebundenen Zustand inaktiv. Die Reaktion von GTP zu GDP, also die Hydrolyse des „letzten" Phosphats des GTP wird durch GTPase aktivierende Proteine (GAP) beschleunigt. Durch biochemische Untersuchungen konnte gezeigt werden,

dass Tuberin ebenfalls die Reaktion von Rap1-GTP zu Rap1-GDP beschleunigt und somit ein Rap1-GAP ist (Wienecke et al. 1995). In Zellen, die ein LOH für TSC2 zeigen, könnte die fehlende Inaktivierung von Rap1 zur Proliferation der betroffenen Zellen beitragen. Bei diesem möglichen molekularen Mechanismus zeigt sich eine erstaunliche Parallele zu einer weiteren tumorassoziierten Erkrankung, nämlich der Neurofibromatose Typ 1, bei der in Zellen mit LOH für das Neurofibromatosegen 1 dessen Proteinprodukt Neurofibromin fehlt. Neurofibromin ist ein GAP für das Onkoprotein Ras. Eine fehlende Inaktivierung von Ras führt in diesen Zellen zum Tumorwachstum (DeClue et al. 1992).

Weiter konnte gezeigt werden, dass Tuberin ebenfalls in der Lage ist, ein weiteres kleines G-Protein, nämlich Rab5 zu inaktivieren (Xiao et al. 1997). Rab5 spielt eine Rolle bei der Endozytose und dem endozytotischen Weg, insbesondere bei der Fusion von Endosomen (Mohrmann u. van der Sluijs 1999). In der Tat zeigen TSC2-negative Zellen im Vergleich zu TSC2-positiven Zellen eine verminderte Endozytoserate (Xiao et al. 1997). Die GAP-Aktivität von Tuberin bezüglich Rap1 und Rab5 erscheint *in vitro* eher schwach; die physiologische Relevanz dieser Aktivität ist noch unklar.

6.5.3.3 Tumorsuppressorfunktion, Zellzyklusregulation und neuronale Differenzierung

Wie von der Organpathologie z.B. des Hirns suggeriert, spielen bei der Tuberösen Sklerose Defekte
- der Proliferation (proliferierende subependymale Riesenzellastrozytome),
- der Differenzierung (z.B. Riesenzellen) und
- der Migration (z.B. radiäre Streifung der weißen Hirnsubstanz, die wohl auf Myelisierungsdefekten beruht) eine Rolle.

Eine Funktion von Tuberin bei der Inhibition der Proliferation (Tumorsuppressorfunktion) und bei der Induktion der (neuronalen) Differenzierung konnte bereits belegt werden.

Die Tumorsuppressorfunktion wurde mit Hilfe des Eker-Ratten-Modells analysiert. Zelllinien von Nierentumoren der Eker-Ratten zeigen einen LOH von TSC2 und exprimieren kein Tuberin. Bei Injektion dieser Zelllinien in SCID-Mäuse kommt es zum Wachstum von Tumoren. Nach Wiedereinführung von TSC2 in diese Zelllinie ist deren Fähigkeit, Tumoren zu bilden, verloren gegangen. Darüber hinaus führt die Wiedereinführung von TSC2 zur

Hemmung der Proliferation, Herabsetzung der Fähigkeit, Kolonien in Softagar zu bilden, und zu morphologischen Veränderungen. Eine Überexpression von Tuberin in Zellen, die endogenes Tuberin exprimieren, inhibiert ebenfalls das Zellwachstum (Jin et al. 1996).

Neben der fehlenden Inaktivierung von Rap1 in tuberinnegativen Zellen gibt es Hinweise darauf, dass in tuberinnegativen Zellen ein Teil der Zellzyklusregulation alteriert ist. So können ruhende Zellen wieder in die S-Phase eintreten (Soucek et al. 1997).

Wie von den neuronalen Läsionen (z. B. subependymale Knoten) suggeriert, scheint Tuberin auch bei der neuronalen Differenzierung eine Rolle zu spielen. 2 verschiedene neuronale Zelllinien überexprimieren Tuberin während der Differenzierung. Eine Überexpression von Tuberin beschleunigt und eine Inhibition durch Antisense-Nukleotide gegen TSC2-mRNA inhibiert die neuronale Differenzierung in diesen Zelllinien (Soucek et al. 1998).

Weitere Untersuchungen zur zellulären Funktion von Tuberin und Hamartin können in den nächsten Jahren zu einem vollständigeren Verständnis der Erkrankung und auch zu innovativen therapeutischen Ansätzen führen.

Danksagung. Der Autor dankt der Deutschen Forschungsgemeinschaft für die wissenschaftliche Förderung und Unterstützung (Wi 1302-1). Frau Jakobetz und Frau Kellerer sei für die Erstellung der Abbildungen gedankt.

6.6 Literatur

Ahlsen G, Gillberg IC, Lindblom R, Gillberg C (1994) Tuberous sclerosis in Western Sweden. A population study of cases with early childhood onset. Arch Neurol 51:76–81

Ahuja S, Loffler W, Wegener OH, Ernst H (1986) Tuberous sclerosis with angiomyolipoma and metastasized hypernephroma. Urology 28:413–419

Ali JB, Sepp T, Ward S, Green AJ, Yates JR (1998) Mutations in the TSC1 gene account for a minority of patients with tuberous sclerosis. J Med Genet 35:969–972

Alkalay AL, Ferry DA, Lin B, Fink BW, Pomerance JJ (1987) Spontaneous regression of cardiac rhabdomyoma in tuberous sclerosis. Clin Pediatr (Phila) 26:532–535

Al-Saleem T, Wessner LL, Scheithauer BW et al. (1998) Malignant tumors of the kidney brain and soft tissues in children and young adults with the tuberous sclerosis complex. Cancer 83:2208–2216

Altschuler DL, Ribeiro-Neto F (1998) Mitogenic and oncogenic properties of the small G protein Rap1b. Proc Natl Acad Sci USA 95:7475–7479

Au K S, Rodriguez J A, Finch J L et al. (1998) Germ-line mutational analysis of the TSC2 gene in 90 tuberous-sclerosis patients. Am J Hum Genet 62:286–294

Avellino AM, Berger MS, Rostomily RC, Shaw CM, Ojemann GA (1997) Surgical management and seizure outcome in patients with tuberous sclerosis. J Neurosurg 87:391–396

Baal JG von, Fleury P, Brummelkamp WH (1989) Tuberous sclerosis and the relation with renal angiomyolipoma. A genetic study on the clinical aspects. Clin Genet 35:167–173

Baal JG v, Smits NJ, Keeman JN, Lindhout D, Verhoef S (1994) The evolution of renal angiomyolipomas in patients with tuberous sclerosis. J Urol 152:35–38

Bakel I von, Sepp T, Ward S, Yates JR, Green AJ (1997) Mutations in the TSC2 gene: analysis of the complete coding sequence using the protein truncation test (PTT). Hum Mol Genet 6:1409–1414

Balzer F, Ménétrier P (1885) Étude sur un cas d'adénomes sébacés de la face et du cuir chevelu. Arch Physiol Norm Pathol Serie III 6:564–576

Beauchamp RL, Banwell A, McNamara P et al. (1998) Exon scanning of the entire TSC2 gene for germline mutations in 40 unrelated patients with tuberous sclerosis. Hum Mutat 12:408–416

Beltramello A, Puppini G, Bricolo A et al. (1999) Does the tuberous sclerosis complex include intracranial aneurysms? A case report with a review of the literature. Pediatr Radiol 29:206–211

Benjamin DR (1996) Cellular composition of the angiofibromas in tuberous sclerosis. Pediatr Pathol Lab Med 16:893–899

Berg H (1913) Vererbung der tuberösen Sklerose durch zwei bzw drei Generationen. Z Ges Neurol Psychiatry 19:528–539

Bernstein J (1993) Renal cystic disease in the tuberous sclerosis complex. Pediatr Nephrol 7:490–495

Bjornsson J, Short MP, Kwiatkowski DJ, Henske EP (1996) Tuberous sclerosis-associated renal cell carcinoma. Clinical pathological and genetic features. Am J Pathol 149:1201–1208

Boehler A, Speich R, Russi EW, Weder W (1996) Lung transplantation for lymphangioleiomyomatosis. N Engl J Med 335:1275–1280

Boixeda P, Sanchez-Miralles E, Azana JM, Arrazola JM, Moreno R, Ledo A (1994) CO2 argon and pulsed dye laser treatment of angiofibromas. J Dermatol Surg Oncol 20:808–812

Bosi G, Lintermans JP, Pellegrino PA, Svaluto-Moreolo G, Vliers A (1996) The natural history of cardiac rhabdomyoma with and without tuberous sclerosis. Acta Paediatr 85:928–931

Bourneville DM (1880) Sclérose tubéreuse des circonvolutions cérébrales: idiotie et épilepsie hémiplégique. Arch Neurol (Paris) 1:81–91

Bourneville DM, Brissaud E (1881) Encéphalite ou sclérose tubéreuse des circonvolutions cérébrales. Arch Neurol (Paris) 1:390–410

Brook-Carter PT, Peral B, Ward CJ et al. (1994) Deletion of the TSC2 and PKD1 genes associated with severe infantile polycystic kidney disease – a contiguous gene syndrome Nat Genet 8:328–332

Carbonara C, Longa L, Grosso E et al. (1994) 9q34 loss of heterozygosity in a tuberous sclerosis astrocytoma suggests a growth suppressor-like activity also for the TSC1 gene. Hum Mol Genet 3:1829–1832

Carbonara C, Longa L, Grosso E et al. (1996) Apparent preferential loss of heterozygosity at TSC2 over TSC1 chromosomal region in tuberous sclerosis hamartomas. Genes Chromosomes Cancer 15:18–25

Castro M, Shepherd CW, Gomez MR, Lie JT, Ryu JH (1995) Pulmonary tuberous sclerosis. Chest 107:189–195

Caviness VS Jr, Takahashi T (1991) Cerebral lesions of tuberous sclerosis in relation to normal histogenesis. Ann N Y Acad Sci 615:187–195

Clarke A, Hancock E, Kingswood C, Osborne JP (1999) End-stage renal failure in adults with the tuberous sclerosis complex. Nephrol Dial Transplant 14:988–991

Cook JA, Oliver K, Mueller R F, Sampson J (1996) A cross sectional study of renal involvement in tuberous sclerosis. J Med Genet 33:480–484

Crino PB, Henske EP (1999) New developments in the neurobiology of the tuberous sclerosis complex. Neurology 53:1384–1390

Curatolo P, Cusmai R, Cortesi F, Chiron C, Jambaque I, Dulac O (1991) Neuropsychiatric aspects of tuberous sclerosis. Ann N Y Acad Sci 615:8–16

Dabora SL, Sigalas I, Hall F, Eng C, Vijg J, Kwiatkowski DJ (1998) Comprehensive mutation analysis of TSC1 using two-dimensional DNA electrophoresis with DGGE. Ann Hum Genet 62:491–504

Darling TN, Skarulis MC, Steinberg SM, Marx SJ, Spiegel AM, Turner M (1997) Multiple facial angiofibromas and collagenomas in patients with multiple endocrine neoplasia type 1. Arch Dermatol 133:853–857

DeClue JE, Papageorge AG, Fletcher JA et al. (1992) Abnormal regulation of mammalian p21ras contributes to malignant tumor growth in von Recklinghausen (type 1) neurofibromatosis. Cell 69:265–273

Dickinson M, Ruckle H, Beaghler M, Hadley HR (1998) Renal angiomyolipoma: optimal treatment based on size and symptoms. Clin Nephrol 49:281–286

Donegani G, Gratarolla FR, Wildi E (1972) Tuberous sclerosis. In: Vinken PJ, Bruyn GW (eds) Handbook of clinical neurology. Elsevier, Amsterdam New York, pp 340–89

D'Silva NJ, Jacobson KL, Ott SM, Watson EL (1998) Beta-adrenergic-induced cytosolic redistribution of Rap1 in rat parotid acini: role in secretion. Am J Physiol 274:C1667–673

Eker R (1954) Familial renal adenomas in Wistar rats. Acta Pathol Microbiol Scand 54:554–562

Eker R, Mossige J (1961) A dominant gene for renal adenomas in the rat. Nature 189:858–859

Eker R, Mossige J, Johannessen JV, Aars H (1981) Hereditary renal adenomas and adenocarcinomas in rats. Diagn Histopathol 4:99–110

European Chromosome 16 Tuberous Sclerosis Consortium (1993) Identification and characterization of the tuberous sclerosis gene on chromosome 16. Cell 75:1305–1315

Fitzpatrick TB (1991) History and significance of white macules earliest visible sign of tuberous sclerosis. Ann N Y Acad Sci 615:26–35

Fitzpatrick TB, Szabo G, Hori Y, Simone AA, Reed WB, Greenberg MH (1968) White leaf-shaped macules. Earliest visible sign of tuberous sclerosis. Arch Dermatol 98:1–6

Fryer AE, Chalmers A, Connor JM et al. (1987) Evidence that the gene for tuberous sclerosis is on chromosome 9. Lancet 1:659–661

Geist RT, Reddy AJ, Zhang J, Gutmann DH (1996) Expression of the tuberous sclerosis 2 gene product tuberin in adult and developing nervous system tissues. Neurobiol Dis 3:111–120

Gomez MR (1988) Criteria for diagnosis. In: Gomez MR (ed) Tuberous sclerosis. Raven Press, New York, pp 9–20

Gomez MR (1991) Phenotypes of the tuberous sclerosis complex with a revision of diagnostic criteria. Ann N Y Acad Sci 615:1–7

Gomez MR (1995) History of the tuberous sclerosis complex. Brain Dev [Suppl] 17:55–57

Goodman M, Lamm SH, Engel A, Shepherd CW, Houser OW, Gomez MR (1997) Cortical tuber count: a biomarker indicating neurologic severity of tuberous sclerosis complex. J Child Neurol 12:85–90

Gould SR, Stewart JB, Temple LN (1990) Rectal polyposis in tuberous sclerosis. J Ment Defic Res 34:465–473

Green AJ, Smith M, Yates JR (1994) Loss of heterozygosity on chromosome 16p133 in hamartomas from tuberous sclerosis patients. Nat Genet 6:193–196

Green AJ, Sepp T, Yates JR (1996) Clonality of tuberous sclerosis harmatomas shown by non-random X-chromosome inactivation. Hum Genet 97:240–243

Griffiths PD, Martland TR (1997) Tuberous sclerosis complex: the role of neuroradiology. Neuropediatrics 28:244–252

Guerreiro MM, Andermann F, Andermann E et al. (1998) Surgical treatment of epilepsy in tuberous sclerosis: strategies and results in 18 patients. Neurology 51:1263–1269

Gutierrez OH, Burgener FA, Schwartz S (1979) Coincident renal cell carcinoma and renal angiomyolipoma in tuberous sclerosis. AJR Am J Roentgenol 132:848–850

Hallopau H, Leredde M (1895) Sur un cas d'adénomes sébacés à forme sclereuse. Ann Dermatol Syph (Paris) 6:473–479

Henry KW, Yuan X, Koszewski NJ, Onda H, Kwiatkowski DJ, Noonan DJ (1998) Tuberous sclerosis gene 2 product modulates transcription mediated by steroid hormone receptor family members. J Biol Chem 273:20.535–20.539

Henske EP, Neumann HP, Scheithauer BW, Herbst EW, Short MP, Kwiatkowski DJ (1995) Loss of heterozygosity in the tuberous sclerosis (TSC2) region of chromosome band 16p13 occurs in sporadic as well as TSC-associated renal angiomyolipomas. Genes Chromosomes Cancer 13:295–298

Henske EP, Scheithauer BW, Short MP et al. (1996) Allelic loss is frequent in tuberous sclerosis kidney lesions but rare in brain lesions. Am J Hum Genet 59:400–406

Henske EP, Wessner LL, Golden J et al. (1997) Loss of tuberin in both subependymal giant cell astrocytomas and angiomyolipomas supports a two-hit model for the pathogenesis of tuberous sclerosis tumors. Am J Pathol 151:1639–1647

Hirasaki S, Koide N, Ogawa H, Ujike K, Shinji T, Tsuji T (1999) Tuberous sclerosis associated with multiple hepatic lipomatous tumors and hemorrhagic renal angiomyolipoma. Intern Med 38:345–348

Hirose T, Scheithauer BW, Lopes MB et al. (1995) Tuber and subependymal giant cell astrocytoma associated with tuberous sclerosis: an immunohistochemical ultrastructural and immunoelectron and microscopic study. Acta Neuropathol (Berl) 90:387–399

Hoffman AD (1988) Imaging of extra central nervous system lesions. In: Gomez MR (ed) Tuberous sclerosis. Raven Press, New York, pp 191–211

Hornigold N, Devlin J, Davies AM, Aveyard JS, Habuchi T, Knowles MA (1999) Mutation of the 9q34 gene TSC1 in sporadic bladder cancer. Oncogene 18:2657–2661

Huang MC, Kubo O, Tajika Y, Takakura K (1995) Immunohistochemical and electron microscopic study of subependymal giant cell astrocytoma. Noshuyo Byori 12:117–123

Hunt A (1993) Development behaviour and seizures in 300 cases of tuberous sclerosis. J Intellect Disabil Res 37:41–51

Hunt A, Dennis J (1987) Psychiatric disorder among children with tuberous sclerosis. Dev Med Child Neurol 29:190–198

Ito N, Rubin G M (1999) Gigas a *Drosophila* homolog of tuberous sclerosis gene product-2 regulates the cell cycle. Cell 96:529–539

Janniger CK, Goldberg DJ (1990) Angiofibromas in tuberous sclerosis: comparison of treatment by carbon dioxide and argon laser. J Dermatol Surg Oncol 16:317–320

Jin F, Wienecke R, Xiao GH, Maize JC Jr, DeClue JE, Yeung RS (1996) Suppression of tumorigenicity by the wildtype tuberous sclerosis 2 (Tsc2) gene and its C-terminal region. Proc Natl Acad Sci USA 93:9154–9159

Jones AC, Daniells CE, Snell RG et al. (1997) Molecular genetic and phenotypic analysis reveals differences between TSC1 and TSC2 associated familial and sporadic tuberous sclerosis. Hum Mol Genet 6:2155–2161

Jones AC, Shyamsundar MM, Thomas MW et al. (1999) Comprehensive mutation analysis of TSC1 and TSC2-and phenotypic correlations in 150 families with tuberous sclerosis. Am J Hum Genet 64:1305–1315

Jozwiak S, Pedich M, Rajszys P, Michalowicz R (1992) Incidence of hepatic hamartomas in tuberous sclerosis. Arch Dis Child 67:1363–1365

Jozwiak S, Kawalec W, Dluzewska J, Daszkowska J, Mirkowicz-Malek M, Michalowicz R (1994) Cardiac tumours in tuberous sclerosis: their incidence and course. Eur J Pediatr 153:155–157

Jozwiak S, Schwartz R A, Janniger C K, Michalowicz R, Chmielik J (1998) Skin lesions in children with tuberous sclerosis complex: their prevalence natural course and diagnostic significance. Int J Dermatol 37:911–917

Kandt RS, Haines JL, Smith M et al. (1992) Linkage of an important gene locus for tuberous sclerosis to a chromosome 16 marker for polycystic kidney disease. Nat Genet 2:37–41

Kerr LA, Blute ML, Ryu JH, Swensen SJ, Malek RS (1993) Renal angiomyolipoma in association with pulmonary lymphangioleiomyomatosis: forme fruste of tuberous sclerosis? Urology 41:440–444

Kessler OJ, Gillon G, Neuman M, Engelstein D, Winkler H, Baniel J (1998) Management of renal angiomyolipoma: analysis of 15 cases. Eur Urol 33:572–575

Kim KK, Pajak L, Wang H, Field LJ (1995) Cloning developmental expression and evidence for alternative splicing of the murine tuberous sclerosis (TSC2) gene product. Cell Mol Biol Res 41:515–526

Knudson AG Jr (1971) Mutation and cancer: statistical study of retinoblastoma. Proc Natl Acad Sci USA 68:820–823

Knudson AG Jr, Hethcote HW, Brown BW (1975) Mutation and childhood cancer: a probabilistic model for the incidence of retinoblastoma. Proc Natl Acad Sci USA 72:5116–5120

Kobayashi T, Hirayama Y, Kobayashi E, Kubo Y, Hino O (1995) A germline insertion in the tuberous sclerosis (Tsc2) gene gives rise to the Eker rat model of dominantly inherited cancer. Nat Genet 9:70–74

Kobayashi T, Nishizawa M, Hirayama Y, Kobayashi E, Hino O (1995) cDna structure alternative splicing and exon-intron organization of the predisposing tuberous sclerosis (Tsc2) gene of the Eker rat model. Nucleic Acids Res 23:2608–2613

Kobayashi T, Minowa O, Kuno J, Mitani H, Hino O, Noda T (1999) Renal carcinogenesis-hepatic hemangiomatosis and embryonic lethality caused by a germ-line Tsc2 mutation in mice. Cancer Res 59:1206–1211

Koenen J (1932) Eine familiäre hereditäre Form der tuberösen Sklerose. Acta Psychiatr (Kbh) 1:813–821

Kondo S, Yamashina U, Sato N, Aso K (1991) Discordant expression of tuberous sclerosis in monozygotic twins. J Dermatol 18:178–180

Koprowski C, Rorke LB (1983) Spinal cord lesions in tuberous sclerosis. Pediatr Pathol 1:474–480

Kothe R (1903) Zur Lehre der Talgdrüsengeschwülste. Arch Dermatol Syph 68:273–278

Krapp M, Baschat AA, Gembruch U, Gloeckner K, Schwinger E, Reusche E (1999) Tuberous sclerosis with intracardiac rhabdomyoma in a fetus with trisomy 21: case report and review of literature. Prenat Diagn 19:610–613

Kwiatkowski DJ, Short MP (1994) Tuberous sclerosis. Arch Dermatol 130:348–354

Kwiatkowska J, Jozwiak S, Hall F et al. (1998) Comprehensive mutational analysis of the TSC1 gene: observations on frequency of mutation associated features and nonpenetrance. Ann Hum Genet 62:277–285

Kwiatkowska J, Wigowska-Sowinska J, Napierala D, Slomski R, Kwiatkowski DJ (1999) Mosaicism in tuberous sclerosis as a potential cause of the failure of molecular diagnosis. N Engl J Med 340:703–707

Lagos JC, Gomez MR (1967) Tuberous sclerosis: reappraisal of a clinical entity. Mayo Clin Proc 42:26–49

Lie JT (1991) Cardiac pulmonary and vascular involvements in tuberous sclerosis. Ann N Y Acad Sci 615:58–70

Lininger RA, Park WS, Man YG et al. (1998) LOH at 16p13 is a novel chromosomal alteration detected in benign and malignant microdissected papillary neoplasms of the breast. Hum Pathol 29:1113–1118

Maheshwar MM, Sandford R, Nellist M et al. (1996) Comparative analysis and genomic structure of the tuberous sclerosis 2 (TSC2) gene in human and pufferfish. Hum Mol Genet 5:131–137

Maheshwar MM, Cheadle JP, Jones AC et al. (1997) The GAP-related domain of tuberin the product of the TSC2 gene is a target for missense mutations in tuberous sclerosis. Hum Mol Genet 6:1991–1996

Martin N, Debussche C, De Broucker T, Mompoint D, Marsault C, Nahum H (1990) Gadolinium-DTPA enhanced MR imaging in tuberous sclerosis. Neuroradiology 31:492–497

Mayer K, Ballhausen W, Rott HD (1999) Mutation screening of the entire coding regions of the TSC1 and the TSC2 gene with the protein truncation test (PTT) identifies frequent splicing defects. Hum Mutat 14:401–411

Menchine M, Emelin JK, Mischel PS et al. (1996) Tissue and cell-type specific expression of the tuberous sclerosis gene TSC2 in human tissues. Mod Pathol 9:1071–1080

Mizuguchi M, Kato M, Yamanouchi H, Ikeda K, Takashima S (1997) Tuberin immunohistochemistry in brain kidneys and heart with or without tuberous sclerosis. Acta Neuropathol (Berl) 94:525–531

Mohrmann K, Sluijs P van der (1999) Regulation of membrane transport through the endocytic pathway by rabGTPases. Mol Membr Biol 16:81–87

Nellist M, Slegtenhorst MA van, Goedbloed M, Ouweland AM van, Halley DJ, Sluijs P van Der (1999) Characterization of the cytosolic tuberin-hamartin complex. Tuberin is a cytosolic chaperone for hamartin. J Biol Chem 274:35.647

Nickel WR, Reed WB (1962) Tuberous sclerosis special reference to the microscopic alterations in the cutaneous hamartomas. Arch Dermatol 85:89-106

Niida Y, Lawrence-Smith N, Banwell A et al. (1999) Analysis of both TSC1 and TSC2 for germline mutations in 126 unrelated patients with tuberous sclerosis. Hum Mutat 14:412-422

Northrup H, Wheless JW, Bertin TK, Lewis RA (1993) Variability of expression in tuberous sclerosis. J Med Genet 30:41-43

O'Callaghan FJ, Shiell AW, Osborne JP, Martyn CN (1998) Prevalence of tuberous sclerosis estimated by capture-recapture analysis. Lancet 351:1490

Oesterling JE, Fishman EK, Goldman SM, Marshall FF (1986) The management of renal angiomyolipoma. J Urol 135:1121-1124

Onda H, Lueck A, Marks PW, Warren HB, Kwiatkowski DJ (1999) Tsc2(+/-) mice develop tumors in multiple sites that express gelsolin and are influenced by genetic background. J Clin Invest 104:687-695

Osborne JP, Fryer A, Webb D (1991) Epidemiology of tuberous sclerosis. Ann N Y Acad Sci 615:125-127

Perusini G (1905) Über einen Fall von Sclerosis tuberosa hypertrophica. Monatsschr Psychiatr Neurol 17:69-255

Plank TL, Yeung RS, Henske EP (1998) Hamartin the product of the tuberous sclerosis 1 (TSC1) gene interacts with tuberin and appears to be localized to cytoplasmic vesicles. Cancer Res 58:4766-4770

Povey S, Burley M W, Attwood J et al. (1994) Two loci for tuberous sclerosis: one on 9q34 and one on 16p13. Ann Hum Genet 58:107-127

Pringle JJ (1890) A case of congenital adenoma sebaceum. Br J Dermatol 2:1-14

Ratnam KV (1994) Cutaneous angiofibromas: treatment with the carbon dioxide laser. Ann Acad Med Singapore 23:67-68

Rayer PFO (1835) Traité theorique et pratique des maladies de la peau, 2nd edn. Baillière, Paris

Reagan TJ (1988) Neuropathology in tuberous sclerosis. In: Gomez MR (ed) Tuberous sclerosis. Raven Press, New York, pp 63-74

Recklinghausen FD von (1862) Ein Herz von einem Neugeborenen welches mehrere theils nach aussen theils nach den Höhlen prominierende Tumoren (Myomen) trug. Monatsschr Geburtsheilkd 20:1-2

Rennebeck G, Kleymenova EV, Anderson R, Yeung RS, Artzt K, Walker CL (1998) Loss of function of the tuberous sclerosis 2 tumor suppressor gene results in embryonic lethality characterized by disrupted neuroepithelial growth and development. Proc Natl Acad Sci USA 95:15629-15634

Richardson EP Jr (1991) Pathology of tuberous sclerosis. Neuropathologic aspects. Ann N Y Acad Sci 615:128-139

Roach ES, Gomez MR, Northrup H (1998) Tuberous sclerosis complex consensus conference: revised clinical diagnostic criteria. J Child Neurol 13:624-628

Roach ES, DiMario FJ, Kandt RS, Northrup H (1999) Tuberous Sclerosis Consensus Conference: recommendations for diagnostic evaluation. National Tuberous Sclerosis Association. J Child Neurol 14:401-407

Robertson DM (1991) Ophthalmic manifestations of tuberous sclerosis. Ann N Y Acad Sci 615:17-25

Rocco CD, Iannelli A, Marchese E (1995) On the treatment of subependymal giant cell astrocytomas and associated hydrocephalus in tuberous sclerosis. Pediatr Neurosurg 23:115-121

Rogers RSI (1988) Dermatologic manifestations. In: Gomez MR (ed) Tuberous sclerosis. Raven Press, New York, pp 111-133

Rose VM, Au KS, Pollom G, Roach ES, Prashner HR, Northrup H (1999) Germ-line mosaicism in tuberous sclerosis: how common? Am J Hum Genet 64:986-992

Sampson JR (1996) The kidney in tuberous sclerosis: manifestations and molecular genetic mechanisms. Nephrol Dial Transplant [Suppl 6] 11:34-37

Sampson JR, Scahill SJ, Stephenson JB, Mann L, Connor JM (1989) Genetic aspects of tuberous sclerosis in the west of Scotland. J Med Genet 26:28-31

Sampson JR, Attwood D, Mughery AS al, Reid JS (1992) Pitted enamel hypoplasia in tuberous sclerosis. Clin Genet 42:50-52

Schillinger F, Montagnac R (1996) Chronic renal failure and its treatment in tuberous sclerosis. Nephrol Dial Transplant 11:481-485

Schuster P (1914) Beiträge zur tuberösen Sklerose des Gehirns. Dtsch Z Nervenheilkd 50:96-133

Sepp T, Yates JR, Green AJ (1996) Loss of heterozygosity in tuberous sclerosis hamartomas. J Med Genet 33:962-964

Shepherd CW, Beard CM, Gomez MR, Kurland LT, Whisnant JP (1991) Tuberous sclerosis complex in Olmsted County Minnesota 1950-1989. Arch Neurol 48:400-401

Shepherd CW, Gomez MR, Lie JT, Crowson CS (1991) Causes of death in patients with tuberous sclerosis. Mayo Clin Proc 66:792-796

Shepherd CW, Scheithauer BW, Gomez MR, Altermatt HJ, Katzmann JA (1991) Subependymal giant cell astrocytoma: a clinical pathological and flow cytometric study. Neurosurgery 28:864-868

Shepherd CW, Houser OW, Gomez MR (1995) MR findings in tuberous sclerosis complex and correlation with seizure development and mental impairment. Am J Neuroradiol 16:149-155

Slegtenhorst M von, Hoogt R de, Hermans C et al. (1997) Identification of the tuberous sclerosis gene TSC1 on chromosome 9q34. Science 277:805-808

Slegtenhorst M von, Nellist M, Nagelkerken B et al. (1998) Interaction between hamartin and tuberin the TSC1 and TSC2 gene products. Hum Mol Genet 7:1053-1057

Slegtenhorst M von, Verhoef S, Tempelaars A, et al. (1999) Mutational spectrum of the TSC1 gene in a cohort of 225 tuberous sclerosis complex patients: no evidence for genotype-phenotype correlation. J Med Genet 36:285-289

Smalley SL (1998) Autism and tuberous sclerosis. J Autism Dev Disord 28:407-14

Smalley SL, Burger F, Smith M (1994) Phenotypic variation of tuberous sclerosis in a single extended kindred. J Med Genet 31:761-765

Smith HC, Watson GH, Patel RG, Super M (1989) Cardiac rhabdomyomata in tuberous sclerosis: their course and diagnostic value. Arch Dis Child 64:196-200

Sonigo P, Elmaleh A, Fermont L, Delezoide AL, Mirlesse V, Brunelle F (1996) Prenatal MRI diagnosis of fetal cerebral tuberous sclerosis. Pediatr Radiol 26:1-4

Soucek T, Pusch O, Wienecke R, DeClue JE, Hengstschlager M (1997) Role of the tuberous sclerosis gene-2 product in cell cycle control. Loss of the tuberous sclerosis gene-2 induces quiescent cells to enter S phase. J Biol Chem 272:29.301–29.308

Soucek T, Holzl G, Bernaschek G, Hengstschlager M (1998) A role of the tuberous sclerosis gene-2 product during neuronal differentiation. Oncogene 16:2197–2204

Steiner MS, Goldman SM, Fishman EK, Marshall FF (1993) The natural history of renal angiomyolipoma. J Urol 150:1782–1786

Stillwell TJ, Gomez MR, Kelalis PP (1987) Renal lesions in tuberous sclerosis. J Urol 138:477–481

Thomas D, Rapley J, Strathman R, Parker R (1992) Tuberous sclerosis with gingival overgrowth. J Periodontol 63:713–717

Torres OA, Roach ES, Delgado MR et al. (1998) Early diagnosis of subependymal giant cell astrocytoma in patients with tuberous sclerosis. J Child Neurol 13:173–177

Tsuchiya H, Orimoto K, Kobayashi K, Hino O (1996) Presence of potent transcriptional activation domains in the predisposing tuberous sclerosis (Tsc2) gene product of the Eker rat model. Cancer Res 56:429–433

Uzzo RG, Libby DM, Vaughan ED Jr, Levey SH (1994) Coexisting lymphangioleiomyomatosis and bilateral angiomyolipomas in a patient with tuberous sclerosis. J Urol 151:1612–1615

Vanderhooft SL, Francis JS, Pagon RA, Smith LT, Sybert VP (1996) Prevalence of hypopigmented macules in a healthy population. J Pediatr 129:355–361

Verheyden CN (1996) Treatment of the facial angiofibromas of tuberous sclerosis. Plast Reconstr Surg 98:777–783

Verhoef S, Bakker L, Tempelaars AM et al. (1999) High rate of mosaicism in tuberous sclerosis complex. Am J Hum Genet 64:1632–1637

Vinters HV, Rosa MJ de, Farrell MA (1993) Neuropathologic study of resected cerebral tissue from patients with infantile spasms. Epilepsia 34:772–779

Vogt H (1908) Zur Pathologie und pathologischen Anatomie der verschiedenen Idiotieformen. Monatsschr. Psychiatr Neurol 24:106–150

Wang Q, Verhoef S, Tempelaars AM et al. (1998) Identification of a large insertion and two novel point mutations (3671del8 and S1221X) in tuberous sclerosis complex (TSC) patients. Hum Mutat 11:331–332

Webb DW, Osborne JP (1991) Non-penetrance in tuberous sclerosis. J Med Genet 28:417–419

Webb DW, Fryer AE, Osborne JP (1991) On the incidence of fits and mental retardation in tuberous sclerosis. J Med Genet 28:395–397

Webb DW, Thomas RD, Osborne JP (1993) Cardiac rhabdomyomas and their association with tuberous sclerosis. Arch Dis Child 68:367–370

Webb DW, Kabala J, Osborne JP (1994) A population study of renal disease in patients with tuberous sclerosis. Br J Urol 74:151–154

Webb D, Osborne JP, Clarke A (1994) Pitted enamel hypoplasia in tuberous sclerosis. Clin Genet 45:269

Webb DW, Clarke A, Fryer A, Osborne JP (1996) The cutaneous features of tuberous sclerosis: a population study. Br J Dermatol 135:1–5

Webb DW, Fryer AE, Osborne JP (1996) Morbidity associated with tuberous sclerosis: a population study. Dev Med Child Neurol 38:146–155

Weiner DM, Ewalt DH, Roach ES, Hensle TW (1998) The tuberous sclerosis complex: a comprehensive review. J Am Coll Surg 187:548–561

Wenzl JE, Lagos JC, Albers DD (1970) Tuberous sclerosis presenting as polycystic kidneys and seizures in an infant. J Pediatr 77:673–676

Wiederholt WC, Gomez MR, Kurland LT (1985) Incidence and prevalence of tuberous sclerosis in Rochester Minnesota 1950 through 1982. Neurology 35:600–603

Wienecke R, König A, DeClue JE (1995) Identification of tuberin, the tuberous sclerosis-2 product. Tuberin possesses specific Rap1GAP activity. J Biol Chem 270:16.409–16.414

Wienecke R, Maize JC Jr, Shoarinejad F et al. (1996) Co-localization of the TSC2 product tuberin with its target Rap1 in the Golgi apparatus. Oncogene 13:913–923

Wienecke R, Guha A, Maize JC Jr, Heideman RL, DeClue JE, Gutmann DH (1997) Reduced TSC2 RNA and protein in sporadic astrocytomas and ependymomas. Ann Neurol 42:230–235

Wienecke R, Maize JCJr, Reed JA, Gunzburg J de, Yeung RS, DeClue JE (1997) Expression of the TSC2 product tuberin and its target Rap1 in normal human tissues. Am J Pathol 150:43–50

Wilson PJ, Ramesh V, Kristiansen A et al. (1996) Novel mutations detected in the TSC2 gene from both sporadic and familial TSC patients. Hum Mol Genet 5:249–256

Wolf DC, Goldsworthy TL, Donner EM, Harden R, Fitzpatrick B, Everitt JI (1998) Estrogen treatment enhances hereditary renal tumor development in Eker rats. Carcinogenesis 19:2043–2047

Xiao GH, Jin F, Yeung RS (1995) Germ-line Tsc2 mutation in a dominantly inherited cancer model defines a novel family of rat intracisternal-A particle elements. Oncogene 11:81–87

Xiao GH, Jin F, Yeung RS (1995) Identification of tuberous sclerosis 2 messenger RNA splice variants that are conserved and differentially expressed in rat and human tissues. Cell Growth Differ 6:1185–1191

Xiao GH, Shoarinejad F, Jin F, Golemis EA, Yeung RS (1997) The tuberous sclerosis 2 gene product tuberin functions as a Rab5 GTPase activating protein (GAP) in modulating endocytosis. J Biol Chem 272:6097–6100

Xu L, Sterner C, Maheshwar MM et al. (1995) Alternative splicing of the tuberous sclerosis 2 (TSC2) gene in human and mouse tissues. Genomics 27:475–480

Yeung RS, Xiao GH, Jin F, Lee WC, Testa JR, Knudson AG (1994) Predisposition to renal carcinoma in the Eker rat is determined by germ-line mutation of the tuberous sclerosis 2 (TSC2) gene. Proc Natl Acad Sci USA 91:11.413–11.416

Yeung RS, Xiao GH, Everitt JI, Jin F, Walker CL (1995) Allelic loss at the tuberous sclerosis 2 locus in spontaneous tumors in the Eker rat. Mol Carcinog 14:28–36

Yeung RS, Katsetos CD, Klein-Szanto A (1997) Subependymal astrocytic hamartomas in the Eker rat model of tuberous sclerosis. Am J Pathol 151:1477–1486

Young JM, Burley MW, Jeremiah SJ et al. (1998) A mutation screen of the TSC1 gene reveals 26 protein truncating mutations and 1 splice site mutation in a panel of 79 tuberous sclerosis patients. Ann Hum Genet 62:203–213

Zhang H, Nanba E, Yamamoto T et al. (1999) Mutational analysis of TSC1 and TSC2 genes in Japanese patients with tuberous sclerosis complex. J Hum Genet 44:391–396

7 Hereditärer Brust- und Eierstockkrebs

Teresa Wagner, Gudrun Langbauer, Regina Möslinger, Martin Schreiber, Elisabeth Fleischmann und Ernst Kubista

Unter Mitarbeit von Daniela Muhr, Michaela Hareter, Ingeborg Lachner und Petra Kofler

Inhaltsverzeichnis

7.1 Hereditärer Brustkrebs

7.1.1 Einleitung

Brustkrebs ist in den meisten industrialisierten Ländern das häufigste Karzinom der Frau. Weltweit werden pro Jahr etwa 1 Mio. Frauen mit Brustkrebs diagnostiziert (Kelsey u. Horn-Ross 1993). Das Risiko für Frauen, im Lauf ihres Lebens an Brustkrebs zu erkranken, beträgt etwa 10–12%. Etwa 50% der Brustkrebsfälle treten nach dem 60. Lebensjahr auf und sind durch das Lebensalter bzw. verschiedenste Risikofaktoren bedingt.

Bei etwa 5% (in Deutschland etwa 3000 Frauen jährlich) sind jedoch angeborene, genetische Veränderungen die Ursache für den Brustkrebs. Dieser Brustkrebs tritt zumeist familiär gehäuft und in jungen Jahren auf. Eine solche familiäre Häufung von Brustkrebs wurde bereits im alten Rom beschrieben (Lynch et al. 1976). Die erste Publikation durch einen französischen Arzt erschien im Jahr 1866 und berichtete über das Vorkommen von 10 Brustkrebsfällen in 4 Generationen (Broca 1866). 1984 benutzten dann Williams und Anders die Segregationsanalyse, um die Häufung von Brustkrebs in einigen Familien zu erklären. Sie konnten als Erste eindeutige Beweise für das Vor-

Hereditäre Tumorerkrankungen
D. Ganten / K. Ruckpaul (Hrsg.)
© Springer-Verlag Berlin Heidelberg 2001

liegen von autosomal-dominanten Brustkrebsgenen mit hoher Penetranz bereits in jungen Jahren erbringen (Miki et al. 1994). Dieses Modell wurde von Newman et al. 1988 unterstützt und letztendlich durch die Sequenzierung von BRCA1 1994 und BRCA2 1995 verifiziert (Newman et al. 1988; Tavtigian et al. 1996; Wooster et al. 1995).

7.2 Hereditärer Eierstockkrebs

7.2.1 Einleitung

Eierstockkrebs ist der dritthäufigste Krebs in Frauen mit einem Risiko von 1:70 Frauen, die im Lauf ihres Lebens erkranken. Bei den durch gynäkologische Krebsarten verursachten Todesfällen ist der Eierstockkrebs führend, mit einem Risiko von 1:100, im Lauf des Lebens an Eierstockkrebs zu sterben (Miller 1993; American Cancer Society 1996). Im Alter von 20 beträgt die Inzidenzrate etwa 1:100 000 Frauen und steigt dann bis zum 75. Lebensjahr auf etwa 60:100 000 Frauen. Mögliche Risikofaktoren wie familiäre Häufung, Populationszugehörigkeit und Alter sind seit längerem bekannt.

Hereditärer Eierstockkrebs kann durch Veränderungen in den beiden Brustkrebsgenen BRCA1 und BRCA2 oder durch genetische Defekte im Rahmen des hereditären nichtpolypösen Kolorektalkrebssyndroms (HNPCC) (Mismatch-repair-Gene hMSH2, hMLH1, hPMS1 und hPMS2) bedingt sein. Aufgrund der engen Assoziation von Eierstockkrebs und Brustkrebs bzw. Krebsfällen im Rahmen des HNPCC sind wissenschaftliche Untersuchungen an Familien, in welchen ausschließlich Eierstockkrebs aufgetreten ist, kaum vorhanden. Die in den weiteren Kapiteln angeführten Publikationen beziehen sich daher auch meist auf Familien mit Brust- und Eierstockkrebs.

7.3 Grundlagen der Genetik

1944 konnten Avery, McLeod und McCarthy nachweisen, dass eine chemisch relativ einfache, langkettige Nukleinsäure [die Desoxyribonukleinsäure (DNA)] Träger der genetischen Information ist.

1952 skizzierte Watson ein mögliches Konzept über die Zusammenhänge zwischen DNA, RNA und Proteinsynthese. Seine Annahmen wurden im Lauf der Jahre und unter dem Blickwinkel einer sich ständig weiterentwickelnden Molekularbiologie als zentrales Dogma der Genetik bestätigt. Dieses Dogma ist einer biologischen Formel gleichzusetzen, der alle lebenden Organismen unterworfen sind:

- DNA ist die Trägerin aller genetischen Informationen.
- DNA bildet die Matrize für die Synthese einer komplementären RNA (Transkription).
- Proteine werden unter Mithilfe der mRNA entsprechend dem genetischen Kode synthetisiert (Translation).
- DNA bildet die Matrize für ihre eigene identische Vermehrung (Replikation).

Die Einheiten der Vererbung sind die Gene. Sie bestehen aus Nukleinsäuren, die in ihrer Gesamtheit alle Informationen beinhaltet, die zur Synthese eines Proteins notwendig sind. Grundsätzlich sind Gene stabil. Um sie vor Veränderungen zu bewahren, existieren zahlreiche Mechanismen, die ihre Integrität überwachen. Jedoch sind Veränderungen in der Gensequenz, so genannte Mutationen, möglich. Hinsichtlich der Auswirkung von Mutationen auf die jeweilige Proteinstruktur und dadurch auf die eigentliche Funktion des veränderten Gens, werden Mutationen als

- Missense-Mutationen,
- Nonsense-Mutationen bzw.
- Frameshift-Mutationen klassifiziert.

Missense-Mutationen führen zu fehlerhaften Proteinen mit veränderter Aminosäuresequenz. Nonsense- bzw. Frameshift-Mutationen resultieren in trunkierten Proteinen oder im Verlust des Genprodukts und haben eine fehlende oder stark verminderte Genfunktion zur Folge.

7.3.1 Monogene Erbgänge

Die monogenen Erbgänge stellen gängige genetische Modelle dar. Im Folgenden sei unter Berücksichtigung der Thematik kurz auf die Charakteristika zweier Erbgänge eingegangen.

7.3.1.1 Autosomal-rezessiver Erbgang

Beim autosomal-rezessiven Erbgang tritt eine Erkrankung nur dann auf, wenn beide Kopien des für die Krankheit verantwortlichen Gens in mutierter Form vorliegen. Dies bedeutet, dass für die Eltern eines Kinds mit einer autosomal-rezessiv bedingten Erkrankung ein Wiederholungsrisiko für jedes weitere Kind von 25% besteht. Werden mögliche Neumutationen unberücksichtigt gelassen, müssen beide Elternteile Genträger sein.

7.3.1.2 Autosomal-dominanter Erbgang

Beim autosomal-dominaten Erbgang genügt es, dass nur eines von 2 Allelen an einem Genort verändert ist, damit der betreffende Phänotyp zum Ausdruck kommt.

Das Risiko, das veränderte Allel zu erben, beträgt für Kinder eines betroffenen Elternteils 50%. Die autosomale Vererbung ist im Gegensatz zur X-chromosomalen Vererbung nicht geschlechtsgebunden.

7.4 Gene des hereditären Brust- und Eierstockkrebses – BRCA1 und BRCA2

7.4.1 Brustkrebsgen 1 (BRCA1)

Das Brustkrebsgen 1 (BRCA1) wurde 1990 auf dem Chromosom 17q21 lokalisiert (Hall et al. 1990) und 1994 sequenziert (Miki et al. 1994) (Abb. 7.1). Es besteht aus 22 funktionellen Einheiten, so genannten Exons, und wird in ein Protein mit 1863 Aminosäuren translatiert. Exon 11 beinhaltet mit 3500 bp etwa 60% der kodierenden Sequenz, während die anderen 21 Exons jeweils nur eine Größe von 100–500 bp umfassen. Das gesamte Gen umspannt etwa 80 kb an genomischer Sequenz. Der Vergleich der humanen BRCA1-Sequenz mit Maus-brca1 zeigt etwa 60% Homologien. BRCA1 enthält mehrere funktionell bedeutsame Strukturen: In Exon 2–5 besteht eine Ringfingerdomäne. Ringfinger sind Zink bindende Domänen, welche mit einem konservierten Muster von Cysteinen und Histidinen die Protein-Protein- und Protein-DNA-Bindungen ermöglichen (u. a. In-

teraktion mit dem BRCA1-assoziierten Ringdomäne-1-Protein (BARD1). Die in Exon 11 gelegenen Aminosäuren 758–1064 können mit RAD51 und die im C-terminalen Ende gelegenen Repeats mit BRCA2 interagieren (Welcsh et al. 2000). Auf die biologischen Funktionen von BRCA1 wird in Kapitel 7.4.3 „Biologische Funktionen von BRCA1 und BRCA2" eingegangen.

7.4.1.1 Inzidenz von BRCA1

Inzidenz in verschiedenen Normalpopulationen. Die Inzidenz von funktionsrelevanten Mutationen im BRCA1 ist abhängig von den untersuchten Populationen: In Europa und den USA liegt die Frequenz in der Gesamtbevölkerung für BRCA1-Mutation etwa bei 1:500 (Ford et al. 1995). In der Ashkenazijüdischen Bevölkerung liegt die Frequenz für die beiden häufigsten BRCA1-Mutationen bei etwa 1,1% (Roa et al. 1996; Struewing et al. 1995).

Inzidenz in Brustkrebsfamilien. Weltweit wurden seit der Identifikation von BRCA1 zahlreiche Mutationsanalysen in Familien mit mehreren Brustkrebsfällen durchgeführt. Die Mutationsanalyse von insgesamt 1256 Familien, in denen ausschließlich

Tabelle 7.1. Mutationsanalyse im BRCA1 in Brustkrebsfamilien

Anzahl von Brustkrebs		Familien	Familien mit BRCA2-Mutationen	
Anzahl	Alter	Anzahl	Anzahl	Häufigkeit [%]
2 Brustkrebs	<50 Jahre[a]	703	65	9,2
3 Brustkrebs	<50 Jahre[a]	345	69	20,1
4 Brustkrebs	<50 Jahre[a]	128	38	29,6
≥5 Brustkrebs	<50 Jahre[a]	80	27	33,6

[a] Es können durchaus noch weitere Brustkrebsfälle >50 Jahre in diesen Familien vorhanden sein.

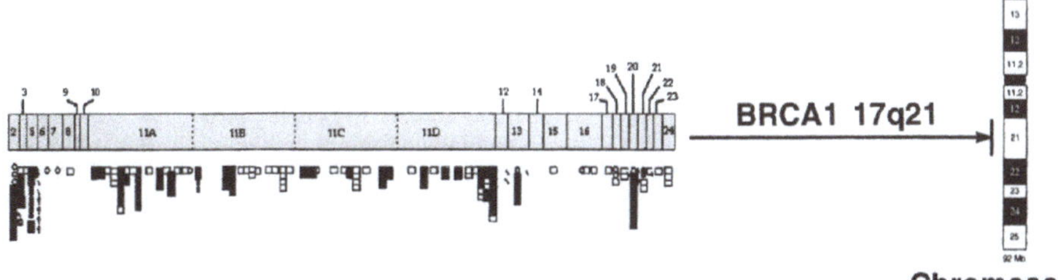

Abb. 7.1. Lokalisation von *BRCA1* auf *Chromosom 17q* und Exonverteilung auf *BRCA1*

Tabelle 7.2. BRCA1 und BRCA2 in nicht selektionierten Kollektiven

Gene	Population	Allelfrequenzen (Bevölkerung) [%]	Risiko im 70. Lebensjahr [%]	Mutationsträgerinnenanteil in Brustkrebsfällen vor dem 40. Lebensjahr [%]
BRCA1 (185delAG, 5382insC) [a–c]	Ashkenazi, USA	1,15	59,9	36,7
BRCA2 (6174delT) [a–c]	Ashkenazi, USA	1,1	28,3	6,7
BRCA1 und BRCA2 [d]	Australien	–	40	6
BRCA1 und BRCA2 [e]	UK	–	–	4,8 (Brustkrebs <45 Jahre)
BRCA1 [f]	USA, Washington (Staat)	–	–	6,2 (Brustkrebs <35 Jahre)
BRCA2 [g, h]	Island	0,6	37,2	12

[a] Struewing et al. (1997).
[b] Hartge et al. (1999).
[c] Warner et al. (1999).
[d] Hopper et al. (1999).
[e] Peto et al. (1999).
[f] Malone et al. (1998).
[g] Thorlacius et al. (1997).
[h] Thorlacius et al. (1998).
– In der Publikation nicht angegeben.

Brustkrebsfälle aufgetreten sind, zeigte, dass Mutationen im BRCA1-Gen für etwa 16% aller familiären Brustkrebsfälle verantwortlich sind (Tabelle 7.1) (T. Bishop, 13. BCLC Meeting, Amsterdam 1999). Der Prozentsatz von BRCA1-Mutationen variiert zwischen 9,2% in Familien mit 2 Brustkrebsfällen bei Frauen <50 Jahren bis zu 34% in Familien mit ≥5 Brustkrebsfällen bei Frauen <50 Jahren. Aufgrund der verschiedenen Techniken, die zur Mutationsanalyse angewendet worden sind, kann von Sensitivitäten, die vorhandenen Mutationen zu entdecken, zwischen 60 und 95% ausgegangen werden. Daher dürfte der Gesamtanteil von Brustkrebsfamilien mit BRCA1-Mutationen in etwa bei 20% liegen.

Inzidenz in unselektionierten Brustkrebsfällen. In den letzten beiden Jahren wurden Mutationsuntersuchungen an über 1000 Brustkrebspatientinnen, die unabhängig von ihrer Familienanamnese selektiert wurden, durchgeführt (Tabelle 7.2). Dabei zeigte sich, dass der Anteil von BRCA1-Mutationsträgerinnen bei Frauen, welche vor dem 36. bzw. 40. Lebensjahr an Brustkrebs erkrankten, je nach Studie zwischen 6% (Malone et al. 1998) und 3% (Hopper et al. 1999; Peto et al. 1999) beträgt.

Inzidenz in Eierstockkrebsfamilien bzw. Brust- und Eierstockkrebsfamilien. BRCA1 ist wahrscheinlich für einen großen Teil der hereditären Ovarialkarzinomfälle verantwortlich (Ford et al. 1998). Die BRCA1-Analyse von 84 Familien mit Brust- und Eierstockkrebs ergab in 81% BRCA1-Mutationen.

Tabelle 7.3. BRCA1-Mutationen in 60 österreichischen HBOC-Familien (HBOC: hereditärer Brust- und Eierstockkrebs)

Familien Anzahl Brustkrebs bzw. Eierstockkrebs	Anzahl von Familien	Mutationen detektiert	
		Anzahl	Häufigkeit [%]
HBOC-Familien	60	24	40
Brustkrebs/Eierstockkrebs [a]	11	6	55
1 Brustkrebs+ 1 Eierstockkrebs	13	3	23
1 Brustkrebs+ 2 Eierstockkrebs	9	4	44
1 Brustkrebs+ 3 Eierstockkrebs	1	–	–
2 Brustkrebs+ 1 Eierstockkrebs	11	3	27
≥3 Brustkrebs+ 1 Eierstockkrebs	10	4	40
≥3 Brustkrebs+ 2 Eierstockkrebs	5	4	80

[a] Brustkrebs und Eierstockkrebs in einem Individuum.

Pharaoh et al. (1999) analysierten 119 Ovarialkarzinomfamilien (bzw. Familien mit Brust- und Eierstockkrebs) und fanden in 39% BRCA1-Mutationen (Pharaoh et al. 1999). Couch et al. (1997) untersuchten 45 Familien mit Brust- und Eierstockkrebs und fanden in 40% BRCA1-Mutationen (Couch et al. 1997). In eigenen Untersuchungen in 60 österreichischen Brust- und Eierstockkrebs-

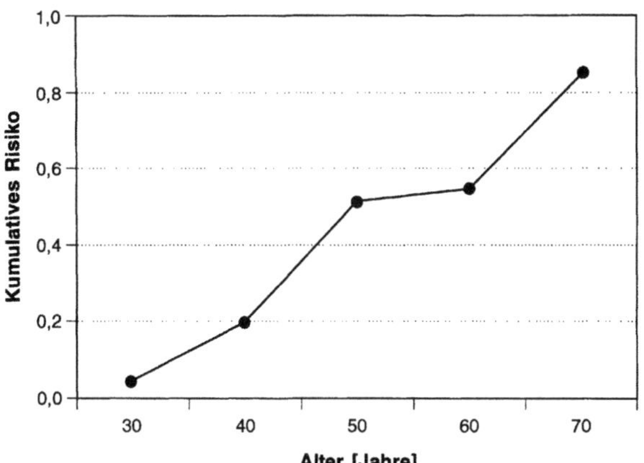

Abb. 7.2. Brustkrebsrisiko für Mutationsträge-rinnen im BRCA1 aus Familien mit mehreren Brust- und Eierstockkrebsfällen

familien wurden ebenfalls in 40% der Familien BRCA1-Mutationen detektiert (Tabelle 7.3), wobei die Wahrscheinlichkeit einer BRCA1-Mutation mit der Anzahl der vorhandenen Brust- bzw. Eierstockkrebsfälle eng korrelierte: Bei 1 Brust- und 1 Eierstockkrebsfall beträgt die Wahrscheinlichkeit 23%. Bei ≥3 Brustkrebs- und 2 Eierstockkrebsfällen beträgt die Wahrscheinlichkeit einer BRCA1-Mutation in der Familie 80%.

7.4.1.2 Penetranz von krankheitsassoziierten BRCA1-Mutationen

Penetranz von BRCA1-bedingtem Brustkrebs. Mutationen im BRCA1-Gen führen zu einer deutlichen Erhöhung des Brustkrebsrisikos. Penetranzanalysen in Familien, die aufgrund der Häufigkeit von Brust- bzw. Eierstockkrebs in jungen Jahren selektiert wurden, zeigen, dass etwa 85% der Frauen mit defektem Gen bis zum 70. Lebensjahr an Brustkrebs erkranken (Abb. 7.2) (Ford et al. 1994). Dabei ist das Risiko, bereits in jungen Jahren an Brustkrebs zu erkranken, besonders hoch: Bis zum 50. Lebensjahr sind bereits etwa 50% der Frauen, die ein mutiertes Gen tragen, an Brustkrebs erkrankt. Mit steigendem Lebensalter nimmt dann das Brustkrebsrisiko einer noch nicht erkrankten Mutationsträgerin ab.

Das Risiko für bereits an Brustkrebs erkrankte Frauen, einen 2. Brustkrebs zu entwickeln, ist ebenfalls deutlich erhöht. Bis zum 80. Lebensjahr entwickeln etwa 60% der Frauen, die ein mutiertes Gen tragen, ein 2. Primum.

Zusätzlich besteht für Mutationsträger ein etwas erhöhtes Risiko, an Dickdarmkrebs (relatives Risiko 4,1) und Prostatakrebs (relatives Risiko 3,3) zu erkranken (Ford et al. 1994). Kein erhöhtes Risiko besteht für folgende Krebsarten: Ösophagus-, Magen-, Leber-, Pankreas-, Larynx-, Lungen-, Knochen-, Zervix-, Hoden-, Blasen-, Nieren-, Gehirn- und Schilddrüsenkrebs.

Penetranz von BRCA1-bedingtem Brustkrebs in unselektionierten Mutationsträgern. Die Penetranzanalysen in unselektionierten Brustkrebsfällen bzw. Mutationsträgern aus Familien mit wenigen betroffenen Familienangehörigen fallen deutlich niedriger aus (Tabelle 7.2): Hopper et al. (1999) fanden ein 40%iges Erkrankungsrisiko im 70. Lebensjahr und Struewing et al. (1997) kalkulierten ein 56%iges Erkrankungsrisiko im 70. Lebensjahr (Abb. 7.3). Bei Warner et al. (1999), welche nur die Mutationen 185delAG und 5382insC untersuchten, lag das Erkrankungsrisiko im 70. Lebensjahr bei 60% (Warner et al. 1999). Obwohl die Unterschiede im Erkrankungsrisiko zwischen den verschiedenen Studien groß erscheinen, muss unbedingt beachtet werden, dass die Konfidenzintervalle der statistischen Berechnungen deutlich überlappend sind. Zusätzlich wurden in der Studie von Hopper et al. (1999) nur etwa 70% des Gens auf proteintrunkierende Mutationen untersucht. Die Gesamtzahl von detektierbaren, krankheitsassoziierten Veränderungen dürfte daher höher liegen und könnte auch Einfluss auf das Erkrankungsrisiko haben.

Penetranz von BRCA1-bedingtem Eierstockkrebs. Mutationen im BRCA1-Gen führen zu einer deutlichen Erhöhung des Eierstockkrebsrisikos. Penetranzanalysen in Familien, die aufgrund der Häufigkeit von Brust- bzw. Eierstockkrebs in jungen

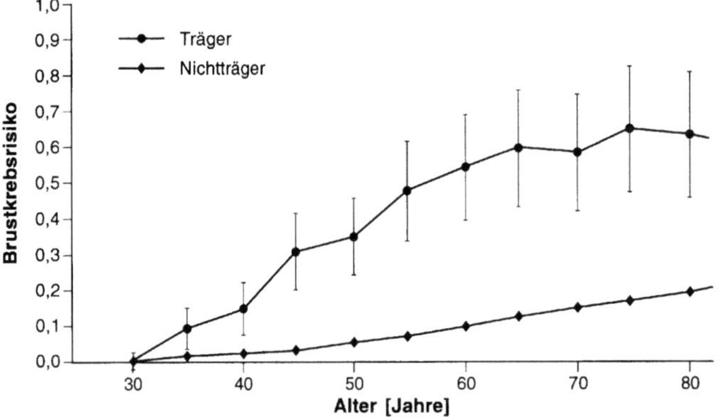

Abb. 7.3. Brustkrebsrisiko für Mutationsträgerinnen der BRCA1-Mutationen 5382insC und 185delAG und der BRCA2-Mutation 6174delT, welche unabhängig von ihrem familiären Risiko selektiert wurden

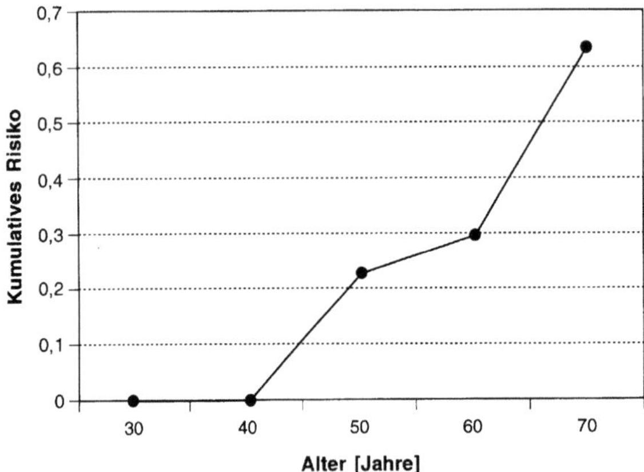

Abb. 7.4. *Eierstockkrebsrisiko* für Mutationsträgerinnen im BRCA1 aus Familien mit mehreren Brust- und Eierstockkrebsfällen

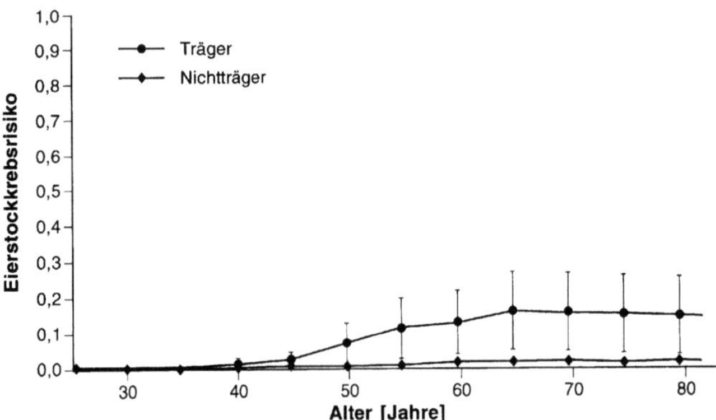

Abb. 7.5. Eierstockkrebsrisiko für Mutationsträgerinnen der BRCA1-Mutationen 5382insC und 185delAG und der BRCA2-Mutation 6174delT, welche unabhängig von ihrem familiären Risiko selektiert wurden

Jahren selektiert wurden, zeigen, dass bis zum 70. Lebensjahr etwa 60% der Frauen mit defektem Gen an Eierstockkrebs erkrankt sind (Abb. 7.4) (Ford et al. 1994).

Penetranz von BRCA1- (und BRCA2-)bedingtem Eierstockkrebs in unselektionierten Mutationsträgern (Ashkenazi-Juden). Die Penetranzanalyse in unselektionierten Eierstockkrebsfällen bzw. Mutationsträgern aus Familien mit wenigen betroffenen Familienangehörigen fällt deutlich niedriger aus (Abb. 7.5): Struewing et al. (1997) kalkulierten ein 16%iges Erkrankungsrisiko im 70. Lebensjahr für Trägerinnen der 3 Ashkenazi-Mutationenn 185del-AG, 5382insC im BRCA1 und 6174delT im BRCA2 (Struewing et al. 1997).

7.4.1.3 Histopathologische Befunde

Histopathologische Befunde von BRCA1-bedingtem Brustkrebs. Durch die Identifikation von Mutationsträgern wurde auch die spezifische Untersuchung von Brustkrebspräparaten mit BRCA1-Mutationen möglich. Dabei zeigte sich, dass auf histopathologischer Ebene durchaus Unterschiede zwischen sporadischem Brustkrebs und Brustkrebs, der durch Mutationen im BRCA1-Gen verursacht wurde, bestehen (Breast Cancer Linkage Consortium 1997; Lakhani et al. 1998):

- BRCA1-bedingter Brustkrebs zeigt signifikant häufiger ein histopathologisches Grading 3 ($p<0,0001$) (Abb. 7.6). Dabei sind 2 Bestandteile des Gradings (Mitoserate $p<0,0001$, Kernpleomorphismen $p=0,01$) signifikant häufiger und die tubulären Formationen ($p=0,01$) signifikant seltener als bei Kontrollen.
- BRCA1-bedingter Brustkrebs zeigt seltener duktales Carcinoma in situ (DCIS $p=0,086$) und lobuläres Carcinoma in situ (LCIS $p=0,005$).
- Nach dem invasiv duktalen Karzinom ist das medulläre Karzinom der zweithäufigste histologische Typ im BRCA1-bedingten Brustkrebs.

Deutliche Unterschiede bestehen auch bei den weiteren prognostischen Faktoren des Mammakarzinoms (Tabelle 7.4) (S. Lakhani, 13. BCLC Meeting, Amsterdam 1999):

90% aller BRCA1-bedingten Brustkrebsfälle sind östrogenrezeptornegativ und 80% sind progesteronrezeptornegativ. P53 ist in BRCA1-bedingten Brustkrebsfällen häufiger mutiert (40%), und cerbB$_2$ ist zumeist negativ (95%).

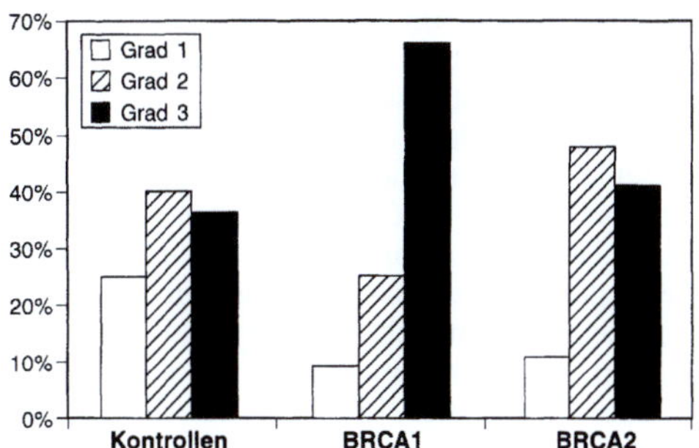

Abb. 7.6. Unterschiede im histopathologischen Grading zwischen Brustkrebstumoren von *BRCA1*- bzw. *BRCA2*-Mutationsträgerinnen und *Kontrollen*

Tabelle 7.4. Prognostische Faktoren bei BRCA1-assoziiertem Brustkrebs

Prognostische Faktoren	Kontrollen [%]	BRCA-Brustkrebs [%]
Östrogenrezeptornegativ	35	90
Progesteronrezeptornegativ	30	80
CerbB$_2$-negativ	85	95
p53-positiv	20	40

Histopathologische Befunde von BRCA1- (und BRCA2-)bedingtem Eierstockkrebs. Durch die Identifikation von Mutationsträgern wurde auch die spezifische Untersuchung von Eierstockkrebspräparaten mit BRCA1- bzw. BRCA2-Mutationen möglich. Dabei zeigte sich, dass auf histopathologischer Ebene nur wenige Unterschiede zwischen sporadischem Eierstockkrebs und Eierstockkrebs, der durch Mutationen im BRCA1- bzw. -2-Gen verursacht wurde, bestehen (Pharaoh et al. 1999) (Boyd et al. 2000): BRCA1- und BRCA2-bedingter Eierstockkrebs zeigt signifikant seltener muzinöse Tumoren als sporadischer Eierstockkrebs ($p<0,001$).

7.4.1.4 Überlebensanalysen

Überlebensanalysen von BRCA1- (und BRCA2-)bedingtem Brustkrebs. Die bisher publizierten Überlebensanalysen zwischen BRCA1- und BRCA2-bedingtem Brustkrebs und sporadischen Brustkrebsfällen (bei gleichem Stadium, Alter, Grading, Rezeptorstatus) zeigen kein einheitliches Bild (Chappuis et al. 1999): Keine Studie fand ein besseres Gesamtüberleben für Mutationsträgerinnen mit Brustkrebs. Verhoog et al. (1998), Wagner et al. (1998) und Lee et al. (1999) fanden für beide

Gruppen gleiche Überlebensprognosen. Bei Robson et al. (1999) hatte in der multivariaten Analyse der Faktor Mutationsstatus keinen statistisch signifikanten Einfluss auf das Gesamtüberleben ($p = 0{,}14$). Foulkes et al. (2000) fanden für lymphknotennegativen BRCA1-assoziierten Brustkrebs ein schlechteres Gesamtüberleben. Zusammenfassend gilt für den BRCA-assoziierten Brustkrebs zum jetzigen Zeitpunkt, dass er nicht anders detektiert und therapiert werden sollte als sporadischer Brustkrebs. Dies gilt sowohl für die Früherkennung als auch für die operative, radiologische bzw. Chemotherapie.

Überlebensanalysen von BRCA1- (und BRCA2-)bedingtem Eierstockkrebs. Die bisher publizierten Überlebensanalysen zwischen BRCA1- und BRCA2-bedingtem Eierstockkrebs und sporadischen Eierstockkrebsfällen (bei gleichem Stadium, Alter, Grading, Rezeptorstatus) zeigen kein einheitliches Bild. Rubin et al. (1996) fanden für 53 Mutationsträgerinnen eine deutlich günstigere Überlebensprognose gegenüber 53 Kontrollpatientinnen. Das mittlere Überleben der Mutationsträgerinnen betrug 77 Monate vs. 29 für die Kontrollpatientinnen ($p < 0{,}001$). Boyd et al. (2000) fanden ebenfalls ein verlängertes krankheitsfreies Intervall (14 vs. 7 Monate) und besseres Gesamtüberleben. Das Studienkollektiv der Studien von Rubin et al. (1996) und Boyd et al. (2000) waren Mutationsträger der 3 Ashkenazi-Mutationen in BRCA1 und BRCA2.

Demgegenüber fanden Pharaoh et al. (1999) eine etwas schlechtere Überlebensprognose für Mutationsträgerinnen. Die 5-Jahres-Überlebensrate bei den Mutationsträgerinnen betrug 20% vs. 30% bei den Kontrollpatientinnen ($p = 0{,}005$). Die mittlere Überlebensrate war jedoch bei den Mutationsträgerinnen leicht erhöht (19,5 Monate vs. 18,6 Monate) und die 2-Jahres-Überlebensrate fast gleich (43% vs. 45%). Diese Studie wurde an britischen Mutationsträgerinnen mit den verschiedensten BRCA1- und -2-Mutationen durchgeführt.

7.4.1.5 Founder-Mutationen

Durch die Analyse von verschiedenen, weltweiten Populationen zeigte sich, dass die Art und die Frequenz von Mutationen im BRCA1 für manche Bevölkerungsgruppen spezifisch sein kann: In der Ashkenazi-jüdischen Bevölkerung liegt die Frequenz für die Mutation 185delAG bei etwa 1% und für die Mutation 5382insC bei etwa 0,13% (Roa et al. 1996; Struewing et al. 1995) (s. Kapitel 7.4.1.1 „Inzidenz von BRCA1", Unterpunkt „Inzidenz in verschiedenen Normalpopulationen"). Die Mutation 185delAG mit einem bestimmten Haplotypen ist spezifisch für diese Population und wird in anderen Populationen nicht gefunden. Es gibt jedoch eindeutige Hinweise, dass 185delAG ein 2. Mal mit einem anderen Haplotypen entstanden ist (Neuhausen et al. 1996).

Dagegen scheint die Mutation 5382insC nicht spezifisch für die Ashkenazi-Juden zu sein. Diese Veränderung ist eine häufige, in ganz Europa vorkommende Mutation (unpublizierte Daten) mit einer besonderen Konzentration in Osteuropa (Gayther et al. 1997, Papp et al. 1999). Haplotypenanalysen in mehr als 100 Familien mit der Veränderung 5382insC aus Europa und Nordamerika zeigten, dass all diese Familien einen gemeinsamen Vorfahren haben müssen (unpublizierte Daten).

Die meisten in Europa identifizierten Mutationen sind aufgrund des anzunehmenden Alters dieser Veränderungen (Neuhausen et al. 1996) und der Bevölkerungsmigration, welche seit Jahrtausenden stattfindet, in fast allen Ländern gemeinsam identifizierbar, und Haplotypenanalysen deuten auch auf gemeinsame Vorfahren hin (unpublizierte Daten). Zusätzlich gibt es jedoch auch landesspezifische Mutationen im BRCA1 (Andersen et al. 1996; Hakansson et al. 1997; Wagner et al. 1998). Eine besondere Rolle bei den landesspezifischen Mutationen stellen die großen Deletionen im BRCA1 in der niederländischen Bevölkerung dar (Petrij-Bosch et al. 1997). Sie definieren etwa 1/3 der identifizierten BRCA1-Familien und sind bisher nur in niederländischen Familien bzw. Familien mit solcher Herkunft identifiziert worden.

7.4.2 Brustkrebsgen 2 (BRCA2)

Das Brustkrebsgen 2 wurde 1994 lokalisiert (Wooster et al. 1994) und 1995 sequenziert (Tavtigian et al. 1996; Wooster et al. 1995). Es liegt auf Chromosom 13q (Abb. 7.7) und besteht aus 10 254 kodierenden Basenpaaren. Die genomische DNA, welche BRCA2 beinhaltet, umspannt etwa 70 000 bp. BRCA2 besteht aus 26 Exons mit einem Exon 1, welches z. T. zum nicht translatierten 5′-Ende gehört. Ähnlich wie im BRCA1 sind im BRCA2 2 große Exons vorhanden:

- Exon 11 enthält etwa 5000 bp und
- Exon 10 etwa 1000 bp.

Gemeinsam beinhalten sie etwa 60% der kodierenden Sequenz. BRCA2 enthält mehrere funktionell bedeutsame Strukturen, von denen die im Exon 11

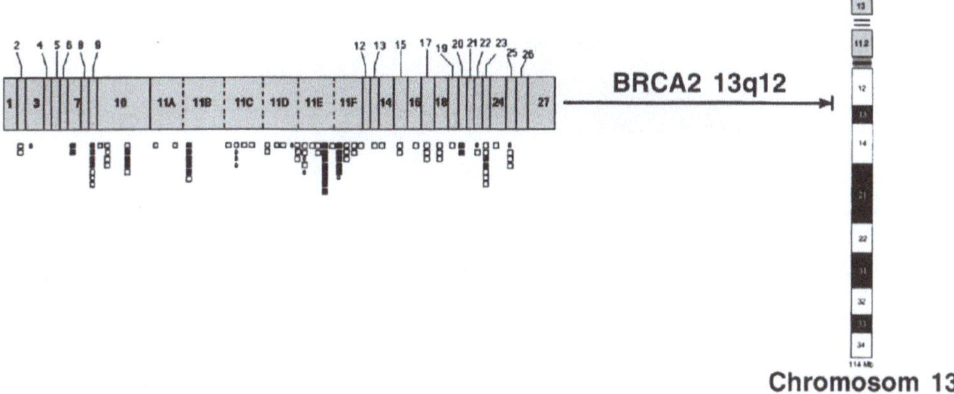

Abb. 7.7. Struktur- und Mutationsspektrum sowie Lokalisation von *BRCA2* auf *Chromosom 13q* und Exonverteilung auf *BRCA2*

vorhanden 8 BRC-Repeats die wichtigste ist: 4 dieser BRC-Repeats interagieren mit RAD51 (Welcsh et al. 2000). Auf die biologischen Funktionen von BRCA2 wird in Kapitel 7.4.3 „Biologische Funktionen von BRCA1 und BRCA2" eingegangen.

7.4.2.1 Inzidenz von BRCA2

Inzidenz von BRCA2 in verschiedenen Normalpopulationen. Die Inzidenz von funktionsrelevanten Mutationen im BRCA2 ist abhängig von der untersuchten Population: In Europa und den USA liegt die Frequenz in der Gesamtbevölkerung für BRCA2-Mutation etwa bei 1:400 (Antoniou et al. 2000). In der Ashkenazi-jüdischen Bevölkerung liegt die Frequenz für die Mutation 6174delT bei etwa 1,35% (Oddoux et al. 1996; Roa et al. 1996). In der Isländischen Bevölkerung ist die BRCA2-Mutation 999del5 in 0,6% der Gesamtbevölkerung vorhanden (Thorlacius et al. 1997).

Inzidenz in Brustkrebsfamilien. Die Mutationsanalyse von insgesamt 710 Familien, in denen ausschließlich Brustkrebsfälle aufgetreten sind, zeigte, dass Mutationen im BRCA2-Gen für etwa weitere 16% aller familiären Brustkrebsfälle verantwortlich sind (Tabelle 7.5) (T. Bishop, 13. BCLC Meeting, Amsterdam 1999). Der Prozentsatz von BRCA2-Mutationen variiert zwischen 14,9% in Familien mit 2 Brustkrebsfällen <50 Jahren bis zu 28,7% in Familien mit ≥5 Brustkrebsfällen <50 Jahren. Aufgrund der verschiedenen Techniken, die zur Mutationsanalyse angewendet worden sind, kann von Sensitivitäten, die vorhandenen Mutationen zu ent-

Tabelle 7.5. Mutationsanalyse im BRCA2 in Brustkrebsfamilien

Anzahl von Brustkrebsfällen in der Familie	Anzahl von Familien	Familien mit BRCA2-Mutationen	[%]
2 Brustkrebs <50 Jahren[a]	404	60	14,9
3 Brustkrebs <50 Jahren[a]	189	27	14,5
4 Brustkrebs <50 Jahren[a]	73	12	16,2
≥5 Brustkrebs <50 Jahren[a]	44	13	28,7

[a] Es können durchaus noch weitere Brustkrebsfälle >50 Jahre in diesen Familien vorhanden sein.

decken, zwischen 60 und 95% ausgegangen werden. Daher dürfte der Gesamtanteil von Brustkrebsfamilien mit BRCA2-Mutationen in etwa bei 20% liegen.

Inzidenz in unselektionierten Brustkrebsfällen. In den letzten beiden Jahren wurden Mutationsuntersuchungen an über 1000 Brustkrebspatientinnen, die unabhängig von ihrer Familienanamnese selektiert wurden, durchgeführt (Tabelle 7.2). Dabei zeigte sich, dass bei Frauen, welche vor dem 36. bzw. 40. Lebensjahr an Brustkrebs erkrankt sind, der Anteil von BRCA2-Mutationsträgerinnen etwa 3% beträgt (Hopper et al. 1999; Peto et al. 1999).

Inzidenz in Eierstockkrebsfamilien bzw. Brust- und Eierstockkrebsfamilien. BRCA2 ist dagegen nur für ei-

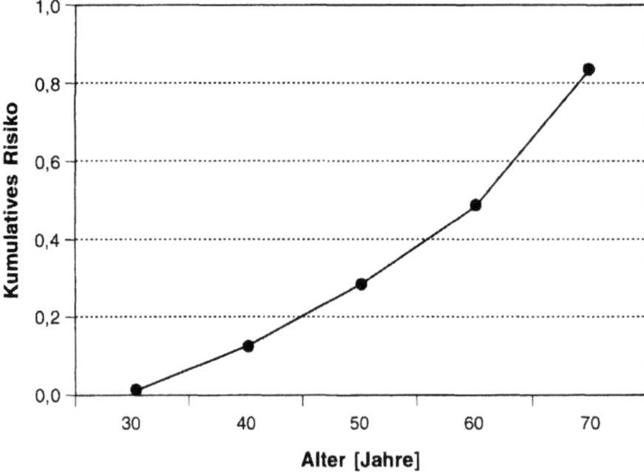

Abb. 7.8. Brustkrebsrisiko für Mutationsträgerinnen im BRCA2 aus Familien mit mehreren Brust- und Eierstockkrebsfällen

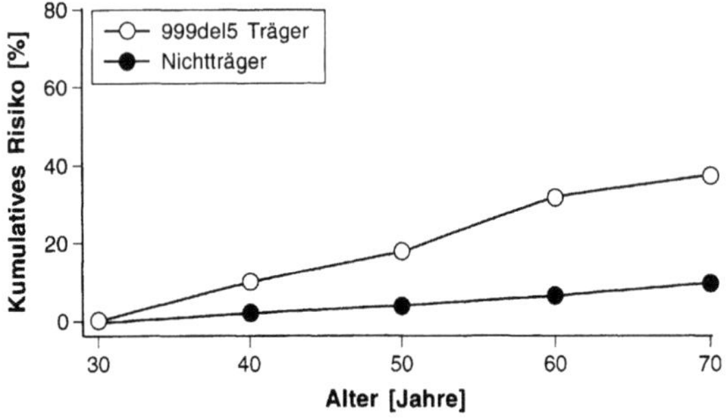

Abb. 7.9. Brustkrebsrisiko für isländische Mutationsträgerinnen der BRCA2-Mutation 999del5, welche unabhängig von ihrem familiären Risiko selektiert wurden

nen kleinen Teil der hereditären Ovarialkarzinomfälle verantwortlich (Ford et al. 1998). Ford et al. (1998) fanden in nur 14% der Brust- und Eierstockkrebsfälle BRCA2-Mutationen. Pharoah et al. (1999) fanden in 9% der 119 analysierten Brust- und Eierstockkrebsfamilien BRCA2-Mutationen.

7.4.2.2 Penetranz von krankheitsassoziierten BRCA2-Mutationen

Penetranz von BRCA2-bedingtem Brustkrebs. Analog zu BRCA1 führen Mutationen im BRCA2-Gen zu einer deutlichen Erhöhung des Brustkrebsrisikos. Penetranzanalysen in Familien, die aufgrund der Häufigkeit von Brustkrebs in jungen Jahren selektiert wurden, zeigen, dass bis zum 80. Lebensjahr etwa 84% der Frauen mit defektem Gen an Brustkrebs erkrankten (Abb. 7.8) (Ford et al. 1998). Das Risiko bis zum 50. Lebensjahr an Brustkrebs zu erkranken, beträgt etwa 29% (Konfidenzintervall 9–44%) für Mutationsträgerinnen.

Zusätzlich besteht für MutationsträgerInnen ein insgesamt erhöhtes Risiko an anderen Krebsarten zu erkranken (relatives Risiko 1,65). Dies gilt insbesondere für Prostatakrebs (relatives Risiko 3,64), Pankreaskrebs (relatives Risiko 2,95), Melanom (relatives Risiko 2,43) und Magenkrebs (relatives Risiko 2,06).

Männer mit BRCA2-Mutationen haben ein deutlich erhöhtes Risiko ebenfalls an Brustkrebs zu erkranken: In der Normalpopulation beträgt das Risiko für Männer, an einem Mammakarzinom zu erkranken, etwa 1:1000. Mutationsträger dagegen haben ein Risiko von etwa 6%.

Die Penetranzanalysen in unselektionierten Brustkrebsfällen bzw. an Mutationsträgern aus Familien mit wenigen betroffenen Familienangehörigen fallen auch beim BRCA2 deutlich niedriger aus (Tabelle 7.2): Thorlacius et al. (1998) fanden in isländischen Brustkrebspatienten, welche unabhängig vom Erkrankungsalter und der Familienanamnese selektiert wurden, ein 37%iges Erkrankungsrisiko bis zum 70. Lebensjahr für die isländische BRCA2-Mutation 999del5 (Abb. 7.9). Warner et al. (1999) kalkulierten ein 56%iges Erkrankungsrisiko im 70. Lebensjahr.

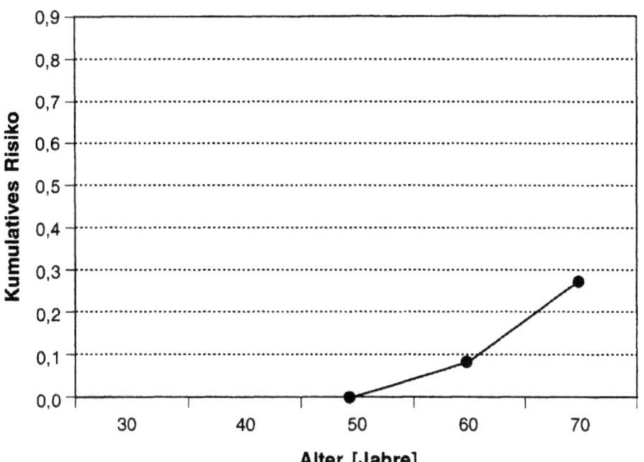

Abb. 7.10. Eierstockkrebsrisiko für Mutationsträgerinnen im BRCA2 aus Familien mit mehreren Brust- und Eierstockkrebsfällen

Penetranz von BRCA2-bedingtem Eierstockkrebs. Frauen, welche eine Mutation im BRCA2 tragen, haben ein Eierstockkrebsrisiko von 4% im Alter von 50 Jahren und von 27% im Alter von 70 Jahren (Ford et al. 1998) (Abb. 7.10).

Eine erwähnenswerte Besonderheit im BRCA2 könnte in der so genannten Ovarian-cancer-cluster-Region (OCCR) liegen. Diese wurde erstmals 1997 von Gayther et al. beschrieben und bezeichnet eine Mittelregion im BRCA2, welche im Exon 11 vom Basenpaar 3035–6503 lokalisiert ist (Gayther et al. 1997). Das Eierstockkrebsrisiko innerhalb der OCCR ist gegenüber Mutationen im verbleibenden BRCA2 deutlich erhöht ($p<0,0001$) und beträgt etwa 20%. Das Eierstockkrebsrisiko im verbleibenden BRCA2 beträgt etwa 10% (D. Easton, 13. BCLC Meeting, Amsterdam 1999).

7.4.2.3 Histopathologische Befunde

Histopathologische Befunde von BRCA2-bedingtem Brustkrebs. Durch die Identifikation von Mutationsträgern wurde auch die spezifische Untersuchung von Brustkrebspräparaten mit BRCA2-Mutationen möglich. Dabei zeigte sich, dass auf histopathologischer Ebene zwischen sporadischem Brustkrebs und Brustkrebs, der durch Mutationen im BRCA2-Gen verursacht wurde, wesentlich weniger Unterschiede bestehen als bei BRCA1-assoziiertem Brustkrebs (s. Kapitel 7.4.1.3 „Histopathologische Befunde", Unterpunkt „Histopathologische Befunde von BRCA1-bedingtem Brustkrebs") (Breast Cancer Linkage Consortium 1997; Lakhani et al. 1998).

BRCA2-bedingter Brustkrebs zeigt ebenfalls signifikant häufiger ein histopathologisches Grading 3 ($p=0,04$). Dabei ist ein Bestandteil des Gradings (tubuläre Formationen, $p=0,003$) signifikant seltener als bei Kontrollen.

Anders als bei BRCA1-assoziiertem Brustkrebs bestehen jedoch keine Unterschiede zwischen dem sporadischem und dem BRCA2-assoziiertem Brustkrebs hinsichtlich des Auftretens von DCIS und LCIS bzw. der Verteilung der histologischen Typen. Ebenfalls keine signifikanten Unterschiede konnten bei den prognostischen Faktoren Östrogen- und Progesteronrezeptoren, p53 bzw. cerbB$_2$ festgestellt werden.

Histopathologische Befunde von BRCA2-bedingtem Eierstockkrebs. Hierzu s. Kapitel 7.4.1.3 „Histopathologische Befunde", Unterpunkt „Histopathologische Befunde von BRCA1- (und BRCA2-)bedingtem Eierstockkrebs".

7.4.2.4 Überlebensanalysen von BRCA2-bedingtem Brust- und Eierstockkrebs

Hierzu s. Kapitel 7.4.1.4 „Überlebensanalysen".

7.4.2.5 Founder-Mutationen

Durch die Analyse von verschiedenen, weltweiten Populationen zeigte sich, dass die Art und die Frequenz von Mutationen im BRCA2 für manche Bevölkerungsgruppen spezifisch sein kann: In der Ashkenazi-jüdischen Bevölkerung liegt die Frequenz für die Mutation 6174delT bei etwa 1,35% (Oddoux et al. 1996; Roa et al. 1996). Die Mutation 6174delT mit einem bestimmten Haplotypen ist spezifisch für diese Population und wird nicht in anderen Populationen gefunden. Aufgrund der

Häufigkeit der Ashkenazi-Founder-Mutationen (s. auch Kapitel 7.4.1.5 „Founder-Mutationen") bestand die berechtigte Annahme, dass es in dieser Population sowohl homozygote als auch doppelt heterozygote Mutationsträger geben müssen. Friedman et al. (1998) analysierten Daten von >1500 Brust- bzw. Eierstockkrebspatientinnen welche auf die 3 Ashkenazi-Mutationen im BRCA1 und 2 untersucht wurden. Dabei zeigte sich, dass es keine homozygoten Mutationsträgerinnen gab (s. auch Kapitel 7.4.3 „Biologische Funktionen von BRCA1 und BRCA2") und nur 4 Patientinnen, welche doppelt heterozygot waren. Diese 4 Patientinnen hatten ausschließlich Kombinationen zwischen Mutationen im BRCA1 und BRCA2 (3 zeigten 185del-AG/6174delT, 1 zeigte 5382insC/6174delT).

Eine weitere Founder-Mutation im BRCA2 konnte in Island identifiziert werden: Die Mutation 999del5 hat dort eine Populationsfrequenz von 0,6% und konnte in 7,7% der weiblichen Brustkrebsfälle entdeckt werden (Thorlacius et al. 1997).

7.4.3 Biologische Funktionen von BRCA1 und BRCA2

Obwohl die BRCA1- und BRCA2-Gene seit 1994 bzw. 1995 bekannt sind, ist ihre biologische Funktion noch zu einem großen Teil unklar (Miki et al. 1994; Wooster et al. 1995). Beide Gene kodieren für große, nukleäre Proteine (1863 bzw. 3418 Aminosäuren), die in vielen Geweben exprimiert werden und während der S-Phase des Zellzyklus akkumulieren (Zhang et al. 1998). Sowohl BRCA1 als auch BRCA2 gelten als Tumorsuppressorgene, d. h. der Verlust beider Gene ist letztendlich notwendig, damit es zur Initiation der Tumorbildung kommt (Kinzler u. Vogelstein 1997). Dabei sind ererbte BRCA-Mutationen der 1. Schritt, der 2. Inaktivierungsschritt betrifft das noch unveränderte Allel. Zur Tumorentstehung sind dann der Verlust oder eine Mutation der 2. Kopie des Gens in einer somatischen Zelle an der Stelle der Tumorentstehung notwendig (Knudson 1971).

Hinweise auf die Funktion ergaben sich aus dem Vorhandensein bestimmter Domänen in den BRCA1- und BRCA2-Proteinen (Abb. 7.11), aus Interaktionen mit anderen Proteinen und aus den phänotypischen Konsequenzen der Deletion von BRCA1 und BRCA2 in transgenen Mäusen (Bertwistle u. Ashworth 1998). Diese Hinweise lassen auf eine Rolle von beiden Genen
- in der Reparatur von DNA-Schäden (Abb. 7.12),
- in der Aufrechterhaltung genomischer Stabilität,
- in der homologen Rekombination,
- in der Zellproliferation und -teilung und
- in der Transkription schließen (Schultz u. Weber 1999).

Es ist aber noch unklar, wie diese verschiedenen Funktionen erfüllt werden. Einerseits könnte die Rolle in der Regulation der Transkription die Basis für alle anderen Funktionen sein, indem die Expression entsprechender, für die verschiedenen Funktionen notwendiger Gene reguliert wird, oder die verschiedenen Funktionen sind voneinander unabhängig und werden durch Interaktion mit für die jeweilige Funktion wichtigen anderen Proteinen erzielt (Venkitaraman 1999).

Die Deletion von BRCA1 oder BRCA2 in transgenen Mäusen führt zur embryonalen Lethalität in einem frühen Stadium und zu reduziertem Wachstum (Hakem et al. 1997; Ludwig et al. 1997). Zellen von diesen Mäusen weisen eine Überempfindlichkeit gegenüber Bestrahlung und anderen Einflüssen, die DNA-Schäden verursachen, Proliferationsdefekte, eine reduzierte Rate von homologer Rekombination sowie Defekte in der DNA-Reparatur auf (Bertwistle u. Ashworth 1998). Interessanterweise erlaubt die gleichzeitige Deletion von p53 oder p21 ein um einige Tage längeres Überleben von Mausembryos, denen BRCA1 oder BRCA2 fehlt (Hakem et al. 1997; Ludwig et al. 1997). Vermutlich führt das Fehlen von BRCA1 bzw. BRCA2 aufgrund deren essenzieller Rolle in der DNA-Reparatur und homologen Rekombination zur Akkumulation von DNA-Schäden, wodurch es zu einer Aktivierung von p53 und in weiterer Folge p21 und dadurch zum Wachstumsarrest und zum Tod des Embryos kommt. Fehlen p53 oder p21, funktioniert dieser Kontrollmechanismus nicht mehr, und die Überlebensdauer des Embryos wird verlängert (Hakem et al. 1997; Ludwig et al. 1997). Allerdings sterben diese Embryos etwas später doch, was auf das Vorhandensein von mehreren essenziellen Funktionen von BRCA1 und BRCA2 schließen lässt, die teilweise unabhängig von p53 sind (Schultz u. Weber 1999).

Weitere Hinweise für eine Rolle von BRCA1 und BRCA2 in der DNA-Reparatur ergaben sich aus der Interaktion mit Proteinen, die ihrerseits eine Funktion in der DNA-Reparatur haben. Dazu zählt RAD51, welches eine essenzielle Rolle in der homologen Rekombination, v.a. im Zusammenhang mit der DNA-Reparatur, hat (Bertwistle u. Ashworth 1998). Sowohl BRCA1 als auch BRCA2 interagieren mit RAD51 über spezifische Bindungsdomänen (Bertwistle u. Ashworth 1998). BRCA1

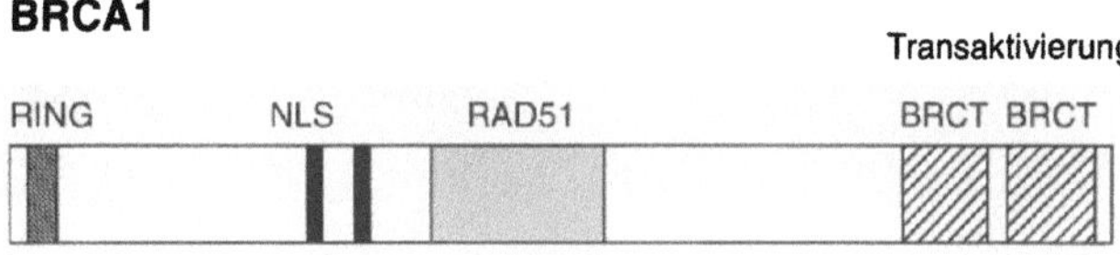

Abb. 7.11. Funktionelle Domänen der *BRCA1*- und *BRCA2*-Proteine, *RING* Ringfingerdomäne für Protein-Protein-Interaktion und Protein-DNA-Interaktion, *NLS* Nuclear localisation signal, Signalsequenzen für die Lokalisation im Kern, *RAD51* Bindungsstelle für *RAD51*, *BRCT* BRCA1-C-Terminus, *BRC* 8 interne Repeatsequenzen, *OCCR* Ovarian-cancer-cluster-Region

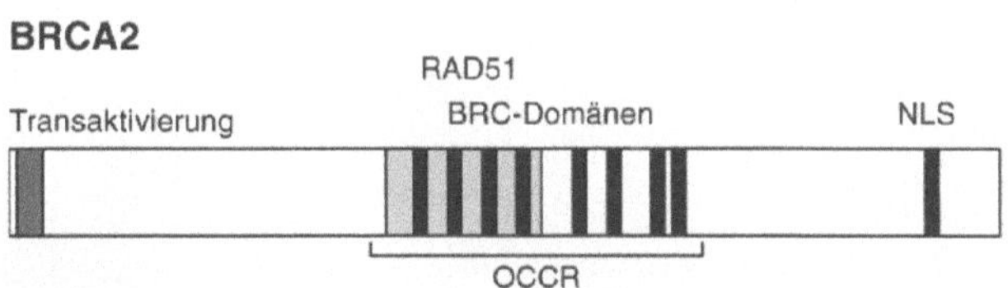

wird darüber hinaus von ATM phosphoryliert und aktiviert, welches ebenfalls eine Schlüsselrolle in der Erkennung und Reparatur spezifischer DNA-Schäden spielt (Cortez et al. 1999; Venkitaraman 1999) [Abb. 7.12 und Kapitel 7.4.2 „Brustkrebsgen 2 (BRCA2)"]. Der C-terminale Bereich von BRCA1 enthält 2 so genannte BRCT-Domänen, das sind Strukturelemente, die charakteristisch für Proteine mit einer Rolle in der DNA-Reparatur sind (Callebaut u. Mornon 1997; Abb. 7.12).

Somit wird von den vielen BRCA1 und BRCA2 zugeschriebenen Funktionen die Rolle in der DNA-Reparatur am stärksten durch konkrete Hinweise untermauert (Bertwistle u. Ashworth 1998). Diese Rolle in der DNA-Reparatur steht wahrscheinlich auch in direktem kausalem Zusammenhang mit der Tatsache, dass Mutationen in BRCA1 und BRCA2 zu hereditären Mammakarzinomen führen (Schultz u. Weber 1999). Wenn es bei Patientinnen, bei denen erblich bedingt eine Kopie des BRCA1- oder BRCA2-Gens mutiert ist, irgendwann zum Verlust auch der 2., intakten Kopie kommt, führt dies zum Verlust der Funktion von BRCA1 bzw. BRCA2 und damit zu einem Defekt in der DNA-Reparatur. Dadurch kommt es zu einer beschleunigten Akkumulation von zusätzlichen Mutationen, die letztendlich zur Tumorentstehung führen (Schultz u. Weber 1999). Diese indirekte Rolle von BRCA1 und BRCA2 in der Tumorigenese erklärt auch, warum in sporadischen Mammakarzinomen fast nie Mutationen in einem dieser Gene gefunden werden (Bertwistle u. Ashworth 1998).

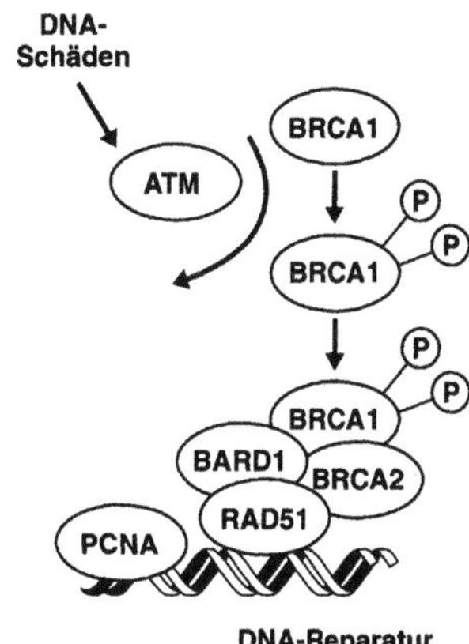

Abb. 7.12. Beteiligung von *BRCA1* und *BRCA2* an DNA-Reparaturkomplexen, *BARD1* BRCA1-assoziierte Ringdomäne 1, *PCNA* proliferating cell nuclear antigen, *P* Phosphorylierung

7.5 Weitere Gene des hereditären Mammakarzinoms

7.5.1 p53

Mutationen im p53-Gen führen zum Li-Fraumeni-Syndrom, einer seltenen, autosomal-dominant vererbten Prädisposition zu verschiedenen Sarkomen und Karzinomen (Malkin 1998). Die Häufigkeit einer Keimbahnmutation im p53-Gen in der Gesamtbevölkerung beträgt etwa 1:50 000 (Tabelle 7.6). In Li-Fraumeni-Familien kommt es zu einer stark erhöhten Häufigkeit maligner Erkrankungen, und zusätzlich treten diese Erkrankungen in einem ungewöhnlich frühen Alter auf. Die Penetranz

Tabelle 7.6. Rolle von p53, ATM und PTEN im erblichen Brustkrebs

Gen	Lokalisation	Häufigkeit	Kumulatives Risiko nach Alter		Beitrag zu Brustkrebsfällen	
			50 Jahre	70 Jahre	Gesamt	Familiär
p53	17p	0,00001	Ungefähr 50%		<1%	<1%
ATM	11q	0,003	6%	18%	2%	2%
PTEN	10q	<0,00001	Ungefähr 30%?		<<1%	<1%

wird auf fast 50% bis zum 30. Lebensjahr und auf 90% bis zum 60. Lebensjahr geschätzt (Malkin 1998). Charakteristisch für das Li-Fraumeni-Syndrom ist das Auftreten verschiedener, histopathologisch unterschiedlicher Tumoren. Eine Mutation in p53 prädisponiert also nicht zu einer bestimmten malignen Erkrankung (wie das bei vielen anderen Tumorsuppressorgenen wie z. B. BRCA1 und BRCA2 der Fall ist), sondern erhöht die Erkrankungshäufigkeit generell. Die häufigsten Krebsarten sind dabei Weichteilsarkome, Brustkrebs, akute Leukämien sowie Gehirn- Lungen-, Bauchspeicheldrüsen- und Hauttumoren (Malkin 1998). Das Li-Fraumeni-Syndrom ist genetisch bedingt, jedoch ist p53 selbst nur in etwa 75% aller Li-Fraumeni-Familien mutiert (Malkin 1998). Die intensive Suche nach anderen beteiligten Genen führte vor kurzem zur Entdeckung von kausalen Mutationen des chk2-Gens in 2 Li-Fraumeni-Familien (Bell et al. 1999; Hagmann 1999).

p53 ist zusätzlich zu den Keimbahnmutationen auch in den verschiedensten sporadischen Krebserkrankungen mutiert. Etwa 50% aller sporadischen Tumoren beim Menschen haben funktionsfähiges p53 verloren, somit ist p53 wahrscheinlich das in diesem Zusammenhang am häufigsten mutierte Gen (Harris u. Hollstein 1993). Bei sporadischem Brustkrebs ist die Rate von somatischen p53-Mutationen mit 25% vergleichsweise niedrig, interessanterweise beträgt diese Rate in Mammakarzinomen von BRCA1-Mutationsträgerinnen jedoch etwa 60% (Schultz u. Weber 1999). Somit ist p53 also sowohl bei der erblich bedingten als auch bei der sporadischen Kanzerogenese ein zentrales Tumorsuppressorgen. Diese Funktion erfüllt p53, indem es von den verschiedensten zellulären Stresssignalen, wie z. B. DNA-Schäden, Zwischenprodukten der DNA-Reparatur und der Rekombination oder Hypoxie aktiviert wird (Levine 1997). Im Gegenzug aktiviert p53 hauptsächlich 2 wesentliche Antworten der Zelle, nämlich

- Zellzyklusarrest und
- Apoptose (programmierten Zelltod).

Beides ist geeignet, die Vermehrung von Tumorzellen, in denen p53 aktiviert wird, zu unterbinden (Levine 1997), daher stellt die Inaktivierung von p53 durch Mutationen einen wesentlichen Selektionsvorteil für Tumorzellen dar. Den Zellzyklusarrest steuert p53, indem es den Übergang an 2 wichtigen Zellzyklus-Checkpoints blockiert, nämlich den Übergang von der G_1- in die S-Phase und den Übergang von der G_2-Phase in die Mitose (Jacks u. Weinberg 1996). Die Kontrollfunktion im Zellzyklus beruht zu einem wesentlichen Teil auf der Fähigkeit von p53, als Transkriptionsfaktor die Expression bestimmter Zielgene zu aktivieren, v. a. das Zellzyklusinhibitorprotein p21, wobei der aktive Transkriptionsfaktor ein Tetramer aus 4 p53-Molekülen ist (Levine 1997). Wie p53 die Apoptose auslöst, ist nicht vollständig geklärt, z. T. scheint aber auch hier die Expression bestimmter, die Apoptose fördernder Zielgene, wie z. B. Bax und IGF-BP3, verantwortlich zu sein (Buckbinder et al. 1995; Miyashita et al. 1994).

7.5.2 Ataxia-telangiectasia-mutiert-Gen (ATM-Gen)

Mutationen im ATM-Gen, welches auf Chromosom 11q23 lokalisiert ist (Abb. 7.13), führen zu der autosomal-rezessiven Erbkrankheit Ataxia telangiectasia (AT), welche durch progressive zerebelläre Ataxie, Teleangiektasien der Haut und Schleimhäute, Immundefekte, eine Überempfindlichkeit gegenüber Bestrahlung sowie eine erhöhte Häufigkeit maligner Erkrankungen charakterisiert ist (Tabelle 7.6). AT-Patienten (bei welchen beide Kopien des ATM-Gens mutiert sind) haben ein 60- bis 180fach erhöhtes Risiko, an Krebs zu erkranken, darunter v. a. Non-Hodgkin Lymphome, aber auch Brust-, Eierstock-, Magen-, Bauchspeicheldrüsen- und Blasenkrebs (Couch u. Weber 1998). Während ein erhöhtes Brustkrebsrisiko bei homozygoten Trägern von ATM-Mutationen somit als gesichert gilt, ist ein erhöhtes Risiko bei heterozygoten AT-Trägern noch umstritten. Einige Studien lassen auf

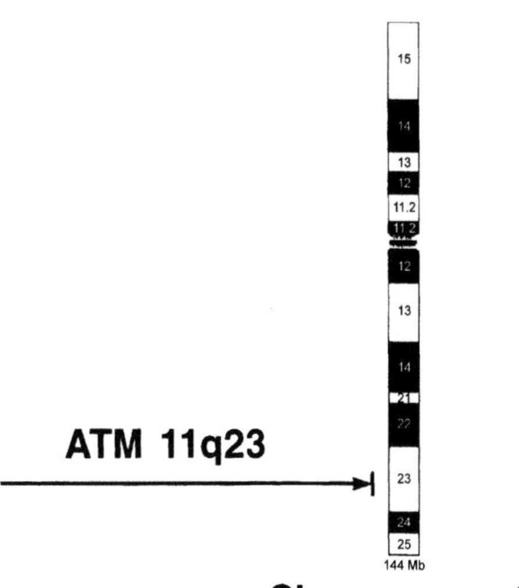

Abb. 7.13. Lokalisation von *ATM* auf *Chromosom 11q*

kein erhöhtes Risiko schließen, während andere Studien ein 3- bis 5fach erhöhtes Risiko fanden, an Brustkrebs zu erkranken (Schultz u. Weber 1999). Diese Diskrepanz erklärt sich möglicherweise dadurch, dass 2 verschiedene Populationen von ATM-Heterozygoten existieren, eine mit proteintrunkierenden Nullmutationen, die andere mit Missense-Mutationen, die im Gegensatz dazu zur Bildung eines Proteins führen, das jedoch defekt ist. Offenbar weist nur die letztere Population ein erhöhtes Brustkrebsrisiko auf (Gatti u. Concannon 2000). Jedenfalls ist das Erkrankungsrisiko weit geringer als bei Trägerinnen von Mutationen in BRCA1, BRCA2 oder p53. Dennoch ist ein möglicherweise erhöhtes Risiko von großer Bedeutung, da AT-Heterozygote bis zu 1% der Bevölkerung repräsentieren; somit könnten also bis zu 5% aller hereditären Mammakarzinome durch ATM-Mutationen verursacht werden (Gatti 1998).

Das ATM-Protein ist mit einem Molekulargewicht von 370000 sehr groß, besteht aus 3056 Aminosäuren und weist Homologien zur katalytischen Domäne von Phosphatidylinositol-3-Kinasen (PI3-Kinasen) auf. Aufgrund dieser Homologie wird ATM zu einer Familie von großen, PI3-Kinase verwandten Proteinen gezählt, die in verschiedensten Organismen vorkommen und allesamt eine Rolle in zellulären Antworten auf DNA-Schäden, der Aufrechterhaltung der Integrität des Genoms und der Regulation des Zellzyklus spielen (Rotman u. Shiloh 1999). Trotz der Homologie zu PI3-Kina-

se sind die Mitglieder dieser Familie keine Lipidkinasen, sondern Serin-Threonin-Proteinkinasen. ATM spielt eine Schlüsselrolle bei der Erkennung von DNA-Doppelstrangbrüchen, welche z.B. durch γ-Strahlen ausgelöst werden, und aktiviert eine ganze Reihe von Signalen, die die Reaktion der Zelle auf solche DNA-Doppelstrangbrüche steuern, wie z.B. DNA-Reparatur und das Erholen und Überleben der Zelle (Abb. 7.12). Im Gegensatz dazu wird ATM von anderen DNA-Schäden (wie z.B. durch UV-Bestrahlung ausgelöste Thymidindimere) nicht aktiviert, und ein Defekt in ATM führt spezifisch zu einer Überempfindlichkeit gegenüber nur solchen genotoxischen Substanzen, die DNA-Doppelstrangbrüche verursachen. Wird ATM aktiviert, phosphoryliert und aktiviert es eine Vielzahl von Proteinen, die eine Rolle in der Reaktion auf DNA-Schäden spielen, darunter auch p53 und BRCA1 (Abb. 7.12), wodurch sich eine Verbindung von ATM zum erblichen Mammakarzinom auch auf molekularer Ebene ergibt (Banin et al. 1998; Canman et al. 1998; Cortez et al. 1999; Venkitaraman 1999).

7.5.3 PTEN

Das humane *PTEN/MMAC1*-Tumorsuppressorgen befindet sich auf Chromosom 10q23 (Abb. 7.14) (Tabelle 7.6). Das PTEN-Protein ist eine Phosphatase und weist darüber hinaus Homologie zu den Zytoskelettproteinen Tensin und Auxilin auf, woraus sich auch die Bezeichnung *PTEN* für „phosphatase and tensin homolog deleted on chromosome ten" ergab (Li et al. 1997; Liaw et al. 1997; Steck et al. 1997). Heterozygote Mutationen von *PTEN* führen zu 3 dominanten Erbkrankheiten:
- Cowden-Syndrom,
- Bannayan-Zonana-Syndrom und
- Lhermitte-Duclos-Syndrom (Liaw et al. 1997; Marsh et al. 1998; Marsh et al. 1998).

Das Cowden-Syndrom ist u.a. durch multiple benigne Hamartome und ein erhöhtes Auftreten von malignen Erkrankungen charakterisiert, darunter auch Brustkrebs (Couch u. Weber 1998). Ein hoher Prozentsatz von sporadischen humanen Tumoren weist Mutationen in *PTEN* auf, u.a. bei Brust-, Gehirn- und Prostatakrebs (Li et al. 1997; Steck et al. 1997). Steck et al. (1997) fanden in 2 von 14 analysierten Brusttumoren (14%) Mutationen in *PTEN*. Im hereditären Brustkrebs wurden *PTEN*-Keimbahnmutationen in 1 von 200 Brustkrebsfamilien gefunden (Bennett et al. 1999). Der molekulare Mechanismus, durch welchen *PTEN* seine

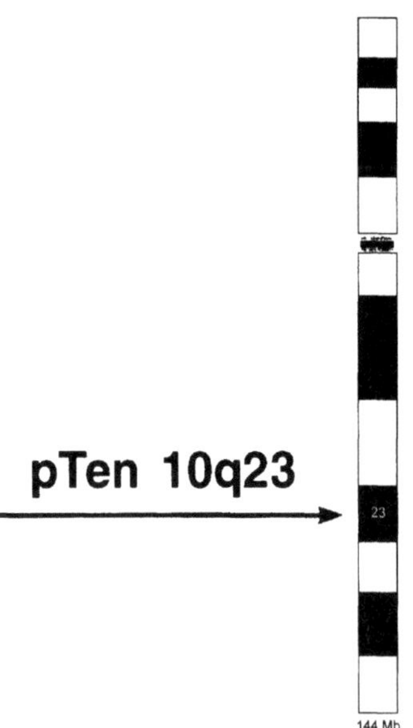

Abb. 7.14. Lokalisation von *PTEN* auf *Chromosom 10q*

Tumorsuppressorfunktion wahrnimmt, ist noch weitgehend unklar.

Ein wesentliches Substrat für die PTEN-Phosphatase ist Phosphatidylinositoltriphosphat (PIP-3), ein von PI3-Kinase produziertes Lipid und sekundärer Botenstoff (Maehama u. Dixon 1998). Fehlt *PTEN*, ist die zelluläre PIP-3-Konzentration erhöht, was wiederum zu einer erhöhten Aktivierung der Proteinkinase Akt/PKB führt (Dahia et al. 1999; Li et al. 1998; Myers et al. 1998; Stambolic et al. 1998). Akt fördert das zelluläre Überleben, und tatsächlich sind Mauszellen mit einer homozygoten Deletion des *Pten*-Gens vor einigen Formen des programmierten Zelltods (Apoptose) geschützt (Dahia et al. 1999; Li et al. 1998; Myers et al. 1998; Stambolic et al. 1998). PTEN könnte daher PI3-Kinase- und Akt-abhängige Überlebenssignale inhibieren, und Mutationen in *PTEN* erhöhen umgekehrt die Überlebensrate und die Vermehrung bestimmter Zelltypen, was in weiterer Folge zur Akkumulation weiterer Mutationen und neoplastischer Transformation führen kann. PTEN könnte seine Tumorsuppressorfunktion demnach erfüllen, indem es den (z.B. durch DNA-Schäden oder neoplastische Transformation ausgelösten) programmierten Zelltod fördert und geschädigte Zellen eliminiert, bevor es zu deren maligner Entartung kommt.

7.6 Gene des hereditären Eierstockkrebses – Mismatch-repair-Gene

Das HNPCC-Syndrom (HNPCC: hereditary nonpolyposis colon cancer) (3 oder mehr erstgradig Verwandte mit Kolon- oder Endometriumkarzinom, wovon 2 Kolonkarzinome vor dem 50. Lebensjahr diagnostiziert worden sind) entsteht durch angeborene Mutationen in einem der 4 bekannten Mismatch-repair-Gene

- hMSH2,
- hMLH1,
- PMS1 und
- hPMS2 (Bronner et al. 1994; Fishel et al. 1994; Leach et al. 1993; Nicolaides et al. 1994; Papadopoulos et al. 1994).

Epithelialer Eierstockkrebs ist eine Komponente im HNPCC-Syndrom. Das Risiko, an Eierstockkrebs zu erkranken, steigt bei Mutationen in einem der Mismatch-repair-Gene etwa um das 3,5Fache an (Boyd u. Rubin 1997). Insgesamt wird das HNPCC-Syndrom für etwa 10–15% aller familiär bedingten Eierstockkrebsfälle verantwortlich gemacht (Bewtra et al. 1992).

7.7 Genetische Beratung und medizinisch-psychosoziale Betreuung von Mutationsträgerinnen

Zu Beginn des 20. Jahrhunderts begannen in der Biologie erste Überlegungen im Zusammenhang zwischen Genetik und Bevölkerung. Die Grundlagen für die Umsetzung der Evolutionstheorie fanden sich in der Genetik und somit stellte die Genetik die Ideen des Sozialdarwinismus und der Eugenik dar, die aus dem 19. Jahrhundert stammen (Galton 1905; Galton 1865), (Darwin 1871/deutsch 1982). In den 30er Jahren erfolgten in den USA Familienberatungen im Rahmen dieser Eugenik. Dann erfolgte eine Wende weg vom Wohl der Gesamtbevölkerung hin zu Individuum und Familie. Für diese Wende prägte Reed 1974 den Begriff „genetic counselling" (Reed 1974). Die genetische Beratung etablierte sich in großen medizinischen Zentren und war der präventiven Medizin zugeordnet.

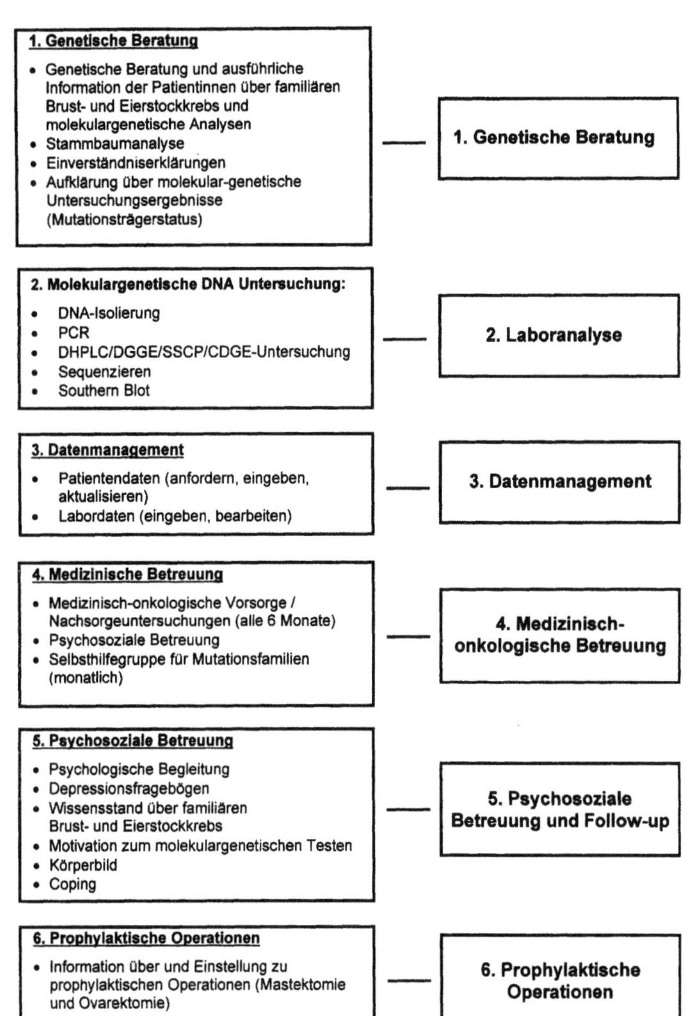

Abb. 7.15. Ablauf der genetischen Beratung

7.7.1 Genetische Beratung bei familiärem Brust- und Eierstockkrebs

Die Beratung und Betreuung von Familien mit erblichem Brust- und Eierstockkrebs erfolgt in 6 Betreuungseinheiten (Abb. 7.15):

7.7.1.1 Genetische Beratung vor Durchführung der molekulargenetischen Untersuchung

Zu Beginn eines Beratungsgesprächs wird dem Ratsuchenden Gelegenheit gegeben, darüber zu sprechen, wer oder was sie zum Kommen motiviert hat. Für den weiteren Verlauf der Gesprächsführung ist es wichtig, herauszufinden, ob jemand kommt, weil es sein Arzt will, ob er aus eigener Motivation handelt oder ob er gar gegen den Willen des Arztes kommt. Im Anschluss daran folgt die Phase des Faktensammelns. Ein ausführlicher Stammbaum wird erhoben, evtl. bereits vorliegende Befundberichte werden sondiert und aus unmittelbarem oder mittelbarem Erleben von einer zur Debatte stehenden Erkrankung berichtet.

Keine Genetische Beratung verläuft wie die andere; die Akzente können ganz unterschiedlich gesetzt werden. Dennoch gibt es einige Grundmuster und Randbedingungen, die es wert sind, hervorgehoben zu werden.

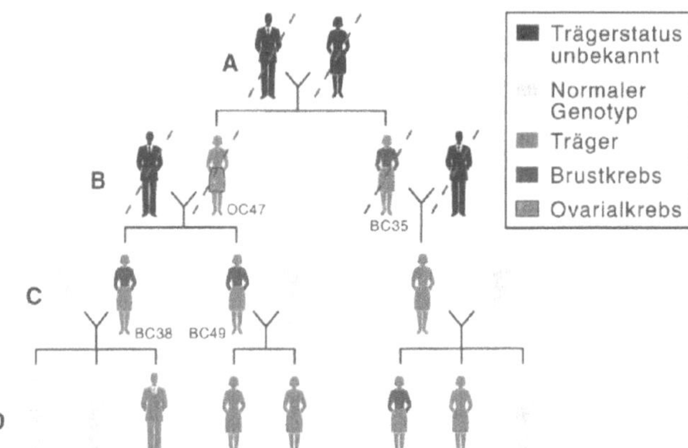

Abb. 7.16. Stambaum einer Brust- und/oder Eierstockkrebsfamilie

Dem Patienten werden Vorabinformationen in schriftlicher Form gegeben. Dabei wird erklärt, wie eine genetische Beratung verläuft, was sie zu leisten imstande ist und was nicht. Abschließend erteilt der Ratsuchende eine schriftliche Einverständniserklärung. Dieses Informationsblatt hat einerseits den Sinn, Beratungsziele in eine unmissverständliche Form zu bringen und andererseits beinhaltet es einen Schutz für den genetischen Berater, sollten die Ratsuchenden sich einer vorgeblich fehlerhaften Beratung ausgesetzt sehen bzw. sollte ein Schädigungsvorwurf durch die Enttäuschung falscher Erwartungen zustande kommen.

Im nächsten Schritt wird eine sorgfältige Familienanamnese erfragt. Dies geschieht in Form einer Stammbaumerhebung. Dabei werden gezielt alle Personen 1., 2., manchmal auch 3. Grads „abgefragt": Name, Geburtsdatum, woran, wann und wo operiert und Follow-up-Daten.

Die Patienten erwarten zumeist nicht, in einer derartigen Ausführlichkeit über ihre Familie Auskunft geben zu müssen. Manche, die in etwa wissen, wie eine genetische Beratung abläuft, haben sich vorher noch etwas „in der Familie umgehört".

Aus der Sicht des Beraters ist der Grund der Familienanamnese ein doppelter:
- geht es darum, die Penetranz der Erkrankung zu ermitteln,
- geht es um das Erfragen weiterer schwerwiegender Erkrankungen (Abb. 7.16).

Für die Patienten ist es schwierig, die Komplexität des genetischen Testens zu verstehen besteht doch ihre Aufgabe lediglich in einer Blutabnahme. Umso bedeutender ist die Aufklärung über Benefits des genetischen Testens, aber auch über deren Grenzen und möglichen Risiken. Als sehr hilfreich, sowohl für den Patienten als auch für den Berater, erweist sich ein Explorieren möglicher Reaktionen sowohl auf positive als auch auf negative Testergebnisse.

Zu den Vorteilen des genetischen Testens zählt das Wissen über Krebsrisiken, das in engmaschigen medizinischen Kontrolluntersuchungen sowie in einem Informationsvorsprung im Sinn einer Prävention für die Angehörigen mündet (Lerman et al. 1996). Zudem erweist sich die Reduktion der Ungewissheit als ein weiterer psychologischer Vorteil.

Mögliche Grenzen des genetischen Testens betreffen die Diskriminierung von Arbeitgebern und Versicherungen im Fall eines positiven Testergebnisses, negative psychische Effekte sowie angespannte Familienverhältnisse. Eine entscheidende Einschränkung des Testens – unabhängig vom Testergebnis – findet sich im Fortbestand eines Restrisikos sowie in den begrenzten präventiven Maßnahmen.

Die genetische Beratung vor Durchführung der molekulargenetischen Untersuchung beinhaltet also
- Information über Möglichkeiten, Risiken und Vorteile des genetischen Tests,
- individuelle Risikoabschätzung für die Patientin und deren Angehörige,
- Aufklärung über die Konsequenzen eines positiven und negativen Testergebnisses,
- Erklärung der Vorsorgemöglichkeiten,
- Gewährleistung weiterer psychosozialer Unterstützung,
- Unterzeichnung einer Einverständniserklärung.

7.7.1.2 Genetische Beratung zur Mitteilung des Mutationsträgerstatus

Im Anschluss an die molekulargenetische Untersuchung erfolgt die Phase der Aufklärung über den Trägerstatus.

Die Reaktionen der Betroffenen sind vom Ergebnis abhängig: Ein negatives Ergebnis, d.h. wenn die Betroffene nicht Trägerin eines mutierten Gens ist, äußert sich in Erleichterung und in einer Reduktion der depressiven Verstimmung (Lerman et al. 1996; 1998). Interessanterweise kommt es bei einigen Nichtträgern zu Schuldgefühlen und zu einem Gefühl des Nichtdazugehörens.

Die Reaktionen auf ein positives Testergebnis sind schwieriger vorauszusagen. So konnte eine Studie von Lerman (1996) zeigen, dass die Trägerinnen keine Verschlechterung im Depressionsscore aufwiesen. Die Erklärung dafür ist jene, dass die Motivation zum Testen in einer Beseitigung der Unsicherheit lag, welche, trotz eines positiven Ergebnisses, nun weggefallen ist (Lerman et al. 1997).

Im Fall eines positiven Testergebnisses müssen jegliche psychologische und medizinisch-präventive Maßnahmen für die Betroffenen gewährleistet sein.

Die genetische Beratung nach Durchführung der molekulargenetischen Untersuchung beinhaltet folglich

- Ergebniserwartung des Patienten,
- Mitteilung des Mutationsträgerstatus,
- individuelle Vorsorgeschemata (engmaschige gynäkologische Untersuchungen oder chirurgische Intervention),
- Abklärung, wem in der Familie der Patient das Testergebnis mitteilen wird bzw. wem nicht,
- psychosoziale Betreuung.

7.7.2 Psychosoziale Betreuung von Mutationsträgern

Es besteht kein Zweifel daran, dass die potenzielle Möglichkeit, an Brustkrebs zu erkranken, eine schwere Veränderung im Leben der betroffenen Frau darstellt. Das Wissen um ein erhöhtes genetisches Erkrankungsrisiko ist wie die eigentliche Erkrankung immer mit massiven Ängsten und großer psychischer und emotionaler Belastung verbunden.

Eine psychosoziale Beratung und psychologische Begleitung ist für diejenigen Frauen, die sich zu einer genetischen Untersuchung entschließen, weil mehrere ihrer Angehörigen an Krebs erkrankt sind, von größter Bedeutung. Die Hilflosigkeit und die Ängste, die mit der Aufklärung und den möglichen Konsequenzen verbunden sind, können einer Patientin letztlich nur durch psychologische und psychotherapeutisch orientierte Gespräche im Rahmen einer fachlich kompetenten psychosozialen Beratung und begleitenden psychischen Betreuung genommen werden. Mit Hilfe solcher Maßnahmen kann einer betroffenen Frau auf sehr pragmatische Weise effizient geholfen werden, die mit der genetischen Aufklärung oder mit einer bereits bestehenden Erkrankung verbundenen Belastungen sinnvoll und ohne Depression zu bewältigen und mit der veränderten Lebenssituation besser zurechtzukommen.

Bisherige Empfehlungen über die Betreuung von Mutationsträgerinnen konzentrierten sich auf Vorsorgemöglichkeiten, chirurgische Interventionen, hormonelle Empfängnisverhütung und auf eine Modifizierung des Lebensstils. Wenig Informationen gibt es jedoch über die psychosozialen Auswirkungen des Mutationsträgerstatus.

Mehr als 600 Familien wurden weltweit mit einer Mutation in den BRCA-Genen identifiziert und ein Teil wurde über die Ergebnisse der molekulargenetischen Untersuchungen aufgeklärt. Die Effekte einer genetischen Testung bei familiärem Brustkrebs auf Depression, Coping und Körperbild wurden bisher kaum erforscht. Es gibt bisher nur wenige Studien mit dem Ziel, die Effekte einer BRCA-Testung auf die psychische Befindlichkeit zu evaluieren. In einer Untersuchung von Lerman (1996) zeigten jene Patientinnen, die als Nichtträger identifiziert wurden, eine signifikante Reduktion von Depressivität und funktionaler Beeinträchtigung im Alltag im Vergleich mit Genträgern, deren entsprechende Werte im Zeitverlauf konstant blieben. Dies bedeutet, dass sich kein Anstieg der psychischen Belastung bei Genträgern finden ließ, wohl aber eine Entlastung bei den Nichtträgern. Croyle et al. (1997) konnten in einer Studie zeigen, dass Genträgerinnen eine signifikant stärkere psychische Belastung als Nichtträgerinnen hatten. Am größten ist diese Belastung bei denjenigen Frauen, die das Gen tragen, aber bisher noch keine Vorerfahrung mit Krebs oder einer Krebsoperation besitzen, die also unvorbereitet vom Testergebnis betroffen werden. Vom Baseline- zum Follow-up-Zeitpunkt nimmt die spezifische Belastung zwar generell ab, jedoch lediglich bei der Gruppe der Nichtträgerinnen in deutlicher Weise. Lynch et al. (1997) konnten bei Genträgerinnen einen ausgeprägten psychologischen Distress 3 Wochen nach Mitteilung der BRCA1-Testergebnisse finden (Lynch et al. 1997).

Wagner et al. (2000) zeigten in ihrer Studie, dass es in der Gruppe der Trägerinnen nach Aufklärung über den Trägerstatus eine Verbesserung im Depressionsscore gab, wo dagegen die Nichtträgerinnen eine geringe Verschlechterung aufwiesen. Die Annahme eines Survivor guilt liegt in diesem Zusammenhang nahe (Wagner et al. 2000).

Insgesamt gesehen stellt die genetische Testung bei familiärem Brust- und Eierstockkrebs eine sehr wirksame Methode zur Identifikation des individuellen Risikos in solchen Hochrisikofamilien dar. Die Information über das eigene Risiko wird für die betroffenen Frauen aber nur dann hilfreich sein, wenn diese in effektive Maßnahmen zur Prävention und Früherkennung umgesetzt werden kann und keine negativen psychosozialen Auswirkungen besitzt.

7.7.3 Gynäkologisch-onkologische Vorsorge

Frauen mit einer genetischen Veranlagung zu Brustkrebs, die aber noch keinen Hinweisen auf eine manifeste Erkrankung haben, werden in einem speziellen onkologischen Vorsorgeprogramm betreut. Nach eingehender Aufklärung und mit dem schriftlichen Einverständnis der Patientin wird diese in kurzfristigen Abständen (alle 6 Monate) palpatorisch untersucht, ein Brustultraschall und eine Vaginosonografie werden durchgeführt. Jährlich werden Mammografieuntersuchungen, 2-jährlich Szintimammografieuntersuchungen und bei Bedarf weitere Spezialuntersuchungen wie MRT vorgenommen. Je nach Befund können die Untersuchungsintervalle auch kürzer sein. Solch regelmäßige und kurzfristige Kontrollen gewährleisten die Diagnose und Therapie einer möglichen Krebserkrankung im Frühstadium. Das Risiko, durch die Strahlenbelastung Krebs zu verursachen,

liegt bei jährlicher Mammografie vom 30. bis zum 70. Lebensjahr bei 0,05%.

Frauen mit einer genetischen Veranlagung zu Brustkrebs und einer bereits vorhandenen Brustkrebserkrankung werden ebenfalls im onkologischen Vorsorgeprogramm betreut (Tabelle 7.7).

7.7.4 Prophylaktische Operationen

Die Entscheidung, ob ein prophylaktisch chirurgischer Eingriff durchgeführt werden soll, wird zum größten Teil von der Risikopatientin bestimmt. Im Rahmen eines ausführlichen Aufklärungsgesprächs sind mit der Patientin folgende Punkte zu beachten:

- Gewährleistung, dass genügend Zeit für die Patientin zur Verfügung steht.
- Unter Berücksichtigung der vorliegenden Befunde sowie nach aktuellstem Kenntnisstand der Behandlungsverfahren Erklärung der Operationstechnik einschließlich der damit verbundenen Risiken und evtl. notwendiger nachfolgender Eingriffe.
- Rückfragen nach der Erwartungshaltung der Patientin. Verstehen Arzt und Patientin dasselbe?
- Besprechung der Problematik, dass sich bei der prophylaktischen Mastektomie im verbleibenden Restdrüsengewebe ein Mammakarzinom entwickeln kann. Es können nur 90–95% des Brustdrüsengewebes entfernt werden (Hughes et al. 1999). Dies gilt ebenfalls bei der prophylaktischen Ovarektomie für evtl. versprengtes Ovargewebe (Risikoreduktion 80%).
- Möglichkeiten der plastisch-rekonstruktiven Chirurgie, falls von der Patientin gewünscht.
- Schriftliche Dokumentation über das Aufklärungsgespräch.

Tabelle 7.7. Gynäkologisch-onkologische Vorsorge für Mutationsträgerinnen

1. Monat	6 Monate	12 Monate	18 Monate	Untersuchungsbeginn
Palpation	Palpation	Palpation	Palpation	Ab 18 Jahre
Brustuntersuchung	Brustuntersuchung	Brustuntersuchung	Brustuntersuchung	Ab 18 Jahre
Mammografie		Mammografie		Ab 25 Jahre
MRT		MRT		Ab 25 Jahre
Vaginosonografie	Vaginosonografie	Vaginosonografie	Vaginosonografie	Ab 35 Jahre
Tumormarker für Eierstockkrebs	Tumormarker für Eierstockkrebs	Tumormarker für Eierstockkrebs	Tumormarker für Eierstockkrebs	Ab 35 Jahre

7.7.4.1 Prophylaktische Mastektomie

Aufgrund des derzeitigen Wissensstands wird durch eine prophylaktische Mastektomie das Risiko, an Brustkrebs zu erkranken, gesenkt. Hartmann et al. (1999) fanden in 639 Brustkrebspatientinnen, die keine Mutationsträgerinnen waren und die sich einer prophylaktischen kontralateralen Mastektomie unterzogen, eine Risikoreduktion um etwa 90%.

Im Rahmen der Jahrestagung der American Association of Cancer Research (San Francisco, April 2000) präsentierte Hartmann Daten über den Effekt von prophylaktischer Mastektomie in Mutationsträgerinnen: In 17 identifizierten Mutationsträgerinnen (retrospektiv aus der Originalstudie identifiziert und molekulargenetisch analysiert), welche im Durchschnitt vor 15 Jahren prophylaktisch mastektomiert worden waren, waren keine Brustkrebsfälle aufgetreten. Aufgrund der bekannten Penetranzdaten von BRCA1 und BRCA2 hätten jedoch in diesem Zeitraum 10,7 Brustkrebsfälle auftreten müssen. Es ist daher auch in diesem Hochrisikokollektiv von einer 90%igen Risikoreduktion durch die prophylaktische Mastektomie auszugehen.

Wagner et al. (2000) untersuchten die Einstellung österreichischer Mutationsfamilien zur prophylaktischen Mastektomie. Dabei standen 21% der Patientinnen einer vorbeugenden Brustdrüsenentfernung positiv gegenüber. Zu durchaus vergleichbaren Ergebnissen kamen Lerman et al. (1996) mit einer Akzeptanzrate von 18% und Lynch et al. (1997) mit 35%. In einem holländischen Kollektiv wurde die prophylaktische Mastektomie von 57% angenommen (Meijers-Heijboer et al. 1997).

Sehr fragwürdig erscheinen die Versuche, anhand von virtuellen Kollektiven sowohl eine längere Überlebenswahrscheinlichkeit als auch Kosteneffektivität bzw. Kostenersparung für die prophylaktische Mastektomie vs. Vorsorgeuntersuchungen nachzuweisen (Grann et al. 2000; Schrag et al. 2000).

7.7.4.2 Prophylaktische Ovarektomie

Aufgrund des derzeitigen Wissensstands wird durch die prophylaktische Ovarektomie das Risiko, an Eierstockkrebs zu erkranken, um etwa 80% gesenkt (T. Rebbeck, 13. BCLC Meeting). Zusätzlich kann durch die prophylaktische Ovarektomie das Brustkrebsrisiko um 48% gesenkt werden (Rebbeck et al. 1999).

Die Einstellung zu einer vorbeugenden Eierstockentfernung in einem österreichischen Kollektiv lag bei 53% der bereits erkrankten Trägerinnen und bei 46% der noch gesunden Mutationsträgerinnen (Wagner et al. 2000). In einem amerikanischen Kollektiv wurde die prophylaktische Ovarektomie von 76% der Patientinnen angenommen.

Aufgrund der eingeschränkten Möglichkeiten, Eierstockkrebs im Frühstadium zu finden, stellt die prophylaktische Ovarektomie sicherlich eine gemeinsam mit der Patientin gut zu überlegende Option dar.

7.7.5 Chemoprävention

7.7.5.1 Prävention von Brustkrebs mit Tamoxifen

Die Verhinderung von kontralateralem Brustkrebs bei adjuvanter Therapie mit Tamoxifen ist seit längerem bekannt und hat zur Annahme geführt, dass Tamoxifen möglicherweise die Entstehung von Brustkrebs überhaupt (Prävention) verhindern könnte. Seit Mai 1998 wurden 3 große Studien über den Effekt von Tamoxifen zur Prävention bzw. Frühbehandlung von okkultem Brustkrebs veröffentlicht (Tabelle 7.8).

Die größte Studie, die der Breast Cancer Prevention Trial (BCPT) (NSABP-P1) (Fisher et al. 1998), zeigte in 13 388 Frauen in der Tamoxifengruppe eine 49%ige Risikoreduktion, an invasivem Brustkrebs zu erkranken. Das Studienkollektiv dieser Studie bestand zu 61% aus Frauen >50 Jahre, 80% hatten keine oder 1 erstgradige Verwandte mit Brustkrebs.

Die beiden anderen Studien aus London von T. Powles mit 2471 Frauen und aus Mailand von U. Veronesi mit 5408 Frauen konnten keine Risikoreduktion in den Tamoxifengruppen erzielen. Die Gründe für diese Ergebnisdiskrepanzen liegen bei der Veronesi-Studie sicher in der hohen Abbruchrate (26% der Frauen im 1. Jahr) (Powles et al.

Tabelle 7.8. Studien über den Effekt von Tamoxifen zur Prävention bzw. Frühbehandlung von okkultem Brustkrebs

Studien	Anzahl der Patientinnen	Follow-up (Frauenjahre)	Brustkrebsfälle pro 1000 Frauen	
			Plazebo	Tamoxifen
Brustkrebspatientinnen	13 388	46 858	6,6	3,6
Powles	2471	12 355	5,0	4,7
Veronesi	5408	20 731	2,3	2,1

1998; Veronesi et al. 1998). Bei der von T. Powles durchgeführten Studie sind die Unterschiede im Studienkollektiv zu suchen: Diese Studie wurde erstellt, um in einem Kollektiv mit familiärem Brustkrebs zu überprüfen, ob Tamoxifen Brustkrebs verhindern könnte. Jünger als 50 Jahre waren 62% der Frauen, eine Wahrscheinlichkeit, eine BRCA-Trägerin zu sein (BCPT 19%), hatten 36% und Brustkrebscluster in der Familie (BCPT 28%) hatten 60% (Tabelle 7.8).

Im Rahmen des 13. Kongresses des Breast Cancer Linkage Consortium (1999, Amsterdam) präsentierte Steven Narod eine bislang nicht veröffentliche Studie zur Frage, ob Tamoxifen kontralateralen Brustkrebs bei Mutationsträgerinnen verhindern kann. Dabei zeigte sich, dass Tamoxifen wahrscheinlich das Risiko um 60% zu reduzieren vermag.

Im Rahmen des Breast Cancer Prevention Trial zeigte sich, dass die Wirksamkeit von Tamoxifen zur Verhinderung von Brustkrebs mit sehr hoher Wahrscheinlichkeit durch die Frühbehandlung von klinisch noch okkultem östrogenrezeptorpositivem Brustkrebs zu erklären ist. Ein Kollektiv, in dem besonders viele östrogenrezeptorpositive Brustkrebsfälle zu erwarten sind, wird daher die größten Unterschiede zwischen der Tamoxifen- und der Plazebogruppe zeigen. Eine große Anzahl von solchen östrogenrezeptorpositiven Brustkrebsfällen ist aber in dem Studienkollektiv von T. Powles nicht zu erwarten, da die Brustkrebsfälle, die durch Mutationen in den BRCA-Genen verursacht wurden, in der überwiegenden Mehrzahl östrogenrezeptornegativ sind. Es war daher aber leider auch nicht zu erwarten, dass Tamoxifen oder eine andere Substanz, deren Wirksamkeit auf antiöstrogenen Effekten beruht, in dem Hochrisikokollektiv mit genetisch bedingtem Brustkrebs eingesetzt werden kann. Dieses Ergebnis ist ganz besonders enttäuschend, da es nach dem Wegfall der Antiöstrogene bzw. „selective estrogen receptor modulators SERMs" derzeit keine Substanzklasse gibt, welche zur Brustkrebsprävention in diesem Hochrisikokollektiv eingesetzt werden könnte.

7.7.5.2 Prävention von Eierstockkrebs mit oralen Kontrazeptiva

Narod et al. (1998) untersuchten 207 Mutationsträgerinnen mit Eierstockkrebs und 161 Schwestern dieser Patientinnen auf die Benutzung von oralen Kontrazeptiva und verglichen diese mit Kontrollpatientinnen (gleichen Alters und Geburten) (Narod et al. 1998). Dabei zeigte sich, dass die Benutzung oraler Kontrazeptiva über einen Zeitraum von 6 oder mehr Jahren zu einer etwa 60%igen Risikoreduktion bei Mutationsträgerinnen führen kann. Leider konnten in dieser Studie nicht alle Schwestern auf Mutationen getestet werden, sodass die Schwesternkontrollgruppe von etwas limitiertem Wert ist.

7.8 Literatur

Andersen TI, Borresen A-L, Moller PA (1996) Common BRCA1 mutation in Norwegian breast and ovarian cancer families? Am J Hum Genet 59:486–487

Antoniou AC, Gayther SA, Stratton JF et al. (2000) Risk models for familial ovarian and breast cancer. Genet Epidemiol 18:173–190

Banin S, Moyal, L Shieh S et al. (1998) Enhanced phosphorylation of p53 by ATM in response to DNA damage. Science 281:1674–1677

Bell DW, Varley JM, Szydlo TE et al. (1999) Heterozygous germ line hCHK2 mutations in Li-Fraumeni syndrome. Science 286:2528–2531

Bennett IC, Gattas M, Teh BT (1999) The genetic basis of breast cancer and its clinical implications. Aust N Z J Surg 69:95–105

Bertwistle D, Ashworth A (1998) Functions of the BRCA1 and BRCA2 genes. Curr Opin Genet Dev 8:14–20

Bewtra C, Watson P, Conway T et al. (1992) Hereditary ovarian cancer: a clinicopathological study. Int J Gynecol Pathol 11:180–187

Boyd J, Rubin SC (1997) Hereditary ovarian cancer: molecular genetics and clinical implications. Gynecol Oncol 64:196–206

Boyd J, Sonoda Y, Federici MG et al. (2000) Clinicopathological features of BRCA-linked and sporadic ovarian cancer. JAMA 283:2260–2265

Breast Cancer Linkage Consortium (1997) Pathology of familial breast cancer: differences between breast cancer in carriers of BRCA1 or BRCA2 mutations and sporadic cases. Lancet 349:1505–1510

Broca P (1866) Traite de tumeurs. Asselin, Paris

Bronner CE, Baker SM, Morrison PT et al. (1994) Mutation in the DNA mismatch repair gene homologue hMLH1 is associated with hereditary non-polyposis colon cancer. Nature 368:258–261

Buckbinder L, Talbott R, Velasco Miguel S et al. (1995) Induction of the growth inhibitor IGF-binding protein 3 by p53. Nature 377:646–649

Callebaut I, Mornon JP (1997) From BRCA1 to RAP1: a widespread BRCT module closely associated with DNA repair. FEBS Lett 400:25–30

Canman CE, Lim DS, Cimprich KA et al. (1998) Activation of the ATM kinase by ionizing radiation and phosphorylation of p53. Science 281:1677–1679

Chappuis PO, Rosenblatt J, Foulkes WD (1999) The influence of familial and hereditary factors on the prognosis. Ann Oncol 10:1163–1170

Cortez D, Wang Y, Qin J et al. (1999) Requirement of ATM-dependent phosphorylation of brca1 in the DNA damage response to double-strand breaks. Science 286:1162–1166

Couch FJ, Weber BL (1998) Breast cancer. In: Vogelstein B, Kinzler KW (eds) The genetic basis of human cancer. McGraw-Hill, New York, pp 537–564

Couch FJ, DeShano ML, Blackwood A et al. (1997) BRCA1 mutations in women attending clinics that evaluate the risk of breast cancer. N Engl J Med 336:1409–1415

Croyle RT, Achilles JS, Lerman C (1997) Psychologic aspects of cancer genetic testing. Cancer 80:569–575

Dahia PL, Aguiar RC, Alberta J et al. (1999) PTEN is inversely correlated with the cell survival factor Akt/PKB and is inactivated via multiple mechanisms in haematological malignancies. Hum Mol Genet 8:185–193

Darwin C (1871/deutsch 1982) Die Abstammung des Menschen. Aus dem Englisschen übersetzt von H. Schmidt. Schweizerbarr, Stuttgart

Fishel R, Ewel A, Lee S et al. (1994) Binding of mismatched microsatellite DNA sequences by the human MSH2 protein. Science 266:1403–1405

Fisher B, Costantino JP, Wickerham DL et al. (1998) Tamoxifen for prevention of breast cancer: report of the National Surgical Adjuvant Breast and Bowel Project P-1 Study. J Natl Cancer Inst 90:1371–1388

Ford D, Easton DF, Bishop DT et al. (1994) Risks of cancer in BRCA1-mutation carriers. Lancet 343:692–695

Ford D, Easton DF, Petro J (1995) Estimates of the gene frequency of BRCA1 and its contribution to breast and ovarian cancer incidence. Am J Hum Genet 57:1457–1462

Ford D, Easton DF, Stratton M et al. (1998) Genetic heterogeneity and penetrance analysis of the BRCA1 and BRCA2 genes in breast cancer families. Am J Hum Genet 62:676–689

Foulkes WD, Chppuis PO, Wong N et al. (2000) Primary node negative breast cancer in BRCA1 mutation carriers has a poor outcome. Ann Oncol 11:307–313

Friedman E, Bruchim RB-S, Kruglikova A et al. (1998) Double heterozygotes for the Ashkenazi founder mutations in BRCA1 and BRCA2 genes. Am J Hum Genet 63:1224–1227

Galton F (1865) Hereditary talent and character. Macmillans Magazine 12:157–166,318–327

Galton F (1905) Eugenics. Its definition, scope, and aims. Sociological Papers 1:45–50

Gatti RA (1998) Ataxia-telangiectasia. In: Vogelstein B, Kinzler KW (eds) The genetic basis of human cancer. McGraw-Hill, New York, pp 275–300

Gatti RA, Concannon P (2000) Cancer susceptibility in ATM heterozygotes: do two distinct populations exist? Breast Cancer Res 2:S13

Gayther SA, Harrington P, Russell P et al. (1997) Frequently occurring germ-line mutations of the BRCA1 gene in ovarian cancer families from russia. Am J Hum Genet 60:1239–1242

Gayther SA, Mangion J, Russell P et al. (1997) Variation of risks of breast and ovarian cancer associated with different germline mutations of the BRCA2 gene. Nat Genet 15:103–105

Grann VR, Jacobson JS, Whang W et al. (2000) Prevention with tamoxifen or other hormones versus prophylactic surgery in BRCA1/2-positive women: a decision analysis. Cancer J 6:13–20

Hagmann M (1999) Checkpoint gene linked to human cancer. Science 286:2433–2434

Hakansson S, Johannsson O, Johansson U et al. (1997) Moderate frequency of BRCA1 and BRCA2 germ-line mutations in Scandinavian familial breast cancer. Am J Hum Genet 60:1068–1078

Hakem R, Pompa JL de la, Elia A et al. (1997) Partial rescue of Brca1 (5–6) early embryonic lethality by p53 or p21 null mutation. Nat Genet 16:298–302

Hall JM, Lee MK, Newman B et al. (1990) Linkage of early-onset familial breast cancer to chromosome 17q21. Science 250:1684–1689

Harris CC, Hollstein M (1993) Clinical implications of the p53 tumor-suppressor gene. N Engl J Med 329:1318–1327

Hartmann LC, Schaid DJ, Woods JE et al. (1999) Efficacy of bilateral prophylactic mastectomy in women with a family history of breast cancer. N Engl J Med 340:77–84

Hopper JL, Southey MC, Dite GS et al. (1999) Population-based estimate of the average age-specific cumulative risk of breast cancer for a defined set of protein-truncation mutations in BRCA1 and BRCA2. Cancer Epidemiol 8:741–747

Jacks T, Weinberg RA (1996) Cell-cycle control and its watchman. Nature 381:643–644

Kelsey JL, Horn-Ross PL (1993) Breast cancer: magnitude of the problem and descriptive epidemiology. Epidemiol Rev 15:7–16

Kinzler KW, Vogelstein B (1997) Gatekeepers and caretakers. Nature 386:761–763

Knudson AG (1971) Mutation and cancer statistical studie of retinoblastoma. Proc Natl Acad Sci USA 68:820–823

Lakhani SR, Jacquemier J, Sloane JP et al. (1998) Multifactorial analysis of differences between sporadic breast cancers and cancers involving BRCA1 and BRCA2 mutations. J Natl Cancer Inst 90:1138–1145

Leach FS, Nicolaides NC, Papadopoulos N et al. (1993) Mutations of a mutS homolog in hereditary nonpolyposis colorectal cancer. Cell 75:1215–1225

Lee JS, Wacholder S, Struewing JP et al. (1999) Survival after breast cancer in Ashkenazi Jewish BRCA1 and BRCA2 mutation carriers. J Natl Cancer Inst 91:259–263

Lerman C, Narod S, Schulman K et al. (1996) BRCA1 testing in families with hereditary breast-ovarian cancer. JAMA 275:1885–1892

Lerman C, Schwartz MD, Lin TH et al. (1997) The influence of psychological distress on use of genetic testing for cancer risk. J Consul Clin Psychol 65:414–420

Lerman C, Hughes C, Lemon SJ et al. (1998) What you don't know can hurt you: adverse psychologic effects in members of BRCA1-linked and BRCA2-linked families who decline genetic testing. J Clin Oncol 16:1650–1654

Levine AJ (1997) p53: the cellular gatekeeper for growth and division. Cell 88:323–331

Li J, Yen C, Liaw D et al. (1997) PTEN, a putative protein tyrosine phosphatase gene mutated in human brain, breast, and prostate cancer. Science 275:1943–1947

Li J, Simpson L, Takahashi M et al. (1998) The PTEN/MMAC1 tumor suppressor induces cell death that is rescued by the AKT/protein kinase B oncogene. Cancer Res 58:5667–5672

Liaw D, Marsh DJ, Li J et al. (1997) Germline mutations of the PTEN gene in Cowden disease, an inherited breast and thyroid cancer syndrome. Nat Genet 16:64–67

Ludwig T, Chapman DL, Papaioannou VE et al. (1997) Targeted mutations of breast cancer susceptibility gene homologs in mice: lethal phenotypes of Brca1, Brca2, Brca1/Brca2, Brca1/p53, and Brca2/p53 nullizygous embryos. Genes Dev 11:1226–1241

Lynch HT, Guirgis HA, Brodkey F et al. (1976) Genetic heterogeneity and familial carcinoma of the breast. Surg Gynecol Obstet 142:693–699

Lynch HT, Lemon S, Durham C et al. (1997) A descriptive study of BRCA1 testing and reactions to disclosure of test results. Cancer 79:2219–2228

Maehama T, Dixon JE (1998) The tumor suppressor, PTEN/MMAC1, dephosphorylates the lipid second messenger, phosphatidylinositol 3,4,5-trisphosphate. J Biol Chem 273:13.375–13.378

Malkin D (1998) Li-Fraumeni syndrome. In: Vogelstein B, Kinzler KW (eds) The genetic basis of human cancer. McGraw-Hill, New York, pp 393–408

Malone KE, Daling JR, Thompson JD et al. (1998) BRCA1 mutations and breast cancer in the general population. JAMA 279:922–929

Marsh DJ, Coulon V, Lunetta KL et al. (1998a) Mutation spectrum and genotype-phenotype analyses in Cowden disease and Bannayan-Zonana syndrome, two hamartoma syndromes with germline PTEN mutation. Hum Mol Genet 7:507–515

Marsh DJ, Dahia PL, Caron S et al. (1998b) Germline PTEN mutations in Cowden syndrome-like families. J Med Genet 35:881–885

Meijers-Heijboer EJ, Geel AN van, Seynaeve C et al. (1997) Uptake presymptomatic DNA test and preventive measures in families with inherited breast- and/or ovarian cancer. Am J Hum Genet [Suppl] 61:A74

Miki Y, Swensen J, Shattuck-Eidens D et al. (1994) A strong candidate for the breast and ovarian cancer susceptibility gene BRCA1. Science 266:66–71

Miller BA (1993) SEER cancer statistics review: 1973–90 NIH Publication 1993:2789–2793

Miyashita T, Krajewski S, Krajewska M et al. (1994) Tumor suppressor p53 is a regulator of bcl-2 and bax gene expression in vitro and in vivo. Oncogene 9:1799–1805

Myers MP, Pass I, Batty IH et al. (1998) The lipid phosphatase activity of PTEN is critical for its tumor suppressor function. Proc Natl Acad Sci USA 95:13.513–13.518

Narod SA, Risch H, Moslehi R et al. (1998) Oral contraceptives and the risk of hereditary ovarian cancer. N Engl J Med 339:424–428

Neuhausen SL, Mazoyer S, Friedman L et al. (1996) Haplotype and phenotype analysis of six recurrent BRCA1 mutations in 61 families: results of an international study. Am J Hum Genet 58:271–280

Newman B, Austin MA, Lee M et al. (1988) Inheritance of human breast cancer: evidence for autosomal dominant transmission in high-risk families. Proc Natl Acad Sci USA 85:3044–3048

Nicolaides NC, Papadopoulos RD, Liu B et al. (1994) Mutations of two PMS homologues in hereditary nonpolyposis colon cancer. Nature 371:75–80

Oddoux C, Struewing JP, Clayton CM et al. (1996) The carrier frequency of the BRCA2 617delT mutation among Ashkenazi Jewish individuals is approximately 1%. Nat Genet 14:188–190

Papadopoulos N, Nicolaides NC, Wei YF et al. (1994) Mutation of a mutL homolog in hereditary colon cancer. Science 263:1625–1629

Papp J, Raicevic L, Milasin J et al. (1999) Germline mutation analysis of BRCA1 and BRCA2 genes in Yugoslav breast/ovarian cancer families. Oncol Rep 6:1435–1438

Peto J, Collins N, Barfoot R et al. (1999) Prevalence of BRCA1 and BRCA2 gene mutations in patients with early-onset breast cancer. J Natl Cancer Inst 91:943–949

Petrij-Bosch A, Peelen T, Vliet M van et al. (1997) BRCA1 genomic deletions are major founder mutations in Dutch breast cancer patients. Nat Genet 17:341–345

Pharaoh PDP, Easton DF, Stockton DL et al. (1999) Survival in familial, BRCA1-associated, and BRCA2-associated epithelial ovarian cancer. Cancer Res 59:868–871

Powles T, Eeles R, Ashley S et al. (1998) Interim analysis of the incidence of breast cancer in the Royal Marsden Hospital tamoxifen randomised chemoprevention trial. Lancet 352:98–101

Rebbeck TR, Levin AM, Eisen A et al. (1999) Breast cancer risk after bilateral prophylactic oophorectomy in BRCA1 mutation carriers. J Natl Cancer Inst 91:1475–1479

Reed SC (1974) A short history of genetic counselling. Soc Biol 24:332–339

Roa BB, Boyd AA, Volcik K et al. (1996) Ashkenazi Jewish population frequencies for common mutations in BRCA1 and BRCA2. Nat Genet 14:185–187

Robson M, Levin D, Federici M et al. (1999) Breast conservation therapy for invasive breast cancer in Ashkenazi women with BRCA gene founder mutations. J Natl Cancer Inst 91:2112–2117

Rotman G, Shiloh Y (1999) ATM: a mediator of multiple responses to genotoxic stress. Oncogene 18:6135–6144

Rubin SC, Benjamin I, Behbakht K et al. (1996) Clinical and pathological features of ovarian cancer in women with germ-line mutations of BRCA1. N Engl J Med 335:1413–1416

Schrag D, Kuntz KM, Garber JE et al. (2000) Life expectancy hains from cancer prevention strategies for women with breast cancer and BRCA1 or BRCA2 mutations. JAMA 283:617–624

Schultz LB, Weber BL (1999) Recent advances in breast cancer biology. Curr Opin Oncol 11:429–434

Society AC (1996) Cancer facts and figures. Society AC Atlanta

Stambolic V, Suzuki A, Pompa JL de la et al. (1998) Negative regulation of PKB/Akt-dependent cell survival by the tumor suppressor PTEN. Cell 95:29–39

Steck PA, Pershouse MA, Jasser SA et al. (1997) Identification of a candidate tumour suppressor gene, MMAC1, at chromosome 10q23.3 that is mutated in multiple advanced cancers. Nat Genet 15:356–362

Struewing JP, Abeliovich D, Peretz T et al. (1995) The carrier frequency of the BRCA1 185delAG mutation is approcimately 1 percent in Ashkenazi Jewish individuals. Nat Genet 11:198–200

Struewing JP, Hartge P, Wacholder S et al. (1997) The risk of cancer associated with specific mutations of BRCA1 and BRCA2 among Ashkenazi Jews. N Engl J Med 336:1401–1408

Tavtigian SV, Simard J, Rommens J et al. (1996) The complete BRCA2 gene and mutations in chromosome 13q-linked kindreds. Nat Genet 12:333–337

Thorlacius S, Sigurdsson S, Bjarnadottir H et al. (1997) Study of a single BRCA2 mutation with high carrier frequency in a small population. Am J Hum Genet 60:1079–1084

Thorlacius S, Struewing JP, Hartge P et al. (1998) Population-based study of risk of breast cancer in carriers of BRCA2 mutation. Lancet 352:1337–1339

Venkitaraman AR(1999) Breast cancer genes and DNA repair. Science 286:1100–1102

Verhoog LC, Brekelmans CTM, Seynaeve C et al. (1998) Survival and tumour characteristics of breast-cancer patients with germline mutations of BRCA1. Lancet 351:316–321

Veronesi U, Maisonneuve P, Costa A et al. (1998) Prevention of breast cancer with tamoxifen: preliminary findings from the Italian randomised trial among hysterectomised women. Italian tamoxifen prevention study. Lancet 1998:352

Wagner TMU, Möslinger RA, Muhr D et al. (1998) BRCA1-related breast cancer in Austrian breast and ovarian cancer families: specific BRCA1 mutations and pathological characteristics. Int J Cancer 77:354–360

Wagner T, Möslinger R, Langbauer G et al. (2000) Attitude towards prophylactic surgery and effects of genetic counselling in families with BRCA mutations. Br J Cancer 82:1249–1253

Warner E, Foulkes W, Goodwin P et al. (1999) Prevalence and penetrance of BRCA1 and BRCA2 gene mutations in unselected Ashkenazi Jewish women with breast cancer. J Natl Cancer Inst 91:1241–1247

Welcsh PL, Owens KN, King M-C (2000) Insights into the functions of BRCA1 and BRCA2. Trends Genet 16:69–74

Wooster R, Neuhausen SL, Mangion J et al. (1994) Localization of a breast cancer susceptibility gene, BRCA2, to chromosome 13q12–13. Science 265:2088–2090

Wooster R, Bignell G, Lancaster J et al. (1995) Identification of the breast cancer susceptibility gene BRCA2. Nature 378:789–792

Zhang H, Tombline G, Weber BL (1998) BRCA1, BRCA2, and DNA damage response: collision or collusion? Cell 92:433–436

8 Gastrointestinale Tumorsyndrome

8.1 Histopathologische Differenzierung der Darmpolypen

James Mueller, Elke Mueller und Manfred Stolte

Inhaltsverzeichnis

8.1.1 Einleitung

Bei einer Vielzahl hereditärer Syndrome des Magen-Darm-Trakts entwickeln sich Darmpolypen. Histopathologisch lassen sich grundsätzlich 3 Formen unterscheiden:

1. Syndrome mit *epithelialen Polypen*: Die epithelialen Polypen werden nochmals unterteilt in Neoplasien, d. h. die Adenome, und nichtneoplastische Formen, nämlich die hyperplastischen Polypen. Außerdem gibt es gemischte, adenomatös-hyperplastische Polypen bzw. Serrated Adenomas, die ebenfalls zu dem neoplastischen Typ der epithelialen Polypen gehören. Die meisten hereditären gastrointestinalen Syndrome sind mit der Entwicklung von Adenomen assoziiert. Polyposen, die mit der Entwicklung von hyperplastischen Polypen oder Serrated Adenomas einhergehen, sind sehr selten und zumeist nicht hereditär.

2. Syndrome mit *hamartomatösen Polypen*: Zu den hamartomatösen Polypen zählen Peutz-Jeghers-Polypen und juvenile Polypen. Sie sind durch die Proliferation und Disorganisation reifen ortsständigen Gewebes charakterisiert, wobei sowohl epitheliale als auch mesenchymale Elemente beteiligt sein können (Fenoglio-Preiser 1889b). Hamartomatöse Polypen gelten nicht als neoplastisch, in ihnen können sich aber Neoplasien entwickeln (Foley et al. 1988).

3. Syndrome mit *mesenchymalen Polypen*: Die mesenchymalen Polypen können prinzipiell aus jedem Zelltyp des Mesenchyms (glatte Muskelzellen, Nervenzellen, Fettgewebezellen, Endothel usw.) hervorgehen. In Verbindung mit hereditären Syndromen wurden v. a. neurogene Polypen (Damiani et al. 1998, Shekitka u. Sobin 1994) und angiomatöse Polypen beschrieben (Sharma u. Howden 1998, Kjeldsen u. Kjeldsen 2000).

All diese Polypenarten können grundsätzlich auch sporadisch vorkommen und unterscheiden sich, wenn sie per se histopathologisch beurteilt werden, nicht oder nur minimal von den hereditären Formen. Bei der differenzialdiagnostischen Beurteilung der histopathologischen Veränderungen ist deshalb die Kenntnis des gesamten klinischen Bilds des Patienten notwendig. Neben den anamnestischen Daten und der Einbeziehung möglicher extraintestinaler Manifestationen gehören dazu der endoskopische Befund mit der Makroskopie und topografischen Verteilung der Polypen sowie zunehmend auch molekulargenetische Testergebnisse. Im Folgenden soll die Histopathologie der verschiedenen intestinalen Polypenarten dargestellt werden und kurz übersichtsmäßig auf die verschiedenen, mit den jeweiligen Polypenformen assoziierten heredi-

Hereditäre Tumorerkrankungen
D. Ganten / K. Ruckpaul (Hrsg.)
© Springer-Verlag Berlin Heidelberg 2001

tären Tumorsyndrome und ihre nicht hereditären Differenzialdiagnosen eingegangen werden.

8.1.2 Epitheliale Polypen

8.1.2.1 Adenome

Pathologie. Adenome können im gesamten Gastrointestinaltrakt vorkommen. Am häufigsten sind sie im Kolorektum lokalisiert. Innerhalb des Kolorektums variiert ihre Verteilung in Abhängigkeit von der zugrunde liegenden Erkrankung und vom Alter (Ikeda et al. 1999). Makroskopisch erscheinen die Adenome zumeist als gestielte oder sessile exophytische Läsionen. In den letzten Jahren wurden mit zunehmender Häufigkeit auch flache Adenome identifiziert (Colton u. Sivak 1995, Driman 1994). Diese flachen Adenome sind durch ein überwiegend radiales Wachstum charakterisiert und imponieren als flach erhabene Läsionen, die

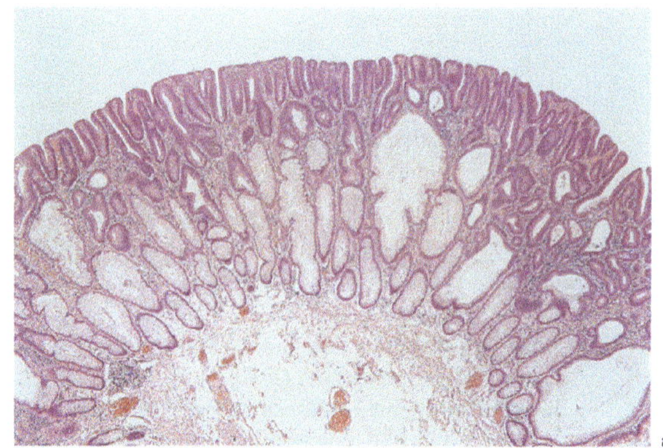

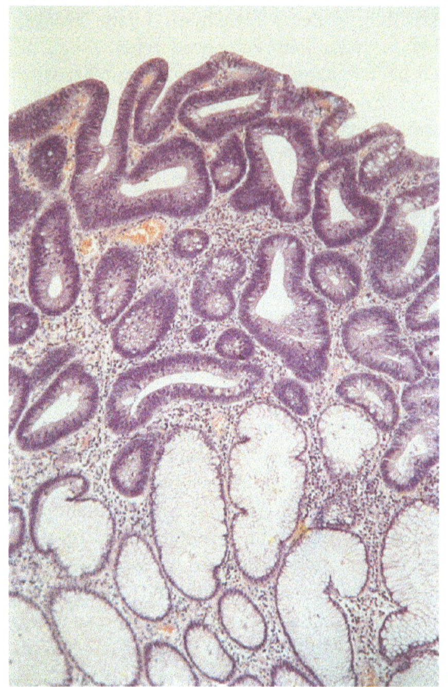

Abb. 8.1.1 a,b. Flaches tubuläres Adenom: **a** superfiziell radiales Wachstum der dysplastischen Drüsen (HE-Färbung), **b** Vergrößerung der geringgradigen Dysplasie (HE-Färbung)

nach der Definition von Muto et al. (1985) nicht höher als die doppelte Dicke der umgebenden Schleimhaut sein dürfen, oder erscheinen als im Schleimhautniveau gelegene, seltener auch als eingesenkte Läsionen.

Histologisch sind Adenome umschriebene epitheliale Dysplasien, d. h. sie sind neoplastische Veränderungen, die durch Ausreifungsstörungen, zelluläre Atypien und Architekturstörungen gekennzeichnet sind (Borchard et al. 1991). In Abhängigkeit vom Ausprägungsgrad dieser Veränderungen wird zwischen

- geringgradigen und
- hochgradigen

Dysplasien unterschieden (Abb. 8.1.1, 8.1.2).

Bei den geringgradigen Dysplasien finden sich dicht an dicht stehende, hohe, längliche Zellen mit prominenten stäbchenförmigen Kernen. Die Kerne sind parallel angeordnet und weisen nur eine leichte Pseudostratifikation auf. Vermehrt sind Mitosen nachweisbar. Hochgradige Dysplasien sind architektonisch komplexer. Die Drüsen liegen dicht nebeneinander und zeigen ein so genanntes „back to back pattern". Die zytologischen Atypien und Pseudostratifikation sind ausgeprägter als bei den geringgradigen Dysplasien und mit einem Polaritätsverlust der Kerne verbunden. Der Anteil Muzin produzierender Zellen innerhalb der Adenome ist variabel. Zum Teil finden sich dystrophe Becherzellen, die durch einen abgeflachten exzentrischen Kern gekennzeichnet sind und an Siegelringzellen erinnern. Endokrine Zellen sind mit immunhistochemischen Methoden bei einem hohen Prozentsatz der Adenome nachweisbar (59–85%) (Iwashita et al. 1989), Paneth-Zellen werden bei etwa 10% der Adenome beschrieben (Symonds 1974). Typischerweise entwickeln sich die Dysplasien in dem oberflächennahen Epithel zuerst. Im Gegensatz zu den normalen Krypten ist die Proliferationszone lumenwärts verschoben (Lipkin et al. 1983), während apoptotische Zellen vorwiegend in den basalen Abschnitten der Adenome auftreten (Arai u. Kino 1995).

Im Hinblick auf die Architektur der Adenome wird zwischen

- tubulären Adenomen,
- tubulovillösen Adenomen und
- villösen Adenomen unterschieden.

Vor allem kleine Adenome sind überwiegend aus tubulären Formationen aufgebaut. Adenome, die zu mehr als 80% aus papillaren Komplexen bestehen, werden als villös, wenn der papillare Anteil zwischen 20–79% liegt, als tubulovillös eingestuft (Fenoglio-Preiser 1985, Konishi u. Morson 1982).

Entsprechend der Dysplasie-Karzinom-Sequenz können sich innerhalb der Adenome Karzinome entwickeln (Vogelstein et al. 1988). Makroskopisch weisen Indurationen innerhalb der Polypen mit Einziehungen oder erosiven Defekten an der Oberfläche auf eine maligne Entartung hin (Fenoglio-Preiser 1989 a).

Bei der histopathologischen Beurteilung der kolorektalen Karzinome muss beachtet werden, dass international unterschiedliche Klassifikationen angewendet werden, wodurch die Vergleichbarkeit wissenschaftlicher Studien erheblich erschwert wird (Schlemper et al. 2000). In den meisten Ländern der westlichen Welt wird entsprechend der WHO-Klassifikation im Kolorektum nur dann ein Karzinom diagnostiziert, wenn eine Invasion der Submukosa vorliegt (UICC 1997). Solange die neoplastischen Veränderungen noch auf die Mukosa beschränkt sind, werden sie unabhängig davon, ob ihre zytologischen und architektonischen Veränderungen schon die Kriterien eines Karzinoms

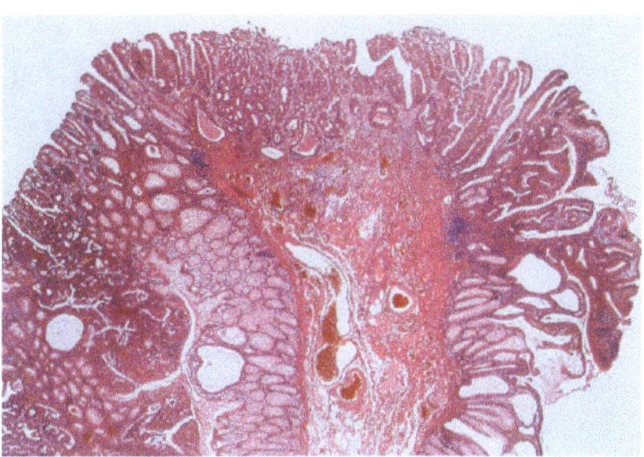

Abb. 8.1.2. Tubulovillöses Adenom mit hochgradiger Dysplasie und Übergang in ein mäßig differenziertes Adenokarzinom mit beginnender Stielinvasion (HE-Färbung)

erfüllen, definitionsgemäß noch als hochgradige Dysplasien eingestuft. Dies liegt darin begründet, dass aufgrund der anatomischen Gegebenheiten im Kolorektum keine Lymphgefäße in der Mukosa vorliegen und die auf die Mukosa beschränkten Neoplasien selbst bei Invasion der Lamina propria noch keine Metastasierungspotenz haben. In Japan dagegen beruht die Karzinomdiagnose primär auf dem Ausmaß der zytologischen und architektonischen Veränderungen und wird unabhängig von dem Kriterium der Metastasierungspotenz gestellt. Dies hat zur Folge, dass dort viele der bei uns noch als hochgradige Dysplasien eingestuften Veränderungen schon als Karzinome klassifiziert werden (Schlemper et al. 1998).

Familiäre adenomatöse Polyposis coli und Varianten. Die klassische Form der familiären adenomatösen Polyposis coli (FAP) ist durch die Entwicklung von >100, zumeist >1000 adenomatösen Polypen im Kolorektum charakterisiert. Sie folgt einem autosomal-dominanten Erbgang und ist durch genetische Keimbahndefekte im Bereich des APC-Gens auf Chromosom 5q21 verursacht (Lynch u. Lynch 1998) (s. Kapitel 8.2 „Familiäre adenomatöse Polyposis"). Die Polypose manifestiert sich erst nach der Geburt. Zumeist tritt sie im jungen Erwachsenenalter (durchschnittlich mit 22 Jahren) in Erscheinung (Bussey 1975).

Bei der voll ausgeprägten Form überziehen die Adenome rasenartig das gesamte Kolorektum (Abb. 8.1.3) oder zeigen eine Prädominanz für die linke Hälfte. Sie sind eher klein (Millimeter bis 1 cm) und überwiegend vom tubulären Typ. Sofern sich größere Polypen entwickeln, finden sich auch tubulovillöse Adenome, rein villöse Adenome sind bei der FAP eher selten. Anders als bei Patienten mit sporadischen Adenomen lässt sich bei der FAP auch außerhalb der adenomatösen Veränderungen in zellkinetischen Untersuchungen eine nach apikal verschobene Proliferationszone nachweisen (Deschner u. Lipkin 1975, Deschner u. Raicht 1981). Histomorphologisch finden sich außerdem in der makroskopisch normalen Schleimhaut multifokale kleinherdige adenomatöse Veränderungen, die nur einzelne Krypten oder kleine Kryptengruppen betreffen (Abb. 8.1.4). Diese so genannten „aberrant crypt foci", die die bisher kleinsten morphologisch fassbaren epithelialen Veränderung darstellen, sind bei Patienten mit FAP überwiegend vom dysplastischen Typ und somit wahrscheinlich Vorstufen der Adenome, während bei Patienten mit sporadischen „aberrant crypt foci" der hyperplastische Typ überwiegt, der nicht unmittelbar mit der Entwicklung von Neoplasien assoziiert zu sein scheint (Nucci et al. 1997).

Das Risiko, ein kolorektales Karzinom zu entwickeln, ist für Patienten mit der klassischen Form der FAP unbehandelt 100%. Die Karzinome treten bedeutend früher auf (im Durchschnitt mit 39 Jahren) als bei Patienten mit sporadischen Adenomen (Fenoglio-Preiser 1989b). In etwa 41% der Fälle werden synchrone Karzinome beobachtet (Fenoglio-Preiser 1989b).

Adenome und Karzinome können sich auch in anderen Abschnitten des Gastrointestinaltrakts entwickeln, wobei besonders das Duodenum [bei mehr als 50–88% der Patienten (Bussey et al. 1978, Church et al. 1992, Sawada u. Muto 1995, Watanabe et al. 1977)] und das Antrum des Magens betroffen sind (Watanabe et al. 1978). Außerdem finden sich bei 84% der Patienten im Korpus und Fundus des Magens kleine Polypen, bei denen es sich nicht um Adenome, sondern um so genannte

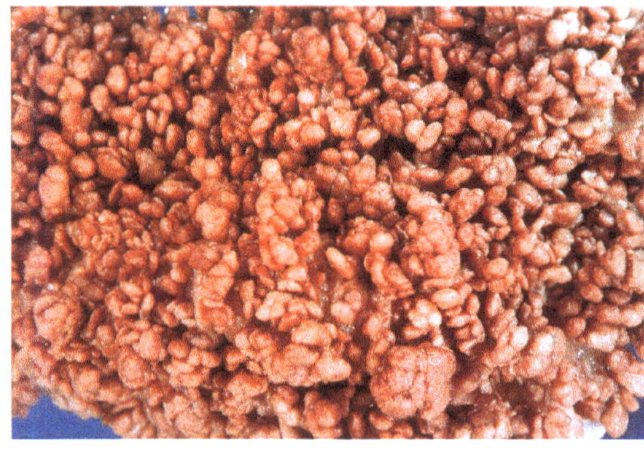

Abb. 8.1.3. Adenomrasen der Kolonschleimhaut bei FAP

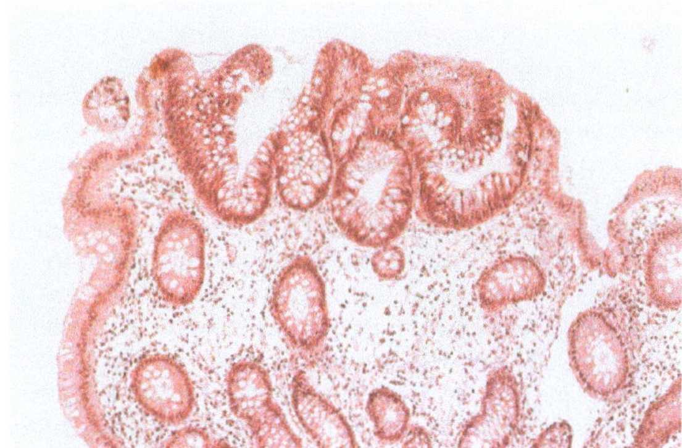

Abb. 8.1.4. Oligokryptales Adenom bei FAP (HE-Färbung)

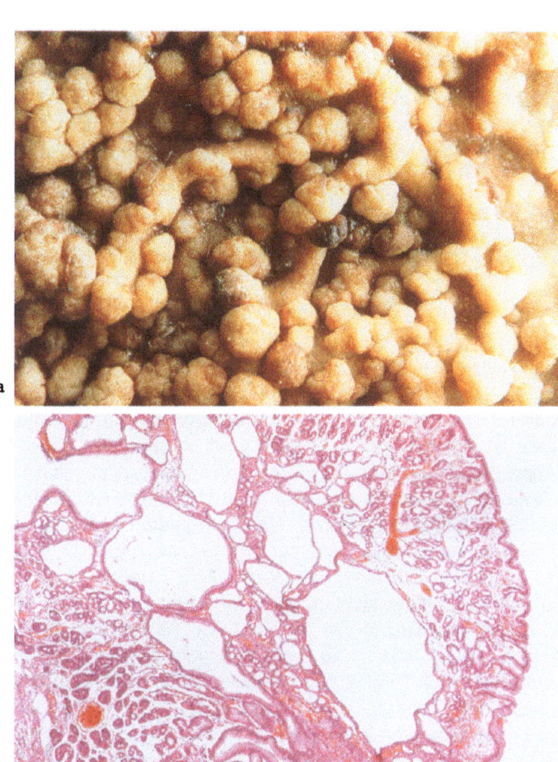

Abb. 8.1.5 a, b. Drüsenkörperzysten der Korpusschleimhaut des Magens bei FAP (**b** HE-Färbung)

„fundic gland polyps" bzw. Drüsenkörperzysten handelt (Abb. 8.1.5) (Iida et al. 1985, Elster et al. 1977).

Die verschiedenen extraintestinalen Manifestationen der FAP sind an anderer Stelle dieses Buchs beschrieben (s. Kapitel 8.2 „Familiäre adenomatöse Polyposis"). Die meisten Varianten der FAP (Gardner-, Turcot-, Zanca-, Oldsfield-Syndrom) unterscheiden sich vorwiegend im Hinblick auf die extraintestinalen Manifestationen und werden heute unter der Diagnose der FAP subsumiert (Foulkes 1995).

Die so genannte „attenuated FAP" beschreibt eine abgeschwächte Variante der FAP und zeigt auch bei den intestinalen Manifestationen Unterschiede zur klassischen Form. Typischerweise ist die Anzahl der Adenome geringer als bei der klassischen Form der FAP, zumeist sind es <100 (Lynch et al. 1995, Pilarski et al. 1999, Spiro et al. 1992). Die Adenome sind im Kolorektum unregelmäßiger verteilt und überwiegend proximal lokalisiert. Flache tubuläre Adenome (wie bei Abb. 8.1.1) oder auch der eingesenkte Typ des Adenoms finden sich gehäuft (Kubota u. Kino 1995, Paraf et al. 1995), weshalb das Syndrom früher auch als hereditäres flaches Adenomsyndrom bezeichnet wurde. Insgesamt ist der klinische Verlauf milder als bei der klassischen Form der FAP. Die Symptome setzen in einem höheren Alter ein. Karzinome entwickeln sich im Durchschnitt 15 Jahre später als bei Patienten mit der klassischen Form der FAP und 10 Jahre eher als sporadische kolorektale Karzinome (Lynch et al. 1995). Molekulargenetisch ist die abgeschwächte Form der FAP in Zusammenhang mit APC-Keimbahnmutationen in bestimmten Lokalisationen beschrieben (Brensinger et al. 1998, Dobbie et al. 1994, Friedl et al. 1996, Kraus et al. 1998, Sovaria et al. 1998, Van der Luijt et al. 1996, Walon et al. 1997), aber auch schon bei Deletion des gesamten APC-Gens beobachtet worden (Pilarski et al. 1999).

Das Turcot-Syndrom nimmt unter den Varianten der FAP ebenfalls eine Sonderstellung ein. Es unterscheidet sich von der klassischen FAP nicht nur im Hinblick auf die extraintestinalen Manifestationen (Entwicklung von Gehirntumoren), sondern ist ebenfalls mit einer geringeren Anzahl von Adenomen (meist <100) assoziiert, die häufig relativ groß sind (durchschnittlich 3 cm) (Cervoni et al. 1995, Shibata et al. 1999). Die Entwicklung von Dickdarmkarzinomen wird nur selten gesehen, da die Patienten frühzeitig an ihren ZNS-Tumoren versterben. Molekulargenetisch wurden neben Keimbahnmutationen im Bereich des APC-Gens auch Mutationen in DNA-Reparaturgenen [hMLH1- und hPMS2-Gen (Chan et al. 1999)] identifiziert, sodass das Turcot-Syndrom jetzt mehr im Zusammenhang mit den HNPCC-Syndromen diskutiert wird (s. Kapitel 8.3 „Hereditäres nichtpolypöses kolorektales Karzinom").

Andere hereditäre Syndrome mit Adenomen. Adenome bilden eine Teilkomponente beim hereditären gemischten Polyposesyndrom. Es ist durch die gleichzeitige Entwicklung von Adenomen, hyperplastischen Polypen und atypischen juvenilen Polypen charakterisiert (Whitelaw et al. 1997). Die Ätiologie dieses Syndroms ist noch unklar. Genetisches Mapping zeigte eine Assoziation mit Defekten im Bereich von Chromosom 6q (Thomas et al. 1996).

Bei den hereditären nichtpolypösen Kolonkarzinomsyndromen (HNPCC-Syndromen) ist die Anzahl der Adenome typischerweise nur gering, selten sind es mehr als 5, aber diese Adenome haben eine hohe maligne Potenz und sind häufig mit hochgradigen Dysplasien oder Karzinomen assoziiert (Fenoglio-Preiser 1989a). Typischerweise sind sie im rechten Kolon lokalisiert und zeigen gehäuft eine muzinöse Differenzierung (Hamilton 1992).

Als koexistente Läsionen können vereinzelte Adenome auch bei den hamartomatösen Polyposen auftreten oder es entwickeln sich adenomatöse Veränderungen innerhalb der hamartomatösen Polypen (s. unten) (Entius et al. 1999).

8.1.2.2 Hyperplastische Polypen

Pathologie. Die hyperplastischen Polypen sind zumeist kleine sessile Läsionen, die überwiegend <0,5 cm im Durchmesser, selten >1 cm und von gleicher oder hellerer Färbung als die umgebende Schleimhaut sind. Histologisch charakteristisch sind die verlängerten, sägeblattartig papillar gefalteten Krypten mit kleinen basalständigen Kernen ohne zytologische Atypien (Abb. 8.1.6). Die Becherzellen sind häufig vergrößert. In zellkinetischen Untersuchungen lässt sich eine verlängerte Proliferationszone, die über die mittleren Kryptenabschnitte hinaus bis zur Kryptenöffnung reicht, nachweisen. Die Zellreifung zeigt dabei einen geordneten, aber verzögerten Ablauf (Hayashi et al. 1974, Kaye et al. 1973).

Hyperplastische Polypen sind im Gegensatz zu Adenomen keine Neoplasien. Entsprechend gelten sie nicht als präkanzeröse Läsion. Inwieweit sie eine Markerfunktion für die Entwicklung eines Karzinoms an anderer Stelle im Kolorektum haben, ist nicht bekannt (Fraser u. Niv 1993). Aufgrund neuer molekularbiologischer Untersuchungsergebnisse, die zeigen, dass klonale genetische Veränderungen (Veränderungen des Onkogens K-ras und Deletionen des Chromosoms 1p) sowie phänotypisch die milde Form der Mikrosatelliteninstabilität (MSI-L) in hyperplastischen Polypen nachweisbar sind (Bosari et al. 1995, Cooper et al. 1987, Fenoglio-Preiser 1989b, Franzin et al. 1984, Hayashi et al. 1974), wurde in den letzten Jahren die Frage aufgeworfen, ob hyperplastische Polypen Vorläuferläsionen von Serrated Adenomas sein könnten (Longacre u. Fenoglio-Preiser 1990).

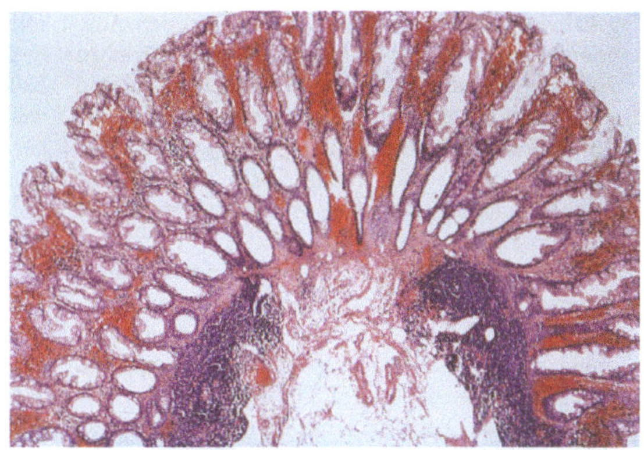

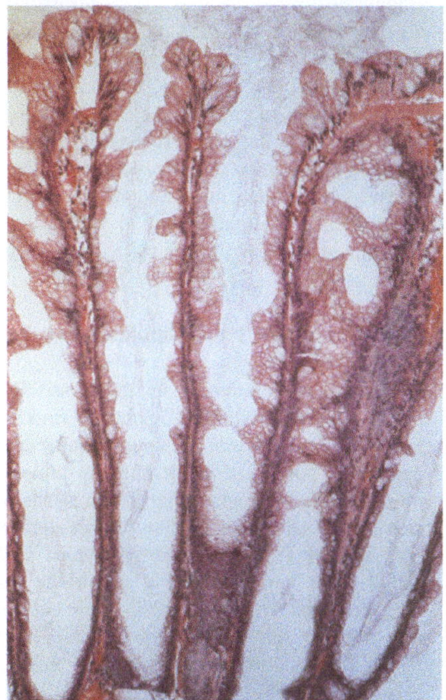

Abb. 8.1.6 a, b. Hyperplastischer Polyp: verlängerte und sägeblattartig papillar gefaltete Krypten, keine Dysplasie (HE-Färbung)

8.1.2.3 Serrated Adenomas

Pathologie. Der Begriff des Serrated Adenomas wurde erst 1990 als eigenständige Variante der klassischen Adenome geprägt. Er bezeichnet eine Sonderform der gemischten adenomatös hyperplastischen Polypen (Longacre u. Fenoglio-Preiser 1990), bei denen adenomatöse und hyperplastische Veränderungen nicht separat in verschiedenen Krypten, sondern nebeneinander innerhalb dersel-

ben Krypten vorliegen. Endoskopisch lassen sich Serrated Adenomas, solange sie noch klein sind (<0,5 cm), nicht von hyperplastischen Polypen differenzieren, größere Läsionen können eine unregelmäßigere Oberfläche und eine leichte Schleimhautrötung aufweisen (Burt u. Samowitz 1996, Jaramillo et al. 1997). Histopathologisch haben die Serrated Adenomas die für die hyperplastischen Polypen typische, sägeblattartige Kryptenarchitektur und zytologisch dysplastische Merkmale der

Epithelien, wie bei den Adenomen. Der Becherzell-gehalt ist variabel, zumeist höher als bei den Adenomen und niedriger als bei den hyperplastischen Polypen. Die dysplastischen Veränderungen sind z. T. schwierig zu identifizieren, weshalb v. a. vor der genauen Charakterisierung der Serrated Adenomas diese Läsionen häufig als hyperplastische Polypen unterdiagnostiziert wurden (Longacre u. Fenoglio-Preiser 1990).

Im Hinblick auf ihre Histogenese wird angenommen, dass die Serrated Adenomas von differenzierteren Zellen innerhalb der Krypten ausgehen als die klassischen Adenome (Longacre u. Fenoglio-Preiser 1990). Im Gegensatz zu den hyperplastischen Polypen sind Serrated Adenomas eindeutige Neoplasien und präkanzeröse Läsionen, die im Hinblick auf ihre maligne Potenz als mit den klassischen Adenomen vergleichbar betrachtet werden (Jass 1999, Yao et al. 1999). Allerdings weisen neue molekulargenetische Untersuchungen darauf hin, dass die Kanzerogenese innerhalb der Serrated Adenomas von dem Modell der klassischen Adenom-Karzinom-Sequenz abweicht und mit frühen p53-Mutationen und MSI assoziiert ist (Hiyama et al. 1998, Torlakovic u. Snover 1996).

8.1.2.4 Syndrome mit hyperplastischen Polypen

Hyperplastische Polypen als diagnostische Komponente eines hereditären Syndroms sind sehr selten. Vor kurzem wurde ein so genanntes „giant hyperplastic polyposis syndrome" in einer Karzinomfamilie beschrieben, die die Amsterdam-Kriterien für die Diagnose des hereditären nichtpolypösen kolorektalen Karzinomsyndroms (HNPCC) erfüllt hatte und gleichzeitig durch die Entwicklung multipler Polypen auffällig war, bei denen es sich zumeist um ungewöhnlich große hyperplastische Polypen, teils auch gemischte Polypen und Adenome handelte (Jeevaratnam et al. 1996). Welche genetische Grundlage dieses Syndrom hat, ist noch nicht bekannt. In Hinblick auf den Mutatorphänotyp (RER) waren die Ergebnisse bei den 4 Karzinompatienten variabel: 3 der 4 Patienten hatten RER-negative Tumoren, 1 Patient wies mehrere RER-positive Läsionen (2 Karzinome, 1 hyperplastischer Polyp) auf (Jeevaratnam et al. 1996).

Das „giant hyperplastic polyposis syndrome" muss von der hyperplastischen Polypose abgegrenzt werden (Torlakovic u. Snover 1996, Williams et al. 1980), die nicht als hereditär gilt. Bei der Erstbeschreibung dieser Erkrankung wurden polypöse Veränderungen festgestellt, die denen der familiären adenomatösen Polypose ähnelten. Histologisch fanden sich bei den Patienten durchweg hyperplastische Polypen, abgesehen von wenigen Fällen, die zusätzlich vereinzelte Adenome entwickelt hatten. Synchrone Karzinome waren bei der ursprünglichen Beschreibung bei keinem Patienten nachweisbar (Williams et al. 1980).

Das Nebeneinander multipler hyperplastischer Polypen und adenomatöser Polypen wurde vor kurzem als „hyperplastic adenomatous polyposis syndrome" mitgeteilt (Place u. Simmang 1999). Auch dieses Syndrom ist nicht hereditär. Es manifestiert sich typischerweise in Patienten höheren Alters (durchschnittlich 61 Jahre), in deren Familienanamnese bisher keine Polyposen diagnostiziert wurden. Im Gegensatz zu der ursprünglichen Beschreibung des hyperplastischen Polyposesyndrom ist es in 50% der Fälle mit Adenokarzinomen assoziiert (Place u. Simmang 1999).

8.1.2.5 Serrated-Adenoma-Syndrom

Das Serrated-Adenoma-Syndrom wurde im Rahmen einer Reevaluation von Fällen, die primär als hyperplastische Polypose eingestuft waren und im Gegensatz zur Erstbeschreibung des Syndroms häufig kolorektale Karzinome entwickelt hatten, charakterisiert (Burt u. Samowitz 1996, Torlakovic u. Snover 1996). Endoskopisch waren die Polypen dieser Patienten im Durchschnitt größer als typische hyperplastische Polypen, die selten >1 cm sind (Williams et al. 1980). Histologisch zeigten die Polypen die oben beschriebenen Merkmale der Serrated Adenomas. Als für die Abgrenzung zur hyperplastischen Polypose differenzialdiagnostisch hilfreiche Kriterien wurden außerdem basal dilatierte sowie horizontal angeordnete Krypten, eine Reduktion der endokrinen Zellen, eine fokale Schleimüberproduktion ähnlich wie beim Zystadenom der Appendix sowie eine häufige fokale oder diffuse Eosinophilie des Zytoplasmas beschrieben. Die Ätiologie dieser Erkrankung ist unklar, soweit bekannt gilt sie nicht als hereditär (Cooper et al. 1979, Sumner et al. 1981, Teoh et al. 1989).

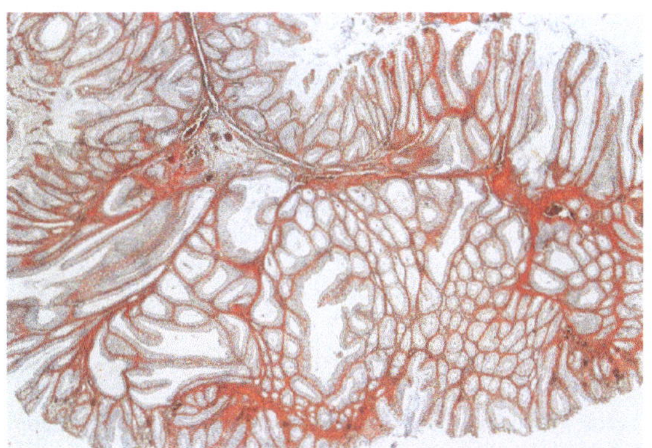

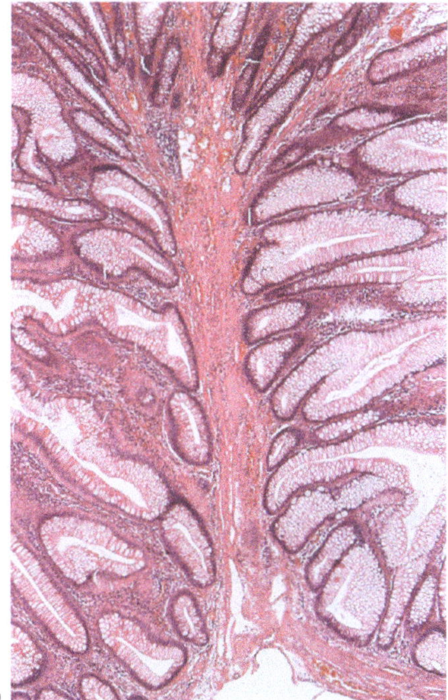

Abb. 8.1.7 a, b. Peutz-Jeghers-Polyp: prominente, in Bündeln bis zur Oberfläche ziehende glatte Muskelfasern, villöse Proliferation des Epithels, **a** Van-Gieson-Färbung, **b** HE-Färbung

8.1.3 Hamartomatöse Polypen

8.1.3.1 Peutz-Jeghers-Polyp

Pathologie. Makroskopisch ähneln Peutz-Jeghers-Polypen (PJP) epithelialen Polypen. Ihre Größe ist variabel, rangiert zumeist zwischen 0,5 und 1,0 cm und kann einen Durchmesser von bis zu 7 cm erreichen (Fenoglio-Preiser 1989b). Die kleineren Polypen sind überwiegend sessil, die größeren ge-stielt, ihre Oberfläche ist glatt und lobuliert. Histopathologisch sind die Polypen durch die gleichzeitige Proliferation von Epithel und glatten Muskelfasern gekennzeichnet, die sich charakteristischerweise baumartig verzweigen und zwischen den Krypten und Villi in feinen Bündeln bis zur Oberfläche ziehen (s. Abb. 8.1.7). Die Krypten und Villi sind in unterschiedlichem Ausmaß verlängert und verzweigt. Sie werden von einem Epithel überzogen, das sich aus den Elementen zusammensetzt, die normalerweise in der jeweiligen Lokalisation ortsständig sind, d. h. im Dünndarm absorptives Zylinderepithel mit Becherzellen Paneth- und argentaffinen Zellen und im Kolon zumeist sehr becherzellreiches Zylinderepithel (Fenoglio-Preiser 1989 b). Der Anteil der verschiedenen Zellarten kann von dem der normalen Mukosa abweichen. An der Oberfläche kann es zu erosiven Defekten der Polypen kommen, in deren Randbereich dann regenerative Veränderungen des Epithels und in der Lamina propria vermehrt Entzündungszellinfiltrate nachweisbar sind.

Im Hinblick auf die Architektur zeigen die Polypen im Dünndarm zumeist einen vielfach verzweigten Aufbau mit villösen Strukturen. Im Kolon sind die PJP oft weniger komplex, und auch die baumartige Verzweigung ist häufig nicht so ausgeprägt. In der Tiefe können zystisch dilatierte Krypten auftreten. Im Dünndarm können in etwa 10% der Fälle dislozierte Drüsen in den tiefen Wandschichten nachgewiesen werden (Sheperd et al. 1987). Dieses Phänomen wird als Pseudoinvasion bezeichnet, da es bei oberflächlicher Betrachtung die Invasion durch ein Karzinom vortäuschen und zu Fehlinterpretationen führen kann (Rex et al. 1999, Westerman et al. 1997). Im Gegensatz zu den Infiltraten eines Karzinoms zeigen aber die dislozierten Drüsen der PJP keine dysplastischen Veränderungen bzw. die für Karzinome typischen zytologische Atypien des Epithels. In Einzelfällen wurden im Dünndarm heterotope Drüsen in den tiefen Wandschichten und der Subserosa nachgewiesen, ohne dass sich an der Oberfläche ein Polyp entwickelt hatte (Westerman et al. 1997).

Zusammenfassend unterscheiden sich die PJP von Adenomen durch die Prominenz und Architektur der glatten Muskulatur und das Epithel, das, von regenerativen Veränderungen im Rand von Oberflächendefekten abgesehen, aus reifen Zellen besteht. Bei den hereditären PJP kann aber die Entwicklung von Dysplasien beobachtet werden. Diese dysplastischen Veränderungen ähneln morphologisch denen der Adenome und können in gleicher Weise Ausgangspunkt von Karzinomen sein. Die maligne Transformation von PJP ist aber im Vergleich zu Adenomen sehr selten. Neue molekulargenetische Ergebnisse deuten darauf hin, dass es bei den hereditären Syndromen eine Hamartom-Adenom-Karzinom-Sequenz gibt, bei der zumindest in der Initialphase andere Gene involviert sind als bei der klassischen Adenom-Karzinom-Sequenz [s. Kapitel 8.5 „Peutz-Jeghers-Syndrom" (STK 11)] (Bosman 1999, Wang et al. 1998, 1999).

8.1.3.2 Peutz-Jeghers-Syndrom

Die Entwicklung von PJP im Gastrointestinaltrakt in Verbindung mit mukokutanen Pigmentflecken mit Beteiligung der Lippen und Wangenschleimhaut ist als Peutz-Jeghers-Syndrom beschrieben (Giardiello et al. 1987, Spigelman et al. 1995). Die Erkrankung wird überwiegend nach einem autosomal-dominanten Modus mit unterschiedlicher Penetranz vererbt. Sie ist genetisch heterogen und mit Keimbahnmutationen des LBK1/STK11- bzw. PTEN-Gens assoziiert (Hemminki 1999). Die mukokutanen Pigmentflecken sind bei 90% der Patienten nachweisbar und beginnen sich durchschnittlich im Alter von etwa 2 Jahren zu entwickeln. Die PJP treten bevorzugt im Jejunum und Ileum und mit abnehmender Häufigkeit im Kolorektum, Magen und Duodenum auf. Ihre Anzahl ist sehr variabel, in den meisten Fällen geht sie in die Dutzende (Fenoglio-Preiser 1989 b). Ihre häufigsten Komplikationen sind Invaginationen oder okkulte Darmblutungen (Corley et a. 1977, Shibata et al. 1999).

Langfristig haben Patienten mit Peutz-Jeghers-Syndrom ein erhöhtes Risiko, in relativ jungem Alter intestinale und extraintestinale Karzinome zu entwickeln (Boardman et al. 1998). Das Karzinomrisiko liegt nach Daten in der Literatur zwischen 22 und 48% (Fenoglio-Preiser 1989 b, Giardiello et al. 1987). Die Karzinome treten v. a. im Gastroduodenaltrakt und extraintestinal in den Genitalorganen (Neoplasien des Ovars und Hodens) auf. Bei Patientinnen gelten „ovarian sex cord tumors with annular tubules" als eine charakteristische Komplikation (Scully 1970). Außerdem wird gehäuft die Entwicklung von bilateralen Mammakarzinomen beobachtet. Zum weiteren Spektrum der in Zusammenhang mit Peutz-Jeghers-Syndrom auftretenden Veränderungen gehören u. a. auch Nasenpolypen, Karzinome der Gaumentonsillen, benigne und maligne Schilddrüsentumoren, Hyperplasien der Nebennierenrinde, verschiedene Polypen des Urogenitaltrakts sowie Neoplasien des Pankreas, des hepatobiliären Systems und der Lunge (McGarrity et al. 2000).

8.1.4 Juveniler Polyp

8.1.4.1 Histopathologie

Juvenile Polypen finden sich vorwiegend im Dickdarm, seltener im Dünndarm und Magen. Sie erscheinen makroskopisch als grau-rötliche, rund-

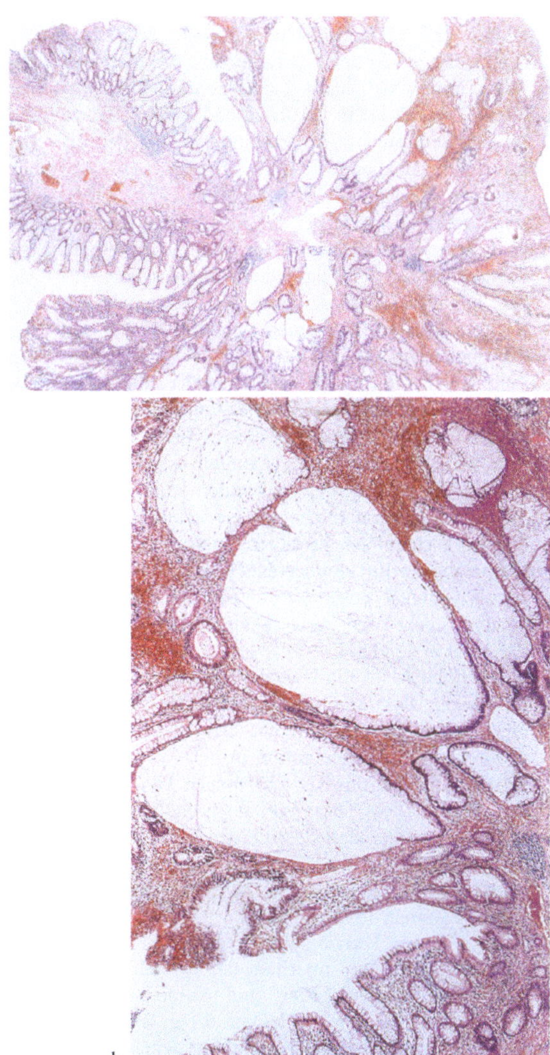

Abb. 8.1.8 a, b. Juveniler Polyp: unregelmäßig dilatierte Drüsen in reichlich entzündlich infiltriertem Stroma, an der Oberfläche erosive Epitheldefekte (HE-Färbung)

liche oder pilzartige Läsionen mit glatter, leicht lobulierter Oberfläche. Zumeist sind sie gestielt, in etwa 1/4 der Fälle sessil. Ihre Größe liegt zwischen 0,1 und 5 cm, in der Mehrzahl der Fälle rangiert sie zwischen 1–2 cm. Die Schnittfläche zeigt mit Schleim gefüllte Zysten (Fenoglio-Preiser 1989 b). Histologisch sind die juvenilen Polypen durch erosive Epitheldefekte an der Oberfläche, unregelmäßig zystisch dilatierte Krypten und ein prominentes Stroma charakterisiert (Abb. 8.1.8). Die epitheliale Komponente ist wie bei den PJP primär

nichtneoplastisch. Sie setzt sich aus den jeweils ortsständigen Elementen zusammen, ist aber im Bereich der erosiven Defekte und zystisch dilatierten Krypten oft regenerativ verändert, in manchen Arealen abgeflacht, stellenweise auch hyperplastisch. Innerhalb der dilatierten Krypten findet sich Schleim, z. T. mit reichlich Granulozyten (Fenoglio-Preiser 1989 b).

Das Stroma ist abundant entwickelt. Es ist ödematös und durchsetzt von unterschiedlich dichten akuten und chronischen Entzündungszellinfiltraten, reichlich Kapillaren und Fibroblasten. Lymphfollikel und metaplastische Knorpel- und Knochenbildungen können vorkommen. In manchen Fällen finden sich auch ganglioneuromatöse Proliferate (Mendelsohn u. Diamond 1984). Glatte Muskelfasern sind nicht prominent und gelten als ein differenzialdiagnostisches Kriterium zur Abgrenzung gegenüber PJP (Morson 1976, 1977). Zwar lassen sich, v. a. bei der Anwendung immunhistochemischer Methoden auch bei den juvenilen Polypen besonders periglandulär und am Polypenhals glatte Muskelfasern nachweisen, aber sie wachsen nicht in so dichten Bündeln wie bei den PJP (Fulcheri et al. 1991).

Im Bereich der Epitheldefekte an der Oberfläche findet sich ein kapillarreiches Granulationsgewebe, das in Zangenbiopsaten aus diesem Bereich per se nicht von dem eines so genannten Granulationsgewebepolypen differenziert werden kann. Im Polypektomiepräparat erscheinen besonders die hereditären Formen der juvenilen Polypen mit ihrer eher traubenartig lobulierten Oberfläche komplexer als Granulationsgewebepolypen und haben bedeutend mehr erweiterte Krypten in der Tiefe (Grigioni et al. 1981).

In Hinblick auf die Histogenese wird heute angenommen, dass zumindest primär die proliferierende Komponente allein das Stroma ist und es dadurch zur Schleimretention in den Krypten und sekundär zu den oben beschriebenen Veränderungen kommt. Diese These wird auch dadurch untermauert, dass bei den hereditären juvenilen Polypen klonale genetische Veränderungen zumindest initial nur im Mesenchym nachweisbar sind (Kinzler u. Vogelstein 1998).

Im weiteren Verlauf können sich v. a. bei den hereditären Formen innerhalb der juvenilen Polypen epitheliale Dysplasien und Karzinome entwickeln. Wie bei den PJP ähneln diese Areale epithelialer Dysplasien morphologisch denen innerhalb von Adenomen, und sie haben gleichermaßen die Potenz, in Karzinome überzugehen (Jass et al. 1988, Wu et al. 1997). Ursächlich wird auch hier eine Hamartom-Adenom-Karzinom-Sequenz diskutiert, wobei angenommen wird, dass das genetisch veränderte Stroma die Proliferation des Epithels und die Entwicklung von Dysplasien induzieren kann (so genannter „bystander effect") (Bosman 1999).

8.1.4.2 Juvenile Polypose

Die Diagnose einer juvenilen Polypose wird nach den Kriterien von Jass et al. (1988) gestellt, wenn mehr als 5 juvenile Polypen im Kolorektum auftreten und/oder juvenile Polypen im gesamten Gastrointestinaltrakt auftreten und/oder bei jeder Zahl von juvenilen Polypen bei entsprechender Familienanamnese. Bei 20–50% der Patienten liegt eine familiäre Form vor (Höfting et al. 1993), In der Mehrzahl der Fälle ist der Erbgang autosomal-dominant (Coburn et al. 1995). Als ursächliche genetische Defekte wurden Veränderungen des PTEN-Gens auf Chromosom 10q23 und des SMAD4-Gens (DPC4) auf Chromosom 18q21 identifiziert (s. Kapitel 8.4 „Juvenile Polyposis und Cowden-Syndrom"). Klinisch manifestiert sich die juvenile Polypose meist im Kindes- oder jungen Erwachsenenalter. Die Symptome variieren je nach Lokalisation und Ausprägung der Polypose und schließen rektale Blutungen, Anämie, Polypenprolaps oder Invaginationen ein. Eine seltene Form der juvenilen Polypose ist mit kongenitalen Fehlbildungen (Herz- und Gefäßmissbildungen, Hydrozephalus u. a.) assoziiert (Fenoglio-Preiser 1989 b).

Die juvenilen Polypen sind überwiegend im Kolorektum lokalisiert, seltener finden sie sich auch im Magen und Dünndarm (Höfting et al. 1993). Histopathologisch wurden in Kolektomiepräparaten von Patienten mit familiärer juveniler Polypose neben typischen juvenilen Polypen kleinnoduläre Veränderungen beobachtet, die durch ein dichtes Entzündungszellinfiltrat der Lamina propria und leichte Kryptenunregelmäßigkeiten bedingt waren. Außerdem fanden sich Foci mit dichten Entzündungszellinfiltraten in der luminalen Hälfte der Lamina propria auch in makroskopisch normal erscheinenden Mukosaabschnitten. Dysplastische Veränderungen sind nicht nur innerhalb von juvenilen Polypen, sondern auch in Form koexistenter Adenome beschrieben worden (Jass et al. 1988). Die Angaben über das Karzinomrisiko bei Patienten mit juveniler Polypose variieren in der Literatur. In Übersichtsarbeiten, die sowohl familiäre als auch sporadische Formen der juvenilen Polypose einschließen, liegt die Häufigkeit gastrointestinaler Karzinome bei etwa 17% (Coburn et al. 1995), in einer kürzlich erschienenen Studie einer Polyposesippe hatten 16 (55%) der 29 erkrankten Familienmitglieder ein gastrointestinales Karzinom entwickelt (Howe et al. 1998).

8.1.4.3 Cowden-Syndrom

Das Cowden-Syndrom ist sehr selten. Es ist durch die Entwicklung multipler Hamartome in verschiedenen Organen charakterisiert und in der Mehrzahl der Fälle (70–85%) mit einer disseminierten gastrointestinalen Polypose sowie einem erhöhten Risiko für Mammakarzinome und Schilddrüsenkarzinome assoziiert (Harach et al. 1999, Michaels u. Shakir 1993). Die Palette der klinischen Symptome ist breit gefächert und schließt orokutane Veränderungen (orale Papillomatose, Trichilemmome, akrale Keratosen) und benigne Schilddrüsentumoren mit ein (Lloyd u. Dennis 1963, Stratakis et al. 1998). Die Erkrankung folgt einem autosomal-dominanten Modus (s. Kapitel 8.4 „Juvenile Polyposis und Cowden-Syndrom"). Der zugrunde liegende genetische Defekt wurde wie bei der juvenilen Polypose im Bereich des PTEN-Gens auf Chromosom 10q23 identifiziert (Marsh et al. 1998a,b).

Die Histopathologie der gastrointestinalen Polypen ähnelt der der juvenilen Polypen (Fenoglio-Preiser 1989b). Eine eindeutige Differenzialdiagnose ist nur im Zusammenhang mit dem gesamten klinischen Bild möglich. Soweit bisher bekannt, wurden Dysplasien in diesen Polypen noch nicht beobachtet. Darüber hinaus scheinen auch andere mesenchymale Polypen wie Leiomyome, Lipome, Ganglioneurome und lymphoide Polypen gehäuft vorzukommen (Hizawa et al. 1994).

8.1.4.4 Bannayan-Riley-Ruvalcaba-Syndrom

Das Bannayan-Riley-Ruvalcaba-Syndrom ist ein weiteres, sehr seltenes Syndrom, das mit einer intestinalen Polypose vom hamartomatösen Typ und genetischen Defekten im Bereich des 10q23-Locus (PTEN-Gen) assoziiert ist (Zigman et al. 1997). Weitere Komponenten des Syndroms sind eine Makrozephalie, mentale Retardierung, ungewöhnliche kraniofaziale Erscheinung und pigmentierte Läsionen im Bereich des Penis. Ein erhöhtes Karzinomrisiko ist bei diesem Syndrom nicht bekannt (Fenoglio-Preiser 1989b). Im Hinblick auf die Histopathologie der Polypen handelt es sich hier wieder um Polypen vom juvenilen Typ (Lowichik et al. 2000).

8.1.4.5 Cronkhite-Kanada-Syndrom

Das Cronkhite-Kanada-Syndrom geht mit einer intestinalen Polypose einher, die eine Differenzialdiagnose zur juvenilen Polypose darstellt (Burke u. Sobin 1989). Weitere Komponenten des Syndroms sind eine Alopezie, Hyperpigmentierung der Haut und Schleimhäute sowie der Retina und eine Onychodystrophie. Außerdem scheint es mit einer unspezifischen Verschlechterung des Immunsystems assoziiert zu sein (Lin et al. 1987). Die Ätiologie der Erkrankung ist noch unbekannt. Sichere Hinweise auf ein familiär gehäuftes Auftreten gibt es bisher nicht.

Typischerweise manifestiert sich die Erkrankung bei älteren Patienten (80% der Patienten sind älter als 50 Jahre) durch wässrige Diarrhöen, z.T. mit Blutbeimengungen, die zu erheblichen Eiweiß- und Elektrolytverlusten führen (Lorenz et al. 1986). Das Ausmaß und die Therapierbarkeit der Diarrhöen und des Eiweiß- und Elektrolytmangels determinieren primär die Prognose der Erkrankung. Die Mortalitätsrate liegt bei etwa 60% (Fenoglio-Preiser 1989b).

Die polypösen Veränderungen können den gesamten Gastrointestinaltrakt einschließlich Magen und Ösophagus betreffen, aber auch nur einzelne Abschnitte befallen. Im Darm haben sie variable Erscheinungsformen, die von mikronodulären Schleimhautveränderungen bis hin zu gestielten Polypen von gelatinöser Konsistenz reichen. Im Magen können sie eine Riesenfaltengastritis imitieren, weil die Polypen sehr dicht stehen (Fenoglio-Preiser 1989b). Histologisch finden sich im Kolon und Dünndarm mit Schleim gefüllte, unregelmäßig zystisch dilatierte Drüsen, die an das Bild eines juvenilen Polypen oder entzündlichen Pseudopolypen erinnern (Abb. 8.1.9). Das Stroma ist ödematös und entzündlich infiltriert. Im Gegensatz zu der juvenilen Polypose handelt es sich nicht um fokal polypöse Veränderungen, sondern um einen diffusen Prozess, bei dem auch die Schleimhaut zwischen den Polypen mitbetroffen ist. Besonders im Dünndarm können die ödematös entzündlichen Veränderungen transmural ausgebildet sein. Assoziationen mit gastrointestinalen Adenomen und Karzinomen wurden in Einzelfällen mitgeteilt. Die Angaben darüber, ob diese neoplastischen Veränderungen in Zusammenhang mit den polypösen Läsionen des Cronkhite-Kanada-Syndroms stehen oder sich unabhängig davon entwickeln, variieren von Fall zu Fall (Malhotra u. Sheffield 1998, Rappaport et al. 1986).

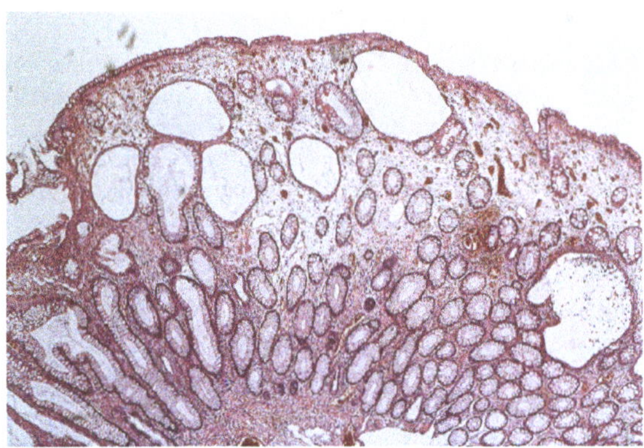

Abb. 8.1.9. Cronkhite-Kanada-Syndrom: Ödem und Hyperämie der Mukosa mit zystischer Dilatation der Krypten (HE-Färbung)

8.1.5 Mesenchymale Polypen

Makroskopisch imponieren mesenchymale Polypen zumeist als submuköse Läsionen, die je nach Größe an der Kuppe ulzeriert sein können. Histologisch gehören zu dieser Polypengruppe entsprechend der verschiedenen mesenchymalen Komponenten in der Darmwand eine Vielzahl unterschiedlicher Läsionen. Für ihre histogenetische Differenzierung sind häufig spezielle Untersuchungsmethoden wie Immunhistochemie und Elektronenmikroskopie notwendig. Das maligne Potenzial dieser Tumoren variiert in Abhängigkeit vom histologischen Typ und ist z. T. nur schwierig definierbar. Grundsätzlich lässt sich sagen, dass v. a. die Größe der Läsion und die Anzahl der Mitosen im Vordergrund bei der Dignitätsbeurteilung mesenchymaler Läsionen stehen und davon auszugehen ist, dass sich mesenchymale Polypen <10 cm Größe und mit <5 Mitosen pro 10 „high power field" (Vergr. 400:1) benigne verhalten (Miettinen et al. 1998).

8.1.5.1 Neurogene Polyposen

In der Gruppe der mesenchymalen Polypen sind die neurogenen Tumoren am häufigsten mit hereditären Syndromen assoziiert. Im Einzelnen gehören zu ihnen
- Neurofibrome,
- Ganglioneurome,
- Schwannome (synonym: Neurinome) und
- die gastrointestinalen autonomen Nerventumoren (Fluckinger et al. 1996).

Histopathologisch zeigen Neurofibrome eine lockere, ungeordnete Proliferation aller Komponenten der peripheren Nerven, d. h. der Neuriten, Schwann-Zellen und Fibroblasten (Abb. 8.1.10). Bei Ganglioneuromen finden sich zusätzlich noch reichlich Ganglienzellen im Tumor.

Schwannome bestehen überwiegend aus Schwann-Zellen ohne Neuriten und enthalten neben myxoiden Arealen zelluläre Bereiche mit pallisadenartiger Anordnung der Kerne sowie häufig prominente Blutgefäße mit hyalinisierten Wänden. Mittels immunhistochemischer Untersuchungen kann der neurogene Charakter der Tumoren dargestellt werden. Im Gegensatz zum Neurofibrom weist das Schwannom typischerweise eine starke Immunreaktion gegen das S100-Protein auf (Daimaru et al. 1988).

Die gastrointestinalen autonomen Nerventumoren sind sehr seltene, neurogene Spindelzelltumoren, die v. a. im Magen und Dünndarm lokalisiert sind und sich schon bei geringerer Größe und Mitosenzahl maligne verhalten können. Ihre Unterscheidung von anderen neurogenen Spindelzelltumoren basiert auf dem elektronenmikroskopischen Nachweis von „skeinoiden" Fasern (Damiani et al. 1998, Fluckinger et al. 1996, Herrera u. Moraes 1984).

Mit der Entwicklung neurogener Tumoren sind die Neurofibromatose Typ 1 (Morbus Recklinghausen) bzw. die MEN IIb (MEN: multiple endokrine Neoplasien) assoziiert. Die Neurofibromatose Typ 1 wird autosomal-dominant vererbt und ist durch die Entwicklung multipler neuraler Tumoren im gesamten Körper, pigmentierte Hautläsionen, so genannte Café-au-lait-Flecken, und pigmentierte Hamartome der Iris (Lisch-Knoten) charakterisiert (s. Kapitel 5 „Neurofibromatosen"). Im Hinblick auf die gastrointestinalen Manifestationen entwickeln sich bei 25% der Patienten Neurofibrome im Magen-Darm-Trakt, in etwa 3% der Fälle wur-

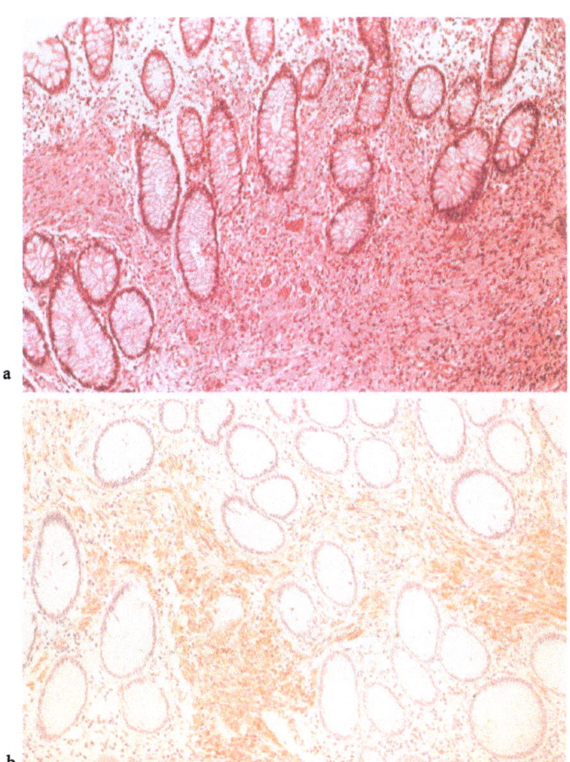

Abb. 8.1.10 a, b. Ganglioneurom: **a** Verdrängung der Krypten durch die spindelzelligen und von Ganglienzellen durchsetzten Tumorinfiltrate, Oberfläche epithelial intakt (HE-Färbung), **b** im Tumor positive immunhistochemische Reaktion gegen neuronenspezifische Enolase (ABC-Methode mit DAB-Entwicklung)

den bei diesen Tumoren maligne Transformationen beschrieben (Fenoglio-Preiser 1989 a). Die anderen Typen der neurogenen mesenchymalen Tumoren können ebenfalls bei Patienten mit Neurofibromatose auftreten, aber sie sind bedeutend seltener als die Neurofibrome.

Die typische intestinale Manifestation der MEN IIb ist eine Ganglioneuromatose und wird in etwa 40–50% der Fälle gesehen (Carney u. Hayles 1977). Zu den weiteren Komponenten dieses Syndroms gehören faziale Neurome sowie Hyperplasien und Neoplasien der C-Zellen der Schilddrüse und des Nebennierenmarks und Hyperplasien der Nebenschilddrüse (s. Kapitel 5 „Neurofibromatosen").

8.1.5.2 Angiomatöse Polyposen

Angiomatöse Darmpolypen können als Teilkomponenten sehr seltener familiärer Syndrome auftreten wie dem „Blue rubber bleb nevus"-Syndrom (Fernandes et al. 1999) oder Klippel-Trenaunay-Syndrom (Myers 1993). Histologisch handelt es

sich um kapillare bzw. kavernöse Hämangiome. Klinisch stehen die gastrointestinalen Blutungen im Vordergrund (Myers 1993, Romao et al. 1999).

Die Teleangiectasia hereditaria haemorrhagica Rendu-Osler betrifft relativ häufig den Magen-Darm-Trakt. Neben fokalen Teleangiektasien kann es auch hier zur Ausbildung kleiner angiomatöser Polypen kommen (Kjeldsen u. Kjeldsen 2000, Sharma u. Howden 1998).

8.1.6 Literatur

Arai T, Kino I (1995) Role of apoptosis in modulation of the growth of human colorectal tubular and villous adenomas. J Pathol 176:37–44

Boardman LA, Thibodeau SN, Schaid DJ et al. (1998) Increased risk for cancer in patients with the Peutz-Jeghers syndrome. Ann Intern Med 128:896–899

Borchard F, Heilmann KL, Hermanek P et al. (1991) Definition und klinische Bedeutung der Dysplasie im Verdauungstrakt. Ergebnisse einer Sitzung der Arbeitsgemeinschaft Gastroenterologische Pathologie der Deutschen Gesellschaft für Pathologie am 25.11.1989 in Kronberg. Pathologe 12:50–56

Bosari S, Moneghini L, Graziani D et al. (1995) bcl-2 oncoprotein in colorectal hyperplastic polyps, adenomas, and adenocarcinomas. Hum Pathol 26:534–540

Bosman FT (1999) The hamartoma-adenoma-carcinoma sequence. J Pathol 188:1–2

Brensinger JD, Laken SJ, Luce MC et al. (1998) Variable phenotype of familial adenomatous polyposis in pedigrees with 3′ mutation in the APC gene. Gut 43:548–552

Burke AP, Sobin LH (1989) The pathology of Cronkhite-Canada polyps. A comparison to juvenile polyposis. Am J SurgPathol 13:940–946

Burt RW, Samowitz WS (1996) Serrated adenomatous polyposis: a new syndrome? Gastroenterology 110:950–952

Bussey HJ (1975) Familial polyposis coli: family studies, histopathology, differential diagnosis and results of treatment. Johns Hopkins University Press, Baltimore, pp 1–75

Bussey HJ, Veale AM, Morson BC (1978) Genetics of gastrointestinal polyposis. Gastroenterology 74:1325–1330

Carney JA, Hayles AB (1977) Alimentary tract manifestations of multiple endocrine neoplasia, type 2b. Mayo Clin Proc 52:543–548

Cervoni L, Celli P, Tarantino R, Fortuna A (1995) Turcot's syndrome: case report and review of the classification. J Neurooncol 23:63–66

Chan TL, Yuen ST, Chung LP et al. (1999) Germline hMSH2 and differential somatic mutations in patients with Turcot's syndrome. Genes Chromosomes Cancer 25:75–81

Church JM, McGannon E, Null-Boiner S et al. (1992) Gastroduodenal polyps in patients with familial adenomatous polyposis. Dis Colon Rectum 35:1170–1173

Cobum MC, Pricolo VE, DeLuca FG, Bland KI (1995) Malignant potential in intestinal juvenile polyposis syndromes. Ann Surg Oncol 2:386–391

Colton CG, Sivak MJ (1995) Flat adenomas and cancers. Gastrointest Endosc 42:182–184

Cooper HS, Patchefsky AS, Marks G (1979) Adenomatous and carcinomatous changes within hyperplastic colonic epithelium. Dis Colon Rectum 22:152–156

Cooper HS, Marshall C, Ruggerio F, Steplewski Z (1987) Hyperplastic polyps of the colon and rectum. An immunohistochemical study with monoclonal antibodies against blood groups antigens (sialosyl-Lea, Leb, Lex, Ley, A, B, H). Lab Invest 57:421–428

Corley DA, Uyeki TM, Cello JP (1997) Gastrointestinal bleeding and gastric outlet obstruction from Peutz-Jeghers polyposis. Diagnosis and treatment. West J Med 166:350–352

Daimaru Y, Kido H, Hashimoto H, Enjoji M (1988) Benign schwannoma of the gastrointestinal tract: a clinicopathologic and immunohistochemical study. Hum Pathol 19:257–264

Damiani S, Schildkraut P, Riguzzi P, Biasiucci A, Tardio ML, Eusebi V (1998) Gastrointestinal autonomic nerve tumor (GANT) associated with Von Recklinghausen's disease. Pathologica 90:792–797

Deschner EE, Lipkin M (1975) Proliferative patterns in colonic mucosa in familial polyposis. Cancer 35:413–418

Deschner EE, Raicht RF (1981) Kinetic and morphologic alterations in the colon of a patient with multiple polyposis. Cancer 47:2440–2445

Dobbie Z, Spycher M, Hurliman R et al. (1994) Mutational analysis of the first 14 exons of the adenomatous polyposis coli (APC) gene. Eur J Cancer 30A:1709–1713

Driman DR (1994) Flat adenomas and flat carcinomas: do you see what I see? Gastrointest Endosc 40:106–109

Elster K, Eidt H, Ottenjann R, Rosch W, Seifert E (1977) Drusenkörperzysten, eine polypoide Läsion der Magenschleimhaut. Dtsch Med Wochenschr 102:183–187

Entius MM, Westerman AM, Velthuysen ML van et al. (1999) Molecular and phenotypic markers of hamartomatous polyposis syndromes in the gastrointestinal tract. Hepatogastroenterology 46:661–666

Fenoglio-Preiser C (1985) Tumors of the large and small intestine. Armed Forces Institute of Pathology, Washington, DC

Fenoglio-Preiser CM (1989a) Epithelial and neuroendocrine tumors of the large intestine. In: Fenoglio-Preiser CM (Hrsg) Gastrointestinal pathology: an atlas and text. Raven Press, New York, pp 910–957

Fenoglio-Preiser CM (1989b) Polyposis syndromes. In: Fenoglio-Preiser CM (Hrsg) Gastrointestinal pathology: an atlas and text. Raven Press, New York, pp 717–745

Fernandes C, Silva A, Coelho A, Campos M, Pontes F (1999) Blue rubber bleb naevus: case report and literature review. Eur J Gastroenterol Hepatol 11:455–457

Fluckiger R, Wegmann W, Huber A (1996) Tumor des gastrointestinalen autonomen Nervensystems (GAN-Tumor oder Plexosarkom). Chirurg 67:371–379

Foley TR, McGarrity TJ, Abt AB (1988) Peutz-Jeghers syndrome: a clinicopathologic survey of the „Harrisburg family" with a 49-year follow-up. Gastroenterology 95:1535–1540

Foulkes WD (1995) A tale of four syndromes: familial adenomatous polyposis, Gardner syndrome, attenuated APC and Turcot syndrome. QJM 88:853–863

Franzin G, Zamboni G, Scarpa A, Dina R, Iannucci A, Novelli P (1984) Hyperplastic (metaplastic) polyps of the colon. A histologic and histochemical study. Am J Surg Pathol 8:687–698

Fraser GM, Niv Y (1993) Hyperplastic polyp and colonic neoplasia. Is there an association? J Clin Gastroenterol 16:278–280

Friedl W, Meuschel S, Caspari R et al. (1996) Attenuated familial adenomatous polyposis due to a mutation in the 3′ part of the APC gene. A clue for understanding the function of the APC protein. Hum Genet 97:579–584

Fulcheri E, Baracchini P, Pagani A, Lapertosa G, Bussolati G (1991) Significance of the smooth muscle cell component in Peutz-Jeghers and juvenile polyps. Hum Pathol 22:1136–1140

Giardiello FM, Welsh SB, Hamilton SR et al. (1987) Increased risk of cancer in the Peutz-Jeghers syndrome. N Engl J Med 316:1511–1514

Grigioni WF, Alainpi G, Martinelli G, Piccaluga A (1981) Atypical juvenile polyposis. Histopathology 5:361–376

Hamilton SR (1992) The adenoma-adenocarcinoma sequence in the large bowel: variations on a theme. J Cell Biochem [Suppl] 1992:41–46

Harach HR, Soubeyran I, Brown A, Bonneau D, Longy M (1999) Thyroid pathologic findings in patients with Cowden disease. Ann Diagn Pathol 3:331–340

Hayashi T, Yatani R, Apostol J, Stemmermann GN (1974) Pathogenesis of hyperplastic polyps of the colon: a hypothesis based on ultrastructure and in vitro cell kinetics. Gastroenterology 66:347–356

Hemminki A (1999) The molecular basis and clinical aspects of Peutz-Jeghers syndrome. Cell Mol Life Sci 55:735–750

Herrera GA, Moraes HP de (1984) Neurogenic sarcomas in patients with neurofibromatosis (von Recklinghausen's disease). Light, electron microscopy, and immunohisto-chemistry study. Virchows Arch 403:361–376

Hiyama T, Yokozaki H, Shimamoto F et al. (1998) Frequent p53 gene mutations in serrated adenomas of the colorec-tum. J Pathol 186:131–139

Hizawa K, Iida M, Matsumoto T et al. (1994) Gastrointestinal manifestations of Cowden's disease. Report of four eases. J Clin Gastroenterol 18:13–18

Howe JR, Mitros FA, Summers RW (1998) The risk of gas-trointestinal carcinoma in familial juvenile polyposis. Ann Surg Oncol 5:751–756

Höfting I, Pott G, Stolte M (1993) Das Syndrom der Juveni-len Polyposis. Leber Magen Darm 23:107–108, 111–112

Iida M, Yao T, Itoh H et al. (1985) Natural history of fundic gland polyposis in patients with familial adenomatosis coli/Gardner's syndrome. Gastroenterology 89:1021–1025

Ikeda Y, Mori M, Yoshizumi T, Sugimachi K (1999) Cancer and adenomatous polyp distribution in the colorectum. Am J Gastroenterol 94:191–193

Iwashita A, Watanabe H, Enjoji M (1989) Argyrophil and ar-gentaffin cells in adenomas of the colon and rectum. Fu-kuoka Igaku Zasshi 80:114–124

Jaramillo E, Watanabe M, Rubio C, Slezak P (1997) Small colorectal serrated adenomas: endoscopic findings. Endo-scopy 29:1–3

Jass JR (1999) Serrated adenoma and colorectal cancer. J Pathol 187:499–502

Jass JR, Williams CB, Bussey HJ, Morson BC (1988) Juvenile polyposis – a precancerous condition. Histopathology 13:619–630

Jeevaratnam P, Cottier DS, Browett PJ, Van De Water NS, Po-kos V, Jass JR (1996) Familial giant hyperplastic polypo-sis predisposing to colorectal cancer: a new hereditary bowel cancer syndrome. J Pathol 179:20–25

Kaye GI, Fenoglio CM, Pascal RR, Lane N (1973) Compara-tive electron microscopic features of normal, hyperplas-tic, and adenomatous human colonic epithelium. Varia-tions in cellular structure relative to the process of epithelial differentiation. Gastroenterology 64:926–945

Kinzler KW, Vogelstein B (1998) Landscaping the cancer ter-rain. Science 280:1036–1037

Kjeldsen AD, Kjeldsen J (2000) Gastrointestinal bleeding in patients with hereditary hemorrhagic teleangiectasia. Am J Gastroenterol 95:415–418

Konishi F, Morson BC (1982) Pathology of colorectal adeno-mas: a colonoscopic survey. J Clin Pathol 35:830–841

Kraus C, Gunther K, Vogler A, Hohenberger W, Pfeiffer RA, Ballhausen WG (1998) Rapid RT-PCR-based protein trun-cation test in the screening for 5′located mutations of the APC gene. Mol Cell Probes 12:143–147

Kubota O, Kino I (1995) Depressed adenomas of the colon in familial adenomatous polyposis. Histology, immuno-histochemical detection of proliferating cell nuclear anti-gen (PCNA), and analysis of the background mucosa. Am J Surg Pathol 19:318–327

Lin HJ, Tsai YT, Lee SD et al. (1987) The Cronkhite-Canada syndrome with focus on immunity and infection. Report of a case. J Clin Gastroenterol 9:568–570

Lipkin M, Blattner WE, Fraumeni JF Jr, Lynch HT, Deschner E, Winawer S (1983) Tritiated thymidine (phi p, phi h) labeling distribution as a marker for hereditary predispo-sition to colon cancer. Cancer Res 43:1899–1904

Lloyd KM, Dennis M (1963) Cowden's disease: a possible new syndrome with multiple system involvement. Ann Intern Med 58:136–142

Longacre TA, Fenoglio-Preiser CM (1990) Mixed hyperplas-tic adenomatous polyps/serrated adenomas. A distinct form of colorectal neoplasia. Am J SurgPathol 14:524–537

Lorenz R, Gulotta U, Becker K, Bottermann P, Vogel GE, Classen M (1986) New observations in a case of Cron-khite-Canada syndrome. Z Gastroenterol 24:85–92

Lowichik A, White FV, Timmons CF et al. (2000) Bannayan-Riley-Ruvalcaba syndrome: spectrum of intestinal pathol-ogy including juvenile polyps. Pediatr Dev Pathol 3:155–161

Lynch HT, Lynch JF (1998) Genetics of colonic cancer. Di-gestion 59:481–492

Lynch HT, Smyrk T, McGinn T et al. (1995) Attenuated fa-milial adenomatous polyposis (AFAP). A phenotypically and genotypically distinctive variant of FAP. Cancer 76:2427–2433

Malhotra R, Sheffield A (1988) Cronkhite-Canada syndrome associated with colon carcinoma and adenomatous changes in C-C polyps. Am J Gastroenterol 83:772–776

Marsh DJ, Dahia PL, Caron S et al. (1998a) Germline PTEN mutations in Cowden syndrome-like families. J Med Ge-net 35:881–885

Marsh DJ, Dahia PL, Coulon V et al. (1998b) Allelic imbal-ance, including deletion of PTEN/MMACI, at the Cowden disease locus on 10q22–23, in hamartomas from patients with Cowden syndrome and germline PTEN mutation. Genes Chromosomes Cancer 21:61–69

McGarrity TJ, Kulin HE, Zaino RJ (2000) Peutz-Jeghers syn-drome. Am J Gastroenterol 95:596–604

Mendelsohn G, Diamond MP (1984) Familial ganglioneuro-matous polyposis of the large bowel. Report of a family with associated juvenile polyposis. Am J Surg Pathol 8:515–520

Michaels RD, Shakir KM (1993) Association of multinodular goiter with breast carcinoma: Cowden's disease. J Endo-crinol Invest 16:909–911

Miettinen M, Sarlomo-Rikala M, Lasota J (1998) Gastroin-testinal stromal tumours. Ann Chir Gynaecol 87:278–281

Morson B (1976) Polyps and cancer of the large bowel. West J Med 125:93–99

Morson BC (1977) Polyps and cancer of the large bowel. In: Yardley JH (ed) The gastrointestinal tract. Williams & Wilkins, Baltimore, pp 101–108

Muto T, Kamiya J, Sawada T et al. (1985) Small „flat adeno-ma" of the large bowel with special reference to its clini-copathologic features. Dis Colon Rectum 28:847–851

Myers BM (1993) Treatment of colonic bleeding in Klippel-Trenaunay syndrome with combined partial colectomy and endoscopic laser. Dig Dis Sci 38:1351–1353

Nucci MR, Robinson CR, Longo P, Campbell P, Hamilton SR (1997) Phenotypic and genotypic characteristics of aber-rant crypt foci in human colorectal mucosa. Hum Pathol 28:1396–1407

Paraf F, Sasseville D, Watters AK et al. (1995) Clinicopatho-logical relevance of the association between gastrointes-tinal and sebaccous neoplasms: the Muir-Torre syn-drome. Hum Pathol 26:422–427

Pilarski RT, Brothman AR, Benn P, Shulman Rosengren S (1999) Attenuated familial adenomatous polyposis in a man with an interstitial deletion of chromosome arm 5q. Am J Med Genet 86:321–324

Place RJ, Simmang CL (1999) Hyperplastic-adenomatous polyposis syndrome. J Am Coll Surg 188:503–507

Rappaport LB, Sperling HV, Stavrides A (1986) Colon cancer in the Cronkhite-Canada syndrome. J Clin Gastroenterol 8:199–202

Rex DK, Alikhan M, Cummings O, Ulbright TM (1999) Accuracy of pathologic interpretation of colorectal polyps by general pathologists in community practice. Gastrointest Endosc 50:468–474

Romao Z, Pontes J, Lopes H et al. (1999) Endosonography in the diagnosis of „blue rubber bleb nevus syndrome": an uncommon cause of gastrointestinal tract bleeding. J Clin Gastroenterol 28:262–265

Sawada T, Muto T (1995) Familial adenomatous polyposis: should patients undergo surveillance of the upper gastrointestinal tract? Endoscopy 27:6–11

Schlemper RJ, Itabashi M, Kato Y et al. (1998) Differences in the diagnostic criteria used by Japanese and Western pathologists to diagnose colorectal carcinoma. Cancer 82:60–69

Schlemper RJ, Borchard F, Dixon W et al. (2000) International comparability of the pathological diagnosis for early-cancer of the digestive tract: Munich meeting. J Gastroenterol [Suppl 12] 35:102–110

Scully RE (1970) Sex cord tumor with annular tubules a distinctive ovarian tumor of the Peutz-Jeghers syndrome. Cancer 25:1107–1121

Shanna VK, Howden CW (1998) Gastrointestinal and hepatic manifestations of hereditary hemorrhagic teleangiectasia. Dig Dis Sci 16:169–174

Shekitka KM, Sobin LH (1994) Ganglioneuromas of the gastrointestinal tract. Relation to Von Recklinghausen disease and other multiple tumor syndromes. Am J Surg Pathol 18:250–257

Shepherd NA, Bussey HJ, Jass JR (1987) Epithelial displacement in Peutz-Jeghers polyps. A diagnostic pitfall. Am J Surg Pathol 11:743–749

Shibata C, Sasaki I, Naito H et al. (1999) Turcot syndrome with colonic obstruction and small intestinal invagination: report of a case. Surg Today 29:785–788

Soravia C, Berk T, Madlensky L et al. (1998) Genotype-phenotype correlations in attenuated adenomatous polyposis coli. Am J Hum Genet 62:1290–1301

Spigelman AD, Arese P, Phillips RK (1995) Polyposis: the Peutz-Jeghers syndrome. Br J Surg 82:1311–1314

Spiro L, Otterud B, Stauffer D (1992) Linkage of a variant or attenuated form of adenomatous polyposis coli to the adenomatous polyposis coli (APC) locus. Am J Hum Genet 51:92–95

Stratakis CA, Kirschner LS, Taymans SE et al. (1998) Carney complex, Peutz-Jeghers syndrome, Cowden disease, and Bannayan-Zonana syndrome share cutaneous and endocrine manifestations, but not genetic loci. J Clin Endocrinol Metab 83:2972–2976

Sumner NW, Wasserman NF, McClain CJ (1981) Giant hyperplastic polyposis of the colon. Dig Dis Sci 26:85–89

Symonds D (1974) Paneth cell metaplasia in diseases of the colon and rectum. Arch Pathol 97:343–347

Teoh HH, Delahunt B, Isbister WH (1989) Dysplastic and malignant areas in hyperplastic polyps of the large intestine. Pathology 21:138–142

Thomas HJ, Whitelaw SC, Cottrell SE et al. (1996) Genetic mapping of hereditary mixed polyposis syndrome to chromosome 6q. Am J Hum Genet 58:770–776

Torlakovic E, Snover DC (1996) Serrated adenomatous polyposis in humans. Gastroenterology 110:748–755

UICC – International Union Against Cancer (1997) TNM classification of malignant tumours, 5th edn. Wiley, New York, pp 1–213

Van der Luijt RB, Meera Khan P, Vasen HF et al. (1996) Germline mutations in the 3′ part of APC exon 15 do not result in truncated proteins and are associated with attenuated adenomatous polyposis coli. Hum Genet 98:727–734

Vogelstein B, Fearon ER, Hamilton SR et al. (1988) Genetic alterations during colorectal-tumor development. N Engl J Med 319:525–532

Walon C, Kartheuser A, Michils G et al. (1997) Novel germline mutations in the APC gene and their phenotypic spectrum in familial adenomatous polyposis kindreds. Hum Genet 100:601–605

Wang ZJ, Taylor F, Churchman M, Norbury G, Tomlinson I (1998) Genetic pathways of colorectal carcinogenesis rarely involve the PTEN and LKB1 genes outside the inherited hamartoma syndromes. Am J Pathol 153:363–366

Wang ZJ, Ellis I, Zauber P et al. (1999) Allelic imbalance at the LKB1 (STK11) locus in tumours from patients with Peutz-Jeghers' syndrome provides evidence for a hamartoma-(adenorna)-carcinoma sequence. J Pathol 188:9–13

Watanabe H, Enjoji M, Yao T, Iida M, Ohsato K (1977) Accompanying gastro-enteric lesions in familial adenomatosis coli. Acta Pathol Jpn 27:823–839

Watanabe H, Enjoji M, Yao T, Ohsato K (1978) Gastric lesions in familial adenomatosis coli: their incidence and histologic analysis. Hum Pathol 9:269–283

Westerman AM, Van Velthuysen ML, Bac DJ, Schouten WR, Wilson JH (1997) Malignancy in Peutz-Jeghers syndrome? The pitfall of pseudo-invasion. J Clin Gastroenterol 25:387–390

Whitelaw SC, Murday VA, Tomlinson IP et al. (1997) Clinical and molecular features of the hereditary mixed polyposis syndrome. Gastroenterology 112:327–334

Williams GT, Arthur JF, Bussey HJR, Morson BC (1980) Metaplastic polyps and polyposis of the colorectum. Histopathology 4:155–170

Wu TT, Rezai B, Rashid A et al. (1997) Genetic alterations and epithelial dysplasia in juvenile polyposis syndrome and sporadic juvenile polyps. Am J Pathol 150:939–947

Yao T, Kouzuki T, Kajiwara M, Matsui N, Oya M, Tsuneyoshi M (1999) „Serrated" adenoma of the colorectum, with reference to its gastric differentiation and its malignant potential. J Pathol 187:511–517

Zigman AF, Lavine JE, Jones MC, Boland CR, Carethers JM (1997) Localization of the Bannayan-Riley-Ruvalcaba syndrome gene to chromosome 10q23. Gastroenterology 113:1433–1437

8.2 Familiäre adenomatöse Polyposis

Waltraut Friedl und Christof Lamberti

Inhaltsverzeichnis

8.2.1 Einleitung

Die familiäre adenomatöse Polyposis (FAP; OMIM *175100) ist eine autosomal-dominant erbliche Disposition zu multiplen, oft bis zu mehreren tausend kolorektalen Adenomen sowie zu verschiedenen extrakolonischen Manifestationen. FAP-Patienten haben das bislang größte Risiko, an einem kolorektalen Karzinom zu erkranken. Die regelmäßigen Vorsorgeuntersuchungen und die Weiterentwicklung der chirurgischen Techniken ermöglichen heute bei dieser Patientengruppe eine effiziente Karzinomprophylaxe.

8.2.2 Historischer Überblick

Die erste Beschreibung einer Polyposis geht auf Menzel im Jahr 1721 zurück, obwohl es sich bei diesem Fall wahrscheinlich um eine entzündlich bedingte Polyposis gehandelt hat. Erst die Entwicklung der histopathologischen Techniken um 1860 ermöglichte die ätiologische Zuordnung der Polypen. Die erste gesicherte Beschreibung von adenomatösen Polypen findet sich 1881 bei Sklifasowski. Cripps berichtete 1882 erstmals über das Auftreten von Polyposis bei Geschwistern und Bickerstedt 1890 über Polyposis in 2 aufeinander folgenden Generationen. Im gleichen Jahr wies Hanford auf das hohe Karzinomrisiko bei Patienten mit Polyposis coli hin. Somit waren bereits zum Ende des 19. Jahrhunderts die wichtigsten, auch heute gültigen klinischen Charakteristika der FAP bekannt [ausführliche Originalliteratur zitiert

Hereditäre Tumorerkrankungen
D. Ganten / K. Ruckpaul (Hrsg.)
© Springer-Verlag Berlin Heidelberg 2001

in Bülow (1987); Herrera (1990); Spigelman u. Thomson (1994)].

Aufgrund seiner Beobachtungen an mehreren Polyposisfamilien am St. Mark's Hospital in London konnte Lockhart-Mummery (1925) nachweisen, dass multiple adenomatöse Polypen im Kolorektum in aufeinander folgenden Generationen auftreten (dominanter Erbgang), dass Adenome eine Vorstufe für Krebs darstellen (Präkanzerose), und dass bei Betroffenen fast immer mindestens ein Adenom zum kolorektalen Karzinom und daher zum frühen Krebstod führt (hohe Penetranz). Er erkannte, dass nicht Krebs selbst vererbt wird, sondern die Disposition zu Krebs, und dass eine prophylaktische Kolektomie das Krebsrisiko senken kann (Lockhart-Mummery 1925). Wegen der Bedeutung der Früherkennung von Betroffenen gründete er 1925 mit den drei von ihm betreuten Familien das erste Polyposisregister am St. Mark's Hospital.

Inzwischen gibt es weltweit zahlreiche nationale und regionale Zentren, deren Hauptziel es ist, Polyposispatienten in einem frühen Stadium der Erkrankung zu diagnostizieren und zu behandeln und somit der Krebsentstehung vorzubeugen.

8.2.3 Klinisches Erscheinungsbild und Krankheitsverlauf

Als Leitsymptom der FAP gilt das Auftreten multipler adenomatöser Polypen im gesamten Kolon und Rektum (Abb. 8.2.1 a); zusätzlich kann ein Teil der Patienten extrakolonische Symptome entwickeln. Wegen der hohen Entartungstendenz der kolorektalen Adenome wird der typische Krankheitsverlauf bei unbehandelten Patienten durch die Adenom-Karzinom-Sequenz bestimmt (Tabelle 8.2.1).

Erste Adenome sind meist ab der 2. Lebensdekade nachweisbar, sie können aber zunächst

Tabelle 8.2.1. Klinische Charakteristika der Polyposis bei nicht therapierten FAP-Patienten, Daten aus dem Dänischen Polyposisregister (Bülow 1986)

Klinische Charakteristika der Polyposis	Mittleres Alter [Jahre]	Variationsbreite [Jahre]
Feststellung von Adenomen (bei Risikopersonen)	16	5–38
Erste Darmsymptome	29	2–73
Diagnosestellung der FAP	33	5–73
Diagnose von Darmkrebs	36	17–67
Tod durch Darmkrebs	40	26–68

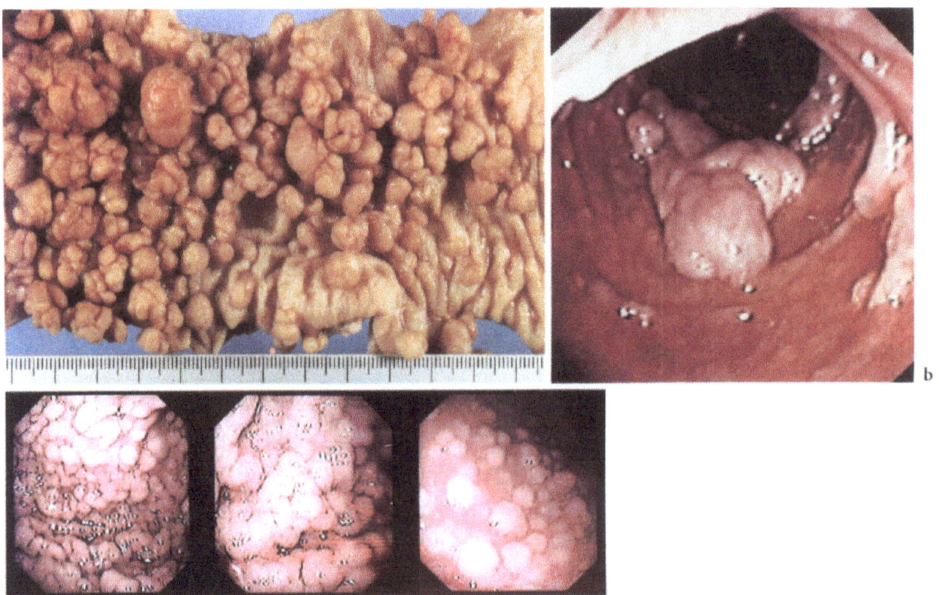

Abb. 8.2.1. a Ausschnitt aus dem Kolonresektat eines Patienten mit klassischer FAP (Aufnahme: Prof. Seitz, Bamberg), **b** breitbasiges Adenom im Duodenum, **c** Drüsenkörperzysten im Magenfundus

über mehrere Jahre asymptomatisch bleiben, d.h. zu keinen Darmbeschwerden führen. Erste Symptome sind z.B.

- Blut- und Schleimbeimengungen im Stuhl,
- Durchfälle oder Verstopfungen oder häufiger Wechsel zwischen Durchfall und Verstopfung,
- unspezifische abdominale Beschwerden.

Bei fehlender therapeutischer Intervention kommt es nach einer unterschiedlich langen Latenzphase beinahe obligat zu einer malignen Transformation einzelner Adenome. Nach Angaben aus dem dänischen Polyposisregister wiesen 69% der Patienten, bei denen die Diagnose FAP aufgrund von Darmsymptomen gestellt wurde, bereits bei der Diagnosestellung ein kolorektales Karzinom auf (Bülow 1986). Unbehandelte Patienten entwickeln im Durchschnitt mit 36 Jahren ein kolorektales Karzinom, das dann wenige Jahre später zum Tod führt (Tabelle 8.2.1). Es gibt jedoch beträchtliche Unterschiede im klinischen Verlauf, wobei die interfamiliäre Variabilität größer ist als die intrafamiliäre Variabilität.

8.2.3.1 Kolonische Manifestationen

Die klinische Diagnose FAP beruht nach Bussey (1975) auf dem Nachweis von mindestens 100 kolorektalen Polypen, wobei der histologisch gesicherte adenomatöse Charakter der Polypen für die Diagnose entscheidend ist. Typischerweise treten zunächst Adenome im distalen Kolon und Rektum auf, sie können aber prinzipiell über das gesamte Kolorektum verstreut sein.

Die oben genannten diagnostischen Kriterien werden von einem großen Prozentsatz der FAP-Patienten erfüllt. Bei Kindern aus FAP-Familien genügt jedoch bereits der Nachweis von 5–20 Adenomen für die Diagnosestellung, da das Polypenwachstum ein progressiver Prozess ist; Polypen sind bei der Geburt noch nicht nachweisbar, sie können nach einer gewissen, interindividuell unterschiedlichen Zeitspanne zunächst vereinzelt und dann in rasch steigender Zahl auftreten (Jagelman 1990).

Eine weitere Einschränkung der klinischen Definition von Bussey (1975) gilt für Patienten mit einer milden Verlaufsform der FAP. Bei dieser als *„hereditary flat adenoma syndrome"* (HFAS) oder *„attenuated adenomatous polyposis coli"* (AAPC) bezeichneten Form der Polyposis weisen die meisten Patienten deutlich weniger als 100 kolorektale Polypen auf. Es handelt sich histologisch auch bei diesen Polypen um Adenome, die jedoch vom Aspekt flacher imponieren als bei der typischen FAP. Zudem ist bei diesen Patienten – im Gegensatz zu den Patienten mit typischer FAP – hauptsächlich das rechte Hemikolon befallen und das Rektum oft ausgespart. Die Polypen treten deutlich später auf, sie haben aber ebenfalls ein hohes Entartungspotenzial (Leppert et al. 1990; Lynch et al. 1992). Die milde Form der FAP ist eine allelische Variante der typischen FAP und wird durch Veränderungen im gleichen Gen verursacht [s. Kapitel 8.2.4.1 „Milde (attenuierte) Verlaufsform der FAP (AAPC, hereditary flat adenoma syndrome), Kapitel 8.2.7.3 „Genotyp-Phänotyp-Beziehungen", Unterkapitel „Schweregrad der kolonischen Manifestation"].

Bei den endoskopisch sichtbaren Polypen handelt es sich meist um tubuläre Adenome, seltener sind tubulovillöse oder villöse Adenome. Neben den makroskopisch erkennbaren Veränderungen enthält die Mukosa eine Vielzahl von Mikroadenomen, die lediglich aus 1–5 dysplastischen Krypten bestehen (Talbot 1994).

8.2.3.2 Extrakolonische Manifestationen

Ein großer Teil der FAP-Patienten entwickelt neben den kolorektalen Adenomen auch Tumoren im oberen Gastrointestinaltrakt sowie extraintestinale Manifestationen.

Tumoren im oberen Gastrointestinaltrakt. Bei bis zu 90% der FAP-Patienten sind im weiteren Krankheitsverlauf Polypen im oberen Gastrointestinaltrakt, vornehmlich im Duodenum (Abb. 8.2.1b) nachweisbar (Heiskanen et al. 1999). Insbesondere große, rasch rezidivierende oder multiple duodenale Adenome weisen ein erhöhtes Karzinomisiko auf, das die deutlich höhere Inzidenz von duodenalen Karzinomen bei FAP-Patienten im Vergleich zur Allgemeinbevölkerung erklärt. Das relative Risiko für ein Duodenalkarzinom ist auf das 331Fache und für ein Papillenkarzinom auf das 124Fache erhöht (Offerhaus et al. 1992).

Dagegen ist keine erhöhte Inzidenz von Magenkarzinomen bei FAP-Patienten erkennbar. Die Ursache für das häufigere Auftreten des Duodenalkarzinoms im Vergleich zum Magenkarzinom bei FAP-Patienten liegt im unterschiedlichen Aufbau der Polypen im Magen und Duodenum:

Bei den duodenalen Polypen handelt es sich, wie auch im Kolon und Rektum, um Adenome, die aufgrund der Adenom-Karzinom-Sequenz ein gewisses Entartungsrisiko tragen. Weiterhin scheint die Lokalisation der Adenome im Duodenum von Bedeutung zu sein, da bei FAP-Patienten besonders häufig Adenome und Adenokarzinome im Bereich der Papilla Vateri auftreten. Es wird vermutet, dass bestimmte Gallensäurebestandteile von FAP-Patienten durch somatische Mutationen in der Duodenalschleimhaut sowohl die Adenominitiation als auch die Progression zum Karzinom beeinflussen können (Spigelman et al. 1991).

Bei den polypösen Veränderungen im Magen von FAP-Patienten handelt es sich in der Regel um so genannte hyperplastische Drüsenkörperzysten im Magenfundus, die kein erhöhtes Entartungsrisiko aufweisen (Abb. 8.2.1 c). Adenomatöse Polypen im Magen, die als mögliche benigne Vorstufen von Magenkrebs anzusehen wären, sind bei FAP dagegen selten.

Retinaveränderungen. Etwa 80% der FAP-Patienten weisen eine charakteristische kongenitale Hypertrophie des retinalen Pigmentepithels (CHRPE) auf (Abb. 8.2.2). (Caspari et al. 1993; Polkinghorne et al. 1990; Romania et al. 1989; Traboulsi et al. 1987). Diese Läsionen der Netzhaut beeinträchtigen das

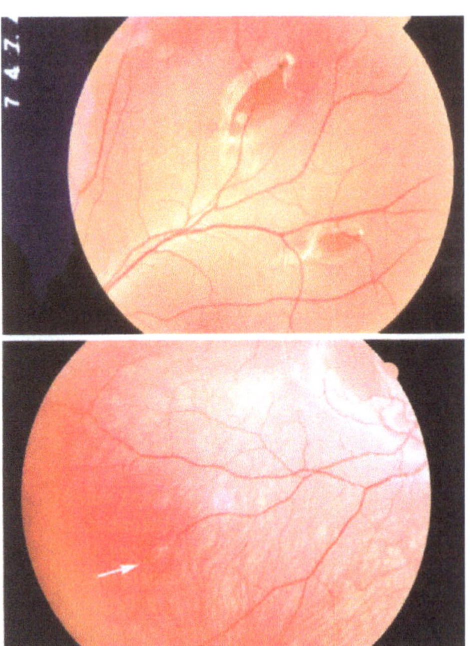

Abb. 8.2.2. Typische Ausprägung der kongenitalen Hypertrophie des retinalen Pigmentepithels (CHRPE)

Sehvermögen nicht. Histologisch handelt es sich vorwiegend um einschichtig angeordnete, hypertrophe Pigmentepithelzellen, die mit großen runden Pigmentgranula angefüllt sind. Diese Pigmentgranula unterscheiden sich morphologisch von den schlankeren, ovalen Granula der normalen Pigmentepithelzellen. Bei einem kleinen Teil der Läsionen liegt zusätzlich eine Hyperplasie der hypertrophierten Zellen vor, d. h. eine zusätzliche echte Zellvermehrung, die zu einem veränderten Aufbau der normalerweise einschichtigen Epithelschicht führt (Kasner et al. 1992; Traboulsi et al. 1990). Auch unauffällig erscheinende Areale der Retina, die Pigmentepithelzellen von normaler Form und Größe haben, können teilweise ebenfalls runde, plumpe Pigmentgranula enthalten. Dieser Befund wird als Anzeichen einer generalisierten Störung der Melanogenese im retinalen Pigmentepithel gewertet.

Bei der augenärztlichen Untersuchung der Retina werden bei FAP-Patienten mehrere Typen der Netzhautveränderungen beobachtet: kleine runde oder ovale pigmentierte Läsionen sowie große depigmentierte oder pigmentierte Flecken mit oder ohne Saum (Abb. 8.2.2).

FAP-Patienten weisen meist bilaterale multiple und z. T. sehr große Pigmentflecken auf, während diese in der Allgemeinbevölkerung sehr selten, und dann nur klein und vereinzelt auftreten.

Da die CHRPE bereits kongenital, also noch vor der Entwicklung von Darmpolypen auftreten, können sie als prädiktiver Marker für Anlageträger von FAP herangezogen werden. Allerdings ist dabei zu beachten, dass etwa 20% der FAP-Patienten keine CHRPE aufweisen (s. Kapitel 8.2.7.3 „Genotyp-Phänotyp-Beziehungen", Unterkapitel „Extrakolonische Manifestationen"). Für Familienangehörige dieser Patienten hat ein negativer Retinabefund keinen prognostischen Wert.

Osteome und Zahnanomalien. Gardner u. Richards (1953) waren die Ersten, die Osteome als extrakolonische Manifestation der FAP erkannten. Spätere Untersuchungen wiesen Osteome bei 76–93% der FAP-Patienten nach (Bülow et al. 1984; Utsunomiya u. Nakamura 1975). Osteome sind benigne Knochentumoren, die v. a. in der Mandibula von FAP-Patienten, seltener an den übrigen Schädelknochen vorkommen. Sie können aber grundsätzlich an allen Knochen auftreten; so gibt es Einzelbeschreibungen von Osteomen langer oder kurzer Röhrenknochen, an Wirbelkörpern sowie am Becken- und Thoraxskelett.

Osteome bei FAP haben kein Entartungsrisiko und bedürfen in der Regel keiner Therapie, sofern keine Komplikationen aufgrund ihres lokal verdrängenden Wachstums auftreten (z. B. Verlegung von Nasennebenhöhlen, Druck auf Nerven, usw.). In den meisten Fällen handelt es sich jedoch um kleine asymptomatische Tumoren, die lediglich bei einer gezielten radiologischen Untersuchung (in der Regel Orthopantomografie des Kiefers) festgestellt werden können.

Zahnfehlstellungen und Zahnanomalien wurden ebenfalls bei FAP-Patienten beobachtet, jedoch treten diese seltener auf als Osteome.

Epidermoidzysten. Hauttumoren wurden ebenfalls erstmals von Gardner u. Richards (1953) als extrakolonische Manifestation der FAP beschrieben. Histologisch handelte es sich bei den „cyst-like tumours" um Epidermoidzysten und Fibrome.

Epidermoidzysten sind benigne weiche subkutane Tumoren, die vorwiegend im Gesicht, am Hinterkopf und an den Extremitäten auftreten. Die Inzidenz von Epidermoidzysten in der Allgemeinbevölkerung ist niedrig; Manifestationen im Kindesalter wurden nur in Einzelfällen beschrieben. Dagegen können Epidermoidzysten in FAP-Familien bereits im Kindesalter, noch vor der intestinalen Polyposis, nachweisbar sein und dann als klinische Marker der FAP gewertet werden.

Fibrome und Lipome wurden in der früheren Literatur als mit FAP assoziierte benigne Tumoren beschrieben, jedoch später nur noch selten erwähnt, sodass ein direkter Zusammenhang nicht als gesichert gelten kann.

Desmoide. Desmoide werden aufgrund ihres lokal invasiven, aber nicht metastasierenden Wachstums zu den niedrig malignen fibrösen Tumoren gezählt. Ihre Häufigkeit wird bei FAP-Patienten auf 4–13% geschätzt (Bülow 1986; Clark u. Phillips 1996; Kadmon et al. 1995; Lotfi et al. 1989). Desmoide sind bei FAP-Patienten bevorzugt in der Bauchdecke oder intraabdominal nachweisbar (Abb. 8.2.3); sie können aber prinzipiell fast überall im Körper auftreten. Das invasive Wachstumsverhalten kann insbesondere bei intraabdominalen Desmoiden durch Obstruktion oder Kompression benachbarter Strukturen zu lebensbedrohlichen Komplikationen führen, die inzwischen zu den häufigsten mit FAP assoziierten Todesursachen kolektomierter Patienten gezählt werden (s. Kapitel 8.2.7.3 „Genotyp-Phänotyp-Beziehungen", Unterkapitel „Extrakolonische Manifestationen").

Andere Tumoren. FAP kann auch mit anderen Tumoren assoziiert sein. Hierzu gehören endokrine

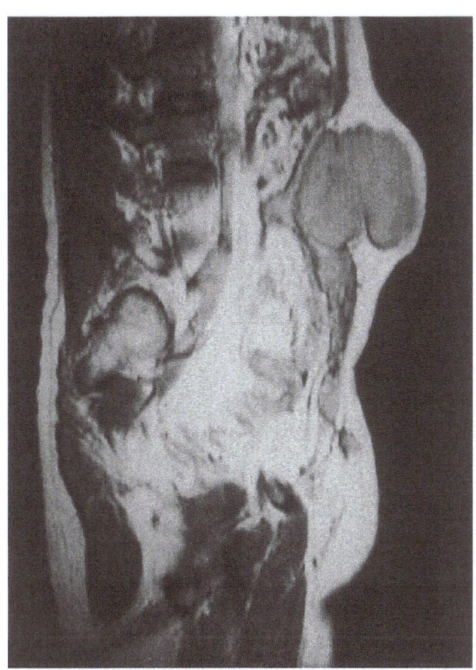

Abb. 8.2.3. Abdominaler Desmoidtumor bei einer 32-jährigen Patientin (Kernspintomografie); Dr. Möslein, Düsseldorf

Neoplasien der Schilddrüse, Nebenniere und Zirbeldrüse, Hirntumoren (meist Medulloblastome) sowie Hepatoblastome im jungen Kindesalter.

8.2.4 Allelische Varianten der FAP und Differenzialdiagnose zu anderen Polypenerkrankungen

Die klassische FAP kann in der Regel eindeutig durch den Nachweis von über 100 kolorektalen Adenomen diagnostiziert werden. Problematisch wird die klinische Diagnose bei atypischen Formen der FAP, die einen milderen klinischen Verlauf (spätere Diagnose von Adenomen, weniger als 100 Adenome, proximale Lokalisation der Adenome) haben. Die Abgrenzung zum erblichen kolorektalen Karzinom ohne Polyposis (HNPCC, Lynch-Syndrom) ist in diesen Fällen klinisch nicht eindeutig; mit molekulargenetischen Methoden kann die Diagnose für einen Teil dieser Patienten geklärt werden.

Tabelle 8.2.2. Autosomal-dominant erbliche Syndrome, die zu kolorektalen Karzinomen disponieren

Erkrankung	Definition	Kolon und Rektum	Extrakolonische Manifestation	Genetik
Adenomatöse Polypenerkrankungen				
Familiäre adenomatöse Polyposis >100 kolorektale Adenome		>100 kolorektale Adenome, distal>proximal	Adenome und Karzinome im Duodenum, selten im Magen; benigne Drüsenkörperzysten im Magen; CHRPE; seltener: Hepatoblastome, Schilddrüsenkarzinome, Astrozytome, Medulloblastome	APC, Chromosom 5q
Gardner-Syndrom (heute: FAP)	wie FAP, + Epidermoidzysten, Osteome, Desmoide	>100 Adenome	Epidermoidzysten, Osteome, Desmoide	APC (allelisch zu FAP)
Attenuierte FAP, Hereditary flat adenoma syndrome	5–100 Adenome	5–100 Adenome, Karzinome, proximal>distal		APC (allelisch zu FAP)
Turcot-Syndrom	Adenomatöse Polypen + Hirntumor	>100 Adenome	Medulloblastome	APC
		Wenige Adenome	Glioblastome	DNA-Reparaturgene (s. HNPCC)
HNPCC (Lynch-Syndrom)	Multiple syn- oder metachrone kolorektale Karzinome und andere Tumoren familiär gehäuft	Einzelne Adenome, die zu kolorektalen Karzinomen entarten (proximal>distal)	Karzinome des Endometriums, des Urothels, des oberen Gastrointestinaltrakts, Ovarien, andere	DNA-Reparaturgene, *hMSH2*, *hMLH1*, hPMS1, hPMS2, GTBP, andere?
Muir-Torre-Syndrom (Untergruppe)	Talgdrüsentumor + viszeraler Tumor	Kolonkarzinome	Talgdrüsentumoren, Endometriumkarzinome, andere HNPCC-Tumoren	DNA-Reparaturgene, *hMSH2*, hMLH1, andere?
Hamartomatöse Polypenerkrankungen				
Peutz-Jeghers-Syndrom (PJS)	Einzelne Hamartome vom Peutz-Jeghers-Typ	Peutz-Jeghers-Polypen im Kolon, häufiger im Dünndarm und Magen	Hyperpigmentierung der Lippen- und Mundschleimhaut (Melaninspots), erhöhtes Risiko für Brust-, Ovarial-, Endometrium- und Pankreaskarzinome	STK11 (LKB1), Chromosom 19p
Familiäre juvenile Polyposis	Multiple „juvenile Polypen"	Juvenile Polypen im Dickdarm und Rektum	Erhöhtes Risiko für Tumoren des Gastrointestinaltrakts	MADH4 (SMAD4), Chromosom 18q, andere?
Cowden-Syndrom	Multiple Hamartome in vielen Geweben	Hamartomatöse Polypen in Kolon und Magen	Warzenartige Läsionen im Gesicht und Mundschleimhaut, Keratosen an Handflächen und Fußsohlen, Zysten und Fibroadenome der Brust und Ovarien, Kropf und follikuläre Adenokarzinome der Schilddrüse, Makrozephalie	PTEN, Chromosom 10q (MMAC1)
„Hereditary mixed polyposis syndrome"	Hamartomatöse Polypen (ähnlich, aber nicht identisch mit juvenilen Polypen), Adenome und entzündliche Polypen	Polypen und Karzinome im Kolon		Gen auf Chromosom 6q21 kartiert (bei einer großen Familie)

Differenzialdiagnostisch können das *Peutz-Jeghers-Syndrom* und die *familiäre juvenile Polyposis* in der Regel durch die histopathologische Diagnose der hamartösen Polypen von Adenomen bei FAP eindeutig unterschieden werden (Tabelle 8.2.2). Eine hereditäre „gemischte" Polyposis mit Adenomen und hamartomatösen Polypen (ähnlich, aber nicht identisch mit juvenilen Polypen) ist ebenfalls beschrieben worden (Thomas et al. 1996). Bei diesen Polypenerkrankungen handelt es sich um unabhängige Krankheitsbilder, die durch Veränderungen in anderen Genen verursacht werden.

Im Unterschied dazu gibt es allelische Formen der FAP, die früher als eigenständige Syndrome betrachtet wurden.

8.2.4.1 Milde (attenuierte) Verlaufsform der FAP (AAPC, hereditary flat adenoma syndrome)

Bei einer 1990 von Leppert beschriebenen Großfamilie mit autosomal-dominant erblicher Disposition zu kolorektalen Karzinomen wurden bei den Betroffenen meist weniger als 100 adenomatöse Polypen festgestellt (Leppert et al. 1987). Dabei variiert die Anzahl der Polypen zwischen 5 und bis zu 300, die Polypen treten 10–15 Jahre später als bei der typischen FAP auf und sind vorwiegend im proximalen Kolon lokalisiert. Die Bezeichnung „hereditary flat adenoma syndrome" (HFAS) für das gleiche Krankheitsbild (Lynch et al. 1992) deutet darauf hin, dass es sich meist um flache Adenome handelt.

8.2.4.2 Gardner-Syndrom

Die Assoziation von Polyposis des Kolons und extrakolonischen Manifestationen, wie Osteome, Fibrome, Epidermoidzysten oder Desmoide, wurde früher als Gardner-Syndrom bezeichnet (Smith 1958). Wegen der fließenden Übergänge zur klassischen FAP sowie der Involvierung des gleichen Gens werden die extrakolonischen Manifestationen heute als unterschiedliche Ausprägung der FAP betrachtet. Daher sollte die Bezeichnung „Gardner-Syndrom" nicht mehr verwendet werden (Brett et al. 1994; Bülow 1989).

8.2.4.3 Turcot-Syndrom

Das Turcot-Syndrom wird klinisch durch das gleichzeitige Auftreten eines primären Hirntumors und multiplen kolorektalen Adenomen und Karzinomen definiert (Turcot et al. 1959). Bis zur Identifizierung der zugrunde liegenden genetischen Ursache gab es widersprüchliche Angaben zum Vererbungsmodus: Es wurden sowohl autosomal-dominante als auch autosomal-rezessive Fälle beschrieben. Nach heutiger Kenntnis ist das Turcot-Syndrom ein genetisch heterogenes Krankheitsbild (Hamilton et al. 1995). Die meisten Fälle von Turcot-Syndrom beruhen auf einer Keimbahnmutation im *APC*-Gen und sind daher allelisch zur FAP; bei FAP-Patienten tritt ein zentralnervöser Tumor (in der Regel ein Medulloblastom) häufiger auf als in der Allgemeinbevölkerung. Das Auftreten von Medulloblastomen wird als pleiotroper Effekt der Mutationen im APC-Gen betrachtet. Ein kleinerer Anteil der Patienten mit Turcot-Syndrom weist eine Keimbahnmutation in einem DNA-Reparaturgen auf; bei diesen Patienten, die als zentralnervösen Tumor häufiger ein Glioblastom aufweisen, handelt es sich um eine allelische Variante von HNPCC.

8.2.5 Epidemiologie und Genetik

Die Häufigkeit von FAP wird mit 1:10 000 angegeben. Die FAP wird autosomal-dominant vererbt, die Penetranz beträgt nahezu 100%.

8.2.5.1 Risikopersonen

Aufgrund des autosomal-dominanten Erbgangs sind Kinder von FAP-Patienten mit einer Wahrscheinlichkeit von 50% Anlageträger für FAP (Abb. 8.2.4). Wegen des hohen Krebsrisikos sollten sie in ein engmaschiges Vorsorgeprogramm einbezogen werden (s. Kapitel 8.2.6.1 „Vorsorgeuntersuchungen").

Es ist sinnvoll, dass FAP-Patienten und deren Familien eine humangenetische Beratungsstelle aufsuchen, um sich über die Möglichkeiten der präsymptomatischen Diagnostik in ihrer Familie zu informieren. Zur Erkennung aller Risikopersonen einer Familie sind eine ausführliche Familienanamnese und die Aufzeichnung des Familienstammbaums erforderlich.

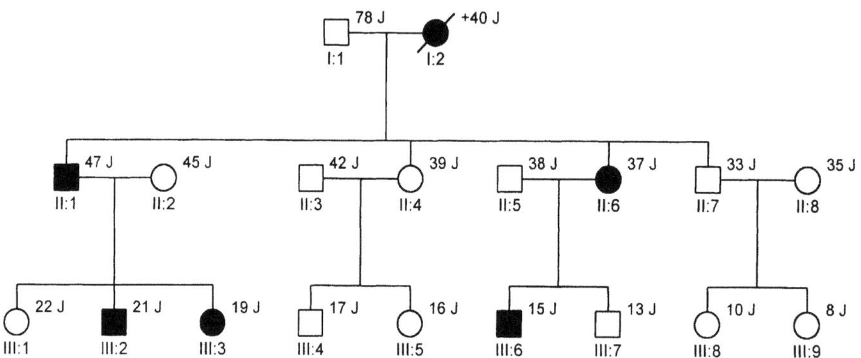

Abb. 8.2.4. Stammbaum einer Familie mit klassischer FAP. Charakteristisch ist der autosomal-dominante Erbgang mit nahezu 100%iger Penetranz, *J* Jahre

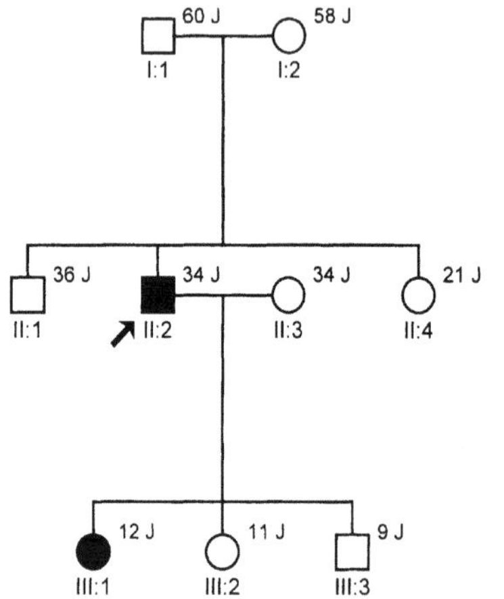

Abb. 8.2.5. Stammbaum einer Familie mit einer nachgewiesenen Neumutation, *J* Jahre

8.2.5.2 Neumutation

Bei etwa 25% der FAP-Patienten tritt die Erkrankung scheinbar sporadisch auf; beide Eltern sind klinisch und endoskopisch nicht betroffen (Bisgaard et al. 1994). Bei diesen Patienten beruht die Erkrankung auf einer Neumutation, die sowohl in der väterlichen als auch in der mütterlichen Keimzelle auftreten kann. Kinder von Patienten mit Neumutation sind ebenfalls mit einer Wahrscheinlichkeit von 50% Anlageträger für FAP (Abb. 8.2.5).

Geschwister eines Patienten mit nachgewiesener Neumutation haben in der Regel kein erhöhtes Erkrankungsrisiko. Wegen eines denkbaren Keimzellmosaiks bei den Eltern sollten sie zunächst trotzdem als Risikopersonen betrachtet werden. Wenn die neu aufgetretene Mutation im APC-Gen bekannt ist, können die Geschwister ggf. als Anlage-

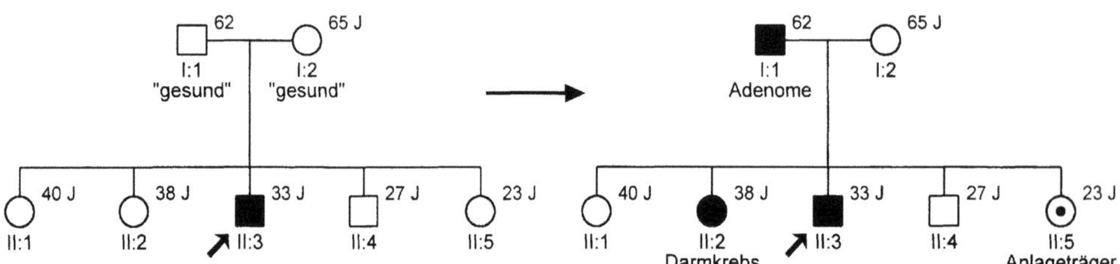

Abb. 8.2.6. Familie mit einem scheinbar „sporadischen" Fall von FAP. Bei dem Indexpatienten dieser Familie (*II:3*) wurde im Alter von 33 Jahren ein kolorektales Karzinom auf dem Boden einer typischen FAP diagnostiziert. Wegen der unauffälligen Familienanamnese wurde zunächst das Vorliegen einer Neumutation vermutet. Die daraufhin bei den Eltern und anschließend bei den Geschwistern veranlasste Kolosko-

pie ergab bei dem bis dahin symptomfreien 62-jährigen Vater eine ausgeprägte FAP, bei einer Schwester (*II:2*) wurde ein bereits fortgeschrittenes Karzinom festgestellt. Die später in der Familie durchgeführte molekulargenetische Untersuchung zeigte bei dem Vater und den beiden betroffenen Geschwistern sowie bei einer weiteren Schwester (*II:5*) eine Mutation im APC-Gen, *J* Jahre träger eindeutig identifiziert oder ausgeschlossen werden. Keimzellmosaike sind bei verschiedenen monogen erblichen Erkrankungen bekannt; bei FAP wurde bisher noch kein Fall beschrieben.

8.2.5.3 Scheinbar „sporadische" Fälle

Ein einzeln beobachteter Fall von FAP in einer Familie ist nicht immer auf eine Neumutation zurückzuführen. Am Beispiel der in Abb. 8.2.6 dargestellten Familie soll darauf hingewiesen werden, dass auch bei klinisch „gesunden" Eltern eines Patienten mit leerer Familienanamnese immer eine Koloskopie veranlasst werden sollte.

8.2.6 Vorsorgeuntersuchungen, klinische Diagnose und klassische Therapie

8.2.6.1 Vorsorgeuntersuchungen

Wegen des hohen Entartungsrisikos der Kolonpolypen ist eine frühe Erkennung und Beobachtung des Polypenwachstums wichtig. Mit molekulargenetischen Methoden ist heute eine präsymptomatische (prädiktive) Diagnostik in den meisten Familien möglich (s. Kapitel 8.2.8 „Molekulargenetische Diagnostik"). Dies bedeutet, dass die Anlageträger unter den Risikopersonen identifiziert werden können, noch bevor sich die Adenome entwickeln. Dadurch können die Vorsorgeuntersuchungen auf die tatsächlich gefährdeten Risikopersonen beschränkt werden. Die präsymptomatische molekulargenetische Diagnostik sollte im Alter von 10 Jahren, d.h. mit Beginn der klinischen Vorsorgeuntersuchungen, durchgeführt werden. Die präsymptomatische Diagnostik mit Hilfe molekulargenetischer Methoden oder über den fundoskopischen Nachweis von CHRPE ermöglicht nur eine Erkennung der Anlageträger unter den Risikopersonen; diese Untersuchungen erlauben keine Aussage über den Zeitpunkt der Polypenbildung und über die Prognose.

Die von einer internationalen Gruppe von Experten (Leeds Castle Polyposis Group, LCPG) erarbeiteten Vorsorgemaßnahmen für Risikopersonen aus Familien mit klassischer FAP (Vasen et al. 1999) werden ab dem 10. Lebensjahr in 1- bis 2-jährlichen Intervallen empfohlen. Diese umfassen:

- eine gründliche körperliche Untersuchung,
- Rektosigmoidoskopie (diese ist in der Regel als Vorsorgeuntersuchung ausreichend, da die Polypen typischerweise initial im distalen Kolon und Rektum auftreten),
- Abdomensonografie,
- ggf. augenärztliche Untersuchung der Retina (1-malige Untersuchung).

Bei negativem endoskopischem Befund sollte die Rektosigmoidoskopie bis zum Alter von 40 Jahren durchgeführt werden, später dann in Abständen von 3–5 Jahren bis zum Alter von 60 Jahren.

Für Risikopersonen aus Familien mit attenuierter FAP (AAPC) wird ab dem Alter von 18–20 Jahren eine *komplette Koloskopie* empfohlen, da die Polypen vorwiegend im proximalen Kolon lokalisiert sind. In diesen Fällen sollten die 1- bis 2-jährlichen Darmspiegelungen mindestens bis zum 60. Lebensjahr, und dann – je nach dem klinischen Befund in der Familie – ggf. in 3- bis 5-jährlichen Abständen bis zum 70. Lebensjahr durchgeführt werden. Bei nachgewiesenen Anlageträgern werden die regelmäßigen Vorsorgeuntersuchungen lebenslang empfohlen.

Bei Kindern, die bereits früher Darmsymptome aufweisen, sollten die Vorsorgeuntersuchungen gleich nach Auftreten der Symptome erfolgen und ggf. auch die molekulargenetische Diagnostik (s. Kapitel 8.2.8 „Molekulargenetische Diagnostik") früher veranlasst werden.

8.2.6.2 Klinische Diagnose

Die klinische Diagnose erfolgt in aller Regel durch den Nachweis von mehr als 100 kolorektalen Polypen, die histologisch als Adenome charakterisiert sind. Bei Risikopersonen ist die Beobachtung einzelner adenomatöser Polypenknospen für die klinische Diagnose ausreichend. Ist die Erstdiagnose im Rahmen einer Rektosigmoidoskopie gestellt worden, sollte eine komplette Koloskopie durchgeführt werden, um das Ausmaß der Polyposis und mögliche kolorektale Karzinome zu erfassen.

Wegen des erhöhten Risikos für Duodenalkarzinome sollte spätestens ab dem 30. Lebensjahr eine 3-jährliche Ösophagogastroduodenoskopie (beim Nachweis von Adenomen jährlich) lebenslang durchgeführt werden.

Tabelle 8.2.3. Kontrollierte Therapiestudien mit Sulindac bei FAP-Patienten

Dosis [g/Tag]	Therapie-dauer [Monate]	Patienten-zahl	Polypen-zahl/ -größe	Studie
0,3	4	9	↓	Labayle et al. (1991)
0,3	9	22	↓	Giardiello et al. (1993)
0,4	6	14	↓	Nugent et al. (1993)
0,3	3–48	38	↓	Winde et al. (1995)

8.2.6.3 Klassische Therapie kolorektaler Adenome

Konservative Therapie. In Abhängigkeit von der Zahl, der Größe und dem Dysplasiegrad biopsierter Adenome können die Polypen zunächst nur beobachtet oder endoskopisch abgetragen werden.

In einer Reihe kleiner, teils randomisierter Studien wurden die Möglichkeiten einer medikamentösen Beeinflussung des Polypenwachstums untersucht. Nichtsteroidale Antirheumatika (NSAID) wie Azetylsalizylsäure und das Indometacinderivat Sulindac scheinen sowohl die Zahl bestehender als auch neu auftretender kolorektaler Adenome reduzieren zu können (Tabelle 8.2.3). Eine komplette Remission aller Adenome wird insbesondere im Kolon aber nur selten erreicht (Giardiello 1994; Giardiello et al. 1993; Labayle et al. 1991, 1994; Tonelli et al. 1994; Winde et al. 1993, 1995). Abschließend kann der Nutzen einer medikamentösen Therapie bei kolorektaler Polyposis noch nicht beurteilt werden, deshalb sollten geeignete Patienten nur im Rahmen von kontrollierten Studien behandelt werden. Bei typischer Polyposis mit 100–1000 kolorektalen Adenomen bleibt die operative Entfernung des Kolons jedoch Therapie der Wahl.

Prophylaktische Kolektomie. Bei Patienten mit typischem Polypenwachstum ist nach Sicherung der klinischen Diagnose meist die prophylaktische Kolektomie indiziert. Der Zeitpunkt für diese Maßnahme sollte in Abhängigkeit von der klinischen Ausprägung der Polyposis (Symptome, Zahl und Größe sowie Dysplasiegrad der Adenome) festgelegt werden. Bei der typischen FAP ist die prophylaktische Kolektomie in der Regel im Alter zwischen 18 und 22 Jahren erforderlich. Der Zeitpunkt der Operation muss jedoch individuell

unter Berücksichtigung des Entartungsrisikos, aber auch der persönlichen Entwicklung und Berufsausbildung festgelegt werden (Herfarth u. Kadmon 1999). Es ist anzustreben, die Kolektomie in chirurgischen Zentren durchführen zu lassen, die nicht nur Erfahrung mit den einzelnen Operationstechniken haben, sondern auch mit dem Krankheitsbild selbst und mit den erforderlichen Nachsorgemaßnahmen vertraut sind.

Früher war das Standardverfahren die Proktokolektomie mit Anlage eines terminalen Ileostomas. Es gibt inzwischen jedoch verschiedene kontinenzerhaltende Operationstechniken, die bei FAP-Patienten durchgeführt werden können (Herfarth u. Stern 1990). Hier sollen die einzelnen Techniken mit ihren Einsatzmöglichkeiten sowie mit den Vor- und Nachteilen einander gegenübergestellt werden.

1. *Restorative Proktokolektomie (Ileumpouch-anale Anastomose: IPAA)*
Die Therapie der Wahl bei der klassischen FAP ist die restorative prophylaktische Proktokolektomie mit Anlage einer ileoanalen Pouch-Anastomose. Das Hauptargument für diese Operationstechnik besteht in der nahezu kompletten Reduktion des Adenom- bzw. Karzinomrisikos im unteren Intestinaltrakt unter Erhaltung des Analsphinkters. In erfahrenen Händen sind die Komplikationsraten mit denen der ileorektalen Anastomose vergleichbar. Allerdings muss eine im Vergleich zur IRA etwas höhere Stuhlfrequenz in Kauf genommen werden (s. unten). Wegen der möglichen Bildung von Adenomen im Bereich der Anastomose durch verbliebene Rektumschleimhaut wird dennoch eine jährliche endoskopische Kontrolle empfohlen.

2. *Kolektomie und ileorektale Anastomose (IRA)*
Bei dieser Operationstechnik werden das Kolon entfernt und etwa 10–15 cm des Rektums belassen. Der Vorteil dieser technisch einfacheren Methode liegt in der geringen postoperativen Komplikationsrate. Die Stuhlfrequenz ist etwas erhöht, die Kontinenz ist jedoch in aller Regel nicht beeinträchtigt. Die Länge des verbleibenden Rektumstumpfes ist eine Kompromisslösung: Kürzere Anastomosen führen zu einer weiteren Erhöhung der Stuhlfrequenz, längere Anastomosen können nicht mehr so gut kontrolliert werden und erhöhen das Karzinomrisiko.

Bei vielen Patienten bilden sich die Polypen im Rektumstumpf während der ersten Monate nach der IRA zurück, treten jedoch später wieder auf und müssen deshalb weiter regelmäßig kontrolliert werden. Trotzdem ist bei knapp der Hälfte der so operierten Patienten bis zum 60. Lebensjahr, meist wegen eines Rektumkarzinoms, eine Rektumresektion notwendig (Heiskanen u. Jarvinen 1997).

In einigen Zentren wird die laparoskopische IRA durchgeführt. Die Ergebnisse sollen bei dieser Operationstechnik günstiger sein als bei der offenen IRA (Church et al. 1999).

Bei Patienten mit rektalen Adenomen nach IRA besteht die Möglichkeit einer Behandlung mit Sulindac, da komplette Remissionen beschrieben wurden (Winde et al. 1995). Ob und in welchem Ausmaß Sulindac zu einer längerfristigen Senkung des Karzinomrisikos führt, kann jedoch noch nicht abschließend beurteilt werden, zumal in Einzelfällen rektale Karzinome unter Sulindactherapie beschrieben wurden (Niv u. Fraser 1994).

3. *Totale Proktokolektomie*

Bei dieser Methode werden das ganze Kolon und Rektum entfernt und ein endständiges Ileostoma in der Bauchdecke angelegt. Da hierbei die gesamte gefährdete Mukosa entfernt wird, sind lediglich regelmäßige Kontrolluntersuchungen des oberen Gastrointestinaltrakts erforderlich. Heute wird dieses Verfahren nur noch in Ausnahmefällen, z.B. bei tief sitzendem Rektumkarzinom mit fehlender Anastomosierungsmöglichkeit durchgeführt.

Eine kontinente Variante des endständigen Ileostomas ist die Kock-Tasche; bei dieser Methode wird aus dem terminalen Ileum ein Reservoir gebildet, das unter der Bauchdecke befestigt wird und bei Bedarf aktiv entleert werden kann.

Zusammenfassend kann nicht generell einem Operationsverfahren der Vorzug gegeben werden, vielmehr handelt es sich um eine individuelle Entscheidung, die neben klinischen Kriterien auch den Wunsch des Patienten berücksichtigen sollte. Insbesondere bei Patienten mit ausgeprägter rektaler Polyposis und bei jungen Patienten, die eine 2. Operation möglichst vermeiden möchten, ist jedoch die primäre Proktokolektomie mit ileoanaler Pouchanlage Therapie der Wahl.

8.2.6.4 Therapie der extrakolonischen Manifestationen

Duodenalpolypen. Wegen des hohen Karzinomrisikos sollte allen FAP-Patienten eine regelmäßige endoskopische Kontrolle des oberen Verdauungstrakts, insbesondere des Duodenums mit der periampullären Region, ab dem 30. Lebensjahr empfohlen werden. Die Vielzahl der duodenalen Adenome mit häufig breitbasigem Wachstum verhindert oft eine komplette endoskopische Polypektomie, sodass man sich auf die endoskopische Kontrolle mit multiplen Biopsien beschränken muss. Auch die chirurgische Duodenotomie mit Adenomresektion wird wegen der hohen Rezidivrate nur in Ausnahmefällen (z.B. bei großen Adenomen mit ausgeprägten Dysplasiezeichen) durchgeführt. Beim Nachweis eines Duodenalkarzinoms muss dagegen immer die Möglichkeit einer radikalen proximalen Pankreatikoduodenotomie geprüft werden.

Desmoide. Der Gefäßreichtum und das aggressive infiltrative Wachstum insbesondere der intraabdominalen Desmoide erschweren die komplikationslose Resektion erheblich (Clark et al. 1999). Aber auch bei einer R0-Resektion ist die Rezidivrate hoch, und jeder operative Eingriff birgt das Risiko, neue Desmoide zu induzieren. Die Indikation zur Operation wird deshalb zurückhaltend gestellt und bleibt bestimmten Komplikationen wie einer Obstruktion des Dünndarms oder des Ureters sowie kompressionsbedingter Ischämie vorbehalten (Griffioen et al. 1998).

Die konservative Therapie der Desmoide bleibt nach wie vor unbefriedigend. In Einzelfällen wurden Remissionen mit nichtsteroidalen Antirheumatika, wie z.B. Sulindac, oder mit Antiöstrogenen, wie z.B. Tamoxifen, beschrieben. Bei therapierefraktären Verläufen wurden auch, mit mäßigem Erfolg, eine Chemotherapie mit Anthrazyklinen oder eine perkutane Radiatio durchgeführt (Griffioen et al. 1998; Klein et al. 1987).

8.2.7 Ätiologie und Pathomechanismen

Die FAP wird durch eine Keimbahnmutation in dem mit APC (von *a*denomatous *p*olyposis *c*oli) bezeichneten Tumorsuppressorgen verursacht.

Die zytogenetische Beobachtung einer großen interstitiellen Deletion am langen Arm von Chromosom 5 bei einem Patienten mit schwerer geistiger Behinderung, der zusätzlich an FAP erkrankt war, gab den ersten Hinweis für die Kartierung des APC-Gens (Herrera et al. 1986). Das für FAP verantwortliche Gen wurde mit Hilfe von Kopplungsanalysen auf dem Chromosomenabschnitt 5q21–q22 lokalisiert (Bodmer et al. 1987; Leppert et al. 1987) und 1991 identifiziert (Groden et al. 1991; Kinzler et al. 1991).

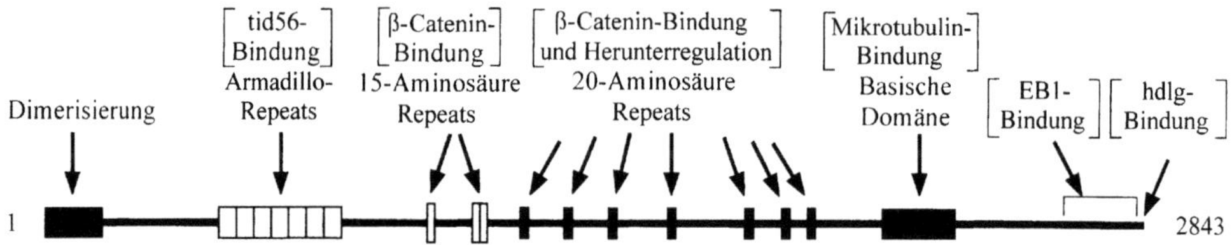

Abb. 8.2.7. Struktur und funktionelle Domänen des APC-Proteins (nach Polakis 1997)

8.2.7.1 Struktur und Funktion des APC-Gens

Für eine ausführliche Beschreibung der Struktur und Funktion des APC-Gens wird auf Übersichtsarbeiten verwiesen (Kinzler u. Vogelstein 1996; Morin 1999; Polakis 1997). Das APC-Gen erstreckt sich auf genomischer Ebene über 98 kb (Thliveris et al. 1996). Die kodierende Sequenz der cDNA enthält 8532 Nukleotide und kodiert für ein Protein von 2843 Aminosäuren, entsprechend einem Molekulargewicht von 312 000. Das APC-Gen enthält 15 Exons; die ersten 14 Exons sind relativ klein, während Exon 15 mit 6574 bp etwa 77% der gesamten kodierenden Sequenz ausmacht.

Funktionelle Domänen des APC-Proteins. Das APC-Protein enthält mehrere strukturelle und funktionelle Domänen (Abb. 8.2.7). In der aminoterminalen Region finden sich mehrere Wiederholungen von je 7 Aminosäuren (Motiv: apolar-X-X-apolar-X-X-X), so genannte „heptad repeats", die die Bildung von Coiled-coil-Strukturen ermöglichen. Das APC-Protein wirkt *in vivo* als Homodimer, wobei die ersten 45 Aminosäuren für die Dimerisierung erforderlich sind. Dieser Bereich entspricht der Region des ersten „heptad-repeat" (Aminosäuren 6–57) (Joslyn et al. 1993; Su et al. 1993).

Zwischen den Aminosäuren 453–766 finden sich 7 so genannte Armadillo-Repeats, d. h. Sequenzen, die hohe Homologie zu Sequenzen im Armadillo-β-Catenin-Protein haben. Diese Sequenzen spielen für die Protein-Protein-Interaktion eine große Rolle, als Bindungsprotein wurde Tid56 diskutiert (Kurzik-Dumke et al. 1995).

Im mittleren Teil des Gens finden sich 3 unvollständige Wiederholungen von je 15 Aminosäuren (zwischen Kodon 1021 und 1170) und 7 Wiederholungen von je 20 Aminosäuren (zwischen Kodons 1265 und 2036) (Groden et al. 1991; Rubinfeld et al. 1993; Su et al. 1993). Dieser Teil des APC-Gens bildet die β-Catenin bindende Domäne, wobei die 20-Aminosäure-Repeat-Region auch zugleich die Domäne für die Herunterregulierung von β-Catenin darstellt (Munemitsu et al. 1995).

Eine basische Domäne (zwischen Kodons 2200 und 2400), die mehrere Phosphorylierungsstellen enthält, ist möglicherweise für die Bindung an die Mikrotubuli des Zytoskeletts erforderlich (Munemitsu et al. 1994; Smith et al. 1994). Das C-terminale Ende des APC-Proteins dient der Bindung an verschiedene andere Proteine, wie EB1 (Su et al. 1995) und DLG (homolog zum Drosophila-disc-large-Protein) (Matsumine et al. 1996).

Regulierung der Zellproliferation durch APC und β-Catenin. Das APC-Protein ist Teil eines komplexen Regelkreises, der die Zellteilung und Zelladhäsion sowohl von Einzelzellen als auch von epithelialen Zellverbänden steuert; es spielt eine wesentliche Rolle bei der Zellmauserung im gastrointestinalen Trakt. Durch Interaktion mit β-Catenin ist das APC-Protein an der Vermittlung von wachstumsstimulierenden Signalen von der Zelloberfläche (E-Cadherin) zum Zellkern (Mikrotubuli) beteiligt (Behrens et al. 1996, 1998).

β-Catenin (das menschliche Homologe zu Armadillo in *Drosophila*) ist einerseits ein wesentlicher Bestandteil des Zelladhäsionskomplexes (cell-cell-adhesive junctions), andererseits spielt es eine Schlüsselrolle bei der Übermittlung und Kontrolle von Wachstumssignalen im *Wingless-Wnt*-Signaltransduktionsweg (Abb. 8.2.8).

β-Catenin bindet an den zytoplasmatischen Teil des Zelladhäsionsmoleküls E-Cadherin und an das Aktin des Zytoskeletts. Cadherine sind Zelloberflächenmoleküle, die Ca^{2+}-abhängige Interaktionen zwischen benachbarten Zellen über die so genannte Adherens-junction-Komplexe (AJ) vermitteln. Die AJ-Komplexe, auch als Zonula adherens bezeichnet, regulieren das normale Zellwachstum; sie sind für den Aufbau und die Aufrechterhaltung der Epithelschichten, die z. B. Organoberflächen begrenzen, essenziell. Durch Assoziation des APC-Proteins mit β-Catenin wird es auch indirekt in den AJ-Komplex einbezogen.

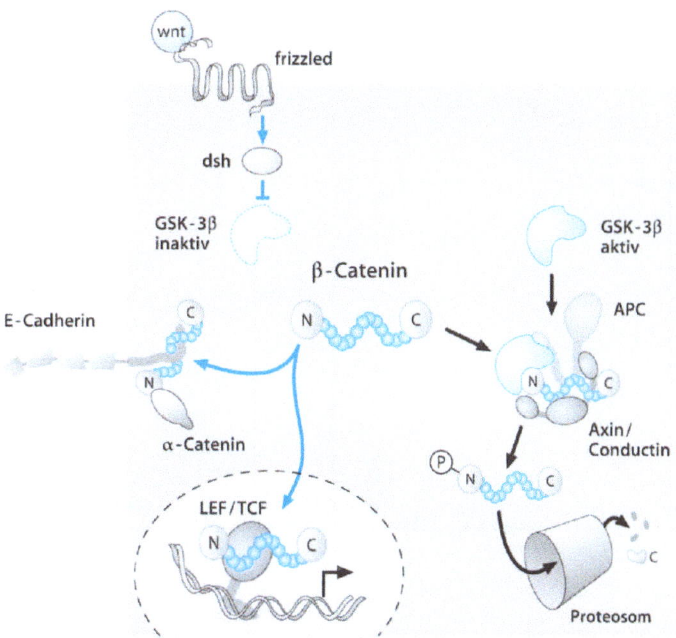

Abb. 8.2.8. Schematische Darstellung der Funktion des APC-Proteins (mit freundlicher Genehmigung von J. Hülsken). Der *APC-GSK-3β*-Komplex steuert den Abbau von intrazellulärem β-Catenin. Wachstumssignale (aus dem Wnt-Signaltransduktionsweg) inaktivieren den APC-GSK-Komplex; dadurch steigt der β-Catenin-Spiegel in der Zelle an und bewirkt eine Aktivierung von Transkriptionsfaktoren im Zellkern. Mutationen im APC-Gen führen zu einem verkürzten APC-Protein, dem die Domäne für die Herunterregulierung von β-Catenin fehlt. Die Folge ist eine unkontrollierte Erhöhung des β-Catenin-Spiegels und damit verbunden die Aktivierung von Transkriptionsfaktoren

Wnt-vermittelte Wachstumssignale führen zur Stabilisierung von β-Catenin, welches dann mit Transkriptionsfaktoren (T-Zell-Faktor 1, LEF1, TCF3 und TCF4) interagiert. Der TCF-β-Catenin-Komplex wird in den Zellkern transloziert und aktiviert die Transkription von verschiedenen Genen, darunter auch c-MYC (He et al. 1998) und Cyclin D1 (Tetsu u. McCormick 1999). In Abwesenheit von Wachstumssignalen wird β-Catenin in Proteosomen degradiert, wobei dieser Vorgang durch APC, GSK3β und Axin/Conductin gesteuert wird.

Die Wirkung von APC als Tumorsuppressor beruht auf seiner Interaktion mit β-Catenin, wobei die Serin-Threonin-Kinase GSK3β in den Prozess der APC-vermittelten Herunterregulierung von β-Catenin eingebunden ist. GSK3β phosphoryliert direkt die 20-AS-Repeat-Region von APC, welche mehrere Serinreste enthält. Der APC-GSK3β-Komplex interagiert mit hoher Affinität mit β-Catenin und führt zu dessen Phosphorylierung und Degradierung.

APC und kolorektale Tumoren. Der Verlust des APC-Proteins hat in der Zelle eine ähnliche Wirkung wie Wnt-Signale: Mutationen im APC-Gen führen zur Bildung von verkürztem APC-Protein, welches die Domäne für die Herunterregulierung von β-Catenin verloren hat. Die Inaktivierung beider Allele des APC-Gens und damit das Fehlen des APC-Proteins werden bereits in frühen Adenomen und in etwa 90% der kolorektalen Karzinome gefunden. In Tumoren, bei denen keine Mutation im APC-Gen feststellbar ist, wurde eine aktivierende Mutation im β-Catenin gefunden (Morin et al. 1997). Sowohl inaktivierende Mutationen im APC-Gen als auch aktivierende Mutationen im β-Catenin-Gen führen zu einem Anstieg des β-Catenin-Spiegels in der betreffenden Zelle und damit zur oben beschriebenen Aktivierung der Transkriptionsfaktoren [Übersicht in Morin (1999)]. Die Folge sind eine verstärkte Zellproliferation und die Hemmung von Zellwanderung und Apoptose.

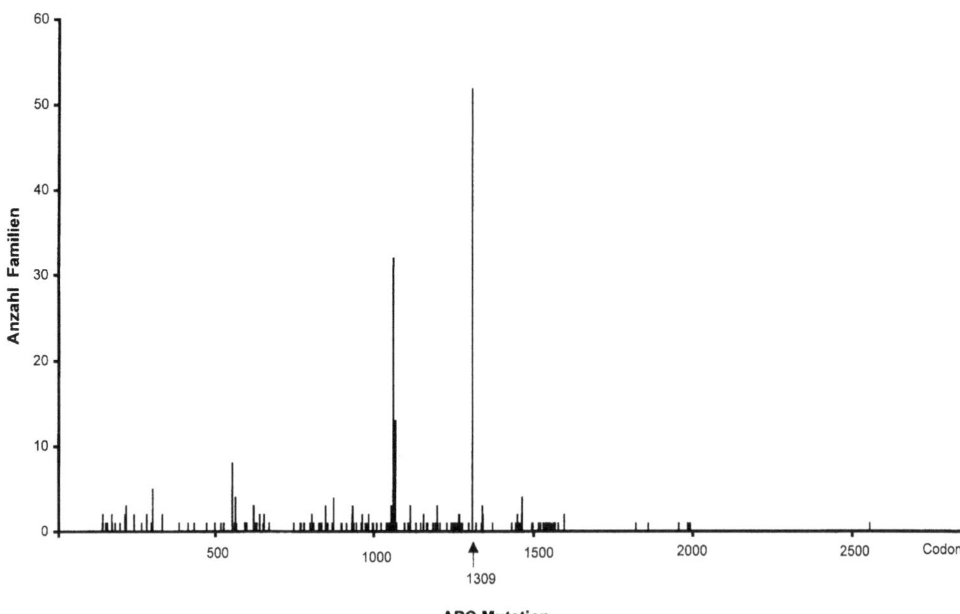

APC Mutation

Abb. 8.2.9. Verteilung der Keimbahnmutationen im *APC*-Gen bei 325 von 680 FAP-Familien (nach Friedl et al. 2001)

8.2.7.2 Verteilung der Mutationen im APC-Gen

Keimbahnmutationen. Die bei FAP-Patienten identifizierten Keimbahnmutationen liegen vorwiegend in der ersten Hälfte des APC-Gens und führen zu einem verkürzten APC-Protein (Abb. 8.2.9). Bisher wurden über 800 verschiedene Mutationen im APC-Gen festgestellt (APC-Mutationsdatenbank http://perso.cu rie.fr/Thierry.Soussi). Etwa 8% der Patienten weisen eine Deletion von 5 bp in Kodon 1309 auf, weitere 5% der Patienten haben eine Deletion von 5 bp in Kodon 1061. Die restlichen bisher gefundenen Mutationen sind größtenteils unterschiedlich, d. h. fast jede Familie hat eine andere Mutation. Es handelt sich hierbei ebenfalls um kleine Deletionen oder Insertionen von wenigen Basen, die zu einer Verschiebung des Leserasters führen, oder um Einzelbasenaustausche, die zu einem vorzeitigen Stoppkodon führen. In der 3′-Hälfte des Gens wurden bisher nur sehr selten Keimbahnmutationen gefunden (Gebert et al. 1999; Mandl et al. 1994; Miyoshi et al. 1992 a; Van der Luijt et al. 1997; Wallis et al. 1999).

Somatische Mutationen. Mutationen oder Verlust des APC-Gens spielen auch bei sporadischen kolorektalen Karzinomen eine Rolle. Etwa 30% der kolorektalen Adenome und 20–50% der kolorektalen Karzinome weisen Allelverluste (LOH) auf (Vogelstein et al. 1988). Somatische Mutationen im APC-Gen liegen gehäuft (>60%) im Bereich zwischen Kodon 1286 und 1513, der nur etwa 10% der gesamten kodierenden Sequenz beträgt. Dieser Bereich wird als „mutation cluster region" (MCR) bezeichnet (Miyoshi et al. 1992 b).

Bei FAP-Patienten wird das zweite, normale APC-Allel meist durch eine Punktmutation in der „mutation cluster region" inaktiviert; ein Verlust des Wildtyps (LOH) wird ebenfalls als 2. Treffer, entsprechend der Knudson-Hypothese, beobachtet (Miyaki et al. 1994). Neuere Untersuchungen haben gezeigt, dass die Art der 2. Mutation von der Lokalisation der Keimbahnmutation im APC-Gen beeinflusst wird (Lamlum et al. 1999; Spirio et al. 1998).

8.2.7.3 Genotyp-Phänotyp-Beziehungen

Durch die Identifizierung von Keimbahnmutationen im APC-Gen bei einer großen Zahl von klinisch gut charakterisierten FAP-Patienten konnte die Beziehung zwischen der Position der Mutation im Gen und dem klinischen Phänotyp untersucht werden. Genotyp-Phänotyp-Beziehungen wurden

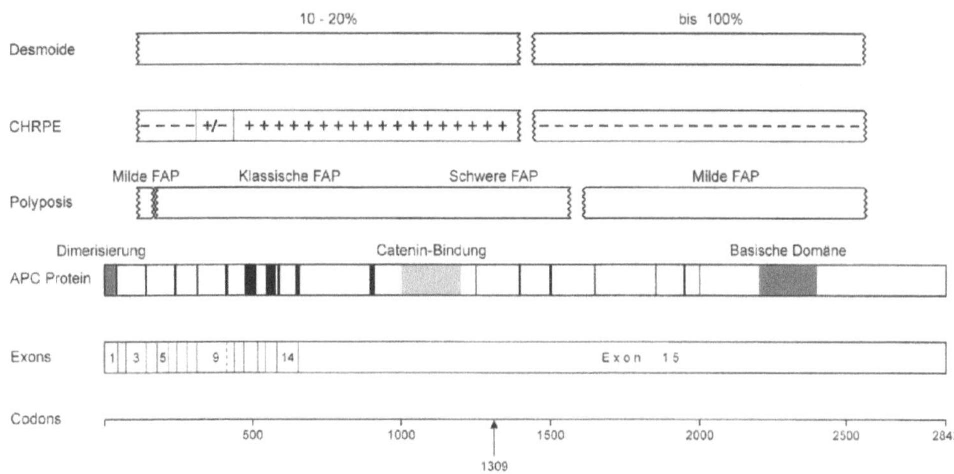

Abb. 8.2.10. Beziehung zwischen Lage der Mutation im APC-Gen und klinischem Phänotyp, nach Caspari et al. (1995)

sowohl bezüglich des Schweregrads der Polyposis als auch bezüglich der Expression von extrakolonischen Manifestationen gefunden (Abb. 8.2.10).

Schweregrad der kolonischen Manifestation. Die Mutationen im APC-Gen führen zu einem verkürzten APC-Protein, und es gibt eine interessante Beziehung zwischen der Länge des Restproteins (bzw. der verbliebenen funktionellen Domänen des Proteins) und der Ausprägung der Polypen.

Bisher wurde bei FAP-Patienten noch keine Mutation in Exon 1 und 2 des APC-Gens (Kodons 1–74) gefunden. Patienten mit Mutationen im 5'-Bereich des Gens (zwischen den Kodons 77 und 157) zeigen im Durchschnitt einen sehr milden Verlauf der Erkrankung (attenuated FAP, AAPC): Sie entwickeln in der Regel weniger Polypen (meist <100) und diese treten erst in höherem Alter auf (Spirio et al. 1993 b). Interessanterweise zeigen Patienten mit einer Mutation in Kodon 168, also nur 11 Kodons weiter, bereits einen typischen Verlauf der FAP.

Patienten mit Mutationen im Bereich der Kodons 168–1554 weisen in der Regel ein klassisches Bild der FAP auf. Ein besonders stark ausgeprägtes Polypenwachstum mit mehr als 5000 Darmpolypen wurde bei Patienten beobachtet, die eine Mutation im Bereich der Kodons 1250–1330 haben, während bei Patienten mit Mutationen außerhalb dieses Bereichs nur 1000–2000 Adenome in den Darmpräparaten gezählt wurden (Nagase et al. 1992 a). Im Einklang damit zeigen Patienten mit einer Mutati-

on in Kodon 1309 einen besonders schweren Krankheitsverlauf: Darmsymptome treten im Durchschnitt 10 Jahre früher auf, und unbehandelte Patienten versterben an einem kolorektalen Karzinom etwa 10 Jahre früher als FAP-Patienten mit anderen Mutationen (Caspari et al. 1994).

Mutationen in der 3'-Hälfte des Gens wurden bisher nur selten beobachtet. Patienten mit solchen Mutationen entwickeln in der Regel eine geringere Polypenzahl, vergleichbar mit der oben angeführten milden Form der FAP (AAPC) (Friedl et al. 1996; Scott et al. 1995).

Diese Beziehungen zwischen der Lokalisation der Mutation und dem Schweregrad der Kolonmanifestation können im Licht der heute bekannten strukturellen und funktionellen Domänen des APC-Gens interpretiert werden. FAP-Patienten bilden sowohl das normale, 2843 Aminosäuren lange APC-Protein (Wildtyp) als auch ein unterschiedlich verkürztes, mutiertes APC-Protein. Das APC-Protein wirkt als Homodimer, und die ersten 55 Aminosäuren (in Exon 1) sind für die Dimerisierung erforderlich. Es ist denkbar, dass verkürzte APC-Proteine, entsprechend einer Mutation in den ersten 76 Kodons, nicht mit dem Wildtyp-APC-Protein dimerisieren können und daher die Funktion des Wildtypallels nicht beeinträchtigen. Sie werden klinisch kaum auffällig.

Verkürzte APC-Proteine entsprechend der Mutation zwischen den Kodons 77 und 157 enthalten zwar die Oligomerisierungsdomäne, sie sind jedoch in der Zelle nicht stabil (Smith et al. 1993) und führen daher nur zu einer geringfügigen Beeinträchtigung der Funktion des verbliebenen normalen APC-Allels. Ein ähnlicher Mechanismus dürfte auch für Patienten gelten, die eine Deletion des ganzen APC-Gens aufweisen und in der Regel ebenfalls einen milden Verlauf zeigen (Hodgson et al. 1993; Mandl et al. 1996). Die beträchtliche Variabilität der Polypenzahl und des Alters beim Auftreten der Polypen innerhalb der Familien kann durch unterschiedlich häufige somatische Mutationen im Wildtypallel erklärt werden.

Die aufgrund von Mutationen distal von Kodon 157 entstehenden verkürzten Proteine sind in der Regel stabil und können – durch Dimerisierung mit dem Wildtyp-APC – dessen Funktion beträchtlich oder auch ganz blockieren. In diesem Zusammenhang ist bemerkenswert, dass sich somatische Mutationen gehäuft in der Region zwischen Kodon 1286 und 1513 (mutation cluster region, s. Unterkapitel „Somatische Mutationen") finden, d.h. es kommt zur Entstehung von stabilen Proteinen, denen die regulatorische Domäne für β-Catenin fehlt.

Keimbahnmutationen in der 3'-Hälfte des Gens werden bei FAP-Patienten sehr selten beobachtet, und Patienten mit solchen Mutationen weisen meist einen milden Verlauf auf. Unter der Voraussetzung, dass Mutationen in diesem Bereich des APC-Gens ebenso häufig auftreten können wie in der 5'-Hälfte des Gens, wird vermutet, dass Mutationen im 3'-Bereich keine oder nur eine sehr geringfügige klinische Relevanz haben. Eine Erklärung hierfür könnte sein, dass bei diesen Mutationen die Domäne, die für die Herunterregulierung des β-Catenins erforderlich ist, erhalten bleibt.

Extrakolonische Manifestationen. Die *kongenitale Hypertrophie des retinalen Pigmentepithels* (CHRPE) wird bei etwa 80% der FAP beobachtet. Die Expression dieser Pigmentanomalie ist – mit sehr wenigen Ausnahmen – intrafamiliär gleichsinnig, d.h. bei allen Anlageträgern einer Familie sind typische Pigmentepithelveränderungen nachweisbar. Die Retinaveränderungen werden bei den Patienten gefunden, die eine Mutation im mittleren Bereich des Gens, zwischen den Kodons 463 und 1387, aufweisen (Caspari et al. 1995; Olschwang et al. 1993; Wallis et al. 1994). Zu einer unterschiedlichen Expression von CHRPE kommt es bei Patienten mit einer Mutation in Exon 9. Dagegen gibt es bisher nur einzelne Beobachtungen von CHRPE bei Patienten, die eine Mutation außerhalb dieses Bereichs, d.h. in den ersten 8 Exons (bis zu Kodon 302) oder am 3'-Ende des Gens (distal von Kodon 1444) aufweisen.

Desmoide und Osteome. Desmoide treten bei 4–13% der FAP-Patienten auf (Clark et al. 1999; Clark u. Phillips 1996; Kadmon et al. 1995). Eine besonders schwere, nahezu 100%ige Expression der Desmoide wurde bei Patienten beobachtet, die eine Mutation zwischen Kodon 1445 und 1578 aufweisen (Caspari et al. 1995). In einigen Familien mit familiärer infiltrativer Fibromatose und nur sehr geringer oder fehlender Ausprägung von Darmpolypen wurden Keimbahnmutationen im Bereich von Kodon 1900 des APC-Gens nachgewiesen (Eccles et al. 1996; Scott et al. 1996). Osteome und Epidermoidzysten werden ebenfalls gehäuft bei Patienten mit Mutationen in diesem Bereich des APC-Gens beobachtet.

8.2.7.4 Modifizierende Gene

FAP ist eine monogen erbliche Erkrankung, deren charakteristisches Merkmal der frühen Entwicklung von kolorektalen Adenomen von der Keimbahnmutation im APC-Gen bestimmt wird. Trotz der eindeutigen Genotyp-Phänotyp-Beziehungen (s. Kapitel 8.2.7.3 „Genotyp-Phänotyp-Beziehungen") gibt es auch eine beträchtliche intrafamiliäre Variabilität in der Expression, die auf mögliche Einflüsse von weiteren, so genannten modifizierenden Genen oder von Umweltfaktoren schließen lässt.

In Tiermodellen wurden bisher einige Gene identifiziert, die einen Einfluss auf die Ausprägung der intestinalen Neoplasie zeigen. Ein erstes Mausmodell für FAP, die Min-Maus (von *m*ultiple *intes*tinale *N*eoplasie), wurde zufällig durch die Behandlung von Inzuchtmäusen (Stamm C57Bl 6/J) mit Ethylnitrosoharnstoff generiert (Moser et al. 1990). Die Min-Maus weist eine Stoppmutation in Kodon 850 des Apc-Gens auf (das homologe Gen für APC bei der Maus). Heterozygote Min-Mäuse entwickeln multiple adenomatöse Polypen im gesamten Darmtrakt, Mäuse mit der homozygoten Mutation sind nicht lebensfähig (Moser et al. 1992).

Durch Einkreuzen der Min-Mutation in andere Mäuseinzuchtstämme (AKR, CAST) wurde die Zahl der intestinalen Tumoren drastisch gesenkt. Kopplungsanalysen identifizierten ein erstes modifizierendes Gen, MOM1 (*m*odifier of *M*in) auf dem Mauschromosom 4, in einer Region, die dem menschlichen Chromosomenabschnitt 1p35–p36 entspricht (Dietrich et al. 1993). Als Kandidatengen wurde die sekretorische Form der Typ-II-Phospholipase A2 (Pla2S) identifiziert (MacPhee et al. 1995). Min-Mäuse-Stämme mit einer hohen Zahl von intestinalen Neoplasien waren Träger einer Frameshift-Mutation im Pla2S-Gen, die zu einer stark verminderten Expression dieses Gens führt. Beim Menschen scheinen Varianten des Pla2S-Gens keinen Einfluss auf die Ausprägung der Adenome zu haben (Spirio et al. 1996).

Die Zahl intestinaler Adenome kann durch die Therapie sowohl mit nichtselektiven COX-1- und COX-2-Inhibitoren als auch mit selektiven COX-2-Inhibitoren reduziert werden. Während COX-1 beim Menschen eine relativ konstante Expression zeigt und zu den so genannten *Housekeeping* Genen zählt, wird die Expression von COX-2 durch z. B. Wachstumsfaktoren, Onkogene oder andere Tumorpromotoren induziert. So ist im normalen Kolonepithel eine niedrige COX-1- bei fehlender COX-2-Expression nachweisbar, während kolorektale Tumoren eine starke COX-2-Expression aufweisen. Deshalb wird auch vermutet, dass COX-2 einen modifizierenden Einfluss auf die Adenomentstehung bei FAP haben könnte. In Mausmodellen mit einer heterozygoten APC-Mutation konnten tatsächlich eine Hochregulierung der COX-2-Expression in frühen Adenomen nachgewiesen und durch die Gabe eines selektiven COX-2-Inhibitors die Adenomzahl signifikant auch gegenüber nicht selektiven COX-Inhibitoren gesenkt werden (Oshima et al. 1996; Williams et al. 1996). Allerdings konnten z. B. Spirio et al. (1996) keine Mutationen im COX-2-Gen bei Familien mit milder Verlaufsform der FAP und unterschiedli-

cher Expression der Polypen identifizieren. Beim Menschen wurde ein anderes, noch nicht identifiziertes Gen auf Chromosom 1p kartiert, welches das Auftreten extrakolonischer Manifestationen beeinflusst (Dobbie et al. 1997). Ob häufig vorkommende Varianten des *N*-Azetyl-Transferase-2-Gens (NAT2) einen Einfluss auf das Polypenwachstum oder auf die Ausprägung extrakolonischer Manifestationen haben, ist noch widersprüchlich [Scott et al. 1997, Lamberti et al. (eingereicht)]. Eine eindeutige Wirkung modifizierender Gene wurde beim Menschen noch nicht nachgewiesen.

8.2.7.5 Andere modifizierende Faktoren

In Tierversuchen mit Mäusen, die wegen einer heterozygoten APC-Keimbahnmutation multiple intestinale Adenome entwickelten, wurde der Einfluss unterschiedlicher Ernährungsgewohnheiten bzw. einzelner Nahrungsbestandteile untersucht (Tabelle 8.2.4). So konnte gezeigt werden, dass bei Min-Mäusen durch eine fettarme, aber faserreiche Nahrung weniger Polypen als bei einer fettreichen und faserarmen Nahrung auftraten (Hioki et al. 1997; Yang et al. 1998). Da jedoch in anderen Studien dieser protektive Effekt von Ballaststoffen nicht nachweisbar war (Pierre et al. 1997; Williamson et al. 1999) und auch in der bislang einzigen publizierten Studie bei FAP-Patienten kein signifikanter Effekt einer zusätzlichen Gabe von Ballaststoffen zu belegen war (DeCosse et al. 1989),

Tabelle 8.2.4. Interventionsstudien bei Mäusen mit einer heterozygoten APC-Mutation

Intervention	Zahl intestinaler Adenome	Studie
Diät		
Fettarme, faserreiche vs. fettreiche, faserarme Diät	↓	Hioki et al. (1997)
„Westliche Ernährung"	↑ (Adenokarzinome)	Yang et al. (1998)
Faserreich Diät	↔	Pierre et al. (1997)
Unverdauliche Stärke	↑	Williamson et al. (1999)
Fruktooligosaccharide	↓	Pierre et al. (1997)
Fischöl	↓	Paulsen et al. (1999)
NSAID		
Aspirin	↓	Mahmoud et al. (1998b)
Aspirin	↔	Williamson et al. (1999)
Aspirin + unverdauliche Stärke	↓	Williamson et al. (1999)
Sulindac	↓	Chiu et al. (1997)
Sulindac	↓	Boolbol et al. (1996)
Sulindac	↓	Mahmoud et al. (1998a)
Piroxicam	↓	Quesada et al. (1998)
Piroxicam	↓	Jacoby et al. (1996)
Nimesulide	↓	Nakatsugi et al. (1997)
R-Flurbiprofen	↓	Wechter et al. (1997)
5-Aminosalizylsäure	↔	Ritland et al. (1999)

ist der Einfluss von Ernährungsgewohnheiten auf den klinischen Phänotyp der FAP weiterhin unklar.

Heterozyklische Amine, insbesondere das in gebratenem Fleisch und Fisch entstehende 2-Amino-1-Methyl-6-Phenylimidazol-Pyridin (PhIP), gelten als potenziell karzinogene Nahrungsbestandteile. So führte die Gabe von PhIP bei Min-Mäusen zu einer Zunahme kleiner Adenome und aberranter Kryptenfoci (Steffensen et al. 1997). Aber auch N-Ethyl-N-Nitrosoharnstoff, ein weiteres in der Nahrung enthaltenes Mutagen, induzierte insbesondere bei Gabe in den ersten Tagen der Entwicklung der Mäuse eine deutliche Zunahme intestinaler Adenome (Paulsen et al. 1999; Shoemaker et al. 1995). Reproduzierbare Ergebnisse bei FAP-Patienten liegen jedoch nicht vor, sodass die klinische Relevanz solcher Befunde abzuwarten bleibt.

8.2.8 Molekulargenetische Diagnostik

Der wesentliche Einsatzbereich der molekulargenetischen Diagnostik liegt in der prädiktiven Diagnostik von Anlageträgern aus FAP-Familien (s. Kapitel 8.2.5.1 „Risikopersonen"). Hierfür können die direkte und die indirekte Genotypanalyse eingesetzt werden [s. Übersicht in Friedl et al. (1994); Friedl u. Jungck (1998)]. Wegen der Vielzahl der Mutationen im APC-Gen und der Tatsache, dass mit heute verfügbaren Methoden nicht alle Mutationen nachgewiesen werden können, ist es nicht möglich, eine Mutation bei einer Risikoperson auszuschließen, wenn die Mutation bei einem Erkrankten der Familie nicht bekannt ist.

Insbesondere bei Patienten, die keine klassische FAP aufweisen, sind verschiedene Differenzialdiagnosen in Betracht zu ziehen (Tabelle 8.2.2). Um in diesen Fällen eine zielgerichtete molekulargenetische Diagnostik durchzuführen, ist die detaillierte Kenntnis der klinischen und histopathologischen Merkmale erforderlich.

Die molekulargenetische Diagnostik bei FAP sollte – sowohl bei Betroffenen als auch bei Risikopersonen – unter Berücksichtigung der von der Bundesärztekammer (1998) beschlossenen Richtlinien veranlasst und durchgeführt werden. Durch die interdisziplinäre Zusammenarbeit von Humangenetikern und Klinikern, die mit den verschiedenen Aspekten der FAP und anderer differenzialdiagnostisch relevanter hereditärer Darmkrebs-

erkrankungen (z.B. HNPCC, andere Polyposen) vertraut sind, können den Familien die optimalen diagnostischen und therapeutischen Möglichkeiten angeboten werden. Hierzu gehören auch die korrekte Interpretation und Vermittlung der molekulargenetischen Befunde. Eine in den USA durchgeführte Studie hatte ergeben, dass die von kommerziellen Labors durchgeführte prädiktive Diagnostik bei FAP in 30% der Fälle nicht richtig interpretiert wurde (Giardiello et al. 1997).

8.2.8.1 Direkte Mutationssuche

Der Nachweis der Keimbahnmutation bei FAP-Patienten einer Familie ermöglicht eine sichere prädiktive Diagnose für alle Risikopersonen dieser Familie. Die Verteilung der Mutationen über weite Bereiche des APC-Gens und die Tatsache, dass – mit wenigen Ausnahmen – fast jede Familie eine andere Mutation aufweist, erschweren die Identifizierung der Mutationen. Wegen der Größe des Gens werden die heute verfügbaren Methoden der direkten Sequenzierung nicht routinemäßig zur Mutationssuche bei einer großen Zahl von FAP-Patienten eingesetzt. Es werden verschiedene Screeningverfahren vorgeschaltet, z.B. denaturierende Gradientengelelektrophorese (DGGE), Einzelstrangkonformationsanalyse (SSCP), Heteroduplexanalyse, temperaturmodulierte Heteroduplexhochdruckflüssigkeitschromatografie (DHPLC) und der Proteintrunkationstest (PTT, In-vitro-Transkriptions-Translations-Test).

Da die meisten Mutationen im APC-Gen zu einem frühzeitigen Stoppkodon führen, ist der PTT eine geeignete Methode, um größere Abschnitte des Gens auf Mutationen zu untersuchen (Bala et al. 1996; Powell et al. 1993; Van der Luijt et al. 1994). Etwa 40% der FAP-Patienten haben Mutationen, die in der ersten Hälfte von Exon 15 liegen; diese Mutationen können durch die Untersuchung von nur 2 Fragmenten mittels PTT relativ schnell identifiziert werden (Abb. 8.2.11). Für die Untersuchung von Exon 15 mittels PTT kann genomische DNA eingesetzt werden. Für die Untersuchung der Exons 1–14 mittels PTT ist mRNA erforderlich, die aus einer frischen Blutprobe isoliert werden kann. Ist nur genomische DNA eines Patienten verfügbar, müssen die Mutationsanalyse in den einzelnen Exons mit einer der anderen oben genannten Screeningmethoden, z.B. mittels DGGE, SSCP, Heteroduplexanalyse oder DHPLC, durchgeführt und Fragmente, die aberrante Banden zeigen, sequenziert werden.

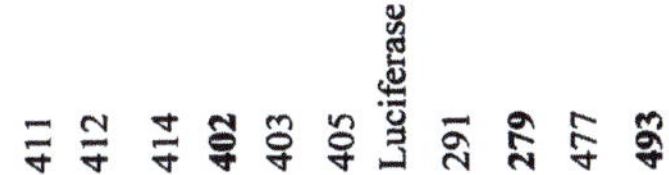

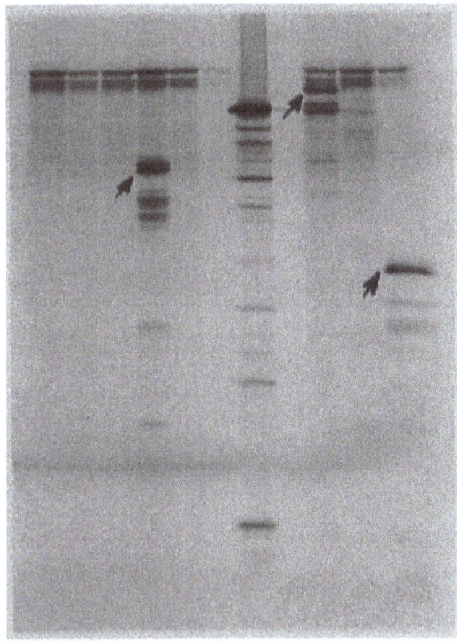

Abb. 8.2.11. Darstellung von Keimbahnmutationen in Exon 15 des APC-Gens mit Hilfe des Proteintrunkationstests (PTT). Genomische DNA wurde im Bereich der Kodons 653–1283 mittels Polymerasekettenreaktion amplifiziert, mit dem In-vitro-Transkriptions-Translations-Kit (Promega) in Gegenwart von 35S-Methionin in Protein translatiert und mittels SDS-Polyacrylamidgelelektrophorese aufgetrennt. Die radioaktiv markierten Proteine werden auf einem Röntgenfilm sichtbar gemacht. Einige Proben zeigen zusätzlich zu dem normalen (großen) APC-Fragment mit einem Molekulargewicht von 62000 ein zusätzliches Fragment, das auf ein verkürztes Protein und damit auf eine vorzeitige Stoppmutation hinweist

Aufgrund der bekannten Beziehung zwischen der Position der Mutation im Gen und dem Auftreten von charakteristischen Veränderungen der Retina (CHRPE) kann die augenärztliche Untersuchung die Mutationssuche erleichtern, da dadurch der zu untersuchende Abschnitt des APC-Gens eingegrenzt werden kann.

Die Darstellung der Mutation im APC-Gen kann sehr zeitaufwändig sein, und in einem Teil der Fälle kann die Mutation mit den üblichen Methoden der Mutationssuche nicht entdeckt werden. Hierzu gehören z.B. größere Deletionen im APC-Gen, die gelegentlich als Zufallsbefund bei der indirekten Genotypanalyse aufgedeckt werden (De Rosa et al. 1999; Mandl et al. 1996). Bei der Untersuchung von 493 nichtverwandten FAP-Patienten mit typischem Krankheitsverlauf konnten wir in 60% der Patienten eine Keimbahnmutation im APC-Gen identifizieren (Friedl et al. 2001). Ähnliche Zahlen wurden auch bei anderen Patientengruppen gefunden (Nagase et al. 1992b; Van der Luijt et al. 1997; Wallis et al. 1999). Bei 187 Patienten mit milder Verlaufsform der FAP oder mit „Verdacht auf FAP" (meist scheinbar sporadische Fälle mit einem Erkrankungsalter nach dem 35. Lebensjahr und mit weniger als 100 Adenomen) konnten wir nur bei etwa 20% der Patienten eine Mutation im APC-Gen finden (Tabelle 8.2.5). Es ist denkbar, dass die Disposition zu Darmkrebs bei einem großen Teil der Patienten aus dieser Gruppe nicht auf Keimbahnmutationen im APC-Gen beruht.

8.2.8.2 Indirekte Genotypanalyse (Kopplungsanalyse)

Bei der klassischen FAP wurden bisher kaum Fälle von genetischer Heterogenie beobachtet, d.h. praktisch alle Fälle von FAP beruhen auf einer Mutation

Tabelle 8.2.5. Identifizierung von APC-Keimbahnmutationen bei 680 Patienten in Abhängigkeit von klinischem Phänotyp und Familienanamnese (nach Friedl et al. 2001)

Klinische Kriterien	„Klassische" FAP Diagnose <35. Lebensjahr oder >100 Adenome			„Atypische" FAP Diagnose >35. Lebensjahr und <100 Adenome		
Familienanamnese	Familiär	De-novo-Mutation	nicht bekannt	Familiär	De-novo-Mutation	nicht bekannt
Anzahl Familien	281	49	163	77	4	106
Identifizierte Mutationen	190	40	62	20	1	12
Detektionsrate der Mutation [%]	67,6	81,6	38,0	26,0	25,0	11,3
Gesamtzahl der Familien		493			187	
Detektionsrate der Mutation [%]		59,2			17,6	

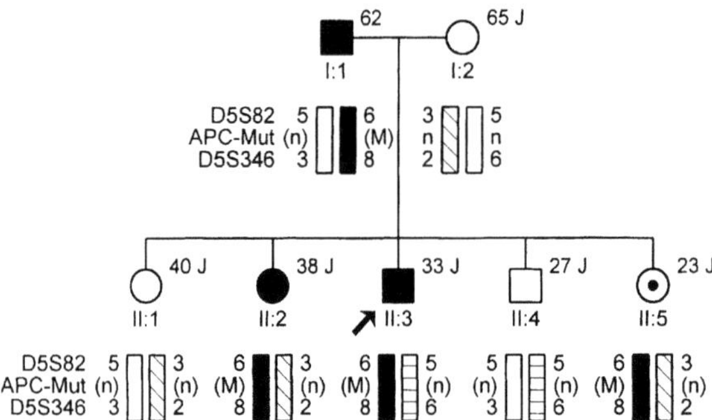

Abb. 8.2.12. Prädiktive Diagnostik mittels indirekter Genotypanalyse (Kopplungsanalyse). Hierbei wird die Vererbung von polymorphen DNA-Markern aus dem nahen Bereich um das APC-Gen untersucht und daraus die Vererbung des dazwischen liegenden APC-Gens indirekt abgeleitet. Die Wahrscheinlichkeit einer Rekombination zwischen Marker und APC-Gen beträgt 6% für den proximal des Gens liegenden Marker *D5S82* und <1% für den distalen Marker *D5S346*. Die Töchter *II:2* und *II:5* haben von dem erkrankten Vater die gleiche Markerkombination (Haplotyp) geerbt wie ihr erkrankter Bruder *II:3*. Daraus wird geschlossen, dass sie auch die dazwischen liegende mutierte Kopie des APC-Gens geerbt haben, welche die Mutation (*M*) trägt. Bei informativen Markern ist die Wahrscheinlichkeit einer Fehldiagnose aufgrund einer nicht erkannten Doppelrekombination <0,06%. Die Geschwister *II:1* und *II:4* haben den anderen väterlichen Haplotyp geerbt; sie sind mit einer Wahrscheinlichkeit von >99,9% nicht Anlageträger für FAP

im APC-Gen. Gelingt es nicht, die Mutation im APC-Gen zu identifizieren, kann deshalb auch die indirekte Genotypanalyse zur prädiktiven Diagnostik eingesetzt werden. Bei der indirekten Genotypanalyse wird die Vererbung von polymorphen Markern aus dem Bereich des APC-Gens untersucht.

Die indirekte Genotypanalyse ist grundsätzlich nur möglich, wenn mindestens zwei erkrankte Personen einer Familie untersucht werden können; nur so kann festgestellt werden, mit welcher Markerkombination (Haplotyp) die Erkrankung in der betreffenden Familie segregiert (Abb. 8.2.12). Außerdem ist die Kenntnis der richtigen Diagnose bei den Angehörigen von entscheidender Bedeutung. Für die Untersuchung stehen heute mehrere hochpolymorphe Mikrosatellitenmarker, die zu beiden Seiten des Gens lokalisiert sind, sowie mehrere intragenische 2-Allel-Polymorphismen zur Verfügung (Olschwang et al. 1995; Spirio et al. 1993 a). Mit diesen Markern erreicht die präsymptomatische Diagnose bei informativen Familien eine Sicherheit von >99,9%.

8.2.8.3 Möglichkeiten und Grenzen der molekulargenetischen Diagnostik bei FAP-Patienten und ihren Familien

Präsymptomatische Diagnostik für Risikopersonen. Aufgrund des autosomal-dominanten Erbgangs sind alle Kinder von FAP-Patienten mit einer *A-priori*-Wahrscheinlichkeit von 50% Anlageträger für FAP. Die molekulargenetische Untersuchung erlaubt eine präsymptomatische (oder prädiktive) Erkennung der Anlageträger. Diese Untersuchung sollte um das 10. Lebensjahr durchgeführt werden (sofern die Kinder nicht früher mit Darmsymptomen auffallen), da in diesem Alter auch die klinischen Vorsorgeuntersuchungen beginnen sollten.

Für die Risikopersonen, die nicht Anlageträger für FAP sind, bringt die molekulargenetische Untersuchung den größten Nutzen: Ihnen können die regelmäßigen endoskopischen Kontrollen, die meist bis zum 40. Lebensjahr empfohlen werden, erspart werden. Wichtiger noch – sie müssen nicht mehr befürchten, dass sie oder ihre Kinder an FAP erkranken werden.

Für Risikopersonen, die die Anlage für FAP geerbt haben, verwandelt sich das ursprüngliche Erkrankungsrisiko von 50% in eine praktisch 100%ige Sicherheit, an FAP zu erkranken. Diese Kenntnis wird im Allgemeinen dazu beitragen, dass die klinischen Vorsorgeuntersuchungen regelmäßig wahrgenommen werden; folglich wird – dank der rechtzeitigen Diagnose und Behandlung – die Prognose verbessert. Es darf aber nicht außer Acht gelassen werden, dass die prädiktive Diagnose bei einer noch gesunden Risikoperson auch mit schweren psychosozialen Problemen für die Familie verbunden sein kann. Entsprechend den *„Richtlinien zur Diagnostik der genetischen Disposition für Krebserkrankungen"* der Bundesärztekammer (1998) sollten die prädiktive molekulargenetische Diagnostik und die Mitteilung des Ergebnisses im Rahmen eines humangenetischen Beratungsgesprächs erfolgen. In diesem Sinn gelten auch die Leitlinien der Gesellschaft für Humangenetik und des Berufsverbands Medizinische Genetik für die prädiktive Testung von spätmanifesten Erkrankungen (Kommission für Öffentlichkeitsarbeit und ethische Fragen der Gesellschaft für Humangenetik e. V. 1995).

Während der humangenetischen Beratung werden die Familienanamnese und der Stammbaum aufgenommen. Die Ratsuchenden werden über den Erbgang, den klinischen Verlauf der Erkrankung, die Notwendigkeit der Vorsorgeuntersuchungen und über die in ihrer Familie bestehenden Möglichkeiten der präsymptomatischen Diagnose mit Hilfe von molekulargenetischen oder augenärztlichen Untersuchungen informiert. Desgleichen werden auch mögliche Testergebnisse und die sich daraus ergebenden Konsequenzen diskutiert. Die Ratsuchenden sollten aufgrund der angebotenen Information selbst entscheiden, ob sie die prädiktive Testung für sich selbst oder für ihre Kinder wünschen oder nicht. Eine Umfrage bei FAP-Patienten hatte ergeben, dass die meisten Eltern sich für den prädiktiven Test entscheiden (Friedl et al. 1991).

Die prädiktive Diagnostik bei Risikopersonen (durch molekulargenetische oder augenärztliche Untersuchung) ermöglicht nur die Erkennung der Anlageträger. Es kann aber nicht vorhergesagt werden, wann die Polypen auftreten und wie die Prognose ist.

Molekulargenetische Untersuchungen bei FAP-Patienten. Für Patienten mit bereits klinisch eindeutig gestellter Diagnose einer FAP ist die zusätzliche Absicherung der Diagnose mit molekulargenetischen Methoden nicht erforderlich. Die Kenntnis der zugrunde liegenden Keimbahnmutation im APC-Gen kann zwar z. T. von wissenschaftlichem Interesse sein, erlaubt aber im Einzelfall keine zuverlässige Aussage für die Therapie und die Prognose.

Die in Kapitel 8.2.7.3 „Genotyp-Phänotyp-Beziehungen" beschriebene Beziehung zwischen der Lage der Mutation im Gen und der Schwere der Erkrankung oder der Entwicklung von Desmoiden

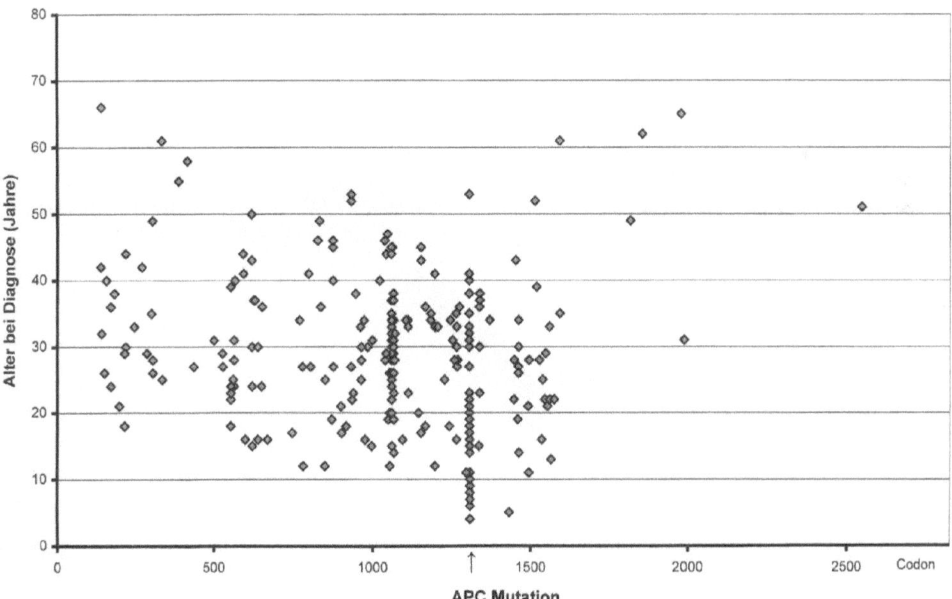

Abb. 8.2.13. Alter bei Diagnose der FAP bei 222 Patienten mit identifizierter Keimbahnmutation. Bei allen Patienten wurde die Diagnose einer FAP aufgrund von Darmsymptomen und nicht im Rahmen von Vorsorgeuntersuchungen für Risikopersonen gestellt. Statistisch betrachtet erkranken Patienten mit einer Mutation in Kodon 1309 (Pfeil) deutlich früher als Patienten mit einer Mutation in anderen Bereichen des Gens. Eine große Variabilität des klinischen Phänotyps wird aber auch bei Patienten mit der gleichen Mutation beobachtet (nach Friedl et al. 2001)

ist statistisch hochsignifikant. Basierend darauf wurde erwogen, die Art der Mutation bei der Wahl der Vorsorge- und Therapiemaßnahmen zu berücksichtigen (Vasen et al. 1996). Die beobachtete Variabilität des Krankheitsverlaufs innerhalb der Familien oder auch zwischen Patienten aus verschiedenen Familien mit der gleichen Keimbahnmutation im APC-Gen (Abb. 8.2.13) zeigt, dass die Entscheidung im Einzelfall schwierig ist und therapeutische Konsequenzen nicht allein auf molekulargenetischen Ergebnissen beruhen können. Der Verlauf der Erkrankung wird durch die Akkumulation weiterer somatischer Mutationen im APC-Gen und anderen Tumorsuppressorgenen oder Protoonkogenen bestimmt; diese kann von mehreren genetischen Faktoren (modifizierende Gene), von Umweltfaktoren (z. B. Ernährung) oder auch einfach von zufälligen Ereignissen auf zellulärer Ebene beeinflusst werden. Zudem ist zu bedenken, dass mehr als die Hälfte der identifizierten Keimbahnmutationen zu einer Verschiebung des Leserasters führen und dass die Restfunktion des APC-Proteins nicht nur von der Lage der Mutation, sondern auch von der Art und Anzahl der falsch eingebauten Aminosäuren in dem verkürzten Genprodukt beeinflusst werden kann. Hinzu kommt, dass die Menge des gebildeten verkürzten Proteins durch die gezielte Degradierung der mutierten mRNA („nonsense mediated mRNA decay") unterschiedlich stark herunterreguliert werden kann (Frischmeyer u. Dietz 1999). Da etwa 80% der FAP-Patienten jeweils einzigartige Mutationen aufweisen, wird es schwierig sein, für jede einzelne Mutation eindeutige und zuverlässige Genotyp-Phänotyp-Beziehungen zu finden. Ähnliches dürfte für selten beobachtete *Missense*-Mutationen gelten, die zu sehr unterschiedlichen klinischen Konsequenzen führen können (Laken et al. 1997).

Zusammenfassend muss also festgestellt werden, dass die Identifizierung der Mutation im APC-Gen für einen klinisch manifesten FAP-Patienten selbst, d. h. für die Prognose oder für die Wahl der weiteren therapeutischen Maßnahmen, kaum eine zusätzliche Information liefert. Die Intervalle zwischen den kolorektalen und gastroduodenalen Spiegelungen sowie auch die Entscheidung für eine chemopräventive Behandlung (z. B. mit Sulindac) oder bezüglich des Zeitpunkts und der Art der Operationsmethode sollte letztlich von dem tatsächlichen klinischen Befund des Patienten und nicht von der Art der Keimbahnmutation abhängig gemacht werden.

Die molekulargenetische Untersuchung von FAP-Patienten ist aber immer dann sinnvoll, wenn diese Patienten Familienangehörige haben (z. B. Kinder, Geschwister), für die eine prädiktive Diagnostik gewünscht wird. Wegen der Vielzahl der möglichen Mutationen muss immer zuerst die Mutation bei einem Betroffenen der Familie nachgewiesen werden, um anschließend bei den Risikopersonen der Familie diese Mutation nachzuweisen oder auszuschließen.

In Fällen, wo die Diagnose FAP nicht eindeutig ist (z. B. wenn nur wenige adenomatöse Polypen festgestellt werden, im Sinn einer milden Form der FAP) kann die Identifizierung einer Mutation im APC-Gen für die Diagnosesicherung und – damit verbunden – auch für die Familie des Patienten von Bedeutung sein. Da die Mutationssuche im APC-Gen sehr aufwändig ist, sollte diese Untersuchung nur veranlasst werden, wenn FAP als Differenzialdiagnose ernstlich in Betracht kommt und die Adenome histologisch verifiziert sind. Selbst bei Patienten mit typischer FAP kann nicht in jedem Fall eine Mutation im APC-Gen nachgewiesen werden; deshalb ist ein Ausschluss einer FAP mit molekulargenetischen Methoden nicht möglich.

8.2.9 Ausblick

Die klinischen Charakteristika der FAP sind seit über 100 Jahren bekannt. Die Erkenntnis, dass die Früherkennung und rechtzeitige Behandlung der Anlageträger die Krebsrate bei dieser hoch gefährdeten Patientengruppe entscheidend senken kann, führte zur Gründung des ersten Polyposisregisters im St. Mark's Hospital (Lockhart-Mummery 1925) sowie zu weiteren entsprechenden Vorsorgeeinrichtungen in vielen anderen Ländern. Durch die Entwicklung flexibler, leistungsfähiger Endoskope sowie durch die Etablierung kontinenzerhaltender Operationsverfahren wurden die Diagnostik und Therapie der Betroffenen stetig verbessert.

Ein entscheidender Durchbruch gelang 1991 durch die Entdeckung des Tumorsuppressorgens APC. Die Identifizierung von Keimbahnmutationen im APC-Gen als Ursache der FAP ermöglichte es nun, die Anlageträger unter den Risikopersonen zu erkennen und die erforderlichen Vorsorgemaßnahmen auf die tatsächlich gefährdeten Hochrisikopersonen zu beschränken. Die Erkenntnis, dass das APC-Protein Bestandteil eines komplexen Regelkreises ist, der Proliferation, Differenzierung und Apoptose der Epithelzellen in Kolon und Rektum steuert, und dass Mutationen im APC-Gen auch zur Entstehung sporadischer kolorektaler Karzinome führen, hat einen wesentlichen Beitrag zur Aufklärung der kolorektalen Tumorgenese geleistet.

In den letzten Jahren wurden Tiermodelle für FAP entwickelt, die unterschiedliche Mutationen im APC-Gen aufweisen und – dadurch bedingt – ähnliche Genotyp-Phänotyp-Beziehungen erkennen lassen wie sie bei FAP-Patienten festgestellt wurden. Die $APC^{\Delta716}$-Maus (Mutation in Kodon 716, Oshima et al. 1995) und die Min-Maus (Mutation in Kodon 850, Moser et al. 1995) weisen über 100 Adenome im Darm auf, vergleichbar mit der klassischen FAP bei Menschen. Bei den Mäusen APC1638N und APC1638T (Fodde et al. 1994) mit einer trunkierenden Mutation am 3′-Ende des Gens werden hingegen nur sehr wenige oder auch gar keine Adenome, dafür aber häufiger Desmoidtumoren festgestellt; sie stellen somit ein gutes Modell für die milde Form der FAP (AAPC) dar [Übersicht in Fodde et al. (1999)].

An diesen und anderen Tiermodellen kann die Rolle des APC-Proteins bei der Entstehung von Tumoren gezielt untersucht werden. Zudem eignen sie sich für die Untersuchung exogener und endogener Faktoren, die die Tumorgenese beeinflussen können, wie z.B. Ernährung, modifizierende Gene, Pharmaka usw. sowie auch für gentherapeutische Ansätze. Das Ziel gentherapeutischer Verfahren muss es sein, das fehlende APC-Gen in alle Darmepithelzellen einzuschleusen, und zwar noch bevor die Zelle entartet. Wegen des hohen Turnovers der Epithelzellen müsste das APC-Gen in die Stammzellen der Darmkrypten eingebracht werden. Versuche, bei denen Kolonmukosa von Min-Mäusen mittels Liposomen mit dem humanen APC-Gen transfiziert wurde, erbrachten eine mehrere Wochen anhaltende Expression des Gens [Übersicht in Hargest et al. (1998)].

Für FAP-Patienten und ihre Familien stehen heute etablierte Vorsorgeprogramme zur Früherkennung und endoskopischen Kontrolle der Anlageträger zur Verfügung. Die Kontinenz erhaltende prophylaktische Proktokolektomie ist zurzeit die Therapie der Wahl für klinisch Betroffene. Inwiefern diese chirurgische Maßnahme zukünftig durch medikamentöse oder gentechnische Verfahren ergänzt oder gar ersetzt werden kann, bleibt abzuwarten.

8.2.10 Literatur

Bala S, Kraus C, Wijnen J, Meera Khan P, Ballhausen WG (1996) Multiple products in the protein truncation test due to alternative splicing in the adenomatous polyposis coli (APC) gene. Hum Genet 98:528–533

Behrens J, Kries JP von, Kuhl M et al. (1996) Functional interaction of beta-catenin with the transcription factor LEF-1. Nature 382:638–642

Behrens J, Jerchow B-A, Würtele M et al. (1998) Functional interaction of an axin homolog, conductin, with β-catenin, APC, and GSK3β. Science 280:596–599

Bisgaard ML, Fenger K, Bulow S, Niebuhr E, Mohr J (1994) Familial adenomatous polyposis (FAP): frequency, penetrance, and mutation rate. Hum Mutat 3:121–125

Bodmer WF, Bailey CJ, Bodmer J et al. (1987) Localization of the gene for familial adenomatous polyposis on chromosome 5. Nature 328:614–616

Boolbol SK, Dannenberg AJ, Chadburn A et al. (1996) Cyclooxygenase-2 overexpression and tumor formation are blocked by sulindac in a murine model of familial adenomatous polyposis. Cancer Res 56:2556–2560

Brett MCA, Hershman MJ, Glazer G (1994) Other manifestations of familial adenomatous polyposis. In: Phillips RKS, Spigelman AD, Thomson JPS (eds) Familial adenomatous polyposis and other polyposis syndromes. Edward Arnold, London Boston, pp 143–158

Bülow S (1986) Clinical features in familial polyposis coli. Results of the Danish Polyposis Register. Dis Colon Rectum 29:102–107

Bülow S (1987) Familial polyposis coli. Dan Med Bull 34:1–15

Bülow S (1989) Familial adenomatous polyposis. Ann Med 21:299–307

Bülow S, Sondergaard JO, Witt IN, Larsen E, Tetens G (1984) Mandibular osteomas in familial polyposis coli. Dis Colon Rectum 27:105–108

Bundesärztekammer (1998) Richtlinien zur Diagnostik der genetischen Disposition für Krebserkrankungen. Dtsch Arztebl 56:B1120–1127

Bussey HJR (1975) Familial polyposis coli. Family studies, histopathology, differential diagnosis and results of treatment. Johns Hopkins University Press, Baltimore

Caspari R, Friedl W, Boker T et al. (1993) Predictive diagnosis in familial adenomatous polyposis: evaluation of molecular genetic and ophthalmologic methods. Z Gastroenterol 31:646–652

Caspari R, Friedl W, Mandl M et al. (1994) Familial adenomatous polyposis: mutation at codon 1309 and early onset of colon cancer. Lancet 343:629–632

Caspari R, Olschwang S, Friedl W et al. (1995) Familial adenomatous polyposis: desmoid tumors and lack of ophthalmic lesions (CHRPE) associated with APC mutations beyond codon 1444. Hum Mol Genet 4:337–340

Chiu CH, McEntee MF, Whelan J (1997) Sulindac causes rapid regression of preexisting tumors in Min/+ mice independent of prostaglandin biosynthesis. Cancer Res 57:4267–4273

Church J, McGannon E, Burke C (1999) Development of prophylactic surgery for familial adenomatous polyposis. J Gastroenterol Hepathol 14:A65

Clark SK, Phillips RK (1996) Desmoids in familial adenomatous polyposis. Br J Surg 83:1494–1504

Clark SK, Neale KF, Landgrebe JC, Phillips RK (1999) Desmoid tumours complicating familial adenomatous polyposis. Br J Surg 86:1185–1189

DeCosse JJ, Miller HH, Lesser ML (1989) Effect of wheat fiber and vitamins C and E on rectal polyps in patients with familial adenomatous polyposis. J Natl Cancer Inst 81:1290–1297

De Rosa M, Scarano MI, Panariello L et al. (1999) Three submicroscopic deletions at the APC locus and their rapid detection by quantitative-PCR analysis. Eur J Hum Genet 7:695–703

Dietrich WF, Lander ES, Smith JS et al. (1993) Genetic identification of Mom-1, a major modifier locus affecting Min-induced intestinal neoplasia in the mouse. Cell 75:631–639

Dobbie Z, Heinimann K, Bishop DT, Muller H, Scott RJ (1997) Identification of a modifier gene locus on chromosome 1p35–36 in familial adenomatous polyposis. Hum Genet 99:653–657

Eccles DM, Van der Luijt R, Breukel C et al. (1996) Hereditary desmoid disease due to a frameshift mutation at codon 1924 of the APC gene. Am J Hum Genet 59:1193–1201

Fodde R, Edelmann W, Yang K et al. (1994) A targeted chain-termination mutation in the mouse APC gene results in multiple intestinal tumors. Proc Natl Acad Sci USA 91:8969–8973

Fodde R, Smits R, Hofland N, Kielman M, Meera Khan P (1999) Mechanisms of APC-driven tumorigenesis: lessons from mouse models. Cytogenet Cell Genet 86:105–111

Friedl W, Jungck M (1998) Familiäre adenomatöse Polyposis: Molekulargenetische Diagnostik und klinische Aspekte. Med Genet 10:266–270

Friedl W, Caspari R, Piechaczek B, Propping P (1991) Reliability of presymptomatic test for adenomatous polyposis coli. Lancet 337:1172

Friedl W, Caspari R, Propping P (1994) Diagnostik bei familiärer adenomatöser Polyposis. Dtsch Med Wochenschr 119:27–30

Friedl W, Caspari R, Sengteller M et al. (2001) Can APC mutation analysis contribute to therapeutic decisions in familial adenomatous polyposis? Experience from 680 FAP families. Gut (im Druck)

Friedl W, Meuschel S, Caspari R et al. (1996) Attenuated familial adenomatous polyposis due to a mutation in the 3′ part of the APC gene. A clue for understanding the function of the APC protein. Hum Genet 97:579–584

Frischmeyer PA, Dietz HC (1999) Nonsense-mediated mRNA decay in health and disease. Hum Mol Genet 8:1893–900

Gardner EJ, Richards RC (1953) Multiple cutaneous and subcutaneous lesions occurring simultaneously with hereditary polyposis and osteomatosis. Am J Hum Genet 5:139–148

Gebert JF, Dupon C, Kadmon M et al. (1999) Combined molecular and clinical approaches for the identification of families with familial adenomatous polyposis coli. Ann Surg 229:350–361

Giardiello FM (1994) Sulindac and polyp regression. Cancer Metastasis Rev 13:279–83

Giardiello FM, Hamilton SR, Krush AJ et al. (1993) Treatment of colonic and rectal adenomas with sulindac in familial adenomatous polyposis. N Engl J Med 328:1313–1316

Giardiello FM, Brensinger JD, Petersen GM et al. (1997) The use and interpretation of commercial APC gene testing for familial adenomatous polyposis. N Engl J Med 336:823–827

Griffioen G, Bus PJ, Vasen HF, Verspaget HW, Lamers CB (1998) Extracolonic manifestations of familial adenomatous polyposis: desmoid tumours, and upper gastrointestinal adenomas and carcinomas. Scand J Gastroenterol Suppl 225:85–91

Groden J, Thliveris A, Samowitz W et al. (1991) Identification and characterization of the familial adenomatous polyposis coli gene. Cell 66:589–600

Hamilton SR, Liu B, Parsons RE et al. (1995) The molecular basis of Turcot's syndrome. N Engl J Med 332:839–847

Hargest R, Eldin A, Williamson R (1998) Gene therapy for familial adenomatous polyposis. Prolonged expression of the adenomatous polyposis coli gene after lipofection into mouse colon in vivo. Adv Exp Med Biol 451:385–391

He TC, Sparks AB, Rago C et al. (1998) Identification of c-MYC as a target of the APC pathway. Science 281:1509–1512

Heiskanen I, Jarvinen HJ (1997) Fate of the rectal stump after colectomy and ileorectal anastomosis for familial adenomatous polyposis. Int J Colorectal Dis 12:9–13

Heiskanen I, Kellokumpu I, Jarvinen H (1999) Management of duodenal adenomas in 98 patients with familial adenomatous polyposis. Endoscopy 31:412–416

Herfarth C, Kadmon M (1999) Chirurgische Behandlungskonzepte bei hereditären kolorektalen Karzinomen. In: Bundesärztekmmer (Hrsg) Fortschritte und Fortbildung in der Medizin, Bd 23. Deutscher Ärzteverlag, Köln, S 71–77

Herfarth C, Stern J (1990) Colitis ulcerosa – Adenomatosis coli. Funktionserhaltende Therapie. Springer, Berlin Heidelberg New York

Herrera L (1990) Familial adenomatous polyposis. Liss, New York

Herrera L, Kakati S, Gibas L, Pietrzak E, Sandberg AA (1986) Gardner syndrome in a man with an interstitial deletion of 5q. Am J Med Genet 25:473–476

Hioki K, Shivapurkar N, Oshima H, Alabaster O, Oshima M, Taketo MM (1997) Suppression of intestinal polyp development by low-fat and high-fiber diet in APC(delta716) knockout mice. Carcinogenesis 18:1863–1865

Hodgson SV, Coonar AS, Hanson PJ et al. (1993) Two cases of 5q deletions in patients with familial adenomatous polyposis: possible link with Caroli's disease. J Med Genet 30:369–375

Jacoby RF, Marshall DJ, Newton MA et al. (1996) Chemoprevention of spontaneous intestinal adenomas in the APC Min mouse model by the nonsteroidal anti-inflammatory drug piroxicam. Cancer Res 56:710–714

Jagelman DG (1990) Evaluation of the gastrointestinal tract in patients with familial adenomatous polyposis. In: Herrera L (ed) Familial adenomatous polyposis. Liss, New York, S 97–100

Joslyn G, Richardson DS, White R, Alber T (1993) Dimer formation by an N-terminal coiled coil in the APC protein. Proc Natl Acad Sci USA 90:11.109–11.113

Kadmon M, Moslein G, Buhr HJ, Herfarth C (1995) [Desmoid tumors in patients with familial adenomatous polyposis (FAP). Clinical and therapeutic observations from the Heidelberg polyposis register]. Chirurg 66:997–1005

Kasner L, Traboulsi EI, Delacruz Z, Green WR (1992) A histopathologic study of the pigmented fundus lesions in familial adenomatous polyposis. Retina 12:35–42

Kinzler KW, Vogelstein B (1996) Lessons from hereditary colorectal cancer. Cell 87:159–170

Kinzler KW, Nilbert MC, Su LK et al. (1991) Identification of FAP locus genes from chromosome 5q21. Science 253:661–665

Klein WA, Miller HH, Anderson M, DeCosse JJ (1987) The use of indomethacin, sulindac, and tamoxifen for the treatment of desmoid tumors associated with familial polyposis. Cancer 60:2863–2868

Kommission für Öffentlichkeitsarbeit und ethische Fragen der Gesellschaft für Humangenetik e. V. (1995) Stellungnahme zur genetischen Diagnostik bei Kindern und Jugendlichen. Med Genet 7:358–359

Kurzik-Dumke U, Gundacker D, Renthrop M, Gateff E (1995) Tumor suppression in *Drosophila* is causally related to the function of the lethal(2) tumorous imaginal discs gene, a DNAJ homolog. Dev Genet 16:64–76

Labayle D, Fischer D, Vielh P et al. (1991) Sulindac causes regression of rectal polyps in familial adenomatous polyposis. Gastroenterology 101:635–639

Labayle D, Boyer J, Drouhin F, Zarka Y, Fischer D (1994) Sulindac in familial adenomatous polyposis. Lancet 343:417–418

Laken SJ, Petersen GM, Gruber SB et al. (1997) Familial colorectal cancer in Ashkenazim due to a hypermutable tract in APC. Nat Genet 17:79–83, 1061–4036

Lamlum H, Ilyas M, Rowan A et al. (1999) The type of somatic mutation at APC in familial adenomatous polyposis is determined by the site of the germline mutation: a new facet to Knudson's 'two-hit' hypothesis. Nat Med 5:1071–1075

Leppert M, Dobbs M, Scambler P et al. (1987) The gene for familial polyposis coli maps to the long arm of chromosome 5. Science 238:1411–1413

Leppert M, Burt R, Hughes JP et al. (1990) Genetic analysis of an inherited predisposition to colon cancer in a family with a variable number of adenomatous polyps. N Engl J Med 322:904–908

Lockhart-Mummery P (1925) Cancer and heredity. Lancet I:427–429

Lotfi AM, Dozois RR, Gordon H et al. (1989) Mesenteric fibromatosis complicating familial adenomatous polyposis: predisposing factors and results of treatment. Int J Colorectal Dis 4:30–36

Lynch HT, Smyrk TC, Watson P et al. (1992) Hereditary flat adenoma syndrome: a variant of familial adenomatous polyposis? Dis Colon Rectum 35:411–421

MacPhee M, Chepenik KP, Liddell RA, Nelson KK, Siracusa LD, Buchberg AM (1995) The secretory phospholipase A2 gene is a candidate for the Mom1 locus, a major modifier of APCMin-induced intestinal neoplasia. Cell 81:957–966

Mahmoud NN, Boolbol SK, Dannenberg AJ et al. (1998a) The sulfide metabolite of sulindac prevents tumors and restores enterocyte apoptosis in a murine model of familial adenomatous polyposis. Carcinogenesis 19:87–91

Mahmoud NN, Dannenberg AJ, Mestre J et al. (1998b) Aspirin prevents tumors in a murine model of familial adenomatous polyposis. Surgery 124:225–231

Mandl M, Paffenholz R, Friedl W, Caspari R, Sengteller M, Propping P (1994) Frequency of common and novel inactivating APC mutations in 202 families with familial adenomatous polyposis. Hum Mol Genet 3:181–184

Mandl M, Caspari R, Jauch A et al. (1996) Familial adenomatous polyposis: a submicroscopic deletion at the APC locus in a family with mentally normal patients. Hum Genet 97:204–208

Matsumine A, Ogai A, Senda T et al. (1996) Binding of APC to the human homolog of the *Drosophila* discs large tumor suppressor protein. Science 272:1020–1023

Miyaki M, Konishi M, Kikuchi Yanoshita R et al. (1994) Characteristics of somatic mutation of the adenomatous polyposis coli gene in colorectal tumors. Cancer Res 54:3011–3020

Miyoshi Y, Ando H, Nagase H et al. (1992a) Germ-line mutations of the APC gene in 53 familial adenomatous polyposis patients. Proc Natl Acad Sci USA 89:4452–4456

Miyoshi Y, Nagase H, Ando H et al. (1992b) Somatic mutations of the APC gene in colorectal tumors: mutation cluster region in the APC gene. Hum Mol Genet 1:229–233

Morin PJ (1999) beta-catenin signaling and cancer. Bioessays 21:1021–1030

Morin PJ, Sparks AB, Korinek V et al. (1997) Activation of beta-catenin-Tcf signaling in colon cancer by mutations in beta-catenin or APC. Science 275:1787–1790

Moser AR, Pitot HC, Dove WF (1990) A dominant mutation that predisposes to multiple intestinal neoplasia in the mouse. Science 247:322–324

Moser AR, Dove WF, Roth KA, Gordon JI (1992) The Min (multiple intestinal neoplasia) mutation: its effect on gut epithelial cell differentiation and interaction with a modifier system. J Cell Biol 116:1517–1526

Moser AR, Luongo C, Gould KA, McNeley MK, Shoemaker AR, Dove WF (1995) APCMin: a mouse model for intestinal and mammary tumorigenesis. Eur J Cancer 31a:1061–1064

Munemitsu S, Souza B, Muller O, Albert I, Rubinfeld B, Polakis P (1994) The APC gene product associates with microtubules in vivo and promotes their assembly in vitro. Cancer Res 54:3676–3681

Munemitsu S, Albert I, Souza B, Rubinfeld B, Polakis P (1995) Regulation of intracellular beta-catenin levels by the adenomatous polyposis coli (APC) tumor-suppressor protein. Proc Natl Acad Sci USA 92:3046–3050

Nagase H, Miyoshi Y, Horii A et al. (1992a) Correlation between the location of germ-line mutations in the APC gene and the number of colorectal polyps in familial adenomatous polyposis patients. Cancer Res 52:4055–4057

Nagase H, Miyoshi Y, Horii A et al. (1992b) Screening for germ-line mutations in familial adenomatous polyposis patients: 61 new patients and a summary of 150 unrelated patients. Hum Mutat 1:467–473

Nakatsugi S, Fukutake M, Takahashi M et al. (1997) Suppression of intestinal polyp development by nimesulide, a selective cyclooxygenase-2 inhibitor, in Min mice. Jpn J Cancer Res 88:1117–1120

Niv Y, Fraser GM (1994) Adenocarcinoma in the rectal segment in familial polyposis coli is not prevented by sulindac therapy. Gastroenterology 107:854–857

Nugent KP, Farmer KC, Spigelman AD, Williams CB, Phillips RK (1993) Randomized controlled trial of the effect of sulindac on duodenal and rectal polyposis and cell proliferation in patients with familial adenomatous polyposis. Br J Surg 80:1618–1619

Offerhaus GJ, Giardiello FM, Krush AJ et al. (1992) The risk of upper gastrointestinal cancer in familial adenomatous polyposis. Gastroenterology 102:1980–1982

Olschwang S, Tiret A, Laurent Puig P, Muleris M, Parc R, Thomas G (1993) Restriction of ocular fundus lesions to a specific subgroup of APC mutations in adenomatous polyposis coli patients. Cell 75:959–968

Olschwang S, Laurent Puig P, Melot T, Thuille B, Thomas G (1995) High resolution genetic map of the adenomatous polyposis coli gene (APC) region. Am J Med Genet 56:413–419

Oshima M, Takahashi M, Oshima H et al. (1995) Effects of docosahexaenoic acid (DHA) on intestinal polyp development in APC delta 716 knockout mice. Carcinogenesis 16:2605–2607

Oshima M, Dinchuk JE, Kargman SL et al. (1996) Suppression of intestinal polyposis in APC delta716 knockout mice by inhibition of cyclooxygenase 2 (COX-2). Cell 87:803–809

Paulsen JE, Steffensen IL, Andreassen A, Vikse R, Alexander J (1999) Neonatal exposure to the food mutagen 2-amino-1-methyl-6-phenylimidazo[4,5-b]pyridine via breast milk or directly induces intestinal tumors in multiple intestinal neoplasia mice. Carcinogenesis 20:1277–1282

Pierre F, Perrin P, Champ M, Bornet F, Meflah K, Menanteau J (1997) Short-chain fructo-oligosaccharides reduce the occurrence of colon tumors and develop gut-associated lymphoid tissue in Min mice. Cancer Res 57:225–228

Polakis P (1997) The adenomatous polyposis coli (APC) tumor suppressor. Biochim Biophys Acta 1332:F127–F147

Polkinghorne PJ, Ritchie S, Neale K, Schoeppner G, Thomson JP, Jay BS (1990) Pigmented lesions of the retinal pigment epithelium and familial adenomatous polyposis. Eye 4:216–221

Powell SM, Petersen GM, Krush AJ et al. (1993) Molecular diagnosis of familial adenomatous polyposis. N Engl J Med 329:1982–1987

Quesada CF, Kimata H, Mori M, Nishimura M, Tsuneyoshi T, Baba S (1998) Piroxicam and acarbose as chemopreventive agents for spontaneous intestinal adenomas in APC gene 1309 knockout mice. Jpn J Cancer Res 89:392–396

Ritland SR, Leighton JA, Hirsch RE, Morrow JD, Weaver AL, Gendler SJ (1999) Evaluation of 5-aminosalicylic acid (5-ASA) for cancer chemoprevention: lack of efficacy against nascent adenomatous polyps in the APC(Min) mouse. Clin Cancer Res 5:855–863

Romania A, Zakov ZN, McGannon E, Schroeder T, Heyen F, Jagelman DG (1989) Congenital hypertrophy of the retinal pigment epithelium in familial adenomatous polyposis. Ophthalmology 96:879–884

Rubinfeld B, Souza B, Albert I et al. (1993) Association of the APC gene product with beta-catenin. Science 262:1731–1734

Scott RJ, Van der Luijt R, Spycher M et al. (1995) Novel germline APC gene mutation in a large familial adenomatous polyposis kindred displaying variable phenotypes. Gut 36:731–736

Scott RJ, Froggatt NJ, Trembath RC, Evans DG, Hodgson SV, Maher ER (1996) Familial infiltrative fibromatosis (desmoid tumours) (MIM135290) caused by a recurrent 3' APC gene mutation. Hum Mol Genet 5:1921–1924

Scott RJ, Taeschner W, Heinimann K et al. (1997) Association of extracolonic manifestations of familial adenomatous polyposis with acetylation phenotype in a large FAP kindred. Eur J Hum Genet 5:43–49

Shoemaker AR, Moser AR, Dove WF (1995) N-ethyl-N-nitrosourea treatment of multiple intestinal neoplasia (Min) mice: age-related effects on the formation of intestinal adenomas, cystic crypts, and epidermoid cysts. Cancer Res 55:4479–4485

Smith WG (1958) Multiple polyposis, Gardner's syndrome and desmoid tumour. Dis Colon Rectum 1:323–332

Smith KJ, Johnson KA, Bryan TM et al. (1993) The APC gene product in normal and tumor cells. Proc Natl Acad Sci USA 90:2846–2850

Smith KJ, Levy DB, Maupin P, Pollard TD, Vogelstein B, Kinzler KW (1994) Wild-type but not mutant APC associates with the microtubule cytoskeleton. Cancer Res 54:3672–3675

Spigelman AD, Thomson JPS (1994) Introduction, history and registries. In: Phillips RKS, Spigelman AD, Thomson JPS (eds) Familial adenomatous polyposis and other polyposis syndromes. Edward Arnold, London Boston, pp 3–14

Spigelman AD, Owen RW, Hill MJ, Phillips RK (1991) Biliary bile acid profiles in familial adenomatous polyposis. Br J Surg 78:321–325

Spirio L, Nelson L, Ward K, Burt R, White R, Leppert M (1993a) A CA-repeat polymorphism close to the adenomatous polyposis coli (APC) gene offers improved diagnostic testing for familial APC. Am J Hum Genet 52:286–296

Spirio L, Olschwang S, Groden J et al. (1993b) Alleles of the APC gene: an attenuated form of familial polyposis. Cell 75:951–957

Spirio LN, Kutchera W, Winstead MV et al. (1996) Three secretory phospholipase A(2) genes that map to human chromosome 1P35–36 are not mutated in individuals with attenuated adenomatous polyposis coli. Cancer Res 56:955–958

Spirio LN, Samowitz W, Robertson M, Burt RW, Leppert M, White R (1998) Alleles of APC modulate the frequency and classes of mutations that lead to colon polyps. Nat Genet 20:385–388

Steffensen IL, Paulsen JE, Eide TJ, Alexander J (1997) 2-Amino-1-methyl-6-phenylimidazo[4,5-b]pyridine increases the numbers of tumors, cystic crypts and aberrant crypt foci in multiple intestinal neoplasia mice. Carcinogenesis 18:1049–1054

Su LK, Johnson KA, Smith KJ, Hill DE, Vogelstein B, Kinzler KW (1993) Association between wild type and mutant APC gene products. Cancer Res 53:2728–2731

Su LK, Burrell M, Hill DE et al. (1995) APC binds to the novel protein EB1. Cancer Res 55:2972–2977

Talbot IC (1994) Pathology. In: Phillips RKS, Spigelman AD, Thomson JPS (eds) Familial adenomatous polyposis and other polyposis syndromes. Edward Arnold, London Boston, pp 15–35

Tetsu O, McCormick F (1999) Beta-catenin regulates expression of cyclin D1 in colon carcinoma cells. Nature 398:422–426

Thliveris A, Albertsen H, Tuohy T et al. (1996) Long-range physical map and deletion characterization of the 1100-kb NotI restriction fragment harboring the APC gene. Genomics 34:268–270

Thomas HJ, Whitelaw SC, Cottrell SE et al. (1996) Genetic mapping of hereditary mixed polyposis syndrome to chromosome 6q. Am J Hum Genet 58:770–776

Tonelli F, Valanzano R, Dolara P (1994) Sulindac therapy of colorectal polyps in familial adenomatous polyposis. Dig Dis Sci 12:259–264

Traboulsi EI, Krush AJ, Gardner EJ et al. (1987) Prevalence and importance of pigmented ocular fundus lesions in Gardner's syndrome. N Engl J Med 316:661–667

Traboulsi EI, Murphy SF, Cruz ZC de la, Maumenee IH, Green WR (1990) A clinicopathologic study of the eyes in familial adenomatous polyposis with extracolonic manifestations (Gardner's syndrome). Am J Ophthalmol 110:550–561

Turcot J, Després J-P, Pierre F (1959) Malignant tumors of the central nervous system associated with familial polyposis of the colon: report of two cases. Dis Colon Rectum 2:465–468

Utsunomiya J, Nakamura T (1975) The occult osteomatous changes in the mandible in patients with familial polyposis coli. Br J Surg 62:45–51

Van der Luijt R, Khan PM, Vasen H et al. (1994) Rapid detection of translation-terminating mutations at the adenomatous polyposis coli (APC) gene by direct protein truncation test. Genomics 20:1–4

Van der Luijt RB, Khan PM, Vasen HF et al. (1997) Molecular analysis of the APC gene in 105 Dutch kindreds with familial adenomatous polyposis: 67 germline mutations identified by DGGE, PTT, and southern analysis. Hum Mutat 9:7–16

Vasen HF, Van der Luijt RB, Slors JF et al. (1996) Molecular genetic tests as a guide to surgical management of familial adenomatous polyposis. Lancet 348:433–435

Vasen HFA, Bülow S, Group aTLCP (1999) Guidelines for the surveillance and management of familial adenomatous polyposis (FAP): a world wide survey among 41 registries. Colorectal Dis 1:214–221

Vogelstein B, Fearon ER, Hamilton SR et al. (1988) Genetic alterations during colorectal-tumor development. N Engl J Med 319:525–532

Wallis YL, Macdonald F, Hulten M et al. (1994) Genotype-phenotype correlation between position of constitutional APC gene mutation and CHRPE expression in familial adenomatous polyposis. Hum Genet 94:543–548

Wallis YL, Morton DG, McKeown CM, Macdonald F (1999) Molecular analysis of the APC gene in 205 families: extended genotype-phenotype correlations in FAP and evidence for the role of APC amino acid changes in colorectal cancer predisposition. J Med Genet 36:14–20

Wechter WJ, Kantoci D, Murray ED et al. (1997) R-flurbiprofen chemoprevention and treatment of intestinal adenomas in the APC(Min)/+ mouse model: implications for prophylaxis and treatment of colon cancer. Cancer Res 57:4316–4324

Williams CS, Luongo C, Radhika A et al. (1996) Elevated cyclooxygenase-2 levels in Min mouse adenomas. Gastroenterology 111:1134–1140

Williamson SL, Kartheuser A, Coaker J et al. (1999) Intestinal tumorigenesis in the APC1638N mouse treated with aspirin and resistant starch for up to 5 months. Carcinogenesis 20:805–810

Winde G, Gumbinger HG, Osswald H, Kemper F, Bunte H (1993) The NSAID sulindac reverses rectal adenomas in colectomized patients with familial adenomatous polyposis: clinical results of a dose-finding study on rectal sulindac administration. Int J Colorectal Dis 8:13–17

Winde G, Schmid KW, Schlegel W, Fischer R, Osswald H, Bunte H (1995) Complete reversion and prevention of rectal adenomas in colectomized patients with familial adenomatous polyposis by rectal low-dose sulindac maintenance treatment. Advantages of a low-dose nonsteroidal anti-inflammatory drug regimen in reversing adenomas exceeding 33 months. Dis Colon Rectum 38:813–830

Yang K, Edelmann W, Fan K et al. (1998) Dietary modulation of carcinoma development in a mouse model for human familial adenomatous polyposis. Cancer Res 58:5713–5717

8.3 Hereditäres nichtpolypöses kolorektales Karzinom (HNPCC)

Andreas Unger und Gabriela Möslein

Inhaltsverzeichnis

8.3.1 Einleitung

Das kolorektale Karzinom ist in den westlichen Industrieländern eine der häufigsten Krebserkrankungen. In der Bundesrepublik Deutschland erkranken jährlich >50000 Personen an Dickdarmkrebs; in den USA sind es etwa 160000 (Parker 1996). Eine Korrelation zwischen der Anzahl an einem kolorektalen Karzinom erkrankter Familienangehöriger und deren Alter bei der Diagnose und dem eigenen kolorektalen Karzinomrisiko fließt in die WHO-Vorsorgeempfehlungen von 1995 ein (Tabelle 8.3.1).

Es wird geschätzt, dass 5–10% aller Karzinome auf einer autosomal-dominant erblichen Krebsdisposition beruhen (Aaltonen 1998; Cunningham 1994; Lynch 1996; Mecklin 1995; Ponz de Leon 1994; 1996; Westlake 1991). Die bei weitem häufigste Variante des erblichen Dickdarmkrebses ist das HNPCC (hereditäres nichtpolypöses kolorektales Karzinom oder Lynch-Syndrom), welches eine hohe Penetranz von etwa 85% aufweist (Aarnio 1999; Dunlop 1997; Vasen 1998). Dieses Syndrom

Tabelle 8.3.1. Risiken für Angehörige von Patienten mit einem Kolonkarzinom, selbst daran zu erkranken

Verwandte	Risiko
1 erstgradig Verwandter, >45 Jahre, betroffen	1:17
1 erstgradig und 1 zweitgradig Verwandter betroffen	1:12
1 erstgradig Verwandter, <45 Jahre, betroffen	1:10
2 erstgradig Verwandte betroffen	1:2
3 erstgradig Verwandte betroffen	1:2

ist schätzungsweise 10-mal häufiger als die FAP (familiäre adenomatöse Polyposis) (Caspari 1994; Friedl 1996). Deutlich seltener sind die hamartomatösen Polyposissyndrome (Peutz-Jeghers-Syndrom und die familiäre juvenile Polyposis), die neben der mechanischen Polypenproblematik ebenfalls ein erhöhtes Karzinomrisiko beinhalten.

Hereditäre Tumorerkrankungen
D. Ganten / K. Ruckpaul (Hrsg.)
© Springer-Verlag Berlin Heidelberg 2001

8.3.2 Klinische Ausprägung von HNPCC

Charakteristisch für das HNPCC ist ein relativ junges Erstmanifestationsalter von kolorektalen Karzinomen, durchschnittlich von 46 Jahren (Watson 1993). Dies ist etwa 2 Jahrzehnte früher als das charakteristische Manifestationsalter bei sporadischen kolorektalen Karzinomen. Syn- und metachrone kolorektale Karzinome sind häufig, wobei etwa 2/3 proximal der linken Flexur lokalisiert sind. Das Syndrom ist mit Karzinomen anderer Organlokalisationen assoziiert, u. a. mit Endometrium-, Magen- und Dünndarmkarzinomen sowie Karzinomen der ableitenden Harnwege (Fujita 1995; Helland 1997; Lynch 1985; 1990; 1991; Mecklin 1992; Shinmura 1998) (Tabelle 8.3.2, Tabelle 8.3.3).

Der Name „nichtpolypöses" ist insofern irreführend, als auch beim HNPCC die kolorektalen Karzinome in aller Regel durch die Progression eines zunächst gutartigen Polypen entstehen. Das HNPCC unterscheidet sich von der FAP v. a. darin, dass zahlenmäßig erheblich weniger Polypen entstehen. Im Vergleich zu den „sporadischen" Dickdarmkarzinomen hingegen kommen Polypen früher und häufiger vor, und sie weisen ein aggressiveres und schnelleres Wachstumsverhalten auf. Obwohl innerhalb einer Familie Betroffene die gleiche genetische Alteration aufweisen, können ganz unterschiedliche Organmanifestationen und eine breite Altersspanne bei der Karzinomdiagnose beobachtet werden. Diese Heterogenität in der Krankheitsausprägung deutet darauf hin, dass entweder exogenen Faktoren oder modifizierenden Genen eine verhältnismäßig große Bedeutung zukommt.

Histomorphologisch gibt es im Gegensatz zur FAP keine beweisenden Charakteristika für das HNPCC-Syndrom. Viele der HNPCC-assoziierten kolorektalen Karzinome zeigen jedoch eine recht typische Pathologie. Es zeigt sich häufig ein schleimbildender bzw. etwas seltener ein siegelringzelliger Tumor, welcher nur schlecht differenziert ist und plexiforme oder keine Drüsen bildet (Jass 1998). Bei den nichtmuzinösen Tumoren ist histopathologisch häufig eine intratumorale bzw. peritumorale lymphozytäre Entzündungsreaktion erkennbar. Die HNPCC-assoziierten Karzinome wachsen eher verdrängend und haben seltener lymphogene und hämatogene Metastasen. Deshalb haben die Patienten trotz des schlechten Differenzierungsgrads eine bessere Prognose, und die durchschnittliche Lebenserwartung scheint, verglichen mit den

Tabelle 8.3.2. Prozentuale Häufigkeit der Organlokalisation bei HNPCC-Patienten nach Watson u. Lynch (1993)

Maligne Tumoren	Häufigkeit [%]
Kolorektum	63
Endometrium	8 [a]
	28 [b]
Magen	6
Hepatobiliäres System	4
Urothel	2
Brust	2 [a]
	6 [b]
Sarkome	2
Haut	2
Dünndarm	1
Ovar	1 [a]
	3 [b]
Lunge	1
Andere	8

[a] Prozentuale Häufigkeit bei allen Patienten.
[b] Prozentuale Häufigkeit bei weiblichen Patienten.

Tabelle 8.3.3. Häufigkeitsverteilung der Karzinome bei 75 HNPCC-Familien (Heinrich-Heine-Universität-Düsseldorf)

Karzinom	Anzahl
Kolorektum	326
Endometrium	48
Magen	25
Mamma	19
Pankreas	7
Harnwege	6
ZNS	6
Leber	6
Dünndarm	5
Prostata	5
Lunge	5
Haut	4
Lymphome	3
Niere	3
Hoden	3
Ovarien	2
Gallenblase	2
Insgesamt	480

sporadischen Kolonkarzinomen, höher zu sein (Albano 1982; Boland 1983; Frei 1992; Kouri 1990). Die klinischen Charakteristika von HNPCC sind in Tabelle 8.3.4 zusammengefasst.

8.3.3 Entwicklung der klinischen Definition

Aldred Warthin (1913) war der Erste, der das HNPCC-Syndrom beschrieb. Bereits 1895 wurde er von seiner Näherin darauf aufmerksam gemacht,

Tabelle 8.3.4. Charakteristika für HNPCC, nach Vasen et al. (1999)

HNPCC	
Familiäre Häufung von kolorektalen Karzinomen und/oder Endometriumkarzinomen	
Assoziierte Tumoren: Karzinome in Magen, Ovarien, Harnwege/Nierenbecken (Urothel), Gehirn, Dünndarm, Gallengang, Haut (Talgdrüsentumoren)	
Auftreten von Karzinomen in jungem Alter	
Auftreten von multiplen Tumoren	
Charakteristika des kolorektalen Karzinoms	Vorwiegend proximale Lokalisation
	Bessere Prognose als sporadische kolorektale Karzinome
	Multiple kolorektale Karzinome
	Häufiger muzinöse, schlecht differenzierte Tumoren mit starker Lymphozyteninfiltration und lymphoiden Aggregaten am Tumorrand
Charakteristika der kolorektalen Adenome	Anzahl variiert von einem bis einige wenige
	Erhöhter Anteil an Adenomen mit villösem Wachstumsmuster
	Hoher Dysplasiegrad
	Wahrscheinlich schnelle Progression vom Adenom zum Karzinom
Häufig hochgradige Mikrosatelliteninstabilität (MSI-H)	
Immunhistochemie: Verlust der Expression der Proteine MLH1, MSH2 oder MSH6	
Keimbahnmutation in DNA-Mismatch-Reparaturgenen (MSH2, MLH1, MSH6, PMS1, PMS2)	

dass in ihrer Familie eine überzufällige Häufung von Krebserkrankungen vorlag. Sie prophezeite, dass auch sie in einem jungen Lebensalter an einem Karzinom versterben würde. Als diese Vorhersage eintrat und sie an einem Gebärmutterkarzinom verstarb, erforschte Warthin die Familienanamnese der „Familie G" und anderer Familien mit Karzinomhäufungen und publizierte diese Beobachtungen im Jahr 1913. Zu diesem Zeitpunkt umfasste die erweiterte Familienanamnese der Familie G insgesamt 10 Personen mit Gebärmutterkrebs und 7 Personen mit Magenkarzinomen. Retrospektiv ist es umso erstaunlicher, dass sich der heute verwendete Name lediglich auf eine Häufung von kolorektalen Karzinome bezieht.

8.3.3.1 CFS (cancer family syndrome)

Henry Lynch und Mitarbeiter untersuchten die nachfolgenden Generationen der „Familie G" und schlossen aus ihren Beobachtungen, dass es 2 unterschiedliche Varianten des Syndroms geben müsse (Lynch 1971).

- Lynch-I-Syndrom
  Das Lynch-I-Syndrom wurde organspezifisch auf das Kolorektum bezogen.

- Lynch-II-Syndrom
  Unter Lynch-II-Syndrom wurden solche Familien zusammengefasst, bei denen auch gehäuft Karzinome anderer Organe auftraten (auch CFS „cancer family syndrome" genannt). Unter CFS verstand Lynch die Häufung von Kolonkarzinomen (ohne Rektumkarzinome), Endometrium-, Ovarial-, Brust-, Magen-, Talgdrüsenkarzinomen sowie auch Lymphomen.

Seit der molekularbiologischen Charakterisierung des Syndroms wird nicht mehr von Lynch-I- und Lynch-II-Syndrom gesprochen, da es sich jeweils um Mutationen in einem der Mismatch-Reparaturgene handelt. Die künstliche Trennung zwischen 2 verschiedenen Krankheitsausprägungen mit verschiedener Organmanifestation hat für Verwirrung und Skepsis bezüglich der Existenz eines autosomal-dominanten Syndroms gesorgt. In letzter Zeit wurden bei den Beschreibungen des extrakolonischen Tumorspektrums Mammakarzinome (Borg 2000) und Lymphome in dieser Liste durch Hirntumoren, Dünndarmkarzinome (Lynch 1991) und Karzinome der ableitenden Harnwege (Lynch 1990) ersetzt. Heute wird auch das Rektum als eine mögliche Organlokalisation erachtet. Schließlich haben eindeutige Kopplungsuntersuchungen dazu beigetragen, dass die Ansicht von Henry Lynch eine zunehmende Akzeptanz erfuhr.

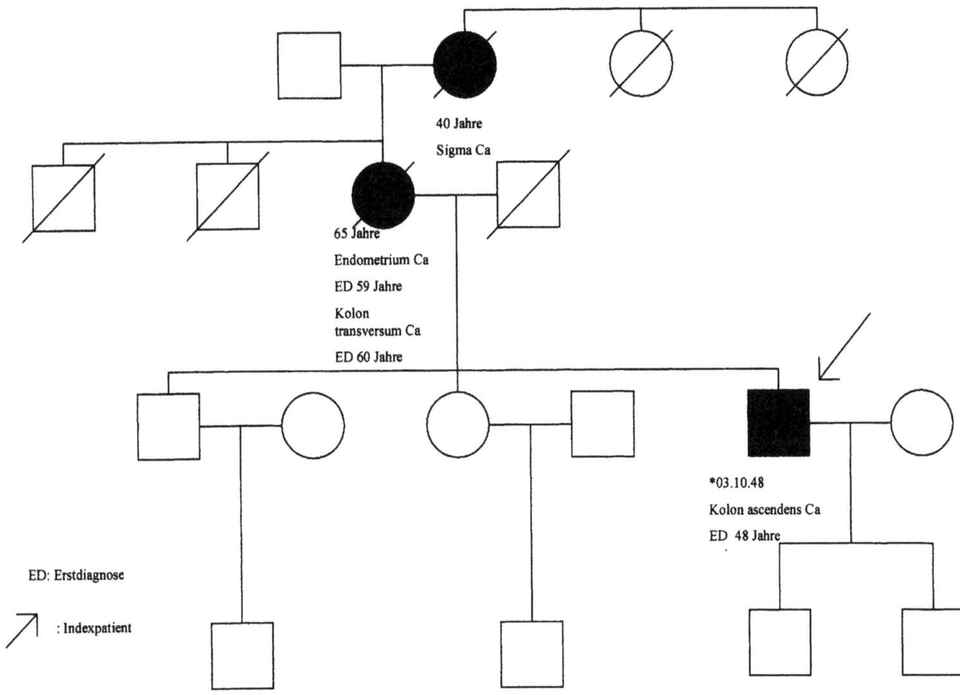

Abb. 8.3.1. Stammbaum einer klassischen HNPCC-Familie mit Erfüllung der Amsterdam-I-Kriterien (s. Kapitel 8.3.3.2 „Amsterdam-I-Kriterien")

8.3.3.2 Amsterdam-I-Kriterien

Unscharf definiert blieb weiterhin die Umschreibung „CFS", bis schließlich 1990 von der ICG-HNPCC (International Collaborative Group) die „Amsterdamkriterien" als klinische Grundlage für die konzertierte Suche nach der zugrunde liegenden genetischen Veränderung von HNPCC definiert wurden (Vasen 1991). Allerdings blieb problematisch, dass die Diagnose HNPCC im Gegensatz zur FAP nicht bei einem Individuum aufgrund klinischer Charakteristika gestellt werden konnte, sondern immer auf den familienanamnestischen Daten basieren musste.

Abbildung 8.3.1 illustriert den Stammbaum einer typischen HNPCC-Familie, die die Amsterdam-I-Kriterien erfüllt. Die Erhebung einer genauen Familienanamnese ist aber aufgrund der heterogenen Organlokalisation, der unvollständigen Penetranz, der Phänokopien sowie kleiner Familien mit mangelnder Kenntnis der Todesursache auch engster Familienangehöriger häufig erschwert.

Die Amsterdam-I-Kriterien sind:

1. Mindestens 3 Familienangehörige müssen ein histologisch nachgewiesenes kolorektales Karzinom aufweisen, wobei ein Angehöriger mit den beiden anderen erstgradig verwandt sein muss.
2. Wenigstens 2 aufeinander folgende Generationen müssen betroffen sein.
3. Bei mindestens 1 Patienten muss die Diagnosestellung vor dem 50. Lebensjahr erfolgen.
4. Eine FAP muss ausgeschlossen sein.

Die Amsterdam-I-Kriterien wurden etabliert, um standardisierte Familien mit gemeinsamen Charakteristika bei der Suche nach den zugrunde liegenden genetischen Alterationen zu definieren. Sie waren nie als diagnostische Definition für das Vorliegen von HNPCC intendiert, auch wenn sie oft als solche fälschlicherweise zugrunde gelegt werden.

8.3.3.3 Amsterdam-II-Kriterien

1998 wurden die Amsterdam-I-Kriterien erweitert, um die bisher nicht berücksichtigten extrakolonischen Organmanifestationen einzuschließen (Vasen 1999). Die Grundlage hierfür war die häufige Beobachtung extrakolonischer Karzinome bei HNPCC-Familien mit gesichertem Mutationsnachweis. In den Amsterdam-II-Kriterien werden in gleichwertiger Weise neben den kolorektalen Karzinomen auch Karzinome des Endometriums, des Dünndarms und der ableitenden Harnwege dem Syndrom zugerechnet. Die Amsterdam-II-Kriterien sind im einzelnen:

1. Mindestens 3 Familienangehörige weisen ein histologisch nachgewiesenes kolorektales Karzinom oder ein Karzinom des Endometriums, Dünndarms oder Urothels (ableitende Harnwege/Nierenbecken) auf, wobei ein Angehöriger mit den beiden anderen erstgradig verwandt sein muss.
2. Es sind wenigstens 2 aufeinander folgende Generationen betroffen.
3. Bei mindestens 1 Patienten ist die Diagnosestellung vor dem 50. Lebensjahr erfolgt.
4. Eine FAP muss ausgeschlossen sein.

8.3.3.4 Bethesdakriterien

Wie oben erwähnt, ist das Erkennen einer HNPCC-Familien auch bei sorgfältiger Anamneseerhebung dadurch erschwert, dass die typische Familie klein ist. Durch das Vorliegen einer unvollständigen Penetranz der genetischen Prädisposition in Kombination mit einer mangelnden Kenntnis der Todesursache auch naher Familienangehöriger (im Krieg verstorbener usw.) werden die Amsterdamkriterien oft nicht erfüllt, wenn auch die Charakteristika eines HNPCC-assoziierten kolorektalen Karzinoms, wie

- vorwiegend proximale Lokalisation,
- multiples Auftreten,
- häufig muzinöse, schlecht differenzierte Tumoren mit starker Lymphozyteninfiltration (s. Tabelle 8.3.4)

den Verdacht auf eine hereditäre Prädisposition nahe legen. Für diese Fälle wurden die „Bethesdakriterien" definiert, die in Kombination mit einer nachgewiesenen Mikrosatelliteninstabilität in den Tumoren den Verdacht auf das Vorliegen von HNPCC erhärten (Rodriguez-Bigas 1996). Je mehr Merkmale bei einer Person zutreffen, umso wahrscheinlicher ist das Vorliegen eines HNPCC-Syndroms. Erst wenn tatsächlich bei Risikopersonen die Erfüllung zumindest eines der Bethesdakriterien und der Nachweis der Mikrosatelliteninstabilität im Tumor erfolgt ist, wird die Durchführung einer Sequenzanalyse der Mismatch-Reparaturgene

empfohlen. Goldstandard für den molekulargenetischen Nachweis auf das Vorliegen eines defekten Reparatursystems der Zelle ist der direkte Nachweis einer krankheitsverursachenden Mutation in einem der bisher bekannten Mismatch-Reparaturgene.

Die Bethesdakriterien definieren folglich den Personenkreis, deren Tumoren auf das Vorliegen einer genomischen Instabilität untersucht werden sollen. Sie lauten:

- Personen mit positiver Familienanamnese entsprechend den Amsterdam-I- und -II-Kriterien,
- Personen mit synchronen oder metachronen kolorektalen Karzinomen oder HNPCC-assoziierten Tumorerkrankungen (Endometrium, Ovarien, Magen, Gallengang, Dünndarm, Urothel),
- Personen mit kolorektalem Karzinom und einem erstgradigen Verwandten mit kolorektalem Karzinom und/oder HNPCC-assoziierter Tumorerkrankung (einer davon vor dem 45. Lebensjahr) und/oder kolorektalem Adenom vor dem 40. Lebensjahr,
- Personen mit Kolon- oder Endometriumkarzinom vor dem 45. Lebensjahr,
- Personen mit rechtsseitigem, histologisch undifferenziertem kolorektalem Karzinom vor dem 45. Lebensjahr,
- Personen mit kolorektalem Karzinom vom Siegelringzelltyp vor dem 45. Lebensjahr,
- Personen mit Adenom vor dem 40. Lebensjahr

8.3.3.5 Muir-Torre-Syndrom

Das Muir-Torre-Syndrom (MTS) ist eine seltene autosomal-dominante Erkrankung, bei der es zu einem kombinierten Auftreten von Karzinomen im Gastrointestinaltrakt mit typischen Hautmanifestationen kommt. Die Hautmanifestationen können sehr unterschiedlich sein. Das Spektrum reicht von benignen Talgdrüsentumoren bis hin zu Basaliomen und Karzinomen. Unter den gastrointestinalen Karzinomen kommt es am häufigsten zum Auftreten kolorektaler Karzinome. Die Charakteristika der kolorektalen Karzinome bei MTS entsprechen denen des HNPCC-Syndroms, da die Prädilektionsstelle des kolorektalen Karzinoms bei diesem Krankheitsbild ebenfalls das proximalen Kolon ist und die Patienten durchschnittlich in einem jungen Alter erkranken (Cohen 1991). 1994 wurde erstmals in einem kolorektalen Karzinom und in dem Hauttumor eines MTS-Patienten eine für HNPCC typische Mikrosatelliteninstabilität gefunden (Honchel 1994; Swale 1999). Ebenfalls 1994 wurde bei einem MTS-Erkrankten eine Keimbahnmutation in hMSH2 nachgewiesen. Die Vermutung, dass es sich bei MTS um eine phänotypische Variante von HNPCC und nicht um ein eigenständiges Syndrom handelt, wurde in weiteren Studien durch das Auftreten von hMSH2-Mutationen bei MTS-erkrankten Patienten gestützt (Hall 1994; Kolodner 1994).

8.3.3.6 Turcot-Syndrom

Definitionsgemäß handelt es sich beim Turcot-Syndrom um eine Erkrankung, bei der es zum parallelen Auftreten von einem Hirntumor und kolorektalen Adenomen oder Karzinomen kommt. Diese Assoziation wurde erstmals von Turcot 1959 beschrieben. Es sind sowohl autosomal-dominante als auch autosomal-rezessive Vererbungsfälle beschrieben worden. Heute ist bekannt, dass der Großteil der Fälle durch eine Keimbahnmutation des APC-Gens entsteht. Allerdings wurde jüngst bei einem Patienten mit den klinischen Charakteristika des Syndroms eine Mutation in Exon 5 von PMS2 identifiziert (Miyaki 1997). Somit kann das Syndrom sowohl durch Mutationen im APC-Gen als auch über ein defektes Mismatch-Reparatursystem entstehen.

8.3.4 Molekulargenetische Veränderungen des HNPCC-Syndroms

8.3.4.1 Phänomen der Mikrosatelliteninstabilität (MSI)

Als Mikrosatelliten werden repetitive, phylogenetisch konservierte Mono-, Di-, Tri- oder Tetranukleotidsequenzen bezeichnet, die über das ganze Genom verteilt vorkommen und sich zwischen 10- und 60-mal wiederholen können (Hearne 1992; Kullmann 1996; Litt 1989; Ross 1993; Weber 1989; Weissenbach 1993). Es wird geschätzt, dass etwa 50 000–100 000 Mikrosatelliten über das menschliche Genom verteilt sind (Gyapay 1994). Im Bereich dieser einfachen repetitiven Sequenzen treten häufig natürliche Replikationsfehler auf. Diese werden durch das intakte Mismatch-Reparatursystem erkannt und korrigiert. Wird dieses Reparatursystem durch eine Mutation im Erbgut verändert, kann es seine Funktion nicht mehr ausüben,

die natürlich aufgetretenen Replikationsfehler bleiben unentdeckt, und es kommt zum Auftreten einer Mikrosatelliteninstabilität (MSI), auch als „replication-error-phenomenon" (RER) bezeichnet. Somit ist eine genomische Instabilität entstanden.

In den einzelnen Zellarten eines Menschen haben Mikrosatelliten eine charakteristische Anzahl von Sequenzwiederholungen, die interindividuell variieren können (Polymorphismus). In HNPCC- und einigen sporadischen Tumoren variiert die Mikrosatelliten-DNA-Länge im Vergleich zu der von den Normalzellen desselben Patienten. Die Mikrosatelliteninstabilität drückt sich in einer DNA-Sequenz-Längendifferenz zwischen Tumor und gesundem Gewebe durch fehlerhafte Replikation der DNA aus (Abb. 8.3.2) (Aaltonen 1993; Ionov 1993; Thibodeau 1993).

Eine MSI in einem Tumor ist hinweisend, aber nicht beweisend für das Vorliegen eines HNPCC-Syndroms. Unter Berücksichtigung des Alters bei der Diagnosestellung gewinnt die Mikrosatelliteninstabilität eines Tumors an Bedeutung für die Einschätzung einer möglicherweise vorliegenden genetischen Tumordisposition. Aaltonen et al. (1994) beschrieben das Vorliegen einer MSI bei

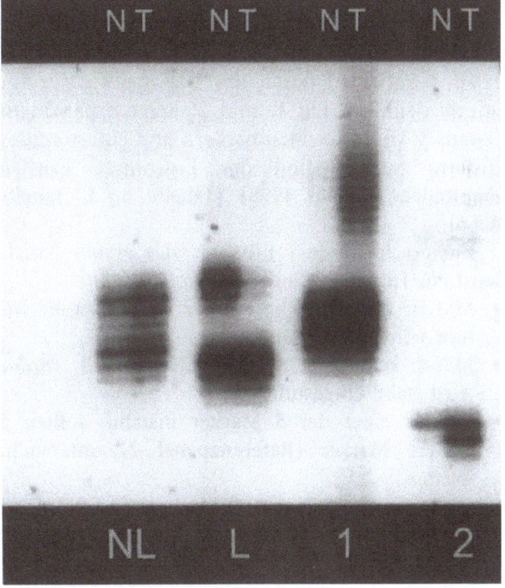

Abb. 8.3.2. Mikrosatelliteninstabilität: *N* Normalgewebe, jeweils linke Bande, *T* Tumorgewebe jeweils rechte Bande, *L* (loss of heterocygoty) Verlust von Heterozygotie, *1* „Laddering" bei einem hochinstabilen Tumor (zusätzlich mehrere Banden im Tumorgewebe sichtbar), *2* nur eine zusätzliche Bande im Tumorgewebe nachweisbar

86% der kolorektalen Karzinome und 57% der Adenome von HNPCC-Patienten, während es bei sporadischen Karzinomen nur bei 16% und bei Adenomen lediglich bei 3% zu einer MSI kam. Neuere Studien unterstützen diese Feststellung (Calistri 2000; Jass 1995; Liu 1996). Bald wurde erkannt, dass die MSI innerhalb des HNPCC-Syndroms auch bei Tumoren anderer Lokalisation (Endometriumkarzinom) nachgewiesen werden konnte. Risinger et al. (1993) entdeckte eine MSI bei 17% sporadisch aufgetretenen Endometriumkarzinomen, jedoch bei 75% der HNPCC-assoziierten Patientinnen mit Endometriumkarzinom.

Zum Nachweis einer MSI wird DNA aus Tumorgewebe sowie aus gesundem Gewebe oder einer Blutprobe des Patienten isoliert und durch mehrere Mikrosatellitenmarker untersucht. In der Anfangsphase der Mikrosatellitenuntersuchungen in den Tumoren bestand eine erhebliche Uneinigkeit darin, ab wann der Begriff Instabilität verwendet werden sollte. Einige Autoren setzten die Anzahl instabiler zur Anzahl untersuchter Marker in Beziehung, während andere bereits den Nachweis eines einzelnen, instabilen Markers als beweisend für RER ansahen. Es wurde die Beobachtung gemacht, dass manche Tumoren Instabilitäten fast aller untersuchten Marker zeigten, während bei anderen Tumoren nur manche instabil waren (Aaltonen 1993; 1994). 1998 wurde eine Standardisierung der Methode für Untersuchungen bei potenziellen HNPCC-Patienten durch das National Cancer Institute definiert: Ein 1. und 2. Referenzpanel mit jeweils 5 Mikrosatellitenmarkern und eine standardisierte Interpretation der Ergebnisse wurden empfohlen (Boland 1998) (Tabelle 8.3.5, Tabelle 8.3.6).

Entsprechend dem Ergebnis des ersten Panels wird ein Tumor folgendermaßen beurteilt:

- MSI-H: 2 oder mehr Marker sind instabil, Tumor wird hochinstabil eingestuft.
- MSI-S: keiner der 5 Marker ist instabil, Tumor wird stabil eingestuft.
- Ist nur einer der 5 Marker instabil, sollten 5 weitere Marker (Referenzpanel 2) untersucht werden.
  - Bleiben nur 1–2 von 10 Markern instabil, wird der Tumor als schwach instabil eingestuft (MSI-L).
  - Bei 3 oder mehreren instabilen Markern wird der Tumor als hoch instabil eingestuft (MSI-H).

Die Mikrosatelliteninstabilität ist nicht spezifisch für HNPCC. Etwa 15% unselektionierter kolorektaler Karzinome weisen dieses Phänomen auf. Inte-

Tabelle 8.3.5. Empfohlenes 1. Referenzpanel des National Cancer Institute

Mikrosatelliten-markern	Lokalisation	Repeat
BAT25	4q12	Mononukleotidrepeat
BAT26	2p16	Mononukleotidrepeat
D5S346	5q21	Dinukleotidrepeat
D2S123	2p16	Dinukleotidrepeat
D17S250	17q11.2	Dinukleotidrepeat

Tabelle 8.3.6. Empfohlenes 2. Referenzpanel des National Cancer Institute

Mikrosatelliten-markern	Lokalisation	Repeat
BAT40	1p13.1	Mononukleotidrepeat
D10S197	10p12	Dinukleotidrepeat
D13S153	13q14.1–q14.3	Dinukleotidrepeat
MYCL1	1p32	Tetranukleotidrepeat
D18S58	18q22.3	Dinukleotidrepeat

ressanterweise weisen instabile Tumoren klinische und pathologische Gemeinsamkeiten auf, die unabhängig von dem Vorliegen von HNPCC beobachtet werden. Diese sind

- eine proximale Tumorlokalisation,
- Tumordiploidie und
- eine stadienadaptierte bessere Prognose als der stabile Gegenpart.

Histopathologisch sind Tumoren mit einem RER-positiven Phänotyp oft gering differenziert, muzinös und weisen eine deutliche lymphozytäre Infiltration auf. Es gibt eine offensichtliche Diskrepanz zwischen der günstigeren Prognose und den aggressiveren histologischen Merkmalen. Es wird argumentiert, dass die hohe Mutationsrate, die durch das defekte DNA-Reparatursystem verursacht wird, für Tumorzellen deletär ist. Alternativ könnten Mutationen, die Proteine an der Zelloberfläche betreffen (z. B. HLA-System), eine starke Immmunantwort gegen Tumorzellen bewirken. Eine Korrelation zwischen dem Nachweis einer MSI und dem Fehlen der β-2-Mikroglobulin-Expression in kolorektalen Zelllinien wurde nachgewiesen.

8.3.4.2 Entdeckung der Mismatch-Reparaturgene

Der Mechanismus, der einer Mikrosatelliteninstabilität zugrunde liegt, konnte 1993 aufgeklärt werden. Nachdem beobachtet worden war, dass bei HNPCC-Patienten eine Instabilität der Mikrosatel-

Tabelle 8.3.7. Lokalisation und Häufigkeit der Mismatch-Reparaturgene

Gen	Lokalisation	Häufigkeit	MSI
MSH2	2p16	Etwa 50%	Ja
MLH1	3p21	Etwa 40%	Ja
PMS1	2q31.3	Etwa 1–3%	Ja
PMS2	7p22	Etwa 1–3%	Ja
MSH6	2p16	Etwa 1–3%	Ja

liten in den Tumoren auftritt, konnte eine Verbindung zu einem bei Hefen und Bakterien ähnlichen Phänomen hergestellt werden. Die Arbeit von Strand et al. (1993) beschrieb Mutationen in den Genen PMS1, MLH1 oder MSH2, die zu einer 100- bis 700fachen Erhöhung der Mikrosatelliteninstabilität in den Hefezellen führten, während Mutationen, die die Korrekturfunktion von DNA-Polymerasen betrafen, nur wenig Effekt zeigten. In Bakterien und Hefen kann das Mismatch-Reparatursystem fehlerhaft gepaarte Basensequenzen sowie kleine Insertionen oder Deletionen erkennen und reparieren. Die Beobachtung bei Bakterien und Hefen führte zu der Entdeckung der menschlichen Homologe. Mittlerweile konnten bei 5 dieser Mismatch-Reparaturgene (hMSH2, hMLH1, hPMS1, hPMS2, hMSH6) Keimbahnmutationen nachgewiesen werden, die zu der klinischen Ausprägung von HNPCC führen (Fishel 1995) (Tabelle 8.3.7).

hMSH2. Als erstes Gen wurde hMSH2 mit HNPCC im Jahr 1993 durch Leach et al. in Verbindung gebracht. Kopplungsuntersuchungen in großen HNPCC-Familien hatten zuvor die genetische Veränderung auf dem Chromosom 2p identifiziert. Fishel et al. (1993) entdeckten eine Transitionsmutation im hMSH2-Gen auf dem Chromosom 2p22–21 (Thymidin nach Cytosin). Das hMSH2-Gen ist das Gen, in dem in klassisch definierten HNPCC-Familien bisher am häufigsten Mutationen nachgewiesen werden konnten (etwa 50% der gefundenen Mutationen). Allerdings ist anzumerken, dass der Blickwinkel bei der Suche nach zugrunde liegenden Mutationen sehr durch die klinische Definition und Selektion geprägt ist. Das Mutationsspektrum bei hMSH2 beinhaltet Punktmutationen, Deletionen und Insertionen, die zu einem Stopkodon, einem Exonverlust oder einem Frameshift führen. Die meisten dieser genetischen Alterationen führen zu einem trunkierten Proteinprodukt. Bei hMSH2 sind diese genetischen Alterationen über die gesamte kodierende Region

verteilt und zeigen nur andeutungsweise eine gewisse Häufung in manchen Exons.

hMLH1. 1994 wurde das 2. HNPCC verursachende Gen identifiziert (Bronner 1994). Es ist auf Chromosom 3p21 lokalisiert. Auch in diesem Gen sind die bisher gefundenen Mutationen über die gesamte kodierende Region verteilt. Mit Ausnahme der Region um Exon 16 scheint keine bevorzugte Lokalisationen für genetische Alterationen vorzuliegen (Abb. 8.3.3). Bei hMLH1 ist die Rate an Missense-Mutationen, die zu einzelnen Aminosäureaustauschen führen, häufiger als in den anderen Genen. Während trunkierende und Frameshift-Mutationen in der Regel als krankheitsverursachend anzusehen sind, handelt es sich bei den Missense-Alterationen um Veränderungen, deren Krankheitswert primär nicht eindeutig zu interpretieren ist.

hPMS1 und hPMS2. Nach der Entdeckung von hMSH2 und hMLH1 wurden ebenfalls 1994 das hPMS1- und hPMS2-Gen entdeckt (Nicolaides et al. 1994). Es handelt sich hierbei um humane Homologe zu dem prokaryotischen MutL-Gen. In dieser Studie von Nicolaides et al. (1994) sind in beiden Genen Mutationen bei HNPCC festgestellt worden, die krankheitsverursachend sind. Aufgrund bisheriger Untersuchungen scheinen diese beiden Gene nur für einen sehr geringen Anteil der Mutationen bei HNPCC verantwortlich zu sein. hPMS1 ist auf Chromosom 2q31–33 lokalisiert, hPMS2 auf Chromosom 7p22. Eine systematische Mutationssuche nach Veränderungen in diesen beiden Genen (z.B. in atypischen HNPCC-Familien) ist bisher noch nicht erfolgt.

hMSH6. Als vorerst letztes Mismatch-Reparaturgen, in dem krankheitsverursachende Mutationen nachgewiesen werden konnten, ist das hMSH6-Gen zu nennen. Im Jahr 1997 entdeckten Akiyama et al. Keimbahnmutationen, die als krankheitsverursachend angesehen wurden. Erst kürzlich wurden von Wijnen et al. (1999) 9 unterschiedliche hMSH6-Mutationen in 10 Familien nachgewiesen. Davon wurden 7 in Familien gefunden, die nicht die Amsterdamkriterien erfüllen. Klinisch wiesen diese Familien eine hohe Rate an hyperplastischen Läsionen und Endometriumkarzinomen auf.

Zusammenfassend lässt sich feststellen, dass sehr unterschiedliche krankheitsverursachende Mutationen in bisher 5 Mismatch-Reparaturgenen gefunden wurden und dass diese bei allen Genen verteilt und ohne klare Prädilektionsstellen auftreten. Es bleibt noch abzuwarten, inwieweit durch

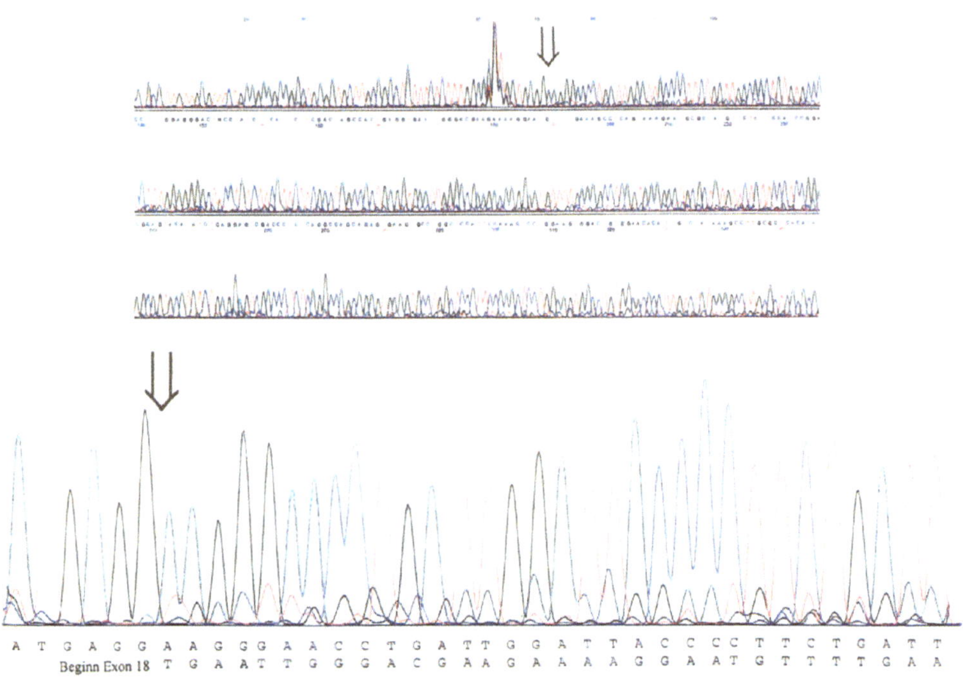

Abb. 8.3.3. Beispiel eines Exonverlusts (Exon 17) auf hMLH1. Bei der Sequenzierung der cDNA kommt es zu einem Sprung von Exon 16 (Stoppkodon AGG) direkt zu Exon 18 (Startkodon AAG)

die klinische Selektion, basierend auf den definierten Kriterien, die Rate an Mutationen in den einzelnen Genen noch unterschätzt wird. Darüber hinaus ist davon auszugehen, dass noch weitere, bisher nicht entdeckte Gene zu krankheitsverursachenden Veränderungen führen können.

8.3.4.3 Founder-Mutationen

Es handelt sich hierbei um genetische Veränderungen, die über viele Generationen weitergegeben wurden. Bislang wurden 3 solcher Veränderungen bei HNPCC identifiziert. In der „Exon-16-Mutation" von hMLH1 in Finnland haben Stammbaumanalysen nachweisen können, dass es sich hierbei tatsächlich um eine Veränderung handelt, die auf einen gemeinsamen Vorfahren aus dem Jahr 1505 zurückgeführt werden kann. Primär nicht miteinander verwandte Familien weisen diese gemeinsame Mutation auf und ließen sich schließlich durch genealogische Studien auf einen gemeinsamen Vorfahren zurückführen. Auch in der dänischen Bevölkerung konnte eine solche Founder-Mutation in Intron 14 von hMLH1 nachgewiesen werden, die bei etwa 25% der dänischen Amsterdam-positiven Familien vorliegt. Bei dieser Veränderung handelt es sich um einen attenuierten HNPCC-Phänotyp, sodass bei dieser genetischen Alteration von einer Genotyp-Phänotyp-Korrelation auszugehen ist.

8.3.4.4 Effekte der DNA-Mismatch-Reparaturgene

Heute ist bekannt, dass bei etwa 50–60% der Familien, die den Amsterdamkriterien entsprechen, Mutationen in den Mismatch-Reparaturgenen nachgewiesen werden. Allerdings hängt diese Zahl davon ab, ob es sich um große Familien mit mehreren Generationen oder aber um die bei uns eher typische kleine Familie handelt, die so eben die Amsterdamkriterien erfüllt. Auf der anderen Seite konnten auch Keimbahnmutationen bei Patienten mit „sporadischen kolorektalen Karzinomen" nachgewiesen werden (Aaltonen 1994; Calistri 2000; Jass 1995; Liu; 1996).

Liu et al. (1995) haben junge Patienten mit kolorektalem Karzinom auf Mutationen in den Genen hMSH2 und hMLH1 hin untersucht. Bei 18 von 31 Patienten (58%), die bei der Diagnosestellung 35 Jahre oder jünger waren, konnte ein MSI-positiver Tumor nachgewiesen werden. Dagegen hatten nur 12% der Patienten, die bei der Erstdiagnose älter als 35 Jahre waren, einen MSI-positiven Tumor. 12 der jungen kolorektalen Karzinompatienten mit MSI-positivem Tumor wurden auf eine Keimbahnmutation untersucht. 5 davon waren Träger entweder des hMSH2- oder des hMLH1-Gens. Dies zeigt deutlich, dass insbesondere junge Patienten mit kolorektalem Karzinom ein erhöhtes Risiko für Keimbahnmutationen auch ohne familiäre Belastung haben. Dennoch scheint die Rate an so genannten Neumutationen deutlich geringer als bei der FAP zu sein, bei der eine Rate von 30% beschrieben wird.

Das DNA-Mismatch-Reparatursystem in Bakterien und Hefen ist gut charakterisiert (Friedberg 1995; Grilley 1990; Modrich 1991). In *E. coli* beteiligen sich die mutS- und mutL-Proteine in 2 Hauptsignalwegen:

- einem methyldirigierten Signalweg, dessen Funktion in der Korrektur von Einzelbasenfehlpaarungen sowie kleinen Insertionen und Deletionen bei Fehlern der DNA-Replikationen besteht, und
- einem kurzen Signalweg [very short patch(VSP)-pathway], der G-T-Fehlpaarungen in nicht replizierender DNA korrigiert.

Die Reparatur wird durch eine Bindung von mutS an die Fehlpaarung initiiert. Durch ein Zusammenwirken mit mutL wird die Endonuklease mutH aktiviert und eine Kerbe an der nichtmethylierten GATC-Lokalisation etwa 1–2 kb auf jeder Seite der Fehlpaarung verursacht. In der Folge wird der Abschnitt mit dem Mismatch durch eine 3'-5'- oder eine 5'-3'-Exonuklease unter Bildung einer neuen Sequenz wieder komplementär eingelesen.

Beim Menschen funktioniert das DNA-Reparatursystem in Analogie zu dem besser verstandenen System bei Hefen und Bakterien (Modrich 1996). Biochemische Analysen haben gezeigt, dass das menschliche hMSH2-Protein an den DNA-Abschnitt mit der Basenfehlpaarung bindet und den Reparaturprozess einleitet. Daran lagert sich ein Heterodimer, bestehend aus hMLH1 und hPMS2, an. Weitere, für die Durchführung der Reparatur

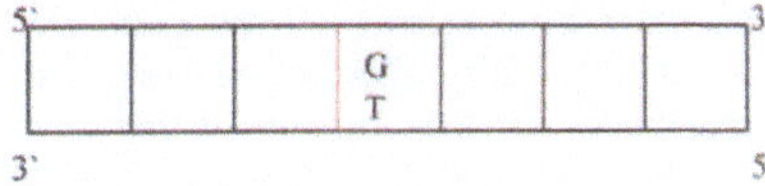

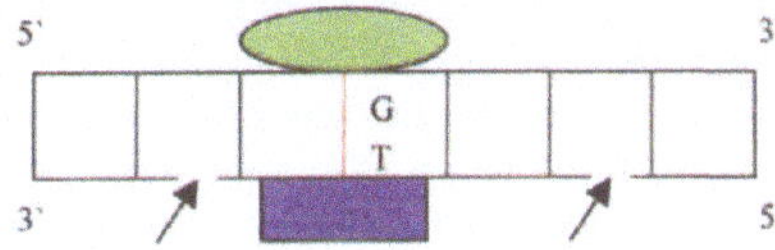

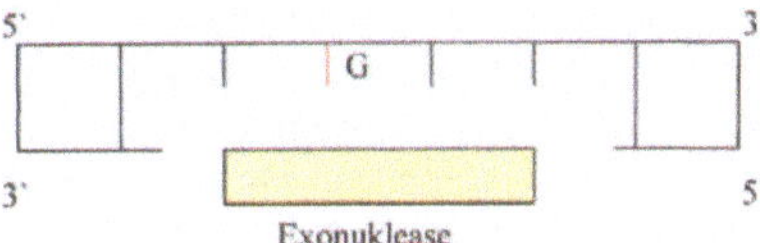

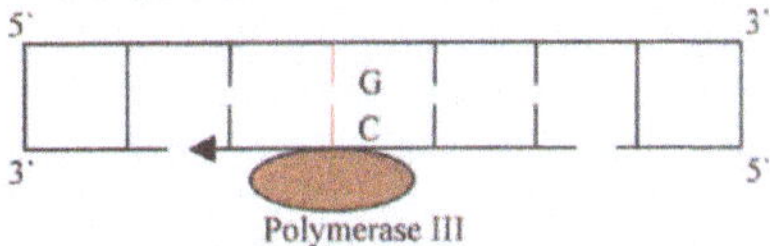

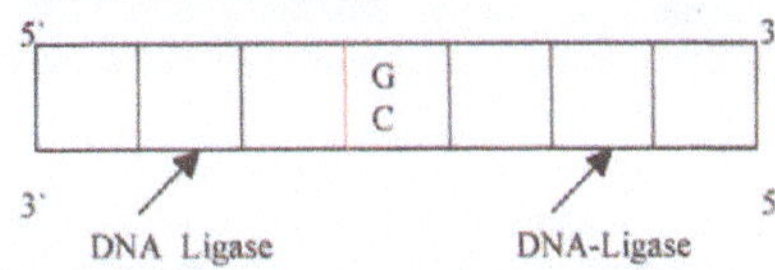

Abb. 8.3.4. Korrekturmechanismus des Mismatch-Reparatursystems. Die falsch gepaarte Base Thymidin wird durch Mismatch-Reparaturuntereinheiten erkannt und mittels Exonuklease, Polymerase III und DNA-Ligase gegen die korrekte Base Cytosin ausgetauscht

notwendige Proteine kommen hinzu. So führt die Endonuklease an beiden die Fehlpaarung flankierenden Seiten je einen DNA-Einzelstrang-Bruch durch. Diese Durchtrennung des Einzelstrangs betrifft selektiv den neu zu synthetisierenden DNA-Faden, der aufgrund einer Basenfehlpaarung von dem Mismatch-Reparatursystem erkannt wird. Enzyme mit Exonukleaseaktivität entfernen das defekte DNA-Fragment, und die DNA-Polymerase III nutzt den ursprünglichen Originalstrang als Matrize, um die Lücke mit der richtigen DNA-Sequenz aufzufüllen. Die DNA-Ligase verbindet das neu hergestellte DNA-Fragment wieder an beiden Enden kovalent mit dem flankierenden DNA-Strang. Auf diese Weise wird der Synthesefehler sofort korrigiert (Abb. 8.3.4).

Im Unterschied zu dem System bei *E. coli*, in dem nur 4 ungepaarte Basen korrigiert werden können, können in menschlichen Zellen Basenfehlpaarungen von bis zu 14 Nukleotiden korrigiert werden. Diese Beobachtung ist insofern wichtig, als die menschliche DNA viele Mikrosatelliten mit langen repetitiven Einheiten enthält, die größere Loops verursachen können. Ein Loop ist eine ringförmige Nukleotidsequenz, die über eine Anzahl von Basen keinen komplementären Strang besitzt.

hMSH2 scheint eine bedeutendere Rolle als Mismatch-Reparaturgen zu spielen als hMLH1. Um das DNA-Mismatch-Reparatursystem außer Funktion setzten zu können, ist neben der Keimbahnmutation das Auftreten einer somatischen Mutation im 2. Allel erforderlich (Peinado 1992). In einer Studie konnte nachgewiesen werden, dass in den Lymphoblasten eines HNPCC-Patienten mit nur einem mutierten Allel eine normale Funktion des Reparaturmechanismus vorlag. Die Mutation beider Allele eines Mismatch-Reparaturgens hat somit v. a. den Ausfall eines postreplikativen Reparatursystems in der Zelle zur Folge. Dieses Reparatursystem besteht aus einem Molekülkomplex, der sich aus etwa 10 Untereinheiten zusammensetzt, darunter die oben beschriebenen Gene, die bei HNPCC-Patienten in mutierter Form nachgewiesen wurden.

Es ist verwunderlich, dass auch bei einem gut selektionierten Patientenkollektiv, das die Amsterdamkriterien erfüllt und eine Mikrosatelliteninstabilität in den Tumoren aufweist, nur in etwa 50–70% eine Mutation in einem der 5 genannten Mismatch-Reparaturgene nachgewiesen werden kann. Es wird vermutet, dass weitere, noch nicht entdeckte Gene des Mismatch-Reparatursystems beim Menschen eine Rolle spielen.

Es wurden einige Familien identifiziert, die klinisch den Amsterdamkriterien entsprechen, bei denen die Tumoren keine Mikrosatelliteninstabilität aufweisen. Diese Gruppe von kolorektalen Karzinompatienten scheint an einem in der Ätiologie differenten HNPCC-Syndrom zu leiden, das eine andere molekulare Grundlage als ein defektes DNA-Reparatursystem hat. Klinisch unterscheiden sich diese Familien nicht von dem klassischen HNPCC-Syndrom.

8.3.5 Molekulargenetische Diagnostik

Wie in den vorangehenden Abschnitten dargelegt, sind bislang 5 Mismatch-Reparaturgene identifiziert worden, in denen krankheitsauslösende Keimbahnmutationen nachgewiesen wurden. Die Mutationen sind in den Genen verteilt, sodass die direkte Genotypanalyse aufwändig ist und in etwa 50–70% der Fälle tatsächlich eine krankheitsauslösende, genetische Alteration festgestellt wird. Eine indirekte Genotypanalyse (Kopplungsuntersuchungen) ist in aller Regel in den Familien nicht möglich, weil viele erkrankte Angehörige bereits verstorben sind.

Wegen der verhältnismäßig geringen Anzahl an nachgewiesenen Mutationen ist es sinnvoll, klare Kriterien zu definieren, bei denen eine direkte Mutationsanalyse Aussicht auf Erfolg hat (Heinimann 1999; Müller 1999). Als klinische Kriterien werden hierfür die Amsterdam-I- und -II-Familien herangezogen.

Aufgrund des hohen Aufwands bei der direkten Sequenzierung werden für die Mutationssuche unterschiedliche Screeningverfahren eingesetzt, denen eine verschiedene Sensitivität und Spezifität zugrunde liegt.

8.3.5.1 Direkte Mutationssuche

Nur der direkte Nachweis einer krankheitsverursachenden Mutation ermöglicht eine sichere Aussage zum Vorliegen des hereditären Syndroms und die prädiktive Diagnostik für Risikopersonen. Problematisch bei der direkten Mutationsanalyse ist der Nachweis von Missense-Mutationen, deren Krankheitswert nur sehr schwer nachgewiesen werden kann. Um festzustellen, ob es sich um einen Polymorphismus handelt oder nicht, wird in diesen Fällen versucht, Blut von mehreren erkrankten und nicht erkrankten Familienmitgliedern zu untersuchen und eine Konsistenz der Befundergebnisse herzustellen (Abb. 8.3.5).

Viele Mutationen der Mismatch-Reparaturgene führen zu einem vorzeitigen Stopkodon, weshalb der Proteintrunkationstest von einigen Arbeitsgruppen als Screeningverfahren eingesetzt wird. Ist nur die genomische DNA von Patienten verfügbar,

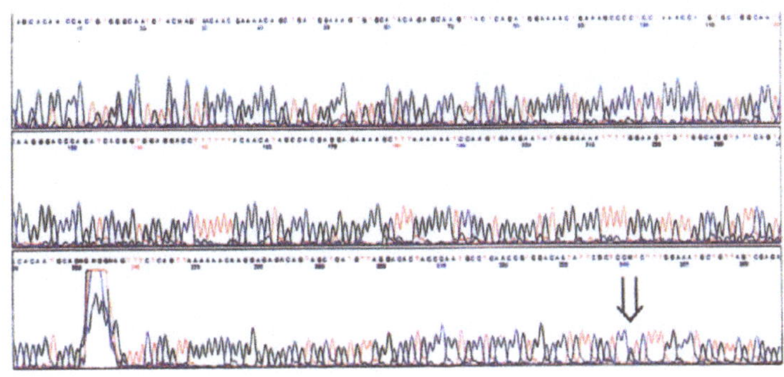

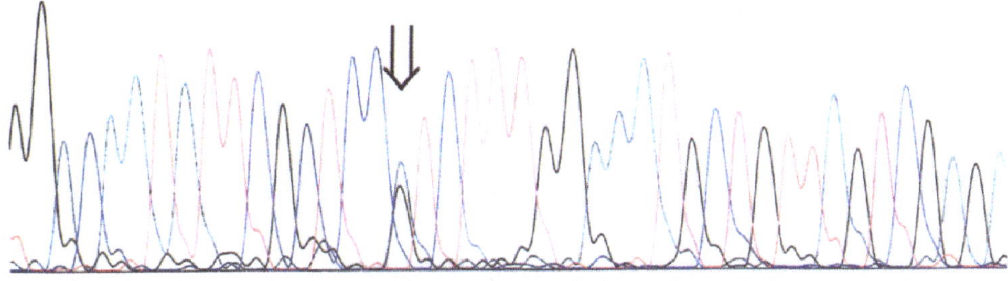

Polymorphismus, Exon 8, Base 676 der cDNA.

ATC ➡ GTC, Isoleucin ➡ Valin

Abb. 8.3.5. Beispiel eines Polymorphismus. Bei der Sequenzierung der cDNA kommt es bei Base 676 auf Exon 8 zu einer einzelnen Alteration der Base (*Pfeil*). Die Basensequenz ATC wird zu GTC. Dies führt zur Ausbildung der Aminosäure Valin anstatt Isoleucin. Die Krankheitsrelevanz dieser Alteration ist jedoch unklar (Polymorphismus)

ist die Durchführung einer Mutationsanalyse in den einzelnen Exons entweder durch direkte Mutationsanalyse oder z.B. durch Vorschalten einer DGGE-Untersuchungen (denaturating gradient gel electrophoresis), SSCP-Heteroduplexanalyse (single-strand conformation polymorphism) (Abb. 8.3.6) oder aber DHPLC (denaturating high performance liquid chromatography) möglich. Im Anschluss erfolgt dann die Sequenzierung der Fragmente, die aberrante Banden zeigen. Problematisch für die Identifizierung sind größere Exonverluste, die der Detektion bei direkter Sequenzierung durchaus entgehen können.

Während eine direkte Mutationssuche bei HNPCC-Familien, die den Amsterdamkriterien genügen, durchaus sinnvoll erscheint, ist die Mutationsausbeute bei Patienten, die nach Bethesdakriterien identifiziert wurden, deutlich geringer. Die Verwendung der Bethesdakriterien sollte nach Möglichkeit nur in Kombination mit der Mikrosatellitenanalyse erfolgen. Erst wenn die Mikrosatellitenanalyse einen instabilen Tumor zeigt, ist die Ausbeute an Mutationen deutlich besser.

Immunhistochemische Untersuchungen. Als weiteres Screeningverfahren werden heute die Untersuchungen der Proteinexpression in formalinfixiertem Gewebe durchgeführt. Es sind kommerzielle Antikörper für hMSH2, hMLH1 und hMSH6 verfügbar. Ein wesentlicher Vorteil dieser Methode ist darin zu sehen, dass immunhistochemische Untersuchungen an den pathologischen Instituten ein etabliertes und kostengünstiges Verfahren darstellt. Darüber hinaus ermöglicht die immunhistochemische Untersuchung an Paraffinblöcken eine Diagnostik bei bereits verstorbenen Familienangehörigen. Diese Möglichkeit gewinnt umso mehr an Bedeutung, als oftmals in den Familien keine lebenden Betroffenen mehr vorhanden sind und somit die Möglichkeit einer prädiktiven Diagnostik

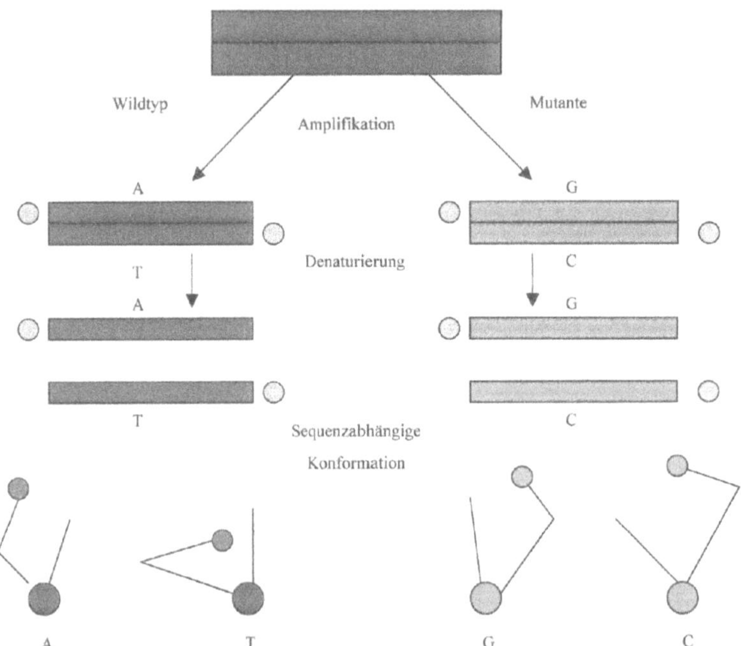

Abb. 8.3.6. Beispiel eines Präscreeningverfahrens: SSCP-Analyse (single-strand conformation polymorphism). Nach DNA-Amplifikation wird die DNA mittels Denaturierung in Einzelstränge aufgelöst. Durch die jeweiligen sequenzabhängigen Konformationen der Basen ist eine einzelne Basenmutation durch unterschiedliche Wanderung in einem Polyacrylamidgel erkennbar

bei Rat suchenden Risikopersonen nicht möglich ist.

Bei der Verwendung der Antikörper wird bei einer normalen Funktion des untersuchten Proteins eine nukleäre Färbung sowohl im Normal- als auch im Tumorgewebe gesehen (Abb. 8.3.7). Bei einem Verlust der Proteinfunktion fehlt diese nukleäre Färbung in den Tumorzellen (Abb. 8.3.8). Es ist unbedingt erforderlich, als interne Positivkontrolle für das Funktionieren der Färbung, in einem Tumorschnitt normale Zellen (Lymphozyten) zu identifizieren, die im Gegensatz zum Tumorgewebe diese nukleäre Färbung aufweisen. Attraktiv an diesem Screeningverfahren ist darüber hinaus der mögliche Nachweis, welches der in Frage kommenden Mismatch-Reparaturgene tatsächlich betroffen ist.

Zu einem Verlust der Proteinexpression kann es entweder dadurch kommen, dass 2 somatische Mutationen in den beiden Allelen aquiriert wurden oder es liegt tatsächlich eine Keimbahnmutation vor und ein Second hit ist (somatisch) in dem korrespondierenden Allel aufgetreten.

Eine von den Autoren im Rahmen der ICG (International Collaborative Group) durchgeführte immunhistochemische Studie konnte nachweisen, dass die Methode sowohl für hMSH2 als auch für hMLH1 bei entsprechend erfahrenen Zentren sehr sensitiv und auch spezifisch ist. Allerdings waren die Ergebnisse bei hMSH2 konsistenter als bei hMLH1. Bei einer erneuten Überprüfung der Schnitte durch erfahrene Pathologen zeigte sich, dass die Beachtung der internen Färbekontrolle auf dem Boden einer entsprechenden Erfahrung mit den Färbungen ähnlich zuverlässige Ergebnisse bei hMLH1 wie bei hMSH2 liefert.

8.3.5.2 Präsymptomatische Diagnostik bei Risikopersonen für HNPCC

Der vorliegende Erbgang ist autosomal-dominant, sodass alle erstgradig Verwandten von HNPCC-Patienten ein 50%iges Risiko aufweisen, die Prädisposition geerbt zu haben. Die Identifizierung der familienspezifischen Mutation ermöglicht eine al-

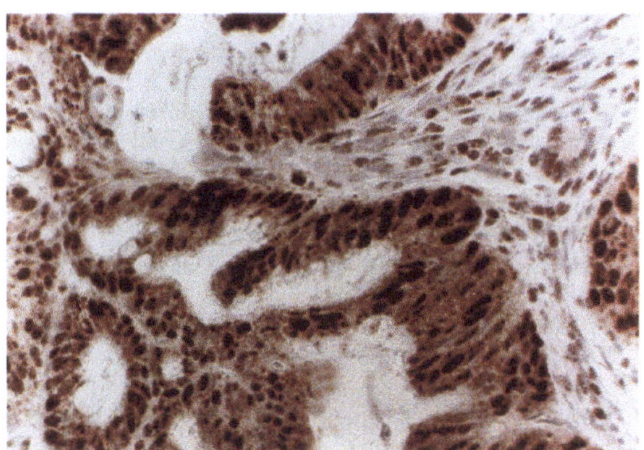

Abb. 8.3.7. Normale hMLH1-Proteinexpression mit einer nukleären Färbung in einem normalen Kolongewebe. Die interne Kontrolle (Lymphozyten) ist ebenso nukleär gefärbt

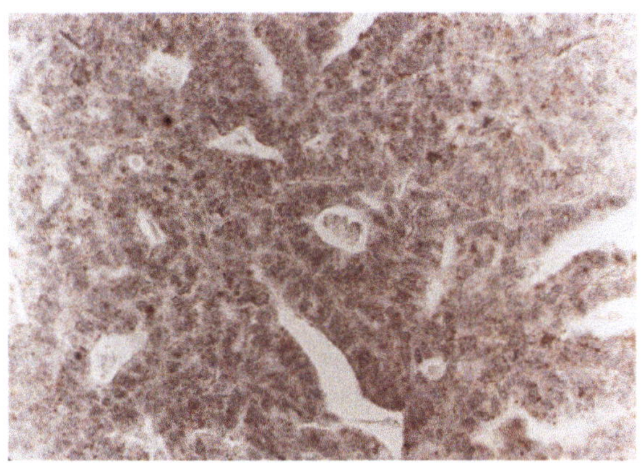

Abb. 8.3.8. Verlust der hMLH1-Proteinexpression in einem kolorektalen Adenokarzinom bei einem HNPCC-Patienten mit einer nachgewiesenen hMLH1-Keimbahnmutation. Die Kerne haben die nukleäre Färbung als Ausdruck des vorhandenen Proteins verloren, während die interne Kontrolle (Lymphozyten) eine nukleäre Färbung zeigt

tersunabhängige präsymptomatische und prädiktive Diagnose von Anlageträgern. Empfohlen wird die Durchführung dieser Untersuchung dann, wenn bei einem Betroffenen die krankheitsauslösende Mutation feststeht und die Rat suchende Person volljährig ist. Erste Krankheitssymptome treten in den klassischen HNPCC-Familien erst nach dem 25. Lebensjahr auf, für die eine entsprechende Beratung im Gegensatz zu FAP erst im Erwachsenenalter empfohlen wird. Entscheidend ist eine kompetente humangenetische und klinische Beratung, die der eigentlichen Laboruntersuchung immer voranzustellen ist.

Risikopersonen, bei denen eine familienspezifische Mutation ausgeschlossen werden kann, haben lediglich ein bevölkerungstypisches Risiko für Krebserkrankungen. Selbstverständlich ergibt sich für ihre Nachkommen somit auch keine erhöhte Karzinomprädisposition.

Die Anlageträger haben naturgemäß ein deutlich erhöhtes Karzinomrisiko, wie in vorherigen Abschnitten dargelegt. Allerdings werden 20% dieser Personen auch ohne Vorsorge wegen der verminderten Penetranz nicht an einem Karzinom erkranken.

8.3.6 Genotyp-Phänotyp-Korrelation beim HNPCC-Syndrom

Bei der familiären adenomatösen Polyposis (FAP) konnte inzwischen eine klare Genotyp-Phänotyp-Korrelation hergestellt werden. Während bei der FAP eine attenuierte Verlaufsform und eine besonders schwere Verlaufsform mit Mutationen in bestimmten Regionen des APC-Gens in Verbindung gebracht werden konnten (Nagase 1992), fehlen bislang klinisch verwertbare Genotyp-Phänotyp-Korrelationen bei HNPCC. Vasen et al. (1996) untersuchten das Krebsrisiko an 124 Patienten mit einer Keimbahnmutation auf hMLH1 und an 86 Patienten mit einer Keimbahnmutation auf hMSH2. In beiden Gruppen war das Risiko, an einem kolorektalen Karzinom zu erkranken, 80%. Bei der extrakolonischen Manifestation trat das Endometriumkarzinom bei den MSH2-Trägern häufiger auf (61% vs. 42%). Dies ist jedoch nicht statistisch signifikant. Ein erhöhtes Risiko, an Urothel- und Magenkarzinom zu erkranken, wurde ebenfalls nur bei MSH2-Trägern entdeckt. Lin et al. (1998) konnten in ihrer Patientengruppe ein vergleichbares Auftreten erkennen. Eine extrakolonische Manifestation wurde bei 33% der Patienten mit hMSH2-Mutation beobachtet, dagegen nur bei 12% mit einer hMLH1-Mutation. Eine finnische Arbeitsgruppe analysierte 381 Karzinome aus 28 Familien mit einer hMLH1-Mutation und 392 Karzinome aus 19 Familien mit hMSH2-Mutationen (Mecklin 1995). In der hMLH1-Gruppe hatten 27% ein extrakolonisches Karzinom, in der hMSH2-Gruppe 42%. Beck et al. (1997) beobachteten, dass Karzinomfamilien, die nicht den Amsterdamkriterien entsprachen, bei denen jedoch eine Keimbahnmutation entdeckt wurde, häufig so genannte Missense-Mutationen haben. Bei manchen Missense-Mutationen handelt es sich sicher um Polymorphismen ohne Krankheitsbedeutung. Es kann postuliert werden, dass in einigen Fällen von Missense-Mutationen eine nur geringe Strukturveränderung des entsprechenden Proteins zustande kommt. Bei erhaltender Teilfunktion des Proteins könnte ein weniger aggressiver Phänotyp die Folge sein. Das Beispiel der dänischen Founder-Mutation wurde bereits an anderer Stelle erwähnt.

Patienten mit dem Muir-Torre-Syndrom weisen primär Mutationen in hMSH2 auf. Auch hier kann eine Genotyp-Phänotyp-Korrelation angenommen werden. Allerdings bedeutet der Nachweis dieser genetischen Alteration nicht, dass alle Personen mit dieser Mutation auch wirklich einen Hauttumor ausbilden werden.

Bei 2 Patienten mit der klinischen Ausprägung eines Turcot-Syndroms wurde eine Mutation in hMLH1 bzw. hPMS2 entdeckt. Während dieses Syndrom in aller Regel mit einer Mutation im APC-Gen korreliert ist, kann die identische klinische Ausprägung auch durch die Mutation in den Mismatch-Reparaturgenen entstehen. Beide Patienten zeigten eine Keimbahnmutation in normalen Zellen und in Tumorzellen. Interessanter-

weise waren die Glioblastome dieser Patienten instabil und mit einem höheren Überleben assoziiert.

Als einzige bislang klinisch relevante Genotyp-Phänotyp-Korrelation ist die jüngst publizierte Häufung von Endometriumkarzinomen bei hMSH6-Mutationen anzuführen (Wijnen 1999). In diesen Familien erkrankten 73% der Frauen mit einer nachgewiesenen Mutation an einem Endometriumkarzinom im Gegensatz zu 29% bei hMSH2-Mutationen und 31% bei hMLH1-Mutationen. Ein späteres Alter bei der Karzinomdiagnose und eine unvollständige Penetranz waren weitere charakteristische klinische Beobachtungen bei hMSH6-Mutationsträgern. Die Analyse der Mikrosatelliteninstabilität zeigte, dass 9 von 16 Tumoren hoch instabil waren, 3 waren nur niedrig instabil, und 4 waren stabil. Die mikrosatellitenstabilen Tumoren zeigten jedoch Instabilität in mindestens einem Mononukleotidmarker. Alle analysierten Tumoren zeigten eine Instabilität des hMSH6-(C_8)-Repeats. Diese Ergebnisse legen nahe, dass Endometriumtumoren die häufigste klinische Manifestation von HNPCC-Familien mit hMSH6-Mutationen darstellen.

8.3.7 Klinisches Management

HNPCC ist klinisch durch das gehäufte Auftreten multipler Karzinome in der Familienanamnese charakterisiert. Im Gegensatz zur familiären adenomatösen Polyposis gibt es keine pathognomonischen Kriterien, um die Diagnose bei einem Individuum zu stellen. Wenn auch die Amsterdamkriterien keine klinische Definition darstellen, sind sie für das klinische Management insofern hilfreich, als dass von einem autosomal-dominant vererbten, erhöhten Karzinomrisiko ausgegangen werden kann, wenn die Kriterien erfüllt sind. Umgekehrt erfüllen sicher viele Patienten bzw. Familien diese Kriterien nicht, obwohl HNPCC vorliegt. Für das klinische Management werden die Amsterdam-I- und -II-Kriterien so umgesetzt, dass eine erhöhte lebenslange Vorsorge angeraten wird. Es liegen allerdings keine systematischen Studien vor, die einen Überlebensbenefit dieser Maßnahmen belegen. In einer historischen Studie von Järvinen et al. (1995) in Finnland konnte allerdings belegt werden, dass durch eine 3-jährige koloskopische Vorsorge die Rate an kolorektalen Karzinomen in diesem Kollektiv von Risikopersonen aus HNPCC-

Familien um mehr als die Hälfte reduziert werden konnte. Allerdings ließ sich hieraus kein signifikanter Überlebensvorteil ableiten.

Im Bezug auf das Kolorektum ist davon auszugehen, dass auch bei HNPCC-Karzinomen in aller Regel eine Adenom-Karzinom-Sequenz vorliegt. Eine primäre Prävention durch regelmäßige endoskopische Kontrollen und Polypabtragungen sollte logischerweise zu einer Reduktion der kolorektalen Karzinomrate führen. Aus diesem Grund gehört diese Maßnahme zu den obligat zu empfehlenden Vorsorgeuntersuchungen, wobei im Gegensatz zur familiären adenomatösen Polyposis eine komplette Koloskopie wegen der rechtsseitigen Karzinomprädominanz zu fordern ist. Aufgrund der Tatsache, dass bei HNPCC auch kleine Adenome eine rasche Progressionstendenz aufweisen, sollte darüber hinaus darauf geachtet werden, dass keine Kompromisse im Bezug auf die Darmreinigung eingegangen werden. Darüber hinaus sollte wegen der hohen Rate an beschriebenen Intervallkarzinomen auf eine konsequente Polypentfernung bei der Endoskopie geachtet werden. Während die Empfehlung zur Durchführung von Koloskopien auf regelmäßiger und lebenslanger Basis unumstritten ist, ist der empfohlene zeitliche Abstand der Untersuchung Gegenstand von Diskussionen. Es liegen bislang keine systematischen Studien vor, die eine klare Empfehlung untermauern könnten. Der international angegebene Untersuchungsabstand variiert zwischen 1 und maximal 3 Jahren.

Während die kolorektale Vorsorge durch endoskopische Untersuchungen unumstritten ist, bilden die Empfehlungen für die Vorsorge extrakolonischer Manifestationen durchaus Schwierigkeiten. Jährliche, ausführliche, körperliche Untersuchungen werden v. a. wegen der gehäuft zu findenden Hautmanifestationen empfohlen. Als Vorsorge für Karzinome der ableitenden Harnwege wird neben der jährlichen abdominalen Sonografie auch eine Urinzytologie empfohlen. Die Vorsorge für die Endometrium- und Ovarialkarzinome ist bekanntlich problematisch. Da allerdings die übliche gynäkologische Vorsorge primäre Zervixkarzinome durch den Abstrich erfasst, sollte in Ergänzung dieser Untersuchung eine transvaginale Sonografie zur Beurteilung des Endometriums durchgeführt werden (Tabelle 8.3.8).

Seit der Identifizierung der zugrunde liegenden molekulargenetischen Veränderungen gibt es die Möglichkeit einer prädiktiven Diagnostik in HNPCC-Familien, bei denen die krankheitsverursachende Mutation durch direkte Sequenzierung nachgewiesen werden kann. Für das klinische Patientenmanagement ist der wesentliche Benefit einer prädiktiven Diagnostik darin zu sehen, dass frühzeitig zwischen Mutationsträgern und Nichtmutationsträgern unterschieden werden kann (Aktan-Collan 2000). Nichtmutationsträger werden keiner speziellen Vorsorge zugeführt, da sie das bevölkerungsübliche Karzinomrisiko aufweisen. Bei Personen aus einer HNPCC-Familie, bei denen ein Mutationsnachweis erfolgt ist oder eine Karzinomerkrankung vorliegt, wird allerdings eine lebenslange Vor- (bzw. auch Nach-)sorge wie oben beschrieben empfohlen.

Die ersten Vorsorgeuntersuchungen bei nichtbetroffenen Risikopersonen mit einem unklaren Mutationsstatus bzw. bei nachgewiesenen Mutationsträgern beginnen im Alter von 20–25 Jahren. Sollte allerdings ein Familienangehöriger in einem besonders jungen Alter erkrankt sein, wird den Angehörigen empfohlen, die ersten Vorsorgeuntersuchungen 5 Jahre vor dem Alter des jüngsten Erkrankten zu beginnen.

Der Zeitpunkt für die empfohlene intensivierte gynäkologische Untersuchung wird kontrovers diskutiert. Während die internationale kollaborative Gruppe (ICG-HNPCC) das Alter von 35 Jahren empfiehlt, haben wir in unserem eigenen Krankengut die Beobachtung gemacht, dass ein früherer Beginn sinnvoll ist.

In insgesamt 74 HNPCC-Familien aus unserem eigenen Krankengut, die den Amsterdamkriterien entsprechen, fanden wir 48 Patientinnen mit einem Endometriumkarzinom. In einem Alter von 20–30 Jahren erkrankten 7 Patientinnen, im Alter von 31–40 Jahren 9, im Alter von 41–50 Jahren 16 und in einem Alter >51 Jahre ebenfalls 16 Patientinnen (Tabelle 8.3.9). Auffallend ist, dass 67% der Patientinnen <51 Jahre sind. Das Durchschnittsalter beträgt 46 Jahre und liegt somit etwa 20 Jahre vor

Tabelle 8.3.8. Von der Deutschen Krebshilfe (DKH) empfohlenes Vor- und Nachsorgeprogramm bei HNPCC-Risikopersonen im Rahmen des Verbundprojekts „familiärer Darmkrebs"

Untersuchung	Frequenz
Körperliche Untersuchung	1-mal jährlich
Komplette Koloskopie	1-mal jährlich
Abdomensonografie	1-mal jährlich
Gynäkologische Untersuchung mit transvaginaler Sonografie	1-mal jährlich
Urinzytologie	1-mal jährlich
Ösophagogastroduodenoskopie (nur bei familiär gehäuftem Magenkarzinom)	1-mal jährlich

Tabelle 8.3.9. Häufigkeit des Endometriumkarzinoms bei HNPCC-Familien (Heinrich-Heine-Universität-Düsseldorf)

Alter	20–30	31–40	41–50	51–60	61–70	71–80
Häufigkeit	7	9	16	15	0	1
Prozent	15	19	33	32	0	1

dem typischen Erkrankungsalter des sporadischen Endometriumkarzinoms.

8.3.7.1 Stellenwert einer prophylaktischen Chirurgie bei HNPCC

Bei den hereditären Karzinomprädispositionen muss die Frage nach einer prophylaktischen Chirurgie syndromspezifisch diskutiert werden. Indikationen zu einer prophylaktischen chirurgischen Maßnahme sind abhängig von der Organprädominanz bzw. der Heterogenität der Organmanifestationen, von der Penetranz sowie davon, inwieweit ein Organverzicht zu einer Einschränkung der Lebensqualität bzw. einer relevanten Morbidität und Mortalität führt. Beispielhaft für ein Syndrom mit einer hohen organbezogenen Erkrankungspenetranz im jungen Alter mit einem gut substitutionsfähigen Organ ist die Schilddrüse beim MEN (multiples endokrines Neoplasiensyndrom). Die Penetranz der Schilddrüsenkarzinome liegt hier bei 100%, und die Erkrankung manifestiert sich meist im Kindes- und jungen Erwachsenenalter. Wird erst auf die Karzinomentstehung gewartet, ist die Prognose aufgrund der Lymphknotenmetastasierung deutlich verschlechtert.

Bei HNPCC liegt eine Penetranz der genetischen Veränderungen von etwa 85% vor (Aarnio 1999; Dunlop 1997; Vasen 1998). Die Organheterogenität spielt eine deutlich größere Rolle als bei anderen Prädispositionssyndromen.

Kolorektum. Es gibt keine systematischen Studien, die den Stellenwert einer endoskopischen vs. einer prophylaktisch chirurgischen Maßnahme analysieren. Bei HNPCC-Patienten und Mutationsträgern gibt es eine bisher nicht verstandene Heterogenität auch innerhalb einer Familie mit der gleichen krankheitsauslösenden Mutation. 20% aller Mutationsträger erkranken nicht an einem Karzinom. Von denjenigen, die an einem Karzinom erkranken, erkranken nicht alle an einem Karzinom des Kolorektums. Aus diesem Grund gibt es heute keine generelle Empfehlung zu einer prophylaktischen Kolektomie bei Personen, die keine Manifestation im Kolon aufweisen. Die Indikation zu einer solchen Maßnahme ist jedoch unter besonderen Umständen und bei sehr eindringlichem Wunsch des Betroffenen zu diskutieren, v.a. dann, wenn die Koloskopien technisch schwer durchführbar sind. Bei nachgewiesenen Mutationsträgern, die multiple Polypen aufweisen, ist eine prophylaktische Chirurgie durchaus in Erwägung zu ziehen, v.a. dann, wenn ein zunehmender Dysplasiegrad bzw. ein aggressiveres Wachstum zu erkennen sind (DeCosse 1995; Fitzgibbon 1987). Bei Personen, die mit einem kolorektalen Karzinom bei HNPCC diagnostiziert werden, ist eine Erweiterung des chirurgischen Eingriffs im Sinn einer subtotalen Kolektomie bzw. auch restaurativen Proktokolektomie mit dem Patienten zu diskutieren (Dozois 1986). Da in diesem Fall der chirurgische Eingriff ansteht, ist eine Erweiterung der Darmresektion ohne nennbare Erhöhung der perioperativen Morbidität und Mortalität vertretbar. Alternativ kann in diesem Fall eine Segmentresektion mit den nachfolgenden endoskopischen Untersuchungen durchgeführt werden. Ob eine endoskopische Vorsorge genauso effektiv wie die prophylaktische Kolektomie ist, kann nur durch eine prospektiv randomisierte Studie geklärt werden und ist daher bislang eine Entscheidung, die individuell mit dem Patienten getroffen werden sollte.

Endometrium und Ovarien. Patientinnen mit einer nachgewiesenen Mutation in den Mismatch-Reparaturgenen haben eine recht hohe Wahrscheinlichkeit, im Lauf ihres Lebens ein Endometriumkarzinom zu bilden (Wijnen 1999). In manchen Studien wird dieses Risiko sogar höher als das kolorektale Karzinomrisiko eingeschätzt. Vor allem bei hMSH6-Mutationsträgerinnen mit einer im Vergleich zu den anderen Genen noch erhöhten Erkrankungswahrscheinlichkeit sollte die Frage einer prophylaktischen Chirurgie mit den Patientinnen offen diskutiert werden. Sowohl für das Endometrium als auch für das Ovar ist die Karzinomvorsorge eher unbefriedigend, sodass weniger Zuversicht als beim Kolorektum bezüglich des Stellenwerts dieser Vorsorgeuntersuchungen besteht. Es sollte nicht versäumt werden, bei Patientinnen, die wegen eines kolorektalen Karzinoms operiert werden müssen, diese Frage präoperativ mit der Patientin zu diskutieren.

Prophylaktische Operationen bei anderen Organen, die gehäuft bei HNPCC betroffen sind, werden derzeit nicht empfohlen. Bei Familien, in denen gehäuft Karzinome eines anderen Organs auftreten, sollten individuell auf erweiterte Vorsorgemöglichkeiten aufmerksam gemacht werden. Zusammenfassend ist folgendes Vorgehen zu empfehlen:

- HNPCC-Patient mit einem Karzinom (Amsterdamkriterien bzw. substanzielle Familienanamnese mit oder ohne nachgewiesener Keimbahnmutation):
  Alternativ subtotale Kolektomie bzw. restaurative Proktokolektomie oder Segmentresektion entsprechend den onkologischen Kriterien, mit einer engmaschigen Vor- und Nachsorge lebenslang.
- HNPCC-Risikopersonen mit nachgewiesener Keimbahnmutation mit kolorektalen Adenomen. Jährliche koloskopische Kontrollen mit Abtragungen der Polypen oder alternativ eine prophylaktische Kolektomie bzw. restaurative Proktokolektomie.
- HNPCC-Risikopersonen mit unbekanntem Mutationsstatus:
  Jährliche Koloskopien beginnend im Alter von 20–25 Jahren, spätestens jedoch 5 Jahre vor dem jüngsten Manifestationsalter in der Familie (Vorsorge entsprechend Tabelle 8.3.8).

8.3.8 Ausblick

Durch die Tatsache, dass HNPCC keine pathognomonischen Stigmata aufweist, ist die Diagnostik anhaltend problematisch. Die Definition über die Amsterdamkriterien stellt lediglich einen Versuch dar, diagnostische Charakteristiken für das Syndrom festzulegen. Während bislang noch auf die Häufung kolorektaler Karzinome fokussiert wird, zeigen die Untersuchungen von hMSH6 mit den nachgewiesenen, deutlich höheren Erkrankungsraten von Endometriumkarzinomen, dass unser Blickwinkel das Spektrum der klinischen Manifestation von HNPCC noch nicht erfasst hat. Es ist damit zu rechnen, dass weitere Mismatch-Reparaturgene an dem Geschehen beteiligt sind und möglicherweise zu noch nicht vermuteten klinischen Ausprägungen führen.

Interessant ist die Frage nach der molekulargenetischen Grundlage von HNPCC bei den Familien, in denen keine Mikrosatelliteninstabilität in den Tumoren vorliegt. Hier könnte es sich um eine ganz andere Klasse von Genen mit einer nicht einschätzbaren Inzidenz handeln.

Die Beobachtung einer sehr ausgeprägten intrafamiliären Heterogenität spricht gegen eine klinisch verwertbare Genotyp-Phänotyp-Korrelation. Es ist anzunehmen, dass modifizierenden Faktoren (exogene und endogene) eine große Rolle beigemessen werden muss. Diese Beobachtung ist insofern hoffnungsvoll, als dass eine exogene Zufuhr von Substanzen wie nichtsteroidale Antiphlogistika (NSAID) oder Cox-2-Inhibitoren ein erhebliches präventives Potenzial zukommen könnte. Untersuchungen der modifizierenden Faktoren bei Zwillingen könnten wesentliche Informationen zu diesen Aspekten liefern.

Aufgrund der wahrscheinlich unzulänglichen Definition des HNPCC-Syndroms ist anzunehmen, dass die Rate an Familien mit HNPCC größer als bislang erwartet sein könnte. Kleine Familien, unzureichende Familieninformationen und die verminderte Penetranz sind Faktoren, die die klinische Diagnose basierend auf dem Familienstammbaum erheblich erschweren. Dennoch könnten allein durch die Beachtung der Familienanamnese sehr viel mehr HNPCC-Familien in Deutschland diagnostiziert werden, als es bisher der Fall ist.

Eine Weiterentwicklung der Sequenzierverfahren mit einem höheren Durchsatz lässt auf eine Reduktion des Kosten- und Zeitaufwands bei der Sequenzierung hoffen.

Der Kenntnisstand in der Bevölkerung und in der Ärzteschaft bezüglich dieser neuen Technologien muss verbessert werden. Genauso wichtig ist eine vermehrte Auseinandersetzung der Öffentlichkeit mit den sich ergebenden ethischen, juristischen, psychologischen und sozialen sowie versicherungsrechtlichen Problemen.

8.3.9 Literatur

Aaltonen LA, Peltomaki P, Leach FS et al. (1993) Clues to the pathogenesis of familial colorectal cancer. Science 260:812–816

Aaltonen LA, Peltomaki P, Mecklin JP et al. (1994) Replication errors in benign and malignant tumors from hereditary non-polyposis colorectal cancer patients. Cancer Res 54:1645–1648

Aaltonen LA, Salovaara R, Kristo P et al. (1998) Incidence of hereditary nonpolyposis colorectal cancer and the feasibility of molecular screening of the disease. N Engl J Med 338:1481–1487

Aarnio M, Sankila R, Pukkala E et al. (1999) Cancer risk in mutation carriers of DNA mismatch repair genes. Int J Cancer 81:214–218

Akiyama Y, Sato H, Yamada T et al. (1997) Germ-line mutation of the hMSH6/GTBP gene in an atypical hereditary nonpolyposis colorectal cancer kindred. Cancer Res 57:3920–3923

Aktan-Collan K, Mecklin JP, Järvinen H et al. (2000) Predictive genetic testing for hereditary nonpolyposis colorectal cancer: uptake and long-term satisfaction. Int J Cancer 89:44–50

Albano W, Recabaren JA, Lynch HT et al. (1982) Natural history of hereditary cancer of the breast and colon. Cancer 50:360–363

Beck NE, Tomlinson IPM, Homfray T, Hodgson SV, Harocopos HJ, Bodmer WF (1997) Genetic testing is important in families with a history suggestive of hereditary nonpolyposis colorectal cancer even if the Amsterdam criteria are not fulfilled. Br J Surg 84:233–237

Boland CR (1983) Familial colonic cancer syndroms. West J Med 139:351–359

Boland CR, Thibodeau SN, Hamilton SR et al. (1998) A National Cancer Institute workshop on microsatellite instability for cancer detection and familial predisposition: development of international criteria for the determination of microsatellite instability in colorectal cancer. Cancer Res 58:5248–5257

Borg A, Isola J, Chen J et al. (2000) Germline BRCA1 and HMLH1 mutations in a family with male and female breast carcinoma. Int J Cancer 85:796–800

Bronner CE, Baker SM, Morrison PT et al. (1994) Mutation in the DNA mismatch repair gene homologues hMLH1 is associated with hereditary non polyposis colon cancer. Nature 368:258–261

Calistri D, Presciuttini S, Buonsanti G et al. (2000) Microsatellite instability in colorectal-cancer patients with suspected genetic predisposition. Int J Cancer 89:87–91

Caspari R, Friedl W, Mandl M et al. (1994) Familial adenomatous polyposis: mutation at codon 1309 and early onset of colon cancer. Lancet 343:629–632

Cohen PR, Kohn SR, Kurtrock R (1991) Association of sebaceous gland tumors and internal malignancy: the Muir-Torre syndrome. Am J Med 90:606–613

Cunningham C, Dunlop MG (1994) Genetics of colorectal cancer. Br Med Bul 50:640–655

DeCosse JJ (1995) Surgical prophylaxis of familial colon cancer: prevention of death from familial colorectal cancer. J Natl Cancer Inst Mongraph 17:31–32

Dozois RR (1986) Restorative proctocolectomy and ileal reservoir. Mayo Clin Proc 61:283–286

Dunlop MG, Farrington SM, Carothers AD et al. (1997) Cancer risk associated with germline DNA mismatch-repair-gene mutation. Hum Mol Genet 6:105–110

Fishel R, Kolodner RD (1995) Identification of mismatch repair genes and their role in the development of cancer. Curr Opin Genet Dev 5:382–395

Fishel R, Lescoe MK, Rao MR et al. (1993) The human mutator gene homolog MSH2 and its association with hereditary nonpolyposis colon cancer. Cell 75:1027–1038

Fitzgibbon RJ, Lynch HT, Stanislav GV et al. (1987) Recognition and treatment of patients with hereditary nonpolyposis colon cancer. Ann Surg 206:289–295

Frei JV (1992) Hereditary non-polyposis colorectal cancer. Diploid malignancies with prolonged survival. Cancer 69:1108–1111

Friedberg EC, Bardwell AJ, Feaver WJ et al. (1995) Nucleotide excision repair in the yeast Saccharomyces cerevisiae: its relationship to specialized mitotic recombination and RNA polymerase II basal transcription. Philos Trans R Soc Lond B Biol Sci 30:63–68

Friedl W, Meuschel S, Caspari R et al. (1996) Attenuated familial adenomatous polyposis due to a mutation in the 3′ prime part of the APC gene: a clue for understanding the function of the APC protein. Hum Genet 97:579–584

Fujita M, Enomoto T, Yoshino K et al. (1995) Microsatellite instability and alterations in the hMSH2 gene in human ovarian cancer. Int J Cancer 64:361–366

Grilley (1990) Mechanism of DNA-mismatch correction. Mutat Res 236:253–267

Gyapay G, Morissette J, Vignal A et al. (1994) The 1993–94 Genethon human genetic linkage map. Nat Genet 7:246–339

Hall NR, Murday VA, Chapman P et al. (1994) Genetic linkage in Muir-Torre syndrome to the same chromosomal region as cancer family syndrome. Eur J Cancer 30A:180–182

Hearne CM, Ghosh S, Todd JA (1992) Microsatellites for linkage analysis of genetic traits. Trends Genet 8:288–294

Heinimann K, Scott RJ, Buerstedde JM et al. (1999) Influence of selection criteria on mutation detection in patients with hereditary nonpolyposis colorectal cancer. Cancer 85:2512–2518

Helland A, Borresen-Dale AL, Peltomaki P et al. (1997) Microsatellite instability in cervical and endometrial carcinomas. Int J Cancer 70:499–501

Honchel R, Halling KC, Schaid DJ, Pittelkow M, Thibodeau SN (1994) Microsatellite instability in Muir-Torre syndrome. Cancer Res 54:1159–1163

Ionov J, Peinado A, Malkhosyan S, Shibata D, Perucho M (1993) Ubiquitous somatic mutations in simple repeated sequences reveal a new mechanism for colonic carcinogenesis. Nature 363:558–561

Järvinen HJ, Mecklin JP, Sistonen P (1995) Screening reduces colorectal cancer rate in families with hereditary nonpolyposis colorectal cancer. Gastroenterology 108:1405–1411

Jass JR (1998) Diagnosis of hereditary non-polyposis colorectal cancer. Histopathology 32:491–497

Jass JR, Cottier DS, Jeeravatnam P et al. (1995) Diagnostic use of microsatellite instability in hereditary nonpolyposis colorectal cancer. Lancet 346:1200–1201

Kolodner RD (1995) Mismatch repair: mechanisms and relationship to cancer susceptibility. Trends Biochem Sci 20:397–401

Kolodner RD, Hall NR, Lipford J et al. (1994) Structure of a human hMSH2 locus and analysis of two Muir-Torre syndrome kindreds for hMSH2 mutations. Genomics 25:516–526

Kouri M, Laasonen A, Mecklin JP, Jarvinen H, Franssila K, Pyrhonen S (1990) Dipliod predominance in hereditary non-polyposis colorectal carcinoma evaluated by flow cytometry. Cancer 65:1825–1829

Kullmann F, Bocker T, Scholmerich J, Rüschoff J (1996) Mikrosatelliteninstabilität – ein neuer Aspekt in der Genetik und Molekularbiologie von hereditären nicht-polypösen und sporadischen kolorektalen Tumoren. Z Gastroenterol 34:813–822

Leach FS, Nicolaides N, Papadopoulos N et al. (1993) Mutation of a mutS homolog in hereditary non polyposis colorectal cancer. Cell 75:1215–1225

Lin KM, Shashidharan M, Ternent CA et al. (1998) Colorectal and extracolonic cancer variations in MLH1/MSH2 hereditary nonpolyposis colorectal cancer kindreds and the general population. Dis Colon Rectum 42:1041–1045

Litt M, Luty JA (1989) A hypervariable microsatellite revealed by in vitro amplification of a dinucleotide repeat within the cardiac muscle action gene. Am J Hum Genet 44:397–401

Liu B, Farrington SM, Petersen GM et al. (1995) Genetic instability occurs in the majority of young patient with colorectal cancer. Nat Med 1:348–352

Liu B, Parson R, Papadopoulos N et al. (1996) Analysis of mismatch-repair genes in hereditary nonpolyposis colorectal cancer patients. Nat Med 2:169–174

Lynch HT (1996) Is there a role for prophylactic subtotal colectomy among hereditary nonpolyposis colorectal cancer germline mutation carrier? Dis Colon Rectum 39:109–110

Lynch HT, Krush AJ (1971) Cancer family G revisited: 1895–1970. Cancer 27:1505–1511

Lynch HT, Smyrk TC (1996) Hereditary nonpolyposis colorectal cancers: an updated review. Cancer 78:114

Lynch HT, Smyrk TC (1998) Identifying hereditary nonpolyposis colorectal cancer. N Engl J Med 338:1537–1538

Lynch HT, Voorhees GJ, Lanspa SJ, McGreevy PS, Lynch JF (1985) Pancreatic carcinoma and hereditary nonpolyposis colorectal cancer: a family study. Br J Cancer 52:271–273

Lynch HT, Smyrk TC, Lynch PM et al. (1989) Adenocarcinoma of the small bowel in Lynch syndrome II. Cancer 64:2178–2183

Lynch HT, Ens JA, Lynch JF (1990) The Lynch syndrome II and urological malignancies. J Urol 143:24–28

Lynch HT, Richardson JD, Amin M et al. (1991) Variable gastrointestinal and urologic cancers in a Lynch syndrome II kindred. Dis Col Rectum 34:891–895

Lynch HT, Smyrk TC, Watson P et al. (1993) Genetics, natural history, tumor spectrum and pathology of hereditary non-polyposis colorectal cancer: an update review. Gastroenterology 104:1535–1549

Mecklin JP, Järvinen HJ (1993) Treatment and follow-up strategies in hereditary nonpolyposis colorectal carcinoma. Dis Colon Rectum 36:927–929

Mecklin JP, Järvinen HJ, Virolainen M (1992) The association between cholangiocarcinoma and hereditary nonpolyposis colorectal cancer. Cancer 69:1112–1114

Mecklin JP, Järvinen HJ, Hakkiluoto A et al. (1995) Frequency of hereditary nonpolyposis colorectal cancer. A prospective multicenter study in Finland. Dis Colon Rectum 38:588–593

Miyaki M, Nishio J, Konishi M et al. (1997) Drastic genetic instability of tumors and normal tissues in Turcot syndrome. Oncogene 15:2877–2881

Modrich P (1991) Mechanism and biological effects of mismatch repair. Annu Rev Genet 25:229–253

Modrich P, Lahue R (1996) Mismatch repair in replication fidelity, genetic recombination, and cancer biology. Annu Rev Biochem 65:101–133

Müller H, Dobbie Z, Heinimann K (1999) Erfassung und genetische Beratung von Personen mit HNPCC: alte und neue Forschungsziele. Schweiz Med Wochenschr 129:1978–1985

Nagase H, Miyoshi Y, Horii A et al. (1992) Correlation between the location of germ-line mutation in the APC gene and the number of colorectal polyps in familial adenomatous polyposis patients. Cancer Res 52:4055–4057

Nicolaides NC, Papadopoulos N, Liu B et al. (1994) Mutations of the two PMS homologues in hereditary nonpolyposis colon cancer. Nature 371:75–80

Parker SL, Tong T, Bolden S, Wingo PA (1996) Cancer statistics 1996. CA Cancer J Clin 46:5–27

Peinado MA (1992) Isolation and characterization of allelic losses and gains in colorectal tumors by arbitrarily primed polymerase chain reaction. Proc Natl Acad Sci USA 89:10.065–10.069

Ponz de Leon M (1994) Prevalence of hereditary nonpolyposis colorectal cancer (HNPCC). Ann Med 26:209–214

Ponz de Leon M (1996) Descriptive epidemiology of hereditary non-polyposis colorectal cancer. Tomuri 82:102–106

Risinger JI, Berchuck A, Kohler MF, Watson P, Lynch HT, Boyd J (1993) Genetic instability of microsatellites in endometrial carcinoma. Cancer Res 53:5100–5103

Rodriguez-Bigas MA, Boland CR, Hamilton SR et al. (1997) A National Cancer Institute workshop on HNPCC syndrome: meeting highlights and Bethesda guidelines. J Natl Cancer Inst 88:1317–1319

Ross CA, McInnis MG, Margolis RL, Li SH (1993) Genes with triplet repeats candidate mediators of neuropsychiatric disorders. Trends Neurosci 16:254–260

Shinmura K, Tani M, Isogaki J, Wang J, Sugimura H, Yokota J (1998) RER phenotype and its associated mutation in familial gastric cancer. Carcinogenesis 19:247–251

Strand M, Prolla TA, Liskay RM, Petes TD (1993) Destabilization of tracts of simple repetitive DNA in yeast by mutations affecting DNA mismatch repair. Nature 365:274–276

Swale VJ, Quinn AG, Wheeler JM et al. (1999) Microsatellite instability in benign skin lesions in hereditary nonpolyposis colorectal cancer syndrome. J Invest Dermatol 113:901–905

Thibodeau SN, Bren G, Schaid D (1993) Microsatellite instability in cancer of the proximal colon. Science 260:816–819

Vasen HF, Mecklin JP, Khan P, Lynch HT (1991) The International Collaborative group on Hereditary Nonpolyposis Colorectal Cancer (ICG-HNPCC). Dis Colon Rectum 34:424–425

Vasen HF, Wijnen JT, Menko FH et al. (1996) Cancer risk in family with hereditary nonpolyposis colorectal cancer diagnosed by mutation analysis. Gastroenterology 110:1020–1027

Vasen HF, Ballegooijen M van, Buskens E et al. (1998) A cost-effectiveness analysis of colorectal screening of hereditary nonpolyposis colorectal carcinoma gene carriers. Cancer 2:1632–1637

Vasen HF, Watson P, Mecklin JP, Lynch HT (1999) New clinical criteria for hereditary nonpolyposis colorectal cancer proposed by the International Collaborative Group on HNPCC. Gastroenterology 116:1453–1456

Warthin AS (1913) Hereditary with reference to carcinoma: as shown by a study of the cases examined in the pathological laboratory of the University of Michigan, 1895–1913. Arch Intern Med 12:546–555

Watson P, Lynch HT (1993) Extracolonic cancer in hereditary nonpolyposis colorectal cancer. Cancer 71:677–685

Weber JL, May PE (1989) Abundant class of human DNA polymorphism which can be typed using the polymerase chain reaction. Am J Hum Genet 44:388–396

Weissenbach J (1993) A second generation linkage map of the human genome. Nature 359:794–801

Westlake PJ, Bryant HE, Huchcroft SA, Sutherland LR (1991) Frequency of hereditary nonpolyposis colorectal cancer in southern Alberta. Dig Dis Sci 36:1441–1447

Wijnen J, Leeuw W de, Vasen H et al. (1999) Familial endometrial cancer in female carriers of MSH6 germline mutations. Nat Genet 23:142–144

8.4 Cowden-Syndrom und juvenile Polypose

Matthias Hahn, Walter Back und Hans K. Schackert

Inhaltsverzeichnis

8.4.1 Cowden-Syndrom

8.4.1.1 Klinik

Übersicht. Die Cowden-Erkrankung gehört zu einer Gruppe von Syndromen, deren gemeinsames Merkmal die autosomal-dominante Vererbung von hamartomatösen Schleimhautpolypen im Gastrointestinaltrakt und von weiteren tumorösen Veränderungen ist. In diese Gruppe gehören ferner das Bannayan-Ruvalcaba-Riley-Syndrom (BRRS), die familiäre juvenile Polypose (FJP) und das Peutz-Jeghers-Syndrom (PJS). Alle 4 Syndrome weisen hamartomatös/hyperplastische Polypen im Gastrointestinaltrakt auf, unterscheiden sich aber in den Veränderungen, die die übrigen Organe und Organsysteme betreffen. Hamartome werden entsprechend ihres Aufbaus und ihrer Wachstumseigenschaften den benignen Tumoren bzw. den tumorartigen Veränderungen zugerechnet und gelten als nichtpräkanzeröse Schleimhautveränderungen.

Epidemiologie und klinische Symptomatik. Das Cowden-Syndrom ist eine seltene Erkrankung, deren Prävalenz auf 1:250 000 geschätzt wird (Nelen et al. 1999). Zur einheitlichen Diagnostik dieses Syndroms werden seit 1995 die Kriterien des *Inter-national Cowden Consortium* herangezogen (Tabelle 8.4.1) (Nelen et al. 1996, Eng 1998). Bis zum Ende des 3. Lebensjahrzehnts hat fast jeder Betroffene die für das Cowden-Syndrom typische Symptomatik entwickelt. Die Leitsymptome umfassen in erster Linie

- *verrukiforme Hautläsionen des Gesichts*, die Tricholemmomen und Trichoepitheliomen entsprechen, sowie
- *Fibrome der Haut,*
- *Lipome der Haut,*
- *Hämangiome der Haut,*
- *pflastersteinartige keratotische Papeln des Zahnfleisches und*
- *pflastersteinartige keratotische Papeln der Wangenschleimhaut* (Abb. 8.4.1, Tabelle 8.4.2) (Brownstein et al. 1977, Eng 1998).

Weiterhin ist die Erkrankung durch das Auftreten von tumorösen Läsionen der inneren Organe (Abb. 8.4.2), v.a. der Schilddrüse und der Brustdrüse, gekennzeichnet. Frauen mit Cowden-Syndrom tragen ein gegenüber der Normalbevölkerung deutlich höheres Risiko, ein Adenokarzinom der Brust zu entwickeln. Dieses Mammakarzinom manifestiert sich nach allem, was bislang bekannt ist, rund 10 Jahre früher als in der Normalbevölkerung (Brownstein et al. 1978, Starink et al. 1986, Schrager et al. 1998). Der Name Cowden-Syndrom

Hereditäre Tumorerkrankungen
D. Ganten / K. Ruckpaul (Hrsg.)
© Springer-Verlag Berlin Heidelberg 2001

Tabelle 8.4.1. Zur einheitlichen Diagnostik des Cowden-Syndroms werden die Kriterien des *International Cowden Syndrome Consortium* herangezogen (Nelen et al. 1996; Eng 1998)

Kriterien	Definition
Pathognomonische Kriterien	Mukokutane Läsionen Faziale Trichilemmome Akrale Keratosen Papillomatöse Papeln Schleimhautläsionen
Hauptkriterien	Mammakarzinom Schilddrüsenkarzinom (v. a. follikuläres Karzinom) Makrozephalie Lhermitte-Duclos-Erkrankung
Nebenkriterien	Andere Schilddrüsenläsionen (z. B. follikuläre Adenome oder Knotenstruma) Mentale Retardierung Gastrointestinale Hamartome Fibrös-zystische Mastopathie Lipome Fibrome Tumoren (z. B. Uterusmyome) oder Fehlbildungen des Urogenitaltrakts

Die klinische Diagnose „Cowden-Syndrom" kann dann gestellt werden, wenn

bei einem Patienten ohne positive Familienanamnese	– Isolierte mukokutane Läsionen, d. h. *6 oder mehr faziale Papeln, von denen 3 oder mehr Trichilemmome sind oder kutane faziale Papeln und Mundschleimhautpapillome oder Mundschleimhautpapillome und akrale Keratosen oder 6 oder mehr Palmoplantarkeratosen auftreten* – 2 Hauptkriterien, von denen eines Makrozephalie oder Lhermitte-Duclos-Erkrankung beinhaltet – 1 Haupt- und 3 Nebenkriterien oder – 4 Nebenkriterien vorliegen
Innerhalb einer betroffenen Familie kann die Diagnose gestellt werden, wenn	– 1 pathognomonisches Kriterium (s. oben) vorhanden ist – 1 Hauptkriterium mit oder ohne Nebenkriterium oder – 2 Nebenkriterien vorliegen

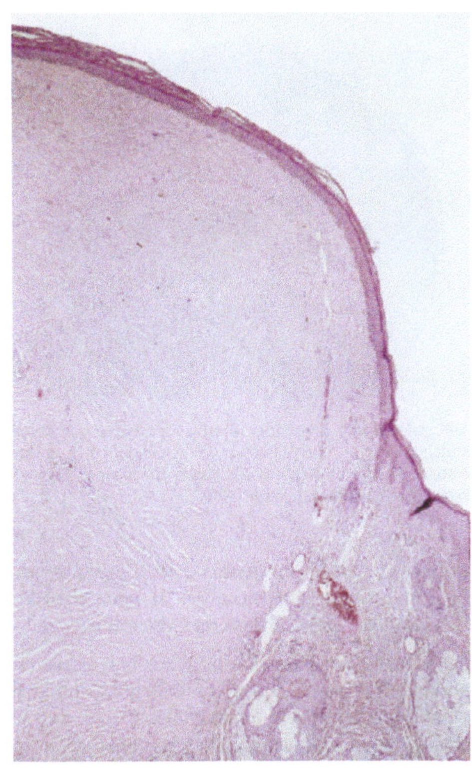

Abb. 8.4.1. Keratotische fibröse Papel (dermales Fibrom) der Haut bei einem 62-jährigen Patienten mit Cowden-Syndrom. HE-Färbung, Vergr. 15:1

Tabelle 8.4.2. Häufige Manifestationsformen des Cowden-Syndroms (Brownstein et al. 1977; Eng 1998)

Lokalisation	Manifestationsform
Mukokutan (90–100%)	Trichilemmome Akrale Keratosen Verrukiforme oder papillomatöse Papeln
Schilddrüse	Struma Adenom (maligne Entartung)
Brustdrüse	Fibroadenom/Mastopathie Mammakarzinom
Gastrointestinaltrakt	Hamartomatöse Polypen
ZNS	Makrozephalie
Urogenitaltrakt	Leiomyom des Uterus (multipel, früh auftretend)

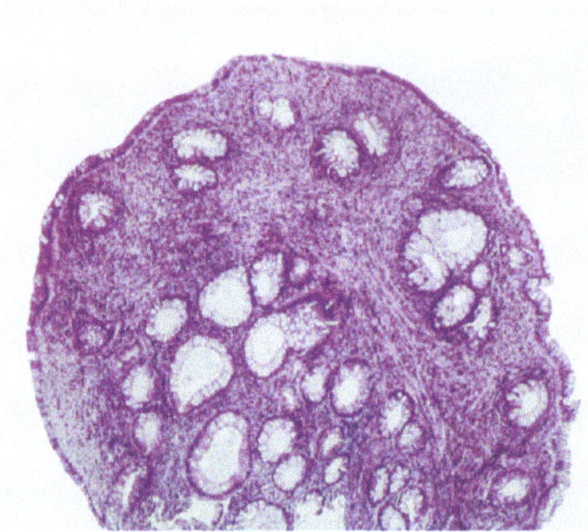

Abb. 8.4.2. 2 mm messender, breitbasiger Polyp der Kolonschleimhaut mit unregelmäßig verteilten, lediglich diskret zystisch dilatierten Krypten bei einem 62-jährigen Cowden-Patienten. HE-Färbung, Vergr. 30:1

wurde von Lloyd u. Dennis (1963) gewählt und stammt von einer Patientin, der 31 Jahre alten Rachel Cowden, die an Brustkrebs verstorben war.

Auch für das Auftreten eines Schilddrüsenkarzinoms (insbesondere eines follikulären Schilddrüsenkarzinoms) besteht ein erhöhtes Risiko, das auf etwa 10% geschätzt wird (Starink et al. 1986).

Daneben kann ein breites Spektrum maligner Neoplasien beim Cowden-Syndrom auftreten wie z. B. ein Glioblastoma multiforme, Plattenepithelkarzinome der Haut, maligne Melanome, Adenokarzinome des Kolons, der Leber und des Pankreas sowie des weiblichen Genitaltrakts. Das Cowden-Syndrom schließt des Weiteren Veränderungen des Kopfskeletts in Form einer Makrozephalie ein. In einigen Fällen wird das Cowden-Syndrom von einer Kleinhirnsymptomatik mit gesteigertem intrakranialem Druck begleitet. Die Veränderungen im Kleinhirn entsprechen einer Migrationsstörung der Ganglienzellen. Diese Kleinhirnveränderungen werden unter dem Begriff Lhermitte-Duclos-Syndrom (LDS) zusammengefasst (so genanntes dysplastisches Gangliozytom des Zerebellum) (Lhermitte et Duclos 1920, Padberg et al. 1991, Albrecht et al. 1992, Vinchon et al. 1994).

8.4.1.2 Vererbungsmuster

Die Cowden-Erkrankung manifestiert sich meist am Ende der 2. Lebensdekade. Das Cowden-Syndrom wird autosomal-dominant mit variabler, aber insgesamt hoher Penetranz vererbt (Weary et al. 1972, Starink et al. 1986). Obwohl Kopplungsanalysen zunächst trotz intensiver Suche keine genetischen Marker identifizieren konnten (Carlson et al. 1986), gelang es erstmals Nelen et al. im Jahr 1996, einen genetischen Bereich auf Chromosom 10q einzugrenzen, der als Lokalisation des bzw. der Gene für das Cowden-Syndrom vermutet wurde. Aufgrund des Vererbungsmodus und der charakteristischen Symptomatik mit der Ausprägung von Tumoren wurde schon zu diesem Zeitpunkt der Verdacht geäußert, dass es sich bei diesem Gen um ein Tumorsuppressorgen handeln könnte.

8.4.1.3 Identifizierung des *PTEN/MMAC1*-Gens

Etwa 1 Jahr später wurde ein potenzielles Tumorsuppressorgen identifiziert und charakterisiert, das in diesem Genabschnitt lokalisiert war. Einen ersten Hinweis auf die Anwesenheit eines Tumorsuppressorgens in der Genregion ergab sich aus der Beobachtung von Genalterationen auf 10q23 in Form von „loss of heterozygosity" (LOH) bei fortgeschrittenen Hirntumoren. Unter der Annahme von Bedingungen, die in der 2-Treffer-Theorie von Knudson (1996) formuliert wurden, wurde der Schluss gezogen, dass ein oder mehrere Tumorsuppressorgene auf diesem Chromosomenabschnitt lokalisiert sein müssen (Li et al. 1997). Durch vergleichende Analyse von homozygoten Deletionen auf 10q23 wurde der genetische Bereich für ein Tumorsuppressorgen mit hoher Genauigkeit eingegrenzt. Darin konnte letztendlich ein Kandidatentumorsuppressorgen identifiziert werden, das *PTEN* genannt wurde (*PTEN*: phosphatase and *ten*sin homolog deleted on chromosome *ten*). Unabhängig und fast zeitgleich konnte dieses Gen von Steck et al. (1997) identifiziert werden, die dem Gen den Namen *MMAC1* (*m*utated in *m*ultiple *a*dvanced *c*ancers 1) gaben (Abb. 8.4.3). Beide Arbeitsgruppen fanden in diesem Gen, das auf Chromosom 10q23.3 lokalisiert ist, sowohl bei sporadischen Hirn- als auch bei Prostata- und Mammatumoren zahlreiche somatische Mutationen.

8.4.1.4 Molekulare Struktur und Funktion des *PTEN/MMAC1*-Gens

Untersuchungen der Nukleotidsequenzen ergaben Übereinstimmungen mit dem katalytischen Zentrum von Proteinphosphatasen und den Zytoskelettproteinen Tensin (Tamura et al. 1999) und Au-

Chromosom 10q *PTEN/MMAC1*-Gen

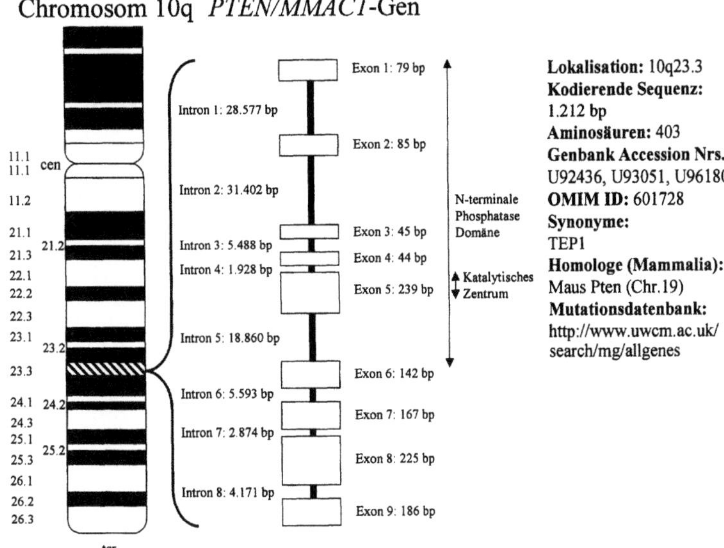

Abb. 8.4.3. Physikalische Struktur des *PTEN/MMAC1*-Gens (s. auch GeneCards: http://bioinformatics.weizmann.ac.il/cards/)

xilin (Li et al. 1997, Steck et al. 1997). Ebenfalls wurden in vergleichenden Analysen hochgradige Sequenzübereinstimmungen zwischen Mensch, Maus und Hund gefunden (Steck et al. 1997). Die extrem hohe phylogenetische Konservierung des *Pten/Mmac1*-Gens kann als Hinweis dafür gewertet werden, dass diesem Gen eine grundlegende Funktion zukommt. Für diese Überlegung spricht ebenfalls, dass Mäuse ohne ein funktionsfähiges *Pten/Mmac1*-Gen nicht lebensfähig sind (Di Cristofano et al. 1998, Suzuki et al. 1998).

Mittlerweile wurde ein Gen, das eine Sequenzübereinstimmung von über 98% mit *PTEN/MMAC1* im kodierenden Bereich zeigt, identifiziert und auf Chromosom 9p21 lokalisiert. Aufgrund der hohen Sequenzhomologie beider Gene und der Tatsache, dass Transkripte dieses Pseudogens gefunden wurden, sollte bei der Interpretation von cDNA-Abschriften das Vorhandensein dieses prozessierten Pseudogens mit bedacht werden (Kim et al. 1998, Dahia et al. 1998, Whang et al. 1998, Liu et Kagan 1999, Fujii et al. 1999).

Schon bald nach der Identifizierung des *PTEN/MMAC1*-Gens bestätigten funktionelle Tests die Hypothese, dass *PTEN/MMAC1* als Tumorsuppressorgen fungiert. So konnten tumorspezifische Wachstumseigenschaften von Glioblastomzellen, die eine *PTEN/MMAC1*-Mutation aufwiesen, durch adenovirusvermittelten Gentransfer von *PTEN/*

MMAC1 in ihrem Wachstum supprimiert werden (Furnari et al. 1998, Cheney et al. 1998).

Allgemein wird der Grad der Phosphorylierung innerhalb der Zellen durch Proteinkinasen und Proteinphosphatasen gesteuert, wobei eine Fehlregulation eines dieser Regulationssysteme zur zellulären Transformation beitragen kann. Viele Proteintyrosinkinasen sind Protoonkogene, und es wurde postuliert, dass einige Proteinphosphatasen, die als Gegenspieler der zellulären Kinase fungieren, als Tumorsuppressorgene wirken könnten.

PTEN/MMAC1 ist ein multifunktionelles Protein, das eine Phosphataseaktivität besitzt (Li et al. 1997, Li u. Sun 1997, Steck et al. 1997) und Proteine an ihren Tyrosin-, Serin- oder Threoninresten dephosphoryliert. Die PTEN/MMAC1-Phosphataseaktivität ist in der Lage, die zytoplasmatische Proteintyrosinkinase 2 (PTK2/FAK) durch direkte Dephosphorylierung zu hemmen und damit die Interaktion von Zellen mit der Extrazellulärmatrix zu beeinflussen. Dies ist ein Mechanismus, der bei der Zellmigration und -invasion eine entscheidende Rolle spielt (Tamura et al. 1998, 1999). Eine zweite wesentliche Eigenschaft ist die Lipidphosphataseaktivität von PTEN/MMAC1, das Phospholipide innerhalb des Phosphatidylinositolsignalwegs dephosphoryliert (Davies et al. 1998, Myers et al. 1998, Wu et al. 1998). Dadurch kommt es zu einem G_1-Arrest (Furnari et al. 1998, Li et

Sun 1998, Cheney et al. 1999, Sun et al. 1999, Ramaswamy et al. 1999) und als Folge hiervon zu einer gesteigerten Apoptosesensitivität (Stambolic et al. 1998, Tian et al. 1999). So konnte in funktionellen Tests gezeigt werden, dass die Abwesenheit eines funktionell wirksamen PTEN/MMAC1-Proteins zu einer dosisabhängigen Zunahme der Proteinkinase-B-Aktivität (Akt Kinase) führt, die eine entscheidende Rolle innerhalb des Phosphatidylinositol-3-Kinase-Signalwegs spielt (Sun et al. 1999) und einen hemmenden Einfluss auf die Apoptose auszuüben scheint (Li et al. 1998). Glioblastomzellen mit Mutationen des *PTEN/MMAC1*-Gens besitzen eine hohe endogene Proteinkinase-B-Aktivität. Zellen mit genetisch unverändertem *PTEN/MMAC1*- Gen weisen hingegen eine gehemmte Proteinkinase-B-Aktivität auf (Haas-Kogan et al. 1998).

8.4.1.5 *Pten/Mmac1*-Gen im Mausmodell

Die Assoziation von genetischen Veränderungen in der Keimbahn und dem entsprechenden Phänotyp wird erst durch funktionell relevante Experimente untermauert, wie dies bei der gezielten Ausschaltung des *Pten/Mmac1*-Gens im Mäusemodell der Fall ist. Mäuseembryos, bei denen funktionell relevante Bereiche des *Pten/Mmac1*-Gens durch homologe Rekombination homozygot inaktiviert werden, überleben den 10. Tag nach Befruchtung nicht. Bei *Pten/Mmac1*-heterozygoten Mäusen wurde ein gehäuftes Auftreten von Tumoren, insbesondere auch T-Zell-Lymphomen, die sich nach Bestrahlung beschleunigt entwickelten, beobachtet. Die genetische Analyse der entstandenen Tumoren zeigte Verluste des 2. Allels, sodass insgesamt kein funktionsfähiges Pten/Mmac1-Genprodukt gebildet werden konnte. Diese Befunde sind ein deutlicher Hinweis dafür, dass die entstandenen Tumoren in ursächlichem Zusammenhang mit den generierten *Pten/Mmac1*-Keimbahnmutationen stehen (Suzuki et al. 1998). Di Cristofano et al. (1998) berichteten bei *Pten/Mmac1*-heterozygoten Mäusen von hyperplastischen und dysplastischen Veränderungen in der Prostata und im Kolon, aber auch der Haut, die Ähnlichkeiten mit dem BRRS und der LDS-Erkrankung aufwiesen.

Diese Daten können daher zusätzlich zu den molekulargenetischen Daten als Hinweis für den gemeinsamen genetischen Hintergrund der Cowden-, BRRS- und Lhermitte-Duclos-Erkrankung gewertet werden. Di Cristofano et al. (1998) beobachteten in heterozygoten Knockout-Mäusen außerdem Keimzelltumoren, Keimleistenstromatumoren, Tumoren der Schilddrüse und des Kolons.

8.4.1.6 *PTEN/MMAC1*-Keimbahnmutationen

Bereits 1997 konnten Keimbahnmutationen bei 4 von insgesamt 5 Familien mit Cowden-Syndrom identifiziert werden (Liaw et al. 1997). Angehörige einer dieser Familien zeigten eine Kleinhirnsymptomatik, was einen ersten Hinweis darauf lieferte, dass Keimbahnmutationen im *PTEN/MMAC1*-Gen nicht nur mit dem Cowden-Syndrom assoziiert, sondern auch für das Lhermitte-Duclos-Syndrom verantwortlich sein könnten. Der Nachweis von Keimbahnmutationen beim Cowden-Syndrom einerseits und die Beobachtung von somatischen Mutationen in einer Vielzahl von verschiedenen Tumoren andererseits ließen es als fast schon sicher erscheinen, dass es sich bei *PTEN/MMAC1* tatsächlich um ein Tumorsuppressorgen handelt.

Unabhängig von Liaw et al. (1997) wiesen Nelen et al. (1997) ebenfalls *PTEN/MMAC1*-Mutationen bei 8 nichtverwandten Cowden-Familien und bei 11 Patienten mit sporadischer Cowden-Erkrankung nach. Die Bedeutung des *PTEN/MMAC1*-Gens für die Entstehung des Cowden-Syndroms wurde noch zusätzlich dadurch unterstrichen, dass alle 8 Cowden-Familien Mutationsmuster aufwiesen, die zu einer eingeschränkten Proteinfunktion führen müssten. Genotyp-Phänotyp-Korrelationen fanden sich jedoch nicht. Andererseits konnte trotz nachgewiesener Kopplung zum 10q22–23-Locus bei 10 Patienten mit Cowden-Symptomatik keine Mutation detektiert werden. Auch weitere Untersuchungen konnten keine klaren Genotyp-Phänotyp-Zusammenhänge nachweisen (Nelen et al. 1999). Das Spektrum der bisher identifizierten Keimbahnmutationen umfasst Missense- und Nonsense-Mutationen, Insertionen, Deletionen, aber auch Mutationen der Spleißregionen. Diese Genalterationen zeigen keine auffällige Häufung in einem bestimmten Genbereich, sondern sind über das gesamte Gen verteilt.

8.4.1.7 *PTEN/MMAC1*-Gen-Alterationen bei Cowden-assoziierten Syndromen

Lhermitte-Duclos-Erkrankung. Die Beobachtung, dass die Lhermitte-Duclos-Erkrankung und das Cowden-Syndrom in einigen Fällen gemeinsam auftreten (Lhermitte et Duclos 1920, Padberg et al. 1991, Albrecht et al. 1992, Vinchon et al. 1994), legte die Vermutung nahe, dass beide Syndrome einen gemeinsamen genetischen Hintergrund aufweisen. Tatsächlich wurden Keimbahnmutationen im *PTEN/MMAC1*-Gen in Patienten mit klinischer Manifestation der Lhermitte-Duclos-Erkrankung gefunden (Liaw et al. 1997, Iida et al. 1998, Koch et al. 1999, Sutphen et al. 1999).

Bannayan-Ruvalcaba-Riley-Syndrom   (BRRS). Das Cowden-Syndrom und das Bannayan-Ruvalcaba-Riley-Syndrom (Riley et Smith 1960, Bannayan 1971, Miles et al. 1984) sind 2 hamartomatöse Tumorsyndrome, die in ihrer gastrointestinalen Symptomatik zwar Gemeinsamkeiten aufweisen, in anderen klinischen Befunden aber unterschiedliche Phänotypen zeigen und daher als 2 unterschiedliche Entitäten gelten. Die Symptomatik bei BRRS ist im Wesentlichen durch Makrozephalie und mentale Retardierung, multiple Lipome und Hämangiome gekennzeichnet (Hayashi et al. 1992, Gujrati et al. 1998). Das Cowden-Syndrom und BRRS können sich jedoch in ihrer Symptomatik überlappen und innerhalb einer Familie auftreten (Zori et al. 1998).

Seit der Identifizierung von *PTEN/MMAC1*, das in seiner mutierten Form für das Cowden-Syndrom verantwortlich ist, gibt es Hinweise dafür, dass *PTEN/MMAC1*-Keimbahnmutationen auch mit BRRS assoziiert sind. So zeigten sich im Rahmen von zahlreichen Studien Keimbahnmutationen im *PTEN/MMAC1*-Gen bei BRRS-Patienten (Marsh et al. 1997, Longy et al. 1998, Zori et al. 1998, Celebi et al. 1999, Marsh et al. 1999). Marsh et al. (1999) untersuchten 43 Individuen mit BRRS, von denen 11 Familien eine überlappende Cowden- und BRRS-Symptomatik aufwiesen. Bei 60% aller BRRS-Fälle konnten *PTEN/MMAC1*-Mutationen gefunden werden, wobei Protein verkürzende Mutationen mit Brusttumoren assoziiert zu sein schienen. Aufgrund der hier angeführten Mutationen im gleichen Gen, *PTEN/MMAC1*, kann es als wahrscheinlich gelten, dass das Cowden-Syndrom, BRRS und die Lhermitte-Duclos-Erkrankung verschiedene phänotypische Manifestationsformen eines genetisch identischen Syndroms darstellen (DiLiberti 1998, Longy et al. 1998, Zori et al. 1998). Andererseits konnten nicht bei allen Patienten mit BRRS-Symptomatik Mutationen im *PTEN/MMAC1* nachgewiesen werden (Carethers et al. 1998).

8.4.1.8 Somatische *PTEN/MMAC1*-Gen-Veränderungen

Das Tumorspektrum aufgrund von somatischen *PTEN/MMAC1*-Gen-Veränderungen unterscheidet sich z.T. ganz wesentlich von dem der Keimbahnmutationen. Im Folgenden soll das Spektrum der mit somatischen Mutationen assoziierten Tumoren beleuchtet werden.

Schon die ersten Untersuchungen dieses Gens wiesen zahlreiche Mutationen auf somatischer Ebene in Zelllinien oder Tumoren von Gehirn, Prostata, Nieren und Mamma nach (Li et al. 1997, Steck et al. 1997). Weitere molekulargenetische Analysen konnten *PTEN/MMAC1*-Gen-Veränderungen in einem breiten Spektrum zusätzlicher Tumorentitäten finden.

Hirntumoren. Angaben in der Literatur zur Häufigkeit von Gen-Alterationen des *PTEN/MMAC1*-Gens bei Glioblastomen schwanken zwischen 15% und 45% (Li et al. 1997, Wang al. 1997, Fults et al. 1998, Duerr et al. 1998, Chiariello et al. 1998, Bostrom et al. 1998, Davies et al. 1999). Diese hohe Mutationsfrequenz legt nahe, dass *PTEN/MMAC1*-Alterationen eine zentrale Bedeutung bei der Tumorprogression von Hirntumoren zukommt. Auffällig ist jedoch die Diskrepanz zwischen der Häufigkeit der gefundenen somatischen Mutationen einerseits und der sehr hohen LOH-Rate >70% des *PTEN/MMAC1*-Genlocus auf 10q23.3 andererseits (Sano et al. 1999). Die Diskrepanz zwischen der hohen LOH-Rate und der relativ niedrigen Mutationsfrequenz könnte durch die Beteiligung weiterer Tumorsuppressorgene erklärt werden, wie beispielsweise des *DMBT1*-Gens (Mollenhauer et al. 1997).

Endometriumkarzinome. Aufgrund der hohen Rate von LOH auf 10q23–q26 wurden hier schon lange ein oder mehrere Tumorsuppressorgene vermutet. Genauere Untersuchungen ergaben, dass eine hohe Zahl von Endometriumkarzinomen, besonders die vom endometrioiden Typ (Tashiro et al. 1997), Mutationen in *PTEN/MMAC1* aufweisen (Kong et al. 1997). Es konnten Mutationsfrequenzen von etwa 30–50% detektiert werden (Risinger et al. 1997, Tashiro et al. 1997, Simpkins et al. 1998, Kurose et al. 1998). Diese Genveränderungen scheinen ein frühes Ereignis bei der Tumorprogression darzustellen, da sie schon bei Vorläufern der Endometriumkarzinome gefunden wurden (Levine et al. 1998, Maxwell et al. 1998, Yoshinaga et al. 1998).

Interessanterweise zeigen mikrosatelliteninstabile Tumoren sehr viel häufiger *PTEN/MMAC1*-Alterationen (Tashiro et al. 1997), sodass vermutet wurde, dass *PTEN/MMAC1* ein Zielgen für Mikrosatelliteninstabilität in Endometriumkarzinomen darstellen könnte (Kong et al. 1997). Da nicht bei allen Endometriumtumoren mit 10q-Verlusten Mutationen im *PTEN/MMAC1*-Gen detektiert werden, wurde, ähnlich wie bei den Hirntumoren, vermutet, dass ein oder mehrere weitere Tumorsuppressorgene auf 10q lokalisiert sein könnten (Simpkins et al. 1998).

Prostatakarzinome. Der Bereich 10q23 zeigt zudem eine hohe Verlustrate bei Prostatakarzinomen (Cairns et al. 1997). Die Detektionsfrequenzen von Genalterationen bei Prostatakarzinomen schwanken zwischen 20% und 60% (Cairns et al. 1997, Pesche et al. 1998, Suzuki et al. 1998, Vliestra et al. 1998). Ähnlich wie bei den Hirntumoren scheinen vornehmlich fortgeschrittene Tumoren Mutationen in *PTEN/MMAC1* aufzuweisen (Dong et al. 1998, Feilotter et al. 1998, Whang et al. 1998), wobei homozygote Deletionen bei einem Teil der Prostatakarzinome das inaktivierende Ereignis bei der Tumorprogression darstellen (Wang et al. 1998).

Weitere Tumoren. *PTEN/MMAC1*-Alterationen wurden auch bei Non-Hodgkin Lymphomen (Nakahara et al. 1998, Butler et al. 1999, Dahia et al. 1999) und bei einem Teil der untersuchten Lungenkarzinome beschrieben (Sakurada et al. 1997, Kohno et al. 1998, Forgacs et al. 1998, Yokomizo et al. 1998, Kim et al. 1998). Die Daten zur Beteiligung von *PTEN/MMAC1*-Gen-Alterationen zur Progression von malignen Melanomen sind widersprüchlich, es scheint in jedem Fall nur ein kleiner Teil der Tumoren von Mutationen betroffen zu sein (Guldberg et al. 1997, Tsao et al. 1998, Robertson et al. 1999). Mutationen wurden des Weiteren in hepatozellulären Karzinomen (Kawamura et al. 1999, Yao et al. 1999) und Schilddrüsenkarzinomen (Dahia et al. 1997, Halachmi et al. 1998) beschrieben.

***PTEN/MMAC1*-Gen-Alterationen und Brustkrebs.** Da das Cowden-Syndrom mit einem erhöhten Risiko v. a. für Brust- und Schilddrüsenkrebs assoziiert ist und die ersten Untersucher des *PTEN/MMAC1*-Gens bei sporadischen Brusttumoren Mutationen fanden (Steck et al. 1997, Li et al. 1997), wurde *PTEN/MMAC1* zu einem herausragenden Kandidatengen für die Entstehung von nichtvererbtem Brustkrebs. Obwohl funktionelle Tests zeigten, dass *PTEN/MMAC1* bei der Wachstumskontrolle in menschlichen Brustkrebszelllinien eine Rolle zu spielen scheint (Ghosh et al. 1999), konnten zahlreiche Sequenzuntersuchungen dieses Gens bei Mammakarzinomen ohne Cowden-Symptomatik nur wenige Mutationen auf somatischer Ebene oder in der Keimbahn nachweisen und damit keinen engen Zusammenhang zwischen Brustkrebs und *PTEN/MMAC1*-Gen-Alterationen herstellen (Rhei et al. 1997, Sakurada et al. 1997, FitzGerald et al. 1998, Ueda et al. 1998, Feilotter et al. 1999, Freihoff et al. 1999, Lauge et al. 1999). Andererseits konnte jedoch statistisch bewiesen werden, dass *PTEN/MMAC1*-Mutationen in der Keimbahn (d. h. bei Patienten mit Cowden-Syndrom) ein erhöhtes Brustkrebsrisiko bedingen (Lynch et al. 1997).

8.4.1.9 Vorsorgeprogramm und präsymptomatische molekulare Diagnostik

Da das Cowden-Syndrom autosomal-dominant vererbt wird, sind die Hälfte der genetisch verwandten Nachkommen Mutationsträger und besitzen daher ein deutlich höheres Risiko als die Normalbevölkerung, v. a. an Schilddrüsenkrebs und Brustkrebs zu erkranken. Da bei Abwesenheit von Symptomen a priori nicht bekannt ist, welche Risikopersonen Mutationsträger sind, wird empfohlen, alle Risikopersonen innerhalb einer Cowden-Familie einem klinischen Überwachungsprogramm zuzuführen. Im Rahmen einer genetischen Beratung sollte den Angehörigen einer Cowden-Familie die Bedeutung der regelmäßigen Vorsorgeuntersuchung erklärt werden. Alle Familienmitglieder sollten sich ab der Pubertät einer jährlichen körperlichen Untersuchung unterziehen, die besonderen Wert auf die Diagnostik der Schilddrüse legt. Bei weiblichen Risikopersonen ist etwa ab dem 25. Lebensjahr eine jährliche gründliche klinische Untersuchung der Brust empfehlenswert, und die Patientinnen sollten dazu angeleitet werden, die Brüste in monatlichen Abständen selbst zu untersuchen (Eng 1998). Aufgrund der relativen Seltenheit des Syndroms fehlen noch verlässliche epidemiologische Daten zum Tumorspektrum, sodass die Diskussion zu verbindlichen Tumorfrüherkennungsmaßnahmen zum jetzigen Zeitpunkt noch nicht abgeschlossen ist. Grundsätzlich sollte das Vorsorgeprogramm der Familienanamnese individuell angepasst sein und das gesamte Spektrum möglicher Neoplasien einschließen (Tabelle 8.4.3).

Tabelle 8.4.3. In der Literatur beschriebene maligne Tumoren bei Cowden-Patienten (Eng 1998)

Lokalisation	Tumoren
ZNS	Glioblastoma multiforme
Haut/Schleimhaut	Plattenepithelkarzinom
	Basaliom
	Malignes Melanom
	Merkel-Zell-Karzinom
Brust	Adenokarzinom
Endokrinium	Nichtmedulläres Schilddrüsenkarzinom
Lunge	Nichtkleinzelliges Lungenkarzinom
Gastrointestinaltrakt	Kolorektales Karzinom
	Hepatozelluläres Karzinom
	Pankreaskarzinom
Urogenitaltrakt	Uteruskarzinom
	Ovarialkarzinom
	Übergangsepithelkarzinom der Harnblase
	Nierenzellkarzinom
Andere	Liposarkom

Seit der Identifizierung des *PTEN/MMAC1*-Tumorsuppressorgens im Jahr 1997 ist es grundsätzlich möglich, Punktmutationen und kleine Insertionen und Deletionen, die genetisch dem Cowden-Syndrom zugrunde liegen, innerhalb von betroffenen Familien nachzuweisen und damit eindeutig Mutationsträger von Nichtmutationsträgern zu unterscheiden. Zunächst sollte die Suche nach der Mutation bei der bereits erkrankten Indexperson durchgeführt werden. Wenn die krankheitsauslösende Mutation im *PTEN/MMAC1*-Gen bei der bereits erkrankten Indexperson nicht identifiziert werden kann, muss der genetische Test als nicht informativ gewertet werden. Dies gilt insbesondere auch für isolierte Cowden-Fälle ohne Familienanamnese. Über den genetischen Status des *PTEN/MMAC1*-Gens kann keine Aussage getroffen werden, da andere Mechanismen der genetischen Inaktivierung, die sich dem Mutationsnachweis mittels Sequenzierung entziehen könnten, zu falsch-negativen Tests führen. Da das Spektrum der bisher molekulargenetisch untersuchten Cowden-Familien noch relativ klein ist, ist die Penetranz von Keimbahnmutationen noch nicht abschließend geklärt. Dies impliziert, dass zum jetzigen Zeitpunkt noch keine allgemein gültigen Aussagen zum Stellenwert präventiver chirurgischer Maßnahmen bei Mutationsträgern gegeben werden können.

8.4.2 Juvenile Polypose

8.4.2.1 Epidemiologie und klinische Symptomatik

Die meisten Dickdarmpolypen im Kindesalter sind so genannte „juvenile Polypen". Diese können in Form einer Polyposeerkrankung solitär, aber auch multipel vorkommen (Sulser et al. 1976, Velcek et al. 1976). Allgemein treten „juvenile Polypen" der Dickdarmschleimhaut bevorzugt in der 1. Lebensdekade auf. Sie können sich jedoch grundsätzlich in jedem Lebensalter manifestieren. Bei mindestens 15% der Fälle wird die Diagnose eines juvenilen Polypen im Erwachsenenalter gestellt. Das männliche Geschlecht ist bevorzugt betroffen (Mazier et al. 1982, Gorlin et al. 1992).

Klinische Symptome, die bei einer juvenilen Polyposeerkrankung – aber auch bei solitären juvenilen Polypen vorkommen – sind uncharakteristische abdominale Beschwerden sowie rektale Blutungen im Kindesalter, allgemeine Schwäche und Diarrhö. Es sind auch Fälle beschrieben, bei denen ein Rektumprolaps auftrat (Phillips 1978, Yamigawa et al. 1979, Grosfeld and West 1986, Gorlin et al. 1992). Bei der familiären juvenilen Polypose sind Rektum und Sigma am häufigsten betroffen (Yamagiwa et al. 1979). Gelegentlich tritt die familiäre juvenile Polypose jedoch auch im proximalen Kolon auf (Scott-Conner et al. 1995) und macht daher eine hohe Koloskopie erforderlich, um alle Lokalisationsstellen für Polypen endoskopisch inspizieren zu können (Poddar et al. 1998). Die Erkrankung scheint nach den in der Literatur mitgeteilten epidemiologischen Daten überdurchschnittlich häufig mit kolorektalen Karzinomen assoziiert zu sein (Jarvinen u. Franssila 1984, Baptist u. Sabatini 1985). Es wird daher vorgeschlagen, dass bei Patienten mit familiärer juveniler Polypose eine regelmäßige klinische Überwachung und prophylaktische operative Maßnahmen durchgeführt werden sollten (Jarvinen et Franssila 1984, Grosfeld et West 1986, Howe et al. 1998, Poddar et al. 1998).

Juvenile Polypen sind nicht nur auf das Kolon beschränkt, sondern können auch im oberen Gastrointestinaltrakt vorkommen. Begleitende Veränderungen und Mißbildungen bei Patienten mit FJP werden in einzelnen Kasuistiken von Respirationstrakt (AV-Fisteln, Uhrglasnägel) und vom Urogenitalsystem berichtet.

8.4.2.2 Diagnostik

Bioptisch entnommene Gewebematerialien gestatten meistens die histomorphologische Diagnose von juvenilen Polypen. Eine familiäre juvenile Polypose hingegen sollte erst in Kenntnis einer positiven Familienanamnese und/oder beim Vorliegen von mehreren (z. B. mehr als 5) juvenilen Polypen diagnostiziert werden. Bei disseminiertem Polypenbefall des Kolons sollte immer eine histomorphologische Klassifikation von mehreren Polypen erfolgen, da auch eine Sonderform der Polyposeerkrankungen im Kindesalter beschrieben wurde, die sich durch das Auftreten teils juvenil-hyperplastischer, teils aber auch adenomatöser Polypen auszeichnet und die als Hereditary-mixed-polyposis-Syndrom (HMPS) bezeichnet wurde (Thomas et al. 1996, Whitelaw et al. 1997). Von anderen Autoren wurden aber auch mehrfach im Rahmen einer juvenilen Polyposeerkrankung Schleimhautpolypen beschrieben, die neben typischen hyperplastischen Schleimhautarealen von juvenilen Polypen atypische Schleimhautzonen in der Peripherie der Polypen aufwiesen, die „dysplastisch" genannt wurden. Solche Schleimhautpolypen könnten u. E. treffend als „hybride Polypen" bezeichnet werden (Beachem et al. 1978, Velcek et al. 1976, Goodman et al. 1979, Rozen u. Baraz 1982, Vaiphei u. Thapa 1997).

Die Vermutung liegt nahe, dass bei diesen gemischten Polyposeerkrankungen und bei solchen „hybriden Polypen" aus der dysplastischen bzw. adenomatösen Komponente heraus die Entwicklung von Dickdarmkarzinomen ihren Ausgang nehmen könnte. Obwohl einfache (klassische) juvenile Polypen nach allen bislang vorgelegten epidemiologischen Untersuchungen nicht per se mit einem erhöhten Entartungsrisiko assoziiert sind und nicht als präkanzeröse Läsionen betrachtet werden, müssen diese seltenen Sonderformen des HMPS und die „hybriden" Polypen als möglicherweise progressionsfähige und damit potenziell präkanzeröse Veränderungen eingestuft werden. Weitere exakte epidemiologische Daten und Verlaufsbeobachtungen an einer größeren Fallzahl derartiger „hybrider juveniler Polypen" sind jedoch notwendig, um das Karzinomrisiko dieser Läsionen abschließend beurteilen zu können (Reed u. Vose 1981, Sandler u. Lipper 1981).

Im Gegensatz zur familiären juvenilen Polypose besitzen solitäre juvenile Polypen kein malignes Potenzial und erfordern daher kein regelmäßiges klinisches Überwachungsprogramm (Nugent et al. 1993, Kapetanakis et al. 1996). Bei multiplen Polypen schließt das Vorhandensein eines bioptisch gesicherten juvenilen Polypen das Auftreten eines adenomatösen Polypen – wie bereits zuvor erwähnt – nicht aus. Daher ist die regelmäßige endoskopische Überwachung unter Einschluss einer bioptischen Befundsicherung bei solchen Fällen mit mehreren Polypen erforderlich (Mazier et al. 1982).

8.4.2.3 Morphologie der Polypen

Die juvenilen Polypen sind zumeist gestielt, sphärisch aufgetrieben und besitzen eine relativ glatte Oberfläche (Gorlin et al. 1992) (Abb. 8.4.4). Auf der Schnittfläche sind zahlreiche zystische Hohlräume von unterschiedlicher Größe, die mit graugelblichem Sekret gefüllt sind, zu erkennen (Gorlin et al. 1992). Wichtiges differenzialdiagnostisches Kriterium gegenüber den Polypen vom Peutz-Jeghers-Typ ist das Fehlen von aufgespleißten Muskelfasern (Gorlin et al. 1992).

Die juvenilen Polypen, die ein regelhaftes Epithel sowie eine hypertrophische und ödemreiche Lamina propria aufweisen, können von typischen adenomatösen Polypen, die als genetische Veränderungen v. a. Mutationen im *APC*-Gen (APC: *ade-nomatöse Polyposis coli*) tragen, histologisch sehr gut abgegrenzt werden. Die juvenilen Polypen bei der familiären juvenilen Polypose (FJP) zeigen keine Assoziation mit genetischen Veränderungen des

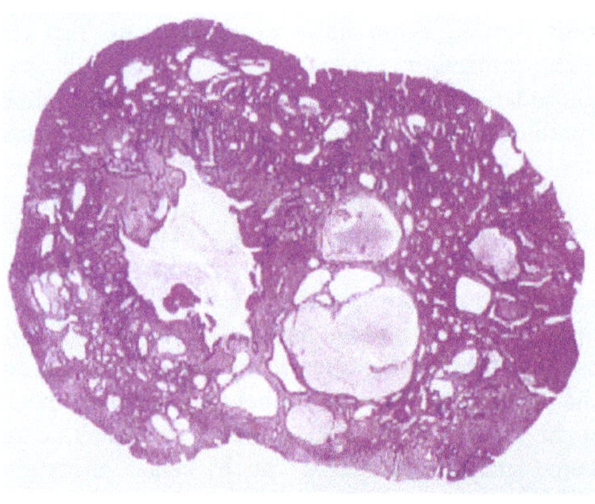

Abb. 8.4.4. Juveniler Polyp der Kolonschleimhaut, relativ glatte Oberfläche, zahlreiche unterschiedlich große, zystisch dilatierte Krypten bei einem 8-jährigen Jungen mit familiärer juveniler Polypose. HE-Färbung, Übersichtsvergrößerung, Original 6:1

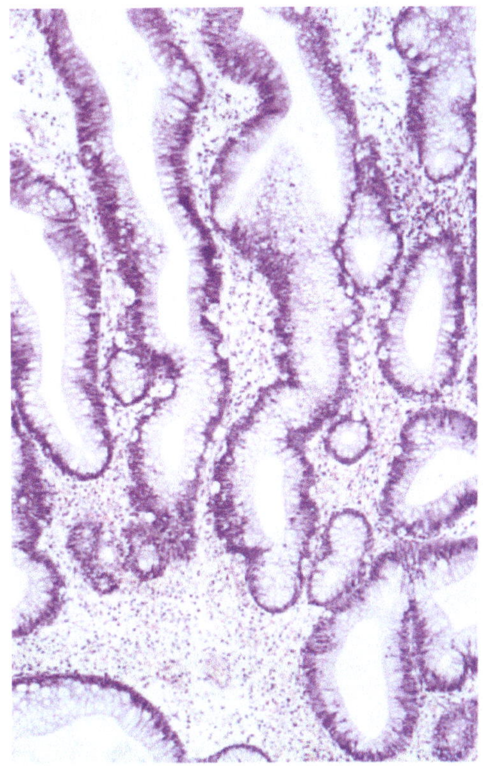
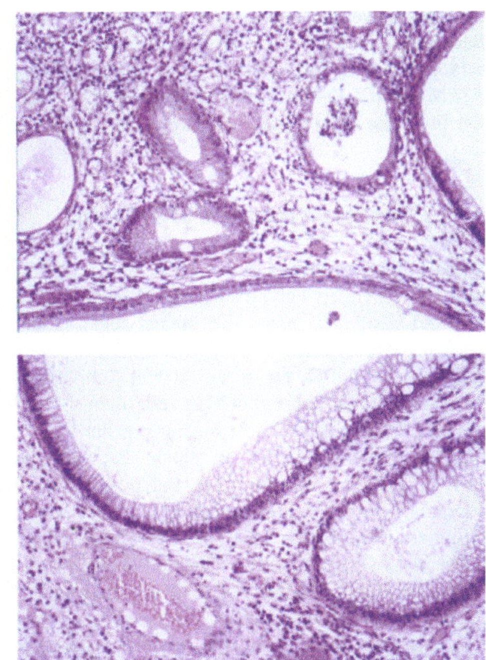

Abb. 8.4.5 a–c. Histologische Ausschnitte aus Polypen bei dem 8-jährigen Jungen mit FJP aus Abb. 8.4.4: **a** unregelmäßig, z. T. knospenförmig verlängerte Schleimhautkrypten ohne eigentliche zelluläre Atypien, **b** z. T. atrophische, flache Epithelauskleidung von optisch dilatierten Krypten (*unten*) sowie unregelmäßig verteilte kleine Kryptenanschnitte in einem ödematösen Stroma der Lamina propria, c ödematöse Lamina propria mit perivaskulärer Ödempfütze sowie vermehrtem gemischtem Entzündungsgehalt, einzelne unregelmäßig zystisch erweiterte Kryptenanschnitte, HE-Färbung, Vergr. 60:1

APC- und des *MCC*-Gens (MCC: *m*utated in *co*lorectal *c*ancer), die beide auf Chromosom 5 lokalisiert sind. Juvenile Polypen können insbesondere im Rahmen der FJP auch eine grob lobulierte Oberfläche besitzen. Über so genannte „dysplastische Foci" in einzelnen dieser FJP-Polypen wurde bereits zuvor berichtet. Insbesondere der Nachweis von verlängerten und zystisch dilatierten Krypten ist zusammen mit einer ödematösen und entzündlichzellig infiltrierten Lamina propria pathognomonisch für juvenile Polypen (Abb. 8.4.5).

Hier liegt allerdings eine Grauzone in der morphologischen Unterscheidung der juvenilen Polypen von hamartomatös/hyperplastischen Polypen wie sie beim Cowden-Syndrom oder BRRS auftreten. Da die histomorphologischen Befunde juveniler Polypen zwar pathognomonisch, aber nicht spezifisch sind, müssen diese sorgfältig dokumentiert und mit Vorsicht interpretiert werden.

8.4.2.4 Juvenile Polypose und *PTEN/MMAC1*

Ein erster Hinweis dafür, dass *PTEN/MMAC1* eine Rolle bei der juvenilen Polypose spielen könnte, wurde von Olschwang et al. im Januar 1998 gegeben, die bei einem Teil der untersuchten Patienten mit juveniler Polypose Mutationen im *PTEN/MMAC1*-Gen fanden. Diese Beobachtung war neu, denn bis dato waren Keimbahnmutationen in *PTEN/MMAC1* nur mit dem Cowden-Syndrom (Liaw et al. 1997) und dem BRRS (Marsh et al. 1997) assoziiert gesehen worden. Insgesamt wurden bei 3 Patienten eine Missense-Mutation, eine

Spleißstellenveränderung sowie eine Deletion eines Basenpaars beobachtet. Olschwang et al. (1998) schlussfolgerten aus ihren Untersuchungen, dass *PTEN/MMAC1*-Keimbahnmutationen einem Teil der juvenilen Polyposefälle zugrunde liegen.

8.4.2.5 Juvenile Polypose und DPC4/SMAD4

Diese Ergebnisse haben sich bisher für die Mehrzahl der juvenilen Polyposefälle nicht reproduzieren und bestätigen lassen. Sie stehen sogar in direktem Widerspruch zu Untersuchungen von Marsh et al. (1997), die aufgrund von Kopplungsanalysen keinen Zusammenhang mit dem *PTEN/MMAC1*-Locus fanden. Untersuchungen der *PTEN/MMAC1*-Sequenz konnten in einem Patientengut von 14 Familien mit juveniler Polypose und 11 sporadischen Fällen von juveniler Polypose keine Keimbahnmutation in diesem Gen nachweisen. Howe et al. (1998 b) konnten ebenfalls keine Kopplung mit *PTEN/MMAC1* auf 10q23.3 nachweisen, fanden jedoch einen anderen chromosomalen Locus, der mit einer juvenilen Polypose assoziiert war. Mehrere genetische Marker zeigten eine enge Kopplung mit Chromosom 18q21.1, und es wurde der Verdacht geäußert, dass für diesen Locus 2 Kandidatengene in Betracht zu ziehen sind:

- *DCC* (*deleted in colorectal cancer*) und
- ein Gen, das unter dem Namen *DPC4* bzw. *SMAD4* beschrieben wurde (Abb. 8.4.6).

Eng u. Peacocke (1998) stellten daraufhin die von Olschwang et al. (1998) aufgestellte Hypothese der molekulargenetischen Ursache von *PTEN/MMAC1*-Mutationen für die juvenile Polypose in Frage und argumentierten, dass es aufgrund der negativen Daten bezüglich Keimbahnmutationen im *PTEN/MMAC1*-Gen bei der juvenilen Polypose, die von anderen Arbeitsgruppen vorgelegt wurden, anzunehmen ist, dass die 3 von Olschwang et al. beschriebenen juvenile Polyposepatienten mit *PTEN/MMAC1*-Keimbahnmutationen keine typischen juvenilen Polyposefälle sind, sondern möglicherweise dem Cowden-Syndrom oder dem BRRS zugeordnet werden müssen.

Es gelang schließlich Howe et al. im Mai 1998, ihren zunächst geäußerten Verdacht zu bestätigen und erstmals Keimbahnmutationen bei Patienten mit juveniler Polyposis im *DPC4/SMAD4*-Gen nachzuweisen. Häufige allelische Verluste in Form von homozygoten Deletionen auf 18q21 in sporadischen Pankreaskarzinomen nährten die Vorstellung, dass ein oder mehrere Tumorsuppressorgene auf dieser chromosomalen Bande lokalisiert sein könnten. *DPC4/SMAD4* (*deleted in pancreatic carcinoma*, locus *4/Sma and Mad*) wurde im Jahr 1996 identifiziert (Hahn et al. 1996 a, b). Es ist auf Chromosom 18q21.1 lokalisiert. Alterationen die-

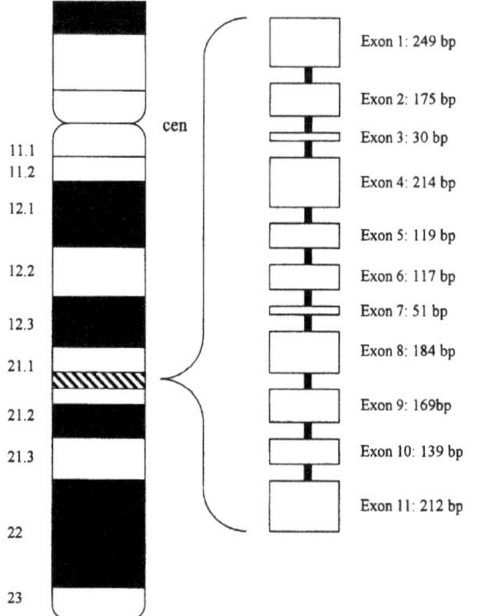

Abb. 8.4.6. Physikalische Struktur des *DPC4/SMAD4-Gens* (s. auch GeneCards: http://bioinformatics. weizmann.ac.il/cards/)

ses Gens finden sich v. a. bei Pankreaskarzinomen, aber auch, weniger häufig, bei einer Reihe weiterer Tumoren (Schutte et al. 1996).

DPC4/SMAD4 kommt eine Schlüsselrolle im TGF-β-vermittelten Signalübertragungsweg zu. Seither wurden weitere, dem *DPC4* verwandte menschliche Gene, deren Produkte insgesamt zu einer evolutionär hochkonservierten MADR(MAD-related)-Proteinfamilie zusammengefasst werden, identifiziert (Riggins et al. 1996).

Houlston et al. (1998) untersuchten insgesamt 21 familiäre und sporadische Fälle mit juveniler Polyposis und fanden nur in 1 Fall eine Keimbahnmutation im *DPC4/SMAD4*-Gen. 8 Familien mit juveniler Polyposis wurden anhand von Kopplungsanalysen untersucht, wobei bei 2 Familien eine Kopplung für *DPC4/SMAD4* ausgeschlossen werden konnte. Bei 2 weiteren Familien ergab die Untersuchung, dass eine Kopplung unwahrscheinlich ist. Somit zeigte diese Untersuchung, dass Mutationen im *DPC4/SMAD4*-Gen zumindest bei einigen wenigen Familien die Ursache für eine juvenile Polypose darstellen. Bisher liegen widersprüchliche Daten darüber vor, in welchem Umfang Keimbahnmutationen im *SMAD4*- bzw. *DPC4*-Gen eine Rolle spielen. Howe et al. veröffentlichten 1999 eine Studie, bei der Keimbahnmutationen des *DPC4/-SMAD4*-Gens in 2 großen Familien mit juveniler Polypose nachgewiesen werden konnten. Sie konnten zeigen, dass Risikopersonen innerhalb dieser Familien mittels prädiktiver molekularer Diagnostik identifizierbar sind. Dagegen gelang es Bevan et al. (1999) bei 30 Patienten mit juveniler Polypose nicht, Keimbahnmutationen im *DPC4/-SMAD4*-Gen, aber auch in weiteren Genen der SMAD-Genfamilie (*SMAD1*, *SMAD2*, *SMAD3* und *SMAD5*) nachzuweisen. Roth et al. (1999) fanden bei 4 unabhängigen juvenilen Polyposefamilien und 3 sporadischen juvenilen Polyposefällen insgesamt 2 Protein verkürzende Gen-Alterationen und eine Missense-Mutation für *DPC4*, die in einer Kontrollpopulation nicht detektiert wurden. *SMAD 2,3* und *7* zeigten im Rahmen dieser Untersuchung keine Mutationen. Friedl et al. (1999) untersuchten 11 unabhängige Patienten mit familiärer juveniler Polypose auf *SMAD4/DPC4*-Keimbahnmutationen und fanden bei 3 Patienten eine Protein verkürzende Genalteration, von denen 2 Patienten eine identische, 4 bp große Deletion in Exon 9 aufwiesen. Insgesamt lässt sich erkennen, dass *DPC4/SMAD4*-Gen-Alterationen bei einem Teil der juvenilen Polyposefälle eine Rolle spielen.

8.4.2.6 Differenzialdiagnose und Ausblick

Problematisch, aber diagnostisch unverzichtbar ist die histomorphologische Klassifikation der nicht-adenomatösen Schleimhautpolypen des Gastrointestinaltrakts hinsichtlich der Zuordnung zu einer bestimmten syndromalen Erkrankung und der Durchführung einer adäquaten therapeutischen und prophylaktischen Nachsorge. Insbesondere die strikte Trennung der eindeutig neoplastischen progredienten adenomatösen Polypen und der hamartomatös/hyperplastischen Polypen ist aus Sicht der molekulargenetischen Befunde zumindest partiell in Zweifel zu ziehen.

Dies bedeutet, dass bei der Diagnose juveniler Polypen dem klinischen Befund und den klinischen Begleitbefunden entsprechendes Augenmerk geschenkt werden sollte. Für klinisch schlecht definierte Krankheitsbilder kann nicht erwartet werden, dass molekulargenetische Analysen auf Anhieb überzeugende, diagnostisch verwertbare Befunde zu liefern imstande sind. Es gilt daher das Krankheitsbild der juvenilen Polypose entsprechend klar zu definieren, um die sich abzeichnenden genetisch verankerten Erkrankungen darunter gezielt aufspüren zu können. Für die juvenile Polypose bedeutet das die weitere Suche nach genetischen Defekten z. B. im gleichen TGF-β-Signalübertragungsweg, in den das *DPC4-Gen* eingebunden ist, sowie die Abgrenzung der hamartomatös/hyperplastischen Polyposefälle, die eine *PTEN/MMAC1*-Gen-Mutation aufweisen und dem Krankheitskomplex des Cowden-Syndroms zugerechnet werden müssen. Für die Mehrzahl der juvenilen Polyposefälle stehen die Klärung der molekulargenetischen Ursache und damit die Zuordnung zu einem bestimmten Gendefekt noch aus.

8.4.3 Literatur

Albrecht S, Haber RM, Goodman JC, Duvic M (1992) Cowden syndrome and Lhermitte-Duclos disease. Cancer 70:869–876

Bannayan GA (1971) Lipomatosis, angiomatosis, and macroencephalia: a previously undescribed congenital syndrome. Arch Pathol 92:1–5

Baptist SJ, Sabatini MT (1985) Coexisting juvenile polyps and tubulovillous adenoma of colon with carcinoma in situ: report of a case. Hum Pathol 16:1061–1063

Beacham CH, Shields HM, Raffensperger EC, Enterline HT (1987) Juvenile and adenomatous gastrointestinal polyposis. Am J Dig Dis 23:1137–1143

Bevan S, Woodford-Richens K, Rozen P et al. (1999) Screening SMAD1, SMAD2, SMAD3, and SMAD5 for germline mutations in juvenile polyposis syndrome. Gut 45:406–408

Bostrom J, Cobbers JM, Wolter M et al. (1998) Mutation of the PTEN (MMAC1) tumor suppressor gene in a subset of glioblastomas but not in meningiomas with loss of chromosome arm 10q. Cancer Res 1998 58:29–33

Brownstein MH, Mehregan AH, Bikowski JB (1977) Trichilemmomas in Cowden's disease. JAMA 238:26

Brownstein MH, Wolf M, Bilowski JB (1978) Cowden's disease. Cancer 41:2393–2398

Butler MP, Wang SI, Chaganti RS, Parsons R, Dalla-Favera R (1999) Analysis of PTEN mutations and deletions in B-cell non-Hodgkin's lymphomas. Genes Chromosomes Cancer 24:322–327

Cairns P, Okami K, Halachmi S et al. (1997) Frequent inactivation of PTEN/MMAC1 in primary prostate cancer. Cancer Res 57:4997–5000

Carethers JM, Furnari FB, Zigman AF et al. (1998) Absence of PTEN/MMAC1 germ-line mutations in sporadic Bannayan-Riley-Ruvalcaba syndrome. Cancer Res 58:2724–2726

Carlson HE, Burns TW, Davenport SL et al. (1986) Cowden disease: gene marker studies and measurements of epidermal growth factor. Am J Hum Genet 38:908–917

Celebi JT, Tsou HC, Chen FF et al. (1999) Phenotypic findings of Cowden syndrome and Bannayan-Zonana syndrome in a family associated with a single germline mutation in PTEN. J Med Genet 36:360–364

Chen ST, Yu SY, Tsai M et al. (1999) Mutation analysis of the putative tumor suppression gene PTEN/MMAC1 in sporadic breast cancer. Breast Cancer Res Treat 55:85–89

Cheney IW, Johnson DE, Vaillancourt MT et al. (1998) Suppression of tumorigenicity of glioblastoma cells by adenovirus-mediated MMAC1/PTEN gene transfer. Cancer Res 58:2331–2334

Cheney IW, Neuteboom ST, Vaillancourt MT, Ramachandra M, Bookstein R (1999) Adenovirus-mediated gene transfer of MMAC1/PTEN to glioblastoma cells inhibits S phase entry by the recruitment of p27Kip1 into cyclin E/CDK2 complexes. Cancer Res 59:2318–2323

Chiariello E, Roz L, Albarosa R, Magnani I, Finocchiaro G (1998) PTEN/MMAC1 mutations in primary glioblastomas and short-term cultures of malignant gliomas. Oncogene 16:541–545

Dahia PL, Marsh DJ, Zheng Z et al. (1997) Somatic deletions and mutations in the Cowden disease gene, PTEN, in sporadic thyroid tumors. Cancer Res 57:4710–4713

Dahia PL, FitzGerald MG, Zhang X et al. (1998) A highly conserved processed PTEN pseudogene is located on chromosome band 9p21. Oncogene 16:2403–2406

Dahia PL, Aguiar RC, Alberta J et al. (1999) PTEN is inversely correlated with the cell survival factor Akt/PKB and is inactivated via multiple mechanisms in haematological malignancies. Hum Mol Genet 8:185–193

Davies MA, Lu Y, Sano T et al. (1998) Adenoviral transgene expression of MMAC/PTEN in human glioma cells inhibits Akt activation and induces anoikis. Cancer Res 58:5285–5290

Davies MP, Gibbs FE, Halliwell N et al. (1999) Mutation in the PTEN/MMAC1 gene in archival low grade and high grade gliomas. Br J Cancer 79:1542–1548

Di Cristofano A, Pesce B, Cordon-Cardo C, Pandolfi PP (1998) Pten is essential for embryonic development and tumour suppression. Nat Genet 19:348–355

DiLiberti JH (1998) Inherited macrocephaly-hamartoma syndromes. Am J Med Genet 79:284–290

Dong JT, Sipe TW, Hyytinen ER et al. (1998) PTEN/MMAC1 is infrequently mutated in pT2 and pT3 carcinomas of the prostate. Oncogene 17:1979–1982

Duerr EM, Rollbrocker B, Hayashi Y et al. (1998) PTEN mutations in gliomas and glioneuronal tumors. Oncogene 16:2259–2264

Eng C (1998) Genetics of Cowden syndrome: through the looking glass of oncology. Int J Oncol 12:701–710

Eng C, Peacocke M (1998) PTEN and inherited hamartoma-cancer syndromes. Nat Genet 19:223

Feilotter HE, Nagai MA, Boag AH, Eng C, Mulligan LM (1998) Analysis of PTEN and the 10q23 region in primary prostate carcinomas. Oncogene 16:1743–1748

Feilotter HE, Coulon V, McVeigh JL et al. (1999) Analysis of the 10q23 chromosomal region and the PTEN gene in human sporadic breast carcinoma. Br J Cancer 79:718–723

FitzGerald MG, Marsh DJ, Wahrer D et al. (1998) Germline mutations in PTEN are an infrequent cause of genetic predisposition to breast cancer. Oncogene 17:727–731

Forgacs E, Biesterveld EJ, Sekido Y et al. (1998) Mutation analysis of the PTEN/MMAC1 gene in lung cancer. Oncogene 17:1557–1565

Freihoff D, Kempe A, Beste B et al. (1999) Exclusion of a major role for the PTEN tumour-suppressor gene in breast carcinomas. Br J Cancer 79:754–758

Friedl W, Kruse R, Uhlhaas S et al. (1999) Frequent 4-bp deletion in exon 9 of the SMAD4/MADH4 gene in familial juvenile polyposis patients. Genes Chromosomes Cancer 25:403–406

Fujii GH, Morimoto AM, Berson AE, Bolen JB (1999) Transcriptional analysis of the PTEN/MMAC1 pseudogene, psiPTEN. Oncogene 18:1765–1769

Fults D, Pedone CA, Thompson GE et al. (1998) Microsatellite deletion mapping on chromosome 10q and mutation analysis of MMAC1, FAS, and MXI1 in human glioblastoma multiforme. Int J Oncol 12:905–910

Furnari FB, Huang HJ, Cavenee WK (1998) The phosphoinositol phosphatase activity of PTEN mediates a serum-sensitive G_1 growth arrest in glioma cells. Cancer Res 58:5002–5008

Ghosh AK, Grigorieva I, Steele R, Hoover RG, Ray RB (1999) PTEN transcriptionally modulates c-myc gene expression in human breast carcinoma cells and is involved in cell growth regulation. Gene 235:85–91

Goodman ZD, Yardley JH, Milligan FD (1979) Pathogenesis of colonic polyps in multiple juvenile polyposis: report of a case associated with gastric polyps and carcinoma of the rectum. Cancer 43:1906–1913

Gorlin RJ, Cohen MM Jr, Condon LM, Burke BA (1992) Bannayan-Riley-Ruvalcaba syndrome. Am J Med Genet 44:307–314

Grosfeld JL, West KW (1986) Generalized juvenile polyposis coli. Clinical management based on long-term observations. Arch Surg 121:530–534

Guldberg P, Thor Straten P, Birck A, Ahrenkiel V, Kirkin AF, Zeuthen J (1997) Disruption of the MMAC1/PTEN gene by deletion or mutation is a frequent event in malignant melanoma. Cancer Res 57:3660–3663

Gujrati M, Thomas C, Zelby A, Jensen E, Lee JM (1998) Bannayan-Zonana syndrome: a rare autosomal dominant syndrome with multiple lipomas and hemangiomas: a case report and review of literature. Surg Neurol 50:164–168

Haas-Kogan D, Shalev N, Wong M, Mills G, Yount G, Stokoe D (1998) Protein kinase B (PKB/Akt) activity is elevated in glioblastoma cells due to mutation of the tumor suppressor PTEN/MMAC. Curr Biol 8:1195–1198

Hahn SA, Schutte M, Hoque AT et al. (1996) DPC4, a candidate tumor suppressor gene at human chromosome 18q21.1. Science 271:350–353

Hahn SA, Hoque AT, Moskaluk CA et al. (1996) Homozygous deletion map at 18q21.1 in pancreatic cancer. Cancer Res 56:490–494

Halachmi N, Halachmi S, Evron E et al. (1998) Somatic mutations of the PTEN tumor suppressor gene in sporadic follicular thyroid tumors. Genes Chromosomes Cancer 23:239–243

Hayashi Y, Ohi R, Tomita Y, Chiba T, Matsumoto Y, Chiba T (1992) Bannayan-Zonana syndrome associated with lipomas, hemangiomas, and lymphangiomas. J Pediatr Surg 27:722–723

Houlston R, Bevan S, Williams A et al. (1998) Mutations in DPC4 (SMAD4) cause juvenile polyposis syndrome, but only account for a minority of cases. Hum Mol Genet 7:1907–1912

Howe JR, Mitros FA, Summers RW (1998) The risk of gastrointestinal carcinoma in familial juvenile polyposis. Ann Surg Oncol 5:751–756

Howe JR, Ringold JC, Summers RW, Mitros FA, Nishimura DY, Stone EM (1998) A gene for familial juvenile polyposis maps to chromosome 18q21.1. Am J Hum Genet 62:1129–1136

Howe JR, Ringold JC, Hughes JH, Summers RW (1999) Direct genetic testing for Smad4 mutations in patients at risk for juvenile polyposis. Surgery 126:162–170

Iida S, Tanaka Y, Fujii H et al. (1998) A heterozygous frameshift mutation of the PTEN/MMAC1 gene in a patient with Lhermitte-Duclos disease – only the mutated allele was expressed in the cerebellar tumor. Int J Mol Med 1:925–929

Jarvinen H, Franssila KO (1984) Familial juvenile polyposis coli; increased risk of colorectal cancer. Gut 25:792–800

Kapetanakis AM, Vini D, Plitsis G (1996) Solitary juvenile polyps in children and colon cancer. Hepatogastroenterology 43:1530–1531

Kawamura N, Nagai H, Bando K et al. (1999) PTEN/MMAC1 mutations in hepatocellular carcinomas: somatic inactivation of both alleles in tumors. Jpn J Cancer Res 90:41341–41348

Kim SK, Su LK, Oh Y, Kemp BL, Hong WK, Mao L (1998) Alterations of PTEN/MMAC1, a candidate tumor suppressor gene, and its homologue, PTH2, in small cell lung cancer cell lines. Oncogene 16:89–93

Koch R, Scholz M, Nelen MR, Schwechheimer K, Epplen JT, Harders AG (1999) Lhermitte-Duclos disease as a component of Cowden's syndrome. Case report and review of the literature. J Neurosurg 90:776–779

Kohno T, Takahashi M, Manda R, Yokota J (1998) Inactivation of the PTEN/MMAC1/TEP1 gene in human lung cancers. Genes Chromosomes Cancer 22:15.215–15.216

Kong D, Suzuki A, Zou TT et al. (1997) PTEN1 is frequently mutated in primary endometrial carcinomas. Nat Genet 17:143–144

Knudson AG (1996) Hereditary cancer: two hits revisited. J Cancer Res Clin Oncol 122:135–140

Kurose K, Bando K, Fukino K, Sugisaki Y, Araki T, Emi M (1998) Somatic mutations of the PTEN/MMAC1 gene in fifteen Japanese endometrial cancers: evidence for inactivation of both alleles. Jpn J Cancer Res 89:842–848

Lauge A, Lefebvre C, Laurent-Puig P et al. (1999) No evidence for germline PTEN mutations in families with breast and brain tumours. Int J Cancer 84:216–219

Levine RL, Cargile CB, Blazes MS, Rees B van, Kurman RJ, Ellenson LH (1998) PTEN mutations and microsatellite instability in complex atypical hyperplasia, a precursor lesion to uterine endometrioid carcinoma. Cancer Res 58:3254–3258

Lhermitte J, Duclos P (1920) Sur un ganglioneurome diffus du cortex du cervelet. Bull Assoc Franc Cancer 9:99–107

Li DM, Sun H (1997) TEP1, encoded by a candidate tumor suppressor locus, is a novel protein tyrosine phosphatase regulated by transforming growth factor beta. Cancer Res 57:2124–2129

Li DM, Sun H (1998) PTEN/MMAC1/TEP1 suppresses the tumorigenicity and induces G_1 cell cycle arrest in human glioblastoma cells. Proc Natl Acad Sci USA 95:15.406–15.411

Li J, Simpson L, Takahashi M et al. (1998) The PTEN/MMAC1 tumor suppressor induces cell death that is rescued by the AKT/protein kinase B oncogene. Cancer Res 58:5667–5672

Li J, Yen C, Liaw D et al. (1997) PTEN, a putative protein tyrosine phosphatase gene mutated in human brain, breast, and prostate cancer. Science 275:1943–1947

Liaw D, Marsh DJ, Li J et al. (1997) Germline mutations of the PTEN gene in Cowden disease, an inherited breast and thyroid cancer syndrome. Nat Genet 16:64–67

Lin H, Bondy ML, Langford LA et al. (1998) Allelic deletion analyses of MMAC/PTEN and DMBT1 loci in gliomas: relationship to prognostic significance. Clin Cancer Res 4:2447–2454

Liu J, Kagan J (1999) Method to distinguish between the MMAC1/PTEN gene and its pseudogene in RT-PCR analysis of point mutations. Biotechniques 26:19–22, 24

Liu W, James CD, Frederick L, Alderete BE, Jenkins RB (1997) PTEN/MMAC1 mutations and EGFR amplification in glioblastomas. Cancer Res 57:5254–5257

Lloyd KM, Dennis M (1963) Cowden's disease: a possible new symptom complex with multiple system involvement. Ann Intern Med 58:136–142

Longy M, Coulon V, Duboue B et al. (1998) Mutations of PTEN in patients with Bannayan-Riley-Ruvalcaba phenotype. J Med Genet 35:886–889

Lynch ED, Ostermeyer EA, Lee MK et al. (1997) Inherited mutations in PTEN that are associated with breast cancer, Cowden disease, and juvenile polyposis. Am J Hum Genet 1997 61:1254–1260

Maier D, Zhang Z, Taylor E et al. (1998) Somatic deletion mapping on chromosome 10 and sequence analysis of PTEN/MMAC1 point to the 10q25-26 region as the primary target in low-grade and high-grade gliomas. Oncogene 16:3331–3335

Marsh DJ, Dahia PLM, Zheng Z et al. (1997) Germline mutations in PTEN are present in Bannayan-Zonana syndrome. Nat Genet 16:333–334

Marsh DJ, Roth S, Lunetta KL et al. (1997) Exclusion of PTEN and 10q22-24 as the susceptibility locus for juvenile polyposis syndrome. Cancer Res 57:5017–5021

Marsh DJ, Coulon V, Lunetta KL et al. (1999) PTEN mutation spectrum and genotype-phenotype correlations in Bannayan-Riley-Ruvalcaba syndrome suggest a single entity with Cowden syndrome. Hum Mol Genet 8:1461–1472

Maxwell GL, Risinger JI, Gumbs C et al. (1998) Mutation of the PTEN tumor suppressor gene in endometrial hyperplasias. Cancer Res 58:2500–2503

Mazier WP, MacKeigan JM, Billingham RP, Dignan RD (1982) Juvenile polyps of the colon and rectum. Surg Gynecol Obstet 54:829–832

Miles JH, Zonana J, Mcfarlane J, Aleck KA, Bawle E (1984) Macrocephaly with hamartomas: Bannayan-Zonana syndrome. Am J Med Genet 19:225–234

Mollenhauer J, Wiemann S, Scheurlen W et al. (1997) DMBT1, a new member of the SRCR superfamily, on chromosome 10q25.3–26.1 is deleted in malignant brain tumours. Nat Genet 17:32–39

Myers MP, Pass I, Batty IH et al. (1998) The lipid phosphatase activity of PTEN is critical for its tumor supressor function. Proc Natl Acad Sci USA 95:13.513–13.518

Nakahara Y, Nagai H, Kinoshita T et al. (1998) Mutational analysis of the PTEN/MMAC1 gene in non-Hodgkin's lymphoma. Leukemia 12:1277–80

Nelen MR, Padberg GW, Peeters EAJ et al. (1996) Localization of the gene for Cowden disease to chromosome 10q22–23. Nat Genet 13:114–116

Nelen MR, Staveren WCG van, Peeters EAJ et al. (1997) Germline mutations in the PTEN/MMAC1 gene in patients with Cowden disease. Hum Mol Genet 6:1383–1387

Nelen MR, Kremer H, Konings IB et al. (1999) Novel PTEN mutations in patients with Cowden disease: absence of clear genotype-phenotype correlations. Eur J Hum Genet 7:267–273

Nugent KP, Talbot IC, Hodgson SV, Phillips RK (1993) Solitary juvenile polyps: not a marker for subsequent malignancy. Gastroenterology 105:698–700

Olschwang S, Serova-Sinilnikova OM, Lenoir GM, Thomas G (1998) PTEN germ-line mutations in juvenile polyposis coli. Nat Genet 18:12–14

Padberg GW, Schot JDL, Vielvoye GJ, Bots GTAM, Beer FC de (1991) Lhermitte-Duclos disease and Cowden disease: a single phakomatosis. Ann Neurol 29:517–523

Pesche S, Latil A, Muzeau F et al. (1998) PTEN/MMAC1/TEP1 involvement in primary prostate cancers. Oncogene 16:2879–2883

Phillips DM (1978) Juvenile polyp in a 10-month-old infant. Postgrad Med 64:188, 190

Poddar U, Thapa BR, Vaiphei K, Singh K (1998) Colonic polyps: experience of 236 Indian children. Am J Gastroenterol 93:619–622

Ramaswamy S, Nakamura N, Vazquez F et al. (1999) Regulation of G1 progression by the PTEN tumor suppressor protein is linked to inhibition of the phosphatidylinositol 3-kinase/Akt pathway. Proc Natl Acad Sci USA 96:2110–2115

Rasheed BK, Stenzel TT, McLendon RE et al. (1997) PTEN gene mutations are seen in high-grade but not in low-grade gliomas. Cancer Res 57:4187–4190

Reed K, Vose PC (1981) Diffuse juvenile polyposis of the colon: a premalignant condition? Dis Colon Rectum 24:205–210

Rhei E, Kang L, Bogomolniy F, Federici MG, Borgen PI, Boyd J (1997) Mutation analysis of the putative tumor suppressor gene PTEN/MMAC1 in primary breast carcinomas. Cancer Res 57:3657–3659

Riggins GJ, Thiagalingam S, Rozenblum E et al. (1996) Mad-related genes in the human. Nat Genet 13:347–349

Riley HD, Smith WR (1960) Macrocephaly, pseudopapilledema and multiple hemangiomata: a previously undescribed heredofamilial syndrome. Pediatrics 26:293–300

Risinger JI, Hayes AK, Berchuck A, Barrett JC (1997) PTEN/MMAC1 mutations in endometrial cancers. Cancer Res 57:4736–4738

Robertson GP, Herbst RA, Nagane M, Huang HJ, Cavenee WK (1999) The chromosome 10 monosomy common in human melanomas results from loss of two separate tumor suppressor loci. Cancer Res 59:3596–3601

Roth S, Sistonen P, Salovaara R et al. (1999) SMAD genes in juvenile polyposis. Genes Chromosomes Cancer 26:54–61

Rozen P, Baratz M (1982) Familial juvenile colonic polyposis with associated colon cancer. Cancer 49:1500–1503

Sakurada A, Suzuki A, Sato M et al. (1997) Infrequent genetic alterations of the PTEN/MMAC1 gene in Japanese patients with primary cancers of the breast, lung, pancreas, kidney, and ovary. Jpn J Cancer Res 88:1025–1028

Sano T, Lin H, Chen X et al. (1999) Differential expression of MMAC/PTEN in glioblastoma multiforme: relationship to localization and prognosis. Cancer Res 59:1820–1824

Sandler RS, Lipper S (1981) Multiple adenomas in juvenile polyposis. Am J Gastroenterol 75:361–366

Schrager CA, Schneider D, Gruener AC, Tsou HC, Peacocke M (1998) Clinical and pathological features of breast disease in Cowden's syndrome: an underrecognized syndrome with an increased risk of breast cancer. Hum Pathol 29:47–53

Schutte M, Hruban RH, Hedrick L et al. (1996) DPC4 gene in various tumor types. Cancer Res 56:2527–2530

Scott-Conner CE, Hausmann M, Hall TJ, Skelton DS, Anglin BL, Subramony C (1995) Familial juvenile polyposis: patterns of recurrence and implications for surgical management. J Am Coll Surg 181:407–413

Simpkins SB, Peiffer-Schneider S, Mutch DG, Gersell D, Goodfellow PJ (1998) PTEN mutations in endometrial cancers with 10q LOH: additional evidence for the involvement of multiple tumor suppressors. Gynecol Oncol 71:391–395

Somerville RP, Shoshan Y, Eng C, Barnett G, Miller D, Cowell JK (1998) Molecular analysis of two putative tumour suppressor genes, PTEN and DMBT, which have been implicated in glioblastoma multiforme disease progression. Oncogene 17:1755–1757

Stambolic V, Suzuki A, Pompa JL de la et al. (1998) Negative regulation of PKB/Akt-dependent cell survival by the tumor suppressor PTEN. Cell 95:29–39

Starink TM, Veen JPW van der, Arwert F et al. (1986) The Cowden syndrome: a clinical and genetic study in 21 patients. Clin Genet 29:222–233

Steck PA, Pershouse MA, Jasser SA et al. (1997) Identification of a candidate tumour suppressor gene, MMAC1, at chromosome 10q23.3 that is mutated in multiple advanced cancers. Nat Genet 15:356–362

Steck PA, Lin H, Langford LA et al. (1999) Functional and molecular analyses of 10q deletions in human gliomas. Genes Chromosomes Cancer 24:135–143

Sulser H, Deyhle P, Clavadetscher P, Ammann R (1976) Juvenile colonic mucosal polyps in adults. Schweiz Med Wochenschr 106:107–111

Sun H, Lesche R, Li DM et al. (1999) PTEN modulates cell cycle progression and cell survival by regulating phosphatidylinositol 3,4,5,-trisphosphate and Akt/protein kinase B signaling pathway Proc Natl Acad Sci USA 96:6199–6204

Sutphen R, Diamond TM, Minton SE, Peacocke M, Tsou HC, Root AW (1999) Severe Lhermitte-Duclos disease with unique germline mutation of PTEN. Am J Med Genet 82:290–293

Suzuki A, Pompa JL de la, Stambolic V et al. (1998) High cancer susceptibility and embryonic lethality associated with mutation of the PTEN tumor suppressor gene in mice. Curr Biol 8:1169–1178

Tamura M, Gu J, Matsumoto K, Aota S, Parsons R, Yamada KM (1998) Inhibition of cell migration, spreading, and focal adhesions by tumor suppressor PTEN. Science 280:1614–1617

Tamura M, Gu J, Takino T, Yamada KM (1999) Tumor suppressor PTEN inhibition of cell invasion, migration, and growth: differential involvement of focal adhesion kinase and p130Cas. Cancer Res 59:442–449

Tashiro H, Blazes MS, Wu R et al. (1997) Mutations in PTEN are frequent in endometrial carcinoma but rare in other common gynecological malignancies. Cancer Res 57:3935–3940

Thomas HJ, Whitelaw SC, Cottrell SE et al. (1996) Genetic mapping of hereditary mixed polyposis syndrome to chromosome 6q. Am J Hum Genet 1996 58:770–776

Tian XX, Pang JC, To SS, Ng HK (1999) Restoration of wild-type PTEN expression leads to apoptosis, induces differentiation, and reduces telomerase activity in human glioma cells. J Neuropathol Exp Neurol 58:472–479

Tohma Y, Gratas C, Biernat W et al. (1998) PTEN (MMAC1) mutations are frequent in primary glioblastomas (de novo) but not in secondary glioblastomas. J Neuropathol Exp Neurol 57:684–689

Tsao H, Zhang X, Benoit E, Haluska FG (1998) Identification of PTEN/MMAC1 alterations in uncultured melanomas and melanoma cell lines. Oncogene 16:3397–3402

Ueda K, Nishijima M, Inui H et al. (1998) Infrequent mutations in the PTEN/MMAC1 gene among primary breast cancers. Jpn J Cancer Res 89:17–21

Vaiphei K, Thapa BR (1997) Juvenile polyposis (coli) – high incidence of dysplastic epithelium. J Pediatr Surg 32:1287–1290

Velcek FT, Coopersmith IS, Chen CK, Kassner EG, Klotz DH Jr, Kottmeier PK (1976) Familial juvenile adenomatous polyposis. J Pediatr Surg 11:781–787

Vinchon M, Blond S, Lejeune JP et al. (1994) Association of Lhermitte-Duclos and Cowden disease: report of a new case and review of the literature. J Neurol Neurosurg Psychiatry 57:699–704

Vlietstra RJ, Alewijk DC van, Hermans KG, Steenbrugge GJ van, Trapman J (1998) Frequent inactivation of PTEN in prostate cancer cell lines and xenografts. Cancer Res 58:2720–2723

Wang SI, Puc J, Li J et al. (1997) Somatic mutations of PTEN in glioblastoma multiforme. Cancer Res 57:4183–4186

Wang SI, Parsons R, Ittmann M (1998) Homozygous deletion of the PTEN tumor suppressor gene in a subset of prostate adenocarcinomas. Clin Cancer Res 4:811–815

Whang YE, Wu X, Suzuki H et al. (1998) Inactivation of the tumor suppressor PTEN/MMAC1 in advanced human prostate cancer through loss of expression. Proc Natl Acad Sci USA 95:5246–5250

Weary PE, Gorlin RJ, Gentry WC Jr, Comer JE, Greer KE (1972) Multiple hamartoma syndrome (Cowden's disease). Arch Dermatol 106:682–690

Whang YE, Wu X, Sawyers CL (1998) Identification of a pseudogene that can masquerade as a mutant allele of the PTEN/MMAC1 tumor suppressor gene. J Natl Cancer Inst 90:859–861

Whitelaw SC, Murday VA, Tomlinson IP et al. (1997) Clinical and molecular features of the hereditary mixed polyposis syndrome. Gastroenterology 112:327–334

Wu X, Senechal K, Neshat MS, Whang YE, Sawyers CL (1998) The PTEN/MMAC1 tumor suppressor phosphatase functions as a negative regulator of the phosphoinositide 3-kinase/Akt pathway. Proc Natl Acad Sci USA 95:15.587–15.591

Yamagiwa H, Ishihara A, Matsuzaki O, Yoshimura H (1979) Clinicopathological study of juvenile polyp. Gastroenterol Jpn 14:425–431

Yao YJ, Ping XL, Zhang H et al. (1999) PTEN/MMAC1 mutations in hepatocellular carcinomas. Oncogene 18:3181–3185

Yokomizo A, Tindall DJ, Drabkin H et al. (1998) PTEN/MMAC1 mutations identified in small cell, but not in non-small cell lung cancers. Oncogene 17:475–479

Yoshinaga K, Sasano H, Furukawa T et al. (1998) The PTEN, BAX, and IGFIIR genes are mutated in endometrial atypical hyperplasia. Jpn J Cancer Res 89:985–990

Zhou XP, Li YJ, Hoang-Xuan K et al. (1999) Mutational analysis of the PTEN gene in gliomas: molecular and pathological correlations. Int J Cancer 84:150–154

Zori RT, Marsh DJ, Graham GE, Marliss EB, Eng C (1998) Germline PTEN mutation in a family with Cowden syndrome and Bannayan-Riley-Ruvalcaba syndrome. Am J Med Genet 80:399–402

8.5 Peutz-Jeghers-Syndrom

Dieter E. Jenne und Michael Zimmer

Inhaltsverzeichnis

8.5.1 Historischer Rückblick

Auf einer Tagung der Äskulapgesellschaft von London im Jahr 1885 stellte J. R. T. Conner 12-jährige Zwillingsschwestern mit *„tintenschwarzer Pigmentierung der Lippen und des Mundes"* und einer schweren Anämie vor (Connor 1895; Trau 1982). Von diesem Bericht erfuhr auch Sir Jonathan Hutchinson, ein herausragender Arzt jener Zeit, der die Gesichter der beiden Zwillingsschwestern mit den Pigmentierungen zeichnete und die ungewöhnliche periorale Pigmentfleckenbildung im Jahr 1896 als kasuistischen Bericht ausführlich publizierte (Hutchinson 1896). Viele Jahre später berichtete Weber (1949), dass eine der Zwillingsschwestern mit 20 Jahren an Darminvagination verstorben sei. Bei der anderen Schwester waren gastrointestinale Beschwerden unbekannt geblie-

ben. Bemerkenswerterweise verstarb diese jedoch mit 52 Jahren an Mammakarzinom (Weber 1949; Jeghers et al. 1949).

Den ersten Bericht über das gekoppelte Auftreten von Pigmentflecken auf der Mundschleimhaut und gastrointestinalen Beschwerden aufgrund einer Polypenbildung lieferte der Holländer Peutz im Jahr 1921. In einer 3-Generationen-Familie entdeckte er 10 Mitglieder mit einer charakteristischen Pigmentierung der perioralen Haut und Mundschleimhaut. Die erste ausführliche Darstellung dieser besonderen Symptomenkonstellation gaben Jeghers et al. 1949. Insgesamt wurden bei dieser Darstellung des Krankheitsbilds die Erfahrungen und Beobachtungen an 10 Patienten berücksichtigt. Die übereinstimmende Leitsymptomatologie dieser Patienten führte zur Definition eines eigenständigen Krankheitssyndroms, das durch multiple gastrointestinale Polypen und brau-

Hereditäre Tumorerkrankungen
D. Ganten / K. Ruckpaul (Hrsg.)
© Springer-Verlag Berlin Heidelberg 2001

Tabelle 8.5.1. Übersicht zum Peutz-Jeghers-Syndrom. Klinische Krankheitsdefinition nach Peutz (1921) und Jeghers (1949)

Leitsymptome	Gastrointestinale Polypen Mukokutane Pigmentflecken	
Genetik		
Prävalenz	1:100 000 (?)	
Krankheitsbeginn	Kindesalter	
Vererbungsmodus	Autosomal-dominant, familiär und sporadisch	
Kopplung	Chromosom 19p13.3	
Ätiologie	Keimbahnmutationen im STK11-Gen	
Klinische Merkmale		
Hamartomatöse Polypen	Aus einem sich fein verzweigenden Geflecht von Bindegewebe und glatter Muskulatur bestehend, das von normalem ortstypischen Epithel begrenzt wird	
	Histologische Differenzialdiagnose	Juvenilen Polypen Gemischt adenomatös-hamartomatöse Polypen Adenomatöse Polypen
Mukokutane Pigmentierungen	Typisch auf Wangenschleimhaut und Lippen in der frühen Kindheit verschwinden z. T. im Erwachsenenalter	
Gastrointestinale Komplikationen	Rektale Blutungen mit Anämie Invagination Ileus Karzinome des Gastrointestinaltrakts	
Extraintestinale gut- und bösartige Neoplasien	Ovarialtumoren Hodentumoren Pankreaskarzinome Mammakarzinome Zervixkarzinome Schilddrüsenkarzinome Gallenblasenkarzinome	
Maßnahmen		
	Präventive Krebsvorsorge Frühzeitige chirurgische Intervention zur Verhinderung von Komplikationen Genetische Beratung	

ne Pigmentierung von Lippen, Fingern und Wangenschleimhaut gekennzeichnet ist und nach den Mendel-Gesetzen mit unregelmäßiger Dominanz weitervererbt wird. Für dieses Krankheitsbild führte Bruwer 1954 die Bezeichnung „Peutz-Jeghers-Syndrom" ein. Da es sich beim Peutz-Jeghers-Syndrom nicht allein um eine Gruppe korrelierter Symptome mit heterogenem ätiologischem Hintergrund, sondern um ein pathohistologisch und klinisch einheitlich definiertes Krankheitsbild handelt, hat Klostermann im Jahr 1960 die zusätzliche Bezeichnung „Pigmentfleckenpolypose" („polyps-and-spots syndrome") vorgeschlagen. Diese Bezeichnung hat sich jedoch nicht gegenüber der ursprünglichen Bezeichnung „Peutz-Jeghers-Syndrom" durchgesetzt (Tabelle 8.5.1).

Bis 1960 waren 97 Fälle in der Weltliteratur veröffentlicht. 17 neue Fälle wurden von Klostermann vorgestellt. Im Jahr 1969 waren bereits 321 Fälle von Dozois et al. in einer umfassenden Studie der Weltliteratur gesichtet und ausgewertet worden. Bis zum Ende des Jahrs 1972 stieg die Zahl auf 492 Fälle (Sebiger 1979). Da für dieses Krankheitsbild schon bald ein erhöhtes Krebsrisiko in der Literatur diskutiert wurde, rückte es in den 70er Jahren in das Bewusstsein der internistischen und dermatologischen Fachwelt. Bis zum Jahr 1976 stieg die Zahl der Publikationen zum Peutz-Jeghers-Syndrom enorm an und umfasst allein für die Jahre von 1960–1976 335 Publikationen mit neuen Fallbeschreibungen aus 36 verschiedenen Ländern (Sebiger 1979). Das Krankheitsbild kommt bei allen Rassen und in sämtlichen geografischen Regionen vor und ist bei 45% aller berichteten Fälle ohne familiäre Häufung aufgetreten. Der bereits früher berichtete autosomal-dominante

Erbmodus mit z. T. unregelmäßiger Penetranz wurde in den untersuchten Familien wieder gefunden und bei Mehrgenerationenfamilien bestätigt. Wegen des großen Anteils an sporadischen Fällen und Überspringen einer Generation bei familiären Fällen wurde auch ein Erbmodus mit unregelmäßiger Dominanz diskutiert.

8.5.2 Klinisches Krankheitsbild

8.5.2.1 Klassische diagnostische Kriterien

Ein Peutz-Jeghers-Syndrom aus klinischer Sicht liegt mit großer Wahrscheinlichkeit vor, wenn mindestens 2 hamartomatöse Polypen mit den besonderen histologischen Merkmalen eines Peutz-Jeghers-Polypen nachgewiesen werden oder wenn beim Vorliegen eines solitären Peutz-Jeghers-Polypen die typische Pigmentierung oder eine positive Familienanamnese für das Peutz-Jeghers-Syndrom hinzukommen (Tomlinson u. Houlston 1997). Der Nachweis eines bilateralen Keimleistentumors mit annulären Tubuli ist bei Frauen ebenfalls als starker Hinweis auf ein Peutz-Jeghers-Syndrom zu betrachten (Christian et al. 1964; Scully 1970; Dozois et al. 1973; Dozois et al. 1970). Die klinisch beobachtbaren Symptome aufgrund der Anwesenheit von Polypen und Pigmentanomalien sind für sich genommen nicht krankheitsspezifisch und kommen auch bei zahlreichen anderen Erkrankungen vor. Die größte Bedeutung für die endgültige Diagnose hat der histologische Polypenbefund. Im Folgenden sollen diese wichtigen Leitsymptome detailliert dargestellt werden.

8.5.2.2 Pigmentflecken

Das wichtigste klinische Leitsymptom des Peutz-Jeghers-Syndroms sind spezifische Pigmentationen im Bereich der Lippen und Wangenschleimhaut mit einer gewissen Ähnlichkeit zu Sommersprossen (Klostermann 1960). Dieses Leitsymptom erlaubt die klinische Abgrenzung zu anderen erblichen Polyposissyndromen. Kennzeichnend für diese Pigmentflecken sind sowohl eine vermehrte Ablagerung des Pigmentfarbstoffs Melanin als auch eine lokale Hyperplasie von Melanozyten in der basalen Schicht des Epithels.

Am häufigsten treten braune Pigmentflecken mit einem Durchmesser von etwa 1–5 mm auf den Lippen, bevorzugt auf der Unterlippe, auf der bukkalen Mukosa und auf der Haut in der Mundumgebung auf. Im Schleimhautbereich sind die Pigmentflecken tendenziell größer und meist dunkler als die des Gesichts und können auch auf dem Zahnfleisch, dem harten Gaumen, an den Zungenrändern, in der Nasenschleimhaut und an den Lidrändern der Kornea und Konjunktiven des Auges vorkommen. Pigmentflecken der Haut treten überwiegend im Gesicht, auf den Nasenflügeln, den Wangen, den Augenlidern und der Stirn auf, außerhalb des Gesichtsbereichs auf den Streckseiten der Hände und Füße, der Unter- und Oberarme, der Beine und über den großen Gelenken. Selten und allenfalls in geringer Zahl werden die Pigmentflecken am Körperrumpf gefunden. Der Melaninfarbstoff ist im Zentrum der Flecken stärker konzentriert und weniger regelmäßig an den Randzonen verteilt, welche daher oft wie ausgefranst wirken. Die symmetrisch um den Mund herum radiär angeordneten Pigmentflecken sind oft stern-, spritzer- oder kommaförmig und nicht erhaben. Die Farbe der Pigmentflecken zeigt eine große Variationsbreite und kann von hellbraun über blaugrau, blauschwarz bis tief schwarzbraun reichen. Weniger auffällig und seltener wird eine fleckenartige Pigmentierung bei hellhäutigen Patienten festgestellt. Originalbilder von typischen Pigmentflecken bei 2 Peutz-Jeghers-Patienten stehen im Internet unter http://www.nejm.org/content/1993/0329/0011/0774.asp und http://www.wbsaunders.com/gastro/documents/v112n4/image112_4.html zur Verfügung und sind in Abb. 8.5.1 wiedergegeben.

Die melanotischen Pigmentierungen sind in der Regel entweder bereits bei der Geburt vorhanden oder treten in der frühesten Kindheit auf (Keeling et al. 1977). Selten bilden sich die Pigmentflecken erstmalig im Erwachsenenalter. Sie manifestieren sich zunächst überwiegend auf der Schleimhaut und greifen dann auf die Haut über. Pigmentflecken auf der Haut verblassen typischerweise im Erwachsenenalter und können sogar völlig verschwinden. Auch die Pigmentflecken der Schleimhäute zeigen eine Tendenz zur Rückbildung im Erwachsenenalter. Die genaue anamnestische Befragung des Patienten ist neben der gründlichen klinischen Untersuchung eine wichtige Maßnahme, um dieses variable Merkmal zuverlässig zu erfassen.

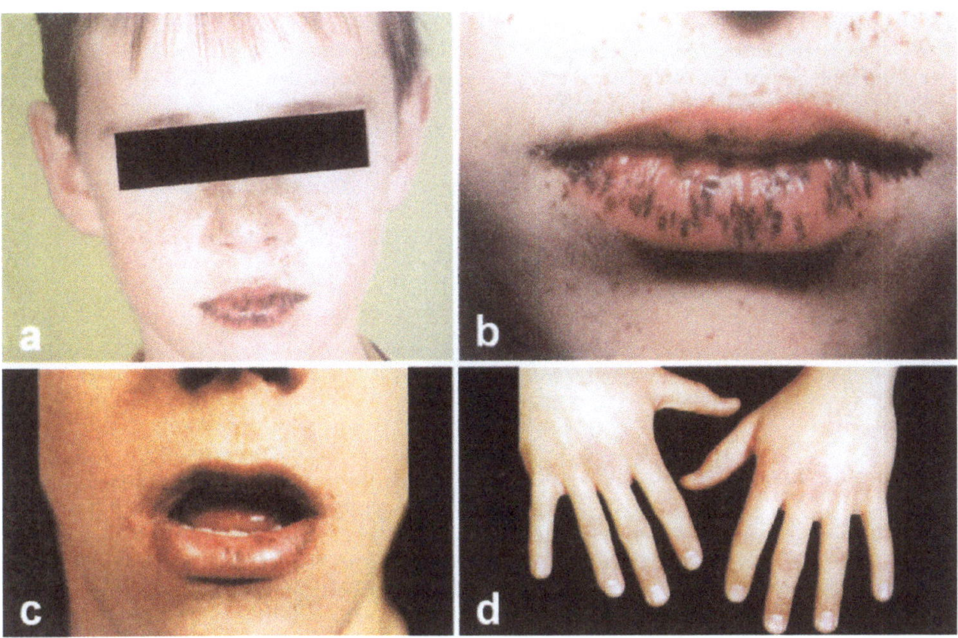

Abb. 8.5.1 a–d. Typische Pigmentflecken auf Lippen (a–c), im Gesicht und auf den Handrücken (d) bei 2 Patienten im Alter von 8 (a, b) und 17 Jahren (c, d) mit Peutz-Jeghers-Syndrom

8.5.2.3 Hamartomatöse Polypen

Das zweite, klinisch wesentlich bedeutsamere Leitsymptom des Peutz-Jeghers-Syndrom sind multiple gastrointestinale Polypen, die im gesamten Darmtrakt auftreten, aber überwiegend im Jejunum lokalisiert sind (Klostermann 1960). Diese verursachen jene Beschwerden, die den Patienten zum Arzt führen. Am häufigsten klagen die Betroffenen über rezidivierende kolikartige Bauchschmerzen, die manchmal als nervöse Magen-Darm-Beschwerden fehlinterpretiert werden. Ursache der Koliken sind polypenbedingte Darminvaginationen, die sich aber in der Regel von selbst auflösen. Selten kommt es zum kompletten Darmverschluss und zum akuten Abdomen (Invaginationsileus). Da die Peristaltik nach Nahrungsaufnahme und beim Aufstehen am Morgen zunimmt, treten die kolikartigen Beschwerden der Patienten häufig nach dem Essen und am Morgen auf. Vermehrte Peristaltik führt zu starken Darmgeräuschen (Darmkollern) und eine Invagination zu tastbaren, verschieblichen Bauchtumoren. Invaginationen treten fast ausschließlich im Bereich des mobilen Dünndarms auf, Koloninvaginationen sind dagegen selten. Zusätzliche Komplikationen ergeben sich bei einer Strangulation der Darmeinstülpungen und Ischämie eines Darmabschnitts. In manchen Fällen wird der Patient erst durch den peranalen Prolaps eines Polypen auf seinen Zustand aufmerksam gemacht. Peranale Polypen können als eine Sonderform der Invagination eines Sigma- oder Rektumpolypen aufgefasst werden.

An zweiter Stelle der klinischen Symptomatik stehen Beschwerden infolge eines chronischen Blutverlusts. Die gastrointestinalen Blutungen sind die Folge von Erosionen und Ulzerationen an der Oberfläche der Darmpolypen. Anämien, Schwäche, Müdigkeit, Synkopen und Mangelwachstum können im Kindesalter auftreten. In 2/3 aller Fälle ist der chronische Blutverlust makroskopisch nicht sichtbar. Durch den chronischen Blutverlust kommt es zu einer hypochromen (Eisenmangel-)-Anämie.

Polypenbedingte Beschwerden entwickeln sich zumeist im 1. und 2. Lebensjahrzehnt, während die besondere Pigmentierung früher und oft schon bei der Geburt vorhanden ist. Ein kausaler Zusammenhang zwischen der Pigmentablagerung und der Entwicklung von Polypen (Stefan 1967) scheint recht unwahrscheinlich. Es gibt bisher keine Hinweise dafür, dass mikroskopisch kleine Polypen endokrin aktiv sind und eine systemische Wirkung auf die Melaninablagerung zeigen. Nach dem 3. Lebensjahrzehnt nehmen die Neubildung und das Wachstum der Polypen deutlich ab. Daher treten akute klinische Krankheitssymptome in erster Linie bei Patienten <30 Jahren auf.

In der Literatur finden sich mehrere Hinweise auf eine extraintestinale Polypenbildung mit daraus resultierenden Komplikationen wie Ikterus und Gallengangsobstruktion (Peutz 1921). Insgesamt wurden bisher 6 Patienten mit Polypen in der Gallenblase beschrieben. Auch im Bereich des Nasopharynx wurden bei insgesamt 4 Patienten z.T. rezidivierende hamartomatöse Polypen festgestellt (Peutz 1921).

8.5.2.4 Erhöhtes intestinales Tumorrisiko

Das Malignitätspotenzial der Polypen wurde lange Zeit kontrovers diskutiert. Die Hypertrophie von Drüsenzellen und deren unregelmäßige Durchmischung mit glatter Muskulatur wurde von manchen Autoren als Vorbote für invasives Wachstum interpretiert. Eine Ursache für diese kontroverse Beurteilung der Peutz-Jeghers-Polypen waren histologische Beobachtungen von adenomatösen Bereichen innerhalb eines Polypen und das Vorkommen von Drüsenschläuchen jenseits der Tunica muscularis propria (Perzin u. Bridge 1982; Petersen et al. 2000; Shepherd et al. 1987; Westerman et al. 1997).

Eine rasche vorprogrammierte Entartung der Polypen mit Übergang des Hamartoms in ein Adenom und Karzinom wie bei der familiären adenomatösen Polyposis (FAP) kann wohl ausgeschlossen werden. Die Polypen des Peutz-Jeghers-Syndrom stellen echte Hamartome mit einer einzigartigen Histopathologie dar. Die bei der Polypenbildung beteiligten Gewebe unterscheiden sich nicht vom umliegenden normalen Gewebe und zeigen keinerlei Zeichen von Dedifferenzierung oder invasivem Wachstum. Aus diesem Grund wird das allgemeine Risiko für eine unmittelbare Entartung der Polypen und für daraus resultierende Karzinome als gering betrachtet.

Einige Indizien sprechen gegen eine Hamartom-Adenom-Karzinom-Sequenz beim Peutz-Jeghers-Syndrom. Patienten mit Polypen im Kindes- und Jugendalter haben eine nur geringfügig verkürzte Lebenserwartung, wenn Todesfälle durch polypenbedingte gastrointestinale Komplikationen in den Statistiken berücksichtigt werden. Würden die Polypen maligne entarten, würden sich Karzinome viel häufiger im Jugend- und frühen Erwachsenenalter bilden. Ferner würden die meisten Malignome entsprechend der Verteilung der Polypen im Bereich des Dünndarms zu erwarten sein. Dieser Argumentation wurden mehrere überzeugend dokumentierte Fälle von Malignomen, die in Peutz-Jegher-Polypen entstanden sind, entgegenhalten (Hizawa et al. 1993; Wang et al. 1999c).

Trotz nicht gelöster Widersprüche hat sich die Erkenntnis verbreitet, dass eine allgemeine Prädisposition zur Entstehung unterschiedlichster maligner Neoplasmen beim Peutz-Jeghers-Syndrom existiert (Westerman u. Wilson 1999; Dozois et al. 1969; Giardiello u. Offerhaus 1995; Spigelman et al. 1989; Giardiello et al. 1987; Flageole et al. 1994; Reid 1974). Das allgemein erhöhte Risiko für gastrointestinale und extragastrointestinale Malignome wurde inzwischen als ein besonderes Charakteristikum dieser Krankheit anerkannt. Während der überwiegende Anteil von Karzinomen im Magen-Darm-Trakt *de novo*, d.h. ohne topologischen Bezug zu einem hamartomatösen Polypen, entsteht, entwickeln sich Karzinome in Assoziation mit Polypen erst nach dem Auftreten von sekundären adenomatösen Veränderungen. Solche Veränderungen werden am häufigsten in den Polypen von Kolon, Rektum und Magen, seltener in denen des Dünndarms beobachtet (Spigelman et al. 1989).

Nach neuesten Berechnungen ist das relative Risiko für Karzinome insgesamt etwa 15fach höher als in der Normalbevölkerung (Giardiello et al. 1999). Am deutlichsten wird dieses allgemein erhöhte Karzinomrisiko bei Berücksichtigung des Manifestationsalters und Berechnungen für jüngere Altersgruppen. Gastrointestinale Karzinome entwickeln sich bei Peutz-Jeghers-Patienten wesentlich früher im Alter zwischen 27 und 41 Jahren, während das Maximum in der Normalbevölkerung zwischen 55 und 74 Jahren liegt (Reid 1974). Beschwerden aufgrund eines sich ausbreitenden Karzinoms sind aber sehr seltene Primärsymptome eines Peutz-Jeghers-Syndroms, die den Patienten erstmalig zum Arzt führen.

8.5.2.5 Erhöhtes extraintestinales Tumorrisiko

Das Risiko für extraintestinale Malignome ist, wie bereits erwähnt, ebenfalls deutlich erhöht. Der drittwichtigste Befund neben Pigmentierung und Polyposis bei weiblichen Patienten, der gelegentlich Anlass zur Pubertas praecox gibt, ist das Auftreten von so genannten Ovarialtumoren mit annulären Tubuli (sex cord tumors with annular tubules: SCTAT), die zumindest in mikroskopischer Form bei fast allen Merkmalsträgerinnen bilateral vorkommen sollen (Scully 1970; Young et al. 1982; 1983; Christian et al. 1964; Ahn et al. 1986; Chen 1986; Dozois et al. 1973; Srivatsa et al. 1994; Shen et al. 1993). In einer Literaturdurchsicht sind Dozois et al. 1970 bei etwa 15% aller Frauen mit dem Peutz-Jeghers-Syndrom auf Ovarialtumoren gestoßen (Dozois et al. 1970; 1973; Ahn et al. 1986). Umgekehrt liegt bei etwa 1/3 aller Frauen mit SCTAT ein Peutz-Jeghers-Syndrom vor (Young et al. 1982). Bei isoliertem Auftreten eines SCTAT ohne Peutz-Jeghers-Syndrom tritt diese Form des Ovarialtumors ausschließlich einseitig und fokal auf, erreicht oft eine Größe von >3 cm und ist sehr selten kalzifiziert. Eine gesteigerte Östrogenproduktion aufgrund des Ovarialtumors kann im Kindesalter zur vorzeitigen Pubertät, im fortpflanzungsfähigen Alter zu unregelmäßigen Menstruationen und Hypermenorrhö und nach der Menopause zu Blutungen führen (Young et al. 1983; Niewenhuis et al. 1994; Zung et al. 1998; Hertl et al. 1998; Solh et al. 1983). Andere Formen von Ovarialtumoren wie z. B. Zystadenome und Dysgerminome sind dagegen selten (Christian 1971; Seidman 1994).

Bei Patientinnen mit dem Peutz-Jeghers-Syndrom wird relativ häufig in Verbindung mit SCTAT, aber auch unabhängig davon, ein Adenoma malignum der Cervix uteri beobachtet (Young et al. 1982; Von Hochstetter et al. 1987; Chen 1986; Srivatsa et al. 1994; Brand 1992; Fujiwaki et al. 1996; Tsuruchi et al. 1994; Choi et al. 1993; Gilks et al. 1989; Young, Scully 1988; Fetissof et al. 1985). Die Mortalität dieser Erkrankung ist hoch. So starben mehr als 50% der Patientinnen mit diesem Tumor innerhalb von 2 Jahren und nur 3 von 22 Patientinnen waren nach 2 Jahren rezidivfrei (Gilks et al. 1989).

Mammakarzinome wurden bei Patientinnen mit Peutz-Jeghers-Syndrom ebenfalls gehäuft beobachtet (Burdick u. Prior 1982; Riley u. Swift 1980; Gloor 1978; Martin-Odegard u. Svane 1994; Trau et al. 1982; Lehur et al. 1984; Voigt u. Maraval 1984; Manegold et al. 1969; Boardman et al. 1998). Karzinome der Brustdrüse treten meist bilateral und vor der Menopause ein. Dabei finden sich sowohl intraduktale papilläre Karzinome als auch infiltrierende duktale Karzinome. Möglicherweise werden Mammakarzinome durch das gleichzeitige Vorkommen von Östrogen produzierenden Ovarialtumoren begünstigt.

Eine Reihe weiterer extraintestinaler Karzinome sind bei Peutz-Jeghers-Patienten beschrieben worden:

- Adenokarzinome des Pankreas (Pauwels et al. 1997; Thatcher et al. 1986; Bowlby 1986),
- Gallenblasenkarzinome,
- papilläre Schilddrüsenkarzinome (Yamamoto et al. 1992),
- Sertoli-Zell-Tumoren beim männlichen Geschlecht (Niewenhuis et al. 1994).

8.5.3 Pathologie der morphologischen Veränderungen

8.5.3.1 Morphologie der Peutz-Jeghers-Polypen

Bei der Differenzialdiagnose von Polypenerkrankungen spielt die histomorphologische Untersuchung der Polypen durch einen spezialisierten Pathologen eine entscheidende Rolle. Die Differenzialdiagnose zwischen adenomatösen Polypen einerseits und unterschiedlichen Typen hamartomatöser Polypen andererseits stellt für den Pathologen eine Herausforderung dar (Rex et al. 1999). Oft stehen dem Pathologen nur Einzelpräparate ohne klinische Zusatzbefunde und Familienanamnese zur Verfügung. Bis zum 70. Lebensjahr entwickeln etwa 50% der Erwachsenen in den westlichen Industrieländern zumindest einen gutartigen, zumeist adenomatösen Schleimhautpolypen (Ransohoff u. Lang 1991). Im Unterschied zu den adenomatösen Polypen des Erwachsenenalters werden bei Kindern und Jugendlichen zu >90% hamartomatöse Polypen gefunden. Am häufigsten handelt es sich dabei um so genannte solitäre juvenile Polypen, die zur Gruppe der hamartomatösen Polypen gehören und in der Regel harmlos sind. Nur bei einem kleinen Teil der Patienten stellen Polypen ein Leitsymptom eines besonderen genetischen Syndroms dar.

Die histologische Abgrenzung eines Peutz-Jeghers-Polypen von adenomatösen Polypen bei der familiären adenomatösen Polyposis wurde zum ersten Mal von Bartholomew et al. (1957) vorgenommen. Das Polypengerüst ist durch ein Bündel von glatten Muskelfasern gekennzeichnet, die von der Tunica muscularis mucosae (Abb. 8.5.2), im späteren Stadium aber auch von der Tunica muscularis propria ausgehen, in den Muskelstiel hineinstrahlen und sich baumartig bis in feinste Verästelungen in der Peripherie des Polypen aufzweigen (Klostermann 1960; Fulcheri et al. 1991). Von der Hypertrophie und Polypenbildung ausgespart ist die äußere Längsmuskelschicht der

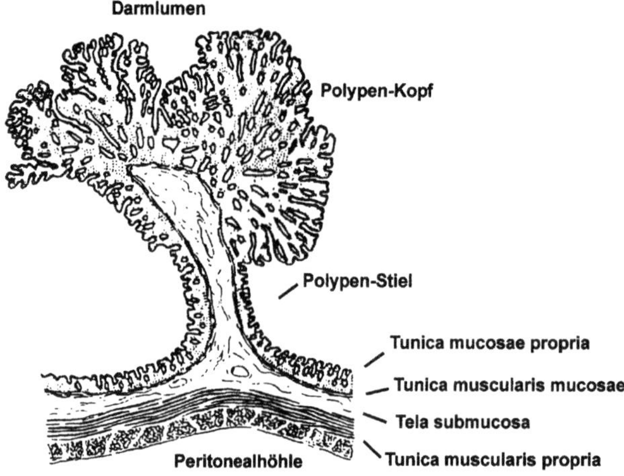

Abb. 8.5.2. Schematischer Querschnitt durch einen gewöhnlichen Polypen mit angrenzender Darmwand und getrenntem Verlauf der 3 Muskelbänder zur Veranschaulichung der normalen anatomischen Verhältnisse. Im Gegensatz zu diesem gewöhnlichen Polypen mit normaler Darmwandhistologie kommt es beim Peutz-Jeghers-Polypen (nicht dargestellt) zu einer Vermehrung und Verschmelzung der inneren Ringmuskelschicht mit der lumenwärts gelegenen Tunica muscularis mucosae, nur die äußere Längsmuskulatur des Darmrohrs bleibt ausgespart. Der bindegewebige Zwischenraum des Polypenstiels wird komplett durch stark miteinander verwobene Muskelzüge ausgefüllt

Muscularis propria. In der weiteren Entwicklungsphase des Polypen ist es nicht mehr möglich, die Muskelwucherungen den einzelnen Muskelschichten zuzuordnen, da eine enge Verflechtung der beiden Muskelschichten einsetzt. Der Bindegeweberaum der Tela submucosa wird stark eingeengt und schließlich ganz ersetzt. Dies erklärt die besonders hohe mechanische Stabilität des Polypen und die relativ häufigen polypenbedingten Komplikationen beim Peutz-Jeghers-Syndrom.

Bei gewöhnlichen sporadischen Polypen besteht der Polypenstiel nur aus der Muscularis mucosae und der Tela submucosa mit seinen Gefäßen und Nerven. Die Tunica muscularis wird nicht in die Polypenbildung einbezogen. Bei Polypen im Zusammenhang mit dem Krankheitsbild der juvenilen Polyposis, den so genannten juvenilen Polypen, fehlen ebenfalls glatte Muskelfasern im Bereich des Polypenstiels und Polypenkopfs. Hier bestehen die Polypen primär aus zystisch erweiterten und mit Schleim gefüllten Drüsen (Fulcheri et al. 1991). Die Lamina propria ist exzessiv vermehrt. Sekundäre Erosionen und entzündliche Infiltrate der Lamina propria sind häufig. Dadurch kommt es zu sekundären Veränderungen der Epithelzellen. Mitunter finden sich auch adenomatöse Bereiche innerhalb eines juvenilen Polypen und epitheliale Dysplasien, die dann als Mischpolypen bezeichnet werden.

Abgesehen von einer relativen Vermehrung der glatten Muskelfasern sind die Zelltypen innerhalb des Peutz-Jeghers-Polypen in den gleichen Proportionen und in der gleichen morphologischen Gestalt vorhanden wie in der angrenzenden benachbarten Darmschleimhaut. Es gibt bisher keine biochemischen Marker, worin sich Epithelien des Polypen von Epithelien der normalen Mukosa von Peutz-Jeghers-Patienten und Normalpersonen qualitativ unterscheiden (Back et al. 1999; McGarrity et al. 1999). Bei fast 10% aller Peutz-Jeghers-Polypen bestehen jedoch Abweichungen in der Zahl und Platzierung von Schleim produzierenden Becherzellen und Enterozyten. So kommt es v. a. im Dünndarmbereich zum Phänomen einer Pseudoinvasion (Westerman et al. 1997; Shepherd et al. 1987; Petersen et al. 2000). Epithelschläuche und Epithelnester können inmitten von Muskelfasern vorkommen und eine Invasion in die Muscularis propria vortäuschen. Andrerseits können mechanische Kräfte und hoher intraluminaler Druck bei transienten Obstruktionen dazu führen, dass sich tatsächlich Epithelzellnester durch die Muscularis mucosa hindurch verschieben und in der Submukosa unterhalb der Muscularis mucosae absiedeln. Früher wurde diese epitheliale Verschiebung auch als Enteritis cystica profunda (Kyriakos u. Condon 1978; Dippolito et al. 1987) bezeichnet. Wenn diese Epithelien auch noch muzingefüllte Hohlräume umschließen, entsteht leicht der Eindruck einer Invasion von Drüsenschläuchen. Eine solche Pseudoinvasion über die Muscularis mucosae hinaus kann dann als invasives (muzinöses) Adenokarzinom fehlgedeutet werden. Wesentlichster Unterschied zu einem Adenokarzinom sind jedoch das Fehlen von Kernatypien und das Vorhandensein der verschiedenen spezialisierten Zelltypen im zugehörigen Abschnitt des Gastrointestinaltrakts.

Eine besondere Schwierigkeit für den Diagnostiker entsteht dadurch, dass v. a. bei älteren Patienten im Dickdarmbereich auch gleichzeitig adenomatöse Polypen vorkommen können. Gewöhnliche Adenome beziehen nur die Muscularis mucosae in den Polypenfuß ein, nicht jedoch die Muscularis propria und zeigen keine typische Differenzierung der epithelialen Stammzellen in Paneth-Zellen, Schleim produzierende Becherzellen, enteroendokrine Zellen und enteroabsorptive Zellen.

8.5.3.2 Histomorphologie der Pigmentflecken

Das histologische Bild der Pigmentflecken weist keine krankheitsspezifischen Besonderheiten auf und ähnelt dem einer Lentigo simplex. Die Flecken beruhen auf einer lokal begrenzten Anreicherung von Pigmentgranula im Epithel und darunter liegendem Bindegewebe mit gleichzeitiger Hyperplasie der Melanozyten (Jeghers et al. 1949; Weber 1949; Klostermann 1960; Yamada et al. 1981). Die Melaningranula (Melanosomen) befinden sich hauptsächlich in langen Dendriten von Melanozyten im Stratum basale und in den darüber liegenden Regionen des Stratum spinosum und corneum. Teilweise befindet sich das Pigment auch in Makrophagen der oberen Epidermis. Der Melanosomengehalt der Keratinozyten ist stark vermindert, sodass der Eindruck entsteht, dass der Melanosomentransport zwischen Melanozyten und Keratinozyten gestört ist. Unterhalb der Epidermis und im Stratum papillare werden ebenfalls Melanosomen gefunden, die teilweise auch in Gefäßwänden eingelagert sind. Abgesehen von einer Melanozytenvermehrung wurden keine Hinweise für eine gesteigerte Zellproliferation in der Haut gefunden. Ein Zusammenhang zwischen der Ausbildung von Pigmentflecken und dem Wachstum von möglicherweise endokrin aktiven gastrointestinalen Polypen (Stefan 1967) ist aufgrund klinischer Erfahrungen nicht anzunehmen.

Allein histologisch betrachtet lassen sich die Pigmentflecken des Peutz-Jeghers-Syndrom von anderen Hyperpigmentierungen wie Epheliden und Nävuszellnävi nicht abgrenzen. Wichtigstes differenzialdiagnostisches Kriterium sind das makroskopische Verteilungsmuster der Pigmentierung im perioralen Bereich und die Einbeziehung von Lippenrot und Mundschleimhaut. *Epheliden* (Sommersprossen) verteilen sich v.a. auf die stark belichteten Bereiche der Gesichtshaut, der Wangen und des Nasenrückens und variieren in Abhängigkeit von der Sonnenbestrahlung je nach Jahreszeit. Differenzialdiagnostisch ist ferner die *Addison-Krankheit* zu berücksichtigen, bei der eine fleckförmige bis diffuse Pigmentierung auf der Schleimhaut des Munds auftreten kann. Bei Addison-Kranken wird zusätzlich eine stärkere Pigmentierung der Linea alba, der Brustwarzen, des Skrotums und der Körperbeugefalten, die eine Abgrenzung zum Peutz-Jeghers-Syndrom erleichtert, gefunden. *Chloasmen* dagegen sind helle flächige und unregelmäßig begrenzte Pigmentflecken der Stirn- und Schläfenregion, die jedoch nicht auf der Mundschleimhaut auftreten. Bei der *Neurofibromatose* sind die Pigmentflecken noch größer, gelblichbraun und erinnern an Milchkaffeeflecken. Beim *Cronkhite-Canada-Syndrom* treten eine diffuse Hyperpigmentierung der Fingerbeugeflächen neben Fingernagelveränderungen, gastrointestinalen Polypen und Haarausfall auf.

8.5.3.3 Sonstige histopathologische Befunde

Gonadale Tumoren mit besonderer histopathologischer Morphologie (Scully 1970; Benagiano et al. 1988; Astengo-Osuna 1984) sind ein weiteres Kennzeichen des Peutz-Jeghers-Syndrom. Beim weiblichen Geschlecht können bei sorgfältiger Untersuchung ovariale Tumoren sehr häufig nachgewiesen werden. Scully (1970) hat hierfür den Begriff *„sex cord tumors with annular tubules (SCTAT)"* geprägt. Die Tumorzellen sind wahrscheinlich von den Granulosazellen des Follikels abgeleitet, zeigen aber ein intermediäres Wachstumsmuster mit Parallelen sowohl zu Sertoli-Zell- als auch Granulosazelltumoren. Fokale Differenzierungen in beide Zelltypen sind möglich.

SCTAT-Tumoren bestehen aus einfachen oder komplexeren ringförmigen Schlauchsystemen, treten multifokal in beiden Ovarien auf und neigen zur Kalzifikation. Im Zentrum dieser Schlauchsysteme liegen eosinophile Hyalinkörper, die vermutlich aus Basalmembrankomponenten bestehen. An diese schließt unmittelbar eine kernlose zytoplasmatische Zone an. Dadurch, dass die Zellkerne palisadenartig in der Peripherie in parallelen Reihen angeordnet sind, ergibt sich ein tubulusähnliches Erscheinungsbild. Die Tumorzellnester sind in normales ovariales Stromagewebe eingebettet.

Die im Zusammenhang mit dem Peutz-Jeghers-Syndrom auftretenden SCTAT stellen Hamartome dar und rechtfertigen ein konservatives Vorgehen. SCTAT treten aber auch isoliert, d.h. unabhängig vom Peutz-Jeghers-Syndrom im späten Erwachsenenalter auf. Diese SCTAT sitzen fast immer nur unilateral und unifokal und produzieren Östrogen und andere weibliche Geschlechtshormone. Ungefähr 1/5 dieser SCTAT entwickeln sich zu einem

Malignom und metastasieren über das lymphatische System. Obwohl das histologische Bild kaum Unterschiede aufweist, ist das Malignitätspotenzial bei den isoliert vorkommenden SCTAT sehr viel größer. Chirurgisches Vorgehen ist daher angezeigt.

Auch bei männlichen Patienten kann ein dem SCTAT histologisch ähnlicher Tumor im Hodengewebe (oft als Sertoli-Zell-Tumor klassifiziert) auftreten (Dubois et al. 1982; Wilson et al. 1986; Niewenhuis et al. 1994; Hertl et al. 1998; Young et al. 1995; Ros et al. 1999; Dreyer et al. 1994; Cantu et al. 1980). Bilaterales, multifokales Auftreten, geringe Größe und die Neigung zur Kalzifizierung wurden wie bei ovarialen SCTAT-Tumoren beschrieben. Durch die Produktion von Aromatasen in diesen Tumoren werden vermehrt Geschlechtshormone gebildet. Somit können das Knochenwachstum und der Beginn der Pubertät beschleunigt und die Ausbildung einer Gynäkomastie bei Jungen begünstigt werden. In Assoziation mit dem Peutz-Jeghers-Syndrom verhalten sich diese testikulären Tumoren überwiegend gutartig, die maligne Transformation wird auf 10–20% geschätzt.

Das *Adenoma malignum* (minimal deviation carcinoma) stellt ein sehr seltenes Malignom des Gebärmutterhalses dar. Es handelt sich dabei um ein gut ausdifferenziertes Adenokarzinom der Endozervix, das von den endozervikalen Drüsen der Zervix ausgeht und eine hochgradige epitheliale Differenzierung aufweist (Astengo-Osuna 1984; Fetissof et al. 1985; Chen 1986). Das drüsenartige Tumorgewebe durchdringt das Endometrium und arrodiert Blut- und Lymphgefäße. Obwohl das histologische Bild ein recht benignes Verhalten vorgibt, wächst dieses Adenokarzinom sehr aggressiv und metastasiert frühzeitig. Da ein Adenoma malignum relativ häufig in Verbindung mit dem Peutz-Jeghers-Syndrom beobachtet wurde, während es in der Allgemeinbevölkerung extrem selten vorkommt, scheint ein echter pathogenetischer Zusammenhang mit dem Peutz-Jeghers-Syndrom vorzuliegen. Die schlechte Prognose und die Schwierigkeit, die ersten Symptome dieses Adenokarzinoms frühzeitig zu erkennen, sollten dazu führen, dass Patientinnen mit dem Peutz-Jeghers-Syndrom in ein spezielles gynäkologisches Überwachungsprogramm einbezogen werden.

8.5.4 Molekulargenetische Ätiologie

8.5.4.1 Kartierung und Identifizierung des Gendefekts

Die große Bedeutung vererblicher Faktoren vermutete bereits Peutz (1921) aufgrund des gehäuften Vorkommens von Polypen und Pigmentanomalien unter Verwandten der betroffenen Familie. Präsize Vorstellungen zur Erblichkeit finden sich jedoch erst bei Touraine u. Couder (1946) und Jeghers et al. (1949). In beiden Publikationen wurde eine einfache Dominanz des Syndroms angenommen, in der früheren Arbeit wurde jedoch eine enge Kopplung zweier benachbarter Gene für die Entstehung der beiden unterschiedlichen Symptome,
- Pigmentflecken und
- Polypenbildung,

in Betracht gezogen. Jeghers et al. (1949) postulierten eine einzige Erbanlage mit pleiotropen Effekten, die für beide Syndromkomponenten verantwortlich ist. In späteren Arbeiten wurde immer wieder von klinisch und anamnestisch symptomfreien Überträgern der Erkrankung berichtet und dies als Überspringen einer Generation bezeichnet. Diese Beobachtungen sprachen für ein dominantes Vererbungsmodell mit unvollständiger Penetranz. Obwohl das Peutz-Jeghers-Syndrom einen relativ charakteristischen Phänotyp aufweist, erwies sich die chromosomale Lokalisierung des verantwortlichen Gens über Kopplungsanalysen als schwierig, da betroffene Familien oftmals nur wenige Mitglieder umfassen und das Krankheitsbild variabel und unvollständig vererbt wird. So konnte ein zunächst über Kopplungsanalyse identifizierter Locus auf Chromosom 1p (Bali et al. 1995) später nicht bestätigt werden (Tomlinson et al. 1996) und auch eine perizentrische Inversion von Chromosom 6, die bei einem Peutz-Jeghers-Patienten gefunden wurde (Markie et al. 1996), erwies sich als nicht relevant für die Erkrankung (Tomlinson et al. 1996). Ergänzende Kopplungsanalysen in Peutz-Jeghers-Familien ergaben keine Kopplung mit den perizentrischen Bruchpunkten von Chromosom 6 und mit Chromosom 1.

Die Kartierung des Genlocus auf Chromosom 19p13 gelang schließlich über eine Verbindung von modernen zytogenetischen Methoden mit der genetischen Kopplungsanalyse (Hemminki et al. 1997). Dieser Ansatz ging von der Hypothese aus, dass das verantwortliche Gen Tumorsuppressoreigenschaften besitzt. Danach würden Peutz-Jeghers-Patienten in allen Körperzellen nur ein funktionelles Allel tragen, das im Polypengewebe nach dem 2-Treffer-Modell von Knudson durch somatische Mutation, und – zumindest bei manchen Polypen – durch partielle chromosomale Deletion ausgeschaltet sein sollte. Die Kartierung des deletierten Chromosomenabschnitts würde somit die Region identifizieren, in der auch das Peutz-Jeghers-Gen lokalisiert ist. In Karzinomgeweben werden allerdings meist multiple größere Chromosomenveränderungen beobachtet, und es ist schwer ersichtlich, welche davon ursächlich sind. Daher wurde weiterhin postuliert, dass hamartomatöse Polypen ein frühes initiales Stadium einer Tumorentwicklung darstellen, in denen noch keine sekundären chromosomalen Veränderungen nach Inaktivierung des verantwortlichen Tumorsuppressorgens stattgefunden haben.

Die Methode der vergleichenden Genomhybridisierung (comparative genome hybridisation: CGH) erlaubt den Nachweis von chromosomalen Deletionen von mehr als 10 Mbp Länge. Hemminki et al. (1997) verglichen genomische DNA aus Peutz-Jeghers-Polypen mit DNA aus normalem, d. h. nicht betroffenen Geweben des Patienten über CGH und Loss-of-heterozygosity-Studien und fanden, dass die terminale Region von Chromosom 19p bei 6 von 16 untersuchten Peutz-Jeghers-Polypen desselben Patienten unterrepräsentiert war. Die terminale Region von Chromosom 19 war nur in glandulären epithelialen Zellen des Polypen, nicht aber in Stromazellen, z. B. in glatten Muskelzellen, deletiert. Um Kontaminationen mit nichtepithelialen Zellen zu vermeiden, wurde das umliegende Gewebe durch Ultraviolettbestrahlung zerstört (selective ultraviolet radiation fractionation: SURF) und epitheliales Gewebe durch Mikrodissektion gewonnen. Verlust der Heterozygotie konnte im Epithel von 3 ausgewählten Polypen nachgewiesen werden, wobei jeweils das von dem gesunden Elternteil vererbte Allel des Markers D19S886 verloren gegangen war. Diese Beobachtung stand im Einklang mit den CGH-Ergebnissen und mit der Hypothese einer klonal verursachten Polypenbildung.

Eine anschließende Kopplungsanalyse in 12 Peutz-Jeghers-Familien, bei der 4 polymorphe DNA Marker aus dem Bereich der LOH-Region eingesetzt wurden, bestätigte die Lokalisierung des Peutz-Jeghers-Gens auf Chromosom 19p13.3. Alle 4 Marker (D19S886, D19S565, D19S894, D19SD19S413) befanden sich im genetischen Kopplungsungleichgewicht mit der Erkrankung. Zwischen D19S886, dem Marker mit dem höchsten LOD-Score (5,40), und dem Peutz-Jeghers-Locus wurden keine Rekombinationsereignisse mehr gefunden. Diese Ergebnisse deuteten darauf hin, dass das betroffene Gen physikalisch in unmittelbarer Umgebung von D19S886 liegen musste (Hemminki et al. 1997). Die Kopplung mit Chromosom 19p13.3 wurde in 4 weiteren unabhängigen Studien (Amos et al. 1997; Mehenni et al. 1997; Nakagawa et al. 1998b; Olschwang et al. 1998a), die insgesamt 38 Familien umfassten, bestätigt, wobei bei keinem der betroffenen Patienten eine Rekombination zwischen dem Peutz-Jeghers-Locus und dem Marker D19S886 beobachtet wurde.

Bisher wurden nur 4 Familien (Mehenni et al. 1998; Olschwang et al. 1998a) beschrieben, in denen eine Kopplung mit Markern aus der Region 19p13.3 ausgeschlossen wurde. In einer indischen Familie fanden Mehenni et al. (1998) dagegen eine signifikante genetische Kopplung mit Markern in der Region 19q13.4 (Maximum-LOD-Score 3,8), die erstmals als ein Hinweis auf ein 2. Peutz-Jeghers-Gen interpretiert wurde.

Im Anschluss an die genetische Kartierung des Peutz-Jeghers-Locus gelang die Identifizierung des betroffenen Gens in nur etwa 1 Jahr (Jenne et al. 1998; Hemminki et al. 1998). Der rasche Fortgang war möglich, da in der Arbeitsgruppe Jenne eine chromosomale Region von 1,5 Mbp Länge proximal zum Telomer von Chromosom 19p, einschließlich der Peutz-Jeghers-Kandidatenregion, bereits vollständig in Form von überlappenden genomischen Cosmiden kloniert war (Pilat et al. 1994; Jenne et al. 1996; Kortschak et al. 1998; Burwinkel et al. 1998). Darüber hinaus war eine signifikante Anzahl von vollständigen Genen und partiellen Gensequenzen in dieser Region identifiziert und auf einer detaillierten physikalischen Restriktionskarte lokalisiert worden. Partielles Ansequenzieren von Cosmidenden führte zur Identifizierung weiterer neuer Transkripte. Zur Korrelation der genetischen mit der physikalischen Karte wurde die Position des Markers D19S886 auf dem Cosmidcontig ermittelt und die Gene in nächster Umgebung des Markers als Kandidatengene klassifiziert, wobei biologische und funktionelle Informationen mit Methoden der Bioinformatik aus den teilweise bekannten Sequenzen abgeleitet wurden. Einzelne Exons der Kandidatengene wurden aus genomischer DNA von Peutz-Jeghers-Patienten über PCR amplifiziert und mittels DNA-Sequenzierung auf Mutationen untersucht. Bei diesen Mutationsanalysen wurden ausschließlich in dem neuen Gen STK11 (Serin-Threonin-Proteinkinase 11) Unterschiede in der DNA-Sequenz gefunden, die das Genprodukt und dessen Funktion signifikant veränderten (Jenne et al. 1998; Hemminki et al. 1998).

8.5.4.2 Struktur und Expression des STK11-Gens

Die von STK11 kodierte cDNA war bereits unter der Bezeichnung LKB1 kloniert und in einer Datenbank als Sequenz deponiert worden, bevor das Gen identifiziert und chromosomal lokalisiert war (Genbankzugangsnummer U63333). STK11 liegt physikalisch 190 kb proximal von D19S886 und somit proximal von einem Serinproteasegencluster (Jenne et al. 1998; Pilat et al. 1994). Das Gen ist aus 10 Exons aufgebaut, die in Telomer-Zentromer-Richtung transkribiert werden, und überspannt genomisch insgesamt 23 kb. Der Leserahmen beginnt in Exon 1 und endet in Exon 9. Er kodiert ein Protein von 436 Aminosäuren mit einer rechnerischen molekularen Masse von 49000. Exon 10 kodiert ausschließlich 3'-untranslatierte Sequenz.

Eine Besonderheit des STK11-Gens sind die Spleißdonor- und Spleißakzeptorsequenzen von Intron 2. Anstelle der gewöhnlich vorkommenden Dinukleotide GT (Donor) und AG (Akzeptor) beginnt das 2. STK11-Intron mit AT und endet mit AC. Diese sehr selten vorkommenden Spleißerkennungssequenzen sind in Maus und Mensch konserviert, sodass sie vermutlich funktionelle Bedeutung haben (Jenne et al. 1998; Smith et al. 1999).

STK11 wird im Menschen (Jenne et al. 1998) ebenso wie in der Maus (Luukko et al. 1999; Collins et al. 2000) ubiquitär exprimiert. In allen humanen Geweben liegen 2 Transkripte von etwa 3,0 kb und 3,3 kb Länge in vergleichbaren Konzentrationen vor, die von 2 unterschiedlichen, 328 bp entfernten Polyadenylierungssignalen stammen. Im Hodengewebe gibt es ein zusätzliches kürzeres Transkript von etwa 2,4 kb, das bislang nicht charakterisiert wurde und dessen Funktion unbekannt ist (Jenne et al. 1998).

8.5.4.3 Biochemie der STK11

Das STK11-Gen kodiert eine neue Serin-Threonin-Proteinkinase, die phylogenetisch sehr stark konserviert ist (Watts et al. 2000; Collins et al. 2000; Su et al. 1996) (Abb. 8.5.3). Die Aminosäuresequenz von STK11 ist mit der Sequenz der Maus zu 89,7% identisch und zu 92,5% ähnlich, wobei die Identität in der Kinasedomäne sogar 96,2% beträgt (Smith et al. 1999). Selbst das homologe Xenopusprotein, XEEK1 (*xenopus egg and embryo kinase*

1), ist mit dem humanen Protein noch zu 82% identisch (Su et al. 1996). Die Kinasedomäne von STK11 zeigt die engste Verwandtschaft mit der SNF1-AMPK-Serin-Threonin-Kinasefamilie (Abb. 8.5.4), deren Aktivität über Kalziumkalmodulin reguliert wird (Su et al. 1996). Die STK11-Kinasen verschiedener Vertebraten unterscheiden sich jedoch in mehreren Subdomänen hinreichend von SNF1-AMPK-Kinasen, sodass erstere eine neue Subfamilie darstellen. Die Subdomänen VII and VIII, die einen Teil der Aktivierungsschlaufe bilden, enthalten die stark konservierten Peptidmotive DFG (Subdomäne VII) und APE (Subdomäne VIII). In der STK11-Familie sind DFG gegen DLG und APE gegen PPE ausgetauscht. Die Struktur des APE-Motivs ist sehr starr, sodass der Austausch Alanin (A) gegen Prolin (P) auf eine signifikante Strukturänderung in der Subdomäne VIII hinweist. Proteinkinasen, die durch Phosphorylierung aktivierbar sind, besitzen in der Subdomäne VIb ein katalytisches Aspartat, das direkt auf ein basisches Arginin folgt. STK11/XEEK1 sind die bislang einzigen bekannten Serin-Threonin-Kinasen, die ein (ebenfalls basisches) Lysin anstelle des Arginins besitzen.

Das humane STK11-Protein setzt sich aus einem kurzen N-Terminus (47 Aminosäuren), einer zentralen Kinasedomäne und einem 119 Aminosäure langen C-Terminus zusammen (Abb. 8.5.3). Die beiden flankierenden Domänen besitzen keine Homologien zu anderen bekannten Proteinen und ihre Funktion ist ungeklärt. Der C-Terminus enthält eine typische, in Xenopus und Maus konservierte Phosphorylierungssequenz (RRLS) für cAMP-abhängige Proteinkinasen und angrenzend eine CAAX-Box (Sequenz CKQQ), eine Erkennungssequenz für die posttranslationale Prenylierung des Proteins. Er könnte daher eine regulatorische Domäne darstellen. In Zelllinien der Maus wurde gezeigt, dass eine Prenylierung des C-terminalen Cysteins wie bei anderen Proteinen mit einer CAAX-Box die Bindung von STK11 an die Plasmamembran und andere intrazelluläre Membranen bewirkt (Collins et al. 2000).

Für XEEK1 wurde ferner gezeigt, dass in Gegenwart von Mg^{2+}-Ionen das Threonin Thr192 in der Subdomäne VII spezifisch autophosphoryliert wird, nicht aber die Threoninbausteine in den Positionen 212 und 215 (Su et al. 1996). Thr192 ist innerhalb der STK11-Familie, nicht aber in anderen bekannten Serin-Threonin-Kinasen konserviert. Dieses Ergebnis war überraschend, da eher eine Autophosphorylierung des in SNF1-AMPK-Kinasen konservierten Thr215 in der Aktivie-

```
HS   1        MEVV DPQQLGMFTE GELMSVGMDT FIHRIDSTEV IYQPRRKRAK LIGKYLMGDL LGEGSYGKVK EVLDSETLCR RAVKILKKKK
MM   1         -D-A --EP--L-S- ---------- ---------- ---------- ---------- ---------- ---------- ----------
XL   1   MLCPSS-DEE GSEEI-FL.. -D.L------ ---------- ---------- -V-------- ---------- -M---D---- ----------

                              ⇊                              ⇊                              ⇊
HS  85   LRRIPNGEAN VKKEIQLLRR LRHKNVIQLV DVLYNEEKQK MYMVMEYCVC GMQEMLDSVP EKRFPVCQAH GYFCQLIDGL EYLHSQGIVH
MM  85   ---------- ---------- ---R------ ---------- ---------- ---------- ---------- ---R------ ----------
XL  88   ---------- ---------- ---R------ ---------- ---------- ----------Q D-H---F--- ---------- ----------

                                         ⇊                              ⇊
HS 175   KDIKPGNLLL TTGGTLKISD LGVAEALHPF AADDTCRTSQ GSPAFQPPEI ANGLDTFSGF KVDIWSAGVT LYNITTGLYP FEGDNIYKLF
MM 175   ---------- --N------- ---------- -V-------- ---------- ---------- ---------- ---------- ----------
XL 178   ---------- --D------- ---------- -EG------- ---------- ---------- ---------- ---------- ----------

                                    ↓                    ⇊
HS 265   ENIGKGSYAI PGDCGPPLSD LLKGMLEYEP AKRFSIRQIR QHSWFRKKHP PAEAPVPIPP SPDTKDRWRS MTVVPYLEDL HG...ADEDE
MM 265   ----R-DFT- -C-------- --R------- ---------- ---------- L---L----- ---------- ---------- --RAEEE-E-
XL 268   ------D-S- -EE---L--- --R-----D- ------Q--- --N------- HMDPI----- --E------- L--------- --...YS-E-

                     ↓
HS 352   DLFDIEDDII YTQDFTVPGQ VPEEEASHNG QRRGLPKAVC MNGTEAAQLS TKSRAEGR.. APNPARKACS ASSKIRRLSA CKQQ     433
MM 355   -------G-- ---------- -L---VGQ-- -SHS------ V----.P--- S-VKP---PG TA----V-- .-N------- ----     436
XL 355   --C-F----- ---------- -A-DDYFAQT -STAPS-QL- -----.S--K -ER-V..... SSSSQ---ST TG--V-K--- ----     432
```

Abb. 8.5.3. Vergleich der Aminosäuresequenzen der Serin-Threonin-Kinase 11 von Mensch (*HS, Homo sapiens*), Maus (*MM, Mus musculus*) und Frosch (*XL, Xenopus laevis*). Die Aminosäurereste der Polypeptidketten sind durch so genannte 1-Buchstaben-Symbole dargestellt, die *Nummern am linken Rand* der Abbildung bezeichnen die Positionen der unmittelbar rechts benachbarten Aminosäuren in der entsprechenden Zeile. Die *vertikalen Pfeile* über den Sequenzen geben die Positionen der Introns 1–8 wider. *Unterschiedliche Pfeile* wurden verwendet, um die verschiedenen Phasen von Intron 1, 2, 3, 5 und 7 (Phase 2-Introns), Intron 4 (Phase 0) und Intron 6 und 8 (Phase 3) zu kennzeichnen. Die mit der humanen Sequenz identischen Aminosäuren sind durch *horizontale Striche* in der Frosch- und Maussequenz dargestellt. In allen 3 Sequenzen wurden Lücken, durch *Punkte* gekennzeichnet, eingefügt, um die Homologie der 3 Sequenzen untereinander zu optimieren

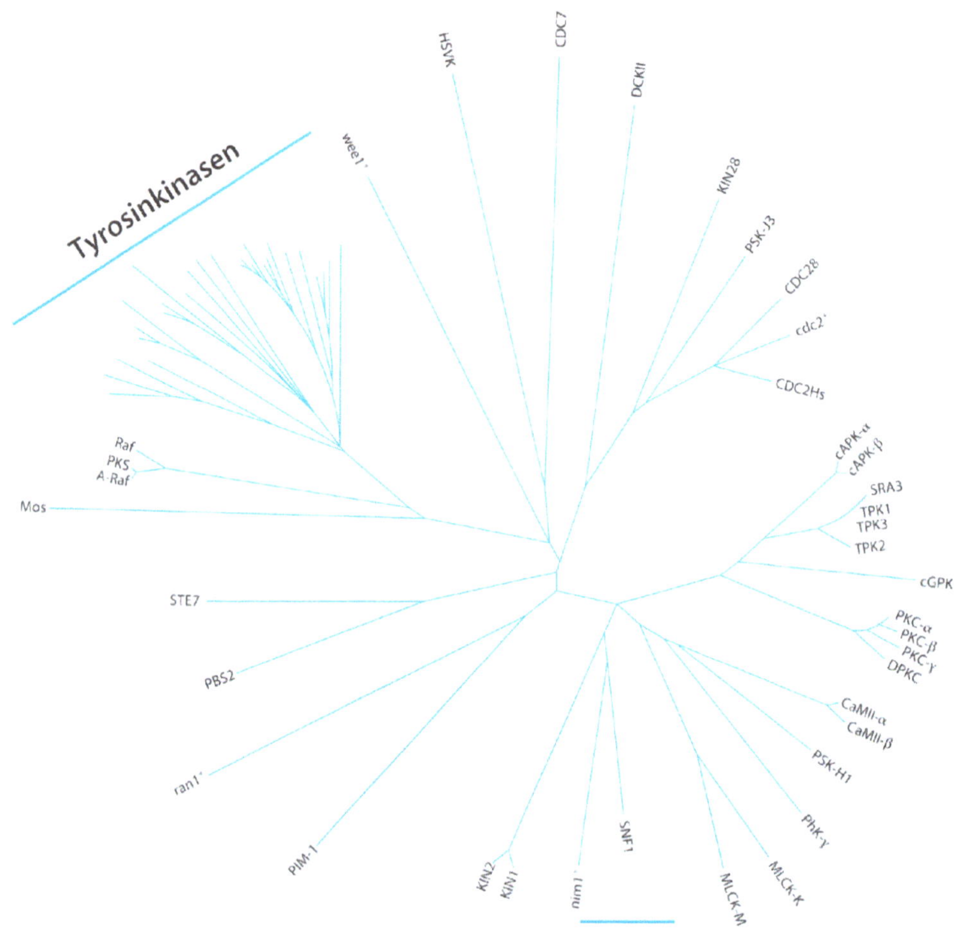

STK11-Familie

Abb. 8.5.4. Phylogenetische Position der Serin-Threonin-Kinase 11 und der Tyrosinkinasen modifiziert nach Hanks et al. (1988). Durch paarweisen Vergleich der katalytischen Domäne von Proteinkinasen ergibt sich eine Matrix von Ähnlichkeitskennziffern (similarity scores), woraus mit Hilfe von Clusteranalysen die Reihenfolge der Aufzweigungen und die Länge der Äste des Evolutionsbaums berechnet wurden. Hohe Homologie zwischen Kinasen wird durch *kleine Zweige* symbolisiert. Tyrosinkinasen sind untereinander sehr ähnlich und bilden einen sehr weit verzweigten Nebenast der jüngeren Evolutionsgeschichte. Die Zahl der Kinasen ist inzwischen so groß geworden, dass globale Computerberechnungen für alle bekannten Kinasen wegen systembedingter Grenzen noch nicht durchgeführt wurden. Serin-Threonin-Kinase 11 zeigt bei einer Datenbankrecherche die größte Homologie zu SNF1 der Bäckerhefe

rungsschleife (Subdomäne VIII) erwartet wurde. Die Autophosphorylierung dieser Aminosäure bei AMPK-Kinasen bewirkte eine 20fache Aktivierung des Enzyms. Es ist daher nicht auszuschließen, dass eine Phosphorylierung dieses Threonins in der Subdomäne VIII durch eine weitere noch unbekannte Kinase für die Aktivierung von STK11 erforderlich ist.

STK11-Kinasen besitzen darüber hinaus 2 konservierte Konsensussequenzen für cAMP-abhängige Proteinkinasen. Die In-vivo-Phosphorylierung des C-terminalen Serins wurde für XEEK1 und STK11 der Maus auch experimentell nachgewiesen (Su et al. 1996; Collins et al. 2000). Bislang ist die Funktion der cAMP-abhängigen Phosphorylierung von STK11 nicht geklärt, aber es ist denkbar, dass diese Modifikation die Kinaseaktivität und/oder die Bindung von Substraten oder Kofaktoren reguliert.

Es liegt nahe, dass STK11 als Proteinkinase und Tumorsuppressor eine regulatorische Funktion in der Zelle erfüllt, wobei die subzelluläre Verteilung die physiologische Funktion maßgeblich beeinflussen könnte. In menschlichen und murinen Zelllinien verteilt sich STK11 auf das Zytoplasma und den Zellkern. Zur Bestimmung der Domänen, die die subzelluläre Lokalisierung des Proteins regulieren, wurden mehrere STK11-Deletionsmutanten als Fusionsproteine mit EGFP (enhanced green fluorescent protein) zellbiologisch charakterisiert. Die Aminosäuren 43–88, die dem Ende der N-terminalen und dem ersten Teil der Kinasedomäne entsprechen, beinhalten eine Konsensussequenz für eine nukleäre Proteinlokalisierung und bewirkten tatsächlich eine Akkumulation des Fusionsproteins im Zellkern. Damit übereinstimmend wurde das Fusionsprotein mit den Aminosäuren 88–433 aus STK11 ausschließlich im Zytoplasma gefunden (Smith et al. 1999).

Bei der DNA-Analyse von Peutz-Jeghers-Patienten wurde bislang eine einzige Mutation gefunden, die die subzelluläre Verteilung von STK11 beeinflusst (Nezu et al. 1999). Bei 1 Patienten waren 4 Aminosäuren am Ende der Kinasedomäne (303IRQH) durch ein Asparagin (N) ersetzt, ohne dass jedoch der Leserahmen verändert war. Während diese Mutation keinen Einfluss auf die Kinaseaktivität hatte, war die subzelluläre Verteilung des Proteins verändert. Im Unterschied zum Wildtypprotein war die Mutante im Zytoplasma nicht mehr nachweisbar, während sie im Zellkern akkumulierte. Diese spezielle krankheitsverursachende Mutante belegt, dass die subzelluläre Verteilung und besonders die Lokalisierung im Zytoplasma essenziell für die physiologische Funktion von STK11 ist. Es ist unwahrscheinlich, dass diese Mutation den aktiven Transport in den Zellkern stimuliert; viel wahrscheinlicher ist es, dass sie mit einem Regulationsmechanismus interferiert, der die Kinase im Zytoplasma zurückhält. Der Verbleib im Zytoplasma wird durch Prenylierung reguliert, da eine Mutation der C-terminalen CAAX-Box ebenfalls eine Anreicherung von STK11 im Zellkern bewirkte. Die stabile Membranbindung eines Proteins wird neben der Prenylierung in der Regel durch ein palmitinyliertes Cystein oder eine basische Region, die N-terminal zur CAAX-Box liegen, gewährleistet. Die zellbiologische Charakterisierung dieser natürlichen Mutation hat gezeigt, dass das IRQH-Peptid (Sequenzposition 303–306), das 3 basische Aminosäuren enthält, für die korrekte subzelluläre Lokalisierung der Kinase notwendig ist.

8.5.4.4 Mögliche Funktionen der STK11

Die physiologische Funktion von STK11 in der Zelle und die molekularen Veränderungen, die mit dem Ausfall der STK11-Funktion verbunden sind, sind noch weitgehend ungeklärt. Die postulierte Rolle als Tumorsuppressor wird wahrscheinlich durch die besondere Aktivität der Kinase bei der Regulation der zellulären Differenzierung und Proliferation vermittelt (Tiainen et al. 1999). Die Identifizierung von physiologischen Substraten, regulatorischen Kinasen für STK11 und des Signalübertragungswegs, an dem STK11 beteiligt ist, ist daher von zentraler Bedeutung zum Verständnis der Funktion.

Die Charakterisierung von *C. elegans* par-4 und *Xenopus* XEEK1 lässt Rückschlüsse auf die Funktion von STK11 im Menschen und in der Maus zu. Diese 4 Proteine zeigen die stärkste Homologie innerhalb ihrer Kinasedomänen, wobei über die gesamte Proteinsequenz betrachtet XEEK1 den Säugerproteinen ähnlicher ist als par-4. Signifikante Divergenzen in den N- und C-terminalen Domänen könnten darauf hindeuten, dass die Proteine unterschiedlich reguliert werden und/oder verschiedene Substratspezifitäten besitzen.

Das Expressionsmuster im Menschen und in der Maus unterscheidet sich grundsätzlich von dem in *C. elegans* und *Xenopus*. Par-4 und XEEK1 werden spezifisch in Oozyten und während der Embryogenese exprimiert und können in späteren Entwicklungsstadien nicht mehr nachgewiesen werden (Su et al. 1996; Watts et al. 2000), während die Säugerproteine ubiquitär exprimiert sind (Jenne et al. 1998; Luukko et al. 1999; Collins et al. 2000). Andererseits weisen alle 4 Proteine starke biochemische und zellbiologische Ähnlichkeiten auf. Für XEEK1 und die humane bzw. murine STK11 wurde gezeigt, dass sie Autophosphorylierungsaktivität besitzen (Su et al. 1996; Mehenni et al. 1998; Ylikorkala et al. 1999) und außerdem durch cAMP-abhängige Proteinkinasen phosphoryliert werden (Su et al. 1996; Collins et al. 2000). Das autophosphorylierte Threonin in der Kinaseaktivierungsdomäne und die Konsensussequenz für cAMP-abhängige Kinasen sind konserviert.

Gemeinsamkeiten bestehen auch in der subzellulären Verteilung. Die Kinasen sind vornehmlich im Zytoplasma lokalisiert, wobei sich ein geringe-

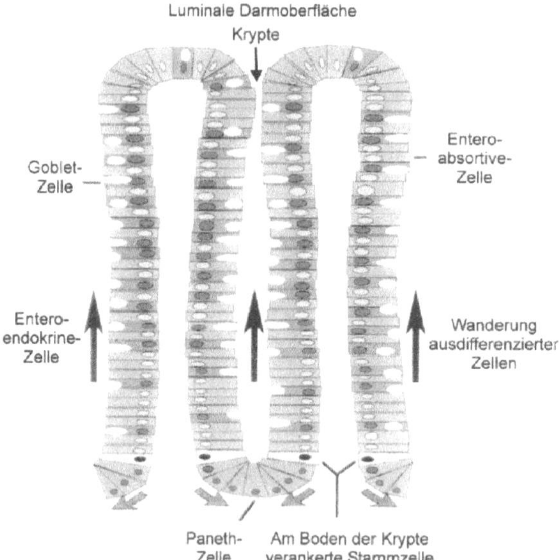

Abb. 8.5.5. Schematische Darstellung der normalen Darmepithelzellschicht mit verschiedenen Zelltypen. 2–3 epitheliale Stammzellen sind jeweils in der Tiefe einer Krypte verankert und differenzieren sich dort permanent durch Teilung in die 4 verschiedenen epithelialen Zelltypen, enteroabsortive, enteroendokrine (nicht dargestellt), Schleim produzierende (Goblet-Zellen) und Paneth-Zellen aus. Diese Zellen wandern langsam bis zur Darmoberfläche hoch und gehen dort durch Apoptose mit nachfolgender Abschilferung zugrunde. Kompletter Funktionsausfall der STK11 in einer Stammzelle führt beim Peutz-Jeghers-Patienten zur klonalen Expansion dieser Stammzelle, zur Verschiebung und Ausdehnung der Wachstumszonen und damit zur Induktion von neuem, ortstypischem, mesenchymalem und epithelialem Gewebe

rer Anteil auch in der Zellperipherie und an der Membran befindet. Die zelluläre Lokalisierung ist essenziell für die physiologische Funktion, sodass eine hohe Substratspezifität von STK11 und eine spezifische Lokalisierung der bislang noch nicht identifizierten Substrate angenommen werden darf.

Tumorzelllinien, in denen die Genexpression und die STK11-Kinase-Aktivtät stark verringert sind, lieferten erste Hinweise auf eine physiologische Regulationsfunktion von STK11 (Tiainen et al. 1999). In diesen Zellen bewirkte die ektopische Expression der normalen STK11, nicht jedoch der mutierten Varianten, eine Inhibition des Zellzyklus in der G_1-Phase, ohne dass Apoptose induziert wurde. Dieses Ergebnis deutet darauf hin, dass STK11 bei der Überprüfung des Zellzyklus zwischen der G_0- und der G_1-Phase beteiligt sein könnte. Interessant ist, dass die Inhibition des Zellwachstums nur in Zellen mit verminderter endogener STK11-Aktivität beobachtet wurde (Tiainen et al. 1999). Da STK11 auch in normal proliferierenden Zellen exprimiert wird, ist STK11 allein für die Inhibition des Wachstums offensichtlich nicht ausreichend.

8.5.4.5 LOH als Ursache der Polypenentstehung

Das Manifestationsspektrum des Peutz-Jeghers-Syndrom deutet sehr stark auf eine Funktion der STK11 als genereller Tumorsuppressor hin, da Mutationen in diesem Gen nicht nur zur Ausbildung von intestinalen Polypen führen, sondern zugleich auch für gastrointestinale und eine Reihe anderer Neoplasmen prädisponieren. Grundlage dieses Modells ist, dass durch eine weitere somatische Mutation auch die Expression des 2., nicht mutierten Allels inhibiert wird und zum vollständigen Verlust der Proteinaktivität in epithelialen Stammzellen der Darmkrypte führt (Abb. 8.5.5). Punktmutationen, chromosomale Deletionen (loss of heterozygosity) sowie Hypermethylierung des Promotorbereichs werden hierbei als mögliche Mechanismen diskutiert (Hemminki et al. 1997; Wang et al. 1999c; Gruber et al. 1998; Esteller et al. 2000). In einer jüngeren Studie wurde ein Verlust der chromosomalen Region, in der das Tumorsuppressorgen lokalisiert ist, bei 70% aller hamartomatösen Polypen und Adenokarzinomen von Peutz-Jeghers-Patienten beobachtet (Gruber et al. 1998). In der ersten LOH-Studie an Peutz-Jeghers-Polypen (Hemminki et al. 1997), die maßgeblich zur Lokalisierung des Krankheitsgens beigetragen hat, wurde LOH tatsächlich in etwas weniger als der Hälfte aller untersuchten Polypen nachgewiesen. Auch Kolon-, Zervix- und Mammakarzinome sowie Kolonadenome von Peutz-Jeghers-Patienten weisen nur z.T. eine Verminderung des normalen Wildtypallels auf.

Es ist daher nicht sicher, ob LOH des STK11-Locus die wichtigste primäre Ursache für das Polypenwachstum darstellt. Alternativ könnten Punktmutationen oder epigenetische Methylierung der Promotorregion in einzelnen epithelialen Stammzellen zum Verlust der Kinaseaktivität führen und die Polypenbildung induzieren. Eine zentrale Frage, die bislang nicht geklärt wurde, ist hierbei, ob im hamartomatösen Polypengewebe tatsächlich ein vollständiger Verlust der STK11-Aktivität in allen epithelialen Zelltypen vorliegt. Wegen des beträchtlichen Anteils mesenchymalen Gewebes in Darmpolypen ist ein LOH-Nachweis im Einzelfall schwierig. Noch schwieriger ist der In-situ-Nachweis von Punktmutationen und Hypermethylierungen im Promotorbereich des Wildtypallels. Da ein Polyp durch multiple Wachstumszonen gekennzeichnet ist, könnten im selben Polypen Stammzellen mit und ohne LOH nebeneinander vorliegen.

8.5.4.6 Bedeutung der STK11 bei sporadisch auftretenden Neoplasien

Mit der Aufklärung dieses besonderen vererblichen Krebsrisikosyndroms war die Hoffnung verknüpft, dass STK11 auch bei spontan vorkommenden Neoplasien eine signifikante Rolle spielen könnte. Inaktivierung beider STK11-Allele in epithelialen Stammzellen hätte ein wesentlicher Wegbereiter der Tumorentwicklung in der Normalbevölkerung sein können. Die ersten hoffnungsvollen Berichte bei links sitzenden Kolonkarzinomen (Dong et al. 1998) wurden jedoch bald widerlegt (Launonen et al. 2000). Inzwischen wurde das STK11-Gen bei den unterschiedlichsten Tumoren der Normalbevölkerung analysiert, und nur in Ausnahmefällen wurden signifikante Mutationen im Tumorgewebe gefunden (Connolly et al. 2000; Nakagawa et al. 1999; Su et al. 1999; Wang et al. 1999 b, c; Rowan et al. 1999; Guldberg et al. 1999; Avizienyte et al. 1999; Resta et al. 1998; Park et al. 1998; Avizienyte et al. 1998; Bignell et al. 1998; Chen u. Lindblom 2000). Selbst bei jenen Neoplasien, die häufig mit dem Peutz-Jeghers-Syndrom assoziiert sind, bei

- gynäkologischen,
- andrologischen und
- gastroenterologischen Tumoren sowie beim
- malignen Melanom der Haut

wurden nur selten somatische Mutationen im STK11-Gen entdeckt. So wurde z.B. die Inaktivierung der STK11-Kinase durch simultane Deletion der beiden Genloci oder somatische Mutation in Verbindung mit LOH bei etwa 4–6% aller Fälle von Pankreas- und Gallenblasenkarzinomen vorgefunden (Su et al. 1999).

8.5.5 Molekulare Diagnostik

8.5.5.1 Mutationsspektrum

Die bei Peutz-Jeghers-Patienten gefundenen Mutationen im STK11-Gen umfassen ein weites Spektrum (Abb. 8.5.6) an

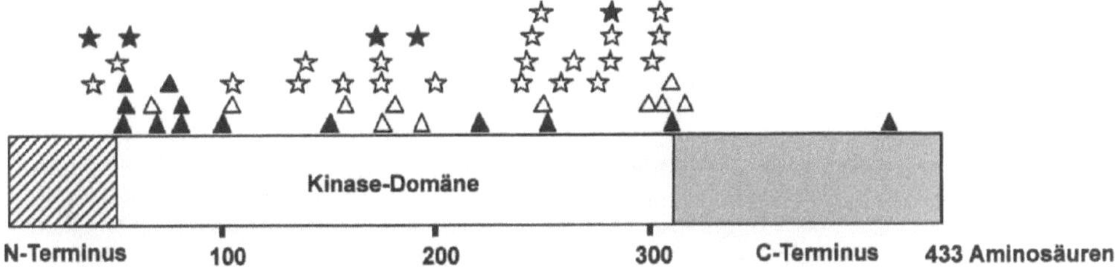

Abb. 8.5.6. Verteilung krankheitsrelevanter Keimbahnmutationen im kodierenden Bereich des STK11-Gens, *horizontaler Balken* Polypeptidkette von STK11, die sich in 3 Bereiche gliedert, N-Terminus (*schraffiert*), Kinasedomäne (*weiß*) und C-Terminus (*grau*), *lineare Skala unterhalb des Balkens* Aminosäurepositionen 100, 200 und 300. Im Bereich des N- und C-Terminus wurden bisher nur jeweils 2 Mutationen beschrieben, während sich die große Zahl der übrigen Mutationen fast gleichmäßig über die Kinasedomäne verteilt. Der Übersichtlichkeit halber sind chromosomale Veränderungen sowie längere Deletionen und Insertionen nicht angegeben. Deren Verteilung folgt dem gleichen Muster

- Punktmutationen, die zum Austausch einzelner Aminosäuren oder zur Bildung von Stoppkodons führen,
- Punktmutationen in Spleißdonor- oder -akzeptorsequenzen,
- kurze und längere Insertionen und Deletionen sowie
- komplexe und weitreichende chromosomale Umlagerungen, einschließlich Inversionen.

Bis zum gegenwärtigen Zeitpunkt wurden 28 verschiedene Punktmutationen, 29 kurze Deletionen/Insertionen und 9 weitreichende chromosomale Veränderungen (lange Deletionen/Insertionen und chromosomale Umlagerungen) bei Peutz-Jeghers-Patienten beschrieben (Yoon et al. 2000; Nakagawa et al. 1999; Westerman et al. 1999a; Wang et al. 1999a,b; Kruse et al. 1999; Kruse et al. 1999; Trojan et al. 1999; Ylikorkala et al. 1999; Mehenni et al. 1998; Resta et al. 1998; Nakagawa et al. 1998a; Hemminki et al. 1998; Jenne et al. 1998; Mehenni et al. 1997). Von nur 3 Ausnahmen abgesehen verändern alle bekannten Mutationen die STK11-Kinase-Domäne und führen zur Synthese von enzymatisch inaktivem Protein. Chromosomale Umlagerungen deletieren Teile des STK11-Gens und verändern die Exonstruktur, sodass der normale Leserahmen verloren geht. Denselben Effekt können Insertionen oder Deletionen in kodierenden Exons sowie Punktmutationen in Spleißdonor- und Spleißakzeptorsequenzen haben, die die Deletion eines Exons in der mRNA bewirken. Die Verschiebung des STK11-Leserahmens führt zu vorzeitigen Stoppkodons und zur Synthese verkürzter Proteine ohne vollständige Kinasedomänen. Die Hälfte der bekannten Punktmutationen verändern kodierende Tripletts direkt zu Stoppkodons und verhindern somit ebenfalls die Synthese eines vollständigen Proteins.

Die 2. Hälfte der bekannten Punktmutationen führt zum Austausch einzelner Aminosäuren innerhalb der STK11-Kinase-Domäne. Veränderungen der Proteinsequenz in funktionell essenziellen Subdomänen bewirken einen offensichtlichen Verlust der Kinaseaktivität, aber auch für weniger evidente Mutationen wurde der Verlust der Kinaseaktivität nachgewiesen (Nezu et al. 1999). Bislang ist nur eine Peutz-Jeghers-Mutation nahe dem C-Terminus der STK11-Kinase-Domäne (Substitution der 4 Aminosäuren 303IRQH durch ein Asparagin) (Hemminki et al. 1998) bekannt, die enzymatisch aktiv ist. Diese Mutation verändert die subzelluläre Lokalisierung von STK11 (s. Kapitel 8.5.4.3 „Biochemie der STK11").

In der Literatur sind 2 Peutz-Jeghers-Mutationen in der C-terminalen Domäne von STK11 beschrieben (Wang et al. 1999a; Resta et al. 1998), die nicht die Kinasedomäne direkt betreffen. Die Missense-Mutation P314H (Resta et al. 1998) wurde bislang nicht charakterisiert. Die 2. Mutation erzeugt ein vorzeitiges Stoppkodon in Position 416 der Aminosäuresequenz (Wang et al. 1999a). Diesem verkürzten Protein fehlen die Erkennungssequenz zur Phosphorylierung durch cAMP-abhängige Proteinkinasen und die für eine Prenylierung von STK11 notwendige CAAX-Box (s. Kapitel 8.5.4.3 „Biochemie der STK11"). Die Mutation P314H liefert somit einen weiteren bedeutsamen Hinweis, dass diese beiden Konsensussequenzen für die zelluläre Funktion von STK11 essenziell sind.

Aus Abb. 8.5.5 ist ersichtlich, dass die bekannten Mutationen relativ gleichmäßig über die STK11-Kinase-Domäne verteilt sind. Ein leichter Hotspot von Mutationen lässt sich allenfalls im Bereich der Kodons 279–281 erkennen, in dem in der DNA-Sequenz eine 6fache Mononukleotidwiederholung (CCCCCC) vorliegt. Es ist bekannt, dass solche Mononukleotidwiederholungen einen Schlupf der DNA-Polymerase während der Replikation auslösen können, die zur Verlängerung oder Verkürzung um jeweils ein Nukleotid führt. Eine umfassende Zusammenstellung der bislang im STK11-Gen gefundenen Mutationen ist in der „Human Gene Mutation Database" an der Universität von Wales in Cardiff zu finden (www.uwcm.ac.uk/search/mg/allgenes).

8.5.5.2 Genetische Heterogenität

Im Hinblick auf eine verlässliche molekulare Diagnostik ebenso wie zum Verständnis der zellbiologischen Veränderungen, die zur Bildung hamartomatöser Polypen und Neoplasmen führen, erhebt sich die zentrale Frage, ob alle Fälle von Peutz-Jeghers-Syndrom auf Mutationen im STK11-Gen zurückgeführt werden können. Bereits vor der Identifizierung des Peutz-Jeghers-Gens wurden 4 Familien beschrieben, die nicht mit einer genetischen Kopplung zu Chromosom 19p13.3 kompatibel waren (Mehenni et al. 1998; Olschwang et al. 1998a). Eine indische Familie, in der keine Mutation im STK11-Gen gefunden wurde, zeigte dagegen eine Kopplung mit dem Marker D19S880 auf Chromosom 19q13.4 (Maximum-LOD-Score 3,8) (Mehenni et al. 1997, 1998). Die Autoren interpretierten diese Befunde als Hinweis für die Existenz eines 2. Genorts auf 19q13.4.

Eine Bewertung der Heterogenität beim Peutz-Jeghers-Syndrom muss auch immer in Betracht ziehen, inwieweit die klinisch-diagnostischen Kriterien für das Peutz-Jeghers-Syndroms erfüllt sind. Da den klinischen Diagnosen oft nur lückenhafte ältere Archivdokumente zugrunde gelegt werden, ist Vorsicht berechtigt. Sowohl die Differenzierung von Pigmentanomalien im Gesichts- und Mundbereich (Stratakis et al. 1996; Gass u. Glatzer 1991) als auch die Differenzialdiagnostik hamartomatöser Polypen erweisen sich in der klinischen Routine als problematisch. Beispielhaft sei hier erwähnt, dass die richtige Diagnose eines hamartomatösen Peutz-Jeghers-Polypen nur von 20% aller an einem Ringversuch teilnehmenden Pathologen gestellt wurde (Rex et al. 1999) und die im dermatologischen Online-Atlas der Dermatologischen Universitätsklinik Erlangen wiedergegebenen Pigmentierungen einer Unterlippe (http://info.medic.mie-u.ac.jp/derma/bilddb/diagnose/i759802.htm) fälschlicherweise mit einem Peutz-Jeghers-Syndrom in Verbindung gebracht wurden.

Als weiteres Indiz für genetische Heterogenität wurden die relativ schlechten Trefferquoten bei der Suche nach STK11-Mutationen unter familiären und sporadischen Fällen mit Peutz-Jeghers-Syndrom gewertet. Bei einem Vergleich verschiedener Studien (Westerman et al. 1999a; Wang et al. 1999a; Kruse et al. 1999; Ylikorkala et al. 1999; Mehenni et al. 1998; Resta et al. 1998; Nakagawa et al. 1998a; Hemminki et al. 1998; Jenne et al. 1998; Boardman et al. 2000) ist die Quote jener Peutz-Jeghers-Patienten, bei denen keine STK11-Mutationen gefunden wurden, teilweise sehr unterschiedlich. In Mutationsanalysen über direkte DNA-Sequenzierung oder Einzelstrangkonformationspolymorphismusanalyse (SSCP) wurden, je nach Studie, in 8–42% der analysierten Patienten keine Mutationen gefunden. Bei der Interpretation dieser Ergebnisse muss jedoch beachtet werden, dass diese Methoden keine Mutationen in der Promotorregion und in anderen möglichen regulatorischen Sequenzen, z.B. in Introns, in der 3′-nichttranslatierten Region und im Nahbereich der genomischen Transkriptionseinheit, detektieren und auch längere chromosomale Deletionen, Insertionen und Inversionen unentdeckt bleiben. Bisher werden keine Tests angewendet, mit denen die biallelische Expression des STK11-Locus in einzelnen Geweben überprüft werden könnte. Da ein signifikanter Teil von Peutz-Jeghers-Fällen durch spontane Neumutationen bedingt ist, muss auch mit Mosaikfällen und segmentalen Formen des Krankheitsbilds gerechnet werden.

Bei eingehender Betrachtung aller Peutz-Jeghers-Familien kommt man zu dem Schluss, dass zurzeit das Ausmaß der genetischen Heterogenität überschätzt wird. Wir gehen davon aus, dass bei vielen als negativ befundenen Familien mit Peutz-Jeghers-Syndrom eine bisher nicht erfasste Mutation im Bereich des STK11-Gens vorliegt. Diese Annahme begründen wir mit der Beobachtung, dass in 11 von insgesamt 28 Familien ohne Mutationen im STK11-Gen tatsächlich eine genetische Kopplung mit Chromosom 19p13.3 vorliegt, sodass auch hier mit großer Wahrscheinlichkeit funktionell relevante Defekte im STK11-Locus zu erwarten sind. Weitere 14 Familien waren in der Kopplungsanalyse nicht eindeutig informativ oder wurden nicht getestet. Somit gibt es nur bei 4 Familien eine Evidenz für genetische Heterogenität.

Bei nichtfamiliären Peutz-Jeghers-Patienten und kleinen Familien ohne erkennbare Mutation im STK11-Gen ist eine Kopplungsanalyse nicht möglich. Ein zusätzliches Kriterium für STK11-Mutationen wäre der Nachweis von LOH für D19S886 an mehreren Polypen desselben Patienten oder innerhalb der gleichen Familie. Da das Ausmaß genetischer Heterogenität in diesem Patientenkollektiv durch dieselben statistischen Gesetzmäßigkeiten bestimmt wird wie in größeren Familien, erscheint es gerechtfertigt und sinnvoll, die Ergebnisse aus den Familienstudien auch auf dieses Kollektiv zu übertragen. Werden diese Prämissen und Überlegungen akzeptiert, liegt der Schluss nahe, dass das Peutz-Jeghers-Syndrom in der weit überwiegenden Mehrzahl der Fälle durch Keimbahnmutationen oder frühembryonale Mutationen im STK11-Locus verursacht wird. Erweist sich die bei der indischen Familie beobachtete genetische Kopplung mit Chromosom 19q13.4 als eindeutig und richtig, sollte die Identifizierung einer weiteren Peutz-Jeghers-Familie mit identischer Kopplung bald gelingen.

8.5.5.3 Molekulargenetische Differenzialdiagnostik

Da hamartomatöse Polypen bei der histologischen Untersuchung durch einen Routinepathologen oft nicht differenziert werden, stellt sich mitunter die Frage einer molekulargenetischen Differenzialdiagnostik bei fehlendem Nachweis von STK11-Mutationen. Hamartomatöse Polypen und mukokutane Pigmentierungen sind außer beim Peutz-Jeghers-Syndrom auch bei familiärer juveniler Polyposis, beim Cowden-, Bannayan-Ruvalcaba-Riley- und beim Gorlin-Syndrom (Woodford-Richens et al. 2000) sowie beim Carney-Komplex (Stratakis et al. 1998) und Cronkhite-Canada-Syndrom (Burke u. Sobin 1989) mit abnehmender Häufigkeit anzutreffen. Obwohl die genetische Ätiologie für die 4 erstgenannten Erkrankungen nur z. T. aufgeklärt ist, kann durch Analyse des MADH4- (SMAD4-), PTEN- und PTCH-Gens (Gorlin-Syndrom) beim Indexpatienten mitunter ein Mutationsnachweis in einem dieser Gene gelingen.

8.5.6 Therapeutische und präventive Maßnahmen

Die Therapieempfehlungen beim Peutz-Jeghers-Syndrom haben sich in den letzten 30 Jahren entsprechend der Dignitätsbeurteilung des Krankheitsbilds gewandelt. Noch vor 30 Jahren herrschte die Meinung vor, dass hamartomatöse Polypen nur äußerst selten entarten und daher harmlos sind. Entsprechend dieser Einschätzung blieben die therapeutischen Maßnahmen auf ein Minimum beschränkt, prophylaktische Maßnahmen wurden nicht betrieben. Da die mit dieser Erkrankung verbundene Krebsdisposition in den zurückliegenden 30 Jahren durch zahlreiche Berichte in der Literatur bestätigt wurde und die klinisch-diagnostischen Probleme durch molekulargenetische Befunde gelöst wurden, kann den Betroffenen durch spezielle Vorsorge- und Früherkennungsmaßnahmen gezielt und wirksam geholfen werden. Eine konsequente Umsetzung dieser Maßnahmen in der medizinischen Praxis erfordert die Zusammenarbeit verschiedener Fachdisziplinen und die Mitarbeit der im Allgemeinen sich als gesund fühlenden Patienten. Da die medizinischen Probleme in der Regel bereits im Kindesalter beginnen, müssen auch die Eltern bzw. der Vormund der betroffenen Kinder von der medizinischen Notwendigkeit endoskopischer und prophylaktisch operativer Maßnahmen überzeugt werden.

8.5.6.1 Prophylaxe und Therapie gastrointestinaler Komplikationen

Sobald die Diagnose einer Peutz-Jeghers-Polyposis gestellt ist, sollte mit den Überwachungsmaßnahmen begonnen werden. Mit dem Ziel, drohende Komplikationen und risikoreiche Notoperationen im Gastrointestinaltrakt zu vermeiden, sollten routinemäßig endoskopische Untersuchungen des oberen und unteren Verdauungstrakts (Gastroduodenoskopie und Kolonoskopie) in regelmäßigen Intervallen von 1–2 Jahren durchgeführt werden (Keshtgar et al. 1997; Rossini u. Pennazio 1996; Loff et al. 1995; Rebsdorf-Pedersen et al. 1994). Für Kinder werden eine Endoskopie des oberen Gastrointestinaltrakts und eine Koloskopie ab dem 10. Lebensjahr empfohlen. Die abgetragenen Polypen müssen histologisch in Bezug auf adenomatöse Dysplasien und evtl. bestehende Frühkarzinome untersucht werden. Im Magen, Duodenum und Kolon werden in Verbindung mit der endoskopischen Untersuchung die größeren Polypen prophylaktisch entfernt. In diesem Bereich liegt auch das größte Risiko einer malignen Entartung. Bei breit aufsitzenden Polypen kann eine Laparotomie mit chirurgischer Resektion (Enterotomie) erforderlich werden (Cunningham et al. 1998). Oberste Ziel dieser Vorsorgemaßnahmen muss es sein, möglichst alle Polypen ab einer Größe von 10 mm abzutragen (Loff et al. 1995; Westerman, Wilson 1999; McGarrity et al. 2000; Peutz 1921).

Der Dünndarmbereich stellt technisch gesehen das Hauptproblem bei den Vorsorgeuntersuchungen dar. Durch Ileoskopie kann der distale Ileumbereich kontrolliert werden, durch Push-Endoskopie der proximale Jejunum-Ileum-Bereich (Pennazio u. Rossini 2000; Rossini u. Pennazio 1996). Liegen unklare gastrointestinale Beschwerden vor, sollte der Dünndarm durch Kontrastmittelradiografie dargestellt werden. Die oftmals empfohlene routinemäßige Untersuchung des Dünndarms mittels Bariumdoppelkontrasttechnik nach Sellink bei Kindern ab 10 Jahren ist mit einer erheblichen Strahlenbelastung verbunden. Daher sollten die Intervalle für diese Untersuchungen bei Beschwerdefreiheit möglichst größer als 2 Jahre gewählt werden und an die Wachstumsrate bzw. Häufigkeit von Polypen angepasst werden. Die meisten Dünndarmpolypen können aber nur durch Laparotomie und intraoperative Endoskopie lokalisiert werden. Kleinere Polypen können mit einer Schlinge durch Elektrokauterisation über das Endoskop abgetragen werden. Polypen, die größer als 10–15 mm sind, sollten wegen der drohenden Komplikationen in jedem Fall abgetragen werden. Endoskopisch nicht entfernbare Dünndarmpolypen können durch operative Endoskopie genau lokalisiert werden, sodass eine Enterotomie sehr gezielt und schonend durchgeführt werden kann (Fujita et al. 1990). Intraoperativ kann der gesamte Dünndarm endoskopisch inspiziert und durch endoskopische Polypektomie mit wenigen kleinen Enterotomien komplett saniert werden (Ishida et al. 1999; Yagmurdur et al. 1998). Im Fall einer Invagination mit Ileussymptomatik ist es geboten, den Polypen durch Enterotomie zu entfernen und ggf. irreversibel geschädigte Darmabschnitte zu resezieren (Corley et al. 1997; Cunningham et al. 1998). Auch wenn sich einige Invaginationen spontan wieder auflösen, zeigt doch die Erfahrung, dass Invaginationen häufig rezidivieren.

Die prophylaktische Sanierung des gesamten Darms ist aus der Sicht des Kinderchirurgen das kleinere Übel und einer notfallmäßigen Darmoperation mit höherem Operationsrisiko vorzuziehen. Auf diese Weise können lebensbedrohliche Komplikationen wie Obturation, akute Blutung, Invagination und Karzinombildung rechtzeitig verhindert und ausgedehnte Resektionen mit der Folge eines Short-bowel-Syndroms vermieden werden. Prophylaktische Resektionen eines Dünndarmsegments sind aber nicht angezeigt. Geduldige Überzeugungsarbeit und ein besonderes Vertrauensverhältnis zwischen Arzt und Betroffenen sind oft erforderlich, um diese Maßnahmen durchzusetzen.

8.5.6.2 Therapie der Pigmentflecken

Eine maligne Entartung der Pigmentflecken ist bisher nicht beobachtet worden. Pigmentflecken stellen daher nur ein kosmetisches und psychologisches Problem für die Betroffenen, nicht so sehr ein therapeutisches Problem für den Arzt dar. Abrasionen der Haut sind nicht Erfolg versprechend. Mit Rubidium- und Argonlaser dagegen wurden in einzelnen Fällen bei Schulkindern Erfolge erzielt und ein vollständiges und dauerhaftes Verschwinden der Flecken erreicht (Kato et al. 1998; DePadova-Elder u. Milgraum 1994; Hanada et al. 1996).

8.5.6.3 Sonstige Prävention und Vorsorge im Kindesalter

Bei Mädchen und Frauen müssen zusätzlich regelmäßig gynäkologische Untersuchungen bereits im Kindes- und Jugendalter veranlasst werden, um ovariale Tumoren, ein Adenoma malignum der Zervix oder ein Mammakarzinom frühzeitig zu entdecken. Ovarialkarzinome im Alter von 20 Jahren sind mehrfach in der Literatur beschrieben worden. Tumoren der Ovarien können durch Palpation und Ultraschall frühzeitig festgestellt werden. Die zytologische Untersuchung von Zervikal-abstrichen dient der Erkennung eines Adenoma malignum. Endovaginale Ultraschalluntersuchungen ergänzen und erleichtern die frühzeitige Identifizierung zervikaler und ovarialer Tumoren. Routinemäßige gynäkologische Untersuchungen im 1-Jahres-Rhythmus werden ab dem 20. Lebensjahr von fast allen Experten empfohlen. Die Patientinnen sollten ermutigt werden, die Brustuntersuchungen auch selbst vorzunehmen. Mammografien sollten ab dem 25. Lebensjahr in 2- bis 3-jährlichem Abstand, ab dem 50. Lebensjahr in jährlichem Abstand durchgeführt werden. Wegen der Dichte des Brustdrüsengewebes in jungen Jahren sind die Ultraschalluntersuchung und die sorgfältige Palpation der Brust der Mammografie bis zum Alter von 35 Jahren vorzuziehen (Hemminki 1999).

Beim männlichen Geschlecht sollte bereits ab dem 10. Lebensjahr in jährlichen Abständen eine Hodenuntersuchung erfolgen. Auf Hodentumoren sollte besonders dann geachtet werden, wenn sich im Kindes- oder Jugendalter eine Gynäkomastie entwickelt. Ähnlich wie beim SCTAT der Mädchen entwickeln sich diese Sertoli-Zell-Tumoren beidseitig und multifokal in den Gonaden und können zur Feminisierung und zu einem beschleunigten Wachstum führen.

8.5.6.4 Konsequente Krebsvorsorge im Erwachsenenalter

Da beim Peutz-Jeghers-Syndrom mit der Entstehung von bösartigen Tumoren auch außerhalb des Gastrointestinaltrakts gerechnet werden muss, sind generelle sorgfältige Krebsfrüherkennungsmaßnahmen ab dem 25. Lebensjahr dringend geboten (Utsunomiya et al. 1975; Hemminki 1999; Rebsdorf-Pedersen et al. 1994; McGarrity et al. 2000; Spigelman u. Phillips 1989; Spigelman et al. 1995). Neben den bereits erwähnten gynäkologischen, andrologischen und gastroenterologischen Untersuchungen sind v.a. spezielle Untersuchungen des Pankreas, der Gallenblase und der Schilddrüse in jährlichem Rhythmus vorzunehmen, da sich erfahrungsgemäß beim Peutz-Jeghers-Syndrom auch in diesen Organen Malignome entwickeln können.

Gallenblasen- und Pankreaskarzinome werden am ehesten durch abdominale Ultraschalluntersuchungen erfasst. Da solche Tumoren durch Sonografie relativ spät entdeckt werden, gelingt eine kurative Therapie nur in seltenen Fällen. Leider gibt es derzeit für eine effektive Vorsorge des Pankreaskarzinoms keine geeigneteren Untersuchungsverfahren.

Die effizientesten Untersuchungsmethoden und Zeitintervalle sind bisher durch wissenschaftliche Studien noch nicht ermittelt worden. Daher sind die derzeitigen Empfehlungen entsprechend den neuen Erkenntnissen und Erfahrungen im Umgang mit Peutz-Jeghers-Patienten anzupassen.

8.5.6.5 Diagnostische und prädiktive Mutationsanalyse

Die Entschlüsselung der genetischen Grundlagen für das Peutz-Jeghers-Syndrom hat die diagnostische Sicherheit für Patienten und deren Familienangehörige (Risikopersonen) entscheidend verbessert. Das STK11-Gen ist im Vergleich zu anderen Tumorsuppressorgenen wie z.B. dem APC- und NF1-Gen ein recht kleines Gen, das durch Einzelstrangkonformationspolymorphismusanalyse (SSCP), denaturierende Hochdruckflüssigkeitschromatografie (DHPLC) oder direkte DNA-Sequenzierung der 9 kodierenden Exons in kurzer Zeit auf Mutationen hin untersucht werden kann. Bei einem Großteil der Patienten mit charakteristischen hamartomatösen Polypen und Pigmentanomalien kann nunmehr die der Erkrankung zugrunde liegende Keimbahnmutation identifiziert werden.

Schwierigkeiten bereiten spezielle intragenische Deletionen, Mutationen in noch unbekannten regulatorischen Sequenzen und Mikrodeletionen des gesamten Locus, die bei einer Exonsequenzierung unentdeckt bleiben, und ein großes Spektrum unterschiedlichster Mutationen. Bei konservativen Aminosäuresubstitutionen und Mutationen innerhalb von nichtkodierenden Sequenzen ist die Krankheitsrelevanz durch weitere spezialisierte wissenschaftliche Untersuchungen zu erbringen.

Der Nachweis einer Keimbahnmutation im STK11-Gen beim Indexpatienten führt zwangsläufig zur Frage, ob weitere gesunde Verwandte, Kinder, Geschwister und Eltern unerkannte Träger derselben Mutation sind. Diese Personen sind gemäß den Vererbungsgesetzen als Personen mit hohem Risiko einzustufen, sofern es sich nicht um eine Neumutation beim Indexpatienten handelt. Bevor eine genetische Untersuchung bei diesem Personenkreis erfolgt, ist eine umfassende Beratung über die Bedeutung und die Tragweite der Untersuchungsergebnisse vorzunehmen. Potenzielle, nichtgetestete Anlageträger sollten die regelmäßigen Vorsorgemaßnahmen ebenfalls wahrnehmen, während Nichtanlageträger aus dem engmaschigen Vorsorgeprogramm entlassen werden können.

Nach den derzeitigen ethischen Richtlinien werden genetische Tests bei Minderjährigen mit erhöhtem Vererbungsrisiko für das Peutz-Jeghers-Syndrom nicht empfohlen. Angesichts mehrerer Berichte über tödlich verlaufende Karzinome im Kindesalter in Verbindung mit dem Peutz-Jeghers-Syndrom sollten diese Grundsätze neu überdacht und aufgegeben werden.

8.5.6.6 Probleme und Grenzen molekulargenetischer Differenzialdiagnostik

Mit den zurzeit verwendeten Methoden der Mutationssuche kann die Aufklärungsquote bei Patienten mit hamartomatösen Polyposen dadurch verbessert werden, dass weitere Gene wie z.B. PTEN und MADH4 (SMAD4) bei der Mutationsanalyse mit berücksichtigt werden. Obwohl die durch PTEN- und MADH4 verursachten Krankheitsbilder des Cowden-Syndroms bzw. der familiären juvenilen Polyposis sich bereits klinisch und histomorphologisch vom Peutz-Jeghers-Syndrom hinreichend gut abgrenzen lassen (Jungck et al. 1999), sind Überschneidungen zwischen diesen 3 Krankheitsbildern vorstellbar, aber in Bezug auf die 3 etablierten genetischen Ursachen für hamartomatöse Polyposen nicht wirklich dokumentiert (Woodford-Richens et al. 2000; Eng u. Ji 1998; Marsh et al. 1997; Olschwang et al. 1998b). Da sowohl für das Cowden-Syndrom als auch die familiäre juvenile Polyposis nur jeweils ein Krankheitsgen identifiziert werden konnte und eine deutlich größere genetische Heterogenität insbesondere bei der familiären juvenilen Polyposis beobachtet wurde (Jungck et al. 1999), ist die diagnostische Trefferquote bei diesen Erkrankungen jedoch deutlich geringer als beim Peutz-Jeghers-Syndrom. Der wichtigste Faktor bei der Erkennung eines Peutz-Jeghers-Syndroms sind die klinische Befunderhebung des praktisch tätigen Arztes, Pädiaters oder Internisten und die sorgfältige histologische Untersuchung des biopsierten Materials durch einen spezialisierten erfahrenen Pathologen.

Bei unsicherer klinischer Diagnose, insbesondere bei fehlender Familienanamnese, bei sporadischen Fällen von hamartomatösen Polyposen, bei Patienten mit geringer Zahl von Polypen und bei fehlender Pigmentierung, kann die molekulare Diagnostik wertvolle Dienste leisten. Wird eine Keimbahnmutation in einem der bis jetzt identifizierten Polyposisgene gefunden, kann die Anlageträgerschaft bei Familienangehörigen mit hoher Sicherheit überprüft werden. Wegen der besonderen Vorsorgemaßnahmen bei potenziell betroffenen Minderjährigen wird eine prädiktive Mutationsanalyse im Kindesalter als gerechtfertigt betrachtet.

Eine prädiktive Diagnostik unter Familienangehörigen oder beim Ungeborenen ist mit erheblichen psychosozialen und gesellschaftlichen Problemen verbunden. Alle genetischen Untersuchungen sollten deshalb die Richtlinien zur Diagnostik der genetischen Disposition für Krebserkrankungen der Bundesärztekammer (1998) einschließlich einer humangenetischen Beratung berücksichtigen.

8.5.7 Chancen einer kausalen Therapie

Die Erwartungen und Ansprüche der Peutz-Jeghers-Patienten in Bezug auf eine genetisch und molekular orientierte kausale Therapie sind mit der Aufklärung der Krankheitsursache enorm angestiegen. Dennoch müssen die Aussichten für eine kausale Therapie mit großer Skepsis und Zurückhaltung bewertet werden. Das ubiquitär vorhandene relative Defizit von STK11 in verschiedenen Körperzellen lässt sich realistisch weder durch Gentransfer noch durch eine molekularpharmakologisch orientierte Substitutionstherapie beheben. Der Gentransfer und die Applikation eines Substitutionspräparats müssten gezielt an den epithelialen Stammzellen (Abb. 8.5.5) vorgenommen werden, ein Problem für das in nächster Zeit keine Lösung in Aussicht steht.

Stimulation funktionell verwandter intakter Kinasen im Gastrointestinaltrakt des Patienten zur Verbesserung des tumorsuppressorischen Milieus würde eine subtile Kenntnis des Kinaseuniversums voraussetzen. Nach dem derzeitigen Stand des Genomprojekts wird mit etwa 1000 unterschiedlichen Proteinkinasen pro Säugergenom gerechnet (vgl. dazu Abb. 8.5.4) mit z.T. sehr ähnlicher dreidimensionaler Struktur. Die Nebeneffekte von Kinasetherapeutika über lange Zeiträume betrachtet sind wohl kaum abzuschätzen.

Krankheitsmodelle in der Maus werden in Zukunft eine große Rolle spielen, um so genannte genetische Modifikatoren der Polypenbildung zu erforschen. Die Suche nach Wirkstoffen und exogenen Einflussfaktoren, die den Krankheitsverlauf günstig beeinflussen, wird sich in Zukunft durch den Einsatz transgener Mäuse mit heterozygoten Keimbahnmutationen im STK11-Locus wesentlich beschleunigen.

Danksagung. Die Arbeiten am Max-Planck-Institut für Neurobiologie werden von der Europäischen Kommission, der Deutschen Forschungsgemeinschaft (Sonderforschungsbereich 469) und Prof. Dr. Hartmut Wekerle unterstützt. MZ wird vom Wellcome Trust gefördert. Die Autoren bedanken sich bei Dr. Steffan Loff, Klinikum Mannheim der Universität Heidelberg, für die sorgfältige Durchsicht des Manuskripts.

8.5.8 Literatur

Ahn GH, Chi JG, Lee SK (1986) Ovarian sex cord tumor with annular tubules. Cancer 57:1066–1073

Amos CI, Bali D, Thiel TJ et al. (1997) Fine mapping of a genetic locus for Peutz-Jeghers syndrome on chromosome 19p. Cancer Res 57:3653–3656

Astengo-Osuna C (1984) Ovarian sex-cord tumor with annular tubules. Case report with ultrastructural findings. Cancer 54:1070–1075

Avizienyte E, Roth S, Loukola A et al. (1998) Somatic mutations in LKB1 are rare in sporadic colorectal and testicular tumors. Cancer Res 58:2087–2090

Avizienyte E, Loukola A, Roth S et al. (1999) LKB1 somatic mutations in sporadic tumors. Am J Pathol 154:677–681

Back W, Loff S, Jenne D, Bleyl U (1999) Immunolocalization of β-catenin in intestinal polyps of Peutz-Jeghers and juvenile polyposis syndromes. J Clin Pathol 52:345–349

Bali D, Gourley IS, McGarrity TJ, Spencer CA, Howard L, Frazier ML (1995) Peutz-Jegher's syndrome maps to chromosome 1p. Am J Hum Genet 57:A186

Bartholomew LG, Dahlin DC, Waugh JM (1957) Intestinal polyposis associated with mucocutaneous melanin pigmentation (Peutz-Jeghers syndrome). Review of the literature and report of six cases with special reference to pathologic findings. Gastroenterology 32:434–451

Benagiano G, Bigotti G, Buzzi M, D'Alessandro P, Napolitano C (1988) Endocrine and morphological study of a case of ovarian sex-cord tumor with annular tubules in a woman with Peutz-Jeghers syndrome. Int J Gynaecol Obstet 26:441–452

Bignell GR, Barfoot R, Seal S, Collins N, Warren W, Stratton MR (1998) Low frequency of somatic mutations in the LKB1/Peutz-Jeghers syndrome gene in sporadic breast cancer. Cancer Res 58:1384–1386

Boardman LA, Thibodeau SN, Schaid DJ et al. (1998) Increased risk for cancer in patients with the Peutz-Jeghers syndrome. Ann Intern Med 128:896–899

Boardman LA, Couch FJ, Burgart LJ et al. (2000) Genetic heterogeneity in Peutz-Jeghers syndrome. Hum Mutat 16:23–30

Bowlby LS (1986) Pancreatic adenocarcinoma in an adolescent male with Peutz-Jeghers syndrome. Hum Pathol 17:97–99

Brand E (1992) Peutz-Jeghers syndrome with ovarian sex cord tumor with annular tubules and cervical adenoma malignum. Gynecol Oncol 45:334–335

Bruwer A, Bargen JA, Kierland RR (1954) Surface pigmentation and generalized intestinal polyposis (Peutz-Jeghers syndrome). Proc Staff Meet Mayo Clin 29:168

Bundesärztekammer (1998) Diagnostik der genetischen Disposition für Krebserkrankungen. Dtsch Arztebl 95:1396–1403

Burdick D, Prior JT (1982) Peutz-Jeghers syndrome. A clinicopathologic study of a large family with a 27-year follow-up. Cancer 50:2139–2146

Burke AP, Sobin LH (1989) The pathology of Cronkhite-Canada polyps. A comparison to juvenile polyposis. Am J Surg Pathol 13:940–946

Burwinkel B, Miglierini G, Jenne DE et al. (1998) Structure of the human paralemmin gene (PALM), mapping to human chromosome 19p13.3 and mouse chromosome 10, and exclusion of coding mutations in grizzled, mocha, jittery, and hesitant mice. Genomics 49:462–466

Cantu JM, Rivera H, Ocampo-Campos R et al. (1980) Peutz-Jeghers syndrome with feminizing Sertoli cell tumor. Cancer 46:223–228

Chen KT (1986) Female genital tract tumors in Peutz-Jeghers syndrome. Hum Pathol 17:858–861

Chen J, Lindblom A (2000) Germline mutation screening of the STK11/LKB1 gene in familial breast cancer with LOH on 19p. Clin Genet 57:394–397

Choi CG, Kim SH, Kim JS, Chi JG, Song ES, Han MC (1993) Adenoma malignum of uterine cervix in Peutz-Jeghers syndrome: CT and US features. J Comput Assist Tomogr 17:819–821

Christian CD (1971) Ovarian tumors: an extension of the Peutz-Jeghers syndrome. Am J Obstet Gynecol 111:529–534

Christian CD, McLoughlin TG, Cathcart ER, Eisenberg MM (1964) Peutz-Jeghers syndrome associated with functioning ovarian tumor. JAMA 190:935–938

Collins SP, Reoma JL, Gamm DM, Uhler MD (2000) LKB1, a novel serine/threonine protein kinase and potential tumour suppressor, is phosphorylated by cAMP-dependent protein kinase (PKA) and prenylated in vivo. Biochem J 345:673–680

Connolly DC, Katabuchi H, Cliby WA, Cho KR (2000) Somatic mutations in the STK11/LKB1 gene are uncommon in rare gynecological tumor types associated with Peutz-Jegher's syndrome. Am J Pathol 156:339–345

Connor JT (1895) Aesculapian society of London. Lancet 2:1169

Corley DA, Uyeki TM, Cello JP (1997) Gastrointestinal bleeding and gastric outlet obstruction from Peutz-Jeghers polyposis. Diagnosis and treatment. West J Med 166:350–352

Cunningham JD, Vine AJ, Karch L, Aisenberg J (1998) The role of laparoscopy in the management of intussusception in the Peutz-Jeghers syndrome: case report and review of the literature. Surg Laparosc Endosc 8:17–20

DePadova-Elder SM, Milgraum SS (1994) Q-switched ruby laser treatment of labial lentigines in Peutz-Jeghers syndrome. J Dermatol Surg Oncol 20:830–832

Dippolito AD, Aburano A, Bezouska CA, Happ RA (1987) Enteritis cystica profunda in Peutz-Jeghers syndrome. Report of a case and review of the literature. Dis Colon Rectum 30:192–198

Dong SM, Kim KM, Kim SY et al. (1998) Frequent somatic mutations in serine/threonine kinase 11/Peutz-Jeghers syndrome gene in left-sided colon cancer. Cancer Res 58:3787–3790

Dozois RR, Judd ES, Dahlin DC, Bartholomew LG (1969) The Peutz-Jeghers syndrome. Is there a predisposition to the development of intestinal malignancy? Arch Surg 98:509–517

Dozois RR, Kempers RD, Dahlin DC, Bartholomeew LG (1970) Ovarian tumors associated with the Peutz-Jeghers syndrome. Ann Surg 172:233–238

Dozois RR, Dahlin DC, Bartholomew LG (1973) Ovarian tumors associated with the Peutz-Jeghers syndrome. Prog Clin Cancer 5:187–193

Dreyer L, Jacyk WK, Plessis DJ du (1994) Bilateral large-cell calcifying Sertoli cell tumor of the testes with Peutz-Jeghers syndrome: a case report. Pediatr Dermatol 11:335–337

Dubois RS, Hoffman WH, Krishnan TH et al. (1982) Feminizing sex cord tumor with annular tubules in a boy with Peutz-Jeghers syndrome. J Pediatr 101:568–571

Eng C, Ji H (1998) Molecular classification of the inherited hamartoma polyposis syndromes: clearing the muddied waters (editorial). Am J Hum Genet 62:1020–1022

Esteller M, Avizienyte E, Corn PG et al. (2000) Epigenetic inactivation of LKB1 in primary tumors associated with the Peutz-Jeghers syndrome. Oncogene 19:164–168

Fetissof F, Berger G, Dubois MP, Philippe A, Lansac J, Jobard P (1985) Female genital tract and Peutz-Jeghers syndrome: an immunohistochemical study. Int J Gynecol Pathol 4:219–229

Flageole H, Raptis S, Trudel JL, Lough JO (1994) Progression toward malignancy of hamartomas in a patient with Peutz-Jeghers syndrome: case report and literature review. Can J Surg 37:231–236

Fujita S, Kusunoki M, Sakanoue Y, Yamamura T, Utsunomiya J (1990) Preoperative endoscopy in Peutz-Jeghers syndrome. Lancet 335:415–416

Fujiwaki R, Takahashi K, Kitao M (1996) Adenoma malignum of the uterine cervix associated with Peutz-Jeghers syndrome. Int J Gynaecol Obstet 53:171–172

Fulcheri E, Baracchini P, Pagani A, Lapertosa G, Bussolati G (1991) Significance of the smooth muscle cell component in Peutz-Jeghers and juvenile polyps. Hum Pathol 22:1136–1140

Gass JD, Glatzer RJ (1991) Acquired pigmentation simulating Peutz-Jeghers syndrome: initial manifestation of diffuse uveal melanocytic proliferation. Br J Ophthalmol 75:693–695

Giardiello FM, Offerhaus JG (1995) Phenotype and cancer risk of various polyposis syndromes. Eur J Cancer 31A:1085–1087

Giardiello FM, Welsh SB, Hamilton SR et al. (1987) Increased risk of cancer in the Peutz-Jeghers syndrome. N Engl J Med 316:1511–1514

Giardiello FM, Brensinger JD, Tersmette A et al. (1999) Peutz-Jeghers syndrome and risk of cancer: ameta-analysis with recommendations for surveillance. Gastroenterology 116:A411

Gilks CB, Young RH, Aguirre P, DeLellis RA, Scully RE (1989) Adenoma malignum (minimal deviation adenocarcinoma) of the uterine cervix. A clinicopathological and immunohistochemical analysis of 26 cases. Am J Surg Pathol 13:717–729

Gloor E (1978) A case of Peutz-Jeghers syndrome combined with bilateral breast cancer, an adenocarcinoma of the cervix and ovarian genital cord neoplasms with annular tubules. Schweiz Med Wochenschr 108:717–721

Gruber SB, Entius MM, Petersen GM et al. (1998) Pathogenesis of adenocarcinoma in Peutz-Jeghers syndrome. Cancer Res 58:5267–5270

Guldberg P, Straten PT, Ahrenkiel V, Seremet T, Kirkin AF, Zeuthen J (1999) Somatic mutation of the Peutz-Jeghers syndrome gene, LKB1/STK11, in malignant melanoma. Oncogene 18:1777–1780

Hanada K, Baba T, Sasaki C, Hashimoto I (1996) Successful treatment of mucosal melanosis of the lip with normal pulsed ruby laser. J Dermatol 23:263–266

Hanks SK, Quinn AM, Hunter T (1988) The protein kinase family: conserved features and deduced phylogeny of the catalytic domains. Science 241:42–52

Hemminki A (1999) The molecular basis and clinical aspects of Peutz-Jeghers syndrome. Cell Mol Life Sci 55:735–750

Hemminki A, Tomlinson I, Markie D et al. (1997) Localization of a susceptibility locus for Peutz-Jeghers syndrome to 19p using comparative genomic hybridization and targeted linkage analysis. Nat Genet 15:87–90

Hemminki A, Markie D, Tomlinson I et al. (1998) A serine/threonine kinase gene defective in Peutz-Jeghers syndrome. Nature 391:184–187

Hertl MC, Wiebel J, Schafer H, Willig HP, Lambrecht W (1998) Feminizing Sertoli cell tumors associated with Peutz-Jeghers syndrome: an increasingly recognized cause of prepubertal gynecomastia. Plast Reconstr Surg 102:1151–1157

Hizawa K, Iida M, Matsumoto T, Kohrogi N, Yao T, Fujishima M (1993) Neoplastic transformation arising in Peutz-Jeghers polyposis. Dis Colon Rectum 36:953–957

Hutchinson J (1896) Pigmentation of lips and mouth. In: Archives of surgery, vol VII. West Newman, London

Ishida H, Murata N, Tada M, Takada S, Fujioka M, Idezuki Y (1999) A new simple technique for performing intraoperative endoscopic resection of small-bowel polyps in patients with Peutz-Jeghers syndrome. Surg Today 29:581–583

Jeghers H, McKusick VA, Katz KH (1949) Generalized intestinal polyposis and melanin spots of the oral mucosa, lips and digits; a syndrome of diagnostic significance. N Engl J Med 241:993–1005

Jenne DE, Zimmer M, Reimann H et al. (1996) Serine protease and other genes in a 1.5 Mbp cosmid contig on 19pter. Cytogenet Cell Genet 74:183–184

Jenne DE, Reimann H, Nezu J et al. (1998) Peutz-Jeghers syndrome is caused by mutations in a novel serine threonine kinase. Nat Genet 18:38–43

Jungck M, Friedl W, Propping P (1999) Hereditary gastrointestinal tumors. Internist 40:502–512

Kato S, Takeyama J, Tanita Y, Ebina K (1998) Ruby laser therapy for labial lentigines in Peutz-Jeghers syndrome. Eur J Pediatr 157:622–624

Keeling PW, Aston N, Anderson HJ (1977) Involution of mucocutaneous pigmentation of the Peutz-Jeghers syndrome. BMJ 1:949

Keshtgar AS, Losty PD, Lloyd DA, Morris AI, Pierro A (1997) Recent developments in the management of Peutz-Jeghers syndrome in childhood. Eur J Pediatr Surg 7:367–368

Klostermann G (1960) Pigmentfleckenpolypose. Thieme, Stuttgart

Kortschak RD, Reimann H, Zimmer M, Eyre HJ, Saint R, Jenne DE (1998) The human dead ringer/bright homolog, DRIL1: cDNA cloning, gene structure, and mapping to D19S886, a marker on 19p13.3 that is strictly linked to the Peutz-Jeghers syndrome. Genomics 51:288–292

Kruse R, Uhlhaas S, Lamberti C et al. (1999) Peutz-Jeghers syndrome: four novel inactivating germline mutations in the STK11 gene. Hum Mutat 13:257–258

Kyriakos M, Condon SC (1978) Enteritis cystica profunda. Am J Clin Pathol 69:77–85

Launonen V, Avizienyte E, Loukola A et al. (2000) No evidence of Peutz-Jeghers syndrome gene LKB1 involvement in left-sided colorectal carcinomas. Cancer Res 60:546–548

Lehur PA, Madarnas P, Devroede G, Perey BJ, Menard DB, Hamade N (1984) Peutz-Jeghers syndrome. Association of duodenal and bilateral breast cancers in the same patient. Dig Dis Sci 29:178–182

Loff S, Wessel L, Wirth H, Manegold BC, Pilcher H, Waag KL (1995) Peutz-Jeghers syndrome. Cases at the Mannheim clinic over 25 years. Langenbecks Arch Chir 380:43–52

Luukko K, Ylikorkala A, Tiainen M, Makela TP (1999) Expression of LKB1 and PTEN tumor suppressor genes during mouse embryonic development. Mech Dev 83:187–190

Manegold BC, Bussmann JF, Furstenberg HS (1969) Clinical contribution to the Peutz-Jeghers syndrome with involvement of the gastrointestinal tract, the upper respiratory tract and both breasts. Med Welt 25:1435–1439

Markie D, Huson S, Maher E, Davies A, Tomlinson I, Bodmer WF (1996) A pericentric inversion of chromosome six in a patient with Peutz-Jeghers' syndrome and the use of FISH to localise the breakpoints on a genetic map. Hum Genet 98:125–128

Marsh DJ, Roth S, Lunetta KL et al. (1997) Exclusion of PTEN and 10q22–24 as the susceptibility locus for juvenile polyposis syndrome. Cancer Res 57:5017–5021

Martin-Odegard B, Svane S (1994) Peutz-Jeghers syndrome associated with bilateral synchronous breast carcinoma in a 30-year-old woman. Eur J Surg 160:511–512

McGarrity TJ, Peiffer LP, Billingsley ML (1999) Overexpression of epidermal growth factor receptor in Peutz-Jeghers syndrome. Dig Dis Sci 44:1136–1141

McGarrity TJ, Kulin HE, Zaino RJ (2000) Peutz-Jeghers syndrome. Am J Gastroenterol 95:596–604

Mehenni H, Blouin JL, Radhakrishna U et al. (1997) Peutz-Jeghers syndrome: confirmation of linkage to chromosome 19p13.3 and identification of a potential second locus, on 19q13.4. Am J Hum Genet 61:1327–1334

Mehenni H, Gehrig C, Nezu J et al. (1998) Loss of LKB1 kinase activity in Peutz-Jeghers syndrome, and evidence for allelic and locus heterogeneity. Am J Hum Genet 63:1641–1650

Nakagawa H, Koyama K, Miyoshi Y et al. (1998a) Nine novel germline mutations of STK11 in ten families with Peutz-Jeghers syndrome. Hum Genet 103:168–172

Nakagawa H, Koyama K, Tanaka T et al. (1998b) Localization of the gene responsible for Peutz-Jeghers syndrome within a 6-cM region of chromosome 19p13.3. Hum Genet 102:203–206

Nakagawa H, Koyama K, Nakamori S et al. (1999) Frameshift mutation of the STK11 gene in a sporadic gastrointestinal cancer with microsatellite instability. Jpn J Cancer Res 90:633–637

Nezu J, Oku A, Shimane M (1999) Loss of cytoplasmic retention ability of mutant LKB1 found in Peutz-Jeghers syndrome patients. Biochem Biophys Res Commun 261:750–755

Niewenhuis JC, Wolf MC, Kass EJ (1994) Bilateral asynchronous Sertoli cell tumor in a boy with the Peutz-Jeghers syndrome. J Urol 152:1246–1248

Olschwang S, Markie D, Seal S et al. (1998a) Peutz-Jeghers disease: most, but not all, families are compatible with linkage to 19p13.3. J Med Genet 35:42–44

Olschwang S, Serova-Sinilnikova OM, Lenoir GM, Thomas G (1998b) PTEN germ-line mutations in juvenile polyposis coli. Nat Genet 18:12–14

Park WS, Moon YW, Yang YM et al. (1998) Mutations of the STK11 gene in sporadic gastric carcinoma. Int J Oncol 13:601–604

Pauwels M, Delcenserie R, Yzet T, Duchmann JC, Capron JP (1997) Pancreatic cystadenocarcinoma in Peutz-Jeghers syndrome. J Clin Gastroenterol 25:485–486

Pennazio M, Rossini FP (2000) Small bowel polyps in Peutz-Jeghers syndrome: management by combined push enteroscopy and intraoperative enteroscopy. Gastrointest Endosc 51:304–308

Perzin KH, Bridge MF (1982) Adenomatous and carcinomatous changes in hamartomatous polyps of the small intestine (Peutz-Jeghers syndrome): report of a case and review of the literature. Cancer 49:971–983

Petersen VC, Sheehan AL, Bryan RL, Armstrong CP, Shepherd NA (2000) Misplacement of dysplastic epithelium in Peutz-Jeghers polyps: the ultimate diagnostic pitfall? Am J Surg Pathol 24:34–39

Peutz JLA (1921) Very remarkable case of familial polyposis of mucous membrane of intestinal tract and nasopharynx accompanied by peculiar pigmentations of skin and mucous membrane. Nederl Maandschr v Gen 10:134–146

Pilat D, Fink T, Obermaier-Skrobanek B et al. (1994) The human Met-ase gene (GZMM): structure, sequence, and close physical linkage to the serine protease gene cluster on 19p13.3. Genomics 24:445–450

Ransohoff DF, Lang CA (1991) Screening for colorectal cancer. N Engl J Med 325:37–41

Rebsdorf-Pedersen I, Hartvigsen A, Fischer-Hansen B, Toftgaard C, Konstantin-Hansen K, Bullow S (1994) Management of Peutz-Jeghers syndrome. Experience with patients from the Danish Polyposis Register. Int J Colorectal Dis 9:177–179

Reid JD (1974) Intestinal carcinoma in the Peutz-Jeghers syndrome. JAMA 229:833–834

Resta N, Simone C, Mareni C et al. (1998) STK11 mutations in Peutz-Jeghers syndrome and sporadic colon cancer. Cancer Res 58:4799–4801

Rex DK, Alikhan M, Cummings O, Ulbright TM (1999) Accuracy of pathologic interpretation of colorectal polyps by general pathologists in community practice. Gastrointest Endosc 50:468–474

Riley E, Swift M (1980) A family with Peutz-Jeghers syndrome and bilateral breast cancer. Cancer 46:815–817

Ros P, Nistal M, Alonso M, Calvo de Mora J, Yturriaga R, Barrio R (1999) Sertoli cell tumour in a boy with Peutz-Jeghers syndrome. Histopathology 34:84–86

Rossini FP, Pennazio M (1996) Enteroscopy and Peutz Jeghers syndrome. Am J Gastroenterol 91:2252–2253

Rowan A, Bataille V, MacKie R et al. (1999) Somatic mutations in the Peutz-Jeghers (LKB1/STKII) gene in sporadic malignant melanomas. J Invest Dermatol 112:509–511

Scully RE (1970) Sex cord tumor with annular tubules, a distinctive ovarian tumor of the Peutz-Jeghers syndrome. Cancer 25:1107–1121

Sebiger R (1979) Zur Klinik, pathologischen Anatomie und Genetik der Pigmentfleckenpolypose (Peutz-Jeghers-Syndrom): zusammenfassender Bericht über die in den Jahren 1960–1976 erfolgten Veröffentlichungen. Hochschulschrift, Universität Erlangen-Nürnberg

Seidman JD (1994) Mucinous lesions of the fallopian tube. A report of seven cases. Am J Surg Pathol 18:1205–1212

Shen K, Wu PC, Lang JH, Huang RL, Tang MT, Lian LJ (1993) Ovarian sex cord tumor with annular tubules: a report of six cases. Gynecol Oncol 48:180–184

Shepherd NA, Bussey HJ, Jass JR (1987) Epithelial misplacement in Peutz-Jeghers polyps. A diagnostic pitfall. Am J Surg Pathol 11:743–749

Smith DP, Spicer J, Smith A, Swift S, Ashworth A (1999) The mouse Peutz-Jeghers syndrome gene Lkb1 encodes a nuclear protein kinase. Hum Mol Genet 8:1479–1485

Solh HM, Azoury RS, Najjar SS (1983) Peutz-Jeghers syndrome associated with precocious puberty. J Pediatr 103:593–595

Spigelman AD, Phillips RK (1989) Management of the Peutz-Jeghers patient. J R Soc Med 82:681

Spigelman AD, Murday V, Phillips RK (1989) Cancer and the Peutz-Jeghers syndrome. Gut 30:1588–1590

Spigelman AD, Arese P, Phillips RK (1995) Polyposis: the Peutz-Jeghers syndrome. Br J Surg 82:1311–1314

Srivatsa PJ, Keeney GL, Podratz KC (1994) Disseminated cervical adenoma malignum and bilateral ovarian sex cord tumors with annular tubules associated with Peutz-Jeghers syndrome. Gynecol Oncol 53:256–264

Stefan H (1967) Oral melanin pigmentation and recurrent intussusception, caused by small intestine polyps (Peutz-Jeghers syndrome). Zentralbl Chir 92:109–112

Stratakis CA, Carney JA, Lin JP et al. (1996) Carney complex, a familial multiple neoplasia and lentiginosis syndrome. Analysis of 11 kindreds and linkage to the short arm of chromosome 2. J Clin Invest 97:699–705

Stratakis CA, Kirschner LS, Taymans SE et al. (1998) Carney complex, Peutz-Jeghers syndrome, Cowden disease, and Bannayan-Zonana syndrome share cutaneous and endocrine manifestations, but not genetic loci. J Clin Endocrinol Metab 83:2972–2976

Su JY, Erikson E, Maller JL (1996) Cloning and characterization of a novel serine/threonine protein kinase expressed in early Xenopus embryos. J Biol Chem 271:14.430–14.437

Su GH, Hruban RH, Bansal RK et al. (1999) Germline and somatic mutations of the STK11/LKB1 Peutz-Jeghers gene in pancreatic and biliary cancers. Am J Pathol 154:1835–1840

Thatcher BS, May ES, Taxier MS, Bonta JA, Murthy L (1986) Pancreatic adenocarcinoma in a patient with Peutz-Jeghers syndrome – a case report and literature review. Am J Gastroenterol 81:594–597

Tiainen M, Ylikorkala A, Makela TP (1999) Growth suppression by Lkb1 is mediated by a G(1) cell cycle arrest. Proc Natl Acad Sci USA 96:9248–9251

Tomlinson IP, Houlston RS (1997) Peutz-Jeghers syndrome. J Med Genet 34:1007–1011

Tomlinson IP, Olschwang S, Abelovitch D et al. (1996) Testing candidate loci on chromosomes 1 and 6 for genetic linkage to Peutz-Jeghers disease. Ann Hum Genet 60:377–384

Touraine A, Couder F (1946) Lentiginose peri-orificielle et polypose viscerale. Presse Med 54:405

Trau H (1982) The „Hutchinson twins". Am J Dermatopathol 4:223–224

Trau H, Schewach-Millet M, Fisher BK, Tsur H (1982) Peutz-Jeghers syndrome and bilateral breast carcinoma. Cancer 50:788–792

Trojan J, Brieger A, Raedle J, Roth WK, Zeuzem S (1999) Peutz-Jeghers syndrome: molecular analysis of a three-generation kindred with a novel defect in the serine threonine kinase gene STK11. Am J Gastroenterol 94:257–261

Tsuruchi N, Tsukamoto N, Kaku T, Kamura T, Nakano H (1994) Adenoma malignum of the uterine cervix detected by imaging methods in a patient with Peutz-Jeghers syndrome. Gynecol Oncol 54:232–236

Utsunomiya J, Gocho H, Miyanaga T, Hamaguchi E, Kashimure A (1975) Peutz-Jeghers syndrome: its natural course and management. Johns Hopkins Med J 136:71–82

Voigt JJ, Maraval D (1984) Intraductal breast papilloma with squamous metaplasia in Peutz-Jeghers syndrome. Hum Pathol 15:1194–1195

Von Hochstetter AR, Ess D, Bannwart F, Buhler H (1987) Adenocarcinoma of the cervix in Peutz-Jeghers syndrome. Case report and review of the literature. Schweiz Med Wochenschr 117:1910–1914

Wang ZJ, Churchman M, Avizienyte E et al. (1999a) Germline mutations of the LKB1 (STK11) gene in Peutz-Jeghers patients. J Med Genet 36:365–368

Wang ZJ, Churchman M, Campbell IG et al. (1999b) Allele loss and mutation screen at the Peutz-Jeghers (LKB1) locus (19p13.3) in sporadic ovarian tumours. Br J Cancer 80:70–72

Wang ZJ, Ellis I, Zauber P et al. (1999c) Allelic imbalance at the LKB1 (STK11) locus in tumours from patients with Peutz-Jeghers' syndrome provides evidence for a hamartoma-(adenoma)-carcinoma sequence. J Pathol 188:9–13

Watts JL, Morton DG, Bestman J, Kemphues KJ (2000) The C. elegans par-4 gene encodes a putative serine-threonine kinase required for establishing embryonic asymmetry. Development 127:1467–1475

Weber FP (1949) Patches of deep pigmentation of oral mucous membrane not connected with Addison's disease. QJM 12:404–408

Westerman AM, Wilson JH (1999) Peutz-Jeghers syndrome: risks of a hereditary condition. Scand J Gastroenterol Suppl 230:64–70

Westerman AM, Velthuysen ML van, Bac DJ, Schouten WR, Wilson JH (1997) Malignancy in Peutz-Jeghers syndrome? The pitfall of pseudo-invasion. J Clin Gastroenterol 25:387–390

Westerman AM, Entius MM, Boor PP et al. (1999a) Novel mutations in the LKB1/STK11 gene in Dutch Peutz-Jeghers families. Hum Mutat 13:476–481

Westerman AM, Entius MM, Baar E de et al. (1999b) Peutz-Jeghers syndrome: 78-year follow-up of the original family. Lancet 353:1211–1215

Wilson DM, Pitts WC, Hintz RL, Rosenfeld RG (1986) Testicular tumors with Peutz-Jeghers syndrome. Cancer 57:2238–2240

Woodford-Richens K, Bevan S, Churchman M et al. (2000) Analysis of genetic and phenotypic heterogeneity in juvenile polyposis. Gut 46:656–660

Yagmurdur MC, Daphan C, Ozdemir A, Ozenc A, Bayraktar Y, Uzunalimoglu B (1998) The usefulness of intra-operative endoscopy in Peutz-Jeghers syndrome: a case report. Hepatogastroenterology 45:2175–2178

Yamada K, Matsukawa A, Hori Y, Kukita A (1981) Ultrastructural studies on pigmented macules of Peutz-Jeghers syndrome. J Dermatol 8:367–377

Yamamoto M, Hoshino H, Onizuka T, Ichikawa M, Kawakubo A, Hayakawa S (1992) Thyroid papillary adenocarcinoma in a woman with Peutz-Jeghers syndrome. Intern Med 31:1117–1119

Ylikorkala A, Avizienyte E, Tomlinson IP et al. (1999) Mutations and impaired function of LKB1 in familial and non-familial Peutz-Jeghers syndrome and a sporadic testicular cancer. Hum Mol Genet 8:45–51

Yoon KA, Ku JL, Choi HS et al. (2000) Germline mutations of the STK11 gene in Korean Peutz-Jeghers syndrome patients. Br J Cancer 82:1403–1406

Young RH, Scully RE (1988) Mucinous ovarian tumors associated with mucinous adenocarcinomas of the cervix. A clinicopathological analysis of 16 cases. Int J Gynecol Pathol 7:99–111

Young RH, Welch WR, Dickersin GR, Scully RE (1982) Ovarian sex cord tumor with annular tubules: review of 74 cases including 27 with Peutz-Jeghers syndrome and four with adenoma malignum of the cervix. Cancer 50:1384–1402

Young RH, Dickersin GR, Scully RE (1983) A distinctive ovarian sex cord-stromal tumor causing sexual precocity in the Peutz-Jeghers syndrome. Am J Surg Pathol 7:233–243

Young S, Gooneratne S, Straus FH, Zeller WP, Bulun SE, Rosenthal IM (1995) Feminizing Sertoli cell tumors in boys with Peutz-Jeghers syndrome. Am J Surg Pathol 19:50–58

Zung A, Shoham Z, Open M, Altman Y, Dgani R, Zadik Z (1998) Sertoli cell tumor causing precocious puberty in a girl with Peutz-Jeghers syndrome. Gynecol Oncol 70:421–424

9 Li-Fraumeni-Syndrom

Paul Kleihues, Hiroko Ohgaki und Pierre Hainaut

Inhaltsverzeichnis

9.1 Definition

Das Li-Fraumeni-Syndrom (LFS) ist ein autosomal-dominant vererbtes, neoplastisches Syndrom und durch das Auftreten multipler Tumoren im Kindes- und frühen Erwachsenenalter charakterisiert. Bei den LFS-assoziierten Neoplasien handelt es sich in erster Linie um Brustkrebs, Weichteilsarkome und Knochensarkome sowie ein vermehrtes Auftreten von Hirntumoren, Leukämien und Karzinomen der Nebennierenrinde (Li u. Fraumeni 1969; Li et al. 1988). Die Mehrzahl der LFS-Patienten hat eine Keimbahnmutation im *TP53*-Tumorsuppressorgen (Malkin et al. 1990; Srivastava et al. 1990; Varley, et al. 1997). Bei einigen Familien, die die Kriterien des LFS oder von LFS-Varianten erfüllen, wurde eine heterozygote Keimbahnmutation des *hCHK2*-Gens nachgewiesen (Bell et al. 1999).

9.2 Diagnostische Kriterien

Folgende Kriterien wurden zur Identifizierung eines betroffenen Familienmitglieds definiert:
- Auftreten eines Sarkoms vor dem 45. Lebensjahr *und*
- zumindest ein Verwandter I. Grads mit irgendeinem Tumor vor dem 45. Lebensjahr *und*
- ein Familienmitglied I. oder II. Grads mit einem Tumor vor dem 45. Lebensjahr oder einem Sarkom unabhängig vom Alter (Garber et al. 1991; Birch et al. 1990; Li et al. 1988).

In neuerer Zeit wurde auch eine LFS-Variante definiert, wobei die Kriterien etwas weniger stringent sind:
- 3 unabhängige Primärtumoren, von denen der erste vor dem 45. Lebensjahr diagnostiziert wurde *oder*
- die Kombination von
  - einem Tumor im Kindesalter oder einem LFS-assoziierten Tumor vor dem 45. Lebensjahr *und*
  - einem Verwandten I. oder II. Grads mit einem LFS-assoziierten Tumor unabhängig vom Alter *und*
  - ein Familienmitglied I. oder II. Grads mit irgendeinem Tumor vor dem 60. Lebensjahr (Eng et al. 1997; Birch et al. 1994).

Hereditäre Tumorerkrankungen
D. Ganten / K. Ruckpaul (Hrsg.)
© Springer-Verlag Berlin Heidelberg 2001

9.3 Genetik

In etwa 70% der Li-Fraumeni-Fälle haben die betroffenen Familienmitglieder eine Keimbahnmutation in einem Allel des *TP53*-Tumorsuppressorgens. Umgekehrt erfüllen etwa 50% der Familien mit einer *TP53*-Keimbahnmutation die Kriterien des Li-Fraumeni-Syndroms. Das Ausmaß der Überlappung zwischen klinischer und genetischer Diagnose ist vermutlich größer, da die Diagnose einer Keimbahnmutation bereits an einem einzigen Patienten gestellt werden kann, während die klinischen Kriterien den Nachweis von Tumoren bei mehreren Familienmitgliedern, oftmals über 2 oder mehr Generationen, zur Voraussetzung haben.

Kürzlich wurde nachgewiesen, dass einige Familien, die die Kriterien des LFS oder einer LFS-Variante (Li-Fraumeni like: LFL) erfüllen, aber keine *TP53*-Keimbahnmutation aufweisen, eine heterozygote Keimbahnmutation des *hCHK2*-Gens zeigen. Dieses Gen auf Chromosom 22 kodiert für ein Protein, das an der Kontrolle des Zellzyklus am Ende der G$_2$-Phase beteiligt ist und verhindert, dass Zellen mit geschädigter DNA in die Mitosephase übertreten. Die genetische Analyse von Familien auf der Basis genomischer DNA ist durch das Vorkommen partieller, homologer *hCHK2*-Sequenzen auf anderen Chromosomen erschwert (Sodha et al. 2000).

9.4 *TP53*-Tumorsuppressorgen

Das *TP53*-Tumorsuppressorgen ist auf Chromosom 17p13 lokalisiert und hat 11 Exons, die sich über 20 kb ausdehnen. Exon 1 ist nichtkodierend, und die Exons 5–8 sind bei Wirbeltieren weitgehend konserviert. Das *TP53*-Gen kodiert für ein 2,8-kb-Transkript und ein Protein von 393 Aminosäuren, das unter physiologischen Bedingungen in vielen Organen schwach exprimiert wird. Bei zellulärem Stress durch Zytostatika, chemische Kanzerogene, UV- oder ionisierende Strahlen, Hypoxie, unphysiologische Temperatur oder bestimmte Zytokine (z. B. TNF-*a*) wird das TP53-Protein stabilisiert; es akkumuliert im Kern und wird dort in eine aktive Form mit starker Affinität zur DNA konvertiert (Fritsche et al. 1993; Graeber et al. 1994).

Das Protein ist ein multifunktioneller Transkriptionsfaktor, der

- an der Zellzykluskontrolle,
- an der Aufrechterhaltung der genomischen Integrität und
- am Überleben von Zellen, die DNA schädigenden Einflüssen ausgesetzt wurden, beteiligt ist (Levine 1997).

Darüber hinaus spielt das Protein auch bei der Zellantwort auf nichtgenotoxische Stimuli eine Rolle. Es wurden bereits mehr als 30 Gene identifiziert, die durch TP53 reguliert werden, aber viele von diesen können auch ohne TP53-Wirkung aktiviert werden.

9.5 *TP53*-Mutationen

Das TP53-Gen ist in zahlreichen menschlichen Neoplasien mutiert, durch Allelverlust, Punktmutationen, kurze Deletionen und Insertionen. Bisher wurden mehr als 14 000 somatische Mutationen publiziert (s. IARC-TP53-Datenbank http://www/p53/index.html). Viele dieser genetischen Alterationen sind in hochkonservierten Regionen der kodierenden TP53-Sequenz lokalisiert (Hainaut et al. 1997; Harris 1996; Levine 1997).

Die *TP53*-mutierten Proteine unterscheiden sich sowohl im Ausmaß der Reduktion der Suppressorfunktion als auch in ihrer Kapazität, das Wildtyp-TP53-Protein in dominant-negativer Weise zu inhibieren. Darüber hinaus gibt es Hinweise dafür, dass einige *TP53*-Mutanten eine Art onkogener Aktivität entfalten, aber die molekulare Basis dieses Gain-of-function-Phänotyps ist noch weitgehend ungeklärt (Albrechtsen et al. 1999). Die funktionellen Charakteristika eines TP53-Proteins hängen u. a. davon ab, in welchem Ausmaß die Änderung der Aminosäuresequenz zu einer strukturellen Perturbation in der dreidimensionalen Struktur des Proteins führt.

Unser gegenwärtiges Verständnis der molekularen Grundlagen des LFS beruht weitgehend auf der Untersuchung von Familien mit einer *TP53*-Keimbahnmutation. Von 1990–1998 wurden insgesamt 143 Familien mit einer erblichen Mutation publiziert (Kleihues et al. 1997; Ohgaki et al. 1998). Diese Zahl erhöht sich ständig; die relevanten klinischen und genetischen Daten können von der IARC-Datenbank über *TP53*-Mutationen abgerufen werden (http://www/p53/germline.html).

Tabelle 9.1. Keimbahn- und somatische Mutationen des *TP53*-Gens in menschlichen Tumoren

Mutation	Mutationen an G:C [%]				Mutationen an A:T [%]			
	T:A	C:G	A:T	G:C-A:T an CpG	T:A	G:C	C:G	Andere
Keimbahnmutationen (172 Li-Fraumeni-Familien)	6	6	58	79	6	11	2	11
Somatische Mutationen								
Alle Tumoren	15	8	44	55	5	11	4	12
Brusttumoren	10	7	43	49	5	15	5	16
Sarkome	12	6	48	48	6	13	2	12
Hirntumoren	8	6	53	68	2	12	4	13
Hämatologische Tumoren	12	9	43	65	5	11	4	14
Kolorektale Karzinome	9	5	62	74	4	8	3	10
Leberkarzinome	33	7	30	43	10	10	3	7
Lungentumoren	29	12	28	43	5	11	3	11

Der Anteil von G:C-A:T-Transitionen an CpG-Stellen ist besonders hoch bei Keimbahnmutationen sowie in sporadischen Tumoren von Kolon und Hirn, und niedrig in Tumoren, die durch Virusinfektionen (Leber) und/oder chemische Kanzerogene (Leber, Lunge) verursacht werden

9.6 Typ und Ursprung der *TP53*-Keimbahnmutationen

In einer Analyse von 143 publizierten Familien (Ohgaki et al. 1998) überwogen Punktmutationen (85%), gefolgt von Deletionen (9%), Spleißstellenmutationen (3,5%) und Insertionen (2%). Unter den Punktmutationen fanden sich am häufigsten G:C-A:T-Transitionen an CpG-Stellen (Tabelle 9.1). Ein ähnliches Muster wird bei sporadischen Mutationen in Hirntumoren, Kolonkarzinomen und malignen Lymphomen beobachtet. Es wird davon ausgegangen, dass G:C-A:T-Transitionen an CpG-Stellen endogen sind, d. h. aus einer Deamination von 5-Methylcytosin resultieren. Diese Reaktion geschieht ständig und spontan; die resultierende fehlerhafte Basenpaarung wird aber normalerweise durch DNA-Reparaturmechanismen korrigiert. Die Frequenz solcher Transitionsmutationen kann durch vermehrte DNA-Methylierung oder Zunahme der Deamination von 5-Methylcytosin, ferner durch eine defiziente DNA-Mismatch-Reparatur erhöht werden. Im Gegensatz zu somatischen *TP53*-Mutationen treten Transversionsmutationen relativ selten erblich auf. Insgesamt ist das Spektrum der *TP53*-Keimbahnmutationen am ehesten mit einer Entstehung durch endogene Mutagenese vereinbar. Es gibt derzeit keinen Hinweis für eine Verursachung durch Umweltmutagene.

9.7 Verteilung der Keimbahnmutationen

Wie bei somatischen *TP53*-Mutationen sind die Keimbahnmutationen in hochkonservierten Regionen der Exons 5–8 unter Bevorzugung der Kodons 175, 248 und 273 lokalisiert (Abb. 9.1). Die Analyse der bisher publizierten Familien spricht für eine gewisse Präferenz der Kodons 245 und 248

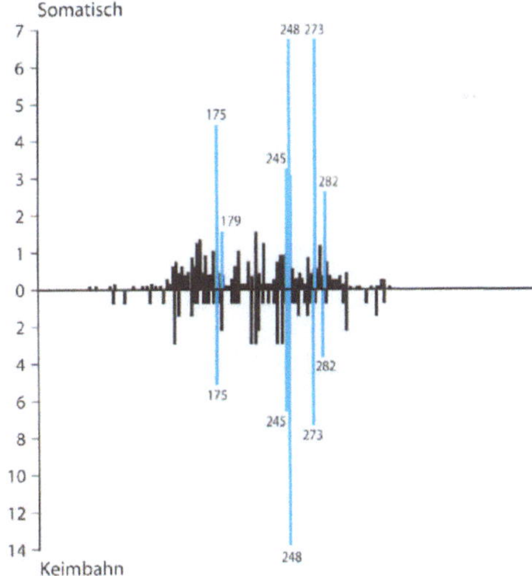

Abb. 9.1. Verteilung von somatischen und Keimbahnmutationen des TP53-Gens in sporadischen und LFS-assoziierten Tumoren. Aus: Ohgaki et al. (2000)

bei LFS. *In-vitro*-Untersuchungen sprechen dafür, dass die meisten Mutationen in den Kodons 248 und 273 einen relativ milden Phänotyp hervorrufen, während der Ersatz von Histidin durch Arginin in Kodon 175 einen stark dominant-negativen Phänotyp verursacht. Interessanterweise wurden 3 Mutationen (Cys176, His179 und Arg249) nicht bei Patienten mit LFS nachgewiesen, obwohl sie in sporadischen Tumoren relativ häufig sind.

9.8 Verlust des Wildtypallels

Betroffene Familienmitglieder haben in einem Allel aller somatischen Zellen die Keimbahnmutation, während das andere Allel die normale Wildtypsequenz aufweist. Entsprechend der am Retinoblastom entwickelten 2-Treffer-Hypothese von Knudson (Knudson 1996) ist in Tumoren das 2. Allel ebenfalls inaktiviert, in der Regel durch Deletion. Zahlreiche Studien belegen, dass dies auch bei Tumoren in Li-Fraumeni-Familien mit konstitutioneller *TP53*-Mutation der Fall ist.

9.9 Zielorgane

Obwohl eine vererbte *TP53*-Mutation definitionsgemäß in allen somatischen Zellen eines betroffenen Familienmitglieds vorhanden ist, beschränkt sich die neoplastische Transformation auf relativ wenige Organe und Zielzellen (Abb. 9.2). Karzinome der weiblichen Brust werden in LFS-Familien am häufigsten beobachtet, gefolgt von Hirntumo-

ren, Knochensarkomen und Weichteilsarkomen. Werden Knochen- und Weichteiltumoren zusammengefasst, sind Sarkome allerdings etwa so häufig wie Mammakarzinome. Adrenokortikale Karzinome sind wesentlich weniger häufig (<5%), haben jedoch, falls vorhanden, eine erhebliche diagnostische Bedeutung.

9.10 Geschlechtsverteilung der Patienten mit *TP53*-Keimbahnmutationen

Unter der Annahme einer autosomal-dominanten Vererbung würde erwartet werden, dass Frauen und Männer gleich häufig betroffen sind. Bei der Untersuchung der publizierten Familien fanden sich allerdings deutliche Abweichungen vom 1:1-Verhältnis, statistisch signifikant bei Hirntumoren (2,3:1) und Knochensarkomen (2,1:1). Dieses Geschlechterverhältnis ist auch bei den entsprechenden somatischen Tumoren des Gehirns (1,6:1) und der Knochen (1,5:1) erhöht. Dies spricht deshalb dafür, das die beobachtete Abweichung vom 1:1-Verhältnis der männlichen und weiblichen Patienten nicht durch genomisches Imprinting verursacht wird, sondern eher durch inhärente Suszeptibilitätsfaktoren, die in ähnlicher Weise eine Geschlechterbevorzugung in den entsprechenden sporadischen Tumoren verursachen.

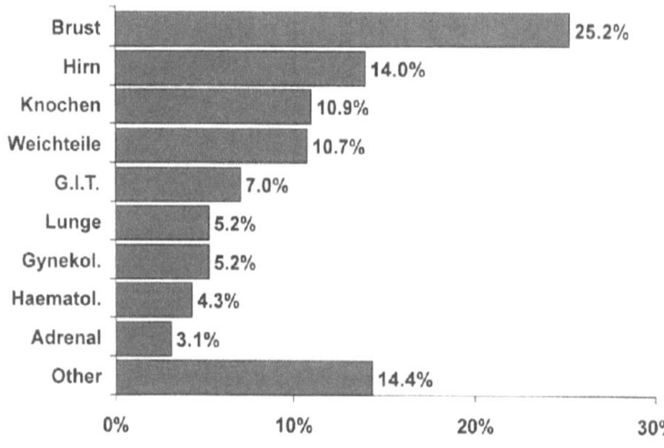

Abb. 9.2. Li-Fraumeni-Syndrom durch TP53-Keimbahnmutation. Häufigkeit von Tumoren in verschiedenen Organen und Geweben, *G.I.T* Gastrointestinaltrakt; *Adrenal* Nebennierenrinde

9.11 Altersverteilung

Wie bei anderen erblichen Tumorsyndromen treten die LFS-assoziierten Neoplasien generell früher auf als die entsprechenden sporadischen Tumoren. Darüber hinaus gibt es bemerkenswerte organ- und zellspezifische Unterschiede hinsichtlich des Alters, in dem sich die Tumoren klinisch manifestieren (Abb. 9.3). Für jeden Tumortyp scheint es ein zeitliches Fenster der Suszeptibilität für maligne Transformation zu geben. Ein eklatantes Beispiel sind adrenokortikale Karzinome, die in LFS-Familien fast ausschließlich im Kindesalter auftreten (mittleres Durchschnittsalter bei der klinischen Manifestation: 5,5 Jahre). Im Gegensatz dazu haben sporadische Nebenhirnrindenkarzinome eine breite Altersverteilung mit einem Gipfel um das 40. Lebensjahr. Dieser Unterschied im Manifestationsalter ist so konsistent, dass bei jedem Kind mit einem adrenokortikalen Karzinom ein starker Verdacht auf das Vorliegen eines LFS besteht (Sameshima et al. 1992).

Bei Hirntumoren findet sich, ähnlich wie bei sporadischen CNS-Neoplasien, eine bimodale Verteilung.

- Der 1. Altersgipfel findet sich bei Kindern, überwiegend durch Medulloblastome und andere primitive neuroektodermale Tumoren (Reifenberger et al. 1998) sowie Papillome und Karzinome des Choroidplexus (Vital et al. 1998).
- Der 2. Gipfel liegt im frühen Erwachsenenalter und entspricht dem Auftreten von Astrozytomen und Glioblastomen (Ohgaki et al. 2000).

9.12 Familiäre Häufung von Tumoren

Die Analyse von annähernd 100 Familien mit einer *TP53*-Keimbahnmutation ergab, dass die meisten Tumortypen zwischen 1,25- und 1,6-mal pro Familie auftreten (Kleihues et al. 1997). Eine Ausnahme waren Mammakarzinome: Bei Familien mit mindestens 1 Mammakarzinom war die durchschnittliche Zahl der Brustkrebsfälle 2,4. Trotz dieser relativ gleichmäßigen Verteilung gibt es Familien mit einer bemerkenswerten Häufung bestimmter Tumortypen, insbesondere von Brusttumoren, Sarkomen und Hirntumoren (Abb. 9.4).

Zurzeit gibt es wenig Hinweise dafür, dass bestimmte *TP53*-Mutationen eine organ- oder zellspezifische Funktion haben, obwohl dies nicht völlig auszuschließen ist. In 7 von 8 Familien mit 3 oder mehr Hirntumoren waren die Keimbahnmutationen in Exon 7 zwischen den Kodons 236 und 252 lokalisiert (Ohgaki et al. 1998), und von 4 zerebralen Choroidplexustumoren, die insgesamt bei LFS-Familien beobachtet wurden, betrafen 3 Mutationen das Kodon 248 (Vital et al. 1998). Die familiäre Häufung bestimmter Tumortypen könnte durch den genetischen Hintergrund der betroffenen Familien, z.B. durch Polymorphismen in transformationsassoziierten Genen, oder durch Gen-Umwelt-Interaktionen, wie z.B. die Exposition bestimmter Familien zu ähnlichen Umweltkarzinogenen oder Lebensstilfaktoren, beeinflusst werden

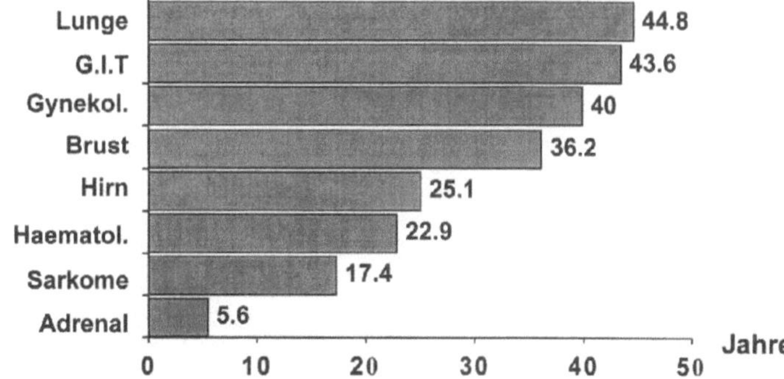

Abb. 9.3. Altersverteilung von Patienten mit TP53-Keimbahnmutation in Abhängigkeit von der Tumorlokalisation, *G.I.T* Gastrointestinaltrakt; *Adrenal* Nebennierenrinde

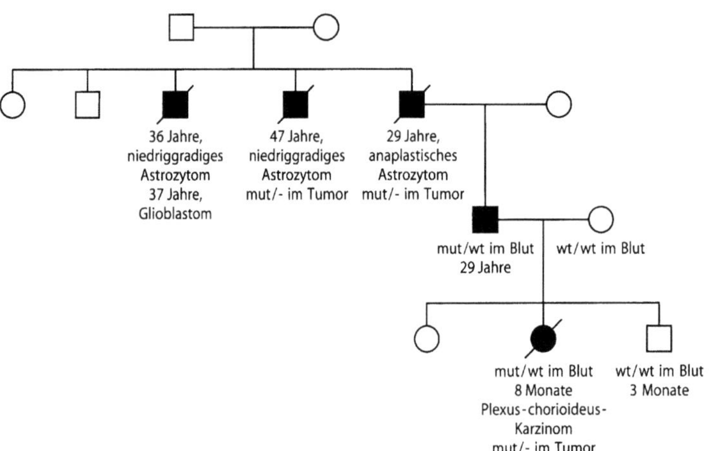

Abb. 9.4. Stammbaum einer Familie mit autosomal-dominant vererbter TP53-Mutation (Kodon 248; CGG:TGG, Arg:Trp) und bemerkenswerter Häufung von Hirntumoren. *Schwarz ausgefüllte Symbole* Personen mit nachgewiesener Keimbahnmutation, aus Vital et al. (1998)

9.13 Einfluss von Umwelt und nichtgenetischen Faktoren

Es gibt eine Reihe von Tumoren, die gehäuft bei LFS-Patienten auftreten und zugleich eine hohe Frequenz von *TP53*- und deren sporadische Homologen ebenfalls eine große Häufigkeit von somatischen *TP53*-Mutationen aufweisen (Tumoren der Brust, des Gehirns und Sarkome). Darüber hinaus gibt es einige Tumoren, die sporadisch eine hohe Frequenz von Mutationen aufweisen, aber bei LFS-Familien kaum vorkommen (Lunge, Magen, Pankreas, Kolon). Ein typisches Beispiel sind Karzinome des Ösophagus, bei denen somatische Mutationen nicht nur häufig sind, sondern in seinem sehr frühen Stadium der Entwicklung bereits nachgewiesen werden könnten. Hingegen gibt es nur 2 Patienten, bei denen Speiseröhrenkrebs im Rahmen eines LFS berichtet wurden. Dies spricht dafür, dass eine *TP53*-Mutation allein in der Regel nicht in der Lage ist, eine maligne Transformation in der Schleimhaut des Ösophagus zu initiieren und dass zusätzliche Faktoren notwendig sind, z. B. exzessiver Alkoholkonsum, Rauchen oder eine chronische Refluxösophagitis. Dies trifft in ähnlicher Weise auf durch Rauchen induzierte Lungenkarzinome zu, bei denen *TP53*-Mutationen, insbesondere G:C-T:A-Transversionen, ein früheres Ereignis in der Kanzerogenese darstellen, die jedoch in LFS-Familien relativ selten sind. Bei menschlichen Magentumoren sind *TP53*-Mutationen ebenfalls in einem relativ frühen Stadium nachweisbar, scheinen aber ebenfalls in der Regel nicht auszureichen, um eine maligne Transformation zu initiieren, zumindest in Abwesenheit von einer *Helicobacter-pylori*-Infektion oder einer salzreichen Diät. In diesem Zusammenhang ist es interessant, dass beide LFS-Familien, bei denen eine Akkumulation von Magenkarzinomen beobachtet wurde, aus Japan stammen, d. h. einem Land mit noch immer hoher Inzidenz an Magenkarzinomen.

9.14 Synopsis

Die Analyse von mehr als 100 Familien mit dem autosomal vererbten Li-Fraumeni-Syndrom (LFS) hat gezeigt, dass Brusttumoren am häufigsten sind (25%) gefolgt von Knochen- und Weichteiltumoren (22%) und Hirntumoren (14%). Die Mehrzahl der betroffenen Familienmitglieder hat eine Keimbahnmutation im *TP53*-Tumorsuppressorgen. Die entsprechenden sporadischen Tumoren weisen eine hohe Frequenz von somatischen Mutationen auf. Dies spricht dafür, dass TP53-Mutationen in der Lage sind, in diesen Organen und Geweben den Prozess der malignen Transformation zu initiieren. In anderen Organen scheinen zusätzliche endogene oder exogene Faktoren notwendig zu sein.

TP53-assoziierte Tumoren in LFS-Familien zeigen eine bemerkenswerte Altersverteilung. Einige Tumoren treten fast ausschließlich bei Kindern auf (Nebennierenrindenkarzinome), andere bei Jugendlichen (Sarkome) und die meisten Übrigen bei jungen Erwachsenen.

Das Spektrum der Keimbahnmutationen zeigt eine Häufung von G:C-A:T-Transitionen an CpG-Stellen; dies spricht für eine endogene Entstehung z. B. durch Deamination von 5-meC, und weniger für eine Verursachung durch Umweltmutagene.

Neuere Befunde zeigen, dass das LFS-Syndrom auch mit konstitutionellen *hCHK2*-Mutationen assoziiert sein kann. Dieses Gen ist an der Kontrolle des Zellzyklus am Ende der G_2-Phase beteiligt ist und verhindert, dass Zellen mit geschädigter DNA in die Mitosephase übertreten.

9.15 Literatur

Albrechtsen N, Dornreiter I, Grosse F, Kim E, Wiesmuller L, Deppert W (1999) Maintenance of genomic integrity by p53: complementary roles for activated and non-activated p53. Oncogene 18:7706–7717

Bell DW, Varley JM, Szydlo TE et al. (1999) Heterozygous germ line *hCHK2* mutations in Li-Fraumeni syndrome. Science 286:2528–2531

Birch JM, Hartley AL, Blair V et al. (1990) Cancer in the families of children with soft tissue sarcoma. Cancer 66:2239–2248

Birch JM, Hartley AL, Tricker KJ et al. (1994) Prevalence and diversity of constitutional mutations in the p53 gene among 21 Li-Fraumeni families. Cancer Res 54:1298–1304

Eng C, Schneider K, Fraumeni JF Jr, Li FP (1997) Third international workshop of collaborative interdisciplinary studies of p53 and other predisposing genes in Li-Fraumeni syndrome. Cancer Epidemiol Biomarkers Prev 6:379–383

Fritsche M, Haessler C, Brandner G (1993) Induction of nuclear accumulation of the tumor-suppressor protein p53 by DNA-damaging agents. Oncogene 8:307–318

Garber JE, Goldstein AM, Kantor AF, Dreyfus MG, Fraumeni JF Jr, Li FP (1991) Follow-up study of twenty-four families with Li-Fraumeni syndrome. Cancer Res 51:6094–6097

Graeber TG, Peterson JF, Tsai M, Monica K, Fornace AJ Jr, Giaccia AJ (1994) Hypoxia induces accumulation of p53 protein, but activation of a G_1-phase checkpoint by low-oxygen conditions is independent of p53 status. Mol Cell Biol 14:6264–6277

Hainaut P, Soussi T, Shomer B et al. (1997) Database of p53 gene somatic mutations in human tumors and cell lines: updated compilation and future prospects. Nucleic Acids Res 25:151–157

Harris CC (1996) The 1995 Walter Hubert Lecture – molecular epidemiology of human cancer: insights from the mutational analysis of the p53 tumour-suppressor gene. Br J Cancer 73:261–269

Kleihues P, Schauble B, Hausen zur A, Esteve J, Ohgaki H (1997) Tumours associated with *p53* germline mutations. Am J Pathol 150:1–13

Knudson AG (1996) Hereditary cancer: two hits revisited. J Cancer Res Clin Oncol 122: 135–140

Levine AJ (1997) p53, the cellular gatekeeper for growth and division. Cell 88:323–331

Li FP, Fraumeni JF Jr (1969) Soft-tissue sarcomas, breast cancer, and other neoplasms. A familial syndrome? Ann Intern Med 71:747–752

Li FP, Fraumeni JF Jr, Mulvihill JJ et al. (1988) A cancer family syndrome in twenty-four kindreds. Cancer Res 48:5358–5362

Malkin D, Li FP, Strong LC et al. (1990) Germ line *p53* mutations in a familial syndrome of breast cancer, sarcomas, and other neoplasms. Science 250:1233–1238

Ohgaki H, Hernandez T, Kleihues P, Hainaut P (1998) The molecular basis of the Li-Fraumeni syndrome. In: Kurzrock R, Talpaz M (eds) Molecular biology in cancer medicine, 2nd edn. Martin Dunitz Publisher, pp 477–492

Ohgaki H, Vital A, Kleihues P, Hainaut P (2000) Li-Fraumeni syndrome and *TP53* germline mutations. In: Kleihues P, Cavenee WK (eds) World Health Organization Classification of Tumours. Pathology and genetics of tumours of the nervous system. IARC Press, Lyon, pp 231–234

Reifenberger J, Janssen G, Weber RG et al. (1998) Primitive neuroectodermal tumors of the cerebral hemispheres in two siblings with *TP53* germline mutation. J Neuropathol Exp Neurol 57:179–187

Sameshima Y, Tsunematsu Y, Watanabe S et al. (1992) Detection of novel germ-line *p53* mutations in diverse-cancer-prone families identified by selecting patients with childhood adrenocortical carcinoma. J Natl Cancer Inst 84:703–707

Sodha N, Williams R, Mangion J, Bullock SL, Yuille MR, Eeles RA (2000) Screening hCHK2 for mutations. Science 289:359

Srivastava S, Zou ZQ, Pirollo K, Blattner WA, Chang EH (1990) Germ-line transmission of a mutated p53 gene in a cancer-prone family with Li-Fraumeni syndrome. Nature 348:747–749

Varley JM, Evans DG, Birch JM (1997) Li-Fraumeni syndrome – a molecular and clinical review. Br J Cancer 76:1–14

Vital A, Bringuier PP, Huang H et al. (1998) Astrocytomas and choroid plexus tumors in two families with identical *p53* germline mutations. J Neuropathol Exp Neurol 57:1061–1069

10 Familiäres Pankreaskarzinom

Detlef K. Bartsch und Matthias Rothmund

Inhaltsverzeichnis

10.1 Einführung

Pankreaskarzinome sind in 85–90% der Fälle duktale Adenokarzinome, d.h. Tumoren, die aus den duktalen Zellen des adulten exokrinen Pankreas entstehen. Die duktalen Pankreaskarzinome stellen in zunehmenden Maß ein öffentliches Gesundheitsproblem dar. Ihre Inzidenz nahm von 1990–1995 zu, während bei nahezu allen anderen soliden Tumoren ein Rückgang zu verzeichnen war (Koch 1996). Die Häufigkeit des duktalen Pankreaskarzinoms beläuft sich auf etwa 11 000 Neuerkrankungen pro Jahr in Deutschland und die Prognose ist mit einer 5-Jahres-Überlebensrate von <5% extrem schlecht (Robert-Koch-Institut 1995). Die Letalität des duktalen Pankreaskarzinoms entspricht nahezu seiner Inzidenz, wobei jeder 6. Krebstod in Deutschland inzwischen durch ein duktales Pankreaskarzinom verursacht wird. Allerdings werden von einigen Zentren 5-Jahres-Überlebensraten von bis zu 40% beschrieben, wenn eine Tumorresektion im UICC-Stadium 1 durchgeführt werden konnte (Yeo u. Cameron 1998). Die chirurgische Resektion des duktalen Pankreaskarzinoms bietet bis heute, bei sehr begrenzten Möglichkeiten von Chemo- und/oder Radiotherapie, den einzig potenziell kurativen Therapieansatz für diesen hoch aggressiven Tumor.

Es hat sich inzwischen herausgestellt, dass duktale Pankreaskarzinome in einigen Familien gehäuft auftreten. Dabei kann die familiäre Häufung in 2 Gruppen aufgeteilt werden.

- Die eine Gruppe umfasst Familien mit einer isolierten Häufung von Pankreaskarzinomen.
- Bei der 2. Gruppe handelt es sich um Familien mit vererbten Erkrankungen bzw. Tumorsyndromen, die mit einem erhöhten Pankreaskarzi-

Hereditäre Tumorerkrankungen
D. Ganten / K. Ruckpaul (Hrsg.)
© Springer-Verlag Berlin Heidelberg 2001

nomrisiko und damit mit einer Häufung von Pankreaskarzinomen einhergehen.

Von einem familiären Pankreaskarzinom wird gesprochen, wenn in einer Familie mindestens 2 erstgradig Verwandte oder mindestens 3 erst- oder zweitgradig verwandte Angehörige, von denen einer vor dem 50. Lebensjahr betroffen ist, an einem histologisch gesicherten duktalen Adenokarzinom des Pankreas erkrankt sind (Bartsch u. Rothmund 1997, Brentnall et al. 1999, Hruban et al. 1995, Lynch et al. 1996).

Der folgende Beitrag gibt einen Überblick über die bisherigen Erkenntnisse beim familiären Pankreaskarzinom.

10.2 Epidemiologie und Ätiologie des duktalen Pankreaskarzinoms

10.2.1 Geografische und rassenbedingte Unterschiede

Die Inzidenz des duktalen Pankreaskarzinoms scheint weltweit mit einem zunehmenden Alter zu korrelieren (Aoki et al. 1978). Die Erkrankung tritt sehr selten vor dem 25. Lebensjahr und relativ selten vor dem 45. Lebensjahr auf (Morgan et al. 1977). Das Haupterkrankungsalter liegt in der 6. Lebensdekade. Das Pankreaskarzinom findet sich in westlichen Industrieländern häufiger, obwohl bisher keine spezifischen industriellen Risikofaktoren identifiziert werden konnten (Mack et al. 1985). Einige Studien fanden ein häufigeres Auftreten des Pankreaskarzinoms bei Männern, wobei das Verhältnis Männer:Frauen etwa 2:1 entsprach (Haddock 1990; Gordis 1984). Die Geschlechtsverteilungsrate scheint allerdings auch von der Rasse abzuhängen. So ist die Inzidenz des Pankreaskarzinoms bei Frauen und Männern aus Hawaii und Kolumbien gleich, während sie bei Maorimännern aus Neuseeland 3-mal höher ist als bei Maorifrauen (Wynder et al. 1973). Die höchsten Inzidenzen des duktalen Pankreaskarzinoms finden sich mit bis zu 20 Neuerkrankungen/100 000 Einwohner jährlich bei den Maoris aus Neuseeland, den eingeborenen Hawaiianern und Afroamerikanern (Allen-Mersh u. Earlam 1986; Boyle et al. 1989; Wynder et al. 1973). Die niedrigsten Inzidenzen wurden mit 0,7–2,1 Neuerkrankungen/100 000 Einwohner jährlich aus Kuwait, Singapur und Indien berichtet (Boyle et al. 1989). Bisher gibt es allerdings keine eindeutigen Hinweise darauf, dass duktale

Pankreaskarzinome in bestimmten Volksgruppen bevorzugt familiär gehäuft auftreten.

Für viele Tumortypen variieren die Inzidenzraten zwischen einzelnen religiösen Gruppen erheblich. So wurde für Juden gegenüber Nichtjuden in Israel ein deutlich erhöhtes Risiko für die Entwicklung eines Pankreaskarzinoms beschrieben (Doll et al. 1970). In einigen Fällen können die unterschiedlichen Inzidenzraten auf die verschiedenen Lebensstile der religiösen Gruppen zurückgeführt werden. Mormonen z.B. meiden strikt Tabak, Alkohol, Kaffee, Tee, Drogen sowie Fleischverzehr, während der Genuss von frischem Gemüse und Früchten ausdrücklich befürwortet wird. Dieser gesunde Lebensstil mag für die geringe Inzidenz von Pankreaskarzinomen bei Mormonen aus Kalifornien und Utah, verglichen mit anderen weißen US-Amerikanern, verantwortlich sein (Enstrom 1980). Allerdings wurde bisher keine religiöse Gruppe identifiziert, in der Pankreaskarzinome eindeutig vermehrt familiär auftreten. Weder die Zugehörigkeit zu einer bestimmten sozioökonomischen Klasse (Levin et al. 1981; Mack u. Paganini-Hill 1981) noch der Umstand, ob man in einer Stadt oder auf dem Land aufwächst (Boyle et al. 1989), scheinen die Inzidenz des Pankreaskarzinoms entscheidend zu beeinflussen. In einigen Studien war das Auftreten eines Pankreaskarzinoms mit der Blutgruppe A des AB0-Systems und dem Rhesusfaktor D assoziiert (Vogel 1970; Newell et al. 1974). Die Untersuchung des humanen Leukozytenantigensystems (HLA) bei Krebspatienten ergab jedoch keinen Nachweis einer Beziehung zwischen dem HLA-Typ und dem Pankreaskarzinom (Terasaki et al. 1977).

10.2.2 Umweltbedingte Risikofaktoren

Die Ätiologie des Pankreaskarzinoms ist nach wie vor unzureichend geklärt, obwohl umfangreiche Studien zu Umweltrisikofaktoren wie Zigarettenrauchen, Essgewohnheiten, Alkoholgenuss, Kaffeegenuss und Exposition gegenüber bestimmten Chemikalien durchgeführt wurden (Durbec et al. 1983; Falk et al. 1988; Ghadirian et al. 1991; Silverman et al. 1995). Der bisher einzig gesicherte umweltbedingte Risikofaktor für die Entstehung eines Pankreaskarzinoms ist das Zigarettenrauchen. Eine umfassende statistische Analyse zahlreicher Kohorten- und Fall-Kontroll-Studien hat ergeben, dass eine stark positive Korrelation zwischen dem Zigarettenrauchen und dem Risiko für ein Pankreaskarzinom besteht (IARC 1986). Das Pankreaskarzinomrisiko steigt zudem mit der Anzahl gerauchter Zigaretten (Ghadirian et al. 1991).

Eine retrospektive Studie aus Japan zeigte eine signifikante Verbindung zwischen der Häufigkeit von Pankreaskarzinomen und einer für den westlichen Lebensstil typischen Ernährung mit hohem Fleisch- und Fettanteil und geringem Gemüseanteil (Ishii et al. 1968). Eine andere Studie, basierend auf Untersuchungen in 29 Ländern, zeigte, dass die erhöhte Sterblichkeit an duktalen Pankreaskarzinomen positiv mit einem hohen Konsum von Eiern, Milch und Fleisch korreliert war (IARC 1986). Andere Studien zeigten ein erhöhtes Pankreaskarzinomrisiko bei häufigem Genuss von frittierter Nahrung, insbesondere frittiertem oder gegrilltem Fleisch (Norell et al. 1986; Mack et al. 1986). Auf der anderen Seite wurde berichtet, dass das Risiko für ein Pankreaskarzinom mit dem erhöhten Konsum von frischen Früchten, insbesondere Zitrusfrüchten und Gemüse, abnehmen soll (Norell et al. 1986; Mack et al. 1986; Raymond et al. 1987). All diese Studien liefern zwar bedeutsame Hinweise, jedoch keine eindeutigen Beweise.

Die mögliche Rolle von Alkohol in der Ätiologie des Pankreaskarzinoms wurde vornehmlich in den 60er Jahren untersucht (Dorken 1964). Durch eine retrospektive Auswertung von chronischen Alkoholikern und auch durch die Korrelation im Rahmen von Kohorten- und Fall-Kontroll-Studien ergaben sich Hinweise auf ein erhöhtes Pankreaskarzinomrisiko bei regelmäßigem Alkoholgenuss (Burch u. Ansari 1968; Breslow u. Ernstrom 1974; Heuch et al. 1983). Allerdings fanden zahlreiche andere Studien keine Beziehung zwischen dem Pankreaskarzinomrisiko und Alkohol, sodass eine entscheidende Rolle des Alkoholgenusses bei der Ätiologie des Pankreaskarzinoms bezweifelt werden muss (Falk et al. 1988; Ghadirian et al. 1991; Friedman u. Eeden 1991; Bueno-de Mesquita et al. 1992).

2 Studien aus dem Jahr 1981 postulierten, dass erhöhter Kaffekonsum mit dem Pankreaskarzinom assoziiert ist (McMahon et al. 1981; Lin u. Kessler 1981). Nachfolgende Untersuchungen konnten diese Assoziation jedoch nicht bestätigen (Falk et al. 1988; Mack et al. 1986; Ghadirian et al. 1991; Jick u. Dinan 1981). Alles in allem konnten bisher zwischen sporadischen und familiären Pankreaskarzinomfällen keine signifikanten Unterschiede bezüglich des umweltbedingten Risikofaktorprofils nachgewiesen werden (Ghadirian et al. 1991).

10.2.3 Wirtsfaktoren

Wirtsfaktoren wie chronische Pankreatitis, vorangegangene Magen- oder Galleoperationen mögen mit einem erhöhten Pankreaskarzinomrisiko verbunden sein. Allerdings ist aufgrund widersprüchlicher Studienergebnisse bisher für keine dieser Konditionen eine kausale Beziehung eindeutig belegt (Lowenfels et al. 1993; Gullo et al. 1994, Hyvärinen u. Partanen 1987; Offerhaus et al. 1987; Maringhini et al. 1987; Silverman et al. 1999). Auch die kausale Beziehung zwischen dem Diabetes mellitus und einem erhöhten Pankreaskarzinomrisiko ist bisher nicht bewiesen. Einerseits fanden einige Gruppen ein bis zu 2,5fach erhöhtes relatives Risiko für ein Pankreaskarzinom bei langjährigen Diabetikern (Everhart u. Whright 1995; Silverman et al. 1999), während andere Gruppen kein signifikant erhöhtes Pankreaskarzinomrisiko bei Diabetikern nachweisen konnten (Gullo et al. 1994). Bemerkenswert erscheint in diesem Zusammenhang, dass in der Studie von Ghadirian et al. (1991) keiner der familiären Pankreaskarzinomfälle aus 14 Pankreaskarzinomfamilien einen Diabetes mellitus aufwies.

10.3 Familiäre Häufung des duktalen Pankreaskarzinoms

Einer familiären Prädisposition zum Pankreaskarzinom wurde bis vor kurzem nur wenig Bedeutung zugemessen. Dies ist zweifellos mit auf den Umstand zurückzuführen, dass bei vielen Krebspatienten die Familienanamnese nur unzureichend evaluiert wurde (David u. Steiner-Grossman 1991; Lynch 1991).

10.3.1 Fallberichte

Bis Ende der 80er Jahre gab es nur sporadische Berichte über eine familiäre Häufung von Pankreaskarzinomen. McDermott u. Kramer beschrieben 1973 erstmals das Auftreten von Pankreaskarzinomen bei 4 von 6 Geschwistern. Reimer et al. beschrieben 1977 als Erste das Auftreten von Pankreaskarzinomen in 2 aufeinander folgenden Generationen. Ehrenthal et al. (1987) berichteten über Pankreaskarzinome in 3 konsekutiven Generationen mit zunehmend jüngerem Erkrankungsalter. Weitere Fallberichte über Familien mit gehäuftem Auftreten von Pankreaskarzinomen kamen hinzu

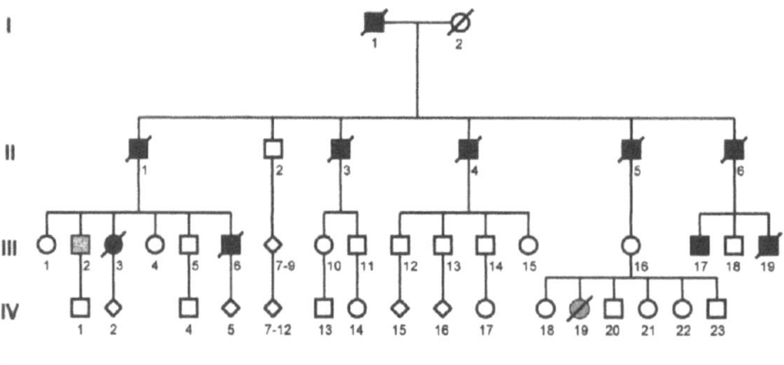

Abb. 10.1. Familie mit potenziell vererbtem Pankreaskarzinom, *schwarz* Pankreaskarzinom, *grau* Diabetes mellitus, reproduziert aus Evans et al. (1995), mit Genehmigung der BMJ Publishing Group

(Friedman u. Fialkow 1974; Danes u. Lynch 1982; Dat u. Sontag 1982; Grajower 1983; Kathkouda u. Moviel 1986; Lynch et al. 1990; Lynch et al. 1992).

Die bekannteste Familie mit möglicherweise vererbtem Pankreaskarzinom ist die des ehemaligen US-Präsidenten Jimmy Carter (New York Times 1989). Die bisher größte Familie mit einem potenziell vererbten Pankreaskarzinom wurde von Evans et al. (1995) beschrieben (Abb. 10.1). In 4 Generationen waren 9 von 50 Familienangehörigen an einem histologisch gesicherten duktalen Pankreaskarzinom verstorben. Außergewöhnlich an dieser Familie ist, dass das Pankreaskarzinom bei allen betroffenen Familienmitgliedern mit einem Diabetes mellitus und einer exokrinen Pankreasinsuffizienz assoziiert war. Der Diabetes mellitus trat häufig Jahre vor dem Karzinom in Erscheinung und erlaubte die Identifizierung von Hochrisikopersonen.

10.3.2 Register und Fallsammlungen für familiäre Pankreaskarzinome

In den 90er Jahren wurden einige Register bzw. Fallsammlungen für familiäre Pankreaskarzinome etabliert, um das mit den kleinen Fallzahlen assoziierte Problem aussagekräftiger klinischer und genetischer Untersuchungen zu lösen (Lynch et al. 1990, Lynch et al. 1992; Lumadue et al. 1995; Bartsch u. Rothmund 1997; Aston et al. 1997; Crowley et al. 1997; www/liv.ac.uk/Surgery/europac.html; www.med.uni-marburg.de/fapaca).

Die erste Fallsammlung wurde wahrscheinlich 1990 von Henry Lynch gegründet (Lynch et al.

1990). Bis 1994 hatten Lynch (1994) bzw. Lynch et al. (1990; 1992; 1995) durch eine retrospektive Analyse der Krankengeschichten aller am „Hereditary Cancer Institute" der Creighton University, Omaha, USA, behandelten Familien insgesamt 30 Sippen mit multiplen Fällen von Pankreaskarzinomen identifiziert. 1994 wurde an der John's Hopkins Universität, Baltimore, USA, die „National Familial Pancreatic Tumor Registry" gegründet, in der bis Ende 1999 insgesamt 151 Pankreaskarzinomfamilien mit mindestens 2 erstgradig betroffene Verwandten gesammelt wurden (Lumadue et al. 1995; Hruban et al. 1999). Dieses Register umfasste Mitte 1999 50 Familien, in denen eine Generation betroffen war, 94 Familien mit 2 betroffenen Generationen und 7 Familien mit 3 betroffenen Generationen.

In Deutschland wurde im Juli 1999 an der Philipps-Universität Marburg eine Nationale Fallsammlung für familiäre Pankreaskarzinome ins Leben gerufen (www.med.uni-marburg.de/fapaca), um diese seltenen Familien klinisch und genetisch zu analysieren. Im ersten halben Jahr wurden hier 14 Pankreaskarzinomfamilien gesammelt, darunter 1 Familie mit 5, 2 Familie mit 4, 4 Familien mit 3 und 7 Familien mit 2 betroffenen erstgradig Verwandten. Diese forschungsbasierten Fallsammlungen wurden konzipiert, um die Häufigkeit des familiären Pankreaskarzinoms, mögliche Risikofaktoren, den Vererbungsmodus sowie die Typen und Prävalenzen von anderen Tumoren in diesen Familien zu untersuchen. Schließlich soll durch Kopplungs- und Mutationsanalysen bestimmter Zielgene der zugrunde liegende Gendefekt in diesen Familien identifiziert werden.

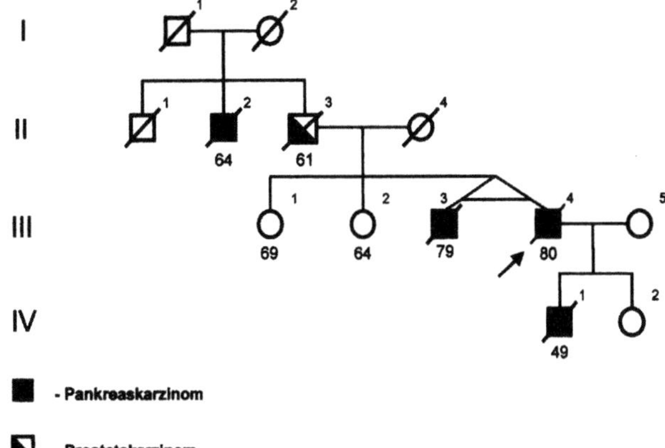

Abb. 10.2. Familie 25-3-6-X der Nationalen Fallsammlung Familiärer Pankreaskarzinome. Bemerkenswert ist, dass die eineiigen Zwillinge (*III3* und *III4*), obwohl sie lange in unterschiedlichen Regionen (Industriegebiet in Deutschland und ländliches Gebiet in Kanada) lebten, beide an einem Pankreaskarzinom verstorben sind, *schwarz* Pankreaskarzinom, *schwarzweiß* Prostatakarzinom

Die bisher einzigen Daten bezüglich der Häufigkeit von Pankreaskarzinomen bei Angehörigen von Indexpatienten solcher Pankreaskarzinomfamilien stammen von Hruban et al. (1998). Bei der Auswertung von 80 Indexpatienten hatten 17,2% der erstgradig Verwandten ein Pankreaskarzinom, in manchen Familien von bis zu 58%. Auch bei immerhin 3,7% der zweitgradig Verwandten fand sich noch ein Pankreaskarzinom, während dies bei nur 0,6% der zweitgradig Verwandten von sporadischen Pankreaskarzinompatienten der Fall war. Dieser Unterschied war statistisch hoch signifikant ($p<0,0001$).

10.3.3 Fall-Kontroll-Studien beim Pankreaskarzinom

Alle Fallberichte und Register deuten darauf hin, dass eine vererbte Prädisposition zur Entwicklung eines Pankreaskarzinoms existiert, obwohl prädisponierende, gemeinsame nichtgenetische Risikofaktoren, wie z. B. das Zigarettenrauchen, oder auch purer Zufall als Grund für eine familiäre Häufung nicht mit letzter Sicherheit ausgeschlossen werden können. Ein Weg, den potenziellen Selektionsbias der Register bzw. Fallsammlungen zu überwinden, ist die Durchführung von Fall-Kontroll-Studien.

Ghadirian et al. publizierten 1991 eine populationsbasierte Fall-Kontroll-Studie über die familiäre Häufung von Pankreaskarzinomen in der frankophonen Gemeinde von Montreal, Kanada. Die Autoren interviewten 179 Patienten mit Pankreaskarzinom und 179 Kontrollen, die bezüglich Alter, Geschlecht und Sprache angeglichen wurden. Bemerkenswerterweise hatten 7,8% der Patienten mit einem Pankreaskarzinom im Vergleich zu 0,6% der Kontrollpersonen eine positive Familienanamnese für das Pankreaskarzinom, was einer 13fachen Differenz entsprach und statistisch signifikant war ($p<0,01$). Zudem konnten die Autoren keine Unterschiede bezüglich der Exposition zu Umweltrisikofaktoren zwischen familiären und nichtfamiliären Pankreaskarzinomfällen nachweisen, sodass die Häufung von Pankreaskarzinomen in diesen Familien nicht durch gemeinsame Umweltrisikofaktoren erklärt werden konnte. Diese Beobachtung wird auch durch eine Familie der deutschen Nationalen Fallsammlung eindrucksvoll bestätigt. Eineiige Zwillinge, von denen einer Raucher und der andere Nichtraucher war, und die in unterschiedlichen Regionen aufwuchsen (Kanada und Deutschland) entwickelten beide im Alter von 78 bzw. 80 Jahren ein duktales Pankreaskarzinom (Abb. 10.2). Im Jahr 1994 berichteten Fernandez et al. die Ergebnisse einer Fall-Kontroll-Studie aus Norditalien, in der die Beziehung zwischen Familienanamnese und dem Risiko, an Pankreaskrebs zu erkranken, untersucht wurde. Die Auswertung von 362 Patienten mit histologisch gesichertem Pankreaskarzinom und 1408 Kontrollpatienten, die wegen akuter, nicht neoplastischer und nicht gastrointestinaler Erkrankungen stationär behandelt wurden, ergab eine signifikante Beziehung zwischen einer positiven Familienanamnese für das Pankreaskarzinom und dem Risiko, am Pankreaskarzinom zu erkranken (relatives Risiko 3,0, 95%-Konfidenzintervall 1,4–6,6). Das Risiko für die Entwicklung eines Pankreaskarzinoms änderte sich nicht signifikant nach Stratifizierung der Patienten bezüglich der potenziellen Risikofaktoren Tabak, Alkohol, diätetischen Faktoren oder einer Vorgeschichte von Diabetes mellitus und Pankreatitis. In Übereinstimmung mit oben genannten Studien fanden auch Falk et al. (1988) und Silverman et al. (1999) in 2 unabhängigen nordamerikanischen epidemiologischen Studien ein deutlich erhöhtes Risiko für die Entwicklung eines Pankreaskarzinoms bei Patienten, die einen nahen Verwandten mit einem Pankreaskarzinom hatten [Odds-Ratio (OR)=5,25 bzw. 3,2]. Die Studie von Silverman et al. (1999) an 484 Pankreaskarzinompatienten und 2099 Kontrollpatienten erbrachte zudem, dass erstgradige Verwandte eines Pankreaskarzinompatienten auch ein signifikant erhöhtes Risiko für die Entstehung eines Ovarial- (OR 5,3) und eines Kolonkarzinoms (OR 1,7) haben. Für Endometrium- (OR 1,5) und Mammakarzinome (OR 1,3) ergab sich kein signifikant erhöhtes Risiko.

Diese Fall-Kontroll-Studien stützen die Hypothese, dass gemeinsame Umweltrisikofaktoren nicht allein für eine familiäre Häufung von Pankreaskarzinomen verantwortlich sind. Im Gegenteil, sie implizieren eine genetische Komponente, die in diesen Familien zum Pankreaskarzinom prädisponiert. Es wird geschätzt, dass etwa 3–5% der duktalen Pankreaskarzinome auf einem vererbten genetischen Defekt beruhen, und dass damit der familiäre Effekt genauso stark ausgeprägt zu sein scheint wie beim Kolon- und Mammakarzinom.

10.3.4 Charakteristika des familiären Pankreaskarzinoms

In vielen der bisher untersuchten Pankreaskarzinomfamilien entspricht das Transmissionsmuster klinisch einem autosomal-dominanten Erbgang, wobei in anderen Familien der vermeintliche Vererbungsmodus sehr komplex erscheint (Lynch et al. 1996; eigene nicht publizierte Daten). Eine biometrisch-genetische Segregationsanalyse der Family Study of Pancreatic Cancer Group aus Pittsburgh hat bei 65 Pankreaskarzinomfamilien ebenfalls deutliche Hinweise für einen autosomal-dominanten Mendel-Erbgang mit altersabhängiger Penetranz ergeben (Banke et al. 1997). Bisher gibt es weder aussagekräftige Daten zur genetischen Penetranz noch zur Expressivität in diesen Familien. Im Gegensatz zum familiären Brustkrebs und zum familiären Dickdarmkrebs, welche beide durch ein frühes Erkrankungsalter charakterisiert sind, zeigte sich kein signifikanter Unterschied bezüglich des Erkrankungsalters bei familiären und sporadischen Pankreaskarzinomfällen. In beiden Gruppen liegt das mediane Erkrankungsalter um das 65. Lebensjahr (Lynch et al. 1990; Lynch et al. 1992; Lynch et al. 1995; Hruban et al. 1998). Auch bezüglich der Geschlechtsverteilung, Histopathologie und Überlebenszeit konnten zwischen Betroffenen von Pankreaskarzinomfamilien und sporadischen Pankreaskarzinomfällen keine signifikanten Unterschiede festgestellt werden (Lynch et al. 1992; Hruban et al. 1998). Ein wesentliches Charakteristikum des familiären Pankreaskarzinoms scheint jedoch zu sein, dass sich in den untersuchten Pankreata von Patienten solcher Familien nahezu immer multifokale Hyperplasien und Dysplasien, häufig auch multizentrische Karzinome fanden (DiGiuseppe et al. 1994; Ehrental et al. 1995; Brentnall et al. 1999). Die Präsenz multipler Neubildungen im gleichen Organ ist ein Hauptcharakteristikum vieler vererbter Tumorsyndrome, wie z.B. der familiären adenomatösen Polyposis oder der multiplen endokrinen Neoplasien, und von daher gut mit einer vererbten Prädisposition in Einklang zu bringen.

Zudem ergeben sich aus der Studie von Hruban et al. (1998) Hinweise darauf, dass Betroffene von Pankreaskarzinomfamilien verglichen mit sporadischen Fällen ein leicht erhöhtes, jedoch nicht signifikantes Risiko für die Entwicklung eines Zweitkarzinoms haben (23,8% vs. 18,9%). Hierbei handelt es sich hauptsächlich um Blasen-, Kolon-, Lungen- und Prostatakarzinome sowie auch Melanome. In dieser Studie fand sich auch eine statistisch signifikant erhöhte Häufigkeit von pankreasunabhängigen Karzinomen bei zweitgradig Verwandten solcher Pankreaskarzinomfamilien gegenüber zweitgradig Verwandten von sporadischen Pankreaskarzinomfällen (27,2% vs. 12,1%, $p<0,0001$). Die anderen Tumortypen in diesen Familien umfassten v.a. Mamma-, Kolon- und Lungenkarzinome. Auch Crowley et al. (1997) konnten bei ihren 65 Pankreaskarzinomfamilien der Familial Pancreatic Registry an der Universität von Pittsburgh, USA, ein erhöhtes Risiko für Mamma-, Kolon- und Magenkarzinome feststellen. Diese Karzinome sind zwar relativ häufig und mögen von daher nur ein koinzidenzielles Auftreten in diesen Pankreaskarzinomfamilien reflektieren, allerdings gibt es inzwischen Berichte über Familien mit einer Akkumulation von Pankreas- und Kolonkarzinomen sowie von Pankreas- und Mammakarzinomen (Lynch et al. 1985; Crowley et al. 1997; Hruban et al. 1998).

10.4 Genetische Veränderungen beim familiären Pankreaskarzinom

All die oben genannten Daten implizieren klar eine genetische Basis für die familiäre Akkumulation von Pankreaskarzinomen in vielen Familien, welche wahrscheinlich auch zur Entwicklung von anderen Malignomen, v.a. zu Mamma- und Kolonkarzinomen, prädisponiert. Wie bereits erwähnt wird aufgrund der Literatur geschätzt, dass etwa 3–5% aller Pankreaskarzinome eine hereditäre Ursache haben (Lynch 1994). Bei Zugrundelegung dieser Schätzung und einer Inzidenz des Pankreaskarzinoms von etwa 12,5 pro 100 000 Einwohner pro Jahr würden etwa 300–500 Pankreaskarzinomfälle jährlich in Deutschland auf einen vererbten genetischen Defekt zurückzuführen sein.

Neben der isolierten familiären Häufung duktaler Pankreaskarzinome, deren genetische Ursache immer noch unbekannt ist, gibt es vererbte Erkrankungen bzw. familiäre Krebssyndrome, die zur Entwicklung eines duktalen Pankreaskarzinoms prädisponieren (Tabelle 10.1). Hierzu zählen

- die hereditäre Pankreatitis (Comfort u. Steinberg 1952),
- eine Subgruppe des FAMMM (familial atypical multiple mole melanoma), auch als Pankreaskarzinom-Melanom-Syndrom bezeichnet (Bartsch et al. 1995; Gruis et al. 1995),
- der hereditäre Brustkrebs (Phelan et al. 1996),
- das Peutz-Jeghers-Syndrom (Giardello et al. 1987),
- das hereditäre nichtpolypöse Kolonkarzinom (HNPCC) (Lynch et al. 1993),
- das Li-Fraumeni-Syndrom (Li u. Fraumeni 1969),
- das Gardner-Syndrom (Johan et al. 1992) sowie
- die Ataxia teleangiectatica (McKusick 1990).

Das Pankreaskarzinomrisiko bei den meisten dieser Erkrankungen, deren Gendefekte inzwischen alle aufgedeckt werden konnten, liegt um oder <5%. Ausnahmen sind das Peutz-Jeghers-Syndrom, die hereditäre Pankreatitis und das Pankreaskarzinom-Melanom-Syndrom, bei denen das Pankreaskarzinomrisiko von 12 bis zu 75% beträgt. Das Pankreaskarzinomrisiko beim familiären Brustkrebs ist noch unklar. Insgesamt sind die bisher vorliegenden Daten nicht ausreichend, um definitive Aussagen über die genetische Penetranz (Anteil der Personen, die das Gen tragen und erkrankt sind) und die Expressivität (wie schwer betrifft die genetische Veränderung jeden Träger der Veränderung) bezüglich des Pankreaskarzinoms in die-

Tabelle 10.1. Pankreaskarzinomrisiko bei vererbten Erkrankungen

Erkrankung	Gendefekt	Risiko [%]
Hereditäre Pankreatitis	TRYP1	Bis 40
Ataxia teleangiectatica	ATM	<5
HNPCC	MLH1, MSH2	<5
Gardner-Syndrom	APC	<5
Li-Fraumeni-Syndrom	TP53	5
Peutz-Jeghers-Syndrom	LKB1	12
FAMMM-Syndrom	p16	Bis 75
Familiärer Brustkrebs	BRCA2	Unklar

sen Familien zu treffen. Allerdings bietet die Identifizierung von bestimmten Genalterationen eine genetische Basis für einige Familien mit einer Pankreaskarzinomhäufung, welche auch wesentlich zur Erklärung des erhöhten Risikos für die Entwicklung anderer Malignome in diesen Familien beitragen kann. Des Weiteren bestätigen die bisher gefundenen Gendefekte das Zutreffen der 2-Treffer-Theorie von Knudson für das duktale Pankreaskarzinom, da bei den familiären und sporadischen Formen dieses Tumors häufig dieselben Gene inaktiviert sind (Knudson 1985, 1996).

10.4.1 p16^{INK4a} und FAMMM bzw. Pankreaskarzinom-Melanom-Syndrom

Ende 1994 wurde das Tumorsuppressorgen p16^{INK4a} (CDKN2, MTS1) auf dem Chromosomenabschnitt 9p21 geklont. *p16^{INK4a}* kodiert das Zellzyklusregulationsprotein p16 (Kamb et al. 1994; Nobori et al. 1994). Dieses Protein bindet spezifisch an die „cyclin-dependent kinase 4 (CDK4)", inhibiert die katalytische Aktivität des CDK4/Cyclin-D-Komplexes und verhindert damit die Phosphorylierung bestimmter Wachstums- und Regulationsproteine, einschließlich des Retinoblastomproteins (pRb). Hypophosphoryliertes pRb bindet an Transkriptionsfaktoren wie z.B. E2F1, die sonst die G_1-S-Transition bewirken würden (Riley et al. 1994). Andererseits setzt hyperphosphoryliertes pRb, wie z.B. in p16-defizienten Zellen, diese Faktoren frei, sodass die Zelle den G_1-S-Schaltpunkt durchlaufen kann (Abb. 10.3). p16^{INK4a} wirkt somit als negativer Regulator der Zellzyklusprogression während der G_1-S-Phase. Der Verlust von p16^{INK4a} bzw. dessen mutationsbedingte Inaktivierung führt zu einer Hochregulierung von CDK4 und damit zu einer Entkopplung des Zellzyklus, was ein unkontrolliertes Zellwachstum und die Tumorentstehung initiieren kann.

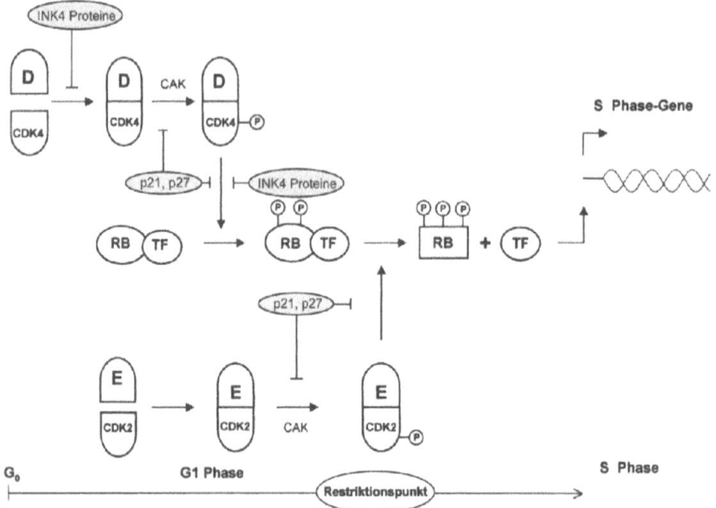

Abb. 10.3. Regulatoren während der G-Progression des Zellzyklus. Früh in der *G₁-Phase* aktivieren Mitogene die Synthese von Typ-D-Cyclinen (*D*), die sich mit *cdk4* oder *cdk6* verbinden (Letzteres nicht dargestellt). Diese Komplexe benötigen die durch *CAK* (*cdk* aktivierende Kinase) vermittelte Phosphorylierung, um katalytisch aktiv zu werden. Die aktivierten Cyclin-D-CDK4-Komplexe phosphorylieren das Retinoblastomprotein (*RB*). *RB* setzt daraufhin gebundene Transkriptionsfaktoren (*TF*) frei, die von aktivierten Genen für den Eintritt in die S-Phase benötigt werden. *INK4a-Proteine*, wie p16, binden an den durch *CAK* aktivierten Cyclin-D-CDK4-Komplex, inhibieren dessen katalytische Aktivität und verhindern dadurch die Progression in die S-Phase. Auf der anderen Seite binden *p27* und *p21* an Cyclin-E-CDK2-Komplexe und hemmen so die Aktivitäten der CAK-modifizierten Holoenzyme, modifiziert nach Riley et al. (1994)

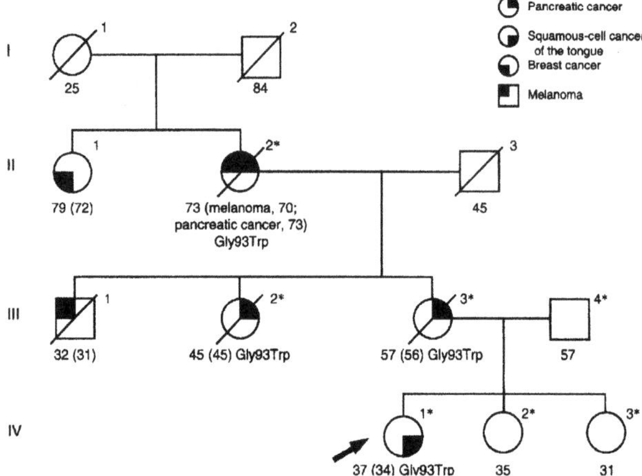

Abb. 10.4. Stammbaum einer Familie mit Pankreaskarzinom und Melanom. *Pfeil* Indexpatientin, *Sterne* Individuen, bei denen DNA-Analysen vorgenommen wurden. Das aktuelle Alter (Jahre) bzw. das Alter zum Todeszeitpunkt ist unter jedem Symbol aufgeführt, das Alter bei Diagnosestellung in Klammern. Bei Familienmitgliedern, die heterozygot für die Mutation Gly93Trp sind, ist dies vermerkt. Person *I1* verstarb bei einer Geburt, *rechtes oberes Viertel schwarz* Pankreaskrebs, *rechtes unteres Viertel schwarz* squamöser Zungenkrebs, *linkes unteres Viertel schwarz* Brustkrebs, *linkes oberes Viertel schwarz* Melanom, modifiziert nach Whelan et al. (1995), mit Genehmigung der Massachusetts Medical Society

p16^{INK4a} ist bei 27–95% der sporadischen duktalen Pankreaskarzinome inaktiviert (Caldas et al. 1994; Bartsch et al. 1995; Naumann et al. 1996). Etwa 40% der Pankreaskarzinome tragen Mutationen des einen Allels mit Verlust des 2. Allels (Verlust der Heterozygosität, LOH), bei etwa 40% finden sich homozygote Deletionen des Gens, bei weiteren 15% eine Hypermethylierung des p16^{INK4a}-Promotors (Schutte et al. 1998). Zudem konnten bei 12–15% der sporadischen Melanome somati-

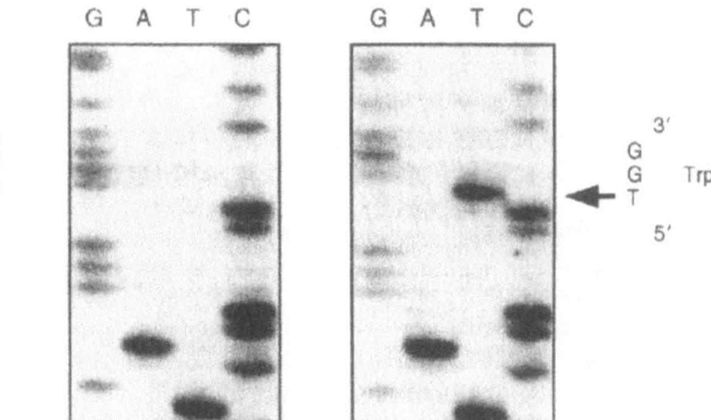

Abb. 10.5 a, b. Sequenz des CDKN2-(p16^INK4a, MTS1)-Gens in der konstitutionellen DNA der Indexpatientin. **a** normale Sequenz von Kodon 93 – *GGG (Gly)*, **b** Sequenz, die mit der Erkrankung in dieser Familie assoziiert ist – *TGG (Trp)*, *Pfeil* G:T-Transition in Kodon 93, aus Whelan et al. (1995), mit Genehmigung der Massachusetts Medical Society

sche p16^INK4a-Alterationen identifiziert werden (Platz et al. 1996; Monzon et al. 1998). Basierend auf der Knudson-Hypothese ließ sich daher vermuten, dass p16^INK4a-Alterationen auch bei den familiären Formen des Pankreaskarzinoms und Melanoms eine Rolle spielen. Diese Vermutung konnte kürzlich bestätigt werden. So fand sich, dass eine Subgruppe von Familien mit FAMMM-Syndrom p16^INK4a-Keimbahnmutationen aufweist. Es handelt sich um ein seltenes Syndrom, welches betroffene Familienmitglieder zur Entwicklung von multiplen atypischen Nävi, Melanomen und duktalen Pankreaskarzinomen prädisponiert (Bergman et al. 1990; Lynch u. Fusaro 1991, Lumadue et al. 1995). Bereits 1990 wurde von Bergman et al. ein Exzess von Pankreaskarzinomen (standardisierte Inzidenzratio 28,2) in einer Subgruppe von niederländischen Familien mit dem FAMMM-Syndrom beobachtet. Bartsch et al. und Whelan et al. identifizierten 1995 erstmals eine p16^INK4a-Keimbahnmutation in einer Familie mit autosomal-dominant vererbtem Pankreaskarzinom und Melanom. In 2 Generationen waren 3 Patientinnen an einem exokrinen Pankreaskarzinom und 1 Patient an einem Melanom verstorben, ohne dass umweltbedingte Risikofaktoren vorlagen (Abb. 10.4). Eine Keimbahnmutation im Kodon 93 des p16^INK4a-Gens, die eine Aminosäureänderung von Glycin zu Tryptophan (Gly93Trp) zur Folge hatte, wurde bei allen erkrankten Familienmitgliedern nachgewiesen (Abb. 10.5). Durch funktionelle Untersuchungen konnte gezeigt werden, dass diese Gly93Trp-Mutation zu einem funktionell defekten p16-Protein führt (Ranade et al. 1996). Zur gleichen Zeit analysierten Goldstein et al. (1995) 19 Familien mit familiärem Melanom und fanden bei den Familien mit einer inaktivierenden p16^INK4a-Keimbahnmutation ein 22fach erhöhtes Risiko für die Entwicklung eines exokrinen Pankreaskarzinoms. In einer Familie fand sich die gleiche Gly93Trp-Mutation wie in der von Whelan et al. (1995) beschriebenen Familie. Ciotti et al. (1996) berichteten nachfolgend über 3 weitere Familien mit vererbtem Melanom und Pankreaskarzinom, bei denen ebenfalls die p16^INK4a-Gly93Trp-Keimbahnmutation identifiziert wurde. Gruis et al. (1995) fanden in der bereits 1990 berichteten Subgruppe von FAMMM-Familien mit dem Exzess von Pankreaskarzinomen ebenfalls eine p16^INK4a-Keimbahnmutation, bei der es sich in allen Familien um eine 19-bp-Deletion in Exon 2 des Gens handelte. Alle diese Mutation lagen in den hoch konservierten 2. und 3. Ankyrindomänen, die entscheidende Bedeutung für die Bindungskapazität an CDK4 haben.

Die Tatsache, dass einerseits nicht in allen Familien mit den oben genannten Mutationen Pankreaskarzinome auftraten bzw. andererseits in anderen Familien Pankreaskarzinome überwogen, spricht dafür, dass wahrscheinlich neben einer p16^INK4a-Keimbahnmutation bestimmte Umweltfaktoren oder weitere genetische Veränderungen zur Entstehung der Pankreaskarzinome in diesen Familien beitragen (Bergman u. Gruis 1996; Whelan et al. 1996). Insgesamt wurden bisher 15 Familien mit diesem vermeintlichen Pankreaskarzinom-Melanom-Syndrom publiziert, wobei das erweiterte Tumorspektrum in diesen Familien v. a. auch Oropharyngealkarzinome und seltener nichtkleinzellige Bronchialkarzinome (NSCLC) zu umfassen scheint (Whelan et al. 1995; Gruis et al. 1995; Goldstein et al. 1995; Ciotti et al. 1996; Gruis et al. 1996; Yarbrough et al. 1996).

Zudem identifizierten Moskaluk et al. (1998) eine p16^INK4a-Spleißdonorstellen-Keimbahnmutation an der Exon-2/3-Grenze (Asp145Cys) bei 2 erstgradig verwandten Pankreaskarzinompatienten. Diese

Familie entsprach klinisch nicht dem FAMMM-Phänotyp. Die Autoren schlossen daher, dass p16^{INK4a}-Mutationen in der C-terminalen Region möglicherweise nur zum Pankreaskarzinom prädisponieren. Da bisher nur wenige p16-assoziierte Krebsfamilien analysiert wurden, können zur Penetranz des Pankreaskarzinoms beim Vorliegen einer p16^{INK4a}-Keimbahnmutation keine eindeutigen Aussagen gemacht werden. Das Pankreaskarzinomrisiko beträgt je nach Familie bis zu 75%. Ebenso wenig lässt sich bisher eine eindeutige Genotyp-Phänotyp-Korrelation ausmachen.

Da bei einigen Melanomfamilien ohne p16^{INK4a}-Mutation eine Keimbahnmutation in der p16^{INK4a}-Bindungsdomäne des CDK4-Gens (Arg24Cys) identifiziert werden konnte (Zuo et al. 1996), lag es nahe, nicht p16^{INK4a}-assoziierte Familien mit einer Häufung von Pankreaskarzinomen und Melanomen auf das Vorliegen von CDK4- Keimbahnmutationen hin zu untersuchen. Allerdings konnten weder Moskaluk et al. (1998) bei 21 solchen Familien noch die eigene Arbeitsgruppe bei 4 Pankreaskarzinom-Melanomfamilien (nicht publizierte Daten) eine CDK4-Keimbahnmutation nachweisen. Von daher scheint das CDK4-Gen, trotz seiner engen funktionellen Beziehung zum p16^{INK4a}-Gen, keine bedeutende Rolle beim familiären Pankreaskarzinom zu spielen.

10.4.2 BRCA2 und familiärer Brustkrebs

Wie bereits erwähnt, ist das Risiko für die Entstehung von Brustkrebs zumindest in einigen Pankreaskarzinomfamilien erhöht (Hruban et al. 1998). Umgekehrt ist das Risiko für die Entwicklung eines Pankreaskarzinoms in Familien von Brustkrebserkrankten ebenfalls erhöht. Tulinius et al. (1994) untersuchten die Familien von 947 weiblichen Brustkrebspatientinnen des Island-Tumorregisters und fanden, dass erstgradige männliche Verwandte dieser Patientinnen ein nahezu 2fach erhöhtes Risiko für die Entwicklung eines Pankreaskarzinoms hatten (OR 1,66). Kürzlich konnten mehrere Arbeitsgruppen zeigen, dass dieses erhöhte Pankreaskarzinomrisiko im Wesentlichen bei Trägern einer Keimbahnmutation im 2. Brustkrebsgen BRCA2, welches auf Chromosom 13q12–13 lokalisiert ist, besteht (Thorlacius et al. 1996; Phelan et al. 1996; Couch et al. 1996; Berman et al. 1996). In diesem Zusammenhang ist auch erwähnenswert, dass die Identifizierung des BRCA2-Gens wesentlich durch die Lokalisation des BRCA2-Locus bei einem Pankreaskarzinom erleichtert wurde (Schutte et al. 1995). Durch „representational difference analysis" identifizierten Schutte et al. (1995) bei einem Pankreaskarzinom eine homozygote Deletion, die in einem 180-kb-Bereich auf Chromosom 13q lokalisiert war. Die Feinkartierung dieser Deletion war ein Wegbereiter der nachfolgenden Identifizierung des BRCA2-Gens und deutete erstmals daraufhin, dass es sich beim BRCA2-Gen höchstwahrscheinlich um ein Tumorsuppressorgen und nicht um ein Protoonkogen handelt (Tavtigian et al. 1996; Wooster et al. 1995). Zudem konnte damit gezeigt werden, dass BRCA2 zumindest bei einem Teil der sporadischen Pankreaskarzinome inaktiviert ist (Schutte et al. 1995).

Phelan et al. (1996) fanden duktale Pankreaskarzinome in 4 von 8 Brustkrebsfamilien, die mit einer BRCA2-Keimbahnmutation assoziiert waren. Thorlacius et al. (1996) berichteten über insgesamt 11 Pankreaskarzinome in 7 von 16 Brustkrebsfamilien mit einer BRCA2-Keimbahnmutation. Diese Beobachtungen wurde kürzlich durch eine große Untersuchung des Breast Cancer Linkage Consortiums an 173 Mamma- bzw. Ovarialkarzinomfamilien mit nachgewiesenen BRCA2-Mutationen bestätigt, da für Individuen mit einer BRCA2-Keimbahnmutationen ein deutlich erhöhtes Risiko für die Entstehung eines Pankreaskarzinoms (relatives Risiko 3,51; 95%-Konfidenzintervall 1,87–6,58) gefunden wurde (Breast Cancer Linkage Consortium 1999). Zudem fand sich auch ein erhöhtes Risiko für Prostata- (relatives Risiko 4,65), Gallenwegs- (relatives Risiko 4,97) und Magenkarzinome (relatives Risiko 2,59) sowie maligne Melanome (relatives Risiko 2,58).

Die Assoziation zwischen BRCA2-Keimbahnmutationen und dem duktalen Pankreaskarzinom ist auch aus dem Grund bemerkenswert, da derartige Mutationen auch mit der Entwicklung von Pankreaskarzinomen assoziiert sein können, obwohl keine positive Familienanamnese gegeben ist. So fanden Goggins et al. (1996) bei 3 von 41 Patienten mit vermeintlich sporadischem Pankreaskarzinom eine BRCA2-Keimbahnmutation. Dies entsprach einer Prävalenz von 7,3%. In 2 Fällen handelte es sich um die 6174delT-Mutation, die etwa bei 1,5% der Ashkenazi-Juden vorkommt. 2 der 3 Patienten waren jedoch nicht jüdischer Herkunft. Keiner der Patienten hatte eine positive Familienanamnese für Krebserkrankungen, insbesondere nicht für Mamma-, Ovarial-, oder Pankreaskarzinome. Öscelik et al. (1997) fanden BRCA2-Keimbahnmutationen zunächst bei 2 von 41 unselektionierten Pankreaskarzinompatienten, entsprechend einer Prävalenz von

4,9%. Bei den Mutationen handelte es sich um die 6174delT-Mutation bei einem Ashkenazi-Juden und die 6076delGTTA-Mutation bei einem Patienten nicht jüdischer Herkunft. Daraufhin wurden 35 jüdische unselektionierte Pankreaskarzinompatienten auf die 6174delT-Mutation hin gescreent und diese bei 3 weiteren Patienten identifiziert. Dies entsprach einer Prävalenz von fast 10% dieser Mutation bei jüdischen Pankreaskarzinompatienten. Keiner der insgesamt 5 Mutationsträger hatte einen erstgradig Verwandten mit Pankreas-, Mamma- oder Ovarialkarzinom. Die Autoren schätzten aufgrund ihrer Daten, dass Träger der 6174delT-Mutation ein 10fach erhöhtes Risiko für die Entwicklung eines Pankreaskarzinoms haben, obwohl die meisten Mutationsträger die Erkrankung nicht entwickeln. Die Autoren führten diesen Umstand auf bisher unbekannte Einflussfaktoren zurück, die sowohl die Penetranz, als auch das lebenslange Erkrankungsrisiko beeinflussen (Öscelik et al. 1997).

Gegenwärtig stellen BRCA2-Keimbahnmutationen die häufigste bekannte genetische Prädisposition zum Pankreaskarzinom dar. Die postulierte geringe Penetranz des BRCA2-Gens hat wahrscheinlich zur Folge, dass eine Subgruppe vermeintlich sporadischer Pankreaskarzinome tatsächlich auf einer BRCA2-Keimbahnmutation beruht und diese Patienten ohne ein BRCA2-Mutationsscreening nicht identifizierbar sind. Insgesamt erscheint die identifizierte Prävalenz von BRCA2-Keimbahnmutationen bei Patienten mit Pankreaskarzinom mit 5–7% mindestens genauso hoch wie die bei vermeintlich sporadischen Brust- und Ovarialkarzinomen. Diese Daten unterstreichen zweifellos, dass BRCA2-Keimbahnmutationen bei einer kleiner Fraktion von Pankreaskarzinompatienten eine entscheidende Rolle spielen.

10.4.3 Trypsinogen-Gen und hereditäre Pankreatitis

Die hereditäre Pankreatitis (HP) ist eine seltene, autosomal-dominant vererbte Erkrankung, die durch das relativ frühe Auftreten rezidivierender Episoden einer schweren Pankreatitis charakterisiert ist. Mittlerweile sind weltweit mehr als 100 Familien mit dieser von Comfort u. Steinberg 1952 erstmals beschriebenen Erkrankung identifiziert worden. Komplikationen der HP sind Thrombosen der Milz- und Portalvene, die endo- und exokrine Pankreasinsuffizienz, Pseudozystenbildung und die Entstehung eines Pankreaskarzinoms.

Whitcomb et al. (1996) konnten kürzlich zeigen, dass die HP durch Keimbahnmutationen im kationischen Trypsinogen-Gen auf Chromosom 7q35 verursacht wird. Diese Keimbahnmutationen blocken die Inaktivierung von Trypsinogen, was zu einer Autodigestion des Pankreas und damit zur schweren Pankreatitis führt. Das kumulative Risiko für die Entwicklung eines duktalen Pankreaskarzinoms bis zum 70. Lebensjahr beträgt bei der HP bis zu 40%, wobei das Risiko beim Vorliegen einer paternalen Vererbung am höchsten ist (Lowenfels et al. 1997; Madrazo-de la Garza et al. 1993). Lässt sich der Mechanismus der Pankreatitisentstehung durch die zugrunde liegende Keimbahnmutation im Trypsinogen-Gen plausibel erklären, ist der Pathomechanismus für die Entwicklung eines Pankreaskarzinoms bei der HP bisher nicht geklärt. Da diese Patienten jedoch kein erhöhtes Risiko für andere Karzinome aufweisen, liegt die Vermutung nahe, dass die über Jahre bestehende Koexistenz von chronischer Entzündung, Kalzifizierungen und Reparaturvorgängen duktale Metaplasien induziert, die nach längerer Latenz schließlich in das manifeste Karzinom münden.

10.4.4 LKB1 und Peutz-Jeghers-Syndrom

Das Peutz-Jeghers-Syndrom (PJS) ist durch das Auftreten von Hamartomen des Gastrointestinaltrakts, Pigmentflecken der Lippen, der Wangenschleimhaut und der Finger charakterisiert (Jeghers et al. 1949).

Patienten mit PJS haben zudem ein deutlich erhöhtes Pankreaskarzinomrisiko. Beispielsweise haben Giardiello et al. (1987) 31 PJS-Patienten langzeitbeobachtet und herausgefunden, dass 48% dieser Patienten ein Karzinom entwickelten. Bemerkenswert war, dass sich darunter 4 duktale Pankreaskarzinome fanden. Diese Beobachtung repräsentierte eine 100fach erhöhte Häufigkeit von Pankreaskarzinomen verglichen mit der erwarteten Häufigkeit. Insgesamt haben PJS-Patienten gegenüber der Normalbevölkerung ein 12fach erhöhtes Pankreaskarzinomrisiko.

Kürzlich konnten Keimbahnmutationen im LKB1/STK1-Gen auf Chromosom 19p als Ursache des PJS identifiziert werden (Hemminki et al. 1998). Su et al. (1999) untersuchten die Rolle des LKB1-Gens beim Pankreaskarzinom, wozu Biopsien von 2 Patienten mit PJS, 135 sporadische Pankreas- und Gallenwegskarzinome sowie 11 Pankreaskarzinomzelllinien durch eine Mutationsanalyse des LKB1-Gens analysiert wurden. Dabei fand sich eine Spleißstellen-LKB1-Mutation in der Keimbahn eines der PJS-Patienten, wobei das Pankreaskarzinom dieses Patienten zusätzlich einen Verlust des Wildtyp-LKB1-Allels zeigte. Die Funktion des LKB1-Gen-Produkts war somit in diesem Pankreaskarzinom verloren gegangen. Zudem fanden die Autoren bei 6% der sporadischen Pankreaskarzinome homozygote Deletionen oder somatische, intragene Mutationen des LKB1-Gens, die dann mit dem Verlust des 2. LKB1-Allels gekoppelt waren. Diese Ergebnisse machen klar, dass genetische Veränderungen im LKB1-Gen bei der Entwicklung von sporadischen Pankreaskarzinomen und bei Pankreaskarzinomen von PJS-Patienten eine Rolle spielen. Zudem bestätigen sie die Gültigkeit der Theorie von Knudson, nämlich, dass häufig dieselben Gene bei der sporadischen und familiären Form des Pankreaskarzinoms inaktiviert werden (Knudson 1996).

10.4.5 Mismatch-Reparaturgene und HNPCC

Das *Lynch-II-Syndrom* (hereditäres nichtpolypöses Kolonkarzinom, HNPCC) ist ein familiäres Krebssyndrom, das betroffene Individuen bereits in jungem Alter v.a. zu Kolon-, Endometrium-, Ovarial- und Karzinomen der ableitenden Harnwege prädisponiert (Lynch et al. 1993). Obwohl das Pankreaskarzinom bei HNPCC-Patienten eher selten auftritt, kann das HNPCC betroffene Individuen auch zum Pankreaskarzinom prädisponieren (Lynch et al. 1985, 1996).

HNPCC wird durch Keimbahnmutationen in einem der Mismatch-Reparaturgene
- MLH1auf Chromosom 3p,
- MSH2 auf Chromosom 2p,
- PMS1 auf Chromosom 2q und
- PMS2 auf Chromosom 7p

verursacht, die etwa bei 70% aller HNPCC-Familien identifiziert werden können (Fishel et al. 1993; Leach et al. 1993; Liu et al. 1996). Der Großteil der HNPCC-Familien ist mit Keimbahnmutationen im hMSH2- oder hMLH1-Gen assoziiert, während sich Mutationen im hPMS1- und hPMS2-Gen wesentlich seltener finden (Liu et al. 1996). All diese Gene kodieren für Proteine, welche kleine Fehler, die während der DNA-Replikation entstehen, korrigieren. Daraus resultiert, dass Tumoren von HNPCC-Patienten häufig Mutationen akkumulieren, die die Länge von repetitiven DNA-Sequenzen verändern, wodurch ein Mutatorphänotyp resultiert, der sich u. a. auch durch eine so genannte Mikrosatelliteninstabilität auszeichnet (Kinzler u.

Vogelstein 1996). Bisher konnten bei isolierten familiären Pankreaskarzinomen keine Keimbahnmutationen der DNA-Reparaturgene identifiziert werden, und eine Mikrosatelliteninstabilität fand sich bei nur etwa 4% der untersuchten duktalen Pankreaskarzinome (Goggins et al. 1998). Allerdings berichteten inzwischen einige Gruppen über eine Häufung von duktalen Pankreaskarzinomen in einigen HNPCC-Sippen und ebenso auch über eine Häufung von Kolonkarzinomen in so genannten Pankreaskarzinomfamilien (Lynch et al. 1985; 1996; Crowley et al. 1997, Hruban et al. 1998). Somit mögen einige Pankreaskarzinomfälle, insbesondere solche, die bei Patienten mit einer stark positiven Familienanamnese für ein Kolonkarzinom entstehen, mit dem HNPCC assoziiert sein. Das kumulative Risiko für die Entstehung eines duktalen Pankreaskarzinoms beträgt bei Personen, die eine Keimbahnmutation in einem der Mismatch-Reparaturgene tragen, etwa 3% (Aarnio et al. 1995).

10.4.6 APC und Gardner-Syndrom

Das Gardner-Syndrom ist eine phänotypische Variante der autosomal-dominant vererbten familiären adenomatösen Polyposis coli (FAP). Es ist im Vergleich zur FAP durch zusätzliche extrakolonische Manifestationen wie Zahnanomalien, Kieferosteome, Retinaläsionen, Desmoidtumoren und ein gehäuftes Auftreten von Duodenal-, Papillen- und Pankreaskarzinomen sowie Schilddrüsen- und ZNS-Tumoren charakterisiert. In einer Untersuchung von 157 FAP-Familien zeigte sich bei diesen gegenüber der Normalbevölkerung ein deutlich erhöhtes Risiko für die Entstehung eines Duodenalkarzinoms (relatives Risiko 330,82; 95%-Konfidenzintervall 132–681) und eines periampullären Adenokarzinoms (relatives Risiko 123,7; 95%-Konfidenzintervall 33,6–316,7). Diese Karzinome, einschließlich der Pankreaskarzinome, stellen unter den extrakolonischen Manifestationen der FAP inzwischen die Haupttodesursache bei diesen Patienten dar (Johan et al. 1992).

Keimbahnmutationen im APC-Gen auf Chromosom 5q21 wurden 1991 als der verantwortliche genetische Defekt für die Entstehung des Syndroms identifiziert (Groden 1991). Es gibt inzwischen erste Hinweise darauf, dass APC-Mutationen jenseits von Kodon 1403 besonders zu einem Phänotyp mit multiplen extrakolonischen Manifestationen, einschließlich dem Pankreaskarzinom, prädisponieren (Dobble et al. 1996; Giardiello et al. 1997).

10.4.7 p53 und Li-Fraumeni-Syndrom

Das Li-Fraumeni-Syndrom (LFS) ist ebenfalls ein autosomal-dominant vererbtes Krebssyndrom, bei dem bereits in jungem Alter multiple Tumoren auftreten (Li u. Fraumeni 1969). Das Tumorspektrum umfasst v. a. Mammakarzinome, Weichteilsarkome, Hirntumoren, Osteosarkome, Leukämien, Nebennierenkarzinome und andere solide Tumoren, einschließlich des Pankreaskarzinoms. Das Risiko für die Entstehung eines Pankreaskarzinoms beim LFS beträgt etwa 5%.

Das LFS wird durch Keimbahnmutationen im p53-Tumorsuppressorgen auf Chromosom 17p13 verursacht (Malkin et al. 1990). TP53 ist eine bedeutsames DNA-Bindungsprotein, das sowohl als Überwacher des G_1-S-Schaltpunkts des Zellzyklus als auch als Induktor der Apoptose agiert (Kern et al. 1991; Bates u. Vousden 1996). Die Funktion von TP53 ist bei 40–75% der sporadischen duktalen Pankreaskarzinome inaktiviert (Redston et al. 1994; Simon et al. 1994). Diese Inaktivierung entsteht fast immer durch Mutation einer Genkopie und Verlust der 2. Genkopie. Die Inaktivierung der p53-Funktion führt zum Verlust von 2 wichtigen Mechanismen der Zellwachstumskontrolle:

- der Regulation der Zellproliferation und
- der Induktion des Zelltods.

Ist die Inaktivierung von p53 auch ein häufiges Ereignis beim sporadischen Pankreaskarzinom, spielen p53-Keimbahnmutationen beim familiären Pankreaskarzinom nur eine sehr untergeordnete Rolle.

10.4.8 ATM und Ataxia teleangiectatica

Die Ataxia teleangiectatica wird in einem autosomal-rezessiven Modus vererbt. Die Erkrankung ist v. a. durch eine progressive zerebellare Ataxie, Teleangiektasien, Anfälligkeit für pulmonale Infekte und okulomotorische Apraxie charakterisiert (McKusick 1990). Das für die Ataxia teleangiectatica verantwortliche ATM-Gen (ataxia teleangiectatica mutated gene) kodiert ein Protein, das bei der mitotischen Signaltransduktion, der meiotischen Rekombination und der Zellzykluskontrolle eine Rolle spielen soll (Savitsky et al. 1995). Homozygote Patienten mit Ataxia teleangiectatica tragen zudem ein erhöhtes Risiko für die Entstehung von Leukämien und Lymphomen. Heterozygote Angehörige (ATM-Träger) haben ein erhöhtes Risiko für die Entwicklung von Mamma- und Magenkar-

zinomen, selten auch Pankreaskarzinomen. Insgesamt beträgt das Pankreaskarzinomrisiko bei ATM-Trägern jedoch deutlich <5% (McKusick 1990; Savitsky et al. 1995; Hruban et al. 1998).

10.4.9 K-ras und DPC4/Smad4

Im Gegensatz zum sporadischen Pankreaskarzinom, das inzwischen recht gut durch molekulargenetische Untersuchungen charakterisiert ist, gibt es bisher relativ wenige Untersuchungen bei familiären Pankreaskarzinomen. Bei 70–100% der sporadischen duktalen Pankreaskarzinome können somatische Mutationen im Kodon 12 des K-ras-Onkogens nachgewiesen werden (Hruban et al. 1993; Urban et al. 1993). Keimbahnmutationen im K-ras-Onkogen wurden allerdings bisher weder bei Patienten mit familiärem Pankreaskarzinom noch bei Patienten mit anderen Tumoren identifiziert.

Auch das Tumorsuppressorgen DPC4/Smad4 auf Chromosom 18q21 wurde als verheißungsvoller Kandidat, das „Pankreaskarzinomgen" zu sein, angesehen, nachdem es durch Alleltypisierungen und positionelle Klonierung bei Pankreaskarzinomen identifiziert werden konnte und sich bei 50% der sporadischen Pankreaskarzinome bzw. Pankreaskarzinomzelllinien Alterationen in diesem Gen fanden (Hahn et al. 1996). Allerdings konnten bei Patienten mit familiärem Pankreaskarzinom bisher keine Keimbahnmutationen im DPC4/Smad4-Gen nachgewiesen werden (Moskaluk et al. 1997; eigene nicht publizierte Daten).

10.5 Konsequenzen aus bisherigen Erkenntnissen

10.5.1 Genetische Beratung

Liegt bei einem Patienten eine positive Familienanamnese für das duktale Pankreaskarzinom vor, sollte zunächst im Rahmen einer humangenetischen Beratung des Indexpatienten ein detaillierter Familienstammbaum entwickelt werden. Der Indexpatient sollte über die Therapieoptionen und die Prognose des Pankreaskarzinoms sowie über die Möglichkeit der Vererbung der Prädisposition zu diesem Tumor aufgeklärt werden. Ergibt der Familienstammbaum eindeutige Hinweise auf das Vorliegen einer hereditären Tumorerkrankung (mehr als 2 betroffene erstgradige Verwandte), sollten über den Indexpatienten möglichst vielen Familienangehörigen Informationsmaterial ausgehändigt und die Kontaktaufnahme zur Durchführung eines humangenetischen Beratungsgesprächs ermöglicht werden. Im Rahmen dieses Beratungsgesprächs sollten das individuelle Risiko für die Entwicklung des Pankreaskarzinoms, dessen natürlicher Verlauf, mögliche prädisponierende Gendefekte (z. B. p16^{INK4a}, BRCA2) und Umweltrisikofaktoren, die Überwachungs- und Therapieoptionen samt ihrer Limitierungen und Erfolgsaussichten sowie das Risiko für die Entwicklung anderer Malignome dargestellt werden. Diese Punkte adäquat zu beantworten, ist beim hereditären Pankreaskarzinom allerdings sehr schwer, da zu den meisten Fragen noch keine schlüssigen datenbasierten Antworten vorliegen.

Nach Hruban et al. (1998) beträgt das Pankreaskarzinomrisiko für erstgradig Verwandte einer Pankreaskarzinomfamilie 17,2%, für zweitgradig Verwandte 3,6%. Bisher gibt es kein evaluiertes Früherkennungsprogramm für das Pankreaskarzinom, und der potenzielle Benefit von Früherkennungsprogrammen ist daher durchaus noch fraglich. Dazu kommt, dass der prädisponierende Gendefekt beim Großteil der Pankreaskarzinomfamilien noch unbekannt ist. In Anbetracht der zukünftig zu erwartenden Identifizierung von zum Pankreaskarzinom prädisponierenden Gendefekten erscheint es dennoch schon heute sinnvoll, sich mit der Problematik gewissenhaft auseinandersetzen, nicht zuletzt um betroffenen Familien bzw. Ratsuchenden eine adäquate Betreuung anbieten zu können. Aufgabe der Beratung von Pankreaskarzinomfamilien ist es auch, Hochrisikopersonen auf das Unterlassen des Zigarettenrauchens und die Meidung einer fettreichen Ernährung hinzuweisen, da diese begünstigende Faktoren für die Entstehung eines Pankreaskarzinoms darstellen. Zudem sollte Betroffenen und Hochrisikopersonen solcher Pankreaskarziomfamilien die Möglichkeit einer psychoonkologischen Betreuung angeboten werden.

10.5.2 Genetische Testung

Die Erfahrungen mit einer Vielzahl von hereditären Tumorsyndromen machen deutlich, dass die Identifizierung von potenziellen Krebsgenen und die Möglichkeit der genetischen Untersuchung auch ein Bündel von einzigartigen Bedenken hervorruft. Unglücklicherweise besteht häufig eine große Diskrepanz zwischen den molekulargenetischen Er-

kenntnissen und dem Umgang mit den medizinischen, psychologischen, sozialen und juristischen Aspekten, die damit zusammenhängen. Daher muss entsprechend den Richtlinien der Bundesärztekammer vor jeder prädiktiven genetischen Testung obligat ein humangenetisches Beratungsgespräch erfolgen (Bundesärztekammer 1998). Dies gilt aus den oben genannten Gründen in besonderem Maß für die prädiktive genetische Untersuchung einer vermeintlichen Hochrisikoperson einer Pankreaskarzinomfamilie. Als Hochrisikoperson gilt ein/e erstgradig Verwandte/er eines Betroffenen oder Angehörigen einer Familie mit bekanntem prädisponierendem Gendefekt. Erst wenn eine Risikoperson nach dieser Beratung und einer angemessenen Bedenkzeit ihre Zustimmung gibt, darf die Testung erfolgen. Hier muss v. a. auch die Problematik der individuell und intrafamiliär unterschiedlichen Auseinandersetzung mit einer hereditären Tumorerkrankung und damit auch der Akzeptanz eines genetischen Screenings Rechnung getragen werden. Bei der Entscheidungsfindung kann verschiedenen Faktoren unterschiedliches Gewicht zukommen. Dazu gehören das Bedürfnis und das Recht auf „Nichtwissen" einer belastenden Diagnose, Schuldgefühle, eine Prädisposition vererbt zu haben oder auch bei einer günstigen Diagnose ausgespart zu sein (so genannte „survivor guilt"), die Ausprägung des Verantwortungsgefühls für sich selbst und Familienangehörige, die zeitliche Einordnung des Tests in die Lebensplanung sowie die intrafamiliären Bindungen.

Die erste wichtige Frage, die es zu beantworten gilt, ist, wer einer genetischen DNA-Testung zugeführt werden sollte. Diese Frage ist beim familiären Pankreaskarzinom durchaus kritisch zu diskutieren. Es könnte ohne weiteres die pragmatische Meinung vertreten werden, dass es derzeit noch keine Indikation hierzu gibt. Selbst beim Nachweis einer Keimbahnmutation in einem der möglichen Zielgene (z. B. p16^{INK4a}, BRCA2) können derzeit weder zuverlässige Aussagen zur Penetranz und Expressivität gemacht werden, noch gibt es etablierte Frühdiagnosemarker bzw. -verfahren, noch bestehen angemessene prophylaktische Therapieoptionen für das Pankreaskarzinom. Dazu ist eine genetische Testung immer noch sehr kostenintensiv, und das Wissen, Träger einer möglicherweise deletären Mutation zu sein, belastet den Patienten erheblich.

Wir halten es allerdings aufgrund der inzwischen vorliegenden Daten dennoch für gerechtfertigt, bei Betroffenen und erstgradig Verwandten klar definierter Krebsfamilien, in denen vermehrt duktale Pankreaskarzinome vorkommen, eine DNA-Testung im Rahmen von kontrollierten Studien durchzuführen, da sich daraus u. a. die Möglichkeit zur Erarbeitung und Evaluierung von Früherkennungsprogrammen ergibt. Bei Identifizierung des ursächlichen Gendefekts sollten Genträger gezielt einem entsprechenden Früherkennungsprogramm zur Aufdeckung der mit der Mutation assoziierten Tumoren zugeführt werden. Andererseits können Familienangehörige, die die prädisponierende Keimbahnmutation nicht tragen, aus einem lebenslangen klinischen Früherkennungsprogramm entlassen werden, sodass die Ressourcen und die Aufmerksamkeit auf die Mutationsträger konzentriert werden können.

Familien mit einer Häufung von Melanomen und Pankreaskarzinomen sollten einer p16^{INK4a}-Mutationsanalyse, Familien mit einer Häufung von Mamma- und Pankreaskarzinomen einer BRCA2-Mutationsanalyse, Familien mit Pankreatitis und Pankreaskarzinomen einer Mutationsanalyse des kationischen Trypsinogen-Gens, Familien mit einer Akkumulation von Kolon- und Pankreaskarzinomen einer Mutationsanalyse des APC-Gens und der Mismatch-Reparaturgene und schließlich Peutz-Jeghers-Familien mit einer Häufung von Pankreaskarzinomen einer Mutationsanalyse des LKB1/STKI1-Gens zugeführt werden. Familien mit einer isolierten Häufung von Pankreaskarzinomen bzw. nicht klar definierten Krebssyndromen mit einer Akkumulation von Pankreaskarzinomen, die wahrscheinlich den Großteil aller Familien mit vererbter Prädisposition zum Pankreaskarzinom ausmachen, sollten zunächst nur unter wissenschaftlichen Protokollen auf den möglichen zugrunde liegenden Gendefekt mittels Kopplungsanalysen und anschließenden Mutationsanalysen von Kandidatengenen untersucht werden. Personen dieser Familien müssen unmissverständlich darüber aufgeklärt werden, dass kein konkretes Zielgen bekannt ist und dass die Untersuchung möglicherweise zu keinem für sie verwertbaren Ergebnis führt. Es ist dringend davon abzuraten, bei solchen Familien unüberlegte weit gestreute DNA-Untersuchungen durchzuführen und kritiklos den Probanden derartige Ergebnisse zu eröffnen. Ein solches Vorgehen würde die große Gefahr bergen, unbedeutende genetische Polymorphismen fälschlicherweise als potenziell krebsverursachende Genmutationen einzustufen und dadurch Probanden unnötig mit der falschen Aussage zu konfrontieren, Träger eines deletären Krebsgens zu sein.

Eine weitere wesentliche Frage ist die nach dem Alter, von dem an ein Gentest durchgeführt werden sollte. Die bisherigen Daten implizieren, dass sowohl das hereditäre als auch das sporadische Pankreaskarzinom überwiegend im mittleren und höheren Lebensalter auftreten. Von daher ließe sich eine DNA-Testung theoretisch durchaus etwas zurückstellen. Da aber der natürliche Verlauf der Vorläuferläsionen beim Pankreaskarzinom immer noch unbekannt ist und zudem die bisher bekannten, mit dem Pankreaskarzinom assoziierten Gendefekte (z. B. BRCA2, p16^{INK4a}) v. a. auch zu Tumoren wie dem Brustkrebs und Melanom, die durch ein frühes Erkrankungsalter charakterisiert sind, prädisponieren, sollten Hochrisikopersonen (erstgradige Verwandte von Erkrankten und Träger eines prädisponierenden Gendefekts) nach unserer Meinung im frühen Erwachsenenalter getestet werden.

10.5.3 Früherkennungsprogramm beim familiären Pankreaskarzinom

Ziel bei hereditären Krebssyndromen muss es sein, klare Empfehlungen für die Überwachung und Therapie zu geben, um den maximalen Vorteil für den Patienten bei minimalem Risiko zu gewährleisten. Dieses Ziel ist beim familiären Pankreaskarzinom derzeit noch sehr schwer zu erreichen. Vordringliches Bestreben muss es sein, ein Pankreaskarzinom bei Hochrisikopersonen von Pankreaskarzinomfamilien möglichst frühzeitig zu erkennen, besser noch, die präkanzerösen Veränderungen des Pankreas solcher Patienten, da nur dann ein kurativer Therapieansatz gegeben ist. Die molekulare Diagnostik hilft uns hier noch nicht entscheidend weiter, da der Gendefekt beim Großteil der Pankreaskarzinomfamilien noch unbekannt ist.

Wir erachten es daher für sinnvoll, alle Hochrisikopersonen solcher Pankreaskarzinomfamilien, d. h. erstgradige Verwandte von Indexpatienten sowie Familienangehörige aus Krebsfamilien mit erhöhter Inzidenz von Pankreaskarzinomen, bei denen ein prädisponierender Gendefekt (z. B. p16^{INK4a}, BRCA2-, LKB1-Gen) nachgewiesen wurde, in ein Früherkennungsprogramm für das Pankreaskarzinom aufzunehmen. Dies ist derzeit allerdings auch noch mit erheblichen Schwierigkeiten verbunden, da es für das Pankreaskarzinom, im Gegensatz zum vererbten Dickdarm- oder Brustkrebs, bisher keine zuverlässigen diagnostischen Verfahren bzw. Marker zur Früherkennung von Präkanzerosen bzw. kleinen Tumoren (Durchmesser <1 cm) gibt. Zudem sind die Erfahrungen bezüglich des Werts eines Früherkennungsprogramms bei solchen Hochrisikopersonen noch sehr begrenzt (Brentnall et al. 1999).

Lynch et al. (1996) propagierten möglichst alle derzeit verfügbaren Modalitäten zum Screening bei diesen Hochrisikopersonen anzuwenden, auch wenn diese eine geringe Sensitivität und Spezifität für das Pankreaskarzinom bei der Allgemeinbevölkerung haben. Die von diesen Autoren in jährlichem Abstand vorgeschlagenen Untersuchungen umfassen die Bestimmung bestimmter Serummarker wie CA19-9 und CEA, die abdominale Computertomografie, die Endosonografie ggf. mit Biopsie, die endoskopische retrograde Cholangiopankreatikografie (ERCP) mit Zytologie und K-ras-Onkogen-Analyse sowie die Positronenemissionstomografie (PET-Scan) und Radioimmunszintigrafien mit monoklonalen Antikörpern. Dieses Programm enthält z. T. noch experimentelle Verfahren (z. B. PET-Scan), erscheint bei bisher unbekanntem Nutzen zu invasiv und belastend für den Patienten und zudem zu kostenintensiv.

Brentnall et al. (1999) berichteten kürzlich über die ersten prospektiven Ergebnisse eines Früherkennungsprogramms bei 14 Hochrisikopersonen aus 3 Pankreaskarzinomfamilien, wobei bei keiner der Familien der zugrunde liegende Gendefekt bekannt war. Bei allen 14 Personen wurden eine Endosonografie, eine ERCP z. T. mit K-ras-Mutationsanalyse des Pankreassafts, eine Spiralcomputertomografie und eine Bestimmung des CA19-9 und CEA vorgenommen. Bei 7 der 14 Personen wurden auf der Basis der Familienanamnese sowie Abnormalitäten in der Endosonografie und ERCP der Verdacht auf Pankreasdysplasien geäußert und eine totale Pankreatektomie durchgeführt. Bei allen 7 Patienten fanden sich im Pankreaspräparat weit gestreute Dysplasien, die zwischen atypischer duktaler Hyperplasie und Carcinoma in situ variierten. Keiner der pankreatektomierten Patienten verstarb während der Nachbeobachtungszeit von 1–4 Jahren, und keiner entwickelte ein Rezidiv oder Metastasen. Dies war der erste Bericht, der den möglichen Benefit eines Früherkennungsprogramms bei Hochrisikopersonen von Pankreaskarzinomfamilien andeutet. In dieser Studie zeigten sich die Endosonografie und ERCP als die überlegenen Screeningverfahren, die Computertomografie und die Serummarkerbestimmungen waren nur wenig sensitiv. Allerdings waren die Auffälligkeiten in der Endosonografie subtil, unspezifisch und ähnlich denen bei der chronischen Pankreatitis. Die ERCP zeigte neben diesen Befunden bei den 7 operierten Patienten eine weitere, möglicherweise für die Dysplasie spezifische Auffälligkeit, nämlich

eine Anhäufung von sackförmigen Deformitäten am Ende der duktalen Seitäste, die wie ein Weintraubenbündel imponierten. Allerdings wurden diese angeblich für die Dysplasie bzw. das Carcinoma in situ typischen Befunde nicht gezeigt. Letztlich ist die Aussagekraft dieser Studie auch durch die Tatsache limitiert, dass nicht verifiziert werden konnte, wie viele der 7 nicht operierten Hochrisikopersonen mit normaler ERCP Pankreasdysplasien aufwiesen, da dies eine histologische Untersuchung erfordert hätte. Aus dieser Studie ist zudem erwähnenswert, dass bei 3 von 4 Patienten mit Dysplasien K-ras-Mutationen im Pankreassaft nachgewiesen werden konnten. Dies unterstreicht die Ergebnisse von Berthelemy et al. (1995). Diese Autoren konnten in einer prospektiven Doppelblindstudie bei 2 Patienten 18 bzw. 40 Monate vor der Manifestation des Pankreaskarzinoms K-ras-Mutationen im Pankreassaft nachweisen (Berthelemy et al. 1995). Allerdings gibt es auch widersprüchliche Ergebnisse, da andere Patienten mit nachweisbaren K-ras-Mutationen im Pankreassaft kein Pankreaskarzinom in einem Nachbeobachtungszeitraum von bis zu 5 Jahren entwickelten (van Laethem et al. 1999). Somit bleibt die Wertigkeit von nachweisbaren K-ras-Mutationen im Pankreassaft als Marker in der Diagnostik umstritten.

Wir bevorzugen im Rahmen der deutschen Nationalen Fallsammlung für familiäre Pankreaskarzinome das in Tabelle 10.2 aufgelistete Früherkennungsprogramm, das bei Hochrisikopersonen in jährlichen Intervallen durchgeführt wird. Anstelle der Computertomografie des Abdomens wird die Magnetresonanztomografie (MRT) eingesetzt, da bei vergleichbarer Aussagekraft die Strahlenbelastung beim MRT entfällt. Aufgrund des Pankreatitisrisikos wird keine ERCP, sondern zunächst eine Magnetresonanzcholangiopankreatografie (MRCP) durchgeführt. Nur wenn sich in der MRCP bzw. alternativ bei entsprechender Erfahrung des Untersuchers in der Endosonografie ein pathologischer Befund ergibt, würden im Bedarfsfall noch eine

Tabelle 10.2. Früherkennungsprogramm für Hochrisikopersonen von Pankreaskarzinomfamilien (jährlich)

Obligat	Ggf. ergänzend bei pathologischem Befund
Klinische Untersuchung	ERCP ggf. mit Zytologie und K-ras-Mutationsanalyse
Blutuntersuchung mit CA19-9 und CEA	Spiral-CT des Abdomens
MRT und MRCP	One-stop-shop-MRT
Endosonografie	Angiografie

ERCP, ggf. auch eine K-ras-Mutationsanalyse des gewonnen Pankreassafts vorgenommen werden.

Zudem ist noch die Frage nach dem richtigen Zeitpunkt für die Aufnahme in ein solches Früherkennungsprogramm offen. Es gibt Hinweise darauf, dass die Pankreasdysplasien als Vorstufen dem manifesten Karzinom zumindest einige Jahre vorausgehen (Brentnall et al. 1999). Daher empfehlen wir Hochrisikopersonen (erstgradig Verwandten von Indexpatienten und Angehörigen pankreaskarzinomreicher Krebsfamilien mit prädisponierenden Keimbahnmutationen) solcher Pankreaskarzinomfamilien die Teilnahme am Früherkennungsprogramm, sobald sie ein Alter haben, das 5 Jahre unter dem des jüngsten Erkrankten in der Familie liegt bzw. spätestens ab dem 45. Lebensjahr.

Hochrisikopersonen mit Keimbahnmutationen in Genen, die bekannterweise auch zu anderen Tumoren prädisponieren, sollten zusätzlich für das jeweilige Tumorspektrum spezifischen Früherkennungsprogrammen zugeführt werden. So sollten Früherkennungsuntersuchungen bei z. B. BRCA2-Mutationsträgern auf Mammakarzinome und bei p16^{INK4a}-Mutationsträgern auf Melanome vorgenommen werden.

Um die Möglichkeiten eines genetischen und klinischen Früherkennungsprogramms beim familiären Pankreaskarzinom optimal auszuschöpfen, ohne die Risiken außer Acht zu lassen, sollte dies nur interdisziplinär unter Beteiligung von Humangenetikern, Chirurgen, Gastroenterologen, Psychoonkologen und Pathologen an speziellen Zentren durchgeführt werden.

10.5.4 Therapie des familiären Pankreaskarzinoms

10.5.4.1 Therapeutische Pankreasresektion beim hereditären Pankreaskarzinom

Die Indikation zur Pankreasresektion beim familiären Pankreaskarzinom ist wie beim sporadischen Pankreaskarzinom immer dann gegeben, wenn klinisch und bildgebend ein tumorsuspekter Befund im Pankreas vorliegt, der resektabel erscheint. Ebenfalls wird die Operationsindikation bei Hochrisikopersonen gesehen, die symptomatisch sind und verdächtige Befunde in der bildgebenden Diagnostik aufweisen. Es stellt sich dann nur die Frage, welches Operationsverfahren angewendet werden sollte. Hierzu lässt sich aufgrund der Datenlage in der Literatur nur spekulieren. Ba-

sierend auf der Tatsache, dass die Pankreata dieser Patienten sehr häufig multifokale Dysplasien aufweisen, die als Präkanzerosen anzusehen sind, plädieren wir für die totale Pankreatektomie (Bartsch u. Rothmund 1999). Nur durch die Entfernung des gesamten Organs lässt sich in diesen Fällen die Entstehung eines manifesten Karzinoms bzw. eines Zweitkarzinoms, was bei diesen Patienten wahrscheinlich häufig als Rezidiv verkannt wird, verhindern.

10.5.4.2 Prophylaktische Pankreasresektion beim hereditären Pankreaskarzinom

Eine Indikation zur prophylaktischen Operation kann es bei diesem extrem aggressiven Tumor in sehr seltenen Fällen, wie z. B. bei der nachfolgend dargestellten Familie, geben, auch wenn kein Gendefekt nachgewiesen wurde. In einer von DiGiuseppe et al. (1994) publizierten Familie waren der Vater der Indexpatientin, der Onkel väterlicherseits und ein Kusin väterlicherseits an einem Pankreaskarzinom verstorben. Die Indexpatientin beklagte im Alter von 54 Jahren epigastrische Schmerzen und 15 kg Gewichtsverlust innerhalb von 6 Monaten, beides Symptome, die zuvor auch bei den anderen Erkrankten nachzuweisen waren. Die Bildgebung war bis auf leichte Gangunregelmäßigkeiten im Pankreasschwanz, die als Hinweis auf eine milde chronische Pankreatitis gewertet wurden, unauffällig. Aufgrund der Familienanamnese wurde 1991 eine Pankreaslinksresektion durchgeführt. Histologisch fanden sich multifokal muzinös-papilläre Hyperplasien, jedoch keine Pankreatitis und kein Karzinom. 1992 entschloss sich die Patientin aufgrund der ausgeprägten Familienanamnese und der Histologie zur Restpankreatektomie. Auch in diesem Präparat fanden sich wieder multifokale muzinös-papilläre Hyperplasien, jedoch keine eindeutigen Dysplasien und kein Karzinom. Eine prophylaktische Pankreasresektion kann u. E. ernsthaft in Erwägung gezogen werden, wenn nachfolgende Punkte erfüllt sind:

- Es muss eine ausgeprägte Familienanamnese gegeben sein, wobei hierbei nur schwer eine Mindestzahl von Betroffenen festgelegt werden kann. Die Familienstruktur muss immer individuell betrachtet werden. Es sollten jedoch mindestens 3 erstgradig betroffene Verwandte in der Familie vorhanden sein.
- Beim prophylaktisch zu Operierenden müssen die gleichen Symptome oder Begleiterkrankungen, z. B. ein Diabetes mellitus, Pankreasinsuffizienz oder Gewichtsverlust wie bei allen ande-

ren Betroffenen der Familie vorhanden sein. Beim positiven Nachweis eines zum Pankreaskarzinom prädisponierenden Gendefekts (z. B. $p16^{INK4a}$) in der Familie, muss dieser bei der Hochrisikoperson ebenfalls vorliegen.

- Die Hochrisikoperson muss einen ausdrücklichen Operationswunsch haben, nachdem sie vom Chirurgen, Gastroenterologen und Humangenetikern eingehend über die Folgen, Komplikationen und Erfolgsaussichten einer prophylaktischen Operation aufgeklärt wurde.

Wenn der Entschluss zu einer prophylaktischen Pankreasresektion gefasst wird, kann dies eigentlich nur die totale Pankreatektomie sein. Nur diese Operation garantiert eine komplette Entfernung des Erfolgsorgans und damit die sichere Verhinderung dieses hoch aggressiven Tumors. Allerdings müssen bei dieser Entscheidung die schwer wiegenden Auswirkungen einer totalen Pankreatektomie, die den schlecht einzustellenden pankreopriven Diabetes mellitus, die exokrine Pankreasinsuffizienz und die Leberverfettung umfassen, klar bedacht werden. Beim heutigen Kenntnisstand mag die prophylaktische totale Pankreatektomie bei ausgewählten Hochrisikopersonen aufgrund der schlechten Prognose des Pankreaskarzinoms in Ausnahmefällen sinnvoll erscheinen und bei entsprechend fundierter Indikationsstellung auch gerechtfertigt sein. Das Verfahren kann jedoch keinesfalls generell empfohlen werden, da es derzeit keinerlei datenbasierte Beweise für den Nutzen eines solch aggressiven Vorgehens gibt.

10.6 Zusammenfassung und Ausblick

Aus den bisher vorliegenden Daten ergibt sich, dass etwa 3% der duktalen Pankreaskarzinome familiär gehäuft auftreten und auf einer vererbten genetischen Prädisposition beruhen. Gleichgültig wie selten diese Pankreaskarzinomfamilien auch sein mögen, sie haben einen unschätzbaren Wert für die Erforschung des natürlichen Verlaufs und der zugrunde liegenden Pathomechanismen des Pankreaskarzinoms, inklusive möglicher uniformer genetischer Veränderungen in Onkogenen oder Tumorsuppressorgenen, die über die Keimbahn vererbt werden.

Personen aus Pankreaskarzinomfamilien, deren Risiko um ein vielfaches höher ist als das der allgemeinen Population, können als Modellgruppe für die Testung von neuen Screeningmethoden und Biomarkerprotokollen dienen. Zudem sind solche Hochrisikopersonen extrem wertvoll zur Untersuchung des Einflusses von Lebensstiländerungen (insbesondere Nikotinverzicht), früherer chirurgischer Intervention und letztlich einer Chemoprävention für die Entstehung des Pankreaskarzinoms.

Da davon ausgegangen werden muss, dass erstgradig Verwandte von Betroffenen solcher Familien ein erhöhtes Pankreaskarzinomrisiko haben, könnten diese in ein klinisches Früherkennungsprogramm aufgenommen werden. Dies, so die Hoffnung, mag unter günstigen Voraussetzungen die Frühdiagnose des Pankreaskarzinoms bzw. seiner Vorläuferläsionen und damit eine rechtzeitige chirurgische Resektion, die derzeit die einzige potenziell kurative Option darstellt, ermöglichen. Zudem bietet dieser Ansatz die Möglichkeit die Wirksamkeit eines Früherkennungsprogramms für das Pankreaskarzinom zu evaluieren, was bisher nicht erfolgt ist.

Darüber hinaus können bei ausreichend großen Pankreaskarzinomfamilien Kopplungsanalysen durchgeführt werden, um, ähnlich wie beim Kolonkarzinom (Groden et al. 1991; Leach et al. 1993; Fishel et al. 1993), beim Brustkrebs (Tavtigian et al. 1996; Wooster et al. 1996) oder beim Li-Fraumeni-Syndrom (Malkin et al. 1990), dadurch die genetische Basis des Pankreaskarzinoms zu entschlüsseln. Da bisher nur in wenigen Familien ein Gendefekt (z. B. $p16^{INK4a}$) nachgewiesen werden konnte und somit der Gendefekt beim Großteil der Pankreaskarzinomfamilien immer noch unbekannt ist, wäre die Identifizierung von neuen Tumorgenen von entscheidender Bedeutung für die zukünftige medizinische Betreuung dieser Familien.

Idealerweise könnte ein solches „Pankreaskarzinomgen" die Basis für ein Pankreaskarzinomscreeningprogramm der gesamtem Population bilden. Dies ist durchaus denkbar, da die heutigen molekularbiologischen Techniken wie z. B. die Polymerasekettenreaktion (PCR) mit relativ geringem materiellem und zeitlichem Aufwand genetische Veränderungen in extrem geringen Mengen von Körperflüssigkeiten wie Blut, Pankreas-, Duodenalsaft und Stuhlproben (Tada et al. 1993; Caldas et al. 1994a; Bartsch et al. 1996; Iguchi et al. 1996; Watanabe et al. 1996) aufdecken können.

Schließlich wissen wir aus den Forschungsergebnissen, die für andere hereditäre Tumorerkrankungen (z. B. FAP) bereits vorliegen, dass die Erkenntnisse über Vorläuferläsionen und genetische Mechanismen, die im Rahmen der Untersuchung der familiären Form eines Karzinoms gewonnen werden, sehr oft auch wertvolle Informationen zum besseren Verständnis des jeweiligen sporadischen Karzinoms liefern. Eine Verbesserung unseres tumorbiologischen Verständnisses der hereditären und sporadischen Form des Pankreaskarzinoms ist angesichts seines aggressiven Verhaltens und seiner schlechten Prognose dringend geboten, damit in Zukunft sowohl neue diagnostische als auch therapeutische Konzepte entwickelt werden können.

Aus all den genannten Gründen ergibt sich die Forderung nach einer systematischen Sammlung und Analyse solcher Pankreaskarzinomfamilien im Rahmen von kontrollierten Studien bzw. Fallsammlungen. Nur durch eine systematische Sammlung dieser Pankreaskarzinomfamilien sind suffiziente klinische und genetische Untersuchungen möglich, die dann hoffentlich zukünftig datenbelegte, klare Empfehlungen zum Management solcher Familien ermöglichen.

10.7 Literatur

Aarnio M, Mecklin JP, Aaltonen LA, Nyström-Lahti M, Järvinen HJ (1995) Life-time risk of different cancers in hereditary non-polyposis colorectal cancer (HNPCC) syndrome. Int J Cancer 64:430–433

Allen-Mersh TG, Earlam RJ (1986) Pancreatic cancer in England and Wales: surgeons look at epidemiology. Ann R Coll Surg 68:154–158

Aoki K, Ogawa H (1978) Cancer of the pancreas, international mortality trends. World Health Stat Q 31:2–27

Aston CE, Banke MG, McNamara PJ et al. (1997) Segregation analysis of pancreatic cancer. Am J Hum Genet 61:A194

Banke MG, Aston CE, McNamara PJ, Crowley KE, Mulvihill JJ, the Family Study of Pancreatic Cancer group (1997) Segregation analysis of pancreatic cancer. Genet Epidemiol 14:519, A6

Bartsch D, Rothmund M (1997) Das familiäre exokrine Pankreaskarzinom. Dtsch Med Wochenschr 122:378–382

Bartsch D, Rothmund M (1999) Hereditäres Pankreaskarzinom – Indikationen und operative Strategie. Kongressband Deutsche Gesellschaft für Chirurgie, München, S 194–197

Bartsch D, Goodfellow PJ, Whelan AJ (1995) A new familial syndrome of pancreatic cancer and melanoma associated with mutation in CDKN2. Am J Hum Genet [Suppl] 57:A24

Bartsch D, Shevlin DW, Tung WS, Kisker O, Wells SA Jr, Goodfellow PJ (1995) Frequent mutations of CDKN2 in primary pancreatic adenocarcinoma. Genes Chromosomes Cancer 14:189–195

Bartsch D, Shevlin DW, Callery MP, Rothmund M, Wells SA Jr, Goodfellow PJ (1996) Weitere Untersuchungen zur Bedeutung von Mutationen im Tumorsuppressorgen CDKN2 beim Adenokarzinom des Pankreas. Langenbecks Arch Chir Suppl Kongressbd 1:185–189

Bates S, Vousden KH (1996) p53 signaling checkpoint arrest or apoptosis. Curr Opin Genet Dev 6:12–19

Bergman W, Gruis NA (1996) Letter to the Editor. N Engl J Med 334:471

Bergman W, Watson P, Jong J de, Lynch HT, Fusaro RM (1990) Systemic cancer and the FAMMM syndrome. Br J Cancer 61:932–936

Berman DB, Costalas J, Schultz DC et al. (1996) A common mutation in BRCA2 that predisposes to a variety of cancers is found in both Ashkenazi and non-Jewish individuals. Cancer Res 56:3409–3414

Berthelemy P, Bouisson M, Escourrou J et al. (1995) Identification of K-ras mutations in pancreatic juice in the early diagnosis of pancreatic cancer. Ann Intern Med 123:188–191

Boyle P, Hsieh CC, Maisonneuve P et al. (1989) Epidemiology of pancreas cancer. Int J Pancreatol 5:327–346

Breast Cancer Linkage Consortium (1999) Cancer risk in BRCA2 mutation carriers. J Natl Cancer Inst 91:1310–1316

Brentnall TA, Bronner MP, Byrd DR, Haggitt RC, Kimmey MB (1999) Early diagnosis and treatment of pancreatic dysplasia in patients with a family history of pancreatic cancer. Ann Intern Med 131:247–255

Breslow NE, Ernstrom JE (1974) Geographic correlates between cancer mortality rates and alcohol-tobacco consumption in the United States. J Natl Cancer Inst 53:631–639

Bueno de Mesquita HB, Maisonneuve P, Moerman CJ et al. (1992) Aspects of medical history and exocrine carcinoma of the pancreas: a population-based case-control study in the Netherlands. Int J Cancer 52:17–23

Bundesärztekammer (1998) Richtlinien zur Diagnostik der genetischen Disposition für Krebserkrankungen. Dtsch Arztebl 95:B1120–1127

Burch GE, Ansari A (1968) Chronic alcoholism and carcinoma of the pancreas: a correlative hypothesis. Arch Intern Med 122:72–75

Caldas C, Hahn SA, Hruban RH, Redston MS, Yeo CJ, Kern SE (1994) Detection of K-Ras mutations in the stool of patients with pancreatic adenocarcinoma and pancreatic ductal hyperplasia. Cancer Res 54:3568–3573

Caldas C, Hahn SA, Costa LT da et al. (1994) Frequent somatic mutations and homozygous deletions of the p16 (MTS1) gene in pancreatic adenocarcinoma. Nat Genet 8:27–32

Ciotti P, Stringini P, Bianchi-Scarra G (1996) Familial melanoma and pancreatic cancer. N Engl J Med 334:469–470

Comfort MW, Steinberg AG (1952) Pedigree of a family with hereditary chronic relapsing pancreatitis. Gastroenterology 21:54–63

Couch FJ, Farid LM, DeShano ML et al. (1996) BRCA2 germline mutations in male breast cancer cases and breast cancer families. Nat Genet 13:123–125

Crowley KE, Aston CE, McNamara PJ et al. (1997) Familial aggregation of other cancers in families with pancreatic cancer. Am J Hum Genet 61:A 196

Danes BS, Lynch HT (1982) A familial aggregation of pancreatic cancer: an in vitro study. JAMA 247:2798–2802

Dat NM, Sontag SJ (1982) Pancreatic carcinoma in brothers. Ann Intern Med 97:282

David KL, Steiner-Grossman P (1991) The potential use of tumor registry data in the recognition and prevention of hereditary and familial cancer. NY State J Med 91:150–152

DiGiuseppe JA, Hruban RH, Offerhaus GJA et al. (1994) Detection of K-ras mutations in mucinous duct hyperplasia from a patient with a family history of pancreatic carcinoma. Am J Pathol 144:889–895

Dobble Z, Spycher M, Mary J et al. (1996) Correlation between the development of extracolonic manifestations in FAP patients and mutations beyond codon 1403 in the APC gene. J Med Genet 33:274–280

Doll R, Muir C, Waterhouse J (1970) Cancer incidence in five continents, vol 2. Springer, Berlin Heidelberg New York, pp 350–353

Dorken H (1964) Einige Daten bei 280 Patienten mit Pankreaskrebs. Gastroenterologia 102:47–77

Durbec JP, Chevilotte C, Bidart JM (1983) Diet, alcohol, tobacco and risk of cancer of the pancreas: a case-control study. Br J Cancer 43:463–470

Ehrenthal D, Haeger L, Griffin T, Compton C (1987) Familial pancreatic adenocarcinoma in three generations: a case report and review of the literature. Cancer 59:1661–1664

Enstrom JE (1980) Cancer mortality among Mormons in California during 1968–1975. J Natl Cancer Inst 65:1973–1082

Evans JP, Burke W, Chen R et al. (1995) Familial pancreatic adenocarcinoma: association with diabetes and early molecular diagnosis. J Med Genet 32:330–335

Everhart J, Whright D (1995) Diabetes mellitus as risk factor for pancreatic cancer. JAMA 273:1605–1609

Falk RT, Pickle LW, Fontham ET, Correa P, Fraumeni JF (1988) Life-style risk factors for pancreatic cancer in Lousiana: a case-control study. Am J Epidemiol 128:324–336

Fernandez E, La Vecchia, D'Avanzo B et al. (1994) Family history and the risk of liver, gallbladder, and pancreatic cancer. Cancer Epidemiol Biomarkers Prev 3:209–212

Fishel R, Lescoe MK, Rao MRS et al. (1993) The human mutator gene homolog MSH2 and its association with hereditary nonpolyposis colon cancer. Cell 75:1027–1038

Friedman JM, Fialkow PJ (1974) Carcinoma of the pancreas in four brothers. Birth Defects 12:145–150

Friedman GD, Eeden SK van den (1993) Risk factors for pancreatic cancer: an exploratory study. Int J Epidemiol 22:30–37

Ghadirian P, Boyle P, Simard A, Baillargeon J, Maisonneuve P, Perret C (1991) Reported family aggregation of pancreatic cancer within a population-based case-control study in the Francophone community in Montreal. Int J Pancreatol 10:183–196

Ghadirian P, Simard A, Baillargeon J (1991) Tobacco, alcohol, and coffee and cancer of the pancreas. Cancer 67:2664–2670

Giardiello FM, Welsh SB, Hamilton SR et al. (1987) Increased risk of cancer in the Peutz-Jeghers-syndrome. N Engl J Med 316:1511–1514

Giardiello FM, Petersen GM, Piantadosi S et al. (1997) APC gene mutations and extraintestinal phenotype of familial adenomatous polyposis. Gut 40:521–525

Goggins M, Schutte M, Lu J et al. (1996) Germline BRCA2 gene mutations in patients with apparently sporadic pancreatic carcinomas. Cancer Res 56:5360–5364

Goggins M, Offerhaus GJA, Hilgers W et al. (1998) Pancreatic adenocarcinomas with DNA replication errors (RER+) are associated with wild-type k-ras and characteristic histopathology: poor differentiation, a syncytial growth pattern, and pushing borders suggest RER+. Am J Pathol 152:1501–1507

Goldstein AM, Fraser MC, Struewing PJ et al. (1995) Increased risk of pancreatic cancer in melanoma-prone kindreds with p16^{INK4a} mutations. N Engl J Med 333:970–974

Gordis L, Gold EB (1984) Epidemiology of pancreatic cancer. World J Surg 8:808–821

Grajower MM (1983) Familial pancreatic cancer. Ann Intern Med 98:111

Groden J, Thliveris A, Samowitz W et al. (1991) Identification and characterization of the familial adenomatous polyposis gene. Cell 66:589–600

Gruis NA, Sandkuijl LA, Velden PA van der, Bergman W, Frants RR (1995) CDKN2 explains part of the clinical phenotype in Dutch familial atypical multiple-mole melanoma (FAMMM) syndrome families. Melanoma Res 5:169–177

Gruis NA, Velden PA van der, Sandkuijl LA, Bergman W, Frants RR (1995) Homozygotes for the CDKN2 (p16) germline mutation in Dutch familial melanoma kindreds. Nat Genet 10:351–353

Gullo L, Pezzilli R, Morselli-Labate AM, the Italian Pancreatic Cancer Group (1994) Diabetes and the risk of pancreatic cancer. N Engl J Med 331:81–84

Haddock G, Carter DC (1990) Aetiology of pancreatic cancer. Br J Surg 77:1159–1166

Hahn SA, Schutte M, Hoque ATM et al. (1996) DPC4, a candidate tumor suppressor gene at human chromosome 18q21.1. Science 271:350–353

Hemminki A, Markle D, Toinlinson J et al. (1998) A serine/threonine kinase gene defective in Peutz Jeghers syndrome. Nature 391:184–187

Heuch I, Kvale G, Jacobsen BK et al. (1983) Use of alcohol, tobacco and coffee and risk of pancreatic cancer. Br J Cancer 48:637–643

Hruban RH, Van Mansfeld ADM, Offerhaus JG et al. (1993) K-ras oncogene activation in adenocarcinoma of the human pancreas. Am J Pathol 143:545–554

Hruban RH, Petersen GM, Ha PK, Kern SE (1998) Genetics of pancreatic cancer: from genes to families. Surg Oncol Clin N Am 7:1–23

Hruban RH, Petersen GM, Goggins M et al. (1999) Familial pancreatic cancer. Ann Oncol [Suppl 4] 10:69–73

Hyvarinen H, Partanen S (1987) Association of cholecystectomy with abdominal cancers. Hepatogastroenterology 34:280–284

Iguchi H, Sugano K, Fukayama N et al. (1996) Analysis of Ki-ras mutations in the duodenal juice of patients with pancreatic cancer. Gastroenterology 110:221–226

International Agency for Research on Cancer (1986) IARC monographs of the evaluation of carcinogenic risk of chemicals to man. Tobacco smoking, vol 38. IARC, Lyon, pp 279–282

Ishii K, Nakamura K, Ozaki H et al. (1968) Epidemiologic problems of pancreatic cancer. Jpn J Clin Med 26:1839–1842

Jeghers HMD, McKusick VAMD, Katz KH (1949) Generalized intestinal polyposis and melanin spots of the oral mucosa, lips and digits. N Engl J Med 241:992–1005

Jick H, Dinan BJ (1981) Coffee and pancreatic cancer. Lancet 2:92

Johan G, Offerhaus A, Giardiello FM et al. (1992) The risk of upper gastrointestinal cancer in familial adenomatous polyposis. Gastroenterology 102:1980–1982

Kamb A, Gruis NA, Weaver-Feldhaus J et al. (1994) A cell cycle regulator potentially involved in genesis of many tumor types. Science 264:436–440

Katkhouda N, Moviel J (1986) Pancreatic cancer in mother and daughter. Lancet 2:747

Kern SE, Kinzler KW, Bruskin A et al. (1991) Identification of p53 as a sequence-specific DNA-binding protein. Science 252:1708–1711

Kinzler KW, Vogelstein B (1996) Lessons from hereditary colorectal cancer. Cell 87:159–170

Knudson AG (1985) Hereditary cancer, oncogenes, and anti-oncogenes. Cancer Res 45:1437–1443

Knudson AG (1996) Hereditary cancer: two hits revisited. J Cancer Res Clin Oncol 122:135–140

Koch K (1996) Erstmals Trendwende der Krebsmortalität in USA. Dtsch Arztebl 93:B-2478

Lancaster JM, Wooster R, Mangion J et al. (1996) BRCA2 mutations in primary breast and ovarian cancers. Nat Genet 13:238–240

Leach FS, Nicolaides NC, Papadopoulos N et al. (1993) Mutations of a mutS homolog in hereditary non-polyposis colorectal cancer. Cell 75:1215–1236

Levin DL, Conelly RR, Devesa SS (1981) Demographic characteristics of cancer of the pancreas: mortality, incidence and survival. Cancer 47:1456–1468

Li FP, Fraumeni JF Jr (1969) Soft tissue sarcomas, breast cancer, and other neoplasms: a familial syndrome? Ann Intern Med 71:747–752

Lin RS, Kessler II (1981) A multifactorial model for pancreatic cancer in man. JAMA 245:147–152

Liu B, Parsons R, Papadopoulos N et al. (1996) Analysis of mismatch repair genes in hereditary non-polyposis colorectal cancer patients. Nat Med 2:169–174

Lowenfels AB, Maisonneuve P, Cavallini G et al. (1993) Pancreatitis and the risk of pancreatic cancer. N Engl J Med 328:1433–1437

Lowenfels AB, Maisonneuve P, DiMagno EP et al. (1997) Hereditary pancreatitis and the risk of pancreatic cancer. J Natl Cancer Inst 89:442–446

Lumadue JA, Griffin CA, Osman M, Hruban RH (1995) Familial pancreatic cancer and the genetics of pancreatic cancer. Surg Clin N Am 75:845–855

Lynch HT (1991) Cancer and the family history trail. NY State J Med 91:145–147

Lynch HT (1994) Genetics and pancreatic cancer. Arch Surg 129:266–268

Lynch HT, Voorhees GJ, Lanspa SJ et al. (1985) Pancreatic carcinoma and hereditary nonpolyposis colorectal cancer: a family study. Br J Cancer 52:271–273

Lynch HT, Fitzsimmons ML, Smyrk TC (1990) Familial pancreatic cancer: clinicopathologic study of 18 nuclear families. Am J Gastroenterol 85:54–60

Lynch HT, Fusaro L, Lynch JF (1992) Familial pancreatic cancer: a family study. Pancreas 7:511–515

Lynch HT, Smyrk TC, Watson P et al. (1993) Genetics, natural history, tumor spectrum, and pathology of hereditary non-polyposis colorectal cancer: an updated review. Gastroenterology 104:1535–1549

Lynch HT, Fusaro L, Smyrk TC, Watson P, Lanspa S, Lynch JF (1995) Medical genetic study of eight pancreatic cancer prone families. Cancer Invest 13:141–149

Lynch TH, Smyrk T, Kern SE et al. (1996) Familial pancreatic cancer: a review. Semin Oncol 23:251–275

Mack TM, Paganini-Hill A (1981) Epidemiology of pancreas cancer in Los Angeles. Cancer 47:1474–1484

Mack TM, Peters JM, Yu MC et al. (1985) Pancreas cancer is unrelated to the work place in Los Angeles. Am J Indus Med 7:253–266

Mack TM, Yu MC, Hanish R et al. (1986) Pancreas cancer and smoking, beverage consumption, and past medical history. J Natl Cancer Inst 76:49–60

Madrazo-de la Garza J, Hill ID, Lebenthal E (1993) Hereditary pancreatitis. In: Go VL (ed) The Pancreas: biology, pathobiology, and disease. Raven Press, New York, pp 1095–1101

Malkin D, Li FP, Strong LC et al. (1990) Germ line p53 mutations in a familial syndrome of breast cancer, sarcomas, and other neoplasms. Science 250:1233–1238

Maringhini A, Thiruvengadam R, Melton LJ, Hench VS, Zinsmeister AR, DiMagno EP (1987) Pancreatic cancer risk following gastric surgery. Cancer 60:245–247

McDermott RP, Kramer P (1973) Adenocarcinoma of the pancreas in four sibblings. Gastroenterology 65 137–139

McKusick VA (1990) Ataxia teleangiectatica. In: McKusick MA (ed) Mendelian inheritance in man, 9th edn. John Hopkins University Press, Baltimore, p 68

McMahon B, Yen S, Trichopoulos D et al. (1981) Coffee and cancer of the pancreas. N Engl J Med 304:630–633

Monzon J, Liu L, Brill H et al. (1998) CDKN2a mutations in multiple primary melanomas. N Engl J Med 338:879–887

Morgan RG, Wormsley KG (1977) Progress report, cancer of the pancreas. Gut 18:580–592

Moskaluk CA, Hruban RH, Schutte M et al. (1997) Genomic sequencing of DPC4 in the analysis of familial pancreatic carcinoma. Diagn Mol Pathol 6:85–90

Moskaluk CA, Hruban RH, Lietman A et al. (1998) Novel p16(INK4a) allele (Asp145Cys) in a family with multiple pancreatic carcinomas. Hum Mutat 12:70

Naumann M, Savitskaia N, Eilert C, Schramm A, Kalthoff H, Schmiegel W (1996) Frequent codeletion of p16/MTS1 and p15/MTS2 and genetic alterations in p16/MTS1 in pancreatic tumors. Gastroenterolgy 110:1215–1224

Newell GR, Gordon JE, Monlesum AP et al. (1974) ABO blood groups and cancer. J Natl Cancer Inst 52:1425–1430

New York Times (1989) Gloria Carter Spann, President Carters last surviving sib, also suffers from pancreatic cancer. New York Times, 1. Dezember 1989

Nobori T, Miura K, Wu DJ, Lois A, Takabayashi K, Carson DA (1994) Deletions of the cyclin-dependent kinase-4 inhibitor gene in multiple human cancers. Nature 368:753–756

Norell SE, Ahlbom A, Erwald R et al. (1986) Diet and pancreatic cancer: a case control study. Am J Epidemiol 124:894–902

Offerhaus JGA, Giardello FM, Moore GW, Tersmette AC (1987) Partial gastrectomy: a risk factor for carcinoma of the pancreas? Hum Pathol 18:285

Öscelik H, Schmocker B, DiNicola N et al. (1997) Germline BRCA2 6174delT mutations in Ashkenazi Jewish pancreatic cancer patients. Nat Genet 16:17–18

Phelan CM, Lancaster JM, Tonin P et al. (1996) Mutation analysis of the BRCA2 gene in 49 site-specific breast cancer families. Nat Genet 13:120–122

Platz A, Ringborg U, Lagerlof B et al. (1996) Mutational analysis of the CDKN2 gene in metastases from patients with cutaneus malignant melanoma. Br J Cancer 73:344–348

Rakhov PA (1976) Malignant tumor of the pancreas in two sisters. Quest Oncol 22:90–92

Ranade K, Hussussian CJ, Sikorski RS et al. (1995) Mutations associated with familial melanoma impair p16INK4a function. Nat Genet 10:114–116

Raymond L, Infante F, Tuyns AJ et al. (1987) Alimentation et cancer du pancreas. Gastroenterol Clin Biol 11:488–492

Redston MS, Caldas C, Seymour AB et al. (1994) p53 mutations in pancreatic adenocarcinoma and evidence of common involvement of homocopolymer tracts in DNA microdeletions. Cancer Res 54:3025–3033

Reimer RR, Fraumeni JF, Ozols RF, Bender R (1977) Pancreatic cancer in father and son. Lancet 1:911–912

Riley DJ, Lee EY, Lee WH (1994) The retinoblastoma protein: more than a tumor suppressor. Annu Rev Cell Biol 10:1–29

Robert-Koch-Institut (1995) Geschätzte Zahl der Neuerkrankungen nach Krebsarten in Deutschland 1993. Robert Koch Inst Schriften 2

Savitsky K, Bar-Shira A, Gilad S et al. (1995) A single ataxia teleangiectasia gene with a product similar to PI-3 kinase. Science 268:1749–1753

Schutte M, Costa LT da, Hahn SA et al. (1995) Identification by representational difference analysis of a homozygous deletion in pancreatic carcinoma that lies within the BRCA2 region. Proc Natl Acad Sci USA 92:5950–5954

Schutte M, Hruban RH, Hedrick L et al. (1998) Abrogation of the Rb/p16 tumor-supressive pathway in virtually all pancreatic carcinomas. Cancer Res 57:3126–3130

Simon B, Weinel R, Höhne M et al. (1994) Frequent alterations of the tumor suppressor genes p53 and DCC in human pancreatic carcinoma. Gastroenterology 106:1645–1649

Silverman DT, Brown LM, Hoover RN et al. (1995) Alcohol and pancreatic cancer in blacks and whites in the United States. Cancer Res 55:4899–4905

Silverman DT, Schiffman M, Everhart J et al. (1999) Diabetes mellitus, other medical conditions and familial history of cancer as risk factors for pancreatic cancer. Br J Cancer 80:1830–1837

Su GH, Hruban RH, Bova GS et al. (1999) Germline and somatic mutations of the STK1/LKB1 Peutz-Jeghers gene in pancreatic and biliary cancers. Am J Pathol 154:1835–1840

Tada M, Omata M, Kawai S et al. (1993) Detection of ras gene mutations in pancreatic juice and peripheral blood of patients with pancreatic adenocarcinoma. Cancer Res 53:2472–2764

Tavtigian SV, Simard J, Rommens J et al. (1996) The complete BRCA2 gene and mutations in chromosome 13q-linked kindreds. Nat Genet 12:333–337

Terasaki PI, Perdue ST, Kichey MR (1977) HLA frequencies in cancer. In: Mulvihill JJ, Miller RW, Fraumeni JR (eds) Genetics of human cancer. Raven Press, New York, pp 321–328

Thorlacius S, Olafsdottir G, Tryggvadottir I et al. (1996) A single BRCA2 mutation in male and female breast carcinoma families from Iceland with varied cancer phenotypes. Nat Genet 13:117–119

Tulinius H, Olafsdoltir G, Sigvaldason H et al. (1994) Neoplastic diseases in families of breast cancer patients. J Med Genet 31:618–621

Urban T, Ricci S, Grange JD, Lacave R, Boudghene F, Breittmayer F (1993) Detection of c-Ki-ras mutation by PCR/RFLP analysis and diagnosis of pancreatic adenocarcinoma. J Natl Cancer Inst 24:2008–2012

Van Laethem JL (1999) Ki-ras oncogene mutations in chronic pancreatitis: which discriminating ability for malignant potential? Ann N Y Acad Sci 880:210–218

Vogel F (1970) AB0 blood groups and disease. Am J Hum Genet 22:464–475

Watanabe H, Sawabu N, Songür Y et al. (1996) Detection of K-ras point mutations at codon 12 in pure pancreatic juice for the diagnosis of pancreatic cancer by PCR-RFLP analysis. Pancreas 12:18–24

Whelan AJ, Bartsch D, Goodfellow PJ (1995) A familial syndrome of pancreatic cancer and melanoma with a mutation in the CDKN2 tumor-suppressor gene. N Engl J Med 333:975–977

Whelan AJ, Bartsch D, Goodfellow PJ (1996) Letter to the Editor. N Engl J Med 334:472

Whitcomb DC, Gorry MC, Preston RA et al. (1996) Hereditary pancreatitis is caused by a mutation in the cationic trypsinogen gene. Nat Genet 14:141–145

Wooster R, Bignell G, Lancaster J et al. (1995) Identification of the breast cancer susceptibility gene BRCA2. Nature 378:789–763

Wynder EL, Mabuchi K, Maruchi N et al. (1973) Epidemiology of cancer of the pancreas. J Natl Cancer Inst 50:645–667

Yarbrough WG, Aprelikowa O, Pei H, Olshan AF, Liu ET (1996) Familial tumor syndrome associated with a germline nonfunctional p16^{INK4a} allele. J Natl Canc Inst 88:1489–1491

Yeo CJ, Cameron JL (1998) Prognostic factors in ductal pancreatic cancer. Langenbecks Arch Surg 383:129–133

Zuo L, Weger J, Yang Q et al. (1996) Germline mutations in the p16^{INK4a} binding domain of CDK4 in familial melanoma. Nat Genet 12:97–99

11 Multiple endokrine Neoplasien*

Michael M. Ritter und Wolfgang Höppner

Inhaltsverzeichnis

11.1 Einführung

Multiple endokrine Neoplasien (MEN) stellen vererbte, neoplastische Veränderungen dar, die auf bekannte, definierte genetische Veränderungen zurückzuführen sind. Häufig sind mehrere endokrine Organe desselben Patienten von der MEN betroffen, aber auch Manifestationen an nur einem einzigen Organ sind möglich. Ältere Bezeichnungen wie „pluriglanduläre Syndrome" oder „multiple endokrine Adenomatose" haben sich nicht durchgesetzt und sollten aufgrund der nachweisbaren hyperplastischen und neoplastischen Veränderungen zugunsten des Begriffs „MEN" verlassen werden.

Aufgrund der spezifischen Kombination von betroffenen Organen und aufgrund unterschiedlich betroffener Gene werden 2 Formen (mit mehreren Unterformen) der MEN unterschieden.

1. MEN Typ 1

Die MEN Typ 1 betrifft in erster Linie die Nebenschilddrüsen, das endokrine Pankreas und die Hypophyse und ist auf inaktivierende Mutationen des so genannten *MEN-1*-Gens auf dem Chromosomenabschnitt 11q13 zurückzuführen.

2. MEN Typ 2

Die MEN Typ 2 betrifft die C-Zellen der Schilddrüse, das Nebennierenmark und ebenfalls die Nebenschilddrüsen und ist auf aktivierende Mutationen im *RET*-Protoonkogen auf Chromosom 10q11.2 zurückzuführen.

Die genetischen Grundlagen der MEN sind nach heutigem Verständnis auch für das wesentlichste Charakteristikum verantwortlich, in dem sich die MEN-assoziierten Tumoren von ihren sporadisch auftretenden Formen unterscheiden, nämlich der Multizentrizität der auftretenden Tumoren.

* Arbeiten der Autoren wurden und werden durch die deutsche Krebshilfe gefördert (Projektnummern: 70–2288-RI, 70–545-FrI).

Hereditäre Tumorerkrankungen
D. Ganten / K. Ruckpaul (Hrsg.)
© Springer-Verlag Berlin Heidelberg 2001

Unabhängig vom Typ der MEN und dem assoziierten Tumor geht der Tumorentstehung eine diffuse Hyperplasie der betroffenen endokrinen Zellen voraus, aus der sich multifokal, bei bilateralen Organen dann häufig auch bilateral die entsprechenden Tumoren entwickeln. Dies hat für die Diagnostik und Therapie auch klinische Relevanz (s. unten).

Auch das im Vergleich zu den sporadischen Formen bei der MEN deutlich frühere Manifestationsalter muss auf die genetischen Veränderungen zurückgeführt werden: Das Vorliegen einer Keimbahnmutation in einer betroffenen Familie erhöht (im Fall von Tumorsuppressorgenen wie bei der MEN 1) die Wahrscheinlichkeit, dass Zellen entstehen, in denen das 2. Allel ebenfalls geschädigt ist. Die Erkrankung tritt somit früher auf als wenn – wie bei den sporadischen Formen – 2 Allele von zufälligen somatischen Mutationen betroffen werden müssen. Auch bei aktivierenden Mutationen (wie bei der MEN 2), bei denen eine Mutation für eine vermehrte Proliferation ausreicht, ist die im Durchschnitt frühere Manifestation gut erklärbar, wenn eine Keimbahnmutation vorhanden ist. Abgesehen vom jüngeren Manifestationsalter und der Multizentrizität existiert nach heutigem Kenntnisstand kein Unterschied in der klinischen Manifestation der MEN-assoziierten Tumoren.

Die Differenzierung der beiden Formen nach klinischen Kriterien sowie auch der erstmalige Gebrauch des Begriffs „multiple endokrine Neoplasie" gehen auf Steiner et al. (1968).

11.1.1 Klinische Bedeutung

Obwohl beide Erkrankungen relativ selten sind, haben sie eine erhebliche klinische Bedeutung. Die Fehleinschätzung eines Tumors als sporadisch statt korrekter Einordnung als Teil einer MEN führt u.U. dazu, dass die Indexerkrankung inadäquat therapiert und die übrigen endokrinen Erkrankungen verspätet erkannt und nicht mehr im Frühstadium behandelt werden. Aufgrund des autosomaldominanten Erbgangs bedeutet aber das Übersehen einer MEN auch, dass eine als effektiv bewiesene Prävention den Familienangehörigen u.U. verspätet oder gar nicht mehr angeboten werden kann.

Darüber hinaus – und dies ist der Grund für das wissenschaftliche Interesse an beiden Erkrankungen – stellen die beiden MEN auch Prototypen für 2 verschiedene Formen genetisch bedingter maligner Erkrankungen dar. Die in den letzten Jahren erfolgte Aufklärung des Pathomechanismus der MEN hat zum Verständnis maligner Erkrankungen allgemein beigetragen.

11.2 Multiple endokrine Neoplasie Typ 1

11.2.1 Einleitung und Geschichte

Als multiple endokrine Neoplasie Typ 1 (abgekürzt MEN 1, unüblich die Bezeichnung als „Wermer-Syndrom") wird die Kombination aus Nebenschilddrüsen-, (endokrinen) Pankreas- und Hypophysentumoren bezeichnet. Überzufällig häufig – und damit als Teil des Syndroms – werden auch Karzinoide und eine (endokrinologisch stumme) Hyperplasie der Nebennierenrinde gefunden (Tabelle 11.1). Die Prävalenz der Erkrankung lässt sich nicht genau angeben, nach den Erfahrungen des Referenzzentrums für die genetische Diagnostik in Deutschland wird sie wahrscheinlich ähnlich wie für die MEN 2 bei etwa 1:50 000 liegen (Höppner, nicht publiziert) (Ritter et al. 1999). Abschätzungen anhand der Prävalenzen für das Zollinger-Ellison-Syndrom [1:100 000 (Stadil et al. 1979)] und die Häufigkeit der MEN 1 bei dieser Erkrankung (s. unten) ergeben ähnliche Ergebnisse.

Tabelle 11.1. Multiple endokrine Neoplasien-Klassifikation und typischer Organbefall

Erkrankung	Manifestation	Häufigkeit [%]
MEN 1	Nebenschilddrüsentumoren	Etwa 95
	Pankreastumoren	Etwa 50
	Hypophysentumoren	Etwa 30
	Karzinoide	Etwa 10
	NNR-Hyperplasie	Selten
MEN 2		
MEN 2A	Medulläres Schilddrüsenkarzinom oder C-Zell-Hyperplasie	Fast 100
	Phäochromozytom(e)	Etwa 50
	Nebenschilddrüsenadenom(e)	Etwa 20
FMTC-only	Medulläres Schilddrüsenkarzinom	100
MEN 2B	Medulläres Schilddrüsenkarzinom oder C-Zell-Hyperplasie	Fast 100
	Phäochromozytom(e)	Etwa 50
	Mukokutane Neurome, marfanoider Habitus, intestinale Ganglioneuromatose	Häufig

1903 wurde erstmals über das gleichzeitige Auftreten eines Hypophysenadenoms mit 4 vergrößerten Nebenschilddrüsen berichtet – wahrscheinlich die erste Beschreibung einer MEN 1 (Erdheim 1903). Nach mehreren Einzelfallberichten verschiedener Autoren, die wahrscheinlich Patienten mit MEN 1 darstellen, wurde 1939 erstmals die familiäre Häufung verschiedener Manifestationen der Erkrankung in einer Familie beschrieben (Rossier et al. 1939). Von Underdahl et al. (1953) stammt eine erste systematische Übersicht der Erkrankung (mit Zusammenstellung der Literatur und ergänzender Darstellung von 8 eigenen Patienten aus der Mayo-Klinik), allerdings erkannten die Autoren nicht die familiären Aspekte des Syndroms. Erst Wermer beschrieb 1954 den autosomal-dominanten Erbgang in einer Familie, in der neben dem Vater 4 von 9 Nachkommen betroffen waren.

11.2.2 Klinische Manifestationen

11.2.2.1 Primärer Hyperparathyreoidismus

Der in den bisherigen Beschreibungen immer benigne primäre Hyperparathyreoidismus stellt die mit Abstand häufigste Manifestation der MEN 1 dar und ist bei >90%, in manchen Institutionen bei >99% der Betroffenen nachweisbar (Trump et al. 1996, Marx et al. 1998, Thakker 1998). Abgesehen von der im Mittel 30 Jahre früheren Manifestation bzw. zufälligen Erkennung existiert kein grundsätzlicher Unterschied im Vergleich zur sporadischen Erkrankung. Meist liegt bereits bei der Manifestation eine Hyperplasie mehrerer Epithelkörperchen vor oder sie entwickelt sich innerhalb kurzer Zeit. Dies muss bei der chirurgischen Therapie berücksichtigt werden.

Intraoperativ sollte stets eine Identifikation aller Nebenschilddrüsen erfolgen. (Beim sporadischen Hyperparathyreoidismus wird das optimale chirurgische Vorgehen kontrovers diskutiert: Bei hoher Wahrscheinlichkeit für nur ein Adenom, u.U. mit intraoperativem Nachweis eines steilen Parathormonabfalls im Serum nach Entfernung des Adenoms, wird von einigen Operateuren mit Erfolg auf die Exploration der anderen Nebenschilddrüsen verzichtet). Bei der MEN 1 (wie auch bei der MEN 2) müssen aufgrund der sehr hohen Rezidivhäufigkeit bei der Erstoperation bereits alle 4 Nebenschilddrüsen entfernt und eine halbe Drüse auf den Unterarm transplantiert werden oder alternativ eine halbe Nebenschilddrüse in situ belassen werden. Immer sollte – wegen der

Möglichkeit eines postoperativen Hypoparathyreoidismus – Nebenschilddrüsengewebe kryokonserviert werden, um ggf. eine Transplantation durchführen zu können.

11.2.2.2 Endokrine Pankreastumoren

Von klinisch auffälligen endokrinen Pankreastumoren werden etwa die Hälfte, nach manchen Autoren bis zu 70% aller Patienten betroffen (Shepherd 1991, 1993, Donow et al. 1991, Thompson et al. 1993, Trump et al. 1996, Marx et al. 1998, Thakker 1998). Immunhistochemisch lässt sich aber noch häufiger – möglicherweise bei praktischen allen Patienten – eine diffuse Inselzellhyperplasie nachweisen (Thompson et al. 1984), wobei v.a. positive Reaktionen für Pankreatisches Polypeptid oder Glukagon vorliegen (Öberg et al. 1998). Grundsätzlich gilt, dass ein morphologisch (z.B. durch CT) nachweisbarer Tumor nicht die Ursache einer endokrinen Symptomatik sein muss.

Gastrinom (Zollinger-Ellison-Syndrom). Etwa 60% der durch endokrine Pankreassyndrome klinisch auffälligen Patienten (also etwa 30 bis nahezu 50% aller MEN-1-Patienten) weisen ein Zollinger-Ellison-Syndrom auf, d.h. sie sind von einem Gastrinom betroffen. Umgekehrt sind 25–40% aller Patienten mit Zollinger-Ellison-Syndrom von einer MEN 1 betroffen (Howard et al. 1990, Norton et al. 1999).

Wenn auch in der klinischen Symptomatik kein prinzipieller Unterschied zu den sporadischen Gastrinomen besteht, ist die Lokalisation jedoch häufiger extrapankreatisch. Dabei sind v.a. die Duodenalmukosa und -submukosa und die peripankreatischen Lymphknoten typische Lokalisationen für die MEN-1-assoziierten Gastrinome (Thompson et al. 1993, Marx 1998).

Bei den Überlegungen zur – umstrittenen – Therapie der MEN-1-assoziierten Gastrinome müssen 2 prinzipielle klinische Probleme bedacht werden:
- zum einen muss die Magensäureproduktion kontrolliert werden, was heutzutage wesentlich einfacher als früher und endlich auch bei diesen Problempatienten effektiv durch den Einsatz von Protonenpumpeninhibitoren gelingt.
- Ferner wachsen die Gastrinome zwar in etwa 75% der Fälle langsam, sie sind aber in aller Regel multiple und in 60–90% der Fälle maligne, sodass bei der Operation fast regelhaft eine Metastasierung vorliegt. Die Metastasierung erfolgt bis zu einer Größe von etwa 3 cm vorwiegend in die lokalen Lymphknoten (sodass in

dieser Situation noch die Möglichkeit der kurativen Therapie besteht), ab 3 cm sind dann häufig auch Fernmetastasen (vorwiegend Lebermetastasen) nachweisbar (Akerstrom et al. 1991, Weber et al. 1995).

In dieser Situation werden 2 verschiedene operative Vorgehensweisen propagiert:

- Unter der Vorstellung, dass mit der Operation ein kurativer Anspruch bei einer Erkrankung mit malignem Potenzial erfüllt werden kann, wird ein „aggressives" Vorgehen empfohlen (Thompson 1998). Dabei wird bei allen MEN-1-Patienten mit nachgewiesenem Zollinger-Ellison-Syndrom und/oder einem morphologisch nachgewiesenen Tumor eine distale Pankreatektomie (bis zur V. mesenterica superior), eine Enukleation aller Pankreastumoren (unter Verwendung von intraoperativem Ultraschall) und eine Duodenotomie (auch bei negativem intraoperativem Palpationsbefund!) durchgeführt. Bei einem Tumor >3 cm erfolgt außerdem eine peripankreatische Lymphknotendissektion, die auch Lymphknoten an den großen Lebergefäßen bis hin zur Leber einschließt. Einzelne Lebermetastasen werden ebenfalls operativ entfernt. Mit diesem Vorgehen werden eine Normalisierung des basalen Gastrins in knapp 70%, ein negativer Sekretintest in etwa 1/3 der Patienten und ein 10-Jahres-Überleben von 94% erreicht (Thompson 1998).
- Alternativ wird die Vorstellung vertreten, dass eine exzellente Prognose auch mit konservativer Therapie erreichbar ist (wenn keine Lebermetastasen vorliegen) und ein kuratives Vorgehen praktisch nie erreicht werden kann (Jensen 1998, Norton et al. 1999). Diese Autoren empfehlen ein operatives Vorgehen nur, wenn durch morphologische Verfahren Tumoren >3 cm nachweisbar sind. Die 10-Jahres-Überlebensrate beträgt hier etwa 85%, eine Normalisierung des basalen Gastrins wird praktisch nie erreicht.

Es ist abschließend heutzutage kaum möglich, eine der beiden Vorgehensweisen als eindeutig besser zu charakterisieren. Die Entscheidung für das eine oder andere Vorgehen wird mit dem ausgewählten – spezialisierten – Chirurgen besprochen werden müssen.

Insulinom. Nach dem Zollinger-Ellison-Syndrom stellt die Hypoglykämie das zweithäufigste Symptom der Pankreasbeteiligung bei MEN 1 dar. Bis zu 1/3 aller MEN-1-Patienten weisen Insulinome auf (Marx et al. 1998, Tamburrano et al. 1999), (die natürlich auch gemeinsam mit Gastrinomen auftreten können). Die Insulinome sind in etwa 80–90% der Fälle isoliert und benigne, etwa 4–10% aller Patienten mit Insulinomen zeigen eine MEN 1 (Mignon et al. 1993, Tamburrano et al. 1999). Die Diagnostik mit dem Nachweis eines inadäquat hohen Insulinspiegels im Verhältnis zum Blutzucker unterscheidet sich in keiner Weise von dem Vorgehen beim Verdacht auf das Vorliegen eines sporadischen Insulinoms.

Wesentlich anders als beim Gastrinom sind 2 Aspekte:

- zum einen ist die klinische Symptomatik wesentlich schwieriger zu kontrollieren und
- zum anderen sind mit der Entfernung des Tumors wesentlich häufiger eine Normalisierung der Insulinspiegel und eine kurative Therapie möglich.

Dies steht vollkommen im Gegensatz zum Gastrinom, bei dem ja eine Entfernung eines einzelnen Adenoms praktisch niemals zu einer Normalisierung der Gastrinspiegel führt. Daher hat beim Insulinom das operative Vorgehen eine höhere Bedeutung. Dies wiederum hat zur Konsequenz, dass die Lokalisationsdiagnostik beim Insulinom von besonderer Wichtigkeit ist.

Tumoren >15 mm Größe können mittels CT, MRT und Endosonografie erkannt werden. Für die Lokalisation auch kleinerer Adenome (immerhin 30% sind <10 mm) sind die Somatostatinszintigrafie und die selektive Katheterisierung mit transhepatischer portalvenöser Blutentnahme die Methoden der Wahl. Dabei wird nach Katheterisierung der (rechten) Lebervene eine Pankreasangiografie mit Arteriogramm der A. gastroduodenalis (versorgt den oberen Anteil des Pankreaskopfs), der A. mesenterica superior (für den unteren Anteil des Pankreaskopfs und den Processus uncinatus), der A. lienalis (für Korpus und Cauda) und der A. hepatica durchgeführt. Anschließend erfolgt eine Kalziuminjektion in die entsprechenden Arterien und über einen Zeitraum von 3 min die Blutentnahme über den Lebervenenkatheter zur Insulinbestimmung. Der Insulinanstieg ermöglicht die präoperative Lokalisation des Insulinoms und bestimmt – zusammen mit der intraoperativen Sonografie – das operative Vorgehen (die Injektion in die Leberarterie dient dem Nachweis von Lebermetastasen) (Doppmann et al. 1995, Marx et al. 1998, Tamburrano et al. 1999).

Andere Pankreasmanifestationen. Pankreasmanifestationen außer Gastrinomen und Insulinomen stellen Raritäten dar. Glukagonome, endokrin inaktive Tumoren, Somatostatinome und Vipome sind beschrieben worden (Marx et al. 1998).

11.2.2.3 Hypophysentumoren

Während bei Autopsien von MEN-1-Patienten nahezu immer Hypophysenadenome gefunden werden, schwankt die Häufigkeit einer klinisch relevanten und bei Lebzeiten erkannten Beteiligung der Hypophyse zwischen 10 und 65% (Metz et al. 1994, Marx et al. 1998, Spada et al. 1999). Am häufigsten sind Prolaktinome (etwa 50% aller Hypophysenadenome), gefolgt von nicht hormonsezernierenden Adenomen, Wachstumshormon und ACTH-produzierenden Tumoren. Einen relevanten Unterschied zur Manifestation und zur Therapie im Vergleich zu den sporadischen Tumoren gibt es nicht (s. auch Band 8, Kapitel 2 „Hypothalamische und hypophysäre Erkrankungen").

11.2.2.4 Andere Manifestationen

In einer Vielzahl von Einzelfallbeschreibungen wurden andere – seltene – Erkrankungen mit der MEN 1 assoziiert gefunden, aber wahrscheinlich handelt es sich dabei um zufällige Assoziationen. Ohne Zweifel kommen aber Karzinoide gehäuft bei MEN-1-Patienten vor. Von 130 Patienten des NIH waren 21 (also 16%) von einem Karzinoid betroffen, das meistens das Bronchialsystem, aber auch Magen und Thymus betraf (Marx et al. 1998, Jensen 1999). Überzufällig häufig kommen auch Nebennierenrindenadenome (meist nicht hormonproduzierend), Schilddrüsenadenome und -karzinome vor (Marx et al. 1998). Aus den letzten Jahren stammt auch die Erkenntnis, dass eine Hautbeteiligung in Form von Lipomen, Angiofibromen und Kollagenomen bei den meisten MEN-1-Patienten vorliegt (Darling et al. 1997). Der deutlichste Beleg für das Auftreten dieser Hautveränderungen im Rahmen einer MEN 1 stellt der Nachweis des 11q13-Allelverlusts in den Hauttumoren dar (Pack et al. 1998). Die Häufigkeit und Spezifität dieser Veränderungen wurden als so hoch bewertet, dass sie einen zuverlässigen klinischen Marker für die Betroffenheit eines Familienangehörigen darstellen sollen (Agarwal et al. 1999 b).

11.2.3 Ätiologie und Pathophysiologie

Der Gendefekt der MEN 1 wurde 1997 aufgeklärt (Chandrasekharappa et al. 1997). Bei 14 von 15 Familien wurden Mutationen auf dem Chromosom 11q13 in einem Bereich gefunden, der für ein zum damaligen Zeitpunkt völlig unbekanntes Protein kodierte, das die Erstbeschreiber „Menin" nannten. In der Folgezeit wurde von derselben Arbeitsgruppe aus dem NIH weiterhin an zusätzlichen MEN-1-Familien von einer Sensitivität der Mutationsanalyse im MEN-1-Gen von über 90% berichtet (Agarwal et al. 1997, Marx et al. 1998), während (möglicherweise aufgrund von methodischen Problemen) eine englische Arbeitsgruppe nur eine Sensitivität von 75% beschrieb (Bassett et al. 1998). In Frankreich wurde in 86% (56 von 65) der Familien eine Mutation im MEN-1-Gen nachgewiesen (Calender et al. 1999), ähnliche Ergebnisse liegen auch für Deutschland vor (MEN-1-Studiengruppe Deutschland, nicht publiziert).

Wie in Abb. 11.1 dargestellt, ist das Gen aus 10 verschiedenen Exons mit nichttranslierten Regionen am 5'- und 3'-Ende aufgebaut. Alle üblichen Mutationsformen (Nonsense-, Missense-, Spleißstellen-, Frameshift-Mutationen, Deletionen, Insertionen) sind für das MEN-1-Gen in MEN-1-Familien bekannt. Trotz entsprechenden Untersuchungen sind bisher keine Genotyp-Phänotyp-Korrelationen bekannt geworden (Bassett et al. 1998, Thakker 1998, Calender et al. 1999) (MEN-1-Studiengruppe Deutschland, nicht publiziert).

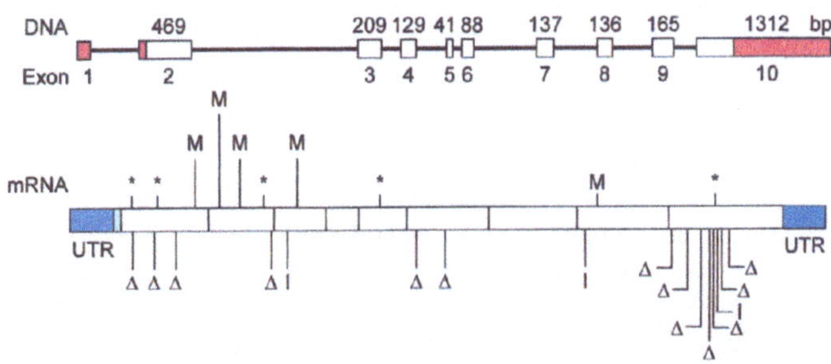

Abb. 11.1. Struktur des MEN-1-Gens mit typischen Mutationen, * Nonsense(Stopp)-Mutation, *M* Missense-Mutation, *Δ* Deletion, *I* Insertion, *grau* 3'- und 5'-untranslatierten Bereiche

Nachdem 1998 beschrieben worden war, dass Menin im Zellkern nachweisbar ist (Guru et al. 1998), wurde 1 Jahr später berichtet, dass der Transkriptionsfaktor JunD eines der Proteine darstellt, die mit Menin reagieren und dass mutiertes Menin diese Interaktionen nicht mehr eingehen kann (Agarwal et al. 1999a,b). JunD kann Bestandteil des Transkriptionsfaktors AP1 (activator protein 1) sein, das an bestimmte DNA-Motive im Promotor von Genen binden kann und so die Transkription beeinflusst. Derzeit ist noch unklar, wie die Beeinflussung der Transkription durch Menin exakt erfolgt, aber diese Ergebnisse erlauben erstmals auch eine pathophysiologische Hypothese hinsichtlich der Auswirkungen von Meninmutationen (Agarwal et al. 1999b).

11.2.4 Prognose der Erkrankung und Zeitpunkt der Erstmanifestation

Eine Abschätzung der Prognose hat nicht nur grundsätzlich für die Betroffenen eine Bedeutung, sondern muss auch bei Empfehlungen hinsichtlich des diagnostischen und therapeutischen Vorgehens berücksichtigt werden.

Der Vergleich der Überlebensraten von betroffenen und nicht betroffenen MEN-1-Familienangehörigen zeigte, dass MEN-1-spezifische Todesfälle (typischerweise Inselzelltumor, Ulzuserkrankung, Karzinoid) im Mittel zu einer Lebenszeitverkürzung von 13 Jahren führte (medianes Alter zum Zeitpunkt des Tods 47 Jahre). Im Vergleich dazu war bei MEN-1-Betroffenen, die an einer nicht-MEN-1-spezifischen Todesursache starben (medianes Alter 60 Jahre) keine Verkürzung der Lebenszeit gegenüber nicht MEN-1-betroffenen Familienangehörigen nachweisbar (Doherty et al. 1998). Dies stellt ein Argument für die intensive, regelmäßige Suche v. a. hinsichtlich des Vorliegens eines endokrinen Pankreastumors bei MEN-1-Patienten dar. Die besondere Bedeutung der Pankreasbeteiligung hinsichtlich der Prognose wurde auch von anderen Autoren bestätigt (Carty et al. 1998).

Im Unterschied zur MEN 2 (s. unten) tritt eine klinisch nachweisbare Manifestation der Erkrankung später auf, was für die Entscheidung hinsichtlich des Beginns eines biochemischen Screenings und der Durchführung einer Mutationsanalyse von Bedeutung ist. Bei Durchführung eines biochemischen Screenings (s. unten) können in einem Alter von etwa 20 Jahren nur rund 50% und erst im Alter von 40–50 Jahren nahezu alle Mutati-

onsträger als Betroffene identifiziert werden (Trump et al. 1996, Bassett et al. 1998).

Der Nachweis einer Beteiligung des endokrinen Pankreas – als der prognostisch entscheidenden Organmanifestation – vor dem 18. Lebensjahr stellt eine Rarität dar. Insbesondere große (>3 cm) Pankreasraumforderungen, die in der Regel zu therapeutischen Konsequenzen führen sollten, sind im jugendlichen Alter nach unserer Kenntnis bisher nicht beobachtet worden (Trump et al. 1996, Bassett et al. 1998, Carty et al. 1998, Marx et al. 1998).

11.2.5 Klinische Betreuung und genetisches Screening

11.2.5.1 Biochemisches Screening

Während die biochemische Diagnostik eines primären Hyperparathyreoidismus und einer Hypophysenbeteiligung unproblematisch ist (Serumkalzium, evtl. albuminkorrigiert und Parathormonbestimmung bzw. Prolaktin und IGF-1), ist der Nachweis einer Beteiligung des endokrinen Pankreas schwieriger zu führen. Bewährt hat sich die Bestimmung von Blutzucker, Insulin (vereinzelt auch Proinsulin), Glukagon (evtl. auch Chromogranin A), Gastrin und Pankreatischem Polypeptid (PP). Da einzelne Patienten basal unauffällige Werte aufweisen, wird ein praktikabler Stimulationstest (Tabelle 11.2) mit Bestimmung von Gastrin und PP im Verlauf empfohlen (Skogseid et al. 1987, Öberg et al. 1998). In der Regel wird – ohne bisher belegt zu sein – das biochemische Screening in jährlichem Abstand durchgeführt. Wegen des oben dargelegten, üblichen Ablaufs der Erkrankung mit Manifestationen selten vor dem 18. Lebensjahr beginnen wir das Screening in der Re-

Tabelle 11.2. Testmahlzeit für Pankreasstimulationstest im Rahmen des MEN-1-Screenings (Skogseid et al. 1987)

Vorgehen	Erläuterung
Mahlzeit (Mengen)	565 kcal, 17 g Eiweiß, 21 g Fett, 67 g Kohlenhydrate
Nahrungsmittel	z. B. 2 Semmeln, 20 g Butter, 25 g Konfitüre, 40 g Schmelzkäse 20%
Bestimmung von	Pankreatischem Polypeptid und Gastrin zu den Zeitpunkten −10, 0, 20, 30 und 60 (Testmahlzeit wird zum Zeitpunkt 0 bis maximal 20 eingenommen)
Normalwerte	PP-Werte bis etwa 1 ng/ml, Gastrinwerte bis etwa 40 pmol/l

gel auch erst in diesem Alter.

Das durchgeführte biochemische Screening ist ohne Zweifel in der Lage die Betroffenen deutlich vor der klinischen Manifestation zu erkennen. Das mittlere Alter der klinisch erkannten MEN-1-Patienten betrug z.B. in England 35 Jahre, während die „nur" biochemisch auffälligen MEN-1-Patienten im Mittel 25 Jahre alt waren (Trump et al. 1996, Bassett et al. 1998).

Das weitere Vorgehen orientiert sich an den Empfehlungen hinsichtlich des Vorgehens bei Nicht-MEN-1-Patienten. So ist z.B. eine Lokalisationsdiagnostik beim Nachweis eines primären Hyperparathyreoidismus im Rahmen einer ersten Operation nicht erforderlich. Insbesondere angesichts des jüngeren Alters im Vergleich zu den sporadischen Formen stellt sich bei den MEN-1-Patienten mit primärem Hyperparathyreoidismus nur selten die Frage eines abwartenden Verhaltens, die meisten Betroffenen werden operiert. Die Durchführung der Parathyreoidektomie im Rahmen einer Operation bei endokriner Pankreasbeteiligung ist möglich (Thompson 1998), wenngleich außerhalb besonders spezialisierter Zentren sicher unüblich.

Bei positivem biochemischem Nachweis einer Pankreasbeteiligung werden zumindest eine präoperative Lokalisationsdiagnostik zum Ausschluss von Lebermetastasen durch CT und Somatostatinrezeptorszintigrafie sowie die Durchführung einer Endosonografie zur Beurteilung des Pankreaskopfs empfohlen (Thompson 1998). Insbesondere beim Vorliegen eines Insulinoms – bei dem die Lokalisationsdiagnostik für den Operateur eine größere Bedeutung als beim Gastrinom hat (s. oben) – z.T. aber auch beim Zollinger-Ellison-Syndrom, werden auch weitere morphologische Verfahren wie MR und Angiografie durchgeführt. Nach den bisherigen Ergebnissen liegt die Sensitivität aber für die Szintigrafie eindeutig am höchsten (Norton et al. 1999).

11.2.5.2 Genetisches Screening in MEN-1-Familien

Hinsichtlich der Empfehlung zur Durchführung und zum optimalen Zeitpunkt einer genetischen Diagnostik müssen folgende Argumente bedacht werden:

Ohne Zweifel stellt das biochemische Screening eine eindeutig lästige Prozedur dar, die bei jährlicher Wiederholung für Genträger und Nichtgenträger auch erhebliche Kosten verursacht.

Die genetische Diagnostik in einer MEN-1-Familie beginnt in der Regel bei einem klinisch eindeutig betroffenen Familienmitglied (Indexpatient). Es wird eine komplette Sequenzierung des kodierenden Bereichs des MEN-11-Gens (Exon 2–10) durchgeführt. Das Auffinden einer relevanten Mutation gelingt in >90% der Familien. Weitere bereits betroffene Familienmitglieder oder mögliche Genträger müssen dann nur noch auf das Vorliegen dieser Mutation untersucht werden. Durch die Mutationsanalyse lassen sich 50% der Angehörigen vom weiteren biochemischen Screening ausschließen. Daher sollte in der Regel allen Familienangehörigen eine Mutationsanalyse nach ausführlicher Aufklärung hinsichtlich Bedeutung und Konsequenzen empfohlen werden. Aufgrund der Bedeutung des Ergebnisses lassen wir in der Regel 2 unabhängig voneinander, in zeitlichem Abstand gewonnene Blutproben analysieren.

Im Unterschied zur MEN 2 (s. unten) gibt es aber bei der MEN 1 keine obligate Malignität. Darüber hinaus ist eine Morbidität vor dem 18. Lebensjahr sehr selten, und ein Auftreten der prognostisch besonders bedeutsamen endokrinen Pankreastumoren ist in aller Regel erst wesentlich später zu erwarten. Schließlich ist auch noch das optimale operative Vorgehen bei der Pankreasbeteiligung umstritten.

All dies führt dazu, dass es – ganz im Gegensatz zur MEN 2 – keinen wichtigen Grund gibt, die Mutationsanalyse vor dem 18. Lebensjahr durchzuführen. In diesem Sinn sollten auch die Eltern beraten werden. Dieses Vorgehen entspricht auch den Empfehlungen des NIH (www.niddk.nih.gov/health/endo/pubs/fmen1/fmen1.htm).

11.2.5.3 Genetisches Screening bei sporadischen neuroendokrinen Tumoren

Bei solitär auftretenden neuroendokrinen Tumoren ist nur sehr selten mit einer MEN-1-Erkrankung zu rechnen. Ein genetisches Screening zum Ausschluss oder zur Bestätigung einer MEN 1 wird nur beim Gastrinom empfohlen. 24–40% aller Gastrinome treten in Zusammenhang mit einer MEN-1-Erkrankung auf (Howard et al. 1990, Norton et al. 1999). Wie bereits in Kapitel 3.2.2.2 „Endokrine Pankreastumoren", Abschn. „Gastrinom (Zollinger-Ellison-Syndrom" ausgeführt, sind MEN-1-assoziierte Gastrinome häufiger extrapankreatisch lokalisiert und treten in aller Regel multipel auf. Das Vorliegen einer Keimbahnmutation im MEN-1-Gen ist somit für den Chirurgen eine wichtige Information, die das operative Vorgehen beeinflussen kann.

Bei allen anderen neuroendokrinen Tumoren ist ein genetisches Screening nur dann indiziert, wenn die Tumoren in ungewöhnlich jungen Lebensjahren auftreten, multifokal vorliegen oder mehrere verschiedene Organe gleichzeitig oder zeitlich versetzt betroffen sind.

11.3 Multiple endokrine Neoplasie Typ 2

11.3.1 Einleitung und Geschichte

Die Kombination aus medullärem Schilddrüsenkarzinom, Phäochromozytomen und Nebenschilddrüsenadenomen wird multiple endokrine Neoplasie Typ 2 (abgekürzt MEN 2, z. T. auch „Sipple-Syndrom") genannt. Während das medulläre Schilddrüsenkarzinom alle Familien betrifft, lassen sich anhand der Häufigkeit der anderen endokrinen Manifestationen und Begleiterkrankungen Unterformen abtrennen (Tabelle 11.1). Die molekulare Diagnostik erlaubt heutzutage die Feststellung, dass das Vorliegen bzw. Fehlen der anderen Manifestationen auch auf genetische Ursachen zurückzuführen sind (Genotyp-Phänotyp-Korrelationen) und nicht – wie wahrscheinlich bei der MEN 1 – zufällig auftreten.

Die Prävalenz der MEN 2 lässt sich mittlerweile (nachdem die Gendiagnostik zuverlässig seit etwa 1994 auch in Deutschland etabliert ist) recht genau abschätzen. In Deutschland sind etwa 300 Familien mit rund 1500 betroffenen Mitgliedern bekannt. In Holland gibt es etwa 30 Familien mit rund 300 Patienten. Wenn (was angesichts des jetzt bestehenden Bekanntheitsgrads der Erkrankung wahrscheinlich ist) davon ausgegangen wird, dass die meisten Familien untersucht wurden, dann dürften rund 2–2,5 Familien bzw. etwa 20 Patienten pro 1 Mio. Einwohner betroffen sein (Prävalenz also 1:50 000) (Höppner, nicht publiziert) (ten Kroode et al. 1997).

Das gleichzeitige Auftreten eines Schilddrüsenkarzinoms und eines Phäochromozytoms wurde erstmals von Eisenberg u. Wallerstein (1932) beschrieben. Da das Phäochromozytom beidseits auftrat, stellt dies wahrscheinlich die erste bekannte Beschreibung einer MEN 2 dar. Die Beschreibung von Sipple (1961) – nach dem das Syndrom ursprünglich benannt wurde – unterscheidet sich von anderen Berichten v. a. dadurch, dass er in seiner Zusammenstellung von insgesamt 6 Patienten mit Schilddrüsenkarzinomen und Phäochromozy-

tomen auch in einem Fall zusätzlich eine noduläre Nebenschilddrüsenvergrößerung und somit erstmals das komplette Syndrom beschrieb (Sipple 1961).

11.3.2 Klinische Manifestationen

11.3.2.1 Medulläres Schilddrüsenkarzinom und die klinischen Varianten der MEN 2

Mit etwa 200 Neuerkrankungen pro Jahr in der Bundesrepublik ist das medulläre Schilddrüsenkarzinom ein sehr seltenes Karzinom. Trotzdem muss die Erkrankung nahezu jedem Arzt geläufig sein, denn Besonderheiten in der Diagnostik und Therapie müssen für die optimale Versorgung der Patienten bedacht werden.

Am bedeutendsten ist die Tatsache, dass etwa 1/4–1/3 aller Betroffenen dieses Karzinom im Rahmen einer familiären Erkrankung, und zwar im Rahmen der MEN 2 erleiden. Diese familiären Formen des medullären Schilddrüsenkarzinoms treten in 3 unterschiedlichen Ausprägungen auf (Tabelle 11.1) (Raue et al. 1994a, Raue et al. 1994b, Raue 1998, Raue 1999).

1. Die häufigste Variante, von der etwa 80% aller MEN-2-Familien betroffen sind, ist die MEN 2A, bei der zusätzlich zum medullären Schilddrüsenkarzinom die anderen endokrinen Manifestationen nachweisbar sind.

2. Bei etwa 15% aller MEN-2-Familien finden sich (nahezu) ausschließlich medulläre Schilddrüsenkarzinome, sie werden als FMTC (familiar medullary thyroid carcinoma) oder FMTC-only-Familien bezeichnet. Ursprünglich war vermutet worden, dass dieser Phänotyp eine zufällige Variante darstellen würde und v. a. dann auftreten würde, wenn in einer Familie nur wenige Betroffene untersucht wurden. Mittlerweile ist aber klar, dass der Phänotyp auf einem – genetisch bedingt – milder ausgeprägten Krankheitsbild beruht (s. unten). Ebenso ist mittlerweile klar, dass (sehr) selten auch in diesen Familien die anderen endokrinen Manifestationen auftreten können.

3. Die seltenste Variante der MEN 2 ist die MEN 2B, die etwa 5% aller Familien betrifft und bei der neben zusätzlichen Manifestationen (mukokutane Neurinome, intestinale Ganglioneuromatose, s. Tabelle 11.1) und dem Fehlen eines primären Hyperparathyreoidismus v. a. der deutlich aggressivere Verlauf des medullären Schilddrüsenkarzinoms auffällt. Die Erkrankung

manifestiert sich im Schnitt etwa 20 Jahre früher als die MEN 2A. Die schlechtere Prognose beruht auch darauf, dass mehr als 50% der Betroffenen Neumutationen aufweisen, die Familienanamnese also unauffällig ist (bei der MEN 2A stellt dies eine Rarität dar) und die Erkrankung dadurch im Gegensatz zu Mitgliedern bekannter MEN-2-Familien unerwartet auftritt.
Prinzipielle Unterschiede hinsichtlich der Diagnostik und der Therapie zwischen den familiären und sporadischen Varianten gibt es nicht. Die Kriterien einer Multizentrizität der Tumoren oder einer neben dem Karzinom nachweisbaren C-Zell-Hyperplasie stellten früher ein vom Pathologen geliefertes (unsicheres) Unterscheidungsmerkmal hinsichtlich der beiden Varianten dar, haben aber heute – nachdem alle medullären Schilddrüsenkarzinome einer genetischen Diagnostik zugeführt werden sollten – an Bedeutung verloren.

Die chirurgische Therapie stellt die entscheidende Option in der Behandlung des medullären Schilddrüsenkarzinoms dar. Sie bedarf eines in der Operationstaktik dieser Tumoren erfahrenen Operateurs, der bei der ersten Operation neben der Thyreoidektomie auch eine systematische, kompartmentorientierte Lymphknotendissektion durchführen sollte (wenn es nicht um eine prophylaktische Thyreoidektomie geht, s. unten) (Dralle et al. 1994). Auch Rezidive oder nicht kurativ (Erst-)operierte Patienten werden zunächst hinsichtlich der Möglichkeit einer erneuten Operation evaluiert. Da das medulläre Schilddrüsenkarzinom von den parafollikulären kalzitoninproduzierenden C-Zellen der Schilddrüse ausgeht, speichert es kein Jod, und eine Radiojodtherapie zur Behandlung von Lymphknoten oder gar Fernmetastasen ist nicht sinnvoll. Externe Strahlentherapie und/oder Chemotherapie werden zwar gelegentlich nach Ausschöpfung der operativen Möglichkeiten eingesetzt, eine eindeutige gesicherte Wirkung ist aber nicht belegt. Da die C-Zellen nicht TSH-abhängig sind, ist auch eine TSH-suppressive Therapie postoperativ nicht erforderlich, sondern es wird Thyroxin mit dem Ziel eines normalen (basalen) TSH substituiert.

11.3.2.2 Phäochromozytome

Auch wenn bei retrospektiven Betrachtungen in bis zu 25% der Betroffenen das Phäochromozytom vor dem medullären Schilddrüsenkarzinom gefunden wurde, findet sich bei prospektiven Untersuchungen oder regelmäßigem Screening der MEN-2-Angehörigen, dass die C-Zell-Erkrankung

dem Phäochromozytom praktisch immer vorausgeht (Conte-Devolx et al. 1999). Auch beim Phäochromozytom findet sich als Vorstufe zur eigentlichen Tumorerkrankung eine histologische Hyperplasie (hier also des Nebennierenmarks). Bei rund 2/3 aller MEN-2-Patienten besteht zum Zeitpunkt der Phäochromozytomdiagnose bereits eine bilaterale Manifestation. Wenn aber nur eine Seite betroffen ist, entwickelt sich im Verlauf von 6 Jahren bei rund 1/3 der Patienten ein Zweittumor auf der anderen Seite. Eine dementsprechende regelmäßige (biochemische) Überwachung der Betroffenen durch Kontrolle der Ausscheidung von Katecholaminen und ihrer Abbauprodukte im 24-h-Urin muss stattfinden. Biochemische Diagnostik, morphologische Darstellung und präoperative Vorbereitung weisen keine Unterschiede im Vergleich zu den Nicht-MEN-2-Phäochromozytomen auf.
Hereditäre Phäochromozytome treten – ebenfalls mit autosomal-dominantem Erbgang – auch als Bestandteil der Von-Hippel-Lindau-Erkrankung sowie im Rahmen einer Neurofibromatose Typ 1 auf (Ritter et al. 1996).

11.3.2.3 Primärer Hyperparathyreoidismus

Die Multifokalität der auftretenden Tumoren ist besonders augenfällig, wenn im Rahmen der MEN ein primärer Hyperparathyreoidismus auftritt (rund 20% der Betroffenen, s. Tabelle 11.1). Daher ist – wie bei der MEN 1 – immer operativ eine Entfernung von 3 1/2 oder aller 4 Epithelkörperchen (mit Transplantation 1/2 Nebenschilddrüse auf den Unterarm) durchzuführen.

11.3.3 Ätiologie und Pathophysiologie

In Deutschland nahezu 100%, weltweit über 90% aller Familien mit MEN 2 weisen Mutationen im so genannten *RET*-Protoonkogen auf. 1993 konnten 2 Arbeitsgruppen unabhängig voneinander die Bedeutung dieses Gens für die Erkrankung nachweisen (Donis-Keller et al. 1993, Mulligan et al. 1993). Das *RET*-Protoonkogen ist in der Nähe des Zentromers auf Chromosom 10 lokalisiert und kodiert für eine Rezeptortyrosinkinase. Ähnlich wie andere Proteine aus dieser Gruppe ist es für Zellwachstum und Zelldifferenzierung wichtig und besteht aus einem extrazellulären Anteil mit der ligandenbindenden Domäne, einer cysteinreichen Domäne nahe der Zellmembran, einer transmembranösen sowie einer intrazellulären Domäne, die die Tyrosinkinaseaktivität aufweisen (Abb. 11.2). Als phy-

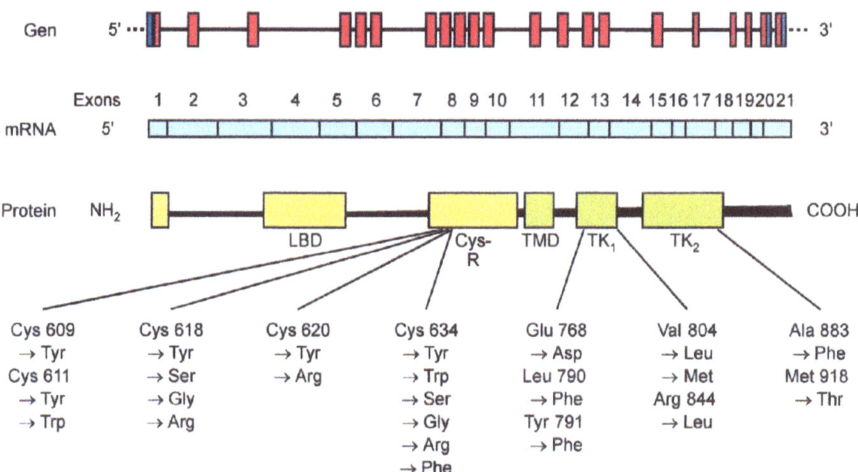

Abb. 11.2. Schematische Darstellung des RET-Protoonkogens mit den bisher bekannten Mutationen

siologische, stimulierende Liganden wurden der Glia-cell derived nerve growth factor (GDNF) und Neurturin (NTN) identifiziert (Trupp et al. 1996, Buj Bello et al. 1997).

Das *ret*-Protein bildet in Gegenwart des Liganden GDNF einen Komplex mit einem weiteren Protein, dem GDNFα-1-Rezeptor (GFRA1). In diesem Komplex liegen sowohl das ret-Protein als auch der GDNFα-Rezeptor 2fach vor. In entsprechender Form wird für die Bindung von NTN GFRA2 als Korezeptor benötigt (Abb. 11.3). Diese für Tyrosinkinaserezeptoren typische Dimerisierung, ist u. a. Voraussetzung für die Autophosphorylierung und die anschließende Übertragung des intrazellulären Signals. Bei der Dimerisierung der Rezeptoren sind Cysteinreste der extrazellulären cysteinreichen Domäne beteiligt.

Etwa 90% aller MEN-2-verursachenden Mutationen im *RET*-Protoonkogen betreffen einen Cysteinrest der Exons 10 und 11 der „cysteinreichen" Domäne. Am häufigsten ist dabei Kodon 634 im Exon 11 betroffen (Abb. 11.2, Tabelle 11.3). Dabei kommt es in aller Regel zur Ausprägung des vollen Syndroms, also zum Phänotyp der MEN 2A. Mutationen im Exon 10 dagegen zeigen häufiger den FMTC-Phänotyp (etwa 70% der Familien) (Ponder et al. 1996). Beim Vergleich der einzelnen Mutationen und deren Häufigkeit findet sich kein relevanter Unterschied zu den Ergebnissen bei amerikanischen Familien (Cote et al. 1999).

Nach Aktivierung durch den Liganden übertragen typischerweise Rezeptortyrosinkinasen das

Tabelle 11.3. Genotyp, Phänotyp und Häufigkeit (in Deutschland) der RET-Protoonkogen-Mutationen

Exon	Kodon	Phänotyp	Häufigkeit [%]
10	609	FMTC, MEN 2A	
	610	FMTC, MEN 2A	23
	618	FMTC, MEN 2A	
	620	FMTC, MEN 2A	
11	634	MEN 2A	66
13	768	FMTC	<1
	790	MEN 2A, FMTC	Etwa 8
	791	MEN 2A, FMTC	
	804	FMTC	<1
14	844	FMTC	<1
16	918	MEN 2B	95 (der MEN 2B)
	883	MEN 2B	Etwa 3 der MEN 2B

Signal nach intrazellulär über eine Dimerisierung der Rezeptoren (Abb. 11.3). Mutationen in den Cysteinen der cysteinreichen Domäne führen zu einer ligandenunabhängigen und damit permanenten Aktivierung der Tyrosinkinase. Damit stellt die MEN 2 eine der wenigen hereditären Tumorerkrankungen dar, die nicht auf dem Verlust eines Tumorsuppressorgenprodukts beruhen. Dies erklärt auch, wieso nur bestimmte Mutationen in dem großen *RET*-Protoonkogen zur MEN 2 führen. (Interessanterweise sind auch inaktivierende Mutationen im *RET*-Protoonkogen bekannt, die für etwa 50% der Hirschsprung-Erkrankungen verantwortlich sind).

Sowohl In-frame- als auch Out-of-frame-Duplikationen im Exon 11, die zu zusätzlichen Cystein-

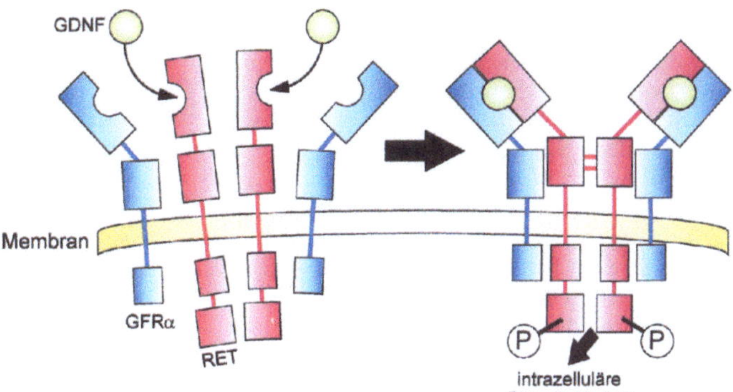

Abb. 11.3. Aktivierung der Rezeptortyrosinkinase durch Bindung von *GDNF* und anschließender Dimerisierung zweier GDNF-Rezeptoren

resten in der cysteinreichen Domäne führen, ergeben – wie der Verlust eines Cysteins – den Phänotyp einer MEN 2A (Höppner et al. 1997, Höppner u. Ritter 1997). Dabei wurde eine Familie beschrieben, die den ungewöhnlichen Phänotyp von medullären Schilddrüsenkarzinomen und eine sehr hohen Penetranz von Nebenschilddrüsenadenomen, aber keine Phäochromozytome aufwies (Höppner u. Ritter 1997).

Mutationen in den Kodons 790 und 791 machen in Deutschland etwa 8% und damit einen relevanten Anteil aller Mutationen aus (Berndt et al. 1998). Es ist unklar, ob diese Mutationen auch in anderen Ländern ähnlich häufig beobachtet werden und damit für einen Teil der dort „unbekannten" Mutationen verantwortlich sind.

Die aggressivste MEN-2-Variante, nämlich die MEN 2B wird in etwa 95% der Fälle durch Mutationen im Kodon 918, selten durch Mutationen im Kodon 883 verursacht. Diese Mutationen betreffen die intrazelluläre Tyrosinkinasedomäne des *RET*-Protoonkogens.

Bei der MEN 2 lassen sich – im Unterschied zu den bisherigen Ergebnissen bei der MEN 1 – Genotyp-Phänotyp-Korrelationen nachweisen. Im Vergleich zur klassischen Mutation im Kodon 634 weisen die Mutationen im Exon 10 – möglicherweise auch in den Exons 13 und 14 – einen insgesamt milderen Verlauf auf, bei dem die Manifestationen später auftreten und der Phänotyp der FMTC häufiger ist (Frank-Raue et al. 1996, Ponder et al. 1996, Höppner et al. 1999).

Die Erklärung dafür liefern Zellkulturexperimente, bei denen die unterschiedlich mutierten *RET*-Protoonkogene in die DNA von *RET*-exprimierenden Zellen eingeführt wurden. Das Ausmaß der dabei festzustellenden ligandenunabhängigen Dimerisierung (bestimmt anhand der Autophos-

phorylierung) ist von der Mutation abhängig und bei den Kodon-634-Mutationen stärker als bei den Mutationen im Exon 10 (Santoro et al. 1995, Ito et al. 1997). Etwas anders liegt der Fall bei der MEN 2B. Die Expression der für diesen Phänotyp klassischen 918-Mutation (Methionin zu Threonin) in Zellkulturen zeigte, dass dabei eine Autophosphorylierung ohne Dimerisierung der Rezeptoren auftritt (Santoro et al. 1995).

11.3.4 Prognose der Erkrankung und Zeitpunkt der Erstmanifestation

Die Prognose der MEN 2 ist im Wesentlichen von der Prognose des medullären Schilddrüsenkarzinoms abhängig. Längsschnittuntersuchungen zeigten, dass >30% der von einer MEN 2 betroffenen Familienangehörigen im Alter von 70 Jahren noch keine klinische Symptomatik (wohl aber ein medulläres Schilddrüsenkarzinom mit Kalzitoninsekretion) aufweisen (Ponder et al. 1988). Ein relativ hoher Anteil an Patienten stirbt also mit, aber nicht an dem medullären Schilddrüsenkarzinom. Für klinische Entscheidungen ist dies nicht sehr hilfreich, da eine prospektive Erkennung des Verlaufs nicht möglich ist und auch innerhalb einer Familie sowohl sehr milde als auch sehr aggressive Verläufe beobachtet werden.

Bereits seit vielen Jahren – noch lange bevor die genetische Diagnostik das Vorgehen vereinfachen konnte – wird daher gefordert, Patienten mit medullärem Schilddrüsenkarzinom konsequent hinsichtlich des Vorliegens einer MEN 2 zu untersuchen und in erkannten Familien prospektiv die Angehörigen hinsichtlich des Auftretens der Erkrankung zu überwachen. Schon Anfang der 80er Jahre konnte gezeigt werden, dass eine solche konsequente Familienbetreuung dazu führt, dass in den Familien zunehmend Betroffene mit nicht metastasiertem medullärem Schilddrüsenkarzinom oder sogar noch mit C-Zell-Hyperplasie gefunden werden (Wolfe et al. 1981). Im deutschen Register für medulläre Schilddrüsenkarzinome beträgt das mittlere Alter zum Zeitpunkt der Diagnose für die familiären Formen 33 und für die sporadischen Fälle 50 Jahre. Darin verbergen sich sowohl das Ergebnis eines konsequenten Familienscreenings als auch eine wohl wirklich frühere Manifestation der familiären Formen (Raue 1998).

Die Prognose der rechtzeitig – d.h. noch ohne Metastasierung – diagnostizierten Patienten ist exzellent und nicht von der Normalbevölkerung unterscheidbar (Raue 1998).

11.3.5 Klinische Betreuung und genetisches Screening

11.3.5.1 Biochemisches Screening

Bei bekannten MEN-2-Familien waren alle Familienmitglieder, die nach der Analyse des Stammbaums betroffen sein könnten, jährlich einem Kalzitoninstimulationstest zu unterziehen, um das Auftreten einer C-Zell-Hyperplasie oder eines C-Zell-Karzinoms rechtzeitig zu erkennen.

Dieses Verfahren war zum einen aufwendig, es war unklar, bis zu welchem Verwandtschaftsverhältnis bzw. bis zu welcher Wahrscheinlichkeit der Test durchgeführt werden sollte, und schließlich stellten die über viele Jahre durchzuführenden Tests auch für die Betroffenen eine gewisse Belastung dar. [Erst im Alter von etwa 45 Jahren kann beim Vorliegen eines eindeutig negativen Kalzitoninstimulationstests davon ausgegangen werden, dass keine MEN2 mehr auftreten wird (Ponder et al. 1988)]. Es ist wiederum zu beachten, dass auch die 50% der Angehörigen, die bei dem autosomaldominanten Erbgang nicht betroffen sind, diese Prozedur über sich ergehen lassen mussten. Es ist nachvollziehbar, dass das Screening der Familienangehörigen in vielen Fällen inkonsequent durchgeführt wurde.

Beim Vorliegen eines medullären Schilddrüsenkarzinoms ohne positive oder bei nicht bekannter Familienanamnese beträgt die Wahrscheinlichkeit für das Vorliegen einer familiären Form a priori rund 25%. Als die genetische Diagnostik noch nicht zur Verfügung stand, konnte bereits gezeigt werden, dass trotz genauer Familienanamnese nicht immer alle familiären Formen auch klinisch

zu erkennen sind (Ponder et al. 1988). Daher wurden auch in diesem Fall alle in Frage kommenden Familienangehörigen durch den Kalzitoninstimulationstest untersucht.

11.3.5.2 Genetisches Familienscreening

Die genetische Diagnostik hat das biochemische Screening in den MEN-2- und FMTC-Familien komplett abgelöst. In der Regel werden bei der molekularen Diagnostik die 3 am häufigsten betroffenen Exons (10, 11 und 13) auf das Vorliegen von Mutationen untersucht. Nachdem bei einem Indexpatienten in der Familie die Mutation im RET-Protoonkogen identifiziert wurde, werden bereits betroffene Familienmitglieder oder mögliche Genträger dann nur noch auf das Vorliegen dieser Mutation untersucht. Durch die Mutationsanalyse lassen sich 50% der Angehörigen vom weiteren biochemischen Screening ausschließen. Daher sollte in der Regel allen Familienangehörigen nach ausführlicher Aufklärung hinsichtlich Bedeutung und Konsequenzen eine Mutationsanalyse empfohlen werden (Abb. 11.4).

11.3.5.3 Genetisches Screening bei sporadischen medullären Schilddrüsenkarzinomen und Phäochromozytomen

Liegt ein medulläres Schilddrüsenkarzinom vor und lässt sich in der Familienanamnese kein Hinweis auf weitere Fälle finden, ist dennoch obligat eine genetische Diagnostik nach entsprechender Beratung zu empfehlen. Bei positivem Befund hat dann natürlich eine Abklärung hinsichtlich der übrigen MEN-2-Manifestationen zu erfolgen. Für die Betreuung des Patienten folgt daraus, dass er biochemisch auf das Vorliegen eines Phäochromozytoms und eines Hyperparathyreoidismus untersucht werden muss. Auch wenn sich für den Patienten selbst (z.B. aufgrund der sehr fortgeschrittenen Tumorerkrankung oder des hohen Lebensalters) keine Konsequenzen aus dem Ergebnis mehr ergeben, sollte die genetische Diagnostik dennoch durchgeführt werden, da die Erkennung einer familiären Form u.U. die Möglichkeit der frühzeitigen, kurativen Therapie bei den Familienangehörigen bedeutet. Bei 8–12% der anscheinend sporadischen Fälle wird eine Mutation gefunden und damit eine hereditäre Form der Erkrankung nachgewiesen (Abb. 11.4) (Ponder et al. 1988, Bernd et al. 1998).

Bei Phäochromozytomen ohne Familien- oder eigenanamnestischen Anhalt für das Vorliegen ei-

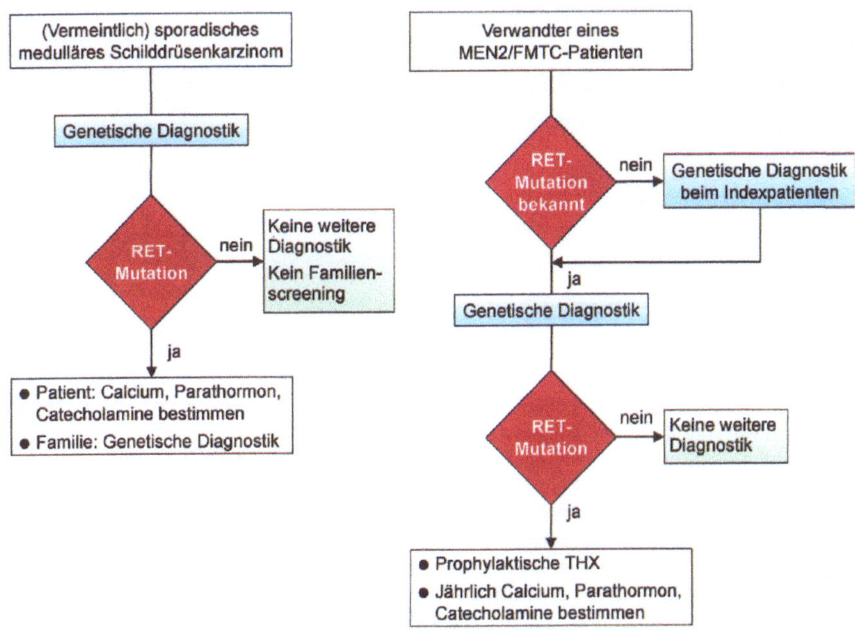

Abb. 11.4. Empfohlene molekulare Diagnostik beim Vorliegen eines medullären Schilddrüsenkarzinoms bzw. in MEN-2-/FMTC-Familien

ner MEN 2, die also nach klinischen Kriterien als „sporadisch" klassifiziert werden können, wird nur sehr selten eine Mutation im *RET*-Protoonkogen gefunden (Brauch et al. 1997). Wegen des hohen Nutzens im Fall des frühzeitigen Nachweises einer MEN 2 sollte aber im Zweifel, z.B. bei auffallend jungen Patienten, eine genetische Diagnostik durchgeführt werden. Doppelseitige Phäochromozytome und/oder eine positive Familienanamnese stellen natürlich immer die Indikation für eine *RET*-Mutationsanalyse dar, wobei ggf. auch an eine Von-Hippel-Lindau-Erkrankung gedacht werden sollte, deren Nachweis ebenfalls molekulargenetisch erfolgen kann (Brauch et al. 1997).

Der Kalzitonintest wird damit heutzutage in erster Linie nur noch für die Nachsorge der Patienten mit medullärem Schilddrüsenkarzinom gebraucht (und in den sehr seltenen Fällen einer familiären Form ohne nachweisbare Mutation). Hintergrund dieses Tests ist die Tatsache, dass der basale Kalzitoninspiegel bei sehr geringer Tumormasse nicht sensitiv genug ist und erst die Stimulation (mit Kalzium und/oder Pentagastrin) zu einem starken Anstieg der Konzentration bei geringen Tumormengen führt (Wells et al. 1978) (Tabelle 11.4). Eine geringe Stimulation ist aber auch physiologi-

scherweise möglich. Das hat in den Zeiten vor der Möglichkeit der Gendiagnostik auch zu falsch-positiven Ergebnissen bei Familienangehörigen (mit der Konsequenz einer im Nachhinein als unnötig erkannten Thyreoidektomie) geführt (Lips et al. 1994). Dennoch ist der Test regelhaft in der Lage, auch C-Zell-Hyperplasien in MEN-2-Familien zu erkennen (Kempter et al. 1991).

Das früher übliche jährliche Testen aller Familienangehörigen hat heutzutage jedoch auch bei den Familienangehörigen mit Mutationsnachweis keine große Bedeutung mehr. Da selten auch falsch-negative Testergebnisse vorkommen, da Patienten sich u.U. im Verlauf der lästigen Testung entziehen können und außerdem die klinische Penetranz des medullären Schilddrüsenkarzinoms mit 70% relativ hoch ist, wird heute bei allen Betroffenen die prophylaktische Thyreoidektomie empfohlen. In Zentren mit entsprechender Erfahrung kann die Thyreoidektomie im Alter von ungefähr 6 Jahren mit minimaler Morbidität durchgeführt werden (Dralle et al. 1996, 1998). Aufgrund dieser Konsequenz sollte die genetische Diagnostik vor dem 6. Lebensjahr (falls gewünscht, schon bei der Geburt) durchgeführt werden. Die MEN 2B weist einen im Einzelfall so ungünstigen Verlauf auf, dass hier die

Tabelle 11.4. Kalzitoninstimulationstest (Wells et al. 1978)

Vorgehen	Zeit
Kalziuminjektion (2 mg/kg Körpergewicht = 0,05 mmol/kg Körpergewicht)	über 1 min, i. v.
Pentagastrin (1 Amp. Peptavalon, das über eine Apotheke aus dem Ausland besorgt werden muss, enthält 500 µg, dementsprechend ist eine Verdünnung z. B. 1:10 mit NaCl 0,9%ig erforderlich) (0,5 µg/kg Körpergewicht)	über 5 s, i. v.
Abnahmezeiten	Vor, 1, 2, 3, 5 und 10 min nach Ende der Kalziuminjektion
Normalbereich	Muss individuell festgelegt werden, in einem Strumaendemiegebiet wird gelegentlich auch bei Normalpersonen ein Anstieg bis 400 pg/ml im Verlauf des Tests beobachtet (Kempter et al. 1991)

Thyreoidektomie trotz der höheren Morbidität schon unmittelbar nach der Diagnosestellung erfolgen sollte. Aufgrund der weitreichenden Konsequenzen (prophylaktische Thyreoidektomie bzw. Ausschluss aus dem weiteren Screening) veranlassen wir eine 2. genetische Bestimmung in einer 2., zu einem anderen Termin gewonnenen Blutprobe.

Da auch in Familien mit vermeintlich günstigen *RET*-Protoonkogen-Mutationen (also mit Nicht-Kodon-634-Mutationen) im Einzelfall ungünstige Verläufe bekannt geworden sind, rechtfertigen die oben aufgeführten Genotyp-Phänotyp-Korrelationen bisher nicht eine andere Empfehlung für diese Familien (Lips et al. 1999).

Selbstverständlich bedeutet die erfolgreiche Thyreoidektomie keinen Schutz vor den übrigen endokrinen Manifestationen der Erkrankung, sodass weiterhin (jährlich) Katecholaminbestimmungen im 24-h-Urin und Serumkalziumkontrollen erfolgen müssen.

Insgesamt hat die genetische Diagnostik bei der MEN 2 die klinische Betreuung der Patienten in erheblichem Umfang vereinfacht. Hier sind auch klare Vorteile von einer korrekten Indikationsstellung zu erwarten, und die Ergebnisse haben unmittelbare therapeutische Konsequenzen. Selbstverständlich müssen dennoch zuvor eine ausführliche Aufklärung und Beratung der Betroffenen erfolgen, die nicht nur die genetischen Aspekte der Erkrankung aufzeigt, sondern auch die klinischen Konsequenzen in fundierter Form mit den Patienten bespricht.

11.4 Im Text genannte Anschriften und www-Adresssen

NIH: www.niddk.nih.gov/health/endo/pubs/fmen1/fmen1.htm

11.5 Literatur

Agarwal SK, Kester MB, Debelenko LV et al. (1997) Germline mutations of the MEN 1 gene in familial multiple endocrine neoplasia type 1 and related states. Hum Mol Genet 6:1169–1175

Agarwal SK, Guru SC, Heppner C et al. (1999a) Menin interacts with the AP1 transcription factor JunD and represses JunD-activated transcription. Cell 96:143–152

Agarwal SK, Heppner C, Collins R et al. (1999b) Menin function: a role in AP1-mediated gene regulation (abstract). 7th International Workshop on Multiple Endocrine Neoplasia, Gubbio, Italy, pp 19–24

Akerstrom G, Johansson H, Grama D (1991) Surgical treatment of endocrine pancreatic lesions in MEN-1. Acta Oncol 30:541–545

Bassett JHD, Forbes SA, Pannett AAJ et al. (1998) Characterization of mutations in patients with multiple endocrine neoplasia type 1. Am J Hum Genet 62:232–244

Berndt I, Reuter M, Saller B et al. (1998) A new hot spot for mutations in the ret protooncogene causing familial medullary thyroid carcinoma and multiple endocrine neoplasia type 2 A. J Clin Endocrinol Metab 83:770–774

Brauch H, Hoeppner W, Jähnig H et al. (1997) Sporadic pheochromocytomas are rarely associated with germline mutations in the *vhl* tumor suppressor gene or the *ret* protooncogene. J Clin Endocrinol Metab 82:4101–4104

Buj-Bello A, Adu J, Pinon LG et al. (1997) Neurturin responsiveness requires a GPI-linked receptor and the Ret receptor tyrosine kinase. Nature 387:721–724

Calender A, Zhang CX, Giraud S, Gaudray P in the frame of GENEM (1999) MEN1: phenotype/genotype correlations in MEN 1 (abstract). 7th International Workshop on Multiple Endocrine Neoplasia, Gubbio, Italy, pp 35–39

Carty SE, Helm AK, Amico JA et al. (1998) The variable penetrance and spectrum of manifestations of multiple endocrine neoplasia type 1. Surgery 124:1106–1114

Chandrasekharappa SC, Guru SC, Manickam P et al. (1997) Positional cloning of the gene for multiple endocrine neoplasia-type 1. Science 276:404–407

Conte-Devolx B, Nguyen L, Niccoli-Sire P (1999) Pheochromocytoma in multiple endocrine neoplasia type 2: diagnosis and treatment (abstract). 7th International Workshop on Multiple Endocrine Neoplasia, Gubbio, Italy, pp 119–123

Cote G, Sellin RV, Sherman SI, Schultz PN, Gagel RF (1999) Clinical management of multiple endocrine neoplasia type 2 – is there an additional clinical phenotype (abstract)? 7th International Workshop on Multiple Endocrine Neoplasia, Gubbio, Italy, pp 77–78

Darling TN, Skarulis MC, Steinberg SM, Marx SJ, Spiegel AM, Turner M (1997) Multiple facial angiofibromas and collagenomas in patients with multiple endocrine neoplasia type 1. Arch Dermatol 133:853–857

Doherty GM, Olson JA, Frisella MM, Lairmore TC, Wells SA, Norton JA (1998) Lethality of multiple endocrine neoplasia type I. World J Surg 22:581–587

Donis-Keller H, Dou S, Chi D et al. (1993) Mutations in the RET proto-oncogene are associated with MEN2A and FMTC. Hum Mol Genet 2:851–856

Donow C, Pipeleers-Marichal M, Schroder S, Stamm B, Heitz PU, Kloppel G (1991) Surgical pathology of gastrinoma. Site, size, multicentricity, association with multiple endocrine neoplasia type 1, and malignancy. Cancer 68:1329–1334

Doppmann JL, Chang R, Fraker DL et al. (1995) Localization of insulinomas to regions of the pancreas by intraarterial stimulation with calcium. Ann Intern Med 123:269–273

Dralle H, Damm I, Scheumann GFW et al. (1994) Compartment-oriented microdissection of regional lymph nodes in medullary thyroid carcinoma. Jpn J Surg 24:112–121

Dralle H, Höppner W, Raue F (1996) Prophylaktische Thyreoidektomie – Konsequenzen der genetischen Diagnostik in Familien mit multipler endokriner Neoplaise Typ 2. Dtsch Arztebl 93:899–901

Dralle H, Gimm O, Simon D et al. (1998) Prophylactic thyroidectomy in 75 children and adolescents with hereditary medullary thyroid carcinoma: German and Austrian experience. World J Surg 22:744–750

Eisenberg AA, Wallerstein H (1932) Pheochromocytoma of the suprarenal medulla (paraganglioma). A clinicopathological story. Arch Pathol 14:818–836

Erdheim J (1903) Zur normalen und pathologischen Histologie der Glandula thyroidea, parathyroidea und Hypophysis. Beitr Pathol Anat 33:158–236

Frank-Raue K, Höppner W, Frilling A et al. (1996) Mutations of the ret protoonocogene in German multiple endocrine neoplasia families: relation between genotype and phenotype. J Clin Endocrinol Metab 81:1780–1783

Guru SC, Goldsmith PK, Burns AL et al. (1998) Menin, the product of the MEN 1 gene is a nuclear protein. Proc Natl Acad Sci USA 95:1630–1634

Höppner W, Ritter MM (1997) A duplication of 12 bp in the critical cysteine rich domain of the RET proto-oncogene results in a distinct phenotype of multiple endocrine neoplasia typ 2 A. Hum Mol Genet 6:587–590

Höppner W, Dralle H, Brabant G (1997) A duplication of 9 base pairs in the critical cysteine rich domain of the RET proto-oncogene causes multiple endocrine neoplasia type 2 A. Hum Mol Genet 6:128–130

Höppner W, Arlt D, Klein U (1999) RET gene mutations in multiple endocrine neoplasia type 2 and related syndromes (abstract). 7th International Workshop on Multiple Endocrine Neoplasia, Gubbio, Italy, pp 79–83

Howard TJ, Passaro E Jr (1990) The current status of the surgical and medical treatment of the Zollinger-Ellison syndrome. Surg Annu 22:93–106

Ito S, Iwashita T, Asai N et al. (1997) Biological properties of Ret with cysteine mutations correlate with multiple endocrine neoplasia type 2 A, familial medullary thyroid carcinoma and Hirschsprung's disease phenotype. Cancer Res 57:2870–2872

Jensen RT (1998) Management of the Zollinger-Ellison syndrome in patients with multiple endocrine neoplasia type 1. J Intern Med 243:477–488.

Jensen RT (1999) MEN-I carcinoids: diagnosis and therapy (abstract). 7th International Workshop on Multiple Endocrine Neoplasia, Gubbio, Italy, pp 67–72 (abstract)

Kempter B, Ritter MM (1991) Unexpected high calcitonin concentrations after pentagastrin stimulation. Clin Chem 37:473–474

Kroode HFJ ten, Grosfeld FJM, Lips CJM, Beemer FA, Brouwers-Smalbraak GJ (1997) How informational and other psychosocial problems of DNA-analysis in multiple endocrine neoplasia are solved in the Netherlands. 6th International Workshop on Multiple Endocrine Neoplasia and von Hippel-Lindau disease. Noordwijkerhout-The Netherlands, 112 (abstract)

Lips CJM, Landsvater RM, Höppner JWM et al. (1994) Clinical screening as compared with DNA analysis in families with multiple endocrine neoplasia type 2 A. N Engl J Med 331:828–835

Lips CJM, Jansen M, Höppener JWM et al. (1999) Genotypephenotype correlations in MEN 2; their significance for clinical management. 7th International Workshop on multiple endocrine neoplasia. Gubbio-Italy, 91–95 (abstract)

Marx SJ (1998) Multiple endocrine neoplasia type 1. In: Vogelstein B, Kinzler KW (eds) The genetic basis of human cancer. McGraw-Hill, New York, pp 489–506

Marx S, Spiegel AM, Skarulis MC, Doppman JL, Collins FS, Liotta LA (1998) Multiple endocrine neoplasia type 1: clinical and genetic topics. Ann Intern Med 129:484–494

Metz DC, Jensen RT, Bale AE et al. (1994) Multiple endocrine neoplasia type 1: clinical features and management. In: Bilezikian JP, Marcus R, Levine MA (eds) The parathyroids: basic and clinical concepts. Raven Press, New York, pp 591–646

Mignon M, Ruszniewski P, Podevin P et al. (1993) Current approach to the management of gastrinoma and insulinoma in adults with multiple endocrine neoplasia type I. World J Surg 17:489–497

Mulligan LM, Kwok JBJ, Healey CS et al. (1993) Germ-line mutations of the RET proto-oncogene in multiple endocrine neoplasia type 2a (MEN 2A). Nature 363:458–469

Norton JA, Fraker DL, Alexander R et al. (1999) Surgery to cure the Zollinger-Ellison syndrome. N Engl J Med 341:635–644

Öberg K, Skogseid B (1998) The ultimate biochemical diagnosis of endocrine pancreatic tumours in MEN-1. J Intern Med 243:471–476

Pack S, Turner ML, Zhuang Z et al. (1998) Cutaneous tumors in patients with multiple endocrine neoplasia type

1 show allelic deletion of the MEN 1 gene. J Invest Dermatol 11:438–440

Ponder BAJ, Smith D (1996) The MEN II syndromes and the role of the ret proto-oncogene. Adv Cancer Res 70:179–222

Ponder BA, Ponder MA, Coffey R et al. (1988) Risk estimation and screening in families of patients with medullary thyroid carcinoma. Lancet I:397–396

Raue F (1998) German medullary thyroid carcinoma/multiple endocrine neoplasia registry. German MTC/MEN Study Group. Langenbecks Arch Surg 383:334–336

Raue F (1999) Sporadic medullary thyroid carcinoma: diagnosis and treatment (abstract). 7th International Workshop on Multiple Endocrine Neoplasia, Gubbio, Italy, pp 107–111

Raue F, Frank-Raue K, Höppner W, Frilling A (1994a) Multiple Endokrine Neoplasie Typ 2. Dtsch Arztebl 91:3440–3444

Raue F, Frank-Raue K, Grauer A (1994b) Multiple endocrine neoplasia type 2, clinical features and screening. Endocrinol Metab Clin North Am 23:137–156

Ritter MM, Höppner W (1999) Multiple endokrine Neoplasien (MEN). Internist 40:486–492

Ritter MM, Frilling A, Crossey A et al. (1996) Isolated familial pheochromocytoma as a variant of von Hippel-Lindau disease. J Clin Endocrinol Metab 81:1035–1037

Rossier PH, Dreßler M (1939) Familiäre Erkrankung innersekretorischer Drüsen, kombiniert mit Ulkuserkrankung. Schweiz Med Wochenschr 69:985–990

Santoro M, Carlomagno F, Romano A et al. (1995) Activation of RET as a dominant transforming gene by germline mutations of MEN 2A and MEN 2B. Science 267:381–383

Shepherd JJ (1991) The natural history of multiple endocrine neoplasia type 1. Highly uncommon or highly unrecognized? Arch Surg 126:935–952

Shepherd JJ, Challis DR, Davies PF, McArdle JP, Teh BT, Wilkinson S (1993) Multiple endocrine neoplasm, type 1. Gastrinomas, pancreatic neoplasms, microcarcinoids, the Zollinger-Ellison syndrome, lymph nodes, and hepatic metastases. Arch Surg 128:1133–1142

Sipple JH (1961) The association of pheochromocytoma with carcinoma of the thyroid gland. Am J Med 31:163–166

Skogseid B, Öberg K, Benson L et al. (1987) A standardized meal stimulation test of the endocrine pancreas for early detection of pancreatic endocrine tumors in multiple endocrine neoplasia type 1 syndrome: five years experience. J Clin Endocrinol Metab 64:1233–1240

Spada A, Corbetta S, Peracchi M (1999) MEN 1 pituitary tumors (abstract). 7th International Workshop on Multiple Endocrine Neoplasia, Gubbio, Italy, pp 63–65

Stadil F, Stage JG (1979) The Zollinger-Ellison syndrome. Clin Endocrinol Metab 8:433–446

Steiner AL, Goodman AD, Powers SR (1968) Study of a kindred with pheochromocytoma, medullary thyroid carcinoma, hyperparathyreoidism and cushing's disease: multiple endocrine neoplasia, type 2. Medicine (Baltimore) 47:371–409

Tamburrano G, Paoloni A, Baldelli R (1999) MEN-I and insulinoma: diagnosis and therapy (abstract). 7th International Workshop on Multiple Endocrine Neoplasia, Gubbio, Italy, pp 55–62

Thakker RV (1998) Multiple endocrine neoplasia – syndromes of the twentieth century. J Clin Endocrinol Metab 83:2617–2620

Thompson NW (1998) Current concepts in the surgical management of multiple endocrine neoplasia type 1 pancreatic-duodenal disease. Results in the treatment of 40 patients with the Zollinger-Ellison syndrome, hypoglycemia or both. J Intern Med 243:495–500

Thompson NW, Lloyd RB, Nishiyama RH et al. (1984) MEN I pancreas: a histological and immunohistological study. World J Surg 8:561–574

Thompson NW, Pasieka J, Fukuuchi A (1993) Duodenal gastrinomas, duodenotomy, and duodenal exploration in the surgical management of Zollinger-Ellison syndrome. World J Surg 17:455–462

Trump D, Farren B, Wooding C et al. (1996) Clinical studies of multiple endocrine neoplasia type 1 (MEN 1). QJM 89:653–669

Trupp M, Arenas E, Fainzilber M et al. (1996) Functional receptor for GDNF encoded by the c-ret proto-oncogene. Nature 381:785–789

Underdahl LO, Woolner LB, Black BM (1953) Multiple endocrine adenomas: report of eight cases in which the parathyroids, pituitary and pancreatic islets were involved. J Clin Endocrinol Metab 13:20–27

Weber HC, Venzon DJ, Lin JT et al. (1995) Determinants of metastatic rate and survival in patients with Zollinger-Ellison syndrome: a prospective long-term study. Gastroenterology 108:1637–1649

Wells SA Jr, Baylin SB, Linehan WM, Farrell RE, Cox EB, Cooper CW (1978) Provocative agents and the diagnosis of medullary carcinoma of the thyroid gland. Ann Surg 188:139–141

Wermer P (1954) Genetic aspects of adenomatosis of endocrine glands. Am J Med 16:363–372

Wolfe HJ, Delellis RA (1981) Familial medullary thyroid carcinoma and C cell hyperplasia. Clin Endocrinol Metab 10:351–365

12 Familiäres Nierenkarzinom

Hartmut P. H. Neumann, Oliver Gimm, Wilhem Krek, Bin Tean Teh
und Berton Zbar

12.1 Einleitung

Familiäre Nierenkarzinome kommen selten vor. Als Rarität erschienen sie zunächst ohne weitere Bedeutung. Im Verlauf der 80er und der 90er Jahre hat die wissenschaftliche Erforschung der hereditären Nierentumoren jedoch Meilensteine gesetzt: Es gelangen die Kartierung und in jüngster Zeit die Identifizierung von pathogenetisch relevanten Genen. Dies hat zu einem völlig neuen Verständnis der Entstehung aller, d. h. auch der sporadischen

Hereditäre Tumorerkrankungen
D. Ganten / K. Ruckpaul (Hrsg.)
© Springer-Verlag Berlin Heidelberg 2001

Nierenkarzinome geführt. Nierenkarzinome lassen sich somit nicht nur morphologisch, sondern in zunehmendem Maß auch molekularbiologisch charakterisieren. Inwieweit Therapieoptionen und Prognose auch unter diesen neuen Aspekten überdacht werden müssen, lässt sich allerdings bislang nur für hereditäre Nierenkarzinome sagen.

12.2 Histologische Klassifikationen

12.2.1 WHO-Klassifikation

Im deutschsprachigen Raum wird für die histologische Klassifikation von Nierentumoren meist die Typisierung der WHO (Weltgesundheitsorganisation) verwendet (Mostofi et al. 1998).

Die Nierenparenchymtumoren des Erwachsenenalters werden unterschieden in
- epitheliale und
- nichtepitheliale

Tumoren, beide Gruppen in
- benigne und
- maligne

Formen.

Je nach Wachstumsmuster werden die Nierenzellkarzinome in
- solide,
- azinäre,
- tubuläre,
- papilläre und
- zystische

Nierenkarzinome unterschieden.

Weiterhin lassen sich nach dem Zelltyp
- Tumoren vom Klarzelltyp von
- Tumoren mit granulären oder spindeligen Zellen

unterscheiden.

12.2.2 Heidelberg-Klassifikation

Die Heidelberg-Klassifikation von Nierenzelltumoren (Kovacs et al. 1997) (Tabelle 12.1) unterscheidet
- benigne und
- maligne

Nierenparenchymtumoren unter Berücksichtigung von genetischen Veränderungen. Die genetischen Tumorzellalterationen, die als typisch anzusehen sind, werden in der Heidelberg-Klassifikation wie folgt angegeben:

Tabelle 12.1. Nierentumoren – Heidelberg-Klassifikation (Kovacs et al. 1997)

Einteilung	Tumoren
Benigne Tumoren	Metanephrisches Adenom/Adenofibrom
	Papilläres Nierenzelladenom
	Renales Onkozytom
Maligne Tumoren	Konventionelles Nierenzellkarzinom
	Papilläres Nierenzellkarzinom
	Chromophobes Nierenzellkarzinom
	Sammelrohrkarzinom/medulläres Karzinom
	Unklassifiziertes Nierenkarzinom

- Beim *konventionellen Nierenzellkarzinom* ist der wesentliche Befund die Deletion von Chromosom 3p; diese Deletion wird nur beim konventionellen Nierenzellkarzinom festgestellt. Weiterhin kommen Duplikationen der chromosomalen Bande 5q22 und Deletionen der Chromosomenarme 6q, 8p, 9p und 14q vor. Verluste von 14q sind mit einer Progression dieser Tumoren assoziiert.
- Für das *papilläre Nierenzelladenom* werden Trisomie von Chromosom 7 und 17 sowie Verlust des Y-Chromosoms angegeben.
- Beim *papillären Nierenkarzinom* finden sich Trisomie der Chromosomen(arme) 3q, 7, 8, 12, 16, 17, 20 und Verlust des Y Chromosoms.
- Beim *chromophoben Nierenkarzinom* finden sich Deletionen der Chromosomen 1, 2, 6, 10, 13, 17 und 21.
- Beim *renalen Onkozytom* wurden der Verlust der Chromosomen(arme) 1p und 14q sowie Y beobachtet sowie bei einer Untergruppe eine Translokation zwischen 11q13 und verschiedenen anderen Chromosomen.

12.3 Klarzelliges Nierenkarzinom

Das klarzellige Karzinom ist das häufigste Karzinom der Niere; etwa 80% der Nierenkarzinome sind histologisch diesem Typ zuzuordnen (Thoenes et al. 1986, 1990). Die Bezeichnung geht auf das histologische Bild nach Färbung mit Hämatoxylin und Eosin zurück. Hierbei erscheinen die Zellen wasserhell und durchsichtig klar. Es handelt sich hierbei jedoch um einen Artefakt, der durch Entfernung von Lipidbestandteilen aus dem Zytoplasma in Folge des Färbeverfahrens entsteht.

12.3.1 Klarzellkarzinom bei der Von-Hippel-Lindau-Krankheit

Die häufigste Form des hereditären Nierenkarzinoms ist das Klarzellkarzinom der Niere im Rahmen eines Von-Hippel-Lindau-Syndroms (VHL) (Neumann u. Zbar 1997). Diese Erkrankung ist ein Tumorsyndrom, bei dem in einer Vielzahl von Organen benigne oder maligne Tumoren auftreten (Melmon u. Rosen 1964, Neumann 1987a) (Abb. 12.1–12.4) (Tabelle 12.2). Die Inzidenz der VHL-Krankheit beträgt 1:36 000–1:45 500 (Neumann u. Wiestler 1991, Maher et al. 1991b, Maddock et al. 1996). Die Vererbung ist autosomal-dominant (Abb. 12.5a). Die Penetranz erreicht bei 65 Jahren etwa 100%, jedoch gibt es mutationsspezifische Unterschiede (Maher et al. 1991b) (Abb. 12.5b). Das wichtigste Malignom ist das Klarzellkarzinom der Niere; selten kommen auch maligne Inselzelltumoren vor. Gutartige Tumoren (Abb. 12.4) sind v. a.
- Hämangioblastome des Zentralnervensystems (Gläsker et al. 1999),
- retinale Angiome (Schmidt et al. 2000),
- Phäochromozytome (Neumann et al. 1993),
- Zystadenome des Nebenhodens (Choyke et al. 1991) oder der Adnexe und
- Tumoren des Innenohrs (des sogenannten endolymphatischen Sacks) (Kempermann et al. 1996, Manski et al. 1997) (Tabelle 12.2).

Nicht in allen VHL-Familien zeigen die Betroffenen Nierenkarzinome (Abb. 12.6). Die überwiegende Zahl von VHL-Familien unterscheidet sich dadurch, dass entweder Nierenkarzinome oder Phäochromozytome vorkommen (Neumann u. Wiestler 1991). Dies ist Grundlage der gebräuchlichen klinischen Einteilung:
1. VHL Typ 1 sind VHL-Familien mit Nierenkarzinomen,
2. VHL Typ 2 sind VHL-Familien mit Phäochromozytomen mit folgenden Subtypen:
   - VHL Typ 2A: ohne Nierenkarzinome,
   - VHL Typ 2B: mit Nierenkarzinomen,
   - VHL Typ 2C: Familien, die ausschließlich Phäochromozytome aufweisen (Maher u. Kaelin 1997).

Die errechneten Mutationsraten im VHL-Gen liegen zwischen $1,4\times10^{-6}$ und $4,4\times10^{-6}$ pro Gen und Generation (Maddock et al. 1996). Der Anteil von Fällen, der durch Neumutationen bedingt ist, ist unbekannt. Im Register der National Institutes of Health der USA sind 23% der Fälle die ersten Erkrankungen in der betroffenen Familie, wobei neben Neumutationen auch asymptomatische Mutationsträger eines Elternteils möglich sind (Neumann 1998, Glenn et al. 1999). Kürzlich wurden 2 Mosaikfälle bei Patienten mit Von-Hippel-Lindau-Krankheit beschrieben (Sgambati et al. 2000).

12.3.1.1 Makro- und mikroskopische Befunde

Das VHL-assoziierte Nierenkarzinom kann von sporadischen Nierenkarzinomen klinisch oft nicht unterschieden werden. Es gibt jedoch eine Reihe von morphologischen Besonderheiten, die jede für sich auf ein VHL-assoziiertes Karzinom hinweisen können (Abb. 12.1–12.3). Bei der Von-Hippel-Lindau-Krankheit entstehen häufig multifokale Nierentumoren; diese können sehr verschieden groß und sehr zahlreich sein. Typisch für VHL-assoziierte Tumoren ist auch bilaterales Auftreten. Weiterhin können VHL-assoziierte Nierenkarzinome metachron auftreten; hierbei handelt es sich nicht um Rezidive, sondern um de novo entstandene Tumoren. Morphologisch liegen immer klarzellige Nierenkarzinome vor (Poston et al. 1995, Kenck et al. 1996). Die Tumoren haben häufig eine gut ausgebildete bindegewebige Kapsel. Sie sind meist gut differenziert (G1 oder G2). Die Vaskularisation ist sehr ausgeprägt. Die Mehrzahl dieser Tumoren weist ein mikrozystisches Wachstumsmuster auf (Abb. 12.3) (Neumann et al. 1998).

Außer soliden Tumoren finden sich bei der VHL-Erkrankung in der Regel multiple Nierenzysten (Abb. 12.2). Das Epithel derselben kann atypische Epithelformationen bis zum Carcinoma in situ enthalten (Lubensky et al. 1996).

12.3.1.2 Klinische Bedeutung

Die Geschlechtsverteilung beim VHL-assoziierten Nierenkarzinom ist etwa 1:1. Das Von-Hippel-Lindau-Syndrom ist im Wesentlichen eine Erkrankung des 2.–4. Lebensjahrzehnts (Abb. 12.7). Das mittlere Alter bei Manifestation der VHL-assoziierten Nierenkarzinome ist etwa 35 Jahre, der jüngste

Tabelle 12.2. Hauptmanifestationen der Von-Hippel-Lindau-Krankheit

Angiomatosis retinae
Hämangioblastome des Zentralnervensystems
Nierenkarzinome vom Klarzelltyp
Phäochromozytome
Pankreaszysten
Nebenhodenzystadenom
Inselzelltumoren des Pankreas
Innenohrtumoren

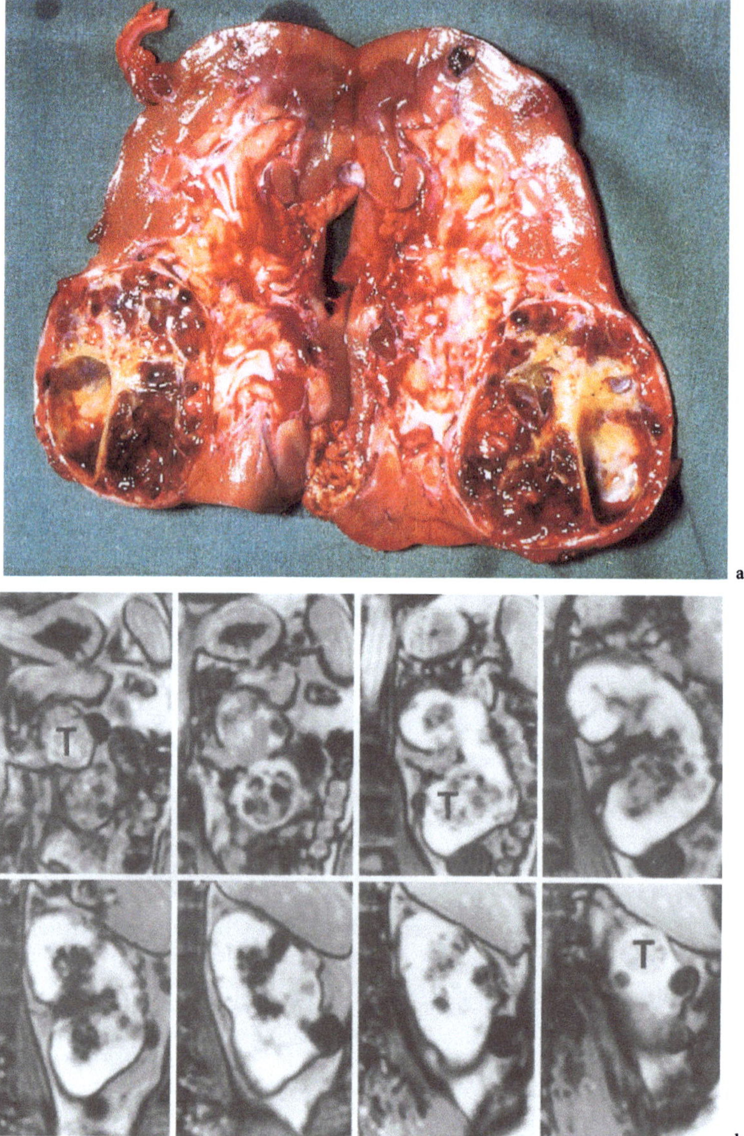

Abb. 12.1 a, b. Nierenkarzinom bei Von-Hippel-Lindau-Krankheit. Zustand nach Nephrektomie vor 8 Jahren (**a**) mit großem Nierenkarzinom und 2 sehr kleinen Nierenkarzinomen am oberen Nierenpol. Jetzt (**b** kontrastmittelunterstützte Kernspintomografie) multiple Nierenkarzinome (*T*) der kontralateralen Niere, Kreatinin 2,4 mg/dl. Der 43-jährige Patient musste aufgeklärt werden, dass nun ein Organ erhaltender Eingriff sehr schwierig sei. Mit weiterer Verschlechterung der Nierenfunktion bzw. bei notwendiger Nephrektomie mit Dialysepflichtigkeit sei zu rechnen. Die Befunde demonstrieren, wie bedeutend die rechtzeitige Diagnose von hereditären Nierenkarzinomen ist, um schon bei einem Ersteingriff Organ erhaltend vorzugehen, aus Neumann (1998)

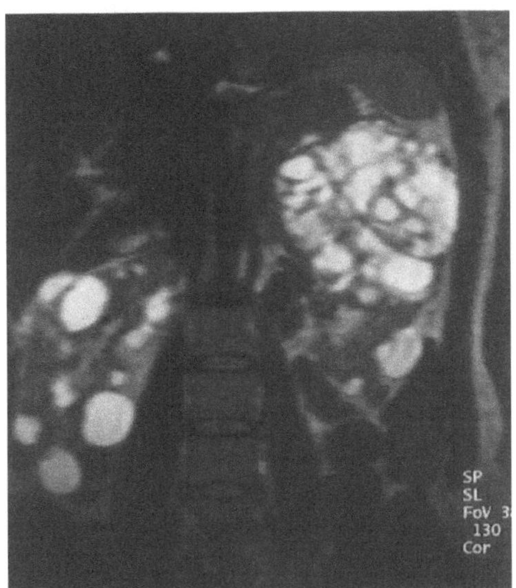

Abb. 12.2. 35-jährige Patientin mit Von-Hippel-Lindau-Krankheit. Radiologisch dominieren bilaterale multizystische Veränderungen; die linksseitige Nephrektomie ergab ein großes mikro- und makrozystisch verändertes klarzelliges Nierenkarzinom

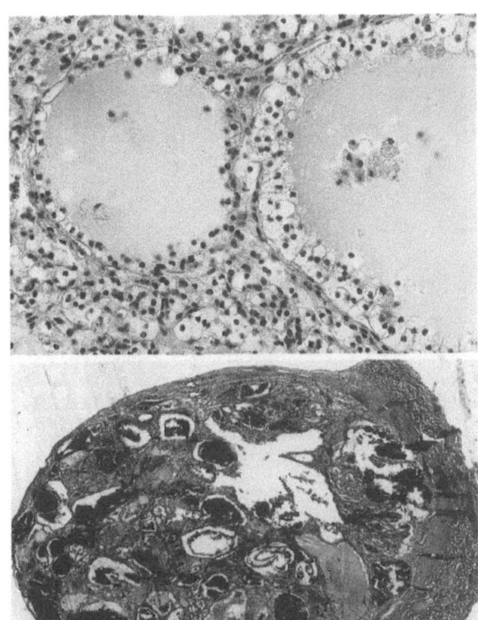

Abb. 12.3 a,b. Histologischer Befund eines Nierenkarzinoms bei Von-Hippel-Lindau-Krankheit, **a** zystisches Wachstumsmuster, **b** prominente Bindegewebekapsel, zahlreiche, teils blutgefüllte Zysten, aus Neumann et al. (1998)

Patient war 16 Jahre alt (Keeler u. Klauber 1992, Neumann et al. 1998, Chauveau et al. 1996).

Todesursachenanalysen weisen dem Nierenkarzinom eine zentrale Bedeutung für die Morbidität und die Mortalität bei der Von-Hippel-Lindau-Krankheit zu; nach den ZNS-Tumoren ist es in den meisten Studien die zweithäufigste (Neumann 1987b, Lamiell et al. 1989 Chauveau et al. 1996), in einer Studie sogar die häufigste Todesursache (Maher 1990). Andererseits haben die VHL-assoziierten Nierenkarzinome eine statistisch signifikant bessere Prognose als die sporadischen klarzelligen Nierenkarzinome (Neumann et al. 1998) (Abb. 12.8).

12.3.1.3 Zytogenetische Befunde beim VHL-assoziierten Nierenkarzinom

Zytogenetische Analysen zeigten bei keinem VHL-Patienten konstitutionelle Anomalien. Untersuchungen von VHL-assoziierten Nierenkarzinomen wurden von verschiedenen Gruppen durchgeführt. Dabei fand sich konstant eine Deletion von Anteilen des kurzen Arms von Chromosom 3, wobei der distale Anteil immer deletiert war (King et al. 1987, Decker et al. 1988). In einer Serie von 46 VHL-assoziierten Nierenkarzinomen fand sich als „smallest region of overlap" die Deletion des 3p13pter-Segments (Kovacs et al. 1991).

12.3.1.4 VHL-Tumorsuppressorgen

Durch Genkopplungsanalyse wurde das VHL-Gen 1988 auf dem kurzen Arm des Chromosoms 3 (3p) lokalisiert (Seizinger et al. 1988). Verschiedene Gruppen haben die Lokalisation auf die Region 3p25–26 eingeengt (Maher et al. 1991, Hosoe et al. 1990). Latif et al. identifizieren 1993 das VHL-Gen.

Es (Abb. 12.9) besteht aus 3 Exons und 2 Introns. Im Exon 1 befinden sich 2 Startkodons (Methionin Kodon 1 und Kodon 54). Somit kodiert das VHL-Gen für 2 Proteine verschiedener Größe. Das Gesamtgen kodiert für ein Protein von 213 Aminosäuren mit einem Molekulargewicht (MG) von etwa 30000 (pVHL30), während das kleinere Protein aus 160 Aminosäuren besteht und ein MG von 19000 (pVHL19) aufweist (Schoenfeld et al. 1998, Iliopoulos et al. 1998). Die Nomenklatur bezieht sich meist auf die Nukleotide, biswei-

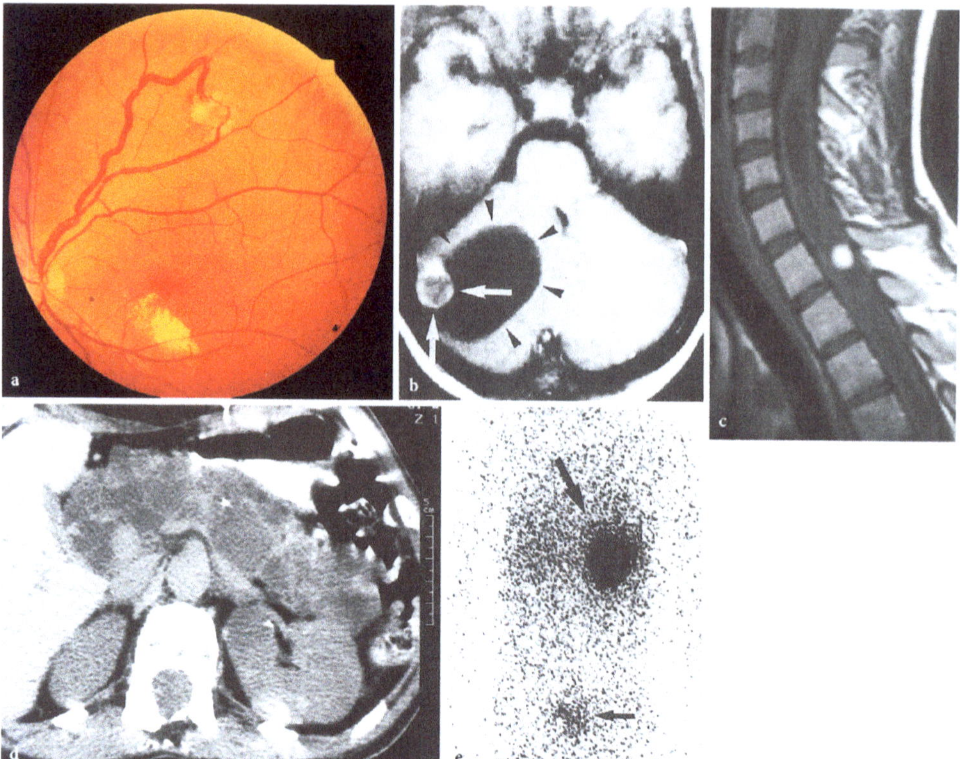

Abb. 12.4 a–e. Extrarenale Befunde bei der Von-Hippel-Lindau-Krankheit, **a** retinales Angiom mit versorgenden Gefäßen, **b** Lindau-Tumor mit solidem wandständigen Hämangioblastom (weiße Pfeile) und großer Zyste (schwarze Pfeile), **c** spinales Hämangioblastom mit kranial und kaudal gelegenen Anschnitten einer Syrinx, **d** multiple Pankreaszysten, **e** linksseitiges adrenales Phäochromozytom dargestellt durch MIBG-Szintigrafie (großer Pfeil: Phäochromozytom, kleiner Pfeil: Harnblase)

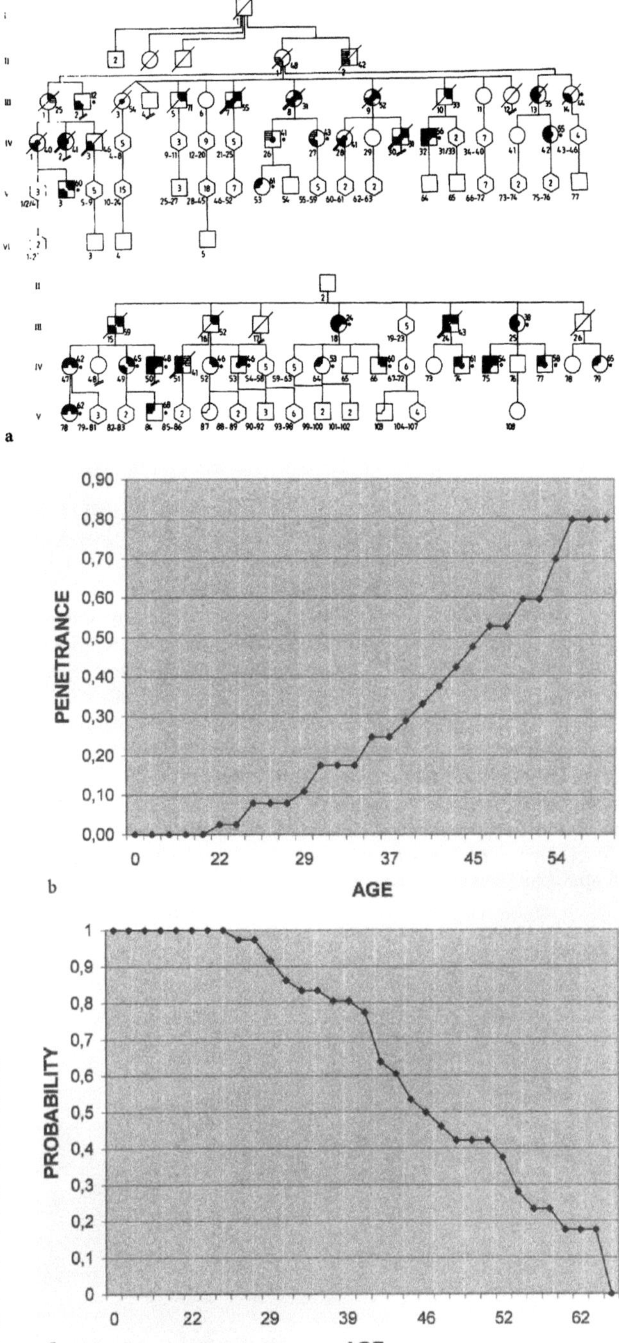

Abb. 12.5a–c. Stammbaum der bislang größten publizierten Familie mit Von-Hippel-Lindau-Krankheit; diese Familie weist die Mutation VHL nt. 686T/C auf (nach Lamiell et al. 1989), a Stammbaum: die autosomal-dominante Vererbung mit kompletter Penetranz, *Symbole: schwarz links oben* ZNS-Tumor, *schwarz rechts oben* Augentumoren, *schwarz links unten* Phäochromozytom, *schwarz rechts unten* Nierentumoren, *schwarz Mitte* Pankreastumoren, b altersabhängige Penetranz für das Nierenkarzinom, c Überlebenswahrscheinlichkeit (b und c mit freundlicher Genehmigung von Dr. Lamiell, Fort Sam Houston, TX)

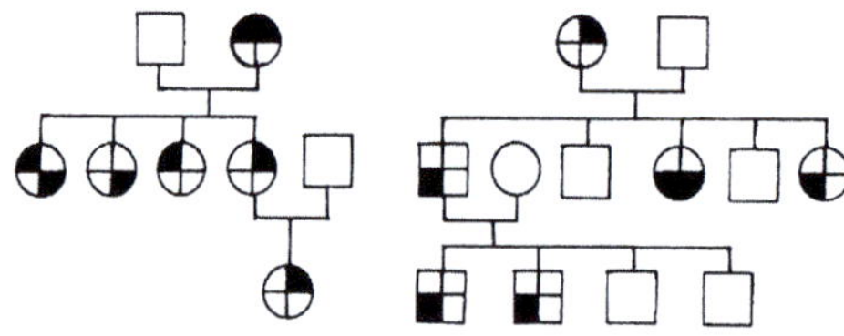

Abb. 12.6a, b. Typisierung der VHL-Krankheit: **a** Typ 1 mit Nierenkarzinom, **b** Typ 2 mit Phäochromozytom (hier ohne Nierenkarzinom: Typ 2A), *Symbole: schwarz links oben* Nierenkarzinom, *schwarz rechts oben* Angiomatosis retinae, *schwarz links unten* Phäochromozytom, *schwarz rechts unten* Hämangioblastom des ZNS

len werden jedoch nur die Kodons oder Aminosäureresiduen angegeben (Tabelle 12.3).

Verschiedene Gruppen haben gezeigt, dass das Spektrum von Mutationen des VHL-Gens groß ist und von intraexonalen Punktmutationen bis zu großen Deletionen reicht (Chen et al. 1995b, Yao et al. 1993, Glavac et al. 1996, Zbar et al. 1996, Richards et al. 1996, Gläsker et al. 1999). Inzwischen hat die technische Akkuratesse der VHL-Gen-Analyse einen hohen Standard erreicht, so dass sich in nahezu allen Fällen von VHL-Erkrankungen Keimbahnmutationen nachweisen lassen (Stolle et al. 1998).

Das VHL-Gen-Produkt wird in der fetalen Niere sowie während der Embryogenese in Endo-, Ekto- und Mesoderm mit Akzentuierung in Augen, Zentralnervensystem, postganglionären Ganglien, Nieren und Lungen exprimiert (Kessler et al. 1995). Auch beim Erwachsenen kann das Genprodukt in zahlreichen Organen nachgewiesen werden.

Konstitutionelle (Keimbahn-)Mutationen beim VHL-assoziierten Klarzellkarzinom. Bei Patienten mit VHL-assoziierten konstitutionellen (Keimbahn-)Mutationen wurden bis 1998 146 intragenische Mutationen festgestellt (Neumann u. Bender 1998). Diese verteilen sich etwa gleichmäßig auf alle 3 Exons. Lediglich vor dem Kodon 54 (Nukleotid 214–216) wurden keine Keimbahnmutationen gefunden. Tabelle 12.3 zeigt die Mutationen aus dem Freiburger Labor bei Patienten mit VHL-assoziierten Nierenkarzinomen. Dabei fanden sich Mutationen eines Nukleotids als Missense-Mutation oder resultierend in einem Stopkodon, Deletionen von einem oder mehreren Nukleotiden mit Verschiebung des Leserasters, Deletion nur einer Aminosäure und entsprechende Insertionen, weiterhin Spleißstellenmutationen und große Deletionen (Glavac et al. 1996, Zbar et al. 1986, Neumann u. Bender 1998). Als so genannte Hotspots, d.h. Positionen mit häufig vorkommenden De-novo-Mutationen, sind die Nukleotide 694C/T, 712C/T und 713G/A zu nennen (Zbar et al. 1996).

Somatische Mutationen beim VHL-assoziierten Nierenkarzinom. LOH(loss of heterozygosity)-Studien von umfangreichen Tumorserien zeigten bei VHL-assoziierten Nierenkarzinomen häufig Verluste des kurzen Arms des 3. Chromosoms einschließlich des Wildtyp-VHL-Allels (Zbar et al. 1987, Kovacs et al. 1988, Tory et al. 1989, Crossey et al. 1994). Dies konnte jedoch nicht in allen Tumoren nachgewiesen werden.

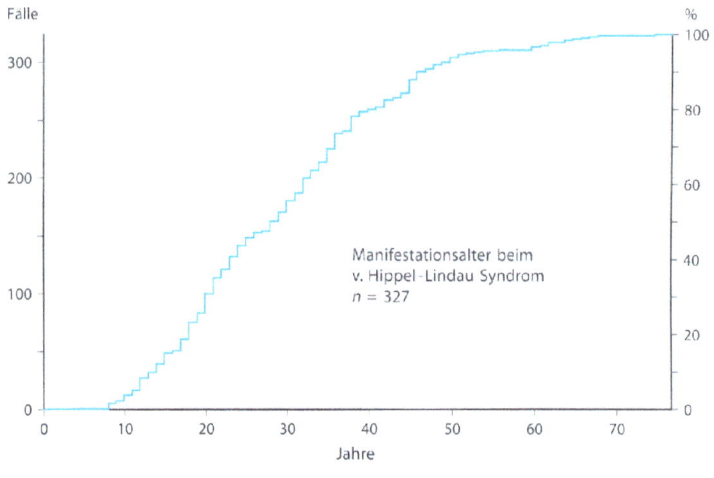

Abb. 12.7. Kumulierte Altersverteilung bei der Diagnose symptomatischer VHL-assoziierter Läsionen, aus Neumann (1987a)

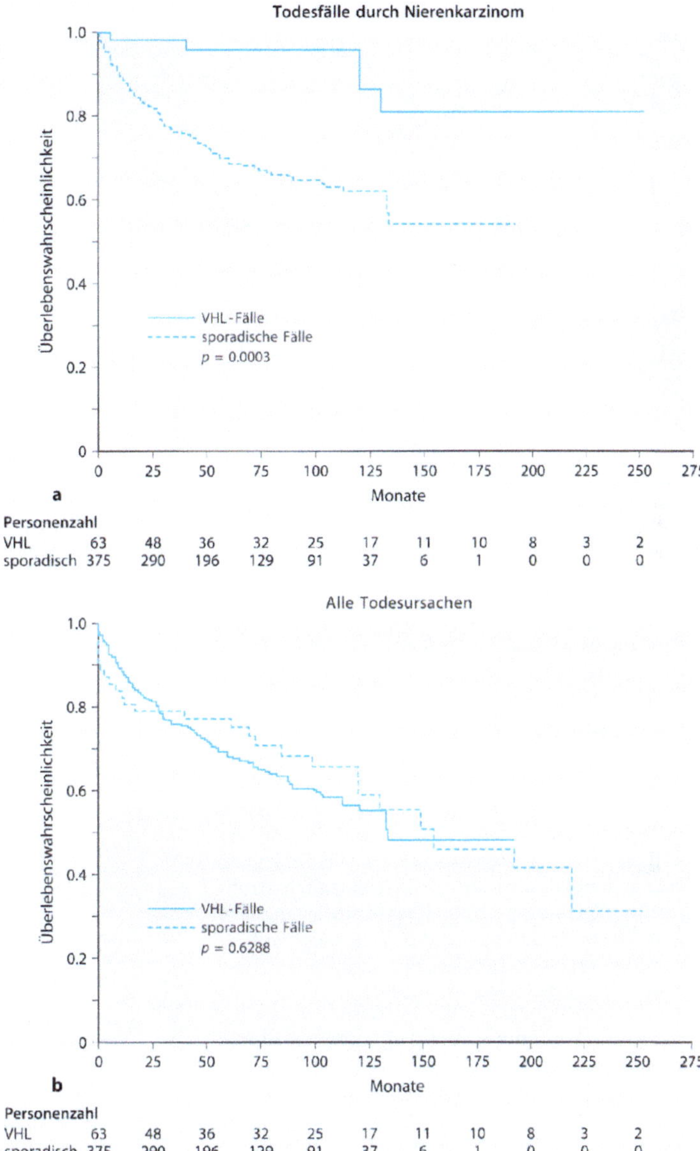

Abb. 12.8 a, b. Prognose (Überlebenskurven) von Patienten mit klarzelligem Nierenkarzinom, **a** Patienten mit Von-Hippel-Lindau-Krankheit ($n=63$), **b** sporadische, klarzellige Nierenkarzinome ($n=375$), aus Neumann et al. (1998)

3p

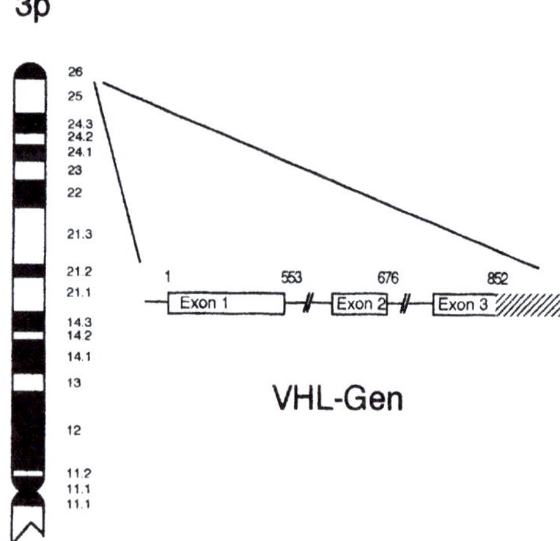

Abb. 12.9. Chromosomale Lokalisation und Struktur des VHL-Gens. Das Gen ist im Bandenbereich 3p25–26 lokalisiert; die kodierende Sequenz besteht aus 852 Nukleotiden, aus Neumann (1998)

Ein alternativer Inaktivierungsmodus stellt die Hypermethylierung dar, wobei durch die Methyltransferase CH_3-Gruppen an Cytosin gebunden werden. Hypermethylierungen kommen v. a. in Cytosin-Guanin-reichen Regionen (sogenannte CpG islands) vor, wobei die Methylierung der Promotorregion wahrscheinlich für die Inaktivierung des VHL-Gens relevant ist (Versteeg 1997). Hypermethylierungen kommen bei etwa 5–10% der VHL-assoziierten Nierenkarzinome vor. Es konnte gezeigt werden, dass auch bei Abwesenheit struktureller Mutationen durch Hypermethylierung eine funktionelle Inaktivierung des VHL-Gens vorliegt und die VHL-Gen-Expression reduziert ist (Herman et al. 1994, Prowse et al. 1997).

Inaktivierung des VHL-Gens bei sporadischen Nierenkarzinomen. Bereits vor der Identifizierung des VHL-Gens war auch in sporadischen Nierenkarzinomen ein häufiger Verlust von Chromosom 3 einschließlich des VHL-Lokus bekannt. Tatsächlich konnte inzwischen in 50–70% der sporadischen Nierenkarzinome eine somatische VHL-Mutation in Kombination mit dem Verlust des korrespondierenden VHL-Allels nachgewiesen werden. Dementsprechend ist die Inaktivierung des VHL-Gens auch bei sporadischen klarzelligen Nierenkarzinomen von erheblicher pathogenetischer Relevanz (Foster et al. 1994, Gnarra et al. 1994, Shuin et al. 1994, Whaley et al. 1994).

Tabelle 12.3. Keimbahnmutationen bei VHL-assoziierten Nierenkarzinomen (Glavac et al. 1996 und Neumann 1998)

Nukleotidveränderungen	Effekt auf die kodierende Sequenz	Mutationsbenennung	Mutationstyp
Exon 1			
407C/A	Ser/Stop	S65Stop	Nonsense
434T/G	Val/Gly	V74G	Missense
437–439delTCT*	delTCT	437delTCT	Inframe-Deletion
454C/T	Pro/Ser	P81S	Missense
475T/A	Trp/Arg	W88R	Missense
479T/C	Leu/Pro	L89P	Missense
505T/C	Tyr/His	Y98H	Missense
Exon 2			
529insGCC	insAla	529insA	Inframe-Insertion
557A/G	His/Arg	H115R	Missense
597delT	Frameshift	597delT	Frameshift
608A/C	Glu/Pro	Q132P	Missense
620T/C	Phe/Ser	F136S	Missense
646C/T	Gln/Stop	Q145Stop	Nonsense
Exon 3			
677–2A/G			Spleißstellen-defekt
694C/T	Arg/Stop	R161Stop	Nonsense
695G/C	Arg/Pro	R161P	Missense
699C/G	Cys/Trp	C162W	Missense
703C/T	Gln/Stop	Q164Stop	Nonsense
712C/T	Arg/Trp	R167W	Missense
737+1insA		737+1insA	Frameshift
761C/A	Ser/Stop	S183Stop	Nonsense
794delTG		794delTG	Frameshift
Große Deletionen			
del1kb			Deletion
del2kb			Deletion
del3kb			Deletion
del10kb			Deletion
del11kb			Deletion

Spalte 1: *C* Cytosin, *T* Thymin, *A* Adenin, *G* Guanin, *kb* Kilobasen
Spalte 2: Aminosäuren entsprechend dem 3-buchstabigen internationalen Kode, *del* Deletion, *ins* Insertion
Spalte 3: Aminosäuren mit 1-buchstabigem internationalem Kode
* Die nt. 437-9 beziehen die Codons 75 u. 76 ein. Nach Deletion von TCT verbleibt ATC (Ile)

Wie bei VHL-assoziierten Nierenkarzinomen konnte auch bei sporadischen Nierenkarzinomen eine Hypermethylierung des VHL-Gens nachgewiesen werden. Hierbei beträgt der Anteil der Inaktivierung durch Methylierungen etwa 20% (Herman et al. 1994). Insgesamt kann davon ausgegangen werden, dass bei etwa 75% der sporadischen Nierenkarzinome eine Inaktivierung des VHL-Gens durch somatische Mutationen oder Hypermethylierung vorliegt. Da eine kombinierte Untersuchung für Hypermethylierung und strukturelle Veränderungen des VHL-Gens in großen Serien noch nicht vorliegt, kann dies jedoch nur als eine vorläufige Schätzung angesehen werden.

Antionkogene Potenz des VHL-Gens. Die Bedeutung des VHL-Gens für die Pathogenese des Nierenkarzinoms konnte an Zelllinien und im Tiermodell demonstriert werden. So konnten so genannte Gene-expression-constructs hergestellt und hiermit Nierenkarzinomzellen, die eine komplette Inaktivierung des VHL-Gens aufwiesen, transfiziert werden. Die Gene-expression-constructs enthielten entweder die vollständige kodierende Nukleotidsequenz oder nur Abschnitte der Sequenz oder aber nur eine Sequenz mit einer für Nierenkarzinome prädisponierenden VHL-Mutation. Das Zellwachstum war unterdrückt, wenn die Nukleotidsequenz vollständig oder weitgehend vollständig transfiziert wurde. Das Wachstum wurde hingegen kaum oder gar nicht supprimiert, wenn eine inkomplette Nukleotidsequenz oder eine für Nierenkarzinome prädisponierende Mutation transfiziert worden waren (Chen et al. 1995). Auf Nacktmäuse transplantierte Neoplasien zeigten nach Wiedereinführung eines intakten VHL-Allels ein deutlich reduziertes Tumorwachstum (Iliopoulos et al. 1995).

Definierte Karzinogene und Mutationen des VHL-Gens. Entsprechend der Two-hit-Theorie von Knudson (1971) sind 2 Ereignisse für Tumorentstehungen im Tumorsuppressorgenmodell notwendig. Diese Schritte sind für die VHL-assoziierten Nierenkarzinome in den obigen Abschnitten dargelegt und als konstitutionelle und somatische Mutationen gut charakterisiert. Es stellt sich somit die Frage, wie diese „Hits" bei den sporadischen Nierenkarzinomen ablaufen, insbesondere, ob spezifische Karzinogene identifiziert werden können. Erste Daten wurden 1997 für Trichloräthylen publiziert (Brüning et al. 1997). Es handelt sich um einen Lösungsvermittler, der bei der Metallverarbeitung Verwendung findet. In der Folge konnte gezeigt werden, dass bei Personen mit beruflicher Exposition und Nierenkarzinomen 75% der Tumoren intragenische VHL-Mutationen aufwiesen. Bemerkenswerterweise fanden sich in einigen Tumoren mehrere, bis zu 4 verschiedene, Mutationen des VHL-Gens. Kodon 81 zeigte eine bislang unbekannte, möglicherweise für Trichloräthylen spezifische Häufung von Mutationen. Der 2. „Hit" ließ sich als LOH in 57% dieser Tumoren nachweisen (Brauch et al. 1999).

Funktion des VHL-Proteins (pVHL). In der 2. Hälfte der 90er Jahre hat eine zunehmende Zahl von Forschergruppen Arbeiten über pVHL vorgelegt, woraus sich derzeit aber nur ein vorläufiges Bild zur Funktion ableiten lässt (Kaelin et al. 1998).

Die VHL-mRNA kodiert für 2 unterschiedlich große Proteine, pVHL30 und pVHL19 mit 213 bzw. 160 Aminosäuren (s. oben). pVHL30 findet sich überwiegend im Zytoplasma, teilweise aber auch im Zellkern, während pVHL19 zu etwa gleichen Anteilen verteilt ist (Iliopoulos et al. 1998, Ohh et al. 1998, Pause et al. 1997). Die verschiedenen Lokalisationen der VHL-Proteine erklären sich dadurch, dass diese Proteine dauernd zwischen dem Zytoplasma und dem Zellkern hin und her transportiert werden (Lee et al. 1999). Die eventuellen Stimuli, die den Transport der VHL-Proteine beeinflussen, sind ungeklärt.

Biochemische Untersuchungen zeigten, dass pVHL enge Beziehungen mit Untereinheiten des für die Elongation der Transkription wesentlichen trimerischen Elongin-ABC-(SIII)-Komplexes, Elongin B und Elongin C eingeht (Kibel et al. 1995, Duan et al. 1995, Schoenfeld et al. 1998, Iliopoulos et al. 1998). Der pVHL-Elongin-C-Elongin-B(VCB)-Komplex beinhaltet noch 2 weitere Proteine, einen Vertreter der Cullin-Familie, Cul2, und das Ringfingerprotein Rbx1. Die kristallografische Struktur des VCB-Komplexes ist aufgeklärt (Stebbins et al. 1999, Abb. 12.10). pVHL hat danach 2 Domänen,
- eine 100 Residuen umfassende β-Domäne, überwiegend aus 7 Faltblattanteilen bestehend, und
- eine α-Domäne mit 4 Helices.

Die α-Domäne ist eng an Elongin C gebunden. Es wird daraus unmittelbar verständlich, dass VHL-Mutationen in diesem Bereich die Bindung zu Elongin C aufheben oder funktionelle Alterationen bewirken. Dagegen ist die Bedeutung von Mutationen im Bereich der β-Domäne weniger klar ableitbar, zumal die Bindungspartner dieser Region nicht identifiziert sind.

Elongin C hat Homologien zu Skp1, einem essentiellen Bestandteil eines Ubiquitin-Ligase-Komplexes, E3 (Lonergan et al. 1998), während Elongin B ein ubiquitinähnliches Molekül ist (Garrett et al. 1995). Die Befunde erhärten sich, dass pVHL Bestandteil eines E3-Ligase-Komplexes ist, an dem zusammen mit einem 26S-Proteosom die ubiquitinvermittelte Degradation von Proteinen erfolgt (Lisztwan et al. 1999, Iwai et al. 1999, Tyers u. Rottapel 1999). Bekannte Vertreter der E3-Ligasen Familie, wie die SCF-Familie – benannt nach 3 seiner Komponenten *Skp1*, *Cul1* und *F*-box-Proteinen

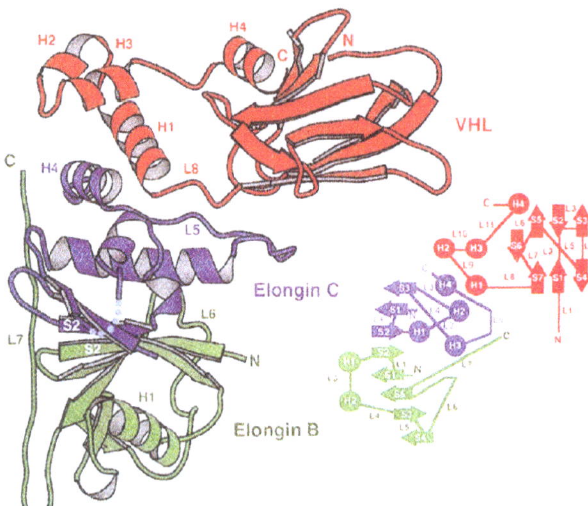

Abb. 12.10. Struktur und zweidimensionale Projektion des Proteinkomplexes pVHL-Elongin-C-Elongin-B (VCB), *H* Helixabschnitte, *S* Faltblattabschnitte, aus Stebbins et al. (1999); Neumann u. Kandt, DMW (1998)

(Patton et al. 1998, Koepp et al. 1999) – bestehen aus einem Corekomplex, der aus den Untereinheiten Skp1, Cul1, Rbx1 gebildet wird, und einer Substraterkennungskomponente, einem Vertreter der F-Box-Proteinfamilie, die eine Adapterfunktion einnimmt, um an Substrate anzudocken. Der SCF-Komplex reguliert Prozesse wie Signaltransduktion oder Zellzyklus. Zwischen den SCF- und VCB-Komplexen bestehen mehrere Homologien: Die von Skp1 und Elongin C, die an ein Protein der Cullin-Familie (Cullin-Mutanten haben eine Funktion bei postembryonaler Zellteilung), Cul1 bzw. Cul2, binden. Die letzteren Proteine besitzen eine spezifische Domäne, an die ein E2-Enzym (z.B. Homologe von Cdc34 oder Ubc5) bindet. Die Rolle des Elongin-B-Proteins in diesem Komplex ist ungeklärt. Eine wichtige Rolle kommt dem Protein Rbx1 zu, das die E2-Enzym-Bindung an Cul2 stabilisiert (Kamura et al. 1999, Koepp et al. 1999). Im VCB-Komplex nimmt das VHL-Protein die Funktion einer Substraterkennungskomponente ein, analog der eines F-box-Proteins im SCF-Komplex. Demzufolge wird durch die funktionelle Inaktivierung des VHL-Proteins durch Mutationen diesem E3-Ligase-Komplex die Substraterkennungskomponente entzogen, und somit akkumulieren Substrate, die normalerweise durch pVHL erkannt und degradiert werden. Als Substrat konnte ein Protein identifiziert werden, das Homologien zu HIF1a (hypoxy inducible factor 1a) hat. In Anbetracht der außerordentlich guten Vaskularisation der VHL-assoziierten Tumoren einschließlich

der VHL-assoziierten Nierenkarzinome ist von hohem Interesse, dass der Verlust der VHL-Gen-Expression zu einer Hochregulation der Expression von hypoxieempfindlichen Genen wie dem Vascular-endothelial-growth-Faktor (VEGF) führt. Diese Befunde könnten durch die Down-regulation der HIFa-Untereinheiten, HIF1a und HIF2a, erklärbar sein (Maxwell et al. 1999).

Im Gegensatz zu pVHL19 kann pVHL30 die extrazelluläre Matrixbildung stimulieren, und diese Fähigkeit korreliert mit der Komplexbildung von pVHL30 und Fibronektin. Eine weitere Funktion von VHL-Proteinen ist an die Fähigkeit, das Verlassen des Zellzyklus zu fördern, gekoppelt (Pause et al. 1998). Die molekularen Mechanismen, die diesem pVHL-vermittelten Prozess zugrunde liegen, sind ungeklärt.

Zusammenfassend ist pVHL nach derzeitigem Wissensstand in folgende Prozesse involviert:
1. in die Angiogenese,
2. in die Bildung von extrazellulärer Matrix,
3. in die Zellzyklusregulation und
4. in die ubiquitinregulierte Proteolyse (Ohh u. Kaelin 1999).

12.3.1.5 Präventivmedizinische Optionen bei Patienten mit VHL-assoziierten Nierenkarzinomen

Die Identifizierung von Keimbahnmutationen des VHL-Gens bei Patienten mit Klarzellkarzinom der Nieren eröffnet wichtige Optionen für die Präven-

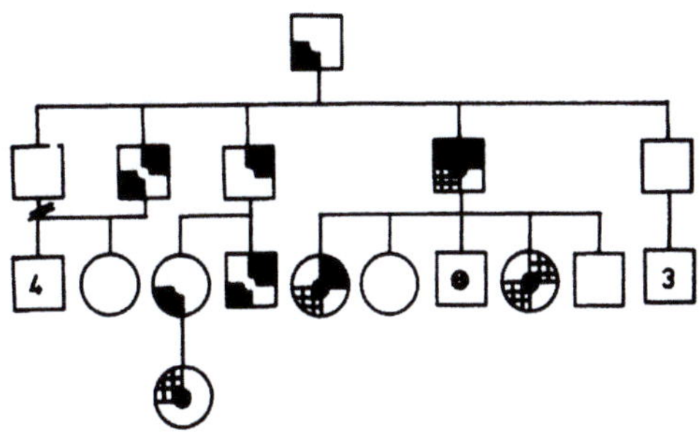

Abb. 12.11. Stammbaum einer VHL-Familie (Mutation: VHL nt. 479T/C) mit symptomatischen Tumoren (*solide Symbole*) und Veränderungen, die durch klinische Vorsorgeuntersuchungen festgestellt wurden (*vergitterte Symbole*). *Symbole: schwarz links oben* retinale Angiome, *schwarz rechts oben* ZNS-Tumoren, *schwarz Mitte* Pankreaszysten, *schwarz links unten* Nierenkarzinome, aus Neumann (1998)

Tabelle 12.4. Untersuchungsprogramm für die Von-Hippel-Lindau-Krankheit

Untersuchungsmethode	Fragestellung
Retinoskopie	Angiome
MRT Kopf mit Gadolinium	Hämangioblastome
MRT Rückenmark mit Gadolinium	Hämangioblastome
CT oder MRT Abdomen	Nierenkarzinom, Nierenzysten, Phäochromozytom, Inselzelltumor und Pankreaszysten
Sonografie der Testes	Nebenhodenzystadenom
Katecholamine im 24-h-Urin	Phäochromozytom

Zu empfehlen sind ab dem 6. Lebensjahr Retinoskopie und Katecholamine im 24-h-Urin und ab dem 12. Lebensjahr MRT von Kopf, Rückenmark und Abdomen sowie am Ende der 2. Lebensdekade eine Sonografie der Testes. Derzeit werden jährliche Kontrolluntersuchungen empfohlen. Mutationsspezifische Modifikationen erscheinen möglich, sind jedoch wegen der meist geringen Zahl von Trägern einer gegebenen Mutation bislang nicht erarbeitet

tivmedizin (Abb. 12.11). Diese Patienten sollten in ein spezielles Vorsorgeprogramm (Tabelle 12.4) aufgenommen werden, das 3 wesentliche Teilbereiche hat.

1. Das Risiko für neue Nierenkarzinome, die ipsi- oder kontralateral entstehen können, stellt eine diagnostische und therapeutische Herausforderung dar (s. auch 12.14 „Spezielle Therapie von hereditären Nierentumoren").
2. Extrarenale Tumoren sollten rechtzeitig festgestellt werden, um eine effektive Behandlung und Organ schonende Eingriffe zu ermöglichen. Dies gilt insbesondere für Laserkoagulation von retinalen Angiomen und Operation von Hämangioblastomen des ZNS. Bei Phäochromozytomen ist inzwischen die laparoskopische organerhaltende Tumorresektion das Therapieverfahren der Wahl (Neumann et al. 1999a,b).
3. Zentrale Bedeutung gewinnen die Keimbahnmutationen des VHL-Gens für die Identifizierung von Mutationsträgern unter Verwandten. Im asymptomatischen Stadium ist dies die ideale Voraussetzung einer effektiven Vorsorgemedizin. In verschiedenen Ländern sind inzwischen derartige Projekte etabliert (Neumann 1998).

12.3.2 Klarzellkarzinom bei chromosomalen Translokationen

1979 wurde die erste Familie mit einer konstitutionellen Translokation und klarzelligen Nierentumoren beschrieben (Cohen et al. 1979) (Abb. 12.12). Die Karyotypisierung peripherer Lymphozyten zeigte eine Translokation der Chromosomen 3 und 8: t(3;8)(p14;q24). Insgesamt 10 Patienten aus 4 Generationen wiesen Nierenkarzinome auf (Li et al. 1993). 1998 berichteten Bodmer et al. über eine familiäre Häufung von klarzelligen Nierenkarzinomen mit einer konstitutionellen Translokation der Chromosomen 2 und 3: t(2;3)(p13;q25). In beiden Familien war die Penetranz reduziert. Eine weitere konstitutionelle Translokation betrifft die Chromosomen 3 und 6: t(3;6)(p13;q25). In dieser Familie wurde die Translokation bei Mitgliedern von 3 Generationen festgestellt; allerdings fand sich nur bei dem ältesten Familienmitglied ein Tumor (Kovacs et al. 1989a). Eine konstitutionelle Translokation zwischen Chromosom 3 und 12 [t(3;12) (q13.2;q24.1)] fand sich in einem weiteren Bericht; eine klinische Familienuntersuchung wurde jedoch offenbar nicht durchgeführt (Kovacs u. Hoene 1988).

Die Klonierung der Bruchregionen der beschriebenen Translokationen hatte die Identifizierung von relevanten Genen zum Ziel. Für die t(3;8)(p14;q24)-Translokation sind diese Gene identifiziert (Ohta et al. 1996, Gemmill et al. 1998). Von besonderem Interesse war das Gen der Region 3p14, das FHIT-Gen (fragile histidin triad gene). Dieses ist zwar bei einer Reihe von Tumoren, nicht jedoch beim Nierenkarzinom mutiert (Kondo et al. 1997, Ohta et al. 1996).

Für die familiären klarzelligen Non-VHL-Nierenkarzinome wird eine Entstehung nach einem Modell mit 3 Schritten postuliert:

1. Initial tritt eine konstitutionelle Translokation auf.

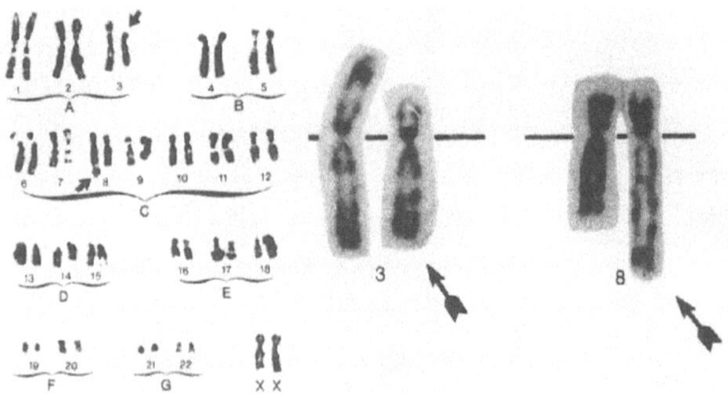

Abb. 12.12. Lymphozytenkaryotyp eines Patienten mit hereditärem Nierenkarzinom und konstitutioneller Translokation, aus Cohen et al. (1979); Neumann u. Kandt, DMW (1998)

2. Es folgt der Verlust des Chromosoms, das zusätzlich den translozierten Anteil des Chromosoms 3 einschließlich 3p umfasst. Dadurch ist ein VHL-Allel deletiert und somit inaktiviert.
3. Es tritt, ebenfalls als somatisches Ereignis, eine Mutation des VHL-Gens ein (Kovacs u. Kung 1990, Bodmer et al. 1998, Zbar u. Lerman 1998). Welche Mechanismen diese Ereignisse im Einzelnen induzieren, ist unbekannt.

12.3.3 Hereditäres klarzelliges Non-VHL-Nierenkarzinom ohne chromosomale Translokation

1997 wurden 2 Familien mit klarzelligen Nierenkarzinomen beschrieben, bei denen keine konstitutionellen Translokationen identifiziert wurden (Teh et al. 1997). Die 9 Betroffenen zeigten meist unilaterale und solitäre Tumoren. Das Erkrankungsalter lag >50 Jahren. Einzelne Personen wiesen Tumoren der Schilddrüse, der Harnblase oder des Pankreas auf, jedoch wurden keine für die Von-Hippel-Lindau-Erkrankung (s. oben) typischen Läsionen beschrieben. Konstitutionelle Mutationen des VHL-Gens (s. oben) wurden ausgeschlossen. Tumoranalysen zeigten weder einen Verlust des Chromosoms 3 noch Mutationen des VHL-Gens. Inzwischen sind weitere derartige Familien beschrieben worden (Teh et al. 1998a). In diesen kamen auch Fälle mit Leukämie, Kolon- und Mammakarzinomen vor. Die überwiegende Zahl der betroffenen Patienten wies jedoch ausschließlich Klarzellkarzinome der Nieren auf. Bislang ist ungeklärt, ob es sich bei diesen Familien um dieselbe Entität oder um eine heterogene Erkrankungsgruppe handelt.

12.4 Papilläres Nierenkarzinom

12.4.1 Morphologie des papillären Nierenkarzinoms

Etwa 10% der sporadischen Nierenkarzinome sind papilläre Nierenkarzinome (Thoenes et al. 1986, Thoenes et al. 1990, Störkel u. van den Berg 1995). Papilläre Nierenkarzinome sind durch ein charakteristisches Wachstumsmuster definiert (Mancilla-Jiminez et al. 1976, Kovacs 1989, Delahunt u. Eble 1997). Die Tumorzellen sitzen einer Basalmembran auf und formieren fingerähnliche Strukturen, die ein zentrales fibrovaskuläres Stroma haben. Die Tumorzellen weisen entweder ein eosinophiles oder ein basophiles Zytoplasma auf.

Der Anteil der papillären Strukturen von Nierenkarzinomen kann stark variieren; aus diesem Grund haben verschiedene Autoren vorgeschlagen, dass >50% oder >75% der Tumoren eine papilläre Architektur aufweisen müssen, um als papilläre Nierenkarzinome klassifiziert zu werden (Mancilla-Jiminez et al. 1996, Kovacs 1989). Diese Definition ist umstritten, weil es bislang keinen Hinweis dafür gibt, dass den 50% bzw. 75% wirklich ein biologisches Phänomen zugrunde liegt. Darüber hinaus muss festgehalten werden, dass Schwierigkeiten zur genauen Quantifizierung des papillären Anteils von Karzinomen gegeben sind. Kürzlich haben Delahunt u. Eble (1997) vorgeschlagen, die papillären Nierenkarzinome in 2 Subtypen zu unterscheiden, wobei morphologische und immunhistologische Kriterien zugrunde gelegt werden.

- Als Typ 1 bezeichneten sie Tumoren mit papillären Strukturen, bestehend aus 1 oder 2 Lagen von kleinen Epithelzellen mit klarem oder blassem Zytoplasma.

- Als Typ 2 bezeichneten sie papilläre Tumoren mit großen Zellen und ausgeprägt eosinophilem Zytoplasma.

12.4.2 Sporadische papilläre Nierenkarzinome

Sporadische papilläre Nierentumoren treten meistens solitär auf. In Serienschnitten der makroskopisch normalen Niere können jedoch häufig multiple mikroskopische papilläre Neoplasien gefunden werden (Kovacs u. Kovacs 1993). Delahunt u. Eble (1997) sahen einen Zusammenhang zwischen der Häufigkeit von mikroskopischen papillären Nierentumoren und der Morphologie des Primärtumors. Multiple mikroskopische papilläre Neoplasien waren häufiger mit dem Typ 1 vergesellschaftet.

12.4.3 Hereditäres papilläres Nierenkarzinom

Das hereditäre papilläre Nierenkarzinom kommt typischerweise in Form von multiplen und bilateralen Nierentumoren vor (Zbar et al. 1994, 1995, Schmidt et al. 1997) (Abb. 12.13). Die Erkrankung wurde als „hereditary papillary renal carcinoma" (HPRC) bezeichnet. Der Erbgang ist autosomaldominant mit reduzierter Penetranz.

Die Niere scheint das einzige Zielorgan der genetischen Prädisposition zu sein. Im Gegensatz zum Von-Hippel-Lindau-Syndrom ist bislang ungeklärt, ob die beobachteten einzelnen Tumoren anderer Organe dieselbe Grundlage haben.

12.4.4 Zytogenetische Befunde beim papillären Nierenkarzinom

12.4.4.1 Trisomie 7 und 17

Papilläre Nierentumoren unterscheiden sich zytogenetisch von anderen, nicht papillären Nierentumoren.

- Papilläre Niere*adenome* zeigen eine Polysomie der Chromosomen 7 und 17.
- Papilläre Niere*karzinome* weisen eine Polysomie der Chromosomen 3q, 7, 8, 12, 16, 17 und 20 sowie bei Männern einen Verlust des Y-Chromosoms auf (Kovacs 1989, Kovacs u. Kovacs 1993).

In diesem Zusammenhang ist zu erwähnen, dass Trisomie oder Tetrasomie von Chromosom 7 auch vereinzelt bei Klarzellkarzinomen beschrieben wurde (Zhao et al. 1995); die Kombination von Trisomie 7 und 17 ist für papilläre Nierenkarzinome von verschiedenen Gruppen bestätigt worden und somit charakteristisch (Corless et al. 1996, Glukhova et al. 1998, Jiang et al. 1998). Die Progression des papillären Nierenkarzinoms geht in der Mehrzahl der Tumoren mit einer Trisomie 20 einher (Palmedo et al. 1999).

12.4.4.2 (X;1)(p11;q21)-Translokation

Die somatische chromosomale Translokation (X;1)(p11;q21) bzw. (X;1)(p11.2;q21.2) ist eine konstante chromosomale Abnormalität bei einer Untergruppe von papillären Nierenkarzinomen, bei einigen Fällen die einzige zytogenetische Abnor-

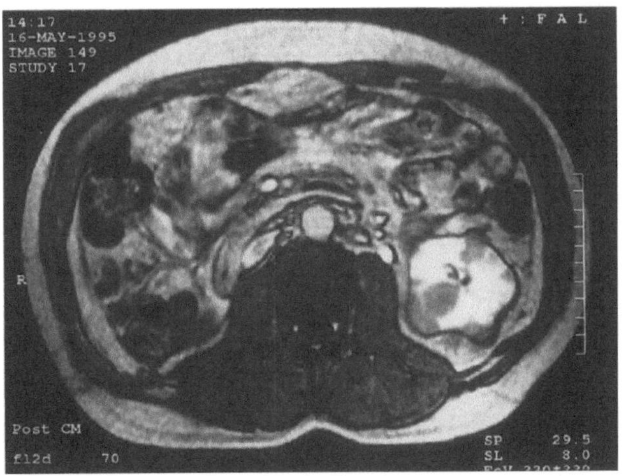

Abb. 12.13. Hereditäres papilläres Nierenkarzinom, CT-Befund mit multiplen Raumforderungen; Zustand nach kontralateraler Nephrektomie (mit freundlicher Genehmigung von Prof. Riedasch, Heidelberg)

malität (Meloni et al. 1993, Shipley et al. 1995, Kattar et al. 1997, Kardas et al. 1998, Perot et al. 1999). Beckmann et al. (1990), Sidhar et al. (1996) und Weterman et al. (1996a) berichteten, dass die Translokation zu einer Fusion des Transkriptionsfaktors TFE3 auf dem X-Chromosom und zu einem neuen Gen, genannt PRCC, auf Chromosom 1 führt. Durch diese Fusion entstehen reziproke Translokationsprodukte, die beide in papillären Nierenkarzinomen exprimiert werden. Diese Veränderung scheint zu einer Gain-of-function eines Proteins zu führen (s. unten). Diese Translokation kommt bei papillären Nierenkarzinomen vom Typ 1 vor.

12.4.5 Genkopplungsanalysen bei HPRC-Familien

Anhand von 5 Familien mit hereditärem papillärem Nierenkarzinom (HPRC) konnte eine Kopplung zwischen Tumorleiden und Markern auf Chromosom 7q31–34 nachgewiesen werden (Schmidt et al. 1997). Der maximale Lod-Score wurde für den Marker D7S1801 gefunden (Lod = 6,75, bei $\tau = 0,0$; two-point linkage analysis). Hinweise für eine genetische Heterogenität fanden sich nicht. Kandidatenregion für das Gen war ein Bereich von 27 cM zwischen den Markern D7S496 und D7S1837. Die zuvor schon bekannten zytoge-

netischen Befunde bei papillären Nierenkarzinomen stützten das Resultat der Kopplungsanalyse, wonach Chromosom 7, speziell die Region 7q21–35 diskutiert wurde (Kovacs u. Kovacs 1993, Bernues et al. 1995).

12.4.6 MET-Protoonkogen

Das MET-Protoonkogen ist auf Chromosom 7q31.2–q31.3 lokalisiert (Abb. 12.14). Es besteht aus 21 Exons (Duh et al. 1997), die sich über eine genomische Region von etwa 110 kb verteilen, und kodiert für ein Protein mit 1390 Aminosäuren.

Das MET-Protein besteht aus
- einer typischen Signalsequenz von 25 Aminosäuren (Kodon 1–25),
- einer extrazellulären Domäne (Kodon 25–932),
- einer Transmembrandomäne (Kodon 933–955) und
- einer zytoplasmatischen Domäne (Kodon 956–1390).

Das MET-Protoonkogen wurde zunächst in einem klassischen Transformationsassay mit DNA von einer chemisch transformierten humanen Osteosarkomzelle entdeckt (Cooper et al. 1984). Das klonierte Gen war ein Hybrid mit 5′-Sequenzen des TPR-Gens von Chromosom 1 und Sequenzen eines neuen Gens, lokalisiert auf Chromosom 7q31

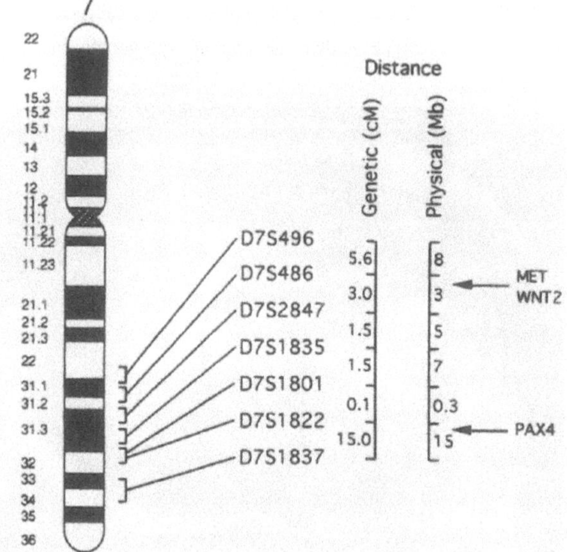

Abb. 12.14a, b. Chromosomale Lokalisation und Struktur des MET-Protoonkogens, **a** physikalische und genetische Kartierung von Chromosom 7q zeigt Lokalisation der Chromosom-7q-Proben in der HPRC-Region, **b** Linkage-Analyse mit HPRC-Locus und D7S496, D7S1801 und D7S1837, aus Schmidt et al. (1997); Neumann u. Kandt, DMW (1998)

(Cooper 1992). Anschließend wurde dieses neue Gen als ein Tyrosinkinaserezeptor für den Hepatozytenwachstumsfaktor (HGFR) identifiziert (Cooper 1992, National Center for Biotechnology Information (1997) http:\www.ncbi.nlm.nih.gov). Das Gen wurde aufgrund seiner Amplifikation und/ oder Überexpression in einer großen Zahl von epithelialen Tumoren und aufgrund des onkogenen Potenzials veränderter intrazellulärer Formen seines Rezeptors als ein Protoonkogen klassifiziert (Cooper 1992, Rubin et al. 1993). Das MET-Protoonkogen gehört zu der Familie der Rezeptortyrosinkinasen, die während der Entwicklung, der Zellproliferation und der Morphogenese von Bedeutung sind.

Das MET-Protein hat ein MG von 170 000; es ist ausgeprägt glykosyliert und wird proteolytisch beim Kodon 307 in 2 Untereinheiten gespalten. Die 50 000-Untereinheit verbleibt extrazellulär und an die größere Untereinheit durch Bisulfidbrücken gebunden. Die Kinasedomäne (Kodon 1078–1345) enthält 2 spezifische Tyrosinphosphorylierungsstellen bei Y1234 und Y1235, die den Rezeptor aktivieren. 2 downstream gelegene Tyrosine Y1349 und Y1356 sind Teile des multifunktionalen Bindungsbereichs, der je nach Phosphorylierung die Interaktion mit multiplen ETA2 enthaltenden Signaltransduktoren vermittelt und somit mit verschiedenen Signaltransduktionswegen verbindet. Ein Ligand (Hepatozytenwachstumsfaktor), der an das MET-Protein bindet, induziert eine Dimerisierung und Aktivierung der Tyrosinkinaseaktivität, wodurch es zur Autophosphorylierung der katalytischen Kinase und der Bindungsdomänen kommt.

Das MET-Protoonkogen ist in Geweben epithelialer Herkunft, am höchsten in Leber und Darm, aber auch in Mikroglia, Endothelzellen, Monozyten und hämatopoetischen Präkursorzellen, exprimiert. Der Promotor ist GC-reich und enthält Bindungsstellen für die Transkriptionsfaktoren AP2 und PEA3, die durch Proteinkinase C reguliert werden.

MET wirkt onkogen entweder durch Amplifikation oder konstitutive Aktivierung der Kinaseaktivität infolge von Mutationen oder Abspaltung der extrazellulären Domäne (Jeffers et al. 1997). In verschiedenen humanen Tumoren wurden sowohl eine Polysomie 7 als auch das Fusionsprotein tbr-met beobachtet (Park et al. 1986). Die Entdeckung von aktivierenden Keimbahnmutationen des MET-Protoonkogens beim hereditären papillären Nierenzellkarzinom (Schmidt et al. 1997) zeigte, dass MET-Mutationen für diese Tumoren prädisponie-

ren. Es liegt nahe, zu vermuten, dass Tumoren mit Trisomie oder Tetrasomie 7 ein aktiviertes mutiertes MET aufweisen oder gleichzeitig den Liganden zusammen mit dem Rezeptor überexprimieren (Olivero et al. 1996).

12.4.7 TFE3-Gen und PRCC-Gen

Bei menschlichen Tumoren sind spezifische chromosomale Translokationen häufig. Bei hämatologischen Malignomen sind davon Mitglieder der bHLH-Transkriptionsfaktor-Gen-Familien betroffen, wobei es zur Deregulation oder ektopischen Expression des jeweiligen Gens kommt und ein Onkogen entsteht. Im Gegensatz hierzu resultiert in Weichteilsarkomen die Translokation in einer Fusion von 2 verschiedenen Transkriptionsfaktoren, wobei einer dieser Faktoren eine Transkriptionsaktivierungsdomäne und der andere eine DNA-Bindungsdomäne aufweisen. Translokationen unter Beteiligung der Xp11.2-Bande wurden bei sporadischen papillären Nierenkarzinomen beider Geschlechter festgestellt. Durch Klonieren wurden die Gene, die bei der t(X;1)(p11.2;q21.2)-Translokation beteiligt sind, identifiziert (Sidhar et al. 1996; Weterman et al. 1996 a,b). Das Gen auf Xp11.2, genannt TFE3, ist Mitglied der bHLH-Familie von Transkriptionsfaktoren und wurde mit der N-terminalen Region eines neuen Gens auf Chromosom 1q21.2, dem so genannte PRCC-Gen, das eine prolinreiche Domäne hat, fusioniert (Clark et al. 1997). Wahrscheinlich handelt es sich um eine Fusion vom klassischen Muster, da sich prolinreiche Regionen in zahlreichen Transkriptionsaktivatoren finden (Seipel et al. 1992). Ein anderes interessantes Kennzeichen dieser Translokationen ist die Entfernung des normalen TFE3-Transkripts, wodurch nur noch das Dominantly-acting-Fusionsprotein übrig bleibt. Dies ist insofern von Bedeutung, da in Nierenzellen eine Isoform des TFE3-Gens exprimiert wird, die einen dominant-negativen Effekt auf seine Aktivität hat.

12.4.8 Keimbahnmutationen des MET-Protoonkogens

Bislang wurden 10 verschiedene Keimbahnmutationen und 8 verschiedene somatische Mutationen des MET-Protoonkogens festgestellt (Tabelle 12.5) (Schmidt et al. 1997, 1998, 1999). Alle Mutationen sind Missense-Mutationen, die in der Tyrosinkinasedomäne des MET-Gens lokalisiert sind. Im Un-

Tabelle 12.5. Somatische und Keimbahnmutationen des MET-Protoonkogens (Schmidt et al. 1999)

Nukleotid-veränderung	Effekt auf die kodierende Sequenz	Mutationsname	Lokalisation	Somatisch	Keimbahn
G3522A	Val:Ile	V1110I	Ex16	−	+
C3528T	His:Tyr	H1112Y	Ex16	+	+
A3529G	His:Arg	H1112R	Ex16	−	+
A3529G	His:Leu	H1112L	Ex16	+	−
C3564G	His:Asp	H1124D	Ex16	+	−
T3640C	Met:Thr	M1149T	Ex17	−	+
G3810T	Val:Leu	V1206L	Ex18	+	+
C3831G	Leu:Val	L1213V	Ex18	+	−
G3906A	Val:Ile	V1238I	Ex19	−	+
G3930A	Asp:Asn	D1246N	Ex19	−	+
G3930C	Asp:His	D1246H	Ex19	+	−
T3936G	Tyr:Asp	Y1248D	Ex19	−	+
T3936C	Tyr:His	Y1248H	Ex19	+	−
A3937G	Tyr:Cys	Y1248C	Ex19	+	+
T3997C	Met:Thr	M1268T	Ex19	+	+

terschied zum VHL-Gen und anderen Tumorsuppressorgenen fanden sich alle Mutationen in einer kleinen Region des Gens. Diese Befunde lassen vermuten, dass Missense-Mutationen der Tyrosinkinasedomäne des MET-Protoonkogens zu einer Gain-of-function führen.

Keimbahnmutation des MET-Protoonkogens wurden auch bei Patienten festgestellt, die nur eine vage familiäre Belastung durch papilläre Nierentumoren aufwiesen. Einer dieser Patienten (mit der Mutation Y1248C) wies bilaterale papilläre Nierenkarzinome und darüber hinaus Karzinome des Magens und des Rektums auf. Ein 2. Patient (mit der Mutation V1206L) zeigte bilaterale papilläre Nierenkarzinome; bei einer Tante war ein Zustand nach Nephrektomie, allerdings ohne weitere Details, bekannt. Ein 3. Fall (Mutation D1246N) war ein 27-jähriger Patient mit bilateralen papillären Nierenkarzinomen. Von seiner Mutter gab es nur den Bericht, dass eine bilaterale Nephrektomie wegen Klarzellkarzinomen der Nieren erfolgte. Es darf daher davon ausgegangen werden, dass einige Mutationen im MET-Protoonkogen eine geringe Penetranz aufweisen und mit einem späten Manifestationsalter assoziiert sind.

12.4.8.1 Phänotyp der konstitutionellen Mutation H1112R des MET-Protoonkogens

Die histomorphologischen Charakteristika des hereditären papillären Nierenkarzinoms konnten anhand eines umfangreichen Archivmaterials von Patienten mit konstitutionellen MET-Mutationen definiert werden. 75–100% des Tumorgewebes zeigten eine papilläre oder tubulo-papilläre Architek-

tur. Alle Tumoren waren papilläre Nierenkarzinome vom Typ 1. 3/4 der Patienten zeigten multiple und bilaterale Tumoren. Die Kernanaplasie war in der Regel niedrig, und Metastasen traten selten auf. Allerdings zeigten nicht alle papillären Nierenkarzinome vom Typ 1 Mutationen des MET-Gens (Schmidt et al. 1998). Es liegen Daten von 32 Patienten, davon 22 mit hereditären papillären Nierenkarzinomen und der Mutation H1112R, vor. Der jüngste Patient war 24 Jahre alt. Das mediane Alter bei der Entdeckung von Trägern hereditärer papillärer Nierenkarzinome war 40 Jahre. Ein Karzinom des Pankreas zeigten 2 Patienten, ein Mammakarzinom 1 Patientin, ein Gallenwegskarzinom 1 Patient, ein malignes Melanom 1 Patient und ein Lungensarkom 1 Patient (Schmidt et al. 1998).

12.4.8.2 MET-Mutationen bei sporadischen papillären Nierenkarzinomen

Untersuchungen von hereditären Tumorsyndromen haben den allgemein gültigen Befund ergeben, dass Mutationen von Tumorsuppressorgenen auch bei sporadischen Neoplasien vorkommen. 2 gut dokumentierte Beispiele sind somatische Mutationen des VHL-Gens in sporadischen Klarzellkarzinomen der Niere und Mutationen des APC-Gens in sporadischen Kolonkarzinomen. Für Protoonkogene ist als hereditäres Tumorsyndrom beim Menschen die multiple endokrine Neoplasie Typ 2 (MEN 2) zu nennen, die auf einer erblichen Mutation des RET-Protoonkogens beruht. Diese Erkrankung ist durch eine Prädisposition für medulläre Schilddrüsenkarzinome, Phäochromozytome und Nebenschilddrüsenhyperplasie charakterisiert.

Werden sporadische medulläre Schilddrüsenkarzinome untersucht, finden sich in 40% der Fälle somatische Mutationen des RET-Protoonkogens, wie sie bei der multiplen endokrinen Neoplasie Typ 2B beobachtet werden, d.h. eine Assoziation mit der Mutation M918T des RET-Protoonkogens (Hofstra et al. 1994, Eng et al. 1994, Eng 1996).

Die somatischen Mutationen des MET-Protoonkogens sind in Tabelle 12.5 zusammengefasst. MET-Mutationen wurden bislang nur bei 13% der sporadischen papillären Nierenkarzinome festgestellt, während Keimbahnmutationen in 86% der hereditären Tumoren vorkamen (Schmidt et al. 1999).

12.4.8.3 Gemeinsamkeiten von Mutationen beim MET-, RET- und c-KIT-Gen bei humanen Neoplasien

Es liegen erhebliche Homologien der Lokalisation der Mutationen im MET-, RET- und c-KIT-Gen vor. c-KIT ist eine Rezeptortyrosinkinase, die in Stammzellen des Knochenmarks exprimiert wird. c-KIT ist der Ligand für den STEEL-Faktor (Tsujimura et al. 1996). RET, das in C-Zellen der Schilddrüse exprimiert wird, ist der Rezeptor des Glial derived growth factor (Ponder u. Smith 1996). Alle 3 Transmembrantyrosinkinaserezeptoren weisen Mutationen in den Tyrosinkinasedomänen auf (Hofstra et al. 1994, Piao u. Bernstein 1996, Nagata et al. 1995, Bolino et al. 1995). 3 der MET-Mutationen sind in homologen Kodons von RET und c-KIT lokalisiert worden (Schmidt et al. 1997). Die MET-M1268T-Mutation bei sporadischen papillären Nierenkarzinomen ist homolog zur MEN-2B-Mutation M918T. Die MET-D1246H-Mutation bei einem sporadischen papillären Nierenkarzinom und die MET-D1246N-Keimbahnmutation sind homolog zur humanen c-KIT-Mutation D816V und der Maus-c-KIT-Mutation D814V. Die RET-M918T-Mutation prädisponiert zu medullären Schilddrüsenkarzinomen, Phäochromozytomen und Mukosaneuromen (Hofstra et al. 1994, Eng et al. 1994). Die c-KIT-D816V-Mutation prädisponiert für Mastozytose und assoziierte hämatologische Erkrankungen (Nagata et al. 1995). Diese Beobachtungen zeigen, dass diese Mutationen kritische Aminosäuren der Tyrosinkinasedomäne betreffen und in mutierter Form zu unkontrollierter Zellproliferation führen.

12.4.8.4 Pathogenese von papillären Nierenkarzinomen durch MET-Mutationen

Die Funktion der Mutationen von RET und c-KIT wurde durch Transfektion von mutierten Konstrukten in geeigneten Indikatorzellen untersucht (Santoro et al. 1995, Piao u. Bernstein 1996, Piao et al. 1996). Nach Übertragung von RET-MEN-2A- und -2B-Mutationen in NIH-3T3-Zellen entstanden zahlreiche Foci, was ein transformierendes Potenzial dieser RET-Mutanten-Konstrukte belegt. Mit MET-Mutationen transfizierte NIH-3T3-Zellen führten zur Tumorentstehung in Nacktmäusen. Biochemische Untersuchungen zeigten, dass MET-Mutanten-Konstrukte zur Autophosphorylierung und Aktivierung von Proteinen führen. Nach Übertragung von c-KIT-Mutanten in Interleukin-3-abhängige Indikatorzellen zeigten Kitayama et al. (1995) eine IL-3-unabhängige Proliferation von Zellen in vitro und das Wachstum solcher Zellen in Nacktmäusen.

Die Transfektion von rekombinanten mutierten MET-Genen führt zur konstitutiven Phosphorylierung des MET-Proteins und Transformation von NIH-3T3-Zellen (Schmidt et al. 1999). Trisomie 7 mit Wildtyp-MET-Protoonkogen ist mit Wachstumsstimulation assoziiert (Ermis et al. 1995). Eine Trisomie 7 mit mutiertem MET-Protoonkogen ist mit einem größeren wachstumsstimulierenden Effekt assoziiert, wahrscheinlich weil das mutierte MET-Allel bei Patienten mit HPRC im Tumorgewebe dupliziert ist (Zhuang et al. 1998).

12.4.9 Genetische Heterogenität von papillären Nierenkarzinomen

Die Tatsache einer genetischen Heterogenität darf hinsichtlich der Ursachen von papillären Nierenkarzinomen als gesichert angesehen werden. Es sind 3 Gene bekannt, deren Mutationen für ein papilläres Nierenkarzinom prädisponieren:
- MET,
- PRCC und
- TFE3.

MET-Protoonkogen-Mutationen prädisponieren sowohl für das hereditäre papilläre Nierenkarzinom als auch für das sporadische papilläre Nierenkarzinom. TFE3 und PRCC sind für die Pathogenese des sporadischen papillären Nierenkarzinoms bedeutsam. Weitere Studien sind notwendig, um die Häufigkeit der Mutationen von TFE3 und PRCC bei papillären Nierenkarzinomen zu untersuchen.

12.5 Chromophobes Nierenkarzinom

Chromophobe Nierenkarzinome zeigen eine zarte Anfärbung des Zytoplasmas und wirken optisch somit chromophob (Crotty et al. 1995). Der Kern ist faltig mit variierenden Proportionen (Tickoo u. Amin 1998). Diese Tumoren sind in der kolloidalen Eisentechnik nach Hale durch eine diffuse HCl-Zytoplasmafärbung charakterisiert. Es finden sich runde bis ovale, gelegentlich polygonale, mäßig pleomorphe große Zellen, entweder einzeln oder in kleinen Clustern. Das Aussehen des reichlichen Zytoplasmas reicht je nach Anzahl der vorhandenen Mikrovesikel von dicht und granulär (Typ I) über flockig bzw. durchscheinend (Typ II) bis löchrig bzw. retikulär (Typ III). Die zytoplasmatische Membran ist prominent. Die Kerne sind meist groß und hyperchrom, die Kernmembran zeigt zumindest teilweise Unregelmäßigkeiten auf (Wiatrowska u. Zakowski 1999). Ultrastrukturell finden sich bei chromophoben Nierenkarzinomen überwiegend reichlich zytoplasmatische Mikrovesikel und eine variierende Anzahl von Mitochondrien (Skinnider u. Jones 1999).

Chromophobe Nierenkarzinome können zahlreiche Chromosomenverluste aufweisen. Insbesondere ist ein Verlust der Heterozygosität von Abschnitten der Chromosomen 1, 2, 6, 10, 13, 17 und 21 beobachtet worden (Gunawan et al. 1999; Bugert u. Kovacs 1996, Bugert et al. 1997, Shuin et al. 1996). Mutationen innerhalb des Tumorsuppressorgens p53 scheinen bei chromophoben Nierenkarzinomen häufiger (30%) vorzukommen als bei nichtchromophoben Nierenkarzinomen, wobei die prognostische Bedeutung unklar ist (Contractor et al. 1997). Mutationen innerhalb des VHL-Gens, welche mit nichtpapillären Karzinomen einhergehen, scheinen in der Pathogenese chromophober Nierenkarzinome keine Rolle zu spielen. Interessanterweise zeigt die mitochondriale DNA chromophober Nierenkarzinome deutliche Unterschiede im Enzymrestriktionsmuster im Vergleich zu normaler mitochondrialer DNA, was auf Veränderungen im Sinn von Mutationen, Deletionen und Insertionen schließen lässt (Kovacs et al. 1992). Derzeit gibt es keine Berichte über Familien mit einer Veranlagung zu chromophoben Nierenkarzinomen oder über multiple (uni- oder bilaterale) chromophobe Nierenkarzinome.

12.6 Renale Onkozytome

Renale Onkozytome sind durch große Zellen mit granulärem eosinophilem Zytoplasma charakterisiert (Kovacs et al. 1989b, Amin et al. 1997, Kovacs et al. 1997). Der Kern ist überwiegend rund und relativ uniform. Zytologisch finden sich dementsprechend große Zellen, die ein homogenes, granuliertes Zytoplasma haben. Die Kerne zeigen, wenn überhaupt, nur in sehr geringem Maß Unregelmäßigkeiten der Kernmembran. Eine Hyperchromasie des Kerns wird selten beobachtet. Elektronenmikroskopisch handelt es sich um dicht beieinander gelegene Mitochondrien.

Zytogenetisch konnten 3 Typen von renalen Onkozytomen charakterisiert werden.

- Ein Typ zeichnet sich durch Verluste von Chromosom 1p und/oder Chromosom 14 sowie des Y-Chromosoms aus (Crotty et al. 1992; Thrash-Bingham et al. 1996).
- Ein weiterer Typ ist durch somatische Chromosomentranslokation mit 11q12–13 als häufigem Bruchpunkt charakterisiert (van den Berg et al. 1995).
- Ein 3. Typ weist keine sichtbaren genetischen Alterationen auf oder zeigt unspezifische Veränderungen.

Teh et al. (1998) beschrieben einen Patienten mit bilateralem renalem Onkozytom und einer reziprok balancierten Translokation zwischen Chromosom 9q und 8q und einer konstitutionellen VHL-Mutation. Weder Deletionen von Chromosom 3p noch Mutationen von p53 wurden beschrieben. Gelegentlich wird von verkürzten Enden der Telomere berichtet. Eine ätiologische Rolle dieser Alteration ist jedoch nicht nachgewiesen worden. Nicht eindeutig sind Angaben zu Veränderungen mitochondrialer DNA. Nach Kovacs et al. (1989b) hat die mitochondriale DNA von renalen Onkozytomen eine neue, somatisch erworbene Schnittstelle für das Restriktionsenzym Hinf1. Diese Beobachtung ist bislang nicht durch andere Untersucher bestätigt worden.

Die meisten renalen Onkozytome treten solitär auf; allerdings finden sich in 16% der Patienten bilaterale Tumoren. Sie werden gehäuft in der 6.–7. Lebensdekade diagnostiziert. Insgesamt 9 Fälle mit bilateralen multiplen renalen Onkozytomen sind publiziert worden (Abb. 12.15) (Fairchild et al. 1983, Hara et al. 1982, Israeli et al. 1995, Kadewsky u. Flagam 1993, Mead et al. 1990, Warfel u. Eble 1982, Bender et al. 1997). Warvel u. Eble (1982)

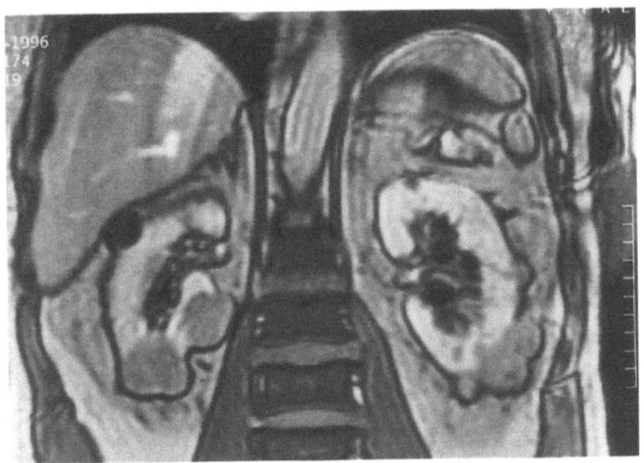

Abb. 12.15. Multifokales renales Onkozytom, aus Bender et al. (1997); Neumann u. Kandt, DMW (1998)

beschrieben die „renale Onkozymatose" mit hunderten kleiner Onkozytome in einer Niere. Vereinzelt wurden auch Familien beobachtet, bei denen mehrere Familienmitglieder an einem bilateralen renalen Onkozytom erkrankten (Weirich et al. 1994). In der Regel sind die betroffenen Personen Männer und jünger (4.–6. Lebensdekade) als bei der sporadischen Form. Diese Befunde sprechen für die klinische Entität eines hereditären renalen Onkozytoms. Ein zugrunde liegendes Gen konnte bisher allerdings nicht identifiziert werden.

gen ergab in 4 Fällen Onkozytome (3 davon bilateral) und bei 2 Patienten papilläre bilaterale Nierenkarzinome; 1 weiterer Patient ohne kutane Manifestation zeigte bilaterale papilläre Nierenkarzinome. Zytogenetische Befunde von Tumoren der Niere, des Darms oder der Haut von Patienten mit diesem Syndrom sind bislang nicht publiziert. Inzwischen sind mehrere große Familien mit Birt-Hogg-Dube-Syndrom identifiziert, sodass die chromosomale Lokalisation eines zugrunde liegenden Gens in Kürze zu erwarten ist.

12.7 Birt-Hogg-Dube-Syndrom

Das Birt-Hogg-Dube-Syndrom ist eine sehr seltene Tumorerkrankung mit Nierenbeteiligung. 1977 berichteten Birt, Hogg und Dube über eine Familie, in der 15 von 70 Mitgliedern aus 3 Generationen multiple hautfarbene papilläre Veränderungen des Gesichts, des Nackens und der oberen Rumpfregion zeigten (Toro et al. 1999). Das Vererbungsmuster war autosomal-dominant. Histologisch handelte es sich dabei um Fibrofollikulome, Trichodiskome und Akrochordone. Die Trias dieser 3 Veränderungen wurde als Syndrom zusammengefasst und nach den Erstbeschreibern benannt. Eine Assoziation mit medullären Schilddrüsenkarzinomen und Kolonpolypen war schon früh bekannt (Ubogy-Rainey et al. 1987, Rongioletti et al. 1989). Nierentumoren wurden erst von Roth et al. (1993) beschrieben. Die Untersuchung von 15 Patienten mit diesem Syndrom hinsichtlich renaler Veränderun-

12.8 Nierentumoren bei Tuberöser Sklerose

Die Tuberöse Sklerose (tuberous sclerosis complex, TSC) ist ein hereditäres Tumorsyndrom. Zahlreiche Organe können betroffen sein (Abb. 12.16, 12.17). Es dominieren Veränderungen der Haut, des Gehirns und der Nieren. In den Nieren finden sich bei den meisten TSC-Patienten Angiomyolipome (Neumann u. Kandt 1993) (Abb. 12.16).

Mutationen in 2 verschiedenen Genen können der Tuberösen Sklerose zugrunde liegen.

- Das TSC1-Gen ist auf Chromosom 9q34 lokalisiert und wurde 1997 identifiziert (van Slegtenhorst et al. 1997).
- Das TSC2-Gen ist auf Chromosom 16p13 lokalisiert und wurde 1993 identifiziert (European Chromosome 16 Tuberous Sclerosis Consortium 1993). Das TSC2-Protein weist eine Region mit Homologien zum GTPase-aktivierenden Protein rap1 GAP auf. Tuberin, das TSC2-Protein, zeigt

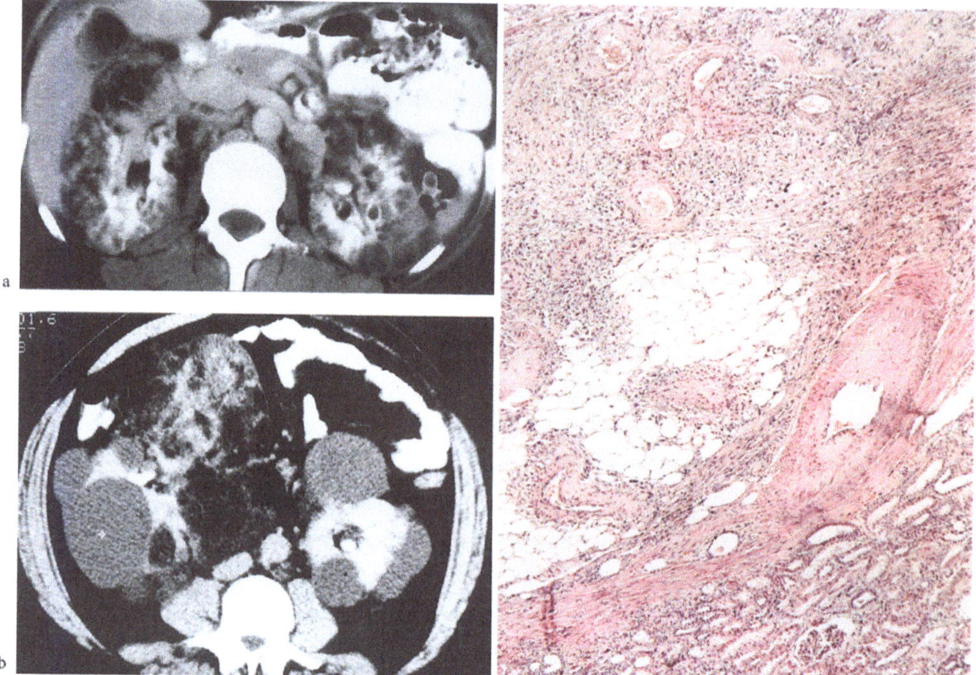

Abb. 12.16a–c. Angiomyolipome der Nieren bei Tuberöser Sklerose. **a** Bilateral weitgehend durch Angiomyolipome durchsetzte Nieren, **b,c** anderer Patient mit enorm großen Angiomyolipomen und zusätzlichen multiplen Nierenzysten. **b** Funktionell intaktes Parenchym durch Kontrastmittel dargestellt; **c** histologischer Befund mit Fett, glatter Muskulatur (oberer Bereich) und atypischen Gefäßen, aus Neumann u. Kandt, DMW (1998)

eine GAP-Aktivität für Rab3a und Rab6 (Xiao et al. 1997), die beide zur ras-Superfamilie der kleinen G-Proteine gehören. Tuberin ist perinukleär, wahrscheinlich im Golgi-Apparat lokalisiert (Wienecke et al. 1996), und wird in zahlreichen Geweben exprimiert (Wienecke et al. 1997).

Sowohl das TSC1- als auch das TSC2-Gen sind Tumorsuppressorgene. Hierfür spricht, dass in TSC-assoziierten Tumoren Allelverluste von Chromosom 16p13 und 9q34 nachgewiesen werden konnten (Green et al. 1994a,b, Henske et al. 1995, Carbonara et al. 1994) und dass die entdeckten Mutationen für beide Gene inaktivierende Funktionen haben (European Chromosome 16 Tuberous Sclerosus Consortium 1993, van Slegtenhorst et al. 1997).

12.8.1 TSC-assoziierte Nierenkarzinome

Nierenkarzinome finden sich bei TSC-Patienten sehr selten. Der jüngste Patient war ein 5-jähriges Mädchen (Robertson et al. 1996). Meist treten diese Tumoren unilateral und als singuläre Veränderungen auf. Jedoch wurden bilaterale Karzinome bei einer Patientin (Aoyama et al. 1996) und in einer TSC1-Familie sogar bei 2 Geschwistern beschrieben (Sampson et al. 1995); in der Serie von Sampson et al. (1995) waren dies die Einzigen von 256 unselektierten TSC-Patienten. Histologisch sind TSC-assoziierte Nierenkarzinome uneinheitlich, wobei aber Klarzelltumoren überwiegen. Die meisten Patienten versterben an Metastasen dieses Tumors (Bjornsson et al. 1996).

LOH-Analysen zeigten Verluste von Chromosom 16p, aber nicht von 9q oder 3p (Al-Saleem et al. 1998). In derselben Studie wurden auch 2 maligne Angiomyolipome untersucht, die beide Verluste von Chromosom 9q aufwiesen. Zytogenetische Analysen von malignen Nierentumoren bei TSC

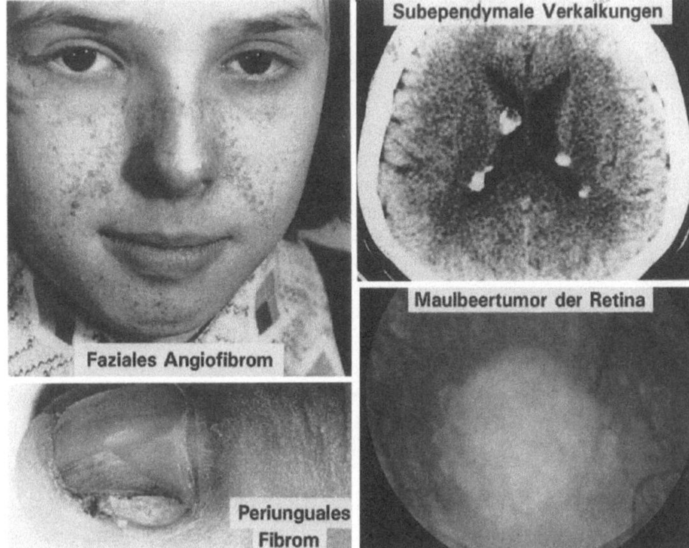

Abb. 12.17. Wesentliche extrarenale Veränderungen bei Tuberöser Sklerose, aus Neumann u. Kandt, DMW (1998)

liegen nicht vor. Von besonderem Interesse erscheint das ungewöhnliche immunhistologische Verhalten von TSC-assoziierten Nierenkarzinomen mit Nachweis des melanozytenassoziierten Markers AMB-45 (Al-Saleem et al. 1998).

12.9 Übergangsepithelkarzinom des Nierenbeckens und Ureters

Übergangsepithelkarzinome des Nierenbeckens und Ureters können bei Patienten mit hereditärem nichtpolypösem Kolonkarzinom (HNPCC) vorkommen (Lynch et al. 1990, 1997). Die Erkrankung geht mit einer hereditären Prädisposition für einzelne Karzinome im Kolon einher. Assoziiert ist eine Prädisposition für Karzinome in anderen Organen, insbesondere dem Endometrium. Bei HNPCC entstehen die renalen Neoplasmen vermutlich auf dem Boden eines defekten DNA-Reparaturmechanismus. Für Einzelheiten wird auf Kapitel 8.3 „Hereditäres nichtpolypöses kolorektales Karzinom (HNPCC)" verwiesen.

12.10 Andere familiäre Nierentumoren

Von anderen familiären Nierentumoren seien erwähnt:
- der Wilms-Tumor (s. Kapitel 13 „Wilms-Tumor"),
- mesenchymale Mischtumoren (Szabo et al. 1995, Teh et al. in press) und
- medulläre Nierenkarzinome bei Sichelzellanämie (Davis et al. 1995).

12.11 Nierenkarzinome bei chronischer Niereninsuffizienz

Bei Patienten mit terminaler Niereninsuffizienz tritt häufig eine zystische Degenerationen der Nieren auf, wobei sich Nierenkarzinome entwickeln können. Es handelt sich somit hierbei nicht um hereditäre Nierenkarzinome. Es ist unklar, ob die vermehrte Inzidenz von Nierenkarzinomen Folge von Urämietoxinen der zugrunde liegenden Nierenerkrankung oder aber Folge der zystischen Degeneration ist.

Papilläre und nichtpapilläre Karzinome kommen bei Dialysepatienten etwa gleich häufig vor. Papilläre Nierenkarzinome sind damit bei diesen

Patienten wesentlich häufiger als in der Allgemeinbevölkerung; sie treten meist nach längerer Dia-
lysedauer als nichtpapilläre Nierenkarzinome auf
(Ishikawa u. Kovacs 1993). Deletionen von 3p und
VHL-Mutationen sind bei solchen Tumoren selten
(Hughson et al. 1996) und Mutationen des FHIT-
Gens und des p53-Gens wurden nicht festgestellt
(Chudek et al. 1998). Bei der überwiegenden Zahl
der papillären Karzinome fanden sich Trisomie 7
und 17 sowie ein Verlust des Y-Chromosoms (Chudek et al. 1998, Gronwald et al. 1999, Hughson et
al. 1999).

12.12 Identifizierung von Familien mit hereditären Nierenkarzinomen

Die Identifizierung von Patienten mit hereditären
Nierenkarzinomen ist in mehrfacher Hinsicht von
besonderer Bedeutung. Sie ist für das betroffene
Individuum, für die Familienangehörigen des Betroffenen und für den Wissenszuwachs über hereditäre Nierenkarzinome, möglicherweise auch die
Nierenkarzinome insgesamt, bedeutsam. Die Identifizierung von Betroffenen ist durch eine Reihe
von Faktoren erschwert.
- Hereditäre Nierentumoren sind selten.
- Die relevanten Daten werden selten erhoben.
- Die Penetranz in betroffenen Familien ist variabel.

Hinweise für eine genetische Disposition können
nur aus den verfügbaren Informationen erwartet
werden. Der kritischen Akzentuierung von Primär-
befunden kommt somit besondere Bedeutung zu.

12.12.1 Familienanamnese

Die Familienanamnese wird bei Patienten mit Nierentumoren meist nur unvollständig erhoben, obwohl sie als wichtige Informationsquelle leicht zu
erhalten ist. Sie sollte nach Möglichkeit durch Ein-
holung von schriftlichen Befunden dokumentiert
und geprüft werden. Eine positive Familienanamnese sollte immer Anlass sein, der Frage nach einem hereditären Nierenkarzinom detailliert nachzugehen. Dabei sollte im Weiteren nicht nur die
Frage nach Nierentumoren, sondern ganz allgemein nach Tumoren gestellt werden. Es ist aber
auch wichtig, dass eine negative Familienanamnese
nicht mit dem Ausschluss einer genetischen Prädisposition gleichgesetzt werden darf.

12.12.2 Alter

Nierenkarzinome kommen bei Patienten mit genetischer Disposition tendenziell in jüngerem Alter
vor. Im Mittel liegt die Differenz zu sporadischen
Nierenkarzinomen bei 15–25 Jahren. Eine klare
Grenze, unterhalb derer Patienten wahrscheinlich
ein eindeutig erhöhtes genetisches Risiko haben,
ist nicht definiert. Jedoch gelten Patienten mit Nierentumoren und einem Alter <50 Jahren als möglicherweise genetisch belastet.

12.12.3 Geschlecht

Das Geschlecht gibt keinen Hinweis auf eine genetische Disposition. Dagegen kommen sporadische
Nierenzellkarzinome überwiegend bei Männern
vor. Bei genetischer Disposition dürfte das Verhältnis ausgewogen sein.

12.12.4 Tumorzahl

Bei hereditärer Disposition finden sich in den betroffenen Organen meist multiple Tumoren. Bei
Nierentumoren geht die Tumorzahl in der Regel
aus den radiologischen Befunden hervor. Hohe
Sensitivität erreicht dabei die kontrastmittel-
gestützte Computertomografie. In den letzten Jahren hat die Kernspintomografie eine vergleichbar
hohe Sensitivität erreicht. Der pathohistologische
Befund kann weitere Informationen enthalten. Es
muss jedoch betont werden, dass multifokales Tumorwachstum nicht bei jedem Patienten mit genetischer Disposition vorhanden ist.

12.12.5 Bilaterale Tumoren

Ähnliches wie für die Tumorzahl gilt auch für bilaterales Tumorwachstum bei hereditärer Disposition zu Nierentumoren: Typischerweise finden sich
Tumoren in beiden Nieren.

12.12.6 Zusatzbefunde

Wichtige Zusatzinformationen für eine genetische
Nierentumordisposition ergeben assoziierte Befunde. Hier ist zunächst der renale Befund von Bedeutung, wobei auf zusätzlich vorhandene Zysten
zu achten ist. Extrarenale Befunde können in vis-

zeralen Organen vorkommen, was in der Regel in einer Computertomografie dokumentiert wird. Von großer Bedeutung können aber auch ophthalmologische und neurologische Befunde sein.

12.13 Empfehlungen zur Testung von Kandidaten mit hereditärem Nierenkarzinom

Bevor molekulargenetische Testungen hinsichtlich Keimbahnmutationen bei klinisch gegebener familiärer Belastung oder auch Verdacht auf familiäre Nierentumoren durchgeführt werden, muss bei den Patienten eine ausführliche Beratung durchgeführt werden. Die Testung setzt einen so genannten „informed consent" voraus. Einzelheiten hierzu wurden in beispielhafter Form von der American Society of Clinical Oncology (1996) publiziert. Die Bundesärztekammer hat inzwischen Richtlinien zur präventiven Krebsdiagnostik herausgegeben, die in diesem Zusammenhang ebenfalls von großer Bedeutung sind (BÄK 1998).

Hiernach ist für die Testung von asymptomatischen Angehörigen von identifizierten Patienten mit hereditären Malignomen eine humangenetische Beratung primär anzubieten. Der Inhalt derartiger Beratungen sollte eine Reihe von Aspekten einschließen. Zunächst ist zu erläutern, was ein positiver bzw. negativer Test bedeuten. Hierbei ist auf die Sensitivität und Spezifität des Testergebnisses sowie auf Genotyp-Phänotyp-Korrelationen einzugehen. Es sollten auch die Möglichkeiten einer Risikobestimmung ohne Gentestung besprochen werden. Eingehender Erläuterung bedarf die Form der Vererbung auf die Kinder, die Penetranz und klinische Expression. Die technische Akkuratesse des Tests ist ebenso zu erläutern, wie die Kosten für Testung und Beratung. Ganz wesentlich sind die Aspekte der psychologischen Belastung, insbesondere nach positiver Testung. Auf mögliche Konsequenzen in Versicherungsfragen oder arbeitsrechtliche Aspekte sollte eingegangen werden. Die Vertraulichkeit der Behandlung des Testergebnisses ist von großer Bedeutung. Wesentlich ist in die Empfehlung der genetischen Testung einzubeziehen, ob sich aus einem positiven Testergebnis möglicherweise präventive diagnostische oder therapeutische Konsequenzen ergeben.

Vor der Durchführung von Genanalysen sollte ein histologischer Befund von einem Indexpatienten vorliegen. Derzeit sind Analysen des VHL-Gens nur bei klarzelligen, Analysen des MET-Gens nur bei papillären Nierenkarzinomen sinnvoll.

12.14 Spezielle Therapie von hereditären Nierentumoren

Die Therapie von hereditären Nierentumoren ist aus verschiedenen Gründen schwierig. Generell ist die Therapie an 2 Richtlinien gebunden:

- Der Eingriff soll eine weitere Gefährdung des Patienten weitgehend ausschließen und keine Folgekrankheit, z.B. eine progrediente Niereninsuffizienz oder Dialysepflichtigkeit, initiieren.
- Eine spezielle Therapie hereditärer Nierentumoren ist nur möglich, wenn die Diagnose präoperativ gestellt wird. Die Diagnose eines hereditären Nierenkarzinoms erfordert aber die präoperative Kenntnis einer familiären Belastung und somit möglichst eine präoperative molekulargenetische Diagnose der Keimbahnmutation.

Diese Anforderungen sind derzeit bei Patienten mit Nierenkarzinomen, assoziiert mit dem Von-Hippel-Lindau-Syndrom erfüllbar. Weiterhin könnte diese Anforderung für Patienten mit hereditären papillären Nierenkarzinomen und bei Patienten mit konstitutionellen Translokationen erfüllt werden. Radiologische Kriterien, die die Diagnose einer Von-Hippel-Lindau-Erkrankung und somit eines hereditären Nierenkarzinoms erlauben, sind Phäochromozytome und Pankreaszysten.

Der für die Therapie adäquate Zeitpunkt ist bislang weitgehend unbekannt. Zur Biologie dieser Tumoren wurden nur wenige Studien vorgelegt. Wichtigstes Kriterium ist die Tumorgröße, ohne Berücksichtigung, ob nur ein Tumor oder multiple Tumoren vorliegen.

Von den NIH (National Institutes of Health) der USA wird empfohlen, alle hereditären Nierenkarzinome – d.h. sowohl solche vom Klarzelltyp als auch vom papillären Typ – ab einer Größe von 3 cm zu operieren. In einer Studie des NIH (Walther et al. 1999) mit 75 Patienten (52 VHL, 23 HPCR) zeigten 2 von 15 Patienten mit Tumoren >3 cm Metastasen. Dagegen wurde in einer anderen Studie, die lediglich Patienten mit Von-Hippel-Lindau-Syndrom einschloss, eine Metastasierung nur bei Tumoren >7 cm festgestellt (Neumann et al. 1998). Hieraus ergeben sich weniger imperative Empfehlungen, wobei insbesondere der Multimorbidität bei Von-Hippel-Lindau-Syndrom Rechnung getragen werden kann.

Regelmäßige Nachuntersuchungen sind für Patienten mit hereditären Nierentumoren von herausragender Bedeutung, um neu entstehende Tumoren rechtzeitig zu erkennen. Die radiologischen Befunde sind jedoch sorgfältig zu erheben, da nach nierenerhaltenden Operationen auch Pseudotumoren beobachtet werden können (Kshirsagar et al. 1998).

12.15 Literatur

Al-Saleem T, Wessner LL, Schelthauer BW et al. (1998) Malignant tumors of the kidney, brain, and soft tissues in children and young adults with the tuberous sclerosis complex. Cancer 83:2208-2216

Amin MB, Crotty TB, Tickoo SK, Farrow GM (1997) Renal oncocytoma: a reappraisal of morphologic features with clinicopathologic findings in 80 cases. Am J Surg Pathol 21:1-12

Anonymus (1996) Genetic testing for cancer susceptibility. J Clin Oncol 14:1730-1736

Aoyama T, Fujikawa K, Yoshimura K, Sasaki M, Itoh T (1996) Bilateral renal cell carcinoma in a patient with tuberous sclerosis. Int J Urol 3:150-151

Beckmann H, Su LK, Kadesch T (1990) TFE3: a helixloophelix protein that activates transcription through the immunoglobulin enhancer E3 motif. Gene Dev 4:167-179

Bender BU, Wetterauer U, Schollmeyer P, Neumann HPH (1997) An incidental finding – bilateral multifocal renal oncocytoma. Nephrol Dial Transplant 12:1034-1036

Bernues M, Casadevall C, Miro R et al. (1995) Cytogenetic characterization of a familial papillary renal cell carcinoma. Cytogenet Cell Genet 84:123-127

Bjornsson J, Short MP, Kwiatkowski DJ, Henske EP (1996) Tuberous sclerosis associated renal carcinoma. Clinical, pathological and genetic features. Am J Pathol 149:1201-1208

Bodmer, D, Eleveld MJ, Ligtenberg MJL et al. (1998) An alternative route for multistep tumorigenesis in a novel case of hereditary renal cell cancer and a t(2;3) (q35;q21) chromosome translocation. Am J Hum Genet 62:1475-1483

Brauch H, Weirich G, Hornauer MA, Störkel S, Wohl T, Bruening T (1999) Mutation spectrum in trichloroethylene exposed patients with renal cell carcinoma. J Natl Cancer Inst 91:854-861

Brüning T, Weirich G, Hornauer MA, Höfler H, Brauch H (1997) Renal cell carcinomas in trichloroethylene (TRI) exposed persons are associated with somatic mutations in the von Hippel-Lindau (VHL) tumor suppressor gene. Arch Toxicol 71:332-335

Bugert P, Gaul C, Weber K et al. (1997) Specific genetic changes of diagnostic importance in chromophobe renal cell carcinomas. Lab Invest 76:203-208

Bundesärztekammer (1998) Richtlinien zur Diagnostik der genetischen Disposition für Krebserkrankungen. Dtsch Arztebl 95:A1396-1403

Carbonara C, Longa L, Grosso E et al. (1994) 9q34 loss of heterozygosity in a tuberous sclerosis astrocytoma suggests a growth suppressor-like activity also for the TSC1 gene. Hum Mol Genet 3:1829-1832

Chauveau D, Duvic C, Chretien Y et al. (1996) Renal involvement of von Hippel-Lindau disease. Kidney Int 50:944-951

Chen F, Kishida T, Duh FM et al. (1995a) Suppression of growth of renal carcinoma cells by the von Hippel-Lindau tumor suppressor gene. Cancer Res 55:4804-4807

Chen F, Kishida T, Yao M et al. (1995b) Germline mutations in the von Hippel-Lindau disease tumor suppressor gene: correlations with phenotype. Hum Mutat 5:66-75

Choyke PL, Glenn GM, Wagner JP et al. (1997) Epididymal cystadenomas in von Hippel-Lindau disease. Urology 49:926-931

Chudek J, Herbers J, Wilhelm M et al. (1998) The genetics of renal tumors in end-stage renal failure differs from those occurring in the general population. J Am Soc Nephrol 9:1045-1051

Clark J, Lu YJ, Sidhar SK et al. (1997) Fusion of splicing factor genes PSF and NonO (p54nrb) to the TFE3 gene in papillary renal cell carcinoma. Oncogene 15:2233-2239

Cohen AJ, Li FP, Berg S et al. (1979) Hereditary renal-cell carcinoma associated with a chromosomal translocation. N Engl J Med 301:592-595

Contractor H, Zariwala M, Bugert P, Zeisler J, Kovacs G (1997) Mutation of the p53 tumour suppressor gene occurs preferentially in the chromophobe type of renal cell tumour. J Pathol 181:136-139

Cooper CS (1992) The met oncogene: from detection by transfection to transmembrane receptor for hepatocyte growth factor. Oncogene 7:3-7

Cooper CS, Park M, Blair DG et al. (1984) Molecular cloning of a new transforming gene from a chemically transformed human cell line. Nature 311:29-33

Corless CL, Aburatani H, Fletcher JA, Housman DE, Amin MB, Weinberg DS (1996) Papillary renal carcinoma. Quantitation of chromosomes 7 and 17 by FISH analysis and of chromosome 3p for LOH and DNA ploidy. Diagn Mod Pathol 5:53-64

Crossey PA, Richards FM, Foster K et al. (1994) Identification of intragenic mutations in the von Hippel-Lindau disease tumor suppressor gene and correlation with disease phenotype. Hum Mol Genet 3:1303-1308

Crotty TB, Lawrence KM, Moertel CA et al. (1992) Cytogenetic analysis of six renal oncocytomas and a chromophobe cell renal carcinoma. Evidence that -Y, -1 may be a characteristic anomaly in renal oncocytomas. Cancer Genet Cytogenet 61:61-66

Crotty TB, Farros GM, Lieber MM (1995) Chromophobe cell renal carcinoma: clinicopathologic features of 50 cases. J Urol 154:964-967

Davis CJ, Mostofi FK, Sesterhenn IA (1995) Renal medullary carcinoma. The seventh sickle cell nephropathy. Am J Surg Pathol 19:1-11

Decker H, Gemill R, Neumann HPH, Walter T, Sandberg (1988) A loss of heterocygosity on 3p in an Von Hippel-Lindau renal cell carcinoma. Cancer Genet Cytogenet 39:289-293

Delahunt B, Eble J (1997) Papillary renal cell carcinoma: a histological and immunohistochemical study of 105 tumors. Mod Pathol 10:537-544

Duan DR, Pause A, Burgess WH et al. (1995) Inhibition of transcription elongation by the VHL tumor suppressor protein. Science 269:1402-1406

Duh FM, Scherer SW, Tsui LC, Lerman M, Zbar B, Schmidt L (1997) Gene structure of the humen MET protooncogene. Oncogene 15:1583–1586

Eng C (1996) The RET proto-oncogene in multiple endocrine neoplasia type 2 and Hirschsprung's disease. N Engl J Med 335:943–951

Eng C, Smith DP, Mulligan LM et al. (1994) Point mutation within the tyrosine kinase domain of the RET proto-oncogene in multiple endocrine neoplasia type 2B and related sporadic tumours. Hum Mol Genet 3:237–241

Ermis A, Henn W, Remberger K, Hopf C, Hopt T, Zang KD (1995) Proliferation enhancement by spontaneous multiplication of chromosome 7 in rheumatic synovial cells in vitro. Hum Genet 96:651–654

European Chromosome 16 Tuberous Sclerosis Consortium (1993) Identification and chracterization of the tuberous sclerosis gene on chromosome 16. Cell 75:1305–1315

Fairchild TN, Dail D, Brannen FE (1983) Renal oncocytoma – bilateral, multifocal. Urology 22:355–359

Foster K, Prowse A, Berg A van den et al. (1994) Somatic mutations of the von Hippel-Lindau disease tumour suppressor gene in non-familial clear cell renal carcinoma. Hum Mol Genet 3:2169–2173

Garrett KP, Aso T, Bradsher JN et al. (1995) Positive regulation of general transcription factor SIII by tailed ubiquitin homolog. Proc Natl Acad Sci USA 92:7172–7176

Gemmill RM, West JD, Boldog F et al. (1998) The hereditary renal cell carcinoma 3;8 translocation fuses FHIT to a patched-related gene, TRC8. Proc Natl Acad Sci USA 95:9572–9577

Gläsker S, Bender BU, Apel TW et al. (1999) The impact of molecular genetic analysis of the VHL-gene in patients with haemangioblastomas of the central nervous system. J Neurol Neurosurg Psychiatry 67:758–762

Glavac D, Neumann HPH, Wittke C et al. (1996) Mutations in the *VHL* tumor suppressor gene and associated lesions in families with Von Hippel-Lindau disease from central Europe. Hum Genet 98:271–280

Glenn GM, Daniel LN, Choyke P et al. (1991) Von Hippel-Lindau (VHL) disease: distinct phenotypes suggest more than one mutant allele at the VHL locus. Hum Genet 87:207–210

Glenn GM, Stolle C, Sgambati M et al. (1999) New mutations versus silent carrier-parent as source of first generation diagnoses in a hereditary neoplastic disorder: von Hippel-Lindau disease. Proc Am Assoc Cancer Res 40:464

Glukhova L, Goguel AF, Chudoba I et al. (1998) Overrepresentation of 7q31 and 17q in renal cell carcinomas. Genes Chromosomes Cancer 22:171–178

Gnarra JR, Tory K, Weng Y et al. (1994) Mutations of the VHL tumor suppressor gene in renal carcinoma. Nat Genet 7:85–90

Green AJ, Johnson PH, Yates JRW (1994a) The tuberous sclerosis gene on chromosome 9q34 acts as a growth suppressor. Hum Mol Genet 3:1833–1834

Green AJ, Smith M, Yates JRW (1994b) Loss of heterozygosity on chromosome 16p13.3 in hamartomas from tuberous sclerosis patients. Nat Genet 6:193–196

Gronwald J, Baur AS, Holtgreve-Grez H et al. (1999) Chromosomal abnormalities in renal cell neoplasms associated with acquired renalcystic disease. A series studied by comparative genomic hybridization and fluorescence in situ hybridization. J Pathol 187:308–312

Gunawan B, Bergmann F, Braun S et al. (1999) Polyploidization and loss of chromosomes 1, 2, 6, 10, 13, and 17 in

three cases of chromophobe renal cell carcinomas. Cancer Genet Cytogenet 57:5009–5012

Hara M, Yoshida K, Tomita M, Akimoto M, Kawai H, Fukuda Y (1982) A case of bilateral renal oncocytoma. J Urol 128:576–578

Henske EP, Neumann HPH, Scheithauer BW et al. (1995) Loss of heterozygosity in the tuberous sclerosis (TSC2) region of chromosome band 16p13 occurs in sporadic as well as TSC-associated renal angiomyolipomas. Genes Chromosomes Cancer 13:295–298

Herman JG, Latif F, Weng Y et al. (1994) Silencing of the VHL tumor suppressor gene by DNA methylation in renal carcinoma. Proc Natl Acad Sci USA 91:9700–9704

Hofstra RMW, Landsvater RM, Ceccerini I et al. (1994) A mutation in the RET proto-oncogene associated with multiple endocrine neoplasia type 2B and sporadic medullary thyroid carcinoma. Nature 367:375–376

Hosoe S, Brauch H, Latif F et al. (1990) Localization of the von Hippel-Lindau gene to a small region of chromosome 3. Genomics 8:634–640

Hughson MD, Schmidt L, Zbar B et al. (1996) Renal cell carcinoma of end-stage renal disease: a histopathologic and molecular genetic study. J Am Soc Nephrol 7:2461–2468

Hughson MD, Bigler S, Dickmann K, Kovacs G (1999) Renal cell carcinoma of end-stage renal disease: an analysis of chromosome 3, 7 and 17 abnormalities by microsatellite amplification. Mod Pathol 12:301–309

Iliopoulos O, Kibel A, Gray S, Kaelin WG (1995) Tumor suppression by the human von Hippel-Lindau gene product. Nat Med 1:822–826

Iliopoulos O, Ohh M, Kaelin WG (1998) pVHL19 is a biologically active product of the von Hippel-Lindau gene arising from internal translation initiation. Proc Natl Acad Sci USA 95: 11.661–11.666

Ishikawa I, Kovacs G (1993) High incidence of papillary renal cell tumors in patients on chronic hemodialysis. Histopathology 22:135–139

Israeli RS, Wise GJ, Bansal S, Gerard PS, Castela A (1995) Bilateral renal oncocytomatosis in a patient with renal failure. Urology 46:873–875

Iwai K, Yamanaka K, Kamura T et al. (1999) Identification of the von Hippel-Lindau tumor-suppressor protein as part of an active E3 ubiquitin ligase complex. Proc Natl Acad Sci USA 96:12.436–12.441

Janetschek G, Finkenstedt G, Gasser R et al. (1998) Laparoscopic surgery for pheochromocytoma: adrenalectomy, partial resection, excision of paragangliomas. J Urol 160:330–334

Jeffers M, Schmidt L, Nakaigawa N et al. (1997) Activating mutations for the met tyrosine kinase receptor in human cancer. Proc Natl Acad Sci USA 94:11.445–11.450

Jiang F, Richter J, Schraml P et al. (1998) Chromosomal imbalances in papillary renal cell carcinoma: genetic differences betweeen histological subtypes. Am J Pathol. 93:9154–9159

Kadewsky KT, Fulgham PF (1993) Bilateral multifocal renal oncocytoma: case report and review of the literature. J Urol 150:1227–1228

Kaelin WG, Iliopoulos O, Lonergan KM, Ohh M (1998) Functions of the von Hippel-Lindau tumor suppressor protein. J Intern Med 243:535–539

Kamura T, Koepp DM, Conrad MN et al. (1999) Rbx1, a component of the VHL tumor suppressor complex and SCF ubiquitin ligase. Science 284:657–661

Kardas I, Denis A,Babinska M et al. (1998) Translocation (X;1) (p11.2;q21) in a papillary renal cell carcinoma in a 14-year-old-girl. Cancer Genet Cytogenet 101:1959–1961

Katagiri F, Seipel K, Chua NH (1992) Identification of a novel dimer stabilization region in a plant bZIP transcription activator. Mol Cell Biol 12:4809–4816

Kattar MM, Grignon DJ, Wallis T et al. (1997) Clinicopathologic and interphase cytogenetic analysis of papillary (chromophilic) renal cell carcinoma. Mod Pathol 10:1143–1150

Keeler LL, Klauber GT (1992) Von Hippel-Lindau disease and renal cell carcinoma in a 16-year-old boy. J Urol 147:1588–1591

Kempermann G, Neumann HPH, Scheremet R et al. (1996) Deafness due to bilateral endolymphatic sac tumor in a case of Von Hippel-Lindau syndrome: J Neurol Neurosurg Psychiatry 61:318–320

Kenck C, Wilhelm M, Bugert P, Staehler G, Kovacs G (1996) Mutation of the VHL-gene is associated exclusively with the development of non-papillary renal cell carcinomas. J Pathol 179:157–161

Kessler PM, Vasavada SP, Rackley RR et al. (1995) Expression of the von Hippel-Lindau tumor suppressor gene, VHL, in human fetal kidney and during mouse embryogenesis. Mol Med 1:457–466

Kibel A, Iliopoulos O, DeCarpio JA, Kaelin WG (1995) Binding of the von Hippel-Lindau tumor suppressor protein to elongin B and C. Science 269:1444–1446

King CR, Schimke RN, Arthur T, Davoren B, Collins D (1987) Proximal 3p deletion in renal cell carcinoma cells from a patient with von Hippel-Lindau disease. Cancer Genet Cytogenet 27:345–348

Kinzler KW, Vogelstein B (1996) Lesson from hereditary colorectal cancer. Cell 87:159–170

Kitayama H, Kanakura Y, Furitsu T et al. (1995) Constitutively activating mutations of c-kit receptor tyrosine kinase confer factor independent growth and tumorigenicity of factor-dependent hematopoetic cell lines. Blood 85:790–798

Knudson AG (1971) Mutation and cancer: statistical study of retinoblastoma. Proc Natl Acad Sci USA 68:820–823

Koepp DM, Harper JW, Elledge SJ (1999) How cyclin became a cyclin: regulated proteolysis in cell cycle Cell 97:431–434

Kondo K, Kobayashi K, Kishida T et al. (1997) FHIT gene is not mutated in sporadic renal cell carcinoma. Proc Am Assoc Cancer Res 38:275

Kovacs G (1989) Papillary renal cell carcinoma. A morphologic and cytogenetic study of 11 cases. Am J Pathol 134:27–34

Kovacs G, Hoene E (1988) Loss of der(3) in renal carcinoma cell of a patients with constitutional t(3;12). Hum Genet 78:148–150

Kovacs G, Kovacs A (1993) Parenchymal abnormalities associated with papillary renal cell tumors: a morphologic study. J Urol Pathol 1:301–312

Kovacs G, Kung HF (1991) Nonhomologous chromatid exchange in hereditary and sporadic renal cell carcinomas. Proc Natl Acad Sci USA 88:194–198

Kovacs G, Erlandsson R, Boldog F et al. (1988) Consistent chromosome 3p deletion and loss of heterozygosity in renal cell carcinoma. Proc Natl Acad Sci USA 85:1571–1575

Kovacs G, Brusa P, De Riese W (1989a) Tissue-specific expression of a constitutional 3;6 translocation: development of multiple bilateral renal-cell carcinomas. Int J Cancer 43:422–427

Kovacs G, Welter C, Wilkens L, Blin N, De Riese W (1989b) Renal oncocytoma: a phenotypic and genotypic entity of renal parenchymal tumors. Am J Pathol 134:967–971

Kovacs G, Emanuel A, Neumann HP, Kung HF (1991) Cytogenetics of renal cell carcinoma associated with von Hippel-Lindau disease. Genes Chromosome Cancer 3:256–262

Kovacs A, Störkel S, Thoenes W, Kovacs G (1992) Mitochrondrial and chromosomal DNA alterations in human chromophobe renal cell carcinomas. J Pathol 167:273–277

Kovacs G, Akhtar M, Beckwith JB et al. (1997) Heidelberg classification of renal parenchymal tumors. J Pathol 183:131–133

Kshirsagar AV, Choyke PL, Linehan WM, Walther MM (1998) Pseudotumors after renal parenchymal sparing surgery. J Urol 159:1148–1151

Lamiell JM, Salazar RG, Hsia YE (1989) Von Hippel-Lindau disease affecting 43 members of a single kindred. Medicine (Baltimore) 68:1–29

Latif F, Tory T, Gnarra J et al. (1993) Identification of the von Hippel-Lindau disease tumor suppressor gene. Science 260:1317–1320

Lee S, Neumann M, Stearman R et al. (1999) Transcription-dependent nuclear-cytoplasmic trafficking is required for the function of the von Hippel-Lindau tumor suppressor protein. Mol Cell Biol 19:1486–1497

Lisztwan J, Imbert G, Wirbelauer C, Gstaiger M, Krek W (1999) The von Hippel-Lindau tumor suppressor protein is a component of an E3 ubiquitin-protein ligase activity. Gene Dev 13:1822–1833

Lonergan KM, Iliopoulos O, Ohh M et al. (1998) Regulation of hypoxia-inducible mRNAs by the von Hippel-Lindau tumor suppressor protein requires binding to complexes containing elongins B/C and Cul2. Mol Cell Biol 18:732–741

Lubensky IA, Gnarra JR, Bertheau P, Walther MM, Linehan WM, Zhuang Z (1996) Allelic deletions of the VHL-gene detected in multiple microscopic clear cell renal lesions in von Hippel-Lindau disease patients. Am J Pathol 149:2089–2094

Lynch HT, Ens JA, Lynch JF (1990) The Lynch syndrome II and urological malignancies. J Urol 143:24–28

Lynch HT, Smyrk T, Lynch J (1997) An update of HNPCC (Lynch syndrome). Cancer Genet Cytogenet 93:84–99

Maddock IR, Moran A, Maher et al. (1996) A genetic register for von Hippel-Lindau disease. J Med Genet 33:120–127

Maher ER (1990) Clinical features and natural history of von Hippel-Lindau disease. QJM 77:1151–1163

Maher ER, Kaelin WG (1997) Von Hippel-Lindau disease. Medicine (Baltimore) 76:381–391

Maher ER, Bentley E, Yates JRW et al. (1991a) Mapping of the von Hippel-Lindau disease locus to a small region of chromosome 3p by linkage analysis. Genomics 10:957–960

Maher ER, Iselius L, Yates JR et al. (1991b) Von Hippel-Lindau disease: a genetic study. J Med Genet 28:443–447

Mancilla-Jimenez R, Stanley RJ, Blath RA (1976) Papillary renal cell carcinoma: a clinical, radiologic, and pathologic study of 34 cases. Cancer 38:2469–2480

Manski TJ, Heffner DK, Glenn DM et al. (1997) Endolymphatic sac tumors: a source of morbid hearing loss in von Hippel-Lindau disease. J Am Med Assoc 277:1461–1466

Maxwell PH, Wiesener MS, Chang GW et al. (1999) The tumor suppressor protein VHL targets hypoxia-inducible factors for oxygen-dependent proteolysis. Nature 399:271–275

Mead GO, Thomas LR Jr, Jackson JG (1990) Renal oncocytoma: report of a case with bilateral multifocal oncocytomas. Clin Imaging 14:231–233

Melmon KL, Rosen SW (1964) Lindau's disease: review of the literature and study of a large kindred. Am J Med 36:595–617

Meloni AM, Dobbs RM, Pontes JE, Sandberg AA (1993) Translocation (X;1) in papillary renal adenocarcinoma. A new cytogenetic subtype. Cancer Genet Cytogenet 65:1–6

Mostofi FK, Davis CJ (1998) Histological typing of kidney tumours, 2nd edn. Springer, Berlin Heidelberg New York

Nagata H, Worobec AS, Oh CK et al. (1995) Identification of a point mutation in the catalytic domain of the protooncogene c-kit in peripheral blood mononuclear cells of patients who have mastocytosis with an associated hematologic disorder. Proc Natl Acad Sci USA 92:10.560–10.564

Neumann HPH (1987a) Basic criteria for clinical diagnosis and genetic counseling in Von Hippel-Lindau syndrome. J Vasc Dis 16:220–226

Neumann HPH (1987b) Prognosis of Von Hippel-Lindau syndrome. J Vasc Dis 16:309–311

Neumann HPH (1998) Von Hippel-Lindau Krankheit. Eigenverlag,

Neumann HPH, Bender BU (1998) Genotype-phenotype correlations in Von Hippel-Lindau disease. J Intern Med 43:541–545

Neumann HPH, Kandt RS (1998) Klinik und Genetik der Tuberösen Sklerose. Dtsch Med Wochenschr 118:1577–1583

Neumann HPH, Wiestler OD (1991) Clustering of features of von Hippel-Lindau syndrome: evidence for a complex genetic locus. Lancet 337:1052–1054

Neumann HPH, Zbar B (1997) Renal cysts, renal cancer and Von Hippel-Lindau disease. Kidney Int 51:16–26

Neumann HPH, Berger DP, Blum U et al. (1993) Pheochromocytomas, multiple endocrine neoplasia type 2, and Von Hippel-Lindau syndrome. N Engl J Med 329:1351–1358

Neumann HPH, Bender BU, Berger DP et al. (1998) Prevalence, morphology and biology of renal cell carcinoma in von Hippel-Lindau disease compared to sporadic renal cell carcinoma. J Urol 160:1248–1254

Neumann HPH, Bender BU, Reincke M, Eggstein S, Laubenberger J, Kirste G (1999a) Adrenal sparing surgery for phaeochromocytoma. Br J Surg 84:94–97

Neumann HPH, Reincke M, Bender BU, Elsner R, Janetschek G (1999b) Preserved adrenocortical function after laparoscopic bilateral adrenal sparing surgery for hereditary pheochromocytoma. J Clin Endocrinol Metab 84:2608–2610

Ohh M, Kaelin W (1999) The Von Hippel Lindau tumor suppressor protein. New perspectives. Mol Med Today 5:257–263

Ohh M, Yauch RL, Lonergan et al. (1998) The von Hippel-Lindau tumor suppressor protein is required for propper assembly of an extracellular fibronectin matrix. Mol Cells 1:959–968

Ohta M, Inoue H, Cotticelli MG et al. (1996) The FHIT gene, spanning the chromosome 3p13.2 fragile site and renal carcinoma-associated t(3;8) breakpoint is abnormal in digestive tract cancers. Cell 84:587–597

Olivero M, Rizzo M, Madeddu R et al. (1996) Overexpression and activation of hepatocyte growth factor/scatter factor in human non-small-cell lung carcinoms. Br J Cancer 74:1862–1868

Palmedo G, Fischer J, Kovacs G (1999) Duplications of DNA sequences between loci D20S478 and D20S206 at 20q11.2 and between loci D20S902 and D20S480 at 20q13.2 mark new tumor genes in papillary renal cell carcinoma. Lab Invest 79:311–316

Park M, Dean M, Cooper CS et al. (1986) Mechanism of met oncogene activation. Cell 45:895–904

Patton EE, Willems AR, Tyers M (1998) Combinatorial control in ubiquitin-dependent proteolysis: don't Skp the F box hypothesis. Trends Genet 14:263–243

Pause A, Lee S, Worrell RA et al. (1997) The von Hippel-Lindau tumor-suppressor gene product forms a stable complex with human CUL-2, a member of the Cdc53 family of proteins. Proc Nat Acad Sci USA 94:2156–2161

Perot C, Bougaran J, Boccon-Gibod L et al. (1999) Two new cases of papillary renal cell carcinoma with t(X;1) (p11;q21) in females. Cancer Genet Cytogenet 110:54–56

Piao X, Bernstein A (1996) A point mutation in the catalytic domain of c-kit induces growth factor independence, tumorigenicity and differentiation of mast cells. Blood 87:3117–3123

Piao X, Paulson R, Geer P van der, Pawson T, Bernstein A (1996) Oncogenic mutation in the Kit receptor tyrosine kinase alters substrate specificity and induces degradation of the protein tyrosine phosphatase SHP-1. Proc Natl Acad Sci USA 93:14.665–14.669

Ponder BAH, Smith D (1996) The MEN II syndromes and the role of the ret proto-oncogene. Adv Cancer Res 70:179–222

Poston CD, Jaffe GS, Lubensky IA et al. (1995) Characterization of the renal pathology of a familial form of renal cell carcinoma associated with von Hippel-Lindau disease: clinical and molecular genetic implications. J Urol 153:22–26

Prowse, AH, Webster AR, Richards FM et al. (1997) Somatic inactivation of the VHL-gene in von Hippel-Lindau disease tumors. Am J Hum Genet 60:765–771

Richards FM, Schofield PN, Fleming S, Maher ER (1996) Molecular analysis of de novo germline mutations in the von Hippel-Lindau disease gene. Hum Mol Genet 5:639–644

Robertson FM, Cendron M, Klauber GT, Harris BH (1996) Renal cell carcinoma in association with tuberous sclerosis in children. J Pediatr Surg 31:729–730

Rongioletti F, Hazini R, Gianotti G, Rebora A (1989) Fibrofolliculomas, tricodiscomas and acrochordons (Birt-Hogg-Dube) associated with intestinal polyposis. Clin Exp Dermatol 14:72–74

Roth JS, Rabinowitz AD, Benson M, Grossman ME (1993) Bilateral renal cell carcinoma in the Birt-Hogg-Dube syndrome. J Am Acad Dermatol 29:1055–1056

Rubin JS, Bottaro DP, Aaronson SA (1993) Hepatocyte growth factor/scatter factor and its receptor, the c-met proto-oncogene product. Biochem Biophys Acta 1155:357–371

Sampson JR, Patel A, Mee AD (1995) Multifocal renal cell carcinoma in sibs from a chromosome 9 linked (TSC1) tuberous sclerosis family. J Med Genet 32:848–850

Santoro M, Carlomagno F, Romano A et al. (1995) Activation of RET as a dominant transforming gene by germline mutations of MEN2A and MEN2B. Science 267:381–383

Schmidt D, Natt E, Neumann HPH (2000) Long-term results of laser treatment for retinal angiomatosis in von Hippel-Lindau disease. Eur J Med Res 5:47–58

Schmidt L, Duh FM, Chen F et al. (1997) Germline and somatic mutations in the tyrosine kinase domain of the MET proto-oncogene in papillary renal carcinomas. Nat Genet 16:68–73

Schmidt L, Junker K, Weirich G et al. (1998) Two North American families with hereditary papillary renal carcinoma and identical novel mutations in the MET proto-oncogene. Cancer Res 58:1719–1722

Schmidt L, Junker K, Nakaigawa N et al. (1999) Novel mutations of the MET-protooncogene in papillary renal carcinoma. Oncogene 18:2343–2350

Schoenfeld A, Davidowitz EJ, Burk RD (1998) A second major native von Hippel-Lindau gene product, initiated from an internal translation start site, functions as a tumor suppressor. Proc Natl Acad Sci USA 95:8817–8822

Seipel K, Georgiev O, Schaffner W (1992) Different activation domains stimulate transcription from remote („enhancer"). EMBO J 11:4961–4968

Seizinger BR, Rouleau GA, Ozelius U et al. (1988) Von Hippel-Lindau disease maps to the region of chromosome 3 associated with renal cell carcinoma. Nature 332:268–269

Sgambati MT, Stolle C, Choyke PL et al. (2000) Mosaicism in von Hippel-Lindau disease: lessons from kindreds with germline mutations identified in offsprings with mosaic parents. Am J Hum Genet 66:84–91

Shipley JM, Birdsall S, Clark J et al. (1995) Mapping the X chromosome breakpoint in two papillary renal carcinoma cell lines with a t(X;1) (p11.2;q21.2) and the first report of a female case. Cytogenet Cell Genet 71:280–284

Shuin T, Kondo K, Torigoe S et al. (1994) Frequent somatic mutations and loss of heterozygosity of the von Hippel-Lindau tumor suppressor gene in primary human renal cell carcinomas. Cancer Res 54:2852–2855

Shuin T, Kondo K, Sakai N et al. (1996) A case of chromophobe renal cell carcinomas associated with low chromosome number and microsatellite instability. Cancer Genet Cytogenet 86:69–71

Sidhar SK, Clark J, Gill S et al. (1996) The t(X);1)-(p11.2;q21:2) translocation in papillary renal cell carcinoma fuses a novel gene PRCC to the TFE3 transcription factor gene. Hum Mol Genet 5:1333–1338

Siemeister G, Weindel K, Mohrs K et al. (1996) Reversion of deregulated expression of vascular endothelial growth factor in human renal carcinoma cells by von Hippel-Lindau tumor suppressor protein. Cancer Res 56:2299–2301

Skinnider BF, Jones EC (1999) Renal oncocytoma and chromophobe renal cell carcinoma. A comparison of colloidal iron staining and electron microscopy. Am J Clin Pathol 111:796–803

Stebbins CE, Kaelin WG, Pavletich NP (1999) Structure of the VHL-elongin C-elongin B complex: implications for tumor suppressor function. Science 284:455–461

Stolle C, Glenn G, Zbar B et al. (1998) Improved detection of germline mutations in Von Hippel Lindau disease's tumor suppressor gene. Hum Mutat 12:417–423

Störkel S, Berg A van den (1995) Morphological classification of renal cancer. World J Urol 13:153–158

Szabo J, Heath B, Hill VM et al. (1995) Hereditary hyperparathyroidism-jaw tumor syndrome: the endocrine tumor gene HRPT2 maps to chromosome 1q21-q31. Am J Hum Genet 56:944–950

Teh BT, Giraud S, Sari NF et al. (1997) Familial von-VHL, non-papillary clear cell RCC – a new entity. Lancet 349:848–849

Teh BT, Nord B, Kytola S et al. (1998a) Familial non-VHL, non-papillary renal cell carcinoma. 3rd International Symposium on von Hippel-Lindau disease, Paris, France

Teh BT, Blennow E, Giraud et al. (1998b) Bilateral multiple renal oncocytomas and cysts associated with a constitutional translocation (8;9)(q24.1;q34.3) and a rare constitutional VHL missense substitution. Genes Chromosome Cancer 21:260–264

Teh BT, Farnebo F, Kristoffersson U et al. (2000) Autosomal dominant primary hyperparathyroidism and jaw tumor syndrome associated with adult nephroblastomas and cystic kidney disease: linkage to 1q21-q32 and loss of the wild type allele in nephroblastomas. J Clin Endocrinol Metab in press

Thoenes W, Storkel S, Rumpelt HJ (1986) Histopathology and classification of renal tumors (adenomas, oncocytomas, and carcinomas). The basic cytological and histopathological elements and their use in diagnostics. Pathol Res Pract 181:125–143

Thoenes W, Storkel St, Rumpelt HJ, Moll R (1990) Cytomorphological typing of renal cell carcinoma – a new approach. Eur Urol [Suppl 2] 18:6–9

Tickoo SK, Amin MB (1998) Discriminant nuclear features of renal oncocytoma and chromophobe renal cell carcinoma. Analysis of their potential utility in the differential diagnosis. Am J Clin Pathol 110:782–787

Toro J, Duray P, Glenn G et al. (1999) Birt-Hogg-Dube syndrome: a novel marker of kidney neoplasia. Arch Dermatol 135:1195–1202

Tory K, Brauch H, Linehan M et al. (1989) Specific genetic change in tumors associated with von Hippel-Lindau disease. J Natl Cancer Inst 81:1097–1101

Trash-Bingham CA, Salazar H, Greenberg RA, Tartof KD (1996) Loss of heterozygosity studies indicate that chromosome 1p harbors a tumor suppressor gene for renal oncocytomas. Genes Chromosome Cancer 16:64–67

Tsujimura T (1996) Role of c-kit receptor tyrosine kinase in the development, survival and neoplastic transformation of mast cells. Pathol Int 46:933–936

Tyers M, Rottapel R (1999) VHL: a very hip ligase. Proc Natl Acad Sci USA 96:12.230–12.232

Ubogy-Rainey Z, James WD, Lupton GP, Rodman OG (1987) Fibrofolliculomas, trichodiscomas, and acrochordons: the Birt-Hogg-Dube syndrome. J Am Acad Dermatol 16:452–457

Van den Berg A, Dijkhuizen T, Störkel KS et al. (1995) Chromosomal changes in renal oncocytomas. Evidence that t(5;11) (q35;q13) may characterize a second subgroup of oncocytomas. Cancer Genet Cytogenet 79:165–168

Van Slegtenhorst M, De Hoogt R, Hermans C et al. (1997) Identification of the tuberous sclerosis gene TSC1 on chromosome 9q34. Science 277:803–808

Versteeg R (1997) Aberrant methylation in cancer. Am J Hum Genet 60:751–754

Walther MM, Choyke PL, Glenn G et al. (1999) Renal cancer in families with hereditary renal cancer: prospective analysis of a tumor size threshold for renal parenchymal sparing surgery. J Urol 161:1475–1479

Warfel KA, Eble JN (1982) Renal oncocytomatosis. J Urol 127:1179–1180

Weirich G, Glenn G, Junker K et al. (1994) Familial renal on-cocytoma: clinicopathological study of 5 families. J Urol 160:335–340

Weterman MAJ, Wilbrink M, Dijkhuizen T, Van den Berg E, Van Kessel AG (1996a) Fine mapping of the 1q21 break-point of the papillary renal cell carcinoma-associates (X;1) translocation. Hum Genet 98:16–21

Weterman MAJ, Wilbrink M, Geurts van Kessel A (1996b) Fusion of the transcription factor TFE3 gene to a novel gene, PRCC, in t(X;1) (p11;q21)-positive papillary renal cell carcinomas. Proc Natl Acad Sci USA 93:15.294–15.298

Whaley JM, Naglich J, Gelbert L et al. (1994) Frequent so-matic mutations and loss of heterozygosity of the von Hippel-Lindau tumor suppressor gene in primary human renal cell carcinomas. Am J Hum Genet 55:1092–1102

Wiatrowska BA, Zakowski MF (1999) Fine-needle aspiration biopsy of chromophobe renal cell carcinoma and oncocy-toma: comparison of cytomorphologic features. Cancer 87:161–167

Wienecke R, Maize JC, Shoarinejad F et al. (1996) Co-local-ization of the TSC2 product tuberin with its target Rap1 in the Golgi apparatus. Oncogene 13:913–923

Wienecke R, Maize JC, Reed JA, De Gunzburg J, Yeung RS, DeClue JE (1997) Expression of the TSC2 product tuberin and its target Rap1 in normal human tissues. Am J Pathol 150:43–50

Xiao GH, Shoarinejad F, Jin F et al. (1997) The tuberous sclerosis-2 gene product, tuberin functions as a Rab5GAP in modulating endocytosis. J Biol Chem 272:6097–6100

Yao M, Latif F, Orcutt ML et al. (1993) Von Hippel-Lindau disease: identification of deletion mutations by pulsed field gel electrophoresis. Hum Genet 92:605–614

Zbar B, Lerman M (1998) Inherited carcinomas of the kid-ney. Adv Cancer Res 75:163–201

Zbar B, Brauch H, Talmadge C, Linehan WM (1987) Loss of alleles of loci on the short arm of chromosome 3 in renal cell carcinoma. Nature 327:721–724

Zbar B, Tory K, Merino M et al. (1994) Hereditary papillary renal carcinoma. J Urol 151:561–566

Zbar B, Glenn G, Lubensky I et al. (1995) Hereditary papil-lary renal cell carcinoma: clinical studies in 10 families. J Urol 153:907–912

Zbar B, Kishida T, Chen F et al. (1996) Germline mutations in the von Hippel-Lindau disease (VHL) gene in families from North American, Europe and Japan. Hum Mutat 8:348–357

Zhao WP, Gnarra JR, Liu S, Knutsen T, Linehan WM, Whang-Peng J (1995) Renal cell carcinoma. Cytogenetic analysis of tumors and cell lines. Cancer Genet Cytogenet 82:128–139

Zhuang Z, Park WS, Pack S et al. (1998) Trisomy 7-harbour-ing non-random duplication of the mutant MET allele in hereditary papillary renal carcinomas. Nat Genet 20:66–69

13 Wilms-Tumor

Brigitte Royer-Pokora und Valérie Schumacher

Inhaltsverzeichnis

13.1 Einleitung

Wilms-Tumoren sind hochmaligne embryonale Mischgeschwulste der Nieren und gehören mit 7% zu den häufigsten soliden Tumoren des Kindesalters, die meist vor dem 5. Lebensjahr diagnostiziert werden. Sporadischer Wilms-Tumor tritt bei 1/10 000 Lebendgeburten auf und ist meist unilateral. Ungefähr 1–2% der Patienten mit Wilms-Tumor haben betroffene Verwandte, dabei sind Geschwister und Kusinen am häufigsten betroffen.

Familienanalysen haben gezeigt, dass Wilms-Tumor autosomal-dominant mit variabler Penetranz vererbt wird. Ein Gen, welches für die Entstehung von Wilms-Tumor verantwortlich ist, *WT1*, ist in der Bande 11p13 lokalisiert. Analysen dieses Gens auf Mutationen zeigten, dass sowohl somatische als auch Keimbahnmutationen vorkommen. In einigen wenigen Fällen konnte eine *WT1*-Gen-Mutation in 2 Generationen nachgewiesen werden. Allerdings haben Kopplungsanalysen bei mehreren großen Familien dieses Gen als Prädispositionsgen ausgeschlossen. Dies zeigt, dass es neben *WT1* noch andere familiäre Prädispositionsgene gibt. Die Analyse einer großen kanadischen Familie zeigte genetische Kopplung mit Markern von 17q12–21, später wurde dies an einer weiteren Familie bestätigt. Andere Familien zeigten keine Kopplung mit dieser, aber einer anderen Region auf Chromosom 19q13. Kopplung mit 17q- oder 19q-Markern konnte nicht bei allen Familien gefunden werden, sodass mindestens noch ein weiterer Locus für den familiären Wilms-Tumor postuliert werden muss.

Bei verschiedenen kongenitalen Fehlbildungssyndromen besteht ebenfalls eine genetische Prädisposition für die Entstehung eines Wilms-Tumors. Dies zeigt, dass die Ätiologie des Wilms-Tumors genetisch sehr heterogen ist.

Hereditäre Tumorerkrankungen
D. Ganten / K. Ruckpaul (Hrsg.)
© Springer-Verlag Berlin Heidelberg 2001

13.2 Beschreibung des Krankheitsbilds

13.2.1 Klinik

Klinisch manifestiert sich der Wilms-Tumor als zunächst asymptomatische abdominale Masse, die anfangs meist durch die vom Tumor selbst hervorgerufene Bauchschwellung auffällt. Dabei kann er

- unilateral (90–95%) oder
- bilateral (5–10%) auftreten (Knudson u. Strong 1972).

Durch ihr invasives Wachstum können Wilms-Tumoren in die Nierenvene bis in die V. cava inferior oder gar bis in den rechten Vorhof eindringen.

Metastasen bilden sich v. a. in der Lunge und der Leber, und bei 10–15% der Patienten sind die Lymphknoten befallen. Neben Röntgenuntersuchungen kommen Ultraschall und Computertomographie als bildgebende diagnostische Verfahren in Betracht.

Die Wilms-Tumoren werden international in 5 Stadien eingeteilt (Tabelle 13.1). Die unilateralen Wilms-Tumoren ohne Fernmetastasen werden dem Stadium I–III zugeordnet, Wilms-Tumor mit Fernmetastasen dem Stadium IV und bilaterale dem Stadium V. Bei der Unterteilung der Stadien II und III gibt es Unterschiede bei den Einteilungsprinzipien der Sociéte Internationale d'Oncologie Pédiatrique (SIOP) und der National Wilms Tumor Study (NWTS). Bei der NWTS wird mehr die Tumorausbreitung selbst berücksichtigt, bei der SIOP die Resektabilität des Gewebes. Beim Lymphknotenbefall wird bei der SIOP zwischen regionaler (II N+) und extraregionaler abdominaler Ausbreitung (III) differenziert, die NWTS dagegen ordnet abdominalen Lymphknotenbefall grundsätzlich dem Stadium III zu.

13.2.2 Histopathologie

Histologisch gesehen entsteht der Wilms-Tumor durch eine Entwicklungsstörung in Form einer aberranten Differenzierung embryonaler metanephritischer Blastemzellen. Dadurch verbleibt embryonales Gewebe in einem frühen Stadium des Differenzierungsprozesses und proliferiert in einem nicht angemessenen Rahmen (Mierau et al. 1987).

Die meisten Tumoren zeigen die typische triphasische Histologie, bestehend aus den folgenden Komponenten:

- dem primitiven Blastem,
- dem differenzierteren Epithel (Tubuli) und
- dem Stroma (mesenchymale Komponente).

Die Anteile dieser Komponenten können stark variieren, sodass auch mono- und biphasische Tumoren diagnostiziert werden. Im Stroma wird häufig eine besondere Differenzierung hauptsächlich in quer gestreifte Muskulatur, daneben aber auch in Knorpel, Knochen und Fett gefunden.

Die Tumoren sind häufig mit nephrogenen Resten oder Nephroblastomatose assoziiert. Nephrogene Reste sind krankhafte Nierenveränderungen, bei denen es sich vermutlich um ein Vorläuferstadium des Wilms-Tumors handelt (Bové u. McAdams 1976). Sie wurden von Beckwith et al. (1990) entsprechend ihrer Position in der Niere und ihrer zellulären Zusammensetzung in

- intralobäre (ILNR) und
- perilobäre (PLNR) nephrogene Reste eingeteilt.

Intralobäre Wilms-Tumoren entstehen früh während der Nierenentwicklung, haben eine heterogene Histologie und sind eher stromareich. Außerdem sind sie häufiger mit dem WAGR-Syndrom assoziiert. Die perilobären Tumoren dagegen entstehen später, setzen sich meist aus homogenen Zelltypen zusammen und sind eher blastem-/epithelreich. Wilms-Tumoren, die bei Patienten mit dem Beckwith-Wiedemann-Syndrom und isolierter Hemihypertrophie auftreten, gehören meist zu dieser Klasse.

Neben den klassischen Wilms-Tumoren gibt es auch noch Sondervarianten, die vom typischen

Tabelle 13.1. Stadieneinteilung beim Wilms-Tumor

Stadien	Charakteristika
I	Tumor innerhalb der Tumor- bzw. Nierenkapsel
II	
SIOP	Tumor mit Infiltration des extrarenalen Raums mit vollständiger Resektion und/oder Befall der regionalen Lymphknoten
NWTS	Tumor mit Infiltration des extrarenalen Raums mit vollständiger Resektion oder Biopsie bzw. lokal auf die ipsilaterale Flanke begrenzte Tumoraussaat bei Tumorruptur (minor spillage)
III	
SIOP	Tumor unvollständig reseziert oder rupturiert oder intraoperativ biopsiert und/oder Befall abdominaler Lymphknoten
NWTS	Tumor unvollständig reseziert oder rupturiert mit großflächiger Tumoraussaat (major spillage) und/oder Befall abdominaler Lymphknoten oder Tumorpenetration durch das Peritoneum
IV	Hämatogene Fernmetastasen z. B. in Lunge und/oder Leber und/oder sehr selten in Knochen und Zentralnervensystem
V	Bilateraler Wilms-Tumor

histologischen Standardbild abweichen. Dazu gehören u. a. das konnatale mesoblastische Nephrom, das Nephroblastom mit Anaplasie, das Klarzellsarkom und der maligne Rhabdoidtumor der Niere. Das Klarzellsarkom und der maligne Rhabdoidtumor der Niere werden heute nicht mehr den Wilms-Tumoren zugeordnet. Es ist bekannt, dass es sich um andere Klassen von Tumoren handelt. Ein Gen, welches für die Entstehung von malignen Rhabdoidtumoren (MRT) verantwortlich ist, wurde kürzlich auf Chromosom 22 identifiziert und wird als *hSNF5/INI1* bezeichnet. Es kodiert für ein Protein, welches Teil eines Komplexes ist, der für die Modulation der Chromatinstruktur wichtig ist und eine postulierte Funktion für den Zugang von Transkriptionsfaktoren während der aktiven Transkription von DNA hat (Versteege et al. 1998).

Eine erste Klassifikation der Wilms-Tumoren fand durch die NWTS der USA weite Verbreitung und Anwendung. Dabei gelang es, eine Klasse von Tumoren abzugrenzen, die auf die Therapie nicht ansprach. Diese Gruppe besteht aus anaplastischen und sarkomatösen Wilms-Tumoren. Sie beträgt ungefähr 11,5% aller Wilms-Tumoren und trägt zu mehr als der Hälfte der tumorbedingten Todesfälle bei. Die Tumoreinteilung nach der NWTS erfolgte deshalb in Gruppen mit günstiger und ungünstiger Histologie.

Im Zentralen Tumorregister in Kiel (KTR) wurde eine Nephroblastomklassifikation entwickelt, bei der die offensichtlich prognostisch günstigen Varianten berücksichtigt und einer gesonderten Gruppe zugeordnet wurden (Schmidt u. Harms 1982, 1983). Gleichzeitig wurde eine analoge Einteilung von der SIOP vorgeschlagen (Delemarre et al. 1982).

Wilms-Tumor tritt nur während der ersten 10 Lebensjahre auf, während in der Niere noch Differenzierungsvorgänge zu beobachten sind. Es kann deshalb postuliert werden, dass es sich um eine Störung der normalen Differenzierung während der Nierenentwicklung handelt. Die meisten embryonalen Zellen haben eine hohe Teilungskapazität, die nach der Ausdifferenzierung der Zellen eingestellt wird. Es wird postuliert, dass die Zellen im Wilms-Tumor länger in ihrem unreifen Zustand verbleiben und sich teilen anstatt sich zu differenzieren.

13.2.3 Therapie

Die Behandlung des Wilms-Tumors wurde seit der ersten Beschreibung von Max Wilms (1899) durch weltweite, systematisch durchgeführte Studien (NWTS und SIOP/GPO) enorm verbessert (D'Angio et al. 1989; Grundy et al. 1989; National Wilms' Tumor Study Committee 1991). Durch die Anwendung von Chemotherapie, Bestrahlung und operative Entfernung des Tumors wird inzwischen eine Überlebensrate von etwa 90% erzielt. Die meisten Kinder mit Wilms-Tumor erreichen dadurch das reproduktionsfähige Alter und bleiben fertil; deshalb bleibt abzuwarten, ob durch diese Behandlung die erblichen und bilateralen Fälle zunehmen.

In Deutschland werden über 90% aller betroffenen Kinder in eine multizentrische und randomisierte Therapiestudie der SIOP/GPOH eingebracht (Ludwig et al. 1992; 1997). Das von der SIOP vertretene Therapiekonzept besteht aus einer präoperativen Chemotherapie mit Actinomycin D (ACT D) und Vincristin (VCR) nach Diagnose eines Nephroblastoms mit bildgebendem Verfahren. Bei der SIOP9/GPO-Studie wurde ein ereignisfreies Überleben 3 Jahre nach der Diagnose bei insgesamt 85% der Kinder erreicht (Stadium I, Standardhistologie 96%; ungünstige Histologie alle Stadien 45%). Je nach Stadium und Histologie erfolgen eine postoperative Chemotherapie und ggf. eine Radiotherapie (Ludwig et al. 1992). Eine interessante Beobachtung dieser Studie war, dass sich die Verteilung der Subtypen bei Wilms-Tumoren mit Standardhistologie nach präoperativer Chemotherapie gegenüber den unbehandelten Tumoren veränderte. Auffällig waren der starke Rückgang an blastem- und epithelreichen und weniger an

Tabelle 13.2. Prozentualer Vergleich der histopathologischen Unterklassen mit und ohne präoperativer Therapie

Wilms-Tumor-Subtyp	Anteil [%] ohne präoperative Therapie[a]	Anteil [%] mit präoperativer Therapie[b]
Triphasisch	45,5	38,2
Hauptsächlich Blastemanteile	32,8	7,7
Hauptsächlich Epithelanteile	7,2	3,9
Hauptsächlich Stromaanteile	3,8	14
Regressive Tumoren		36,2

[a] nach Beckwith u. Palmer (1978).
[b] nach Weirich et al. (1994).

triphasischen Tumoren und die Zunahme an stromareichen Tumoren (Weirich et al. 1994) (Tabelle 13.2). Der Anteil an blastemreichen Tumoren nahm am meisten ab, dies weist darauf hin, dass die Blastemzellen im Tumor sehr sensitiv gegen die Chemotherapie sind. Stromazellen dagegen scheinen relativ resistent zu sein, es könnte aber auch sein, dass durch die Chemotherapie eine Transdifferenzierung in Stromazellen induziert wird.

Dem Ergebnis der 5. Studie der internationalen Gesellschaft für pädiatrische Onkologie (SIOP) zufolge ist ein Wilms-Tumor zurzeit zu 81% heilbar, gehört also zu den gut therapierbaren kindlichen Tumoren. Bei Patienten mit beidseitigem Tumor ist die Behandlung etwas schwieriger. Bei ihnen wird eine lange präoperative Chemotherapie durchgeführt, um die Tumoren in beiden Nieren möglichst weitgehend zu reduzieren. Danach wird nur die Niere entfernt, in der mehr Tumorgewebe zurückgeblieben ist. Nach Resektion des restlichen Tumors in der 2. Niere kann diese erhalten werden. Auch bei diesen Patienten sind die Heilungschancen gut (Ludwig et al. 1997).

Ein geringer Anteil an Patienten hat jedoch eine schlechte Prognose. Dabei handelt es sich hauptsächlich um Patienten im Stadium IV mit chemotherapieresistenten Zellen in den Metastasen. Zurzeit fehlen molekulare Marker, um

- die gut ansprechenden Tumoren von den schlecht ansprechenden Tumoren zu unterscheiden,
- die Ursache der Chemotherapieresistenz dieser Zellen zu entschlüsseln, um neue gezielte Therapiestrategien entwickeln zu können.

13.2.4 Zweittumoren

Im Gegensatz zum Retinoblastom ist das Risiko, einen spezifischen Zweittumor zu entwickeln, niedrig (Hawkins et al. 1987).

Ungefähr 20% aller Zweittumoren, die bei Überlebenden mit Wilms-Tumor auftreten, sind Leukämien, wobei hauptsächlich myeloische Leukämien vorkommen (Hartley et al. 1994). In einigen der beschriebenen Fälle könnten diese auf die Strahlentherapie und/oder die zytotoxische Therapie des Wilms-Tumors zurückzuführen sein. In einer größeren Literaturstudie von Hunger et al. (1982) wurden 4 Patienten identifiziert, bei denen eine ALL nach Wilms-Tumor auftrat. Bei 1 dieser Patienten hatte ein Geschwister ebenfalls einen Wilms-Tumor, und bei 1 anderen hatte ein Famili-

enmitglied Neurofibromatose. Außerdem wurde 1 Fall beschrieben, bei dem ein überlebender WAGR-Patient mit einer nachgewiesenen *WT1*-Mutation als Zweittumor eine Leukämie entwickelte (Pritchard-Jones et al. 1994).

Weiterhin wurden 4 Fälle mit Pleuramesotheliomen beobachtet (Austin et al. 1986).

Dies bedeutet, dass das Risiko für einen Zweittumor bei den überlebenden Patienten zwar gering, jedoch nicht gleich Null ist.

13.3 Molekulargenetische Grundlagen von Wilms-Tumor

13.3.1 Modelle für die Wilms-Tumor-Entstehung

Erst seit wenigen Jahren ist es möglich, die molekularen Ereignisse zu identifizieren, welche bei der Entstehung von Tumoren von Bedeutung sind. Davor konnten Hypothesen über die Tumorentstehung nur anhand epidemiologischer Beobachtungen und statistischer Berechnungen aufgestellt werden. Foulds postulierte schon 1958 einen Mehrschrittprozess, welcher zur Krebsentstehung führen könnte. 1969 wurde dann von Ashley die „multiple hit theory" aufgestellt, wonach 3–7 Mutationen für die Entstehung von Tumoren verantwortlich sein sollen. Heute ist bekannt, dass verschiedene Gene, wie Tumorsuppressorgene (TSG) und Onkogene, in diesem Mehrschrittprozess miteinander kooperieren (Bishop 1987; Weinberg 1989; Fearon u. Vogelstein 1990). Da sich embryonale Tumoren früher manifestieren, ist zu erwarten, dass hier weniger Mutationen für die Tumorentstehung notwendig sind.

Diese Annahme wurde durch das Two-hit-Modell bestärkt, welches aufgrund von epidemiologischen Beobachtungen des Alters der Patienten beim Auftreten des Tumors und der Häufigkeit bilateraler Tumoren in sporadischen und erblichen Fällen für das Retinoblastom formuliert und auf den Wilms-Tumor übertragen wurde (Vogel 1957; Knudson 1971; Knudson u. Strong 1972; Vogel 1979). Die Autoren gingen davon aus, dass bei der Entstehung dieser Tumoren 2 nacheinander auftretende Mutationen (hits) mitwirken:
1. eine germinale oder somatische Mutation,
2. stets eine somatische Mutation (Abb. 13.1).
Für familiäre oder erbliche Tumoren wird aufgrund des frühen Erkrankungsalters und des gehäuften Auftretens bilateraler Tumoren postuliert,

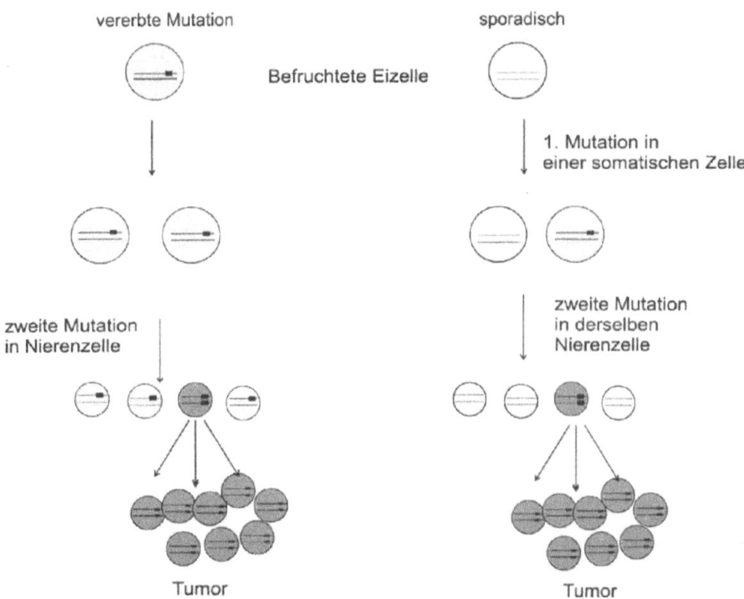

Abb. 13.1. Das Two-hit-Modell modifiziert nach Knudson u. Strong (1972) für sporadische Wilms-Tumoren und vererbte Mutationen, *hellgrau* Zelle mit 1 Mutation, *dunkelgrau* Zelle mit 2 Mutationen

dass eine Mutation bereits über die Keimbahn in alle Körperzellen gelangt ist. In jeder dieser Zellen kann die 2. somatische Mutation zur Tumorentstehung führen. Die sporadischen Tumoren entstehen durch 2 somatische Mutationen in derselben Zelle und, da dies ein seltenes Ereignis ist, treten meistens unilateral und später auf.

Für die „Hits" kommen verschiedene genetische Veränderungen, wie z.B. Mutationen, Translokationen oder Mechanismen, die zum Verlust der Heterozygotie (LOH) führen, in Frage. LOH kann durch folgende chromosomale Veränderungen entstehen:

1. mitotische Non-Disjunction mit Verlust eines Chromosoms,
2. mitotische Non-Disjunction und Reduplikation des vorhandenen Chromosoms,
3. mitotische Rekombination und
4. Mutationen.

In Abb. 13.2 sind diese verschiedenen Möglichkeiten schematisch dargestellt.

LOH bestimmter chromosomaler Bereiche wurde in verschiedenen kindlichen Tumoren wie Retinoblastom, Wilms-Tumor, Hepatoblastom, Osteosarkom, Rhabdomyosarkom und in spät manifestierenden Tumoren gefunden. In diesen Regionen wurden Tumorsuppressorgene (TSG) vermutet, welche bei der Entstehung dieser Tumoren eine Rolle spielen. Beim Retinoblastom waren z.B. 30–50% der Tumoren homozygot für DNA-Marker auf dem langen Arm von Chromosom 13 (Cavenee et al. 1983). Die genetischen Kartierungen von Allelverlust (LOH) und homozygoten Deletionen waren entscheidend bei der Identifizierung und Klonierung von verschiedenen menschlichen TSG, inklusive *WT1, RB, DCC* und vielen anderen (Call et al. 1990; Friend et al. 1986; Fearon et al. 1990).

Ein weiterer möglicher „Hit" bei der Entwicklung embryonaler Tumoren und der genetischen Prädisposition für Krebs könnte die genomische Prägung (genomic imprinting) sein (Wilkins 1988; Reik 1989; Reik u. Surani 1989; Scrable et al. 1989; Ferguson-Smith et al. 1990; Sapienza 1991). Ein geprägtes (imprinted) Gen zeigt funktionelle Unterschiede in Bezug auf seinen mütterlichen bzw. väterlichen Ursprung, was eine differenzielle Regulation der Genexpression bewirkt (Monk 1987; Marx 1988; Hoffmann 1991).

Experimente mit transgenen Mäusen lieferten Hinweise darauf, dass Methylierung als Mechanismus für die Prägung der Gene in Frage kommt (Reik et al. 1987). Die Methylierung ist eine kovalente Modifikation des Genoms, die bei Prokaryo-

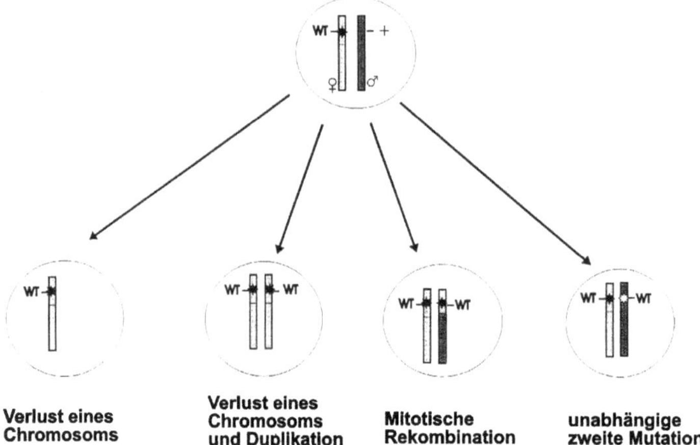

Abb. 13.2. Verschiedene Mechanismen des Verlusts der Heterozygotie in Tumorzellen, *schwarzer Stern* Mutation im *WT1*-Gen, *weißer Stern* 2., andere Mutation, + Wildtypallel, *unterschiedliche Grautöne* mütterliches und väterliches Chromosom, um die mitotische Rekombination zu verdeutlichen

ten und Eukaryoten vorkommt und bei dem normalen Differenzierungsprozess von Zellen eine Rolle spielt. Bei Säugetieren wird sie hauptsächlich an CpG-Dinukleotiden gefunden, wobei etwa 70% der Cytosine in normalen differenzierenden Zellen methyliert sind (Razin u. Riggs 1980; Doerfler 1983). Die Expression von einigen Säugetiergenen scheint mit dem Grad der Methylierung in der Nähe der Promotorregion zu korrelieren (Doerfler 1983; Cedar 1988). Hypermethylierung der Promotorregion von TSG mit anschließender Inaktivierung wird von de Bustros (1988) als ein Mechanismus für die Onkogenese postuliert. Am 5'-Ende des Retinoblastomgens konnte in einigen wenigen Fällen allelspezifische Methylierung gezeigt werden (Greger et al. 1989; Sakai et al. 1991).

Die Beobachtung eines präferenziellen Verlusts mütterlicher Allele beim Wilms-Tumor (Chromosom 11) und anderen Tumoren war ein Hinweis darauf, dass bei der Entstehung embryonaler Tumoren die genomische Prägung eine Rolle spielen könnte (Schroeder et al. 1987; Mannens et al. 1988; Williams et al. 1989; Scrable et al. 1989).

13.3.2 WT1-Gen und seine Funktion

1990 wurde von 2 Gruppen das *WT1*-Gen identifiziert, welches bei der Entstehung des Wilms-Tumors eine wichtige Rolle spielt (Call et al. 1990; Gessler et al. 1990). Dieses Gen wird in spezifischen Zellen der sich entwickelnden Niere und in verschiedenen Zellen des Genitalsystems exprimiert. In der erwachsenen Niere wird es nur noch in bestimmten Zellen des Glomerulus, den Podozyten, exprimiert. In diesen, für die Filtration der Nieren essenziellen Zellen, spielt das *WT1*-Gen vermutlich bei der Aufrechterhaltung der biologischen Funktion dieser Zellen eine wichtige Rolle.

Bis heute ist erst dieses eine Wilms-Tumor-Gen auf Chromosom 11p13 kloniert worden, welches in 5–10% der sporadischen Tumoren ohne assoziierte Fehlbildungen mutiert ist. Das *WT1*-Gen umspannt etwa 50 kbp genomischer DNA auf Chromosom 11p13 und besteht aus 10 kodierenden Exons (Abb. 13.3). Die *WT1*-Kontrollregion (Promotor) ist eine GC-reiche Region ohne TATA- und CCAAT-Boxen (Hofmann et al. 1993).

Das kodierte nukleäre Protein hat aufgrund von 2 alternativen Spleißstellen ein Molekulargewicht zwischen 46000 und 49000. Im WT1-Protein wurden Motive gefunden, wie sie häufig bei Transkriptionsfaktoren vorkommen. Das C-terminale Ende enthält 4 Zinkfingermotive (ZF-Motive) vom Cys_2-His_2-Typ (Exon 7–10), die für die DNA-Bindung verantwortlich sind. Die WT1-ZF-Domänen zeigen eine starke Aminosäuresequenzhomologie zu anderen ZF-Proteinen, z. B. EGR1 (early growth response gene; Sukhatme et al. 1988). Rauscher et al. (1990) konnten zeigen, dass die WT1-Zinkfinger an die EGR1-DNA-Erkennungsstelle binden können. Eine zweite funktionell wichtige Domäne, die Glu-Pro-reiche Region, liegt im N-proximalen Teil des *WT1*-Gens. Es gibt Hinweise, dass diese Domäne im WT1-Protein bei der Regulation der Transkription eine Rolle spielt (Madden et al. 1991). Dazwischen liegt eine kurze Region, die von Exon 6 kodiert wird, für die noch keine Funktion bekannt ist.

Gen

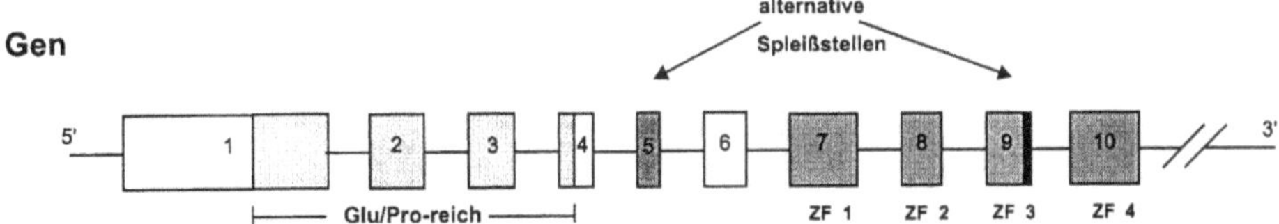

Proteine

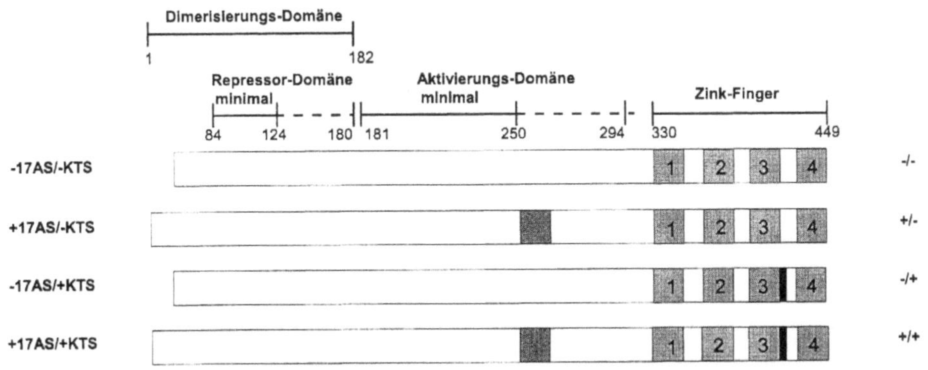

Abb. 13.3. Struktur des *WT1*-Gens, *Rechtecke* Exons. Die alternativen Spleißstellen sind angezeigt, Exon 5 und 9 bp am Ende von Exon 9, *ZF* Zinkfinger; *Pro/Glu* Prolin-Glutamin-reiche Domäne. Unten sind die 4 verschiedenen Proteinisoformen und die Proteindomänen dargestellt, *rechts* Bezeichnung der entsprechenden Transkripte

Das *WT1*-Transkript enthält 2 alternative Spleißstellen,
1. das Vorhandensein oder Fehlen von Exon 5 und
2. eine Verlängerung von Exons um 9 bp.

Die 9-bp-Verlängerung von Exon 9 resultiert im Anfügen von 3 Aminosäuren am Ende von Zinkfinger 3 (in Abb. 13.3 in schwarzer Farbe dargestellt). Aus den Abkürzungen für diese 3 Aminosäuren wird diese Form als +KTS bezeichnet. Die 4 möglichen *WT1*-Transkripte werden als +/+, +/−, −/+ und −/−, bezogen auf das Vorhandensein (+) oder Fehlen (−) der alternativen Exons bzw. der 9-bp-Verlängerung von Exon 9, bezeichnet und diese kodieren für 4 Proteinisoformen (s. Abb. 13.3). Inzwischen ist eine alternative Translationsstartstelle identifiziert worden, welche die Zahl der möglichen Proteinisoformen auf 8 erhöht (Bruening et al. 1996). Durch den Mechanismus des RNA-Editing, welcher für das *WT1*-Gen beschrieben wurde, erhöht sich die Zahl der möglichen Isoformen auf insgesamt 16 (Sharma et al. 1994). In *WT1* exprimierenden Geweben sind die alternativen Transkripte in unterschiedlichen Mengen vorhanden (Haber et al. 1991; Brenner et al. 1992).

Dabei scheinen sich die verschiedenen Spleißformen sowohl in ihrer DNA-Erkennungssequenz als auch in der Fähigkeit, ein Gen zu aktivieren oder zu hemmen, zu unterscheiden [Zusammenfassung bei Menke et al. (1998)].

Weiterhin wurde im WT1-Protein durch Proteinstrukturanalysen ein RNA-Bindemotiv identifiziert (Kennedy et al. 1996). Das WT1-Protein wurde im Zellkern in spezifischen Subkompartimenten, die als „speckles" bezeichnet werden, nachgewiesen. Durch RNAse-Behandlung wird die Lokalisation in den „speckles" aufgehoben. Koimmunpräzipitationsexperimente haben außerdem gezeigt, dass das WT1-Protein mit Spleißproteinen assoziiert ist (Larsson et al. 1995). Zusammenfassend weisen diese Experimente darauf hin, dass das WT1-Protein an RNA binden kann und möglicherweise beim Spleißen eine Funktion hat.

Aus dem Expressionsmuster des *WT1*-Gens in verschiedenen Geweben und Zellen können Hinweise über die normale Funktion dieses Gens abgeleitet werden. Die Expression ist auf die fetale Niere, die Milz, verschiedene Zellen des Genitalsystems (Testis und Ovarien), Teile des zentralen Nervensystems und des hämatopoetischen Systems sowie auf das Mesothel limitiert (Pritchard-Jones et al. 1990). In der Niere wird die Expression zuerst in kondensierenden metanephritischen Blastemzellen gefunden, die sich um die Ureterknospe aggregieren. Die Menge an *WT1*-mRNA nimmt zu, während sich die Zellen teilen und differenzieren. Die stärkste Expression ist in den Podozyten des frühen Glomerulus zu finden. Nach der Ausdifferenzierung, wenn diese Strukturen ihre Filtrationsfunktion aufnehmen, wird die *WT1*-Expression abgeschaltet und bleibt beim Erwachsenen nur noch in den Podozyten erhalten (Pritchard-Jones u. Fleming 1991; Mundlos et al. 1993). In anderen Geweben ist die *WT1*-Expression ebenfalls auf bestimmte Zelltypen begrenzt. In den männlichen Gonaden ist die Expression z. B. auf die Sertoli-Zellen und in den Ovarien auf die epithelialen Anteile der Follikel begrenzt (Pelletier et al. 1991c). Die *WT1*-Expression steigt in diesen Geweben während der fetalen Entwicklung an und bleibt auch im adulten Gewebe erhalten. Dieses Expressionsmuster des *WT1*-Gens weist auf eine spezifische Rolle während der Urogenitalentwicklung und Nierendifferenzierung hin.

Allen Zellen, die *WT1* exprimieren, ist gemeinsam, dass sie eine Mesenchymepithelzelldifferenzierung durchlaufen. Welche wichtige Rolle WT1 bei der Urogenitalentwicklung spielt, lässt sich an *WT1*-defizienten Mäusen zeigen. Diese sterben intrauterin ab und weisen schwerste Urogenitalfehlbildungen, wie das komplette Fehlen von Nieren und Gonaden, auf (Kreidberg et al. 1993).

13.3.3 Andere Gene und Loci

Zytogenetische und molekularbiologische Studien lassen darauf schließen, dass an der Entstehung von Wilms-Tumor mehrere Genorte beteiligt sind. Diese liegen auf den Chromosomen 11p13, 11p15, 17p, 16q, 7p, 1p [Tabelle 13.3; Übersicht bei Pritchard-Jones (1997)]. Dabei scheinen die Loci 11p13 und 11p15 für die Tumorinitiation, die anderen für die Progression verantwortlich zu sein.

13.3.4 Molekulargenetische Diagnostik

Bei der molekulargenetischen Untersuchung des *WT1*-Gens werden bei 5–10% der sporadischen Wilms-Tumoren ohne assoziierte Fehlbildungen intragenische Mutationen gefunden, wovon etwa

Tabelle 13.3. Wilms-Tumor-Genloci

Locus	Gen	Assoziation
11p13	WT1	5–10% sporadische WT, WAGR, DDS, selten familiäre WT
11p15	Unbekannt (IGF2, H19, TSSC5, p57?)	LOH bei 10% der sporadischen WT, BWS
17p	p53	Mutationen assoziiert mit Anaplasie in 5% der sporadischen WT; Li-Fraumeni-Syndrom
16q	Unbekannt	LOH bei 20% der sporadischen WT
7p	Unbekannt	LOH bei 15% der sporadischen WT
1p	Unbekannt	LOH bei 10% der sporadischen WT

BWS Beckwith-Wiedemann-Syndrom; *DDS* Denys-Drash-Syndrom; *WAGR* Wilms-Tumor-Aniridie-Genitalfehlbildungen-mentale-Retardierung-Syndrom, *WT* Wilms-Tumor.

Tabelle 13.4. Verteilung der *WT1*-Mutationen bei sporadischen Tumoren ohne Genitalfehlbildungen, nach Jeanpierre et al. (1998b)

Patienten mit WT1-Mutationen, $n=29$	Keimbahnmutationen		Somatische Mutationen	
Anzahl der Mutationen	11/29	38%	18/29	62%
Anzahl unilateraler Wilms-Tumoren	6/11	55%	18/18	100%
Anzahl bilateraler Wilms-Tumoren	5/11	45%	0/18	0%
Kettenabbruchsmutationen	9/11	82%	14/18	78%

38% in der Keimbahn und 62% somatisch vorliegen [zusammengefasst in Tabelle 13.4; Review bei Jeanpierre et al. (1998b)]. Unter den Patienten mit Keimbahnmutationen entwickelten 45% einen bilateralen Tumor, wohingegen alle Patienten mit einer somatischen Mutation einen unilateralen Tumor hatten. Es handelt sich hierbei meist um Kettenabbruchsmutationen, die über das gesamte Gen verteilt sind, wobei eine Häufung in Exon 7 und 8 festzustellen ist (Abb. 13.4). Hierbei fehlen Teile oder die gesamte DNA-bindende Zinkfingerregion.

Wir fanden eine höhere Zahl von *WT1*-Mutationen in einem Kollektiv von 51 Wilms-Tumoren ohne Urogenitalfehlbildungen (GU). Insgesamt 21% wiesen eine Mutation auf, wovon 72% konstitutionell waren. Bilateral waren 3 der 8 Tumoren mit konstitutionellen Mutationen. Unter den Tumoren mit Mutationen waren auffällig viele (82%) stromareich oder triphasisch (Schumacher et al. 1997). Wir fanden auch, dass bei den meisten Tumoren beide Genkopien durch

- eine Nonsense-Mutation und
- anschließenden Verlust des Wildtypallels durch LOH

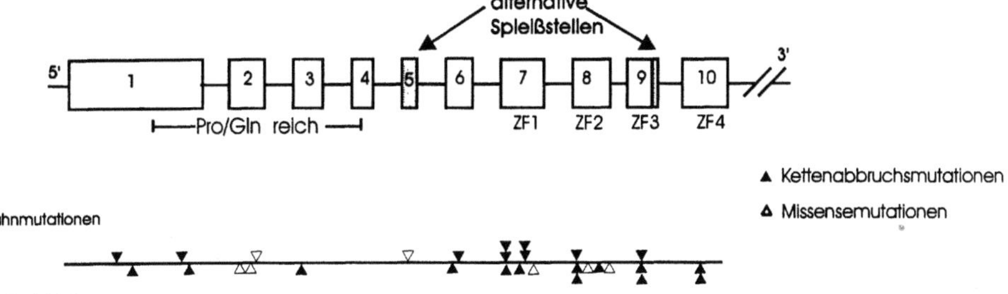

Abb. 13.4. Zusammenfassung der *WT1*-Mutationen von sporadischen Wilms-Tumor-Patienten ohne Anomalien nach Jeanpierre et al. (1998b)

inaktiviert waren. Bei 1 weiteren Fall konnten wir eine zusätzliche Mutation im 2. Allel nachweisen. Dies bedeutet, dass keine funktionsfähige Kopie dieses *WT1*-Gens mehr in den Zellen vorlag, also ein klassischer, wie von Knudson postulierter Two-hit-Mechanismus zur Entstehung des Tumors führte. Ein überraschendes Ergebnis war die hohe Anzahl an Keimbahnmutationen, welche bereits den ersten Hit bei der Tumorgenese darstellen. Damit haben diese Patienten ein erhöhtes Risiko für die Entstehung eines 2. Tumors in der kontralateralen Niere und können diese Mutation später auch an ihre Nachkommen vererben.

Diese Analysen sprechen dafür, dass bei der Untergruppe von stromareichen Wilms-Tumoren *WT1*-Mutationen häufiger vorkommen und diese Tumoren durch Nonsense-Mutationen im *WT1*-Gen entstehen und dabei dem klassischen Two-hit-Mechanismus folgen. Beide *WT1*-Kopien sind bei fast allen Wilms-Tumoren dieser Unterklasse inaktiviert. Dagegen konnten wir fast keine Mutationen im *WT1*-Gen bei den blastem- bzw. epithelreichen Wilms-Tumoren nachweisen, sodass diese vermutlich durch Veränderungen in anderen Genen oder eine fehlregulierte *WT1*-Expression verursacht werden (unpublizierte Ergebnisse Schumacher u. Royer-Pokora).

13.4 Wilms-Tumor-assoziierte Syndrome

Gewöhnlich tritt der Wilms-Tumor sporadisch und ohne assoziierte Fehlbildungen auf. Bei verschiedenen kongenitalen Anomalien liegt jedoch eine genetische Prädisposition vor und somit ein erhöhtes Risiko, an einem Wilms-Tumor zu erkranken. Die Häufigkeit für kongenitale Anomalien bei Wilms-Tumor-Patienten liegt bei etwa 15% (Pendergrass 1976). Die im Folgenden dargestellten Syndrome sollen helfen, Hochrisikopatienten ausfindig zu machen (Tabelle 13.5), um sie regelmäßig durch eine Ultraschalluntersuchung des Abdomens auf die Entstehung eines Wilms-Tumors zu überwachen.

13.4.1 WT1-Gen-assoziierte Syndrome

13.4.1.1 Urogenitalfehlbildungen (GU)

Mit einer Häufigkeit von 4–8% zählen die urogenitalen Fehlbildungen (GU) zu den häufigsten kongenitalen Anomalien bei Wilms-Tumor-Patienten. Deren Ausprägung kann sehr vielfältig sein und umfasst Fehlbildungen der Nieren, wie Doppelniere, Hufeisenniere, Nierendysplasie, unilaterale Nierenaplasie und bilaterale Zystennieren. Zu den Genitalfehlbildungen zählen Hodenaplasie, Hypospadie und Kryptorchismus, die nach epidemiologischen Analysen bei Kindern mit Wilms-Tumor doppelt so häufig angetroffen werden als im Normalkollektiv.

Unter den genetischen Veränderungen bei Patienten mit GU und Wilms-Tumor dominieren mit 75% die konstitutionellen Kettenabbruchsmutationen im *WT1*-Gen, die dazu führen, dass während der Genitalentwicklung nur halb so viel Protein vorhanden ist (Haploinsuffizienz). Der Verlust eines *WT1*-Allels hat einen variablen Effekt auf die Genitalentwicklung, während die Tumorgenese auf der zellulären Ebene rezessiv ist. Dies bedeutet, dass erst dann ein Wilms-Tumor entsteht, wenn auch das 2. Allel inaktiviert ist. In unserer Studie haben wir bei 5/8 Patienten kleine intragenische Kettenabbruchsmutationen und eine große Deletion, die das gesamte *WT1*-Gen umfasste, gefunden

Syndrome	Urogenitalfehlbildungen	Aniridie	WAGR	DDS	ICNS (DMS)	Frasier-Syndrom
OMIM		106200	194072	194080	256370	[a] 136680
Häufigkeit bei WT-Patienten [%]	4–8	1	1–2	2	?	?
WT-Risiko [%]	30–50(?)	50? (nur bei Deletion des WT1-Gens)	50	90	90(?)	Gering
Genetik/Vererbungs-modus	Sporadisch; konstitutionell de novo	30% sporadisch; konstitutionell de novo; 70% familiär (autosomal-dominant)	Sporadisch; konstitutionell de novo; selten familiär (autosomal-dominant)	Sporadisch; konstitutionell de novo (autosomal-dominant)	85% sporadisch; konstitutionell de novo	Sporadisch; konstitutionell de novo; selten familiär (autosomal-dominant)
Chromosomaler Locus	11p13	11p13	11p13	11p13	11p13	11p13
Gen	*WT1*	Familiär: *Pax6*, sporadisch: *Pax6* und *WT1*?	*WT1* und *Pax6*	*WT1*	*WT1*	*WT1*
Mutationsart	Nonsense	Deletion, Punktmutation	Deletion	Missense	Missense	Spleißmutation
Diagnostik	*WT1*-Genanalyse	Zytogenetik, FISH, *Pax6*-Gen-Analyse	Zytogenetik, FISH	*WT1*-Genanalyse	*WT1*-Genanalyse	*WT1*-Genanalyse
Tumorscreening[a]	Ultraschall der Niere alle 3 Monate bis 7. Lebensjahr		Ultraschall der Niere und Urinanalyse alle 3 Monate bis 6. Lebensjahr; tägliches Abtasten des Abdomens	Ultraschall der Niere und Urinanalyse alle 3 Monate bis 6. Lebensjahr; tägliches Abtasten des Abdomens	s. DDS	Prophylaktische Gonadektomie bei Diagnose; Screening auf Wilms-Tumor?

WAGR Wilms-Tumor-Aniridie-Genitalfehlbildungen-mentale-Retardierung-Syndrom; *DDS* Denys-Drash-Syndrom; *ICNS(DMS)* isoliertes kongenitales nephrotisches Syndrom mit diffuser mesangialer Sklerose; *BWS* Beckwith-Wiedemann-Syndrom; *SGBS* Simpson-Golabi-Behmel-Syndrom; *WT* Wilms-Tumor; *?* keine Angaben bekannt; *Genetik und Mutationsart* hier sind nur die häufigsten Formen angegeben, Ausnahmen gibt es. Die molekulargenetischen Untersuchungen des *WT1*-Gens sowie die FISH-Diagnostik bei sporadischen Aniridiepatienten wurden im Institut für Humangenetik in Düsseldorf durchgeführt.
[a] Aus Clericuzio (1999).

(Schumacher et al. 1997). In einer weiteren Studie wurde bei 7/46 Patienten eine Kettenabbruchsmutation gefunden (Diller et al. 1998).

Neben intragenischen Mutationen im *WT1*-Gen scheinen auch andere Mechanismen die Entstehung von Genitalfehlbildungen und Wilms-Tumor zu verursachen, da nicht alle Patienten mit GU und Wilms-Tumor Mutationen in diesem Gen aufweisen. Es besteht jedoch auch die Möglichkeit, dass Mutationen in nichtanalysierten Bereichen des Gens, wie z. B. Introns, 3′-nichttranslatierte Region oder Promotor, vorhanden sind, aber nicht nachgewiesen wurden. In den überwiegenden Fällen treten die Mutationen *de novo* auf, es sind jedoch wenige Ausnahmen bekannt, bei denen eine *WT1*-Mutation vererbt wurde. So wurde ein Fall beschrieben, in welchem ein Vater mit Wilms-Tumor ohne GU die Mutation an seinen Sohn weitervererbte, welcher einen Wilms-Tumor und GU entwickelte (Pelletier et al. 1991b).

Offen ist, wie groß das Risiko für Wilms-Tumor bei Patienten mit Hypospadie *und* Kryptorchismus ist und ob alle Patienten mit diesem Befund auf *WT1*-Mutationen untersucht werden sollten. Ein Einschlusskriterium für eine *WT1*-Mutationsanalyse bei karyotypisch männlichen Patienten ist das Vorhandensein von weiblichen Strukturen, die sich vom Müller-Gang (Uterus, Vagina) ableiten, da diese vermutlich nicht endokrinologisch bedingt sind. Bisher haben wir bei 1 von 9 untersuchten Fällen mit kombinierter isolierter Hypospadie und Kryptorchismus eine konstitutionelle *WT1*-Mutation gefunden, der bis zum Alter von 18 Jahren keinen Wilms-Tumor entwickelte (nicht publizierte Beobachtung, bzw. Köhler et al. eingereicht).

13.4.1.2 Aniridie und WAGR-Syndrom

Das kongenitale Fehlen von Teilen oder der gesamten Iris, die Aniridie, ist eng mit dem Wilms-Tumor assoziiert (Fraumeni u. Glass 1968). Während in der Normalbevölkerung etwa 1:100 000 Personen von Aniridie betroffen sind, steigt die Zahl unter den Wilms-Tumor-Patienten auf 1–2%. Die Aniridie ist oft mit Katarakt, kongenitalem Glaukom und Blindheit kombiniert. Meistens sind Aniridie und Wilms-Tumor mit Genitalfehlbildungen und mentaler Retardierung im Rahmen des WAGR-Syndroms (*W*ilms-Tumor-*A*niridie-*G*enitalmissbildungen-mentale-*R*etardierung) assoziiert (Miller et al. 1964). Zu den Genitalfehlbildungen zählen häufig Hypospadie und Kryptorchismus. Das Wilms-Tumor-Risiko wird mit etwa 50% angegeben (Clericuzio 1999). Zytogenetische Analysen von

WAGR-Patienten identifizierten die Bande 11p13 als möglichen Ort für beteiligte Gene, da in den meisten Fällen Deletionen dieser Region vorlagen (Ricchardi et al. 1978; Francke et al. 1979). Die Charakterisierung von überlappenden Deletionen bei WAGR-Patienten und das Erstellen einer detaillierten physikalischen Karte von 11p13 führten zur Eingrenzung des WT-Locus auf 400 kb (Compton et al. 1988; Gessler u. Bruns 1989; Royer-Pokora et al. 1991). Aus der Region 11p13 wurde anschließend das *WT1*-Gen isoliert (Call et al. 1990; Gessler et al. 1990).

Familiäre Aniridie wird autosomal-dominant vererbt und ist auf Keimbahnmutationen im *Pax6*-Gen zurückzuführen (Ton et al. 1991). 1/3 der sporadischen Aniridiefälle entwickelt einen Wilms-Tumor und weist häufig eine zytogenetisch sichtbare Deletion in 11p13 auf, die das *Pax6*- und das *WT1*-Gen umfasst. Das *PAX6*-Gen liegt nur 600 kb telomerwärts von *WT1*, sodass Deletionen, die nur das *WT1*- und *PAX6*-Gen betreffen, zytogenetisch nicht nachweisbar sind. Deswegen sollte bei einem Neugeborenen mit sporadischer Aniridie das Vorliegen einer Deletion, die das *WT1*-Gen betrifft und somit ein Risiko für Wilms-Tumor beinhaltet, abgeklärt werden. Dafür wird zuerst nach zytogenetisch sichtbaren Deletionen gesucht. Wenn zytogenetisch eine Deletion gefunden wird, sollte u. U. noch mit molekularen Methoden abgeklärt werden, ob das *WT1*-Gen innerhalb der Deletion liegt. Wir haben bei einem Patienten mit sporadischer Aniridie eine Deletion 11p13→11p15 nachgewiesen und gezeigt, dass das *WT1*-Gen außerhalb dieser liegt. Die bei diesem Kind gefundene Deletion beginnt kurz vor dem *PAX6*-Gen und reicht bis in die Bande 11p15. Das Kind hat bis zum Alter von jetzt 11 Jahren keinen Wilms-Tumor entwickelt (Drechsler et al. 1994).

Ist das Karyogramm unauffällig, sollte durch eine Fluoreszenz-*in-situ*-Hybridisierung (FISH) und Anwendung von genspezifischen Sonden für *WT1*, einem Marker zwischen beiden Genen und *PAX6*, nach kleinen Deletionen gesucht werden, wobei Inversionen und Teildeletionen innerhalb der Probe nicht zu sehen sind (Drechsler et al. 1994; Fantes et al. 1992). Wenn mit Zytogenetik und mit FISH keine Deletion nachzuweisen ist, kann das *Pax6*-Gen auf intragenische Mutationen untersucht werden, um das Vorliegen einer isolierten Form von Aniridie zu bestätigen.

13.4.1.3 Denys-Drash-Syndrom und isoliertes kongenitales nephrotisches Syndrom (NS)

Selten (2%) tritt Wilms-Tumor im Rahmen des Denys-Drash-Syndroms (DDS) auf, einer Kombination von GU, NS und Wilms-Tumor (Denys et al. 1967; Drash et al. 1970). Dieses kann sich klinisch als komplette oder inkomplette Form manifestieren und wird folgendermaßen definiert:

1. *Komplettes DDS*
Glomerulopathie, Wilms-Tumor, intersexuelles Genitale

2. *Inkomplettes DDS*
- Glomerulopathie und Wilms-Tumor
- Glomerulopathie und intersexuelles Genitale
- Glomerulopathie

Dabei manifestiert sich die Glomerulopathie als rasch progressives NS, welches meist vor dem 3. Lebensjahr zum terminalen Nierenversagen führt.

Histologisch sind in den meisten Fällen eine diffuse mesangiale Sklerose (DMS) und seltener eine fokal-segmentale Glomerulosklerose (FSGS) nachzuweisen (Habib et al. 1985; Jadresic et al. 1990). Bei karyotypisch männlichen Patienten ist v.a. ein Pseudohermaphroditismus masculinus sichtbar, bei karyotypisch weiblichen Patienten ist das äußere Genitale normal weiblich, weshalb sie häufig nicht als DDS-Patienten diagnostiziert werden. Dagegen variieren die inneren Genitalien bei beiden Geschlechtern sehr stark (z.B. Gonadendegeneration, Ovotestis). Die Inzidenz für Wilms-Tumor ist mit >90% so hoch (Clericuzio 1999), dass bei terminalem Nierenversagen eine prophylaktische bilaterale Nephrektomie in Erwägung gezogen werden muss.

DDS tritt gewöhnlich sporadisch auf und ist in über 90% der Fälle auf konstitutionelle Missense-Neumutationen in einem der Zinkfinger des *WT1*-Gens zurückzuführen [Zusammenfassung bei Little u. Wells (1997) und Jeanpierre et al.

(1998b)]. Dabei wurde ein *Hot spot* an Missense-Mutationen im Exon 9, der bei 50% der DDS-Patienten vorkommt, identifiziert (Jeanpierre et al. 1998a). Es handelt sich um einen Aminosäureaustausch von Arg>Trp an Position 394. Dabei handelt es sich um eine der Aminosäuren, die den Kontakt mit spezifischen Basen in der DNA herstellt. Andere Missense-Mutationen kommen im Exon 8 oder 9 des *WT1*-Gens vor und betreffen Aminosäuren, die an der Interaktion mit der DNA beteiligt sind (Abb. 13.5). Dies führt dazu, dass das mutierte Protein nicht mehr an seine normale Zielsequenz binden kann (Pelletier et al. 1991a). Es besteht auch die Möglichkeit, dass das mutierte Protein an eine falsche DNA-Sequenz bindet, was jedoch bis jetzt noch nicht geklärt wurde.

Molekulargenetische Analysen des *WT1*-Gens bei Patienten mit isolierter diffuser mesangialer Sklerose, aber ohne Anzeichen eines DDS (ohne WT und GU bei weiblichen oder ohne WT mit GU bei männlichen Patienten) haben ergeben, dass diese dieselben konstitutionellen *WT1*-Mutationen tragen, wie sie beim kompletten DDS vorkommen (Jeanpierre et al. 1998a; Schumacher et al. 1998). Dadurch haben sie vermutlich wie DDS-Patienten ein erhöhtes Risiko von >90%, einen Wilms-Tumor zu entwickeln.

Für DDS ist das früh auftretende nephrotische Syndrom (NS) mit diffuser mesangialer Sklerose (DMS) pathognomonisch und tritt bei allen Patienten auf. Deshalb muss davon ausgegangen werden, dass die Missense-Mutation im *WT1*-Gen das NS direkt, also durch eine dominant wirkende Mutation verursacht. Dies bedeutet, dass ein mutiertes Allel für diesen Phänotyp ausreicht. Es handelt sich dabei dann entweder um eine dominant negativ wirkende oder eine *Gain-of-function*-Mutation. Im 1. Fall würde das Wildtypallel durch die Aktivität des mutierten Allels inaktiviert werden und im 2. hätte das Protein eine neue, allein wirkende

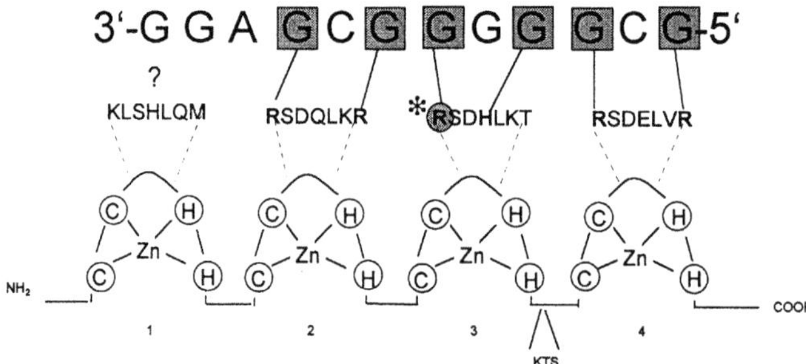

Abb. 13.5. 4 Zinkfinger des WT1-Proteins mit den Aminosäuren (*fett gedruckt*), die an der Interaktion mit den Basen der DNA beteiligt sind, *oben* DNA-Sequenz, an die die +KTS-Isoform des WT1-Proteins bindet, *Kreis mit Stern* die Aminosäure, die bei 50% der DDS-Patienten mutiert ist

Funktion. Da das WT1-Protein Homodimere bilden kann und die Proteindimerisierungsdomäne am Aminoterminus liegt, welcher durch die Mutationen nicht verändert ist, könnte das Mutantenprotein mit dem Wildtypprotein Dimere bilden und dieses an der DNA-Bindung hindern. Alternativ könnte das mutierte Protein an eine andere Zielsequenz binden und andere Gene als normal regulieren. Zwischen diesen beiden Alternativen kann zurzeit noch nicht unterschieden werden.

Im Gegensatz dazu führen Deletionen des gesamten WT1-Gens, wie bei WAGR-Patienten, nicht zum terminalen Nierenversagen. Dies zeigt, dass der Verlust einer Kopie des WT1-Gens (Haploinsuffizienz) eine andere Wirkung hat, als die Missense-Mutation bei DDS-Patienten. Unterschiede zwischen Missense-Mutationen und Deletionen des ganzen Gens sind auch bei den Genitalfehlbildungen zu sehen. Die Genitalfehlbildungen bei DDS-Patienten sind immer schwer wiegend. Bei Patienten mit WT1-Deletionen sind sie meist milder, d.h. bei männlichen Patienten liegen Kryptorchismus und Hypospadie vor, und weibliche Patienten sind unauffällig.

In beiden Fällen entstehen Wilms-Tumoren aber nur dann, wenn das 2. Allel ebenfalls inaktiviert wird. Das Risiko für Wilms-Tumor bei Patienten mit Deletionen oder Nonsense- und Missense-Mutationen im WT1-Gen kann zurzeit noch nicht genau eingeschätzt werden, da meist nur Patienten, bei denen bereits ein Wilms-Tumor aufgetreten war, untersucht wurden. Es scheint jedoch so zu sein, dass WT1-Missense-Mutationen, wie sie bei DDS-Patienten gefunden werden, ein sehr hohes Risiko für Wilms-Tumor verursachen. Auch weibliche Patienten mit frühem Nierenversagen ohne andere Auffälligkeiten oder Wilms-Tumor können WT1-Missense-Mutationen haben und daraus resultierend ein hohes Risiko, an einem Wilms-Tumor zu erkranken (Schumacher et al. 1998). Da in der Vergangenheit viele DDS-Patienten an ihrem Nierenversagen verstorben sind, bevor sich ein Wilms-Tumor entwickeln konnte, kann erst die Analyse von vielen Patienten mit NS und GU genaue Wilms-Tumor-Risikozahlen liefern. Die jüngeren Patienten überleben dank neuer therapeutischer Fortschritte meist besser, jedoch werden sie häufig bilateral nephrektomiert, bevor sie einen Tumor entwickeln. Deshalb kann auch mit Hilfe dieser Patienten kein genaues Tumorrisiko mehr bestimmt werden.

Zur Identifizierung von Hochrisikopatienten für Wilms-Tumor wird empfohlen, alle männlichen Patienten mit Genitalfehlbildungen und einer früh auftretenden DMS oder FSGS sowie weibliche Patienten mit einer früh auftretenden DMS oder FSGS auf WT1-Mutationen zu untersuchen. Möglicherweise werden zukünftig auch karyotypisch männliche Patienten mit einer isolierten kongenitalen DMS oder FSGS ohne Genitalfehlbildungen auf WT1-Mutationen untersucht werden müssen, da in jüngster Zeit ein solcher Fall mit einer WT1-Mutation beschrieben wurde (Jeanpierre et al. 1998a; eigene unveröffentlichte Ergebnisse).

13.4.1.4 Frasier-Syndrom

Das Frasier-Syndrom ist durch
- Pseudohermaphroditismus masculinus und
- eine komplette XY-Gonadendysgenesie,
- eine Glomerulosklerose und
- eine Prädisposition für Tumoren der Gonaden charakterisiert.

Nur selten werden Wilms-Tumoren gefunden (1/20; Barbosa et al. 1999).

Im Gegensatz zum DDS wird die Glomerulosklerose histologisch immer als fokal segmental beschrieben und führt erst in der Jugend oder im frühen Erwachsenenalter zum terminalen Nierenversagen. 3 von 7 Patienten, bei welchen die Gonaden nicht entfernt wurden, entwickelten ein Gonadoblastom und 1 einen Granulosazelltumor. Wegen des hohen Risikos wird in den meisten Fällen prophylaktisch eine Gonadenentfernung durchgeführt.

Bei Patienten mit Frasier-Syndrom wurden bisher in allen Fällen WT1-Mutationen gefunden, und zwar ausschließlich Keimbahnmutationen in der alternativen Spleißdonorstelle im Intron 9 (Barbaux et al. 1997; Barbosa et al. 1999; Klamt et al. 1998). Diese führen zu einem veränderten Verhältnis der 4 verschiedenen Spleißformen, wobei die +KTS-Form deutlich schwächer exprimiert wird als normalerweise. Bisher sind nur karyotypisch männliche Patienten aufgrund ihrer schweren Genitalfehlbildungen als Frasier-Patienten aufgefallen. In jüngster Zeit ist jedoch ein Fall beschrieben worden, bei dem 2 Geschwister mit FSGS, einer 46XY und einer 46XX, dieselbe Spleißmutation hatten. Es wird vermutet, dass das mutierte WT1-Gen autosomal-dominant vererbt wird. Männliche Nachkommen einer betroffenen Frau hätten eine 50%ige Wahrscheinlichkeit, phänotypisch weiblich zu sein und eine FSGS zu bekommen, weibliche Nachkommen hätten eine 50%ige Wahrscheinlichkeit, FSGS zu bekommen, bei einer normalen Entwicklung des Ovars (Demmer et al. 1999). Es wird daher empfohlen, auch genotypisch weibliche Patienten mit FSGS auf *WT1*-Mutationen zu untersuchen.

13.4.2 Andere, nicht WT1-Gen-assoziierte Syndrome

Wilms-Tumor wird auch bei anderen Syndromen beobachtet, die nicht auf Veränderungen der Bande 11p13 bzw. des *WT1*-Gens zurückzuführen sind (Tabelle 13.6).

13.4.2.1 Beckwith-Wiedemann-Syndrom

Patienten mit dem Großwuchssyndrom Beckwith-Wiedemann (BWS, OMIM 130650), bei denen das übermäßige Wachstum einseitig (Hemihypertrophie) ausgeprägt ist, haben ein besonders hohes Risiko für verschiedene embryonale Tumoren, wie z.B. Wilms-Tumor, Nebennierenkarzinom, Hepatoblastom und Rhabdomyosarkom (Wiedemann 1983). Ungefähr 4% entwickeln einen Wilms-Tu-

mor. Charakteristische Merkmale für BWS sind Exomphalus, Makroglossie und Gigantismus (Wiedemann 1964; Beckwith 1969). Auftreten können auch Viszeromegalie, meist der Leber, des Pankreas und der Nieren. Im Neugeborenenalter können die Patienten eine Hypoglykämie mit erhöhtem Insulinspiegel haben.

Über 80% der Fälle sind sporadisch, bei den familiären Fällen wird eine autosomal-dominante Vererbung mit unterschiedlicher Expressivität und reduzierter Penetranz beobachtet.

Ein Genort für die familiäre Form von BWS wurde durch Kopplungsanalysen auf 11p15 kartiert (Ping et al. 1989; Koufos et al. 1989). Einige Patienten mit BWS haben eine Duplikation der Region 11p15.5, welche paternalen Ursprungs ist (Brown et al. 1992; Li et al. 1998). Es wurden auch balancierte Translokationen oder Inversionen des kurzen Arms von Chromosom 11 beobachtet (Waziri et al. 1983). Balancierte Translokationen und Inversionen betreffen nur das mütterliche Chromosom 11 (Weksberg et al. 1993). Dies führt zu einer

Tabelle 13.6. Nicht *WT1*-assoziierte Syndrome

Syndrome	Beckwith-Wiedemann-Syndrom (BWS)	Perlman-Syndrom	Simpson-Golabi-Behmel-Syndrom	Mulibrey-Minderwuchs
OMIM	130650	267000	312870	253250
Häufigkeit der WT-Patienten	0,5%	Sehr selten	Selten	Selten
WT-Risiko	3–5%	>50%	?	Nur bei sporadisch?
Genetik/Vererbungsmodus	Sporadisch; konstitutionell de novo; 15% familiär (autosomal-dominant, variable Penetranz)	Familiär; autosomal-rezessiv	X-chromosomal-rezessiv	Sporadisch, familiär (autosomal-rezessiv)
Chromosomaler Locus	11p15	11p15?	Xq26	17q21–q24
Gen	IGF2?, KVLQT1?, p57 in 10%	Unbekannt	GPC3	Unbekannt
Mutationsart	Uniparentale paternale Disomie, Punktmutation, Prägungsdefekt	Unbekannt	Intragenische Deletionen	Unbekannt
Diagnostik	Zytogenetik, UPD, p57-Gen-Analyse			
Tumorscreening[a]	Ultraschall des Abdomens und Urinanalyse alle 3 Monate bis 7. Lebensjahr; wöchentliches Abtasten des Abdomens; Serum-AFP alle 3 Monate bis 3. Lebensjahr	Ultraschall des Abdomens und Urinanalyse alle 3 Monate bis 7. Lebensjahr; wöchentliches Abtasten des Abdomens	Ultraschall des Abdomens und Urinanalyse alle 3 Monate bis 7. Lebensjahr; wöchentliches Abtasten des Abdomens	evtl. bei sporadischen Fällen: Ultraschall des Abdomens und Urinanalyse alle 3 Monate bis 7. Lebensjahr

BWS Beckwith-Wiedemann-Syndrom; *WT* Wilms-Tumor; *?* keine Angaben bekannt; *Genetik und Mutationsart* hier sind nur die häufigsten Formen angegeben, Ausnahmen gibt es.
[a] Angaben modifiziert nach Clericuzio (1999).

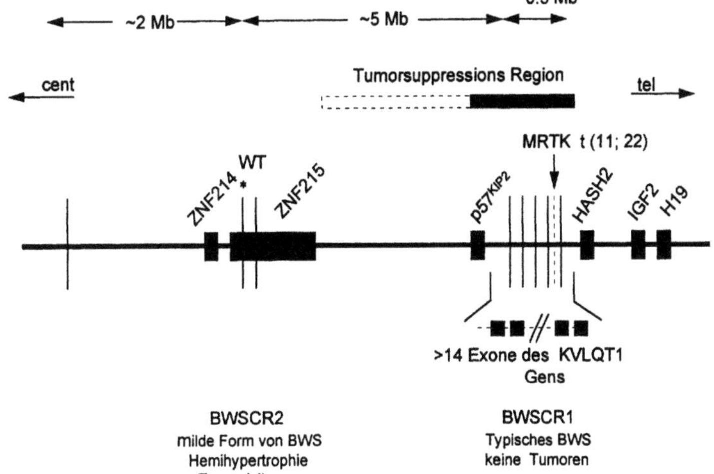

Abb. 13.6. Schematische Karte der BWS-Region, den geprägten Genen und Bruchpunkten bei BWS-Patienten, modifiziert nach Hoovers et al. (1995) und Pritchard-Jones (1997), *MRTK* Bruchpunkt eines malignen Rhabdoidtumors. Abschnitte, die funktionelle Tumorsuppression bei MRT bewirken, sind dargestellt

uniparentalen paternalen Disomie (UPD) der Region 11p15, welche vermutlich somatisch auftritt.

Die Duplikation des paternalen Chromosoms 11p15 oder die paternale UPD führen zu einer funktionellen Disomie, da die BWS-Region geprägt ist. Molekulargenetisch ist BWS komplex, und die molekularen Ursachen sind noch nicht eindeutig geklärt. Die BWS-Translokationsbruchpunkte fallen in 2 Cluster, die ungefähr 5 Mb auseinander liegen (Abb. 13.6). Das mehr zentromerwärts gelegene Cluster (BWSCR2) ist mit einem milderen Phänotyp, mit Hemihypertrophie und einem erhöhten Tumorrisiko assoziiert. Die BWSCR1-Region dagegen ist mit der für BWS typischen Dysmorphie, aber keinem Tumorrisiko assoziiert (Hoovers et al. 1995; Zusammenfassung in Pritchard-Jones 1997). Da es bisher jedoch nur wenig Translokationen gibt, können daraus zurzeit noch keine eindeutigen Schlüsse gezogen werden. In der BWSCR1-Region liegen die Gene vom Zentromer – *p57^{KIP}-KVLQT1-HRas-IGF2-H19* – zum Telomer. In der BWSCR2-Region wurden bisher 2 Gene identifiziert, *ZNF214* und *ZNF215* (Mannens et al. 1996), 2 der alternativ gespleißten Transkripte des *ZNF215*-Gens werden durch die Translokation unterbrochen (Steemann et al. 2000).

IGF2 ist ein wichtiger fetaler Wachstumsfaktor, der in vielen Wilms-Tumoren hoch exprimiert ist. Dies kann durch verschiedene Mechanismen verursacht sein, wie z. B. Erhöhung von aktiven *IGF2*-Allelen durch somatische Rekombination und Duplikation des aktiven paternalen Allels (LOH des maternen Allels) oder durch „loss of imprint-

ing" (LOI), wobei das normalerweise abgeschaltete mütterliche Allel angeschaltet wird. LOI von *IGF2* wird in über 70% aller Wilms-Tumoren beobachtet, die kein LOH in 11p15 haben (Zusammenfassung bei Pritchard-Jones 1997). In Wilms-Tumoren treten LOI für *IGF2* und das Abschalten des daneben liegenden *H19*-Gens gemeinsam auf. Bei Letzterem ist normalerweise das mütterliche Gen aktiv (Zhang u. Tycko 1992). Es kodiert für kein funktionelles Protein, jedoch hat die mRNA Tumorsuppressoreigenschaften in pädiatrischen Tumorzelllinien (Hao et al. 1993). Seine Funktion könnte in der Kontrolle der Transkription benachbarter Gene liegen. Intragenische Mutationen im *IGF2*- oder *H19*-Gen konnten weder bei BWS-Patienten noch in Wilms-Tumoren nachgewiesen werden.

In der BWSCR1-Region liegen 2 weitere geprägte Gene:
1. *p57^{KIP}*, welches für einen cyclinabhängigen Kinaseinhibitor und
2. *KVLQT*, welches für einen Kaliumkanal kodiert. Mutationen im *KVLQT*-Gen sind die Ursache für das Long-QT-Syndrom, einer Prädisposition für kardiale Arrhythmien, sowie für Jervell-Lange-Nielson- (verlängertes QT mit Schwerhörigkeit) und Romano-Ward-Syndrom (Wang et al. 1996; Neyroud et al. 1997).

Mutationen in *p57^{KIP}* sind bisher noch in keinem menschlichen Tumor nachgewiesen worden. Eine *p57^{KIP}*-Knockout-Maus zeigt viele Abnormalitäten, wie sie auch bei BWS-Patienten zu finden sind (Zhang et al. 1997). Punktmutationen in *p57^{KIP}* wurden bisher aber nur bei 5 von 54 BWS-Patienten gefunden (Hatada et al. 1996; Lee et al. 1997; O'Keefe et al. 1997). Keiner dieser Patienten hatte einen Wilms-Tumor entwickelt, obwohl 1 ein Neuroblastom hatte. In einer neueren Arbeit wurden 70 BWS-Patienten, 54 sporadische und 16 familiäre Fälle, auf Mutationen im $p57^{KIP}$-Gen untersucht (Lam et al. 1999). In dieser Studie konnten die Autoren interessante Beobachtungen zur Genotyp-Phänotyp-Korrelation bei Patienten mit $p57^{KIP}$-Mutation erstellen. Sie fanden, dass 43% der familiären BWS-Patienten eine Mutation in diesem Gen hatten und nur 4% der sporadischen Fälle. Weiterhin stellten sie fest, dass die Patienten mit $p57^{KIP}$-Mutationen eine höhere Frequenz an Exomphalus hatten (11/13 Patienten), dagegen trat dies bei keinem der BWS-Patienten auf, die einen Defekt in der Prägung (assoziiert mit biallelischer Expression von *IGF2* und gleichzeitiger Abschaltung des *H19*-Gens) oder UPD hatten. Außerdem fanden sie kein Risiko für Tumoren bei den Patienten mit Keimbahnmutationen in $p57^{KIP}$, keiner der Patienten hatte einen Wilms-Tumor entwickelt. Dies zeigt, dass die Analyse der molekularen Ursache des BWS für die genetische Beratung und die Betreuung der Patienten zur Tumorvorsorge in Zukunft wichtig sein wird. Der BWS-Phänotyp könnte von Veränderungen in spezifischen geprägten Genen und Mutationen in $p57^{KIP}$ bestimmt werden.

Veränderungen der Prägung von $p57^{KIP}$ können in Wilms-Tumoren unabhängig von *IGF2/H19* beobachtet werden und LOI der beiden Gene ist nicht immer konkordant in anderen Tumoren. Das *KVLQT1*-Gen überspannt 300 kb genomische DNA, in der die telomerischen BWSCR1-Translokationsbruchpunkte bei BWS-Patienten enthalten sind. Ob die Unterbrechung dieses Gens durch die Translokationen BWS verursacht, konnte bisher noch nicht geklärt werden.

Dies zeigt, dass in der 11p15-Region mehrere Kandidatengene für BWS liegen. Ob nur 1 davon oder alle für die Entstehung von Wilms-Tumor und/oder die BWS-assoziierten Symptome verantwortlich sind, ist zurzeit noch unklar.

13.4.2.2 Perlman-Syndrom

Das Perlman-Syndrom (OMIM: 267000) ist ein sehr seltenes, autosomal-rezessives Syndrom, welches ebenfalls mit Großwuchs einhergeht (Perlman et al. 1973). Bisher wurden nur wenige Familien beschrieben (Henneveld et al. 1999).

Dieses Syndrom zeigt eine hohe neonatale Mortalität, wobei das Risiko für Wilms-Tumor viel höher als bei BWS zu sein scheint. Von den 14 be-

schriebenen Fällen waren 8 neonatal letal, 1 davon hatte einen kongenitalen Wilms-Tumor, und 5 von 6 Überlebenden entwickelten einen Wilms-Tumor früh im Leben, wovon 3 Tumoren bilateral waren (Greenberg et al. 1986). In einer früheren Publikation wurde bei 1 Patienten eine Deletion 11p15 mit Cosmidproben und FISH nachgewiesen, weitere Publikationen, die dies bei anderen Patienten bestätigen, fehlen jedoch (Grundy et al. 1994). Es wäre jedoch interessant, wenn 2 unterschiedliche Syndrome, die beide mit Wilms-Tumor assoziiert sind, durch Deletion und Duplikation derselben chromosomalen Region entstehen könnten.

13.4.2.3 Simpson-Golabi-Behmel-Syndrom

Wilms-Tumoren wurden auch bei Patienten mit dem Simpson-Golabi-Behmel-Syndrom (SGBS, OMIM: 312870), einem anderen Großwuchssyndrom, welches in vielen Aspekten dem BWS gleicht, beobachtet. SGBS wird X-chromosomal-rezessiv vererbt (Hughes-Benzie et al. 1992). Die Patienten zeigen prä- und postnatalen Großwuchs und haben ein erhöhtes Risiko für embryonale Tumoren und Wilms-Tumor. Das Wilms-Tumor-Risiko ist schwer abzuschätzen, da bisher bei 40 SGBS-Fällen nur 5 Wilms-Tumoren beschrieben wurden.

Das SGBS-Gen auf Xq26 kodiert für ein membranassoziiertes Heparansulfatproteoglykan, Glypican 3 (*GPC3*), welches aus 580 Aminosäuren besteht. Deletionen im *GPC3*-Gen wurden in einigen SGBS-Familien gefunden (Pilia et al. 1996; Xuan et al. 1999). Dieses Protein gehört zur Familie der integralen Membranglykoproteoglykane (GRIPS), welche an die Zelloberfläche über Glykosylphosphatidylinosit gebunden sind. Diese Proteine modulieren die Interaktion zwischen einem Wachstumsfaktor und seinem Rezeptor. Es gibt Hinweise, dass das *GPC3*-Genprodukt als IGF2-Bindeprotein fungiert und dadurch dessen Aktivität modulieren kann. Diese Interaktion bzw. Funktion im gleichen molekularen Pathway könnte das Vorkommen von Wilms-Tumoren bei diesem Syndrom erklären.

13.4.2.4 Mulibrey-Minderwuchs

Mulibrey-Minderwuchs (*mu*scle-*li*ver-*br*ain-*ey*e, MUL, OMIM 253250) ist eine seltene, autosomalrezessive Erkrankung, bei der die klinische Symptomatik verschiedene Gewebe mesodermalen Ursprungs betrifft. Die typischen Merkmale bei MUL sind
- Wachstumsretardierung mit pränatalem Beginn,
- Dysmorphien,

- Perikardverdickung mit folgender Hepatomegalie,
- gelbliche Flecken des Augenhintergrunds und
- J-förmige Sella turcica (Perheentupa et al. 1970, 1973; Lapunzina et al. 1995).

Die Prognose hängt hauptsächlich vom Grad der hämodynamischen Einengung des Herzens ab. MUL kommt fast nur bei der finnischen Bevölkerung mit einer Frequenz von 1:40 000 vor. Die nichtfinnischen Patienten sind meist sporadische Fälle (Lapunzina et al. 1995). 2 Patienten von insgesamt 40 mit MUL hatten einen Wilms-Tumor entwickelt (Simila et al. 1980; Seemanova u. Bartsch 1999). Dies ist vermutlich keine Zufallsbeobachtung.

Eine Kopplung mit Markern von Chromosom 17q wurde beschrieben (Paavola et al. 1995; Avela et al. 1997). Die Region ist inzwischen auf 7 cM in 17q21–24 eingeengt, und eine physikalische Karte der Region wurde erstellt (Paavola et al. 1999). Es ist interessant, dass eine erbliche Form von Wilms-Tumor in der Nähe dieser Region kartiert wurde.

13.4.2.5 Andere Syndrome

Wilms-Tumoren wurden außerdem bei Familien mit einer genetischen Prädisposition für Neurofibromatose (NF1), Hyperparathyreoidismus und ossifizierenden Tumoren (Inoue et al. 1995; Kakinuma et al. 1994) sowie bei Trisomie 18 gefunden (Faucette et al. 1991; Geiser u. Schindler 1969; Karayalcin et al. 1981).

Patienten mit dem Li-Fraumeni-Syndrom, einem seltenen familiären Tumorsyndrom, haben Keimbahnmutationen im *TP53*-Gen. Wilms-Tumor wird zwar nicht zum Li-Fraumeni-Syndrom gerechnet, dennoch gibt es einige Berichte von Wilms-Tumoren bei diesen Familien (Frebourg u. Friend 1992; Hartley et al. 1993).

Ein anderes Syndrom, bei dem Wilms-Tumoren vorkommen, ist das Bloom-Syndrom (Cairney et al. 1987), eine autosomal-rezessive Erkrankung. Die Patienten zeigen prä- und postnatale Wachstumsverzögerung, Teleangiektasien, sind sonnensensitiv, haben hyperpigmentierte Haut und eine Prädisposition zu Malignomen (Bloom 1966; German 1969). Die Zellen zeigen chromosomale Instabilität und erhöhte Raten an somatischem *Cross over*. Cairney et al. (1987) postulierten, dass die erhöhte somatische Rekombination zu einer hohen Rate an Hemi- und Homozygotie führt. Dabei ist vermutlich die funktionelle Inaktivierung von Tumorsuppressorgenen der Grund für das hohe Tumorrisiko.

13.5 Genotyp-Phänotyp-Korrelation für WT1-Mutationen

Bezüglich der Art der Mutation im *WT1*-Gen und dem Phänotyp scheint sich eine Korrelation abzuzeichnen, für die es allerdings Ausnahmen gibt (Abb. 13.7). In Tabelle 13.7 sind der Genotyp und Phänotyp sowie der postulierte Mechanismus dargestellt.

Durch die Identifizierung spezifischer molekularer Veränderungen im *WT1*-Gen bei Patienten mit unterschiedlichen Krankheitsbildern ergeben sich verschiedene Zusammenhänge:

- Das Fehlen einer Kopie des *WT1*-Gens kann, muss aber nicht bei allen männlichen Patienten zu milden Genitalfehlbildungen wie Hypospadie und Kryptorchismus führen. Für diesen Phänotyp ist eine variable Expressivität zu erkennen. Diese Patienten können zusätzlich auch einen Wilms-Tumor entwickeln, dieser tritt sehr wahrscheinlich erst dann auf, wenn das 2. Allel ebenfalls inaktiviert/mutiert ist.
- Mutationen, die zum Kettenabbruch führen, verhalten sich wie das Fehlen der gesamten Kopie des *WT1*-Gens. Daraus kann geschlossen werden, dass das verkürzte Protein, falls es synthetisiert wird, keinen Effekt auf das Wildtypprotein oder selbst eine neue Funktion hat.
- Missense-Mutationen im Zinkfinger des WT1-Proteins verursachen ein frühes terminales Nierenversagen, d.h. sie sind dominant für die Ausprägung des NS und wirken deshalb entweder dominant-negativ oder haben einen *Gain of function*. Bisher hatten alle männlichen Patienten mit Missense-Mutationen auch schwer wiegende Genitalfehlbildungen, sodass davon ausgegangen wird, dass diese Mutation für die männliche Genitalentwicklung ebenfalls dominant-negativ wirkt. Bei Patienten mit diesen Keimbahnmutationen entsteht der Wilms-Tumor ebenfalls nur, wenn das 2. Allel inaktiviert wird. Da jedoch bisher fast alle DDS-Patienten sehr früh einen Wilms-Tumor entwickelten, scheint dies mit einer höheren Wahrscheinlichkeit als bei Patienten mit Deletionen und Nonsense-Mutation aufzutreten.
- Spleißmutationen, bei denen nur die KTS-Isoform gebildet werden kann, führen zu einem später einsetzenden nephrotischen Syndrom mit terminalem Nierenversagen. Diese Patienten entwickeln selten (bisher nur ein Fall bekannt!) Wilms-Tumoren, häufiger aber Gonadoblastome. Sie zeigen eine XY-Gonadendysgenesie.

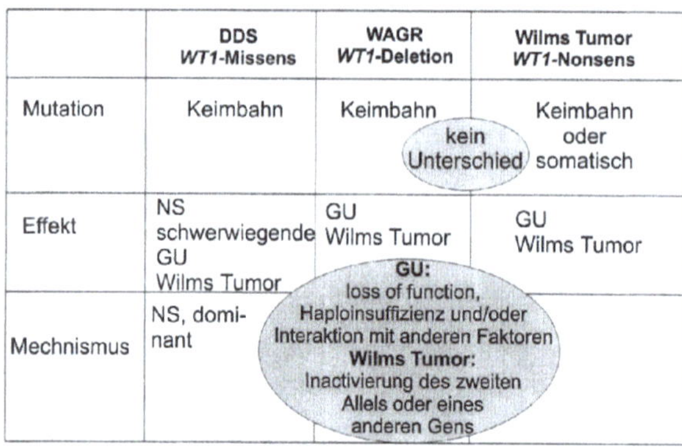

Abb. 13.7. Zusammenfassung der Genotyp-Phänotyp-Beziehung für *WT1*, *GU* Urogenitalfehlbildungen, *NS* nephrotisches Syndrom

Tabelle 13.7. Genotyp-Phänotyp-Korrelation

Genotyp	Phänotyp	Mechanismus
Deletion des gesamten WT1- und PAX6-Gens	Isolierter Wilms-Tumor Wilms-Tumor mit Genitalfehlbildungen WAGR	Haploinsuffizienz Haploinsuffizienz Haploinsuffizienz
Nonsense-Mutation	Isolierter Wilms-Tumor Wilms-Tumor mit Genitalfehlbildungen	Haploinsuffizienz Haploinsuffizienz
Missense-Mutation	DDS, isoliertes NS bei weiblichen Patienten, NS mit Pseudohermaphroditismus bei männlichen Patienten mit oder ohne Wilms-Tumor	„gain of function" oder „dominant negativ"?
Spleißmutation, Fehlen der +KTS-WT1-Isoform	Frasier-Syndrom, spät auftretendes NS, XY-Gonadendysgenesie, Gonadoblastome, Wilms-Tumor?	„loss of function" oder Haploinsuffizienz der WT1-KTS-Isoform

WAGR Wilms-Tumor-Aniridie-Genitalfehlbildungen-mentale-Retardierung-Syndrom; *NS* nephrotisches Syndrom; *DDS* Denys-Drash-Syndrom.

Dies zeigt, dass die +KTS-WT1-Isoform, die bei diesen Patienten fehlt, eine wichtige Funktion für die männliche Gonaden- und Genitalentwicklung und die postnatale Nierenfunktion hat. Hierbei handelt es sich also um eine Haploinsuffizienz einer spezifischen Spleißform, die sich bei der phänotypischen Ausprägung von der Haploinsuffizienz aller Spleißvarianten unterscheidet.

13.6 Assoziation von Fehlbildungen mit Wilms-Tumor

Wenn ein Tumor und kongenitale Fehlbildung bei demselben Kind auftreten, könnte dies in einigen Fällen auf eine gemeinsame genetische Ursache hinweisen. Die Analyse solcher Assoziationen kann zur Identifizierung von Genen beitragen, die für

beide Prozesse wichtig sind. Narod et al. (1997) haben deshalb 20304 britische Kinder, die im *National Registry of Childhood Tumors* (NRCT) erfasst wurden, auf kongenitale Fehlbildungen untersucht. Dabei fanden sie, dass die Häufigkeit von Anomalien bei Kindern mit soliden Tumoren höher war als bei Kindern mit Leukämien oder Lymphomen. Die höchste Rate von Anomalien war bei Wilms-Tumoren zu finden (8,1%), gefolgt von Ewing-Sarkom (5,8%), Hepatoblastomen (6,4%) sowie Gonaden- und Keimzelltumoren (6,4%) (Narod et al. 1997). Spina bifida und Anomalien der Augen, Rippen und Wirbelsäule waren häufiger zu beobachten als bei Kindern ohne Tumoren.

Die Autoren beschrieben eine etwas häufigere Assoziation von Scheidewanddefekten, z.B. Ventrikelseptumdefekt, und Wilms-Tumor, was schon in früheren Untersuchungen gefunden worden war (Stiller et al. 1987). Die Häufigkeit von Fehlbildungen war bei Kindern mit Wilms-Tumoren höher als bei Kindern mit anderen Tumoren. Wie schon weiter oben beschrieben, ist Wilms-Tumor klassischerweise mit Hemihypertrophie, Aniridie und Genitalfehlbildungen assoziiert. Weitere Anomalien, die mit Wilms-Tumor assoziiert sind, sind Aortenstenose, die Transposition der großen Gefäße bei insgesamt 4 Kindern, eine nicht näher spezifizierte Chondrodystrophie bei 2 Kindern und bilateraler Wilms-Tumor bei Mutter und Tochter mit Gehörgangstenose, Katarakt, Blepharophimose, Ptosis, Mikrophthalmie und Iriskolobomen. Es handelt sich dabei insgesamt um sehr seltene Ereignisse, die auch zufällig sein könnten. Zur Abklärung, ob es sich um zufällige oder spezifische Assoziationen handelt, müssen mehr Populationsstudien durchgeführt werden. Friedman (1997) wies darauf hin, dass dies nur zu erreichen ist, wenn klinische Genetiker, Epidemiologen, Onkologen und Molekulargenetiker zusammenarbeiten.

13.7 Familiäre Wilms-Tumoren

Nur etwa 1–2% aller Wilms-Tumoren sind familiär. Diese manifestieren sich insgesamt im Durchschnitt etwas früher als die sporadischen Fälle (2 1/2 Jahre vs. 3 Jahre), wobei bilaterale Tumoren häufig sehr früh zwischen dem 1. und 2. Lebensjahr auftreten. Bisher wurde angenommen, dass der Anteil an erblichen Tumoren bei den unilateralen Wilms-Tumoren verschwindend gering ist (Li et al. 1988). Neuere Untersuchungen zeigen jedoch klar, dass *WT1*-Keimbahnmutationen bei unilateralen Wilms-Tumoren ohne assoziierte Fehlbildungen durchaus vorkommen können und auch bei Familien mit unilateralen Wilms-Tumoren nicht selten sind. Allein in unserem Kollektiv befanden sich 2 Kinder mit unilateralem Wilms-Tumor, bei denen später ein Geschwister an einem bilateralen Wilms-Tumor erkrankte.

Die Prädisposition für Wilms-Tumor wird autosomal-dominant mit variabler Penetranz vererbt (Matsunaga 1981). Im Vergleich zu sporadischen Tumoren sind familiäre Fälle sehr selten mit kongenitalen Fehlbildungen assoziiert, mit Ausnahme der wenigen beschriebenen Familien mit *WT1*-Mutationen, bei denen GU vorkommen. Bei 2 von 3 beschriebenen *WT1*-Familien wurde die *WT1*-Mutation von einem nichtbetroffenen Vater und in 1 Fall von einem Vater mit Wilms-Tumor auf ein oder mehrere betroffene Kinder vererbt (Kaplinsky et al. 1996; Coppes et al. 1992; Pelletier et al. 1991b). Dies kann auf eine inkomplette Penetranz

zurückgeführt werden, die nicht geschlechtsspezifisch ist (Matsunaga 1981). Alternativ könnte der Vater die *WT1*-Mutation im Mosaik tragen, und die Mutantenzellen haben dabei nicht signifikant bei der Entstehung des Urogenitalsystems mitgewirkt. Die 3. Möglichkeit ist, dass eine genomische Prägung des mutierten Allels die Expression desselben bei den männlichen Trägern verhindert. Dies stimmt damit überein, dass keiner der männlichen Träger einer *WT1*-Mutation GU hatte, was bei männlichen Trägern von Keimbahnmutationen meist zu beobachten ist.

Ähnlich wie bei sporadischen Wilms-Tumoren scheint auch bei familiären Formen die genetische Ätiologie heterogen zu sein. In genomweiten Kopplungsanalysen konnten 2 familiäre Genloci *FWT1* auf 17q12–q21 (Rahman et al. 1996) und *FWT2* auf 19q13.3–q13.4 (McDonald et al. 1998) identifiziert und die Genorte auf 11p13, 11p15 und 16q für die meisten familiären Wilms-Tumoren ausgeschlossen werden (Grundy et al. 1988; Schwartz et al. 1991; Huff et al. 1988, 1992; Maw et al. 1992).

Bei der weiteren Untersuchung von Familien auf Kopplung zu *FWT1* konnten Rahman et al. (1998) eine interessante Beobachtung für die Charakteristika von *FWT1* gekoppelten Wilms-Tumoren machen. Die Analyse des Phänotyps von 16 Wilms-Tumoren von *FWT1*-Familien zeigte, dass das Erkrankungsalter signifikant höher war und die Tumoren ein signifikant höheres Stadium hatten als solche von sporadischen Fällen und von familiären Patienten ohne Kopplung zu 17q. Dies bedeutet, dass es phänotypische Unterschiede zwischen familiären Wilms-Tumoren mit Kopplung zu *FWT1* und solchen ohne bzw. zu anderen Genorten sowie mit sporadischen Wilms-Tumoren gibt.

13.7.1 Molekulare Genetik und Diagnostik

LOH-Analysen von familiären Wilms-Tumoren mit Kopplung zu *FWT1* zeigten keinen Verlust mit Markern der Region 17q12–21 (Rahman et al. 1997). Weiterhin konnte bei einem Tumor mit LOH dieser Region gezeigt werden, dass die Allele, die im Tumor fehlten, diejenigen waren, die mit der Krankheit segregierten. Diese Ergebnisse sind unerwartet, da normalerweise in den Tumoren, die bei Genträgern entstehen, das Wildtypallel dasjenige ist, welches von dem Elternteil, der keine Mutation trägt, vererbt wurde. LOH der Region 17q ist auch bei sporadischen Wilms-Tumoren selten. Dies spricht dafür, dass *FWT1* kein TSG ist. Da bei einem Tumor das Allel, welches mit der Krankheit gekoppelt ist, verloren ging, könnte dies bedeuten, dass *FWT1* für die Initiation der Tumorentstehung wichtig ist und die Aufrechterhaltung des neoplastischen Phänotyps von der *FWT1*-Mutation unabhängig ist.

Ähnliche Beobachtungen wurden auch bei *FWT2*-Familien von McDonald et al. (1998) beschrieben. Diese Autoren untersuchten Tumoren bei 4 Familien mit Kopplung zu 19q-Markern auf LOH und konnten bei keinem der 7 untersuchten Tumoren LOH nachweisen. Dagegen konnten sie bei 2 familiären Tumoren, die keine Kopplung zu 19q zeigten, einen Verlust von Markern dieser Region beobachten. In diesen Fällen bedeutet dies, dass 19q zwar nicht die prädisponierende Mutation trägt, aber somatische Veränderungen dieser Region dennoch wichtig für die Tumorentstehung sein können.

Beim familiären Wilms-Tumor wird nur selten eine molekulargenetisch testbare Situation vorhanden sein, da das *WT1*-Gen nach den bisherigen Studien offenbar nur sehr selten beteiligt ist und für die bisher identifizierten *FWT*-Genorte noch keine direkte Testmöglichkeit besteht. *WT1* ist aus unserer Sicht der komplexen Literatur in nur 1 von etwa 20 Familien und in keiner von 5 großen Familien mit 5 oder mehr Betroffenen beteiligt. Durch die Heterogenität des familiären Wilms-Tumors werden auch indirekte Analysen mit z. B. 2–3 Betroffenen in einer Familie eine Kopplung zu einem bestimmten Genort bestenfalls ausschließen, aber nicht mit hinreichender Wahrscheinlichkeit bestätigen können.

13.8 Genetische Beratung

Zu Geschwistern von Wilms-Tumor-Patienten liegen keine ausreichenden empirischen Zahlen vor, erfahrungsgemäß ist das Wiederholungsrisiko eher als gering zu beurteilen (<1%). Inwieweit Lateralität die Wiederholungswahrscheinlichkeit beeinflusst, ist auf empirischer Basis ebenfalls unklar. Bei Kindern von Patienten mit einseitigem, sporadischem Wilms-Tumor wurde nur in 1 von 270 Nachkommen [Van Heyningen et al. (1990); Übersicht bei Pritchard-Jones u. Hastie (1990)] ebenfalls ein Wilms-Tumor gefunden. Empirische Daten von Nachkommen von bilateralen Fällen sind nicht bekannt. Eine *de novo* entstandene Keimbahnmutation kann mit einer bis zu 50%igen Wahrscheinlichkeit an die nächste Generation wei-

tergegeben werden. Bei vererbten Mutationen kann auch eine Weitergabe an andere Geschwister erfolgen. Es gibt aber noch keine prospektiven Studien, die die Manifestationswahrscheinlichkeit eines isolierten Wilms-Tumors bei Mutationsträgern abschätzen. Die Tatsache, dass bei 4 von 5 berichteten Fällen die vererbten *WT1*-Keimbahnmutationen von tumorfreien Eltern stammten, schließt jedoch eine vollständige Penetranz aus (Coppes et al. 1992; Pelletier et al. 1991b; Kaplanski et al. 1996; Fantes et al. 1992; Jeanpierre et al. 1998b). Die niedrige Anzahl an dokumentierten Transmissionen könnte aber auch darin begründet liegen, dass bisher nur selten beide Eltern untersucht wurden. Die umfassendste Zusammenstellung von Jeanpierre et al. (1998b) über 70 Keimbahnmutationen in *WT1* enthält nur 20 Analysen beider Eltern und davon immerhin 3 Transmissionen. Über erbliche Formen von unilateralen Wilms-Tumoren wurde schon im Kapitel 13.7 „Familiäre Wilms-Tumoren" berichtet.

Bei Untersuchungen auf Keimbahnmutationen sollten die möglichen Ergebnisse und deren Konsequenzen im Rahmen einer Beratung vorab dargelegt werden. Hier müssen die Richtlinien der Bundesärztekammer zur prädiktiven Diagnostik bei erblichen Tumorerkrankungen beachtet werden (Bekanntmachung der BÄK 1998). Dazu gehören

- das Einholen eines Informed consent,
- das Recht auf Nichtwissen,
- Zeit für die Entscheidung,
- Beratung-Diagnostik-Beratung,
- interdisziplinäres Vorgehen mit verbindlicher Beteiligung der Humangenetik bei gesunden Verwandten (s. auch Kapitel 1.2 „Humangenetische Beratung bei erblichen Tumordispositionserkrankungen").

Wenn überhaupt eine pränatale Untersuchung in Betracht gezogen wird, sollten folgende Punkte bekannt sein bzw. adäquat vermittelt werden:

- die unklare Höhe des Wilms-Tumor-Risikos bei Mutationsträgern,
- die hohen Heilungschancen (s. oben) des Wilms-Tumors und
- die gute Screeningmöglichkeit von Risikopersonen durch Ultraschall, wobei allerdings das Risiko unnötiger chirurgischer Eingriffe bei seltenen falsch-positiven Untersuchungsbefunden nicht ganz auszuschließen ist (Choyke et al. 1999).

Für die genetische Beratung von Patienten mit Genitalfehlbildungen und *WT1*-Mutationen bzw. ihrer Eltern gilt prinzipiell das Gleiche wie bei Patienten mit Wilms-Tumoren ohne Fehlbildungen. Die Unterscheidung zwischen Mutation im Tumor und konstitutioneller Mutation fällt jedoch weg, da jede gefundene *WT1*-Mutation bei diesen Patienten in der Keimbahn vorliegen wird. Wenn noch kein Wilms-Tumor aufgetreten ist, sollte eine genetische Beratung der Eltern vor Untersuchung des Patienten allerdings dringend empfohlen werden, da diese Analyse eine Mittelstellung zwischen post- und präsymptomatischer Diagnostik einnimmt (s. oben, Richtlinien der Bundesärztekammer).

In den seltenen Fällen, in denen bei einer Familie Wilms-Tumoren in mehreren Generationen aufgetreten sind, sind meist nicht genügend Betroffene für eine zuverlässige Kopplungsanalyse vorhanden (weltweit nur einzelne Familien!). Hier muss bei der genetischen Beratung außerdem berücksichtigt werden, dass die Penetranz offenbar erheblich reduziert sein kann. Bei der großen kanadischen Familie von Rahman et al. (1996) hatten von 10 obligaten Anlageträgern nur 1 einen Wilms-Tumor. Der indirekte Nachweis eines Anlageträgerstatus würde daher keine klinisch eindeutige Situation hervorrufen. In Anbetracht dieser Unsicherheiten kann die diagnostische Anwendung von Kopplungsstudien derzeit nicht empfohlen werden.

Besondere Aufmerksamkeit sollte den Patienten mit den in diesem Artikel genannten Syndromen gewidmet werden, da sie ein erhöhtes Risiko haben, an einem Wilms-Tumor zu erkranken. Die Eltern solcher Kinder sollten im Rahmen der genetischen Beratung auf die Vorsorgeuntersuchungen hingewiesen werden, um einen Wilms-Tumor möglichst früh und in therapierbarer Form zu entdecken.

13.9 Literatur

Ashley DJB (1969) The two "hit" and multiple "hit" theories of carcinogenesis. Br J Cancer 23:313–328

Austin MB, Fechner RE, Roggli VL (1986) Pleural malignant mesothelioma following Wilms' tumor. Am J Clin Pathol 86:227–230

Avela K, Lipsanen-Nyman M, Perheentupa J et al. (1997) Assignment of the Mulibrey Nanism gene to 17q by linkage and linkage-disequilibrium analysis. Am J Med Genet 60:896–902

Barbaux S, Niauder P, Gubler M-C et al. (1997) Donor splice-site mutations in *WT1* are responsible for Frasier syndrome. Nat Genet 17:467–470

Barbosa AS, Hadjiathanasiou CG, Theodoridis C et al. (1999) The same mutation affecting the splicing of WT1 gene is present on Frasier syndrome patients with or without Wilms' tumor. Hum Mutat 13:146–153

Beckwith JB (1969) Macroglossia, omphalocele, adrenal cytomegaly, gigantism and hyperplastic visceromegaly. Birth Defects 5:188–196

Beckwith JB, Palmer NF (1978) Histopathology and prognosis of Wilms tumors: results from the First National Wilms' Tumor Study. Cancer 41:1837–1848

Beckwith JB, Kiviat NB, Bonadio JF (1990) Nephrogenic rests, nephroblastomatosis, and the pathogenesis of Wilms' tumor. Pediatr Pathol 10:1–36

Bekanntmachung der Bundesärztekammer (1998) Richtlinien zur Diagnostik der genetischen Disposition für Krebserkrankungen. Dtsch Arztebl 95:1396–1403

Bishop JM (1987) The molecular genetics of cancer. Science 235:305–311

Bloom D (1966) The syndrome of congenital telangiectatic erythema and stunted growth. J Pediatr 68:103–113

Bové KE, McAdams AJ (1976) The nephroblastomatosis complex and its relationship to Wilms' tumor: a clinicopathologic treatise. Perspect Pediatr Pathol 3:185–223

Brenner B, Wildhardt G, Schneider S, Royer-Pokora B (1992) RNA polymerase chain reaction detects different levels of four alternatively spliced WT1 transcripts in Wilms' tumors. Oncogene 7:1431–1433

Brown KW, Gardner A, Williams JC, Mott MG, McDermott A, Maitland NJ (1992) Paternal origin of 11p15 duplications in the Beckwith-Wiedemann syndrome. A new case and a review of the literature. Cancer Genet Cytogenet 58:66–70

Bruening W, Pelletier J (1996) A non-AUG translational initiation event generates novel WT1 isoforms. J Biol Chem 271:8646–8654

Cairney AE, Andrews M, Greenberg M, Smith D, Weksberg R (1987) Wilms tumor in three patients with Bloom syndrome. J Pediatr 111:414–416

Call K, Glaser TM, Ito CY et al. (1990) Isolation and characterization of a zinc finger polypeptide gene at human chromosome 11 Wilms' tumor locus. Cell 60:509–520

Cavenee WK, Dryja TP, Phillips RA et al. (1983) Expression of recessive alleles by chromosomal mechanisms in retinoblastoma. Nature 305:779–784

Cedar H (1988) DNA methylation and gene activity. Cell 53:3–4

Choyke PL, Siegel MJ, Craft AW, Green DM, DeBaun MR (1999) Screening for Wilms tumor in children with Beckwith-Wiedemann syndrome or idiopathic hemihypertrophy. Med Pediatr Oncol 32:196–200

Clericuzio CL (1999) Recognition and management of childhood cancer syndromes. Am J Med Genet 89:81–90

Compton DA, Weil MM, Jones C, Riccardi VM, Strong LC, Saunders GF (1988) Long range physical map of the Wilms' tumor-aniridia region on human chromosome 11. Cell 55:827–836

Coppes MJ, Liefers GJ, Higuchi M, Zinn AB, Balfe JW, Williams BRG (1992) Inherited WT1 mutation in Denys-Drash syndrome. Cancer Res 52:6125–6128

D'Angio GJ, Breslow N, Beckwith JB et al. (1989) Treatment of Wilms' tumor. Results of the third National Wilms' Tumor Study. Cancer 64:349–360

DeBustros A, Nelkin BD, Silverman A, Ehrlich G, Poiesz B, Baylin SB (1988) The short arm of chromosome 11 is a "hot spot" for hypermethylation in human neoplasia. Proc Natl Acad Sci USA 85:5693–5697

Delemarre JFM, Sandstedt B, Gerard Marchant R, Tournade MF (1982) SIOP nephroblastoma trials and studies, morphological aspects. In: Raybaud C, Clement R, Lebreuil

G, Bernard JL (eds) Pediatric oncology. Excerpta medica, Amsterdam Oxford Princeton, pp 261–272

Demmer L, Primack W, Loik V, Brown R, Therville N, McElreavey K (1999) Frasier syndrome: a cause of focal segmental glomerulosclerosis in a 46, XX female. J Am Soc Nephrol 10:2215–2218

Denys P, Malvaux P, Van den Berghe H, Tanghe W, Proesmans W (1967) Association d'un syndrome anatomopathologique de pseudohermaphrodisme masculin, d'une tumeur de Wilms, d'une nephropathie parenchymateuse et d'un mosaicisme XX/XY. Arch Fr Pediatr 24:729–739

Diller L, Ghahremani M, Morgan J et al. (1998) Constitutional WT1 mutations in Wilms' tumor patients. J Clin Oncol 16:3634–3640

Doerfler W (1983) DNA methylation and gene activity. Annu Rev Biochem 52:93–124

Drash A, Sherman F, Hartmann WH, Blizzard RM (1970) A syndrome of pseudohermaphroditism, Wilms' tumor, hypertension and degenerative renal disease. J Pediatr 76:585–593

Drechsler M, Meijers-Heijboer EJ, Schneider S et al. (1994) Molecular analysis of aniridia patients for deletions involving the Wilms' tumor gene. Hum Genet 94:331–338

Fantes JA, Bickmore WA, Fletcher JM, Ballesta F, Hanson IM, Heyningen V van (1992) Submicroscopic deletions at the WAGR locus, revealed by nonradioactive in situ hybridisation. Am J Hum Genet 51:1286–1294

Faucette K, Carey J, Lemons R, Toledano S (1991) Trisomy 18 and Wilms tumor: is there an association? Clin Res 39:96 A

Fearon ER, Vogelstein B (1990) A genetic model for colorectal tumorigenesis. Cell 61:759–767

Fearon ER, Cho KR, Nigro JM et al. (1990) Identification of a chromosome 18q gene is altered in colorectal cancers. Science 247:49–56

Ferguson-Smith AC, Reik W, Surani MA (1990) Genomic imprinting and cancer. Cancer Surv 9:487–503

Foulds L (1958) The natural history of cancer. J Chronic Dis 8:2–37

Francke U, Holmes LB, Atkins L, Riccardi VM (1979) Aniridia-Wilms' tumor association: evidence for specific deletion of 11p13. Cytogenet Cell Genet 24:185–192

Fraumeni JF, Glass AG (1968) Wilms' tumor and congenital aniridia. J Am Med Assoc 206:825–828

Frebourg T, Friend SH (1992) Cancer risks from germline p53 mutations. J Clin Invest 90:1637–1641

Friedman JM (1997) Genetics and epidemiology, congenital anomalies and cancer. Am J Hum Genet 60:469–473

Friend SH, Bernards R, Rogelj S et al. (1986) A human DNA segment with properties of the gene that predisposes to retinoblastoma and osteosarcoma. Nature 323:643–646

Geiser CF, Schindler AM (1969) Long survival in a male with 18-trisomy syndrome and Wilms tumor. Pediatrics 44:111–116

German J (1969) Bloom's syndrome. I. Genetical and clinical observations in the first twenty-seven patients. Am J Hum Genet 21:196–227

Gessler M, Bruns GAP (1989) A physical map around the WAGR complex on the short arm of chromosome 11. Genomics 5:43–55

Gessler M, Poustka A, Cavenee W, Neve RL, Orkin SH, Bruns GAP (1990) Homozygous deletion in Wilms' tumours of a zinc finger gene identified by chromosome jumping. Nature 343:774–778

Greenberg F, Stein F, Gresik MV et al. (1986) The Perlman familial nephroblastomatosis syndrome. Am J Med Genet 24:101–110

Greger V, Passarge E, Höpping W, Messmer E, Horsthemke B (1989) Epigenic changes may contribute to the formation and spontaneous regression of retinoblastoma. Hum Genet 83:155–158

Grundy P, Koufos A, Morgan K, Li FP, Meadows AT, Cavenee WK (1988) Familial predisposition to Wilms' tumour does not map to the short arm of chromosome 11. Nature 336:374–376

Grundy P, Breslow N, Green DM, Sharples K, Evans A, D'Angio GJ (1989) Prognostic factors for children with recurrent Wilms' tumor: results from the second and third National Wilms' Tumor Study. J Clin Oncol 7:638–647

Grundy RG, Kempski HM, Pritchard J, Cowell JK (1994) A molecular genetic study of Perlman syndrome – another piece of the "Wilms' jigsaw". SIOP, Ninth Schweisguth Prize Winning Paper

Haber DA, Sohn RL, Buckler AJ, Pelletier J, Call KM, Housman DE (1991) Alternative splicing and genomic structure of the Wilms' tumor gene WT1. Proc Natl Acad Sci USA 88:9618–9622

Habib R, Loirat C, Gubler MC (1985) The nephropathy associated with male pseudohermaphroditism and Wilms' tumour (Drash syndrome): a distinctive glomerular lesion-report of 10 cases. Clin Nephrol 24:269–278

Hao Y, Crenshaw T, Moulton T, Newcomb E, Tycko B (1993) Tumour suppressor activity of H19 RNA. Nature 365:764–767

Hartley AL, Birch JM, Tricker K et al. (1993) Wilms tumor in the Li-Fraumeni cancer family syndrome. Cancer Genet Cytogenet 67:133–135

Hartley AL, Birch JM, Harris M et al. (1994) Leukemia, lymphoma, and related disorders in families of children diagnosed with Wilms' tumor. Cancer Genet Cytogenet 77:129–133

Hatada I, Ohashi H, Fukushima Y et al. (1996) An imprinted gene p57(KIP2) is mutated in Beckwith-Wiedemann syndrome. Nat Genet 14:171–173

Hawkins M, Draper G, Kingston J (1987) Incidence of second primary tumours among childhood cancer survivors. Br J Cancer 56:339–347

Henneveld HT, Lingen RA van, Hamel BC, Stolte-Dijkstra I, Essen AJ van (1999) Perlman syndrome: four additional cases and review. Am J Med Genet 86:439–446

Hoffman M (1991) How parents make their mark on genes. Science 252:1250–1251

Hofmann W, Royer HD, Drechsler M, Schneider S, Royer-Pokora B (1993) Characterization of the transcriptional regulatory region of the human WT1 gene. Oncogene 8:3123–3132

Hoovers JMN, Kalikin LM, Johnson LA et al. (1995) Multiple genetic loci within 11p15 defined by Beckwith-Wiedemann syndrome rearrangement breakpoints and subchromosomal transferable fragments. Proc Natl Acad Sci USA 92:12456–12460

Huff V, Compton DA, Chao L-Y, Strong LC, Geiser CF, Saunders GF (1988) Lack of linkage of familial Wilms' tumour to chromosomal band 11p13. Nature 336:377–378

Huff V, Reeve AE, Leppert M et al. (1992) Nonlinkage of 16q markers to familial predisposition to Wilms' tumor. Cancer Res 52:6117–6120

Hughes-Benzie RM, Hunter AGW, Allanson JE, MacKenzie AE (1992) Simpson-Golabi-Behmel syndrome associated with renal dysplasia and embryonal tumour: linkage to Xq21>qcent. Am J Med Genet 43:428–435

Hunger SP, Sklar J, Link MP (1992) Acute lymphoblastic leukemia occurring as a second malignant neoplasm in childhood: report of three cases and review of the literature. J Clin Oncol 10:156–163

Inoue H, Miki H, Oshimo K et al. (1995) Familial hyperparathyroidism associated with jaw fibroma: case report and literature review. Clin Endocrinol (Oxf) 43:225–229

Jadresic L, Leake J, Gordon I et al. (1990) Clinicopathologic review of twelve children with nephropathy, Wilms' tumor and genital abnormalities (Drash syndrome). J Pediatr 117:717–725

Jeanpierre C, Denamur E, Henry I et al. (1998a) Identification of constitutional WT1 mutations, in patients with isolated diffuse mesangial sclerosis, and analysis of genotype/phenotype correlations by use of a computerized mutation database. Am J Hum Genet 62:824–833

Jeanpierre C, Beroud C, Niaudet P, Junien C (1998b) Software and database for the analysis of mutations in the human WT1 gene. Nucleic Acids Res 26:271–274

Kakinuma A, Morimoto I, Nakano Y et al. (1994) Familial primary hyperparathyroidism complicated with Wilms' tumor. Intern Med 33:123–126

Kaplinsky C, Ghahremani M, Frishberg Y, Rechavi G, Pelletier J (1996) Familial Wilms tumor associated with a WT1 zinc finger mutation. Genomics 38:451–453

Karayalcin G, Shanske A, Honigman R (1981) Wilms' tumor in a 13-year old girl with trisomy 18. Am J Dis Child 135:665–666

Kennedy D, Ramsdale T, Mattick J, Littel M (1996) An RNA recognition motif in Wilms' tumour protein (WT1) revealed by structural modelling. Nat Genet 12:329–332

Klamt B, Koziell A, Poulat F et al. (1998) Frasier syndrome is caused by defective alternative splicing of WT1 leading to an altered ratio of WT1 +/– KTS splice isoforms. Hum Mol Genet 7:709–714

Knudson AG (1971) Mutation and cancer: statistical study of retinoblastoma. Proc Natl Acad Sci USA 68:820–823

Knudson AG, Strong LC (1972) Mutation and cancer: a model for Wilms' tumor of the kidney. J Natl Canc Inst 48:313–324

Koufos A, Grundy P, Morgan K et al. (1989) Familial Wiedemann-Beckwith syndrome and a second Wilms' tumor locus map to 11p15.5. Am J Hum Genet 44:711–719

Kreidberg JA, Sarlola H, Loring JM et al. (1993) WT-1 is required for early kidney development. Cell 74:679–691

Lam WWK, Hatada I, Ohishi S et al. (1999) Analysis of germ-line CDKN1 C (p57^{KIP2}) mutations in familial and sporadic Beckwith-Wiedemann syndrome (BWS) provides a novel genotype-phenotype correlation. J Med Genet 36:518–523

Lapunzina P, Rodriguez JI, Matteo E de, Garcia R, Moreno F (1995) Mulibrey nanism: three additional patients and a review of 39 patients. Am J Med Genet 55:349–355

Larsson SH, Charlieu J-P, Miyagawa K et al. (1995) Subnuclear localization of WT1 in splicing or transcription factor domains is regulated by alternative splicing. Cell 81:391–401

Lee MP, DeBaun M, Randhawa G, Reichard BA, Elledge SJ, Feinberg AP (1997) Low frequency of p57KIP2 mutation in Beckwith-Wiedemann syndrome. Am J Hum Genet 61:304–309

Li FP, Williams WR, Gimbrere K, Flamant F, Green DM, Meadows AT (1988) Heritable fraction of unilateral Wilms tumor. Pediatrics 81:147–149

Li M, Squire J, Weksberg R (1998) Molecular genetics of Wiedemann-Beckwith syndrome. Am J Med Genet 79:253–259

Little M, Wells C (1997) A clinical overview of WT1 gene mutations. Hum Mutat 9:209–225

Ludwig R, Weirich A, Pötter R et al. (1992) Präoperative Chemotherapie des Nephroblastoms: vorläufige Ergebnisse der Therapiestudie SIOP-9/GPO. Klin Pädiatr 204:204–213

Ludwig R, Weirich A, Bürger D et al. (1997) Durchführung eines neuen Therapiekonzepts für Nephroblastome im Bereich der Gesellschaft für Pädiatrische Onkologie und Hämatologie SIOP9/GPOH. Monatsschr Kinderheilkd 145:128–135

Madden SL, Cook DM, Morris JF, Gashler A, Sukhatme VP, Rauscher III FJ (1991) Transcriptional repression mediated by the WT1 Wilms' tumor gene product. Science 253:1550–1553

Mannens M, Slater RM, Heyting C et al. (1988) Molecular nature of genetic changes resulting in loss of heterozygosity of chromosome 11 in Wilms' tumor. Hum Genet 81:41–48

Mannens M, Alders M, Redeker B et al. (1996) Positional cloning of genes involved in the Beckwith-Wiedemann syndrome, hemihypertrophy, and associated childhood tumors. Med Pediatr Oncol 27:490–494

Marx JL (1988) A parent's sex may affect gene expression. Science 239:352–353

Matsunaga E (1981) Genetics of Wilms' tumor. Hum Genet 57:231–246

Maw MA, Grundy PE, Millow LJ et al. (1992) A third Wilms' tumor locus on chromosome 16q. Cancer Res 52:3094–3098

McDonald JM, Douglass EC, Fisher R et al. (1998) Linkage of familial Wilms' tumor predisposition to chromosome 19 and a two-locus model for the etiology of familial tumors. Cancer Res 58:1387–1390

Menke A, McInnes L, Hastie N, Schedl A (1998) The Wilms tumor suppressor WT1: approaches to gene function. Kidney Int 53:1512–1518

Mierau GW, Beckwith JB, Weeks DA (1987) Ultrastructure and histogenesis of the renal tumors of childhood: an overview. Ultrastruct Pathol 11:313–333

Miller RW, Fraumeni JF, Manning MD (1964) Association of Wilms' tumor with aniridia, hemihypertrophy and other congenital malformations. N Engl J Med 271:703–707

Monk M (1987) Memories of mother and father. Nature 328:203–204

Mundlos S, Pelletier J, Darveau A, Bachmann M, Winterpracht A, Zabel B (1993) Nuclear localization of the protein encoded by the Wilms' tumor gene WT1 in embryonic and adult tissues. Development 119:1329–1341

Narod S, Hawkins MM, Robertson CM, Stiller CA (1997) Congenital anomalies and childhood cancer in Great Britain. Am J Hum Genet 60:474–485

National Wilms' Tumor Study Committee (1991) Wilms' tumor: status report, 1990. J Clin Oncol 5:877–887

Neyroud N, Tesson F, Denjoy I et al. (1997) A novel mutation in the potassium channel gene KVLQT1 causes the Jervell and Lange-Nielsen cardioauditory syndrome. Nat Genet 15:186–189

O'Keefe D, Dao D, Zhao L et al. (1997) Coding mutations in p57^{KIP2} are present in some cases of Beckwith-Wiedemann syndrome but are rare or absent in Wilms tumours. Am J Hum Genet 61:295–303

Paavola P, Salonen R, Weissenbach J, Peltonen L (1995) The locus for Meckel syndrome with multiple congenital anomalies maps to chromosome 17q21–q24. Nat Genet 11:213–215

Paavola P, Avela K, Horelli-Kuitunen N et al. (1999) High-resolution physical and genetic mapping of the critical region for Meckel syndrome and Mulibrey Nanism on chromosome 17q22-q23. Genome Res 9:267–276

Pelletier J, Bruening W, Kashtan CE et al. (1991a) Germline mutations in the Wilms' tumor suppressor gene are associated with abnormal urogenital development in Denys-Drash syndrome. Cell 67:437–447

Pelletier J, Bruening W, Li FP, Haber DA, Glaser T, Housman DE (1991b) WT1 mutations contribute to abnormal genital system development and hereditary Wilms' tumour. Nature 353:431–434

Pelletier J, Schalling M, Buckler AJ, Rogers A, Haber DA, Housman D (1991c) Expression of the Wilms' tumor gene WT1 in the murine urogenital system. Genes Dev 5:1345–1356

Pendergrass TW (1976) Congenital anomalies in children with Wilms' tumor: a new survey. Cancer 37:403–409

Perheentupa J, Autio S, Leisti S, Raitta C (1970) Mulibrey nanism: dwarfism with muscle, liver, brain and eye involvement. Acta Paediatr Scand 59:74–75

Perheentupa J, Autio S, Leisti S, Raitta C, Tuuteri L (1973) Mulibrey-nanism, an autosomal recessive syndrome with pericardial constriction. Lancet 2:351–355

Perlman M, Goldberg GM, Bar-Ziv J, Danovitch G (1973) Renal hamartomas and nephroblastomatosis with fetal gigantism: a familial syndrome. J Pediatr 83:414–418

Pilia G, Hughes-Benzie RM, MacKenzie A et al. (1996) Mutations in GPC3, a glypican gene, cause the Simpson-Golabi-Behmel overgrowth syndrome. Nat Genet 12:241–247

Ping AJ, Reeve AE, Law DJ, Young MR, Boehnke M, Feinberg AP (1989) Genetic linkage of Beckwith-Wiedemann syndrome to 11p15. Am J Hum Genet 44:720–723

Pritchard-Jones K (1997) Molecular genetic pathways to Wilms tumor. Crit Rev Oncogen 8:1–27

Pritchard-Jones K, Hastie ND (1990) Wilms tumour as a paradigm for the relationship of cancer to development. Cancer Surv 9:555–578

Pritchard-Jones K, Fleming S (1991) Cell types expressing the Wilms' tumour gene (WT1) in Wilms' tumours: implications for tumour histogenesis. Oncogene 6:2211–2220

Pritchard-Jones K, Fleming S, Davidson D et al. (1990) The candidate Wilms' tumour gene is involved in genitourinary development. Nature 346:194–197

Pritchard-Jones K, Renshaw J, Kind-Underwood L (1994) The Wilms' tumor (WT1) gene is mutated in a secondary leukemia in a WAGR patient. Hum Mol Genet 3:1633–1637

Rahman N, Arbour L, Tonin P et al. (1996) Evidence for a familial Wilms' tumour gene (FWT1) on chromosome 17q12-q21. Nat Genet 13:461–463

Rahman N, Arbour L, Tonin P et al. (1997) The familial Wilms' tumour susceptibility gene, FWT1, may not be a tumour suppressor gene. Oncogene 14:3099–3102

Rahman N, Abidi F, Ford D et al. (1998) Confirmation of FWT1 as a Wilms' tumour susceptibility gene and phenotypic characteristics of Wilms' tumour attributable to FWT1. Hum Genet 103:547–556

Rauscher FJ, Morris JF, Tournay OE, Cook DM, Curran T (1990) Binding of the Wilms' tumor locus zinc finger protein to the EGR-1 consensus sequence. Science 250:1259–1262

Razin A, Riggs AD (1980) DNA methylation and gene function. Science 210:604–610

Reik W (1989) Genomic imprinting and genetic disorders in man. TIG 5:331–336

Reik W, Surani MA (1989) Genomic imprinting and embryonal tumours. Nature 338:112–113

Reik W, Collick A, Norris ML, Barton SC, Surani MA (1987) Genomic imprinting determines methylation of parental alleles in transgenic mice. Nature 328:248–251

Riccardi VM, Sujansky E, Smith AC, Francke U (1978) Chromosomal imbalance in the aniridia-Wilms' tumor association: 11p interstitial deletion. Pediatrics 61:604–610

Royer-Pokora B, Ragg S, Heckl-Östreicher B et al. (1991) Direct pulsed field gel electrophoresis of Wilms' tumors shows that DNA deletions in 11p13 are rare. Genes Chromosomes Cancer 3:89–100

Sakai T, Toguchida J, Ohtani N, Yandell DW, Rapaport JM, Dryja TP (1991) Allele-specific hypermethylation of the retinoblastoma tumor-suppressor gene. Am J Hum Genet 48:880–888

Sapienza C (1991) Genome imprinting and carcinogenesis. Biochim Biophys Acta 1072:51–61

Schmidt D, Harms D (1982) Histologie und Prognose der Nephroblastome. Einfache Klassifizierung unter Berücksichtigung der Sondervarianten. Verh Dtsch Ges Pathol 66:579

Schmidt D, Harms D (1983) Histologie und Prognose der Nephroblastome unter Berücksichtigung der Sondervarianten. Klin Padiatr 195:214–221

Schroeder WT, Chao LY, Dao DD et al. (1987) Nonrandom loss of maternal chromosome 11 alleles in Wilms tumors. Am J Hum Genet 40:413–420

Schumacher V, Schneider S, Figge A et al. (1997) Correlation of germ-line mutations and two-hit inactivation of the WT1 gene with Wilms tumors of stromal-predominant histology. Proc Natl Acad Sci USA 94:3972–3977

Schumacher V, Schärer K, Wühl E et al. (1998) Spectrum of early onset nephrotic syndrome associated with WT1 missense mutations. Kidney Int 53:1594–1600

Schwartz CE, Haber DE, Stanton VP, Strong LC, Skolnick MH, Housman DE (1991) Familial predisposition to Wilms' tumor does not segregate with the WT1 gene. Genomics 10:927–930

Scrable H, Cavenee W, Ghavimi F, Lovell M, Morgan K, Sapienza C (1989) A model for embryonal rhabdomyosarcoma tumorigenesis that involves genome imprinting. Proc Natl Acad Sci USA 86:7480–7484

Seemanová E, Bartsch O (1999) Mulibrey nanism and Wilms tumor. Am J Med Genet 85:76–78

Sharma PM, Bowman M, Madden SL, Rauscher FJ, Sukumar S (1994) RNA editing in the Wilms' tumor susceptibility gene, WT1. Genes Dev 8:720–731

Simila S, Timonen M, Heikkinen E (1980) A case of Mulibrey nanism with associated Wilms' tumor. Clin Genet 17:29–30

Steenman M, Westerveld A, Mannens M (2000) Genetics of Beckwith-Wiedemann syndrome-associated tumors: common genetic pathways. Genes Chromosomes Cancer 28:1–13

Stiller CA, Lennox EL, Wilson LM (1987) Incidence of cardiac septal defects in children with Wilms' tumour and other malignant diseases. Carcinogenesis 8:129–132

Sukhatme VP, Cao X, Chang LC et al. (1988) A zinc finger encoding gene coregulated with c-fos during growth and differentiation and after cellular depolarization. Cell 53:37–43

Ton CCT, Hirvonen H, Miwa H et al. (1991) Positional cloning and characterization of a paired box- and homeobox-containing gene from the aniridia region. Cell 67:1059–1074

Van Heyningen V, Bickmore WA, Seawright A et al. (1990) Role for the Wilms' tumor gene in genital development? Proc Natl Acad Sci USA 87:5383–5386

Versteege I, Sévenet N, Lange J et al. (1998) Truncating mutations of hSNF5/INI1 in aggressive paediatric cancer. Nature 394:203–206

Vogel F (1957) Neue Untersuchungen zur Genetik des Retinoblastoms (glioma retinae). Z Menschl Vererbung Konstitutionslehre 34:205–236

Vogel F (1979) Genetics of retinoblastoma. Hum Genet 52:1–54

Wang Q, Curran ME, Splawski I et al. (1996) Positional cloning of a novel potassium channel gene: KVLQT1 mutations cause cardiac arrhythmias. Nat Genet 12:17–23

Waziri M, Patil S, Hanson J, Bartley SA (1983) Abnormality of chromosome 11 in patients with features of Beckwith-Wiedemann syndrome. J Pediatr 102:873–876

Weinberg RA (1989) Oncogenes, antioncogenes, and the molecular bases of multistep carcinogenesis. Cancer Res 15:3713–3721

Weirich A, Schmidt D, Harms D, Ludwig R (1994) Distribution of subtypes in standard Wilms' tumour after pre-operative chemotherapy and its possible influence on the patients cure rate. Med and Ped Oncol 23:217 (P-114)

Weksberg R, Teshima I, Williams BRG et al. (1993) Molecular characterization of cytogenetic alterations associated with the Beckwith-Wiedemann syndrome (BWS) phenotype refines the localization and suggests the gene for BWS is imprinted. Hum Mol Genet 2:549–556

Wiedemann HR (1964) Complexe malformatif familial avec hernie ombilicale et macroglossie. Un „syndrome nouveau". J Genet Hum 13:223–232

Wiedemann HR (1983) Tumours and hemihypertrophy associated with Wiedemann-Beckwith syndrome. Eur J Pediatr 141:129–132

Wilkins RJ (1988) Genomic imprinting and carcinogenesis. Lancet 1:329–331

Williams JC, Brown KW, Mott MG, Maitland NJ (1989) Maternal allel loss in Wilms' tumour. Lancet 1:283–284

Wilms M (1899) Die Mischgeschwülste der Niere. Arthur Georgi, Leipzig, S 1–90

Xuan JY, Hughes-Benzie RM, MacKenzie AE (1999) A small interstitial deletion in the GPC3 gene causes Simpson-Golabi-Behmel syndrome in a Dutch-Canadian family. J Med Genet 36:57–58

Zhang Y, Tycko B (1992) Monoallelic expression of the human H19 gene. Nat Genet 1:40–44

Zhang P, Liégeois NJ, Wong C et al. (1997) Altered cell differentiation and proliferation in mice lacking p57^{KIP2} indicates a role in Beckwith-Wiedemann syndrome. Nature 387:151–158

14 Familiäres Prostatakarzinom

Timm O. Goecke und Brigitte Royer-Pokora

Inhaltsverzeichnis

14.1 Einleitung

Das Prostatakarzinom gehört zu den am häufigsten diagnostizierten Tumoren. In den letzten Jahren haben sowohl dessen Inzidenz als auch dessen Mortalität zugenommen, dabei finden sich erhebliche ethnische Unterschiede. Eine hohe Inzidenz besteht bei schwarzen und weißen US-Amerikanern, Schweden, Kanadiern, eine niedrige bei Japanern und Chinesen (Hsing et al. 2000). Trotz erheblicher Inzidenzunterschiede weisen Autopsiedaten darauf hin, dass die Prävalenz latenter Prostatatumoren in verschiedenen Populationen nur eine geringe Variation aufweist (Breslow et al. 1977). Als wesentliche Risikofaktoren für das Prostatakarzinom sind bislang lediglich Alter, ethnischer Hintergrund und positive Familienanamnese etabliert. Etwa 10–15% aller Prostatakarzinome treten familiär auf.

14.2 Inzidenz

Die Inzidenz des Prostatakarzinoms ist bei schwarzen US-Amerikanern mit 137:100 000 (1988–1992, altersstandardisiert) besonders hoch, bei in China lebenden Chinesen mit 2:100 000 (1988–1992, altersstandardisiert) besonders niedrig (Stanford et al. 1999). In USA lebende asiatische Immigranten weisen eine im Vergleich zu ihren Herkunftsländern höhere Inzidenz auf. In Deutschland beträgt die Neuerkrankungsrate 34,7:100 000 (1990, alterskorrigiert, regionales Krebsregister Hamburg) bzw. 36:100 000 (1988–1992, altersstandardisiert, regionales Krebsregister Saarland). Die kumulative Erkrankungsrate bis zum 74. Lebensjahr wird für Deutschland 1990 mit 4% angegeben; der Anteil des Prostatakarzinoms liegt mit 14,5% nach Lungen- und Kolon- bzw. Rektumkarzinom an 3. Stelle

Hereditäre Tumorerkrankungen
D. Ganten / K. Ruckpaul (Hrsg.)
© Springer-Verlag Berlin Heidelberg 2001

(Black et al. 1997). Für 1997 wird der Anteil des Prostatakarzinoms an der Gesamtzahl der Krebserkrankungen in Deutschland mit 16,9% eingeschätzt und liegt damit nach dem Lungenkarzinom mit 17,1% auf Rang 2. Die Variation der Inzidenz könnte Ausdruck genetischer Unterschiede zwischen den Populationen sein; die Anpassung der Inzidenz bei Immigranten an die der umgebenden Bevölkerung weist auf exogene Faktoren hin.

Die Prostatakarzinominzidenz hat sich auch über die Zeit verändert. Bereits vor Einführung des PSA-Tests (prostataspezifisches Antigen) ergab sich eine geringe Inzidenzsteigerung. Nach seiner Einführung 1986 stieg die Inzidenz bei US-Amerikanern um über 100% mit einem Gipfelwert bei 1992. In den USA rangiert das Prostatakarzinom noch vor Lungenkrebs und kolorektalem Karzinom. Der deutliche Inzidenzanstieg wird am ehesten auf die verbesserte Diagnostik zurückgeführt (Jacobsen et al. 1995; Potosky et al. 1995). Ein Teil der Zunahme wird auch mit der steigenden Lebenserwartung erklärt. Die geschätzte Zahl an Prostatakrebs Erkrankter betrug 1997 in Deutschland knapp 28 000.

Das mediane Alter bei Diagnose beträgt 70–75 Jahre (Boyle u. Severi 1999).

14.3 Mortalität

Neben der Inzidenzsteigerung bestand eine Zunahme der Mortalität bei weißen US-Amerikanern um 21,7% für die Jahre 1973–1991 bzw. eine Abnahme um 7,3% zwischen 1991 und 1995 (Stanford et al. 1999). 1990 betrug die Mortalität bei Prostatakarzinom in Deutschland 15,4:100 000 (altersstandardisiert, regionales Hamburger Krebsregister). Die kumulative Rate bis zum 74. Lebensjahr lag bei 1,4% (Black et al. 1997). Der Anteil der Sterbefälle durch Prostatakarzinom an der Gesamtzahl der Sterbefälle durch Krebserkrankungen wird in Deutschland für 1997 mit 10,6% eingeschätzt. Das entspricht etwa 11 000 Sterbefällen. Dieser Anteil wird nur noch von kolorektalem (12,7%) und Lungenkrebs (26,4%) übertroffen.

Das mediane Todesalter bei Prostatakarzinom liegt bei 77–80 Jahren (Boyle u. Severi 1999).

14.4 Ethnische Unterschiede

Die Krebsinzidenz hängt vom Umfang der Screeningverfahren in einer Bevölkerung ab. Screening für Prostatakarzinom wird in verschiedenen Ländern unterschiedlich gehandhabt; dies allein erklärt aber nicht die deutlichen ethnischen Inzidenzunterschiede. Shimizu et al. (1991) und Shibata et al. (1997) zeigten, dass der Inzidenzunterschied z. B. zwischen Japanern, die in Japan bzw. in USA leben, sich unter Berücksichtigung von Screening verkleinert, aber nicht aufhebt. Die deutliche ethnische Variation in der Inzidenz des Prostatakarzinoms zwischen Asiaten bzw. Weißen und Schwarzen in USA ist u. a. mit unterschiedlichen Ernährungsgewohnheiten in Zusammenhang gebracht worden. Durch Anpassung an westliches Lebens- und Ernährungsverhalten dürfte die zunehmende Prostatakarzinominzidenz z. T. sowohl bei Immigranten als auch in den Populationen mit niedriger Inzidenz erklärbar sein. Zusätzlich werden Populationsunterschiede in den Häufigkeiten genetischer Polymorphismen (z. B. im Androgenrezeptor-, 5α-Reduktase- oder Vitamin-D-Rezeptor-Gen) als Ursache für die Inzidenzunterschiede diskutiert (s. unten). Bezüglich der Wiederholungswahrscheinlichkeiten fanden Whittemore et al. (1995) in ihrer Fall-Kontroll-Studie allerdings für Angehörige von Schwarzen nur gering höhere relative Risiken als von Weißen bzw. Asiaten. Hayes et al. (1995) sahen ebenfalls keine signifikanten Unterschiede der relativen Erkrankungsrisiken bei den Angehörigen von schwarzen und weißen US-Amerikanern.

14.5 Sporadisches Prostatakarzinom

Die meisten Prostatakarzinome, 60–70%, entstehen in der peripheren Zone, 10–20% in der Übergangszone und 5–10% in der zentralen Zone der Prostata. 95% der Prostatakarzinome sind Adenokarzinome. Sie sind häufig multifokal. Ein Vorläufer ist die prostatische intraepitheliale Neoplasie [Übersicht bei Häggman et al. (1997)]. Sie weist die zytologischen Charakteristika eines Prostatakarzinoms auf. Im Gegensatz zum Karzinom ist jedoch bei der prostatischen intraepithelialen Neoplasie (PIN) die Basalmembran erhalten. Eine hochgradige intraepitheliale Neoplasie (HGPIN) ist in etwa 80% der Fälle mit einem invasiven Prostatakarzinom assoziiert. Für die Entwicklung von PIN zur HGPIN bzw. zum frühen latenten Karzinom werden ≥10 Jahre und zum klinisch signifikanten Karzinom weitere 3–15 Jahre angenommen (Bostwick 1992). Das Tumorwachstum erfolgt meist in Richtung des Apex. Bei weiterer Ausbreitung des Tumors werden die Prostatakapsel penetriert und die Samenblasen infiltriert. Charakteristisch ist das Wachstum entlang der Nervenscheiden. Zunächst werden die Lymphknoten der Fossa obturatoria befallen, später erfolgt die Ausbreitung in die iliakalen, sakralen und periaortalen Lymphknoten. Knochenmetastasen finden sich meist in der Lendenwirbelsäule und, in abnehmender Häufigkeit, u.a. im proximalen Femur, Becken und in der Brustwirbelsäule. Viszerale Organe wie Lunge, Leber und Nebenniere sind seltener befallen. Androgene sind für die Prostata und Prostatakarzinomentwicklung von großer Bedeutung.

Ein inzidentelles Prostatakarzinom wird bei unauffälligem Primärbefund zufällig z.B. bei einem operativen Eingriff für eine benigne Prostatahyperplasie gefunden. Als latentes Prostatakarzinom wird ein Tumor bezeichnet, der klinisch stumm ist und erst autoptisch entdeckt wird. Von einem okkulten Prostatakarzinom wird gesprochen, wenn die Diagnose des Karzinoms über Metastasen bei klinisch nicht bekanntem Primärtumor erfolgt. Das Verhältnis zwischen Prävalenz bei Autopsie und Lebenszeitinzidenz des Prostatakarzinoms wird bei Männern von 50–54 Jahren mit 330:1, von 60–64 Jahren mit 85:1 und von 70–74 Jahren mit 51:1 eingeschätzt (Waterbor et al. 1995).

14.5.1 Diagnostik

Das Prostatakarzinom verursacht in den frühen Stadien keine Symptome. Wenn Symptome auftreten, meist Miktionsbeschwerden, seltener Beschwerden durch Knochenmetastasen, weist dies auf ein lokal fortgeschrittenes bzw. bereits metastasierendes Karzinom hin. Die Diagnostik erfolgt mittels digitaler rektaler Untersuchung (DRU), der Bestimmung des prostataspezifischen Antigens (PSA) und transrektaler Ultraschalluntersuchung (TRUS), ggf. ergänzt durch Biopsien (so genannte Sextantenbiopsie oder transrektale Feinnadelaspiration). Weitere Untersuchungen dienen der Stadienabklärung (Staging). Für die Diagnostik des Prostatakarzinoms liegen Leitlinien vor (Miller u. Weißbach 1999).

14.5.2 Stadieneinteilung

Die Stadieneinteilung (Staging) erfolgt nach dem TNM-System, bei dem der primäre Tumor (T), der regionäre Lymphknotenbefall (N) und Fernmetastasen (M) bewertet werden (Tabelle 14.1). Die primäre T-Kategorisierung basiert auf der digitalen rektalen Untersuchung. Für die Beurteilung des regionären Lymphknotenstatus ist die pelvine Lymphadenektomie nützlich. Die Sensitivität der Computer- bzw. Kernspintomographie zur Klärung des regionären Lymphknotenbefalls ist gering. Die Erfassung von Fernmetastasen erfolgt über Skelettszintigraphie (bei einem PSA >10 ng/ml) bzw. Röntgenuntersuchungen. Eine sichere Festlegung der T- und N-Kategorie ist mit klinischer und bildgebender Abklärung allein nicht möglich.

Im amerikanischen Schrifttum wird auch die Stadieneinteilung nach Whitmore und Jewett benutzt (Whitmore 1984; Jewett 1975). Sie beinhaltet die Kategorien A (klinisch nicht erfassbarer, auf die Prostata begrenzter Tumor, inzidenteller Befund bei Prostatachirurgie) bis D (metastasierender Tumor).

14.5.3 Grading

Der Grad der Malignität (Grading) wird histomorphologisch und an der Zellkernatypie beurteilt. Es werden
- hochdifferenzierte,
- mäßig differenzierte und
- entdifferenzierte Karzinome unterschieden.

Häufig liegen unterschiedliche Differenzierungsgrade in verschiedenen Tumoranteilen vor. In den USA erfolgt das Grading meist nach dem Gleason-System (Gleason et al. 1974 u. 1977). Bewertet wird die glanduläre Architektur bei geringer mikroskopischer Vergrößerung. Es werden 5 Grade (1–5) unterschieden. Der primäre Grad beschreibt das am häufigsten, der sekundäre Grad das am zweithäufigsten beobachtete Krebsmuster eines Tumors. Beide Grade werden im so genannten Gleason-Score addiert (2–10). Ein Gleason-Score von 2–4 entspricht einem gut differenzierten, von 5–7 einem mäßig differenzierten und von 8–10 einem schlecht oder entdifferenzierten Karzinom. In Deutschland wird häufig die Klassifikation nach Dhom verwendet (Dhom 1981 u. 1991).

Bei sehr früh erfassten Karzinomen kann anhand der Tumorgröße und des Gradings nicht sicher auf die biologische Relevanz des Tumors geschlossen

Tabelle 14.1. TNM-Stadieneinteilung

T – Primärtumor

TX	Primärtumor kann nicht beurteilt werden
T0	Kein Anhalt für Primärtumor
T1	Klinisch inapparenter Tumor, normaler DRU- und TRUS-Befund
T1a	Inzidenziell gefundener Krebsanteil in ≤5% des resezierten Gewebes
T1b	Inzidenziell gefundener Krebsanteil in >5% des resezierten Gewebes
T1c	Erfassung durch Biopsie (z. B. bei erhöhtem PSA)
T2	Tumor auf Prostata begrenzt
T2a	Tumor palpabel (DRU) oder sichtbar mit TRUS, einseitig
T2b	Tumor palpabel (DRU) oder sichtbar mit TRUS, beidseitig
T3	Tumorausdehnung über Prostatakapsel hinaus
T3a	Extrakapsuläre Ausdehnung, ein- oder beidseitig
T3b	Infiltration der Samenblase(n)
T4[a]	Tumor ist fixiert und infiltriert Nachbarstrukturen [über Samenblase(n) hinausgehend]: Blasenhals, externer Sphinkter, Rektum, Levatormuskel, Beckenwand

N – regionäre Lymphknoten

NX	Regionäre Lymphknoten können nicht beurteilt werden
N0	Keine regionären Lymphknotenmetastasen
N1	Metastase(n) in einem oder mehreren regionären Lymphknoten

M – Fernmetastasen

MX	Fernmetastasen können nicht beurteilt werden
M0	Keine Fernmetastasen
M1	Fernmetastasen nachgewiesen
M1a	Nicht regionäre(r) Lymphknoten
M1b	Knochen
M1c	Andere Lokalisation

G – histopathologisches Grading

GX	Nicht beurteilbar
G1	Gut differenziert, leichte Anaplasie
G2	Mäßig differenziert, mäßige Anaplasie
G3–4	Schlecht differenziert oder entdifferenziert, ausgeprägte Anaplasie

[a] Infiltration des Apex oder der Prostatakapsel ohne Infiltration extrakapsulären Gewebes gilt als T2.
American Joint Committee on Cancer (AJCC) (1997), *DRU* digitale rektale Untersuchung, *TRUS* transrektaler Ultraschall, *PIN* prostatische intraepitheliale Neoplasie, *PSA* prostataspezifisches Antigen.

werden. Epstein et al. (1994) fanden bei 13% der Tumoren mit einer Größe von 0,2–0,5 cm^3 bereits eine Ausdehnung über die Prostata hinaus. Bei einer Untersuchung der Beziehung zwischen Tod durch Prostatakarzinom und Gleason-Score sind nach 15 Jahren 4–7% der Patienten mit einem Gleason-Score von 2–4, 6–11% mit einem Gleason-Score von ≤5, 18–30% mit einem Gleason-Score von 6, 42–70% mit einem Gleason-Score von 7 und 60–87% mit einem Gleason-Score von 8–10 an ihrem Prostatakarzinom verstorben (Albertsen et al. 1998). Obwohl Prostatakarzinome eher einen langsamen natürlichen Krankheitsverlauf nehmen, weist eine signifikante Gruppe von Patienten aggressivere Tumoren auf. Insofern wäre es wünschenswert, bessere prognostische Marker verfügbar zu haben. Gao et al. (1997) gaben eine Übersicht über bislang bekannte diagnostische bzw. prognostische Marker für das Prostatakarzinom.

14.5.4 Therapie

Die optimale Therapie des Prostatakarzinoms ist Gegenstand kontroverser Diskussionen. Die Wahl der Behandlungsverfahren orientiert sich am Stadium und am Grad des Tumors, dem Gesundheitszustand und der Lebenserwartung des Patienten, der Effizienz des Verfahrens und der damit verbundenen Morbidität sowie der Präferenz des Patienten und des Therapeuten. Leitlinien zur Therapie von Prostatakarzinomen liegen von der Deutschen Gesellschaft für Urologie vor (Miller u. Weißbach 1999). Beim lokal begrenzten Prostatakarzinom kommen abwartende Beobachtung (watchful waiting), die radikale Prostatektomie und Strahlentherapie in Betracht.

Abwartende Beobachtung dürfte v. a. bei älteren Patienten mit kleinen und gut differenzierten Karzinomen angemessen sein.

Bei einer Lebenserwartung des Patienten von ≥10 Jahren konkurrieren die radikale Prostatektomie und Strahlentherapie. Randomisierte prospektive Untersuchungen zum Vergleich der Behandlungsverfahren liegen nicht vor. Bei Patienten mit organbegrenztem Prostatakarzinom wurden erkrankungsfreie Überlebensraten nach 10 Jahren von 70–90% (Catalona et al. 1994; Ohori et al. 1994) berichtet. Eine erektile Dysfunktion ist mit etwa 60%iger und eine Inkontinenz leichterer bzw. mittlerer Ausprägung mit 40%iger bzw. 7%iger Wahrscheinlichkeit 24 Monate nach radikaler Prostatektomie zu erwarten (Stanford et al. 2000). Die 3D-geplante konformierende Bestrahlungstechnik erlaubt eine hohe Strahlendosis im Zielvolumen unter Schonung benachbarter Strukturen. Eine hohe lokale Strahlendosis ist auch mit der interstiellen Strahlentherapie (Implantation von Nukliden) möglich. Durch die Strahlentherapie können u. a. Strahlenzystitis, Impotenz und Urethrastrikturen als Komplikationen auftreten. Bei lokal fortgeschrittenen Tumoren ist die radikale Prostatektomie häufig nicht kurativ; der therapeutische Wert der radikalen Prostatektomie bei positivem Lymphknotenbefund ist fraglich. Bei fortgeschrittenen Tumoren stehen die Hormon- und Strahlentherapie im Vordergrund. Bei Fernmetastasierung wird ein Androgenentzug vorgenommen. Dieser kann durch Orchiektomie – die Testosteronproduktion erfolgt ganz überwiegend in den Testes – und/oder durch Beeinflussung der Hypophysen-Gonaden-Achse (LH-RH-/GnRH-Analoga), der Nebennieren (u. a. Ketokonazol) sowie durch Antiandrogene (u. a. Flutamid) erreicht werden. Letztendlich entwickelt sich bei allen Patienten mit metastasierendem Prostatakarzinom ein androgenunabhängiger Tumor.

14.6 Früherkennung

Früherkennung erfolgt anhand der DRU und der PSA-Bestimmung. Bei positivem Tastbefund wird unabhängig vom PSA-Wert biopsiert, sofern die TRUS keine andere Ursache aufdeckt. Bei negativem Tastbefund wird das weitere Vorgehen vom PSA-Wert abhängig gemacht. Bei einem PSA <4 ng/ml erfolgt die Kontrolle in Jahresabstand. Bei einem PSA von 4–10 ng/ml erfolgt eine PSA-Kontrolle in 4–6 Wochen; bei erneut auffälligem Befund wird biopsiert. Bei einem PSA >10 ng/ml erfolgt die Biopsie. Bei Karzinomverdacht und unauffälligem Biopsiebefund wird eine 2. Biopsie unter Einschluss der Übergangszone vorgenommen.

Ein erhöhtes PSA wird u. a. auch bei der benignen Prostatahyperplasie gefunden. Es wurde deswegen mit Hilfe zusätzlicher Bestimmungsmethoden versucht, die falsch-positive Rate zu verringern und damit die Spezifität des PSA zu steigern. Allerdings lässt sich eine Steigerung der Spezifität durch Bestimmung der PSA-Dichte (PSA/Prostatavolumen), der PSA-Velozität (PSA-Veränderung/Zeit), des freien und gebundenen PSA oder durch den Bezug auf die altersabhängige PSA-Referenz nicht eindeutig sichern [Übersicht bei Brawer (1999)].

Es gilt bislang nicht als bewiesen, dass durch Screening die Mortalität infolge des Prostatakarzinoms gesenkt werden kann. Bei einem Screening von 50- bis 70-Jährigen hätten Betroffene hinsichtlich ihrer Lebenserwartung einen Nutzen von der lokalen Behandlung. Ein Screening ab 45 Jahren wird bei familiärer Prostatakarzinombelastung vorgeschlagen.

14.7 Familiarität

Das familiäre Auftreten des Prostatakarzinoms ist seit längerem bekannt. Cannon et al. (1982) beschrieben anhand einer Mormonengenealogie aus Utah zahlreiche Betroffene über mehrere Generationen. Diverse Fall-Kontroll-Studien fanden fast ausnahmslos erhöhte relative Risiken für Prostatakarzinom bei Angehörigen betroffener Personen. Entsprechende Ergebnisse wurden auch bei Kohortenstudien ermittelt. Es wird geschätzt, dass 10–15% der Prostatakarzinome familiär auftreten (Narod 1998). Neben dem ethnischen Hintergrund gilt eine positive Familiengeschichte als deutlichster Risikofaktor für eine Prostatakarzinomerkrankung. Durchschnittlich besteht ein etwa 2fach erhöhtes Risiko bei Angehörigen eines betroffenen Verwandten I. Grads. Mit zunehmender Zahl der Betroffenen bzw. abnehmendem Manifestationsalter steigen die relativen Risiken für Angehörige. Die Familienbefunde zeigen mehrheitlich, dass das familiäre Prostatakarzinom organspezifisch ist.

14.7.1 Hereditäres Prostatakarzinom

Carter et al. (1993) unterteilten in
- hereditäres,
- familiäres und
- sporadisches Prostatakarzinom.

Hereditäres Prostatakarzinom (Abb. 14.1), etwa 5% des untersuchten Kollektivs, liegt dann vor, wenn entweder
- ≥3 Betroffene innerhalb einer Kernfamilie oder
- Betroffene über 3 Generationen (sowohl maternal als auch paternal) oder
- 2 Verwandte mit einem Erkrankungsalter ≤55 Jahren auftreten (Tabelle 14.2).

Ein familiäres Prostatakarzinom, 21% des untersuchten Kollektivs, liegt bei familiärer Häufung vor, ohne die Kriterien des hereditären Karzinoms zu erfüllen.

Tabelle 14.2. Kriterien für ein hereditäres Prostatakarzinom

Punkt	Kriterien
1.	≥3 Betroffene innerhalb einer Kernfamilie
2.	Betroffene über 3 Generationen (maternal und paternal)
3.	2 Verwandte mit Erkrankungsalter ≤55 Jahren

Carter et al. (1993).

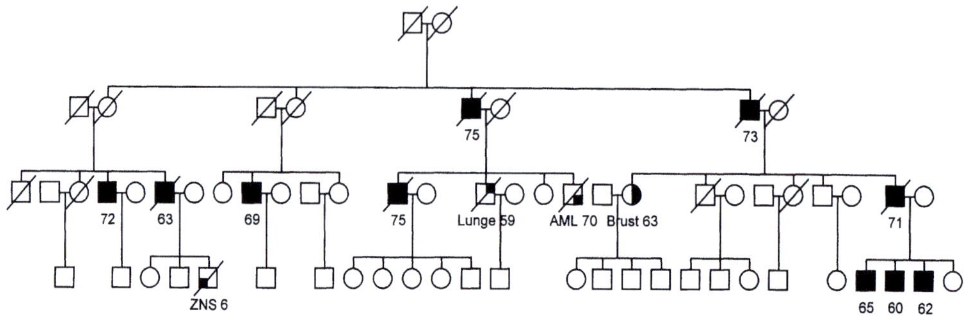

Abb. 14.1. Hereditäres, mit HPC1 gekoppeltes Prostatakarzinom (Bratt et al. 2000). Angegeben sind die jeweiligen Diagnosealter; *AML* akute myeloische Leukämie, *Lunge* Lungenkrebs, *ZNS* Gehirntumor

Ein sporadisches Karzinom ohne weitere betroffene Familienmitglieder wiesen 74% der untersuchten Probanden auf.

14.8 Fall-Kontroll-Studien

Familiäres Auftreten einer Erkrankung wird im Allgemeinen als Evidenz für eine ursächliche Beteiligung genetischer Faktoren, Wirksamkeit gemeinsamer Umweltfaktoren innerhalb einer Familie oder eine Kombination aus beidem angesehen. Sobald Familiarität gesichert ist, können die genetische Komponente und der Erbgang über Segregationsanalysen geklärt werden. Die chromosomale Lokalisation ursächlicher Gene kann dann mit Kopplungsanalysen untersucht werden. Der Vergleich von Manifestationswahrscheinlichkeiten bei Familienangehörigen betroffener Personen gegenü-ber Kontrollen kann u. a. durch die Auswahl der Probanden und Kontrollen sowie fehlerhaften Angaben über Familienmitglieder beeinträchtigt sein und zu falschen Ergebnissen führen (Guo 1998). Mehrheitlich sind die anamnestischen Angaben nicht oder nur z. T. an Stichproben verifiziert. Kerber u. Slattery (1997) verglichen anamnestische Angaben und Datenbankinformationen zu Krebserkrankungen. Die Sensitivität der anamnestischen Angaben zu Prostatakarzinomen in einer Familie beträgt 70%. Konsistente Unterschiede der Verlässlichkeit der Angaben von Betroffenen bzw. Kontrollen wurden von ihnen nicht gefunden.

Praktisch alle Fall-Kontroll-Untersuchungen belegen ein erhöhtes relatives Risiko (RR) von 2–3 für Angehörige Betroffener (Tabelle 14.3). Im Durchschnitt sind die ermittelten Risiken in Klinikkollektiven höher als in bevölkerungsbasierten Kollektiven (Tabelle 14.4, 14.5). In bevölkerungsbasierten Studien bestehen für Brüder höhere relative Risiken als für Väter, was Monroe et al. (1995)

Tabelle 14.3. Relative Risiken bei Angehörigen I. und/oder II. Grads

Autor	OR Angehörige I. Grads	OR Angehörige II. Grads	OR Angehörige I. oder II. Grads
Fincham et al. (1990)[a]	3,32 ($p<0,001$)		
Glover et al. (1998)[b]	2,11 (1,1–4,4) ($p=0,014$)	3,11 (0,8–17,8) ($p=0,071$)	2,3 (1,2–4,5) ($p=0,004$)
Hayes et al. (1995)[a]	3,2 (2,0–5,0) ($p<0,001$)		
Keetch et al. (1995)[b]			3,4 (2,6–4,4) ($p<0,001$)
Narod et al. (1995)[a]	1,72 (1,21–2,44) ($p=0,002$)[c]	1,24 (0,27–5,59) ($p=0,59$)[c]	
Spitz et al. (1991)[b]	2,41 (1,30–4,47) ($p=0,001$)	2,13 (0,80–5,70) (n.s.)	
Steinberg et al. (1990)[b]	2,0 (1,2–3,3) 1 Angehöriger I. Grads	1,7 (1,0–2,99) 1 Angehöriger II. Grads	
Whittemore (1995)[a]	2,4 (1,8–3,1)		
Woolf 1960[a]	3		

[a] bevölkerungsbasiertes Kollektiv.
[b] Klinikkollektiv.
OR Odds-Ratio.
[c] relative Risiken.

Tabelle 14.4. Fall-Kontroll-Untersuchungen (Krankenhauskollektive)

Autor	OR Väter und/oder Brüder	OR Brüder	OR Väter	OR Angehörige I. Grads
Ghadirian et al. (1997)		2,57 (1,44–4,57) ($p=0,001$)	3,77 (2,1–6,79) ($p=0,0001$)	
Glover et al. (1998)				2,11 (1,1–4,4) ($p=0,014$)
Keetch et al. (1995)		4,7 (3,0–7,5) ($p<0,001$)	3,5 (2,4–5,0) ($p<0,001$)	
Meikle et al. (1985)		4		
Mettlin et al. (1995)	6,5 (1,4–30,5)	2,5 (1,6–3,9)	2,3 (1,5–3,3)	
Spitz et al. (1991)		2,66 (1,02–6,94) ($p=0,013$)	2,24 (1,04–4,82) ($p=0,49$)	
Steele et al. (1971)	Fälle: 12,8%, Kontrollen: 5,1%			
Steinberg et al. (1990)	2,7 (0,5–13,2) Väter *und* Brüder	1,9 (0,7–5,2)	2,0 (1,4–3,0)	2,0 (1,2–3,3) 1 Angehöriger I. Grads

OR Odds-Ratio.

Tabelle 14.5. Fall-Kontroll-Untersuchungen (bevölkerungsbasierte Kollektive)

Autor	OR Väter und/oder Brüder	OR Brüder	OR Väter	OR Angehörige I. Grads
Bratt et al. (1999)	3,2 (2,1–5,1) ($p<0,0001$)	3,6 (1,8–7,2) ($p<0,0003$)	2,2 (1,2–4,0) ($p=0,008$)	
Cannon et al. (1982)		2,38 ($p<0,001$)		
Fincham et al. (1990)			3,12 ($p<0,01$)	3,32 ($p<0,001$)
Hayes et al. (1995)		5,3 (2,3–12,5)	2,5 (1,5–4,2)	3,2 (2,0–5,0) ($p<0,001$)
Honda et al. (1988)	3,5 (1,4–10,6)	Fälle: 4; Kontrollen: 0	2,8 (1,1–8,8)	
Lesko et al. (1996)	2,3 (1,7–3,3)	3,0 (1,8–4,9)	1,9 (1,2–3,0)	
	2,2 (1,5–3,0)[a]	3,0 (1,7–5,2)[a]	1,9 (1,2–3,0)[a]	
Narod et al. (1995)		2,62 (1,69–4,06) ($p=0,0002$)[b]	1,22 (0,77–1,94) ($p=0,70$)[b]	
Whittemore (1995)		2,9 (2,0–4,2)		2,4 (1,8–3,1)
Woolf (1960)		2,81 ($p=0,002$)	1,25 ($p=\text{n.s.}$)	3

[a] Multivariate Odds-Ratio; 95%-Konfidenzintervall in Klammern.
[b] relative Risiken.
OR Odds-Ratio.

und Narod et al. (1995) als Hinweis auf eine rezessive bzw. X-chromosomale genetische Komponente werteten. Cannon et al. (1982) fanden 13 Vater-Sohn- bzw. 126 Bruder-Bruder-Cluster, während Bratt et al. (1999a) unter den 11 Familien, die die Kriterien des hereditären Prostatakarzinoms erfüllten, 8 mit paternaler und 3 mit maternaler Transmission sahen. Den Anteil des hereditären Prostatakarzinoms schätzen Bratt et al. (1999a) mit 3,1% bezogen auf ein medianes Diagnosealter von 65,4 Jahren ein. Leider ist bei keiner der Studien zwischen maternalen und paternalen Angehörigen II. Grads unterschieden worden. Deren relative Risiken sind meist nicht signifikant erhöht. Steinberg et al. (1990) fanden mit zunehmender Zahl betroffener Angehöriger sowohl I. als auch II. Grads zunehmende relative Risiken (Tabelle 14.6). Diese sind auch umso größer, je früher das Prostatakar-

Tabelle 14.6. Relative Risiken nach Zahl der betroffenen Angehörigen

n Angehörige I. Grads	OR ≥1 Angehörige I. Grads	*n* Angehörige II. Grads	OR ≥1 Angehörige II. Grads
1	2,2 (1,4–3,5)	1	1,5 (1,3–1,8)
2	4,9 (2,0–12,3)	2	2,3 (1,7–3,3)
≥3	10,9 (2,7–43,1)	≥3	3,6 (2,2–5,9)

OR Odds-Ratio, Steinberg et al. (1990).

zinom diagnostiziert wurde. Im Vergleich zwischen schwarzen und weißen US-Amerikanern ermittelten Whittemore et al. (1995) für Angehörige I. Grads bei Schwarzen trotz der erheblichen Inzidenzunterschiede keine signifikant höheren relativen Risiken als bei Weißen, ebenso wie Hayes et al. (1995) in ihrem Kollektiv (Tabelle 14.7). Ein

Tabelle 14.7. Relative Risiken bezogen auf den ethnischen Hintergrund

Autor	Ethnischer Hintergrund	OR Angehörige I. Grads	OR ≥2 Angehörige I. Grads	OR ≥1 Angehörige II. Grads
Hayes et al. (1995)[a]	US-Weiße	3,1 (1,8–5,3)		
	US-Schwarze	3,4 (1,5–7,5)		
Whittemore et al. (1995)[a]	US-Weiße	1,8 (1,2–2,9)	3,9 (0,8–19)	0,99 (0,41–2,4)
	US-Schwarze	2,6 (1,6–4,3)	9,6 (2,2–42)	0,72 (0,31–1,7)
	US-Asiaten	3,0 (1,7–5,3)	1,6 (0,45–5,8)	1,7 (0,38–7,6)

[a] populationsbasiert.
OR Odds-Ratio.

signifikantes Clustering mit Mammakarzinom (Cannon et al. 1982; Hayes et al. 1995) [RR für Schwestern 1,8 (95%-Konfidenzintervall: 1,1–3,0)], mit Gebärmutterkarzinom (Hayes et al. 1995) [RR bei Schwestern 2,5 (95%-Konfidenzintervall: 1,0–5,9)] sowie Tumoren des Gehirns bzw. Zentralnervensystems (Cannon et al. 1982; Isaacs et al. 1995) ist in einzelnen Studien gefunden worden. Mehrheitlich belegen die Fall-Kontroll-Studien jedoch keine Koaggregation mit anderen Karzinomen.

Mishina et al. (1985) fanden hinsichtlich der Familiarität keine Unterschiede zwischen Betroffenen und Kontrollen in ihrem japanischen Kollektiv.

14.9 Kohortenstudien

1994 zeigten Goldgar et al. die familiäre Häufung bei 28 Krebserkrankungen auf der Grundlage von Registerdaten der Bevölkerung in Utah, USA. Bei Angehörigen I. Grads fanden sie für das Prostatakarzinom ein familiäres relatives Risiko (FRR) von 2,21 (95%-Konfidenzintervall: 2,05–2,38) bzw. für ein Prostatakarzinom vor dem 60 Lebensjahr von 4,1 (95%-Konfidenzintervall: 2,0–7,1). Ferner konnte gezeigt werden, dass ein signifikant erhöhtes FRR für das Kolon- bzw. Rektumkarzinom sowie für Gehirn- bzw. ZNS-Tumoren bei Angehörigen von Prostatakarzinompatienten besteht. Angehörige von Brustkrebspatientinnen hatten ein erhöhtes FRR für Prostatakarzinom. Ebenfalls auf der Grundlage von Registerdaten (nationales schwedisches Krebsregister) fanden Grönberg et al. (1996) unter Söhnen von 5402 betroffenen Männern eine standardisierte Inzidenzrate (SIR) für das Prostatakarzinom von 1,7 (95%-Konfidenzintervall: 1,51–1,95). Die SIR ist bei frühem väterlichem Diagnosealter größer als bei spätem. Damber et al. (1998) zeigten zusätzlich an diesem, um die Töchter der betroffen Väter erweiterten Kollektiv keine erhöhte SIR für Karzinome der Brust und des ZNS, jedoch für das kolorektale Karzinom bei einem Prostatakarzinomdiagnosealter vor dem 70. Lebensjahr. Zur Klärung der Inzidenzrate maligner Tumoren bei erstgradigen Angehörigen von Prostatakarzinompatienten mit einem Diagnosealter vor dem 51. Lebensjahr fanden Bratt et al. (1997) ebenfalls auf der Grundlage schwedischer Krebsregisterdaten eine SIR von lediglich 1,43 (95%-Konfidenzintervall: 0,82–2,33) für das Prostakarzinom. Erst bei einem Diagnosealter bei Angehörigen <70 Jahren wird eine signifikant erhöhte Inzidenzrate ermittelt (Tabelle 14.8). Eine erhöhte Inzidenzrate für andere Malignome wird nicht gesehen. Nur in 5 von 89 Familien sind die Kriterien für ein hereditäres Prostatakarzinom erfüllt. Holloway u. Sofaer (1992) ermittelten aus schottischen Einwohnermelde- und Tumorregistern über gleiche Familiennamen Verwandtschaftskoeffizienten und konnten nachweisen, dass erblich bedingte Suszeptibilität sowohl für das Prostata- als auch das Kolonkarzinom von großer Bedeutung ist.

14.10 Zwillingsuntersuchungen

Durch unterschiedliche Konkordanz bei monozygoten (erbgleichen) gegenüber dizygoten (fraternalen) Zwillingspaaren kann zusätzlich ein Hinweis für eine Beteiligung genetischer Faktoren gewonnen werden. Dabei wird unterstellt, dass nicht genetisch begründete Einflussfaktoren unabhängig vom Zygotenstatus sind. Je größer der Konkordanzunterschied zugunsten monozygoter Zwillingspaare ist, desto größer ist der genetische Anteil der Variabilität für das untersuchte Merkmal. Die Konkordanzrate kann entweder bezogen auf Zwillingspaare oder auf Probanden angegeben werden. Heritabilität (h^2) drückt den Anteil additi-

Tabelle 14.8. Prostatakarzinomkohortenstudien

Zitat	Angehörige	Risiko RR (95%-Konfidenz-intervall)	Risiko und Diagnosealter		Andere Krebserkrankungen	
			Diagnosealter	RR (95%-Konfidenzintervall)	Lokalisation	RR (95%-Konfidenzintervall)
Goldgar et al. (1994), Mormonen, Utah, USA[e]	I. Grads	2,21 (2,05–2,38)	<60 Jahre	4,1 (2,0–7,1)	Kolon Rektum Gehirn/ZNS	1,27 (1,1–1,4) 1,25 (1,1–1,5) 1,25 (1,0–1,5)
Grönberg et al. (1996), Schweden[f]	Söhne	1,7 (1,51–1,90)	<70 Jahre 70–79 Jahre ≥ 80 Jahre	2,27 (1,57–3,17) 1,92 (1,64–2,23) 1,34 (1,09–11,62)		
Bratt et al. (1997)[a], Südschweden[f]	I. Grads	1,43 (0,82–2,33)	<70 Jahre[b] <80 Jahre[b]	3,37 (1,36–6,94) 1,8 (0,9–3,21)	14 verschiedene untersucht	n. s.
Damber et al. (1998), Schweden[d, f]	Söhne, Töchter	1,65 (1,49–1,83)	<70 Jahre 70–79 Jahre ≥ 80 Jahre	2,33 (1,73–3,06) 1,73 (1,5–2,0) 1,39 (1,16–1,66)	Kolorektum Brust Gehirn	1,48 (1,10–1,95)[c] n. s. n. s.

[a] Diagnosealter der Probanden <51 Jahre.
[b] Diagnosealter der Angehörigen.
[c] bei Diagnosealter <70 Jahre der Probanden.
[d] gleiche Kohorte wie bei Grönberg et al. (1996) ergänzt um Töchter und verlängertes Follow-up.
[e] Utah Population Database.
[f] Schwedisches Krebsregister.

Tabelle 14.9. Zwillingsuntersuchungen bei Prostatakarzinom

Autor	Grönberg et al. (1994)		Ahlbom et al. (1997)		Page et al. (1997)	
Zwillinge	MZ[a]	DZ[a]	MZ	DZ	MZ	DZ
kk[b]	16	6	16	6	57	17
dk[b]	135	265	148	289	306	446
Paarbezogene Konkordanzrate	0,106	0,023	0,098	0,020	0,157	0,037
Probandenbezogene Konkordanzrate	0,192	0,043	0,178	0,040	0,271	0,071
Heritabilität (h^2)			0,36		0,57	
Zwillingsrekrutierung	Zwillingsregister		Zwillingsregister		Zwillingsregister	
Karzinomdiagnose	Krebsregister		Krebsregister		Verschiedene Quellen	
Zygositätsnachweis	Fragebogen		Fragebogen		Fragebogen u. a.	

[a] MZ monozygote Zwillinge; DZ dizygote Zwillinge.
[b] kk konkordant; dk diskordant.
Paarbezogene Konkordanzrate = kk/[kk+dk].
Probandenbezogene Konkordanzrate = [kk+kk′]/[kk+kk′+dk].

ver genetischer Varianz an der Gesamtvarianz (der genetischen und nicht genetischen) eines Merkmals aus.

Das erste konkordante monozygote Zwillingspaar ist in der Studie von Woolf (1960) erwähnt. Spaas u. Bagshaw (1990) berichteten über einen Zwilling, bei dessen zunächst nicht betroffenem, monozygotem Partner aufgrund der Eiigkeitsdiagnose Früherkennung veranlasst und ein Prostata-karzinom entdeckt wurden. Grönberg et al. (1994a) fanden bei eineiigen Zwillingen eine 4fach höhere probandenbezogene Konkordanzrate als bei dizygoten Zwillingen. Ein vergleichbarer Befund wurde ausgehend von dem gleichen, aber erweiterten Kollektiv von Ahlbom et al. (1997) erhoben. Sie schätzten die Heritabilität (h^2) bei Prostatakarzinom mit 36% ein. Die vergleichsweise niedrige Konkordanzrate in dieser Studie weist nach Harris

(1997) auch eindrücklich auf die Bedeutung nicht genetischer Faktoren hin. Page et al. (1997) kamen zu einer etwa 4fach höheren Konkordanzrate bei monozygoten Zwillingen. Sie ermittelten eine Heritabilität von 57% (Tabelle 14.9).

Der Unterschied der Konkordanzraten zwischen monozygoten und dizygoten Zwillingen weist eindrücklich auf genetische Einflüsse beim Prostatakarzinom hin. Eine über 4fach höhere Konkordanzrate bei monozygoten gegenüber dizygoten Zwillingen weist auf ein multifaktorielles (polygenes) System hin.

14.11 Segregationsanalysen

Mit einfacher Segregationsanalyse wird getestet, ob der Anteil Betroffener bzw. Nichtbetroffener in Geschwisterschaften den Erwartungen eines Mendel-Erbgangs entspricht. Eine komplexe Segregationsanalyse kann auf jede Stammbaumstruktur und sowohl für quantitative als auch für qualitative Merkmale angewendet werden. Dabei wird davon ausgegangen, dass der Phänotyp eines Individuums von diskreten Faktoren, z.B. einem Mendel-Genotyp oder Umweltfaktoren, beeinflusst wird. Nach Festlegung der Parameter, die die Transmission dieser Faktoren in einer Familie beschreiben, kann getestet werden, ob bestimmte genetische bzw. nicht genetische Hypothesen die beobachtete Phänotypenverteilung in Familien erklären [Jarvik et al. (1998) über Nutzen und Grenzen komplexer Segregationsanalyse].

Anhand des Klinikkollektivs von 691 einzeln erfassten Prostatakarzinompatienten, das bereits den Fall-Kontroll-Studien von Steinberg et al. (1990) und Isaacs et al. (1995) zugrunde lag, zeigten Carter et al. (1992), dass die Familienbefunde bei Prostatakarzinom am ehesten einem autosomal-dominanten Erbgeschehen mit einem Risikoallel ($q = 0,003$) entsprechen, welches bis zum 85. Lebensjahr bei 88% der Träger zu einer Manifestation führt. Der Vergleich der Analyseergebnisse für einzelne Altersgruppen bei Diagnose (<53, 53–65 und >65 Jahre) mit dem des gesamten Kollektivs ergab keine signifikanten Unterschiede, die für Heterogenie sprechen würden. Den Anteil des Prostatakarzinoms, der auf diesen Genort zurückgeht, schätzten sie mit 9% bei Manifestation bis zum 85., 34% bei Manifestation bis zum 70. und 43% bei Manifestation bis zum 55. Lebensjahr ein. Die Angaben zur Familienanamnese wurden nur im positiven Fall an einer Stichprobe validiert. Die Analyse beschränkte sich auf die Kernfamilien. Das Erkrankungsalter der Probanden dieser Studie liegt mit 59,3 Jahren deutlich vor dem medianen Diagnosealter weißer US-Amerikaner (73,5 Jahre). Alle waren Kandidaten für eine radikale Prostatektomie bei lokalisierter Erkrankung, insofern ist dieses Kollektiv nicht repräsentativ für das Prostatakarzinom insgesamt. Unter den 1642 männlichen erstgradigen Angehörigen der Probanden sind 119 ebenfalls betroffen, bei einem mittleren Diagnosealter von 70,5 Jahren. In 91 der Multiplexfamilien sind Väter mit einem oder mehr Söhnen und nur in 11 2 oder mehr Brüder erkrankt. Die Autoren zeigten, dass Angehörige von früh betroffenen Probanden ein höheres kumulatives Erkrankungsrisiko haben als Angehörige von Probanden mit späterem Manifestationsalter. Zusätzlich stellen frühes Erkrankungsalter und zusätzlich betroffene Familienmitglieder unabhängige Risikodeterminanten dar. Ein Angehöriger eines mit 50 Jahren Erkrankten hat ein 1,9fach erhöhtes Risiko, wenn kein weiteres, aber ein 7,1fach erhöhtes Risiko, wenn mindestens ein zusätzliches Familienmitglied betroffen ist.

Grönberg et al. (1997) legten eine komplexe Segregationsanalyse auf der Grundlage von 2857 über Register identifizierten Kernfamilien vor. Die Möglichkeit, über das schwedische Krebsregister und Personenstandsdateien Personen zu identifizieren, erlaubt eine nahezu vollständige Erfassung der Probanden und ihrer Angehörigen. Insgesamt wurden 2857 an Prostatakarzinom erkrankte Väter und ihre 5496 Söhne, darunter 304 ebenfalls erkrankt, in die Analyse aufgenommen. Es wurde festgestellt, dass das familiäre Auftreten des Prostatakarzinoms nicht zufallsbedingt ist. Alle Vererbungsmodelle, die von einem monogenen Modell ausgehen, passten besser als ein multifaktorielles Erbgeschehen zu den Familienbefunden. Die beste Übereinstimmung wurde mit einem autosomal-dominanten Erbmodell erzielt. Die Genfrequenz des Risikoallels wurde mit $q = 0,0167$ und einer Penetranz von 23% mit 65 Jahren bzw. 63% für die Lebenszeit eingeschätzt. Die Genfrequenz ist damit höher als in den anderen auf Klinikpatienten gestützten Studien, während die Penetranz im Vergleich zu diesen Untersuchungen deutlich niedriger kalkuliert wird. Der Vorteil dieser Studie liegt in der populationsnahen Erfassung der Probanden unabhängig vom Ausmaß der Krankheitsausprägung. Die bei der Analyse notwendigen Inzidenz- und Mortalitätsraten können anhand der in Schweden verfügbaren Registerdaten generiert werden. Die Autoren wiesen darauf hin, dass bei Familien mit mehreren Betroffenen durchaus Phänokopien, also Prostatakarzinome aufgrund anderer Ursachen, auftreten und z. B. bei Kopplungsuntersuchungen zu Problemen führen können.

Ausgehend von 5486 registrierten Patienten, die sich an der Mayo-Klinik wegen eines lokalisierten Prostatakarzinoms einer radikalen Prostatektomie unterzogen, führten Schaid et al. (1998) ihre komplexe Segregationsanalyse an 4288 Familien durch. Die Patienten wurden von 1966–1986 retrospektiv, ab 1987 prospektiv erfasst und mittels Fragebogen zur Familienanamnese befragt. Die bei der Analyse genutzten Familiendaten wurden nicht validiert. Die aus verschiedenen Gründen von der Analyse ausgeschlossenen Patienten unterschieden sich sowohl bei der TNM-Klassifikation als auch im Diagnosealter und dem Anteil der lokalen bzw. systemischen Wiederholungen. Einen Vorteil ihres Kollektivs gegenüber dem des Johns-Hopkins-Hospitals (Carter et al. 1992) sahen die Autoren in der deutlich größeren Fallzahl und dem Erfassungszeitraum nach Einführung des PSA-Tests und somit besseren Frühdiagnostik des Prostatakarzinoms. Unter Hardy-Weinberg-Bedingungen kann für das gesamte Kollektiv kein monogenes Vererbungsmodell die familiäre Häufung erklären. Ohne die Einschränkung durch die Hardy-Weinberg-Bedingung lässt sich eine bessere Anpassung an ein monogenes, insbesondere autosomal-dominantes Vererbungsmodell erzielen. Keines der Modelle ergibt eine adäquate Erklärung der Familienbefunde. Bei Analysen gruppiert nach Diagnosealter (<60, 60–69 und ≥70 Jahre) ergibt ein autosomal-dominantes gegenüber einem autosomal-rezessiven Modell in der Diagnosegruppe vor dem 60. Lebensjahr die deutlich bessere Anpassung. Das Modell erwartet ein Suszeptibilitätsallel mit einer Frequenz von $q=0,006$ und ein Prostatakarzinomrisiko bis zum 85. Lebensjahr von 89% bei Trägern bzw. von 3% bei Nichtträgern dieses Allels. Insofern unterstützten die Autoren die Befunde von Carter et al. (1992). Wie auch bei der Analyse von Carter et al. (1992) schränkt die Selektion auf Patienten mit nichtmetastasiertem Karzinom eine Übertragbarkeit der Befunde auf die Gesamtheit des Prostatakarzinoms ein. Nach den SEER-Daten (Kosary et al. 1995) wären für Nichtträger des Risikoallels höhere Inzidenzen für das Prostatakarzinom zu erwarten als nach dem ermittelten Modell vorhergesagt. Dies könnte auf eine unvollständige Erfassung betroffener Familienmitglieder zurückzuführen sein. Bezüglich der Tumorcharakteristika (TNM-Klassifikation, Grading und

Wiederholungsrate) sowie dem medianen Alter bei Diagnosestellung unterschieden sich die Probanden mit bzw. ohne positive Familienanamnese in diesem Kollektiv nicht.

Die Studien machen wenigstens 1 autosomal-dominantes Suszeptibilitätsallel wahrscheinlich. Es kann jedoch methodenbedingt nicht entschieden werden, ob nur 1 oder weitere Suszeptibilitätsallel(e) mit ähnlicher Charakteristik bedeutsam sind. Der Anteil der Familien, bei denen das Prostatakarzinom auf ein postuliertes autosomal-dominant erbliches Suszeptibilitätsallel zurück geht, ist bei frühem Diagnosealter größer als bei spätem.

14.12 Kopplungsuntersuchungen

Mittels Kopplungsuntersuchungen kann getestet werden, ob 2 Genorte unabhängig segregieren. Genorte auf unterschiedlichen Chromosomen werden unabhängig voneinander vererbt. Je näher 2 Genorte beieinander liegen, desto größer ist die Wahrscheinlichkeit, dass sie gemeinsam vererbt werden bzw. umso kleiner ist die Wahrscheinlichkeit einer Rekombination (Rekombinationsrate θ). Bei nicht gekoppelten Genorten ist $\theta=0,5$, bei gekoppelten ist $\theta<0,5$. θ ist mit dem Abstand zweier Genorte korreliert. Der genetische Abstand zweier Loci wird in Morgan (M) gemessen. 1 M korrespondiert mit der DNA-Länge, in der durchschnittlich ein Cross-over-Ereignis pro Meiose zu erwarten ist. Wenn die chromosomale Position eines Genorts bekannt ist, kann die Position eines 2. Genorts relativ zum Ersten abgeschätzt werden. Der LOD-Score drückt das Log_{10}-Verhältnis zwischen der Wahrscheinlichkeit für eine konkrete Familienkonstellation bei einer geschätzten Rekombinationsrate und der Wahrscheinlichkeit für diese konkret beobachtete Familienkonstellation bei einer Rekombinationsrate von 0,5 (keine Kopplung) aus. Der in einzelnen Familien ermittelte LOD-Score kann dann mit dem anderer Familien addiert werden. Die Analyse erfolgt bei den parametrischen Verfahren unter der Annahme bestimmter Voraussetzungen (Parameter) u. a. für die Frequenz eines Suszeptibilitätsallels, die altersabhängige Penetranz und die Phänokopierate. Bei parameterfreier Analyse werden NPLZ-Scores (nonparametric linkage) auf der Grundlage beobachteter und erwarteter Allelübereinstimmung (abstammungsbedingt identische Allele) bei betroffenen Verwandten kalkuliert [Übersicht bei Kruglyak et al.

(1996)]. Lander u. Kruglyak (1995) gaben Kriterien für die Interpretation von Kopplungsbefunden an. Um die Wahrscheinlichkeit für ein falsch-positives Ergebnis ≤5% zu halten, forderten sie bei einer genomweiten Analyse mit vielen Markern einen Z-Score von ≥4,1 bzw. einen LOD-Score von ≥3,6 oder einen p-Wert von ≤0,00002 für die Bewertungskategorie „signifikante Kopplung". Bei Replikationsuntersuchungen, die sich auf ein kleineres DNA-Segment (etwa 20 cM) beschränken, gaben sie einen nominalen p-Wert von 0,01 für eine Bestätigung einer Kopplung auf diesen eingeschränkten Bereich für ein Signifikanzniveau von 5% vor.

Kopplungsuntersuchungen bei Prostatakarzinom werden durch dessen hohe Prävalenz, seine hohe Rate an Phänokopien und das späte Manifestationsalter und damit einem Mangel an untersuchbaren betroffenen Vorfahren bzw. an großen und informativen Familien beeinträchtigt. Weiterhin gibt es bislang, abgesehen vom Diagnosealter, keine eindeutigen klinischen Unterscheidungskriterien, anhand derer potenziell genetische Untergruppen identifiziert werden könnten.

14.12.1 HPC1 (Chromosom 1q24–25)

Smith et al. (1996) fanden bei einer genomweiten Analyse an einer Untergruppe der am Johns-Hopkins-Hospital, Baltimore, gesammelten Familien einen maximalen LOD-Score von 3,65 bei einer Rekombinationsfrequenz von 0,18 für den Marker D1S2883, entsprechend einer Lokalisation auf Chromosom 1q24–25. Bei parameterfreier Analyse mit mehreren Markern dieser Region werden NPLZ-Scores von >4 erreicht. Der maximale LOD-Score bei der Multipointanalyse mit den Markern D1S2883, D1S158 und D1S422 unter der Annahme von Heterogenie beträgt 5,43 ($p = 0,00000059$) und legt einen Suszeptibilitätsgenort bei Marker D1S422 nahe. Es wird geschätzt, dass 34% der untersuchten Familien mit diesem Genort gekoppelt sind. Das postulierte Suszeptibilitätsgen wird mit HPC1 bezeichnet (Abb. 14.2). Eine Unterscheidung klinischer Merkmale bei gekoppelten bzw. nicht gekoppelten Familien ist nicht möglich. Eine Unterteilung der Familien nach Alter bei Diagnose (mittleres Diagnosealter innerhalb einer Familie bzw. Zahl der Betroffenen mit einem Erkrankungsalter vor 55 Jahren) ergibt keine Evidenz dafür, dass gekoppelte Familien ein früheres Erkrankungsalter als nicht gekoppelte Familien aufweisen.

An einem von der vorangegangenen Studie unabhängigen Kollektiv der Michigan-Universität konnten Cooney et al. (1997a) den HPC1-Locus bestätigen. Sie fanden als besten NPLZ-Score 1,72 ($p = 0,0451$) mit dem Marker D1S466, der 6,8 cM von D1S422 entfernt ist. Das für eine bestätigende Untersuchung ausreichende Signifikanzniveau von $p < 0,05$ wird aber nur bei den 20 Familien erreicht, die die Kriterien für hereditäres Prostatakarzinom erfüllen (Tabelle 14.2).

Die ergänzende Untersuchung des um 13 Familien erweiterten Kollektivs der Smith-Studie bestätigte an diesen zusätzlichen Familien deren signifikante NPLZ-Scores. Grönberg et al. (1997) fanden ferner, dass hochsignifikante NPLZ-Scores beson-

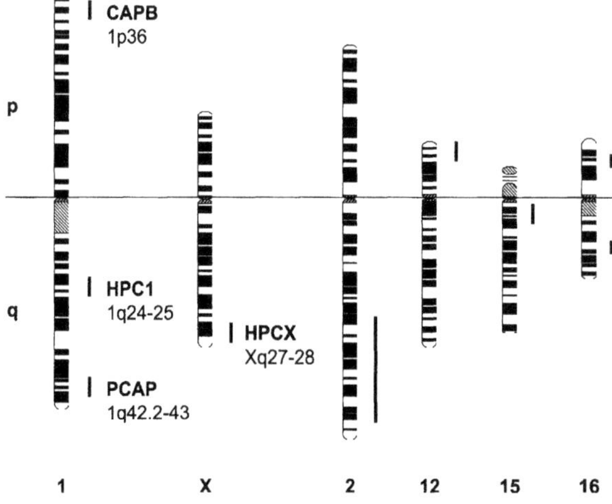

Abb. 14.2. Chromosomale Lokalisation der putativen Suszeptibilitätsloci *HPC1*, *PCAP*, *CAPB* und *HPCX* auf den Chromosomen 1 und X. In den Chromosomenabschnitten 2q, 12p, 15q, 16p und 16q besteht bei betroffenen Geschwisterpaaren Allelübereinstimmung mit nominaler Evidenz für Kopplung

ders bei Familien mit vielen Betroffenen (≥5) und einem Diagnosealter vor 65 Jahren erreicht werden. Der Anteil gekoppelter Familien unter solchen mit frühem Diagnosealter und ≥5 Betroffenen wird auf 50% geschätzt.

Die Studie von Hsieh et al. (1997) basiert auf dem Kollektiv der Fall-Kontroll-Untersuchung von Whittemore et al. (1995). Insgesamt wurden 92 Familien einbezogen; 78 davon erfüllten die Kriterien für hereditäres Prostatakarzinom. Die 2-Punkt-Analyse aller Familien ergab für D1S2883 einen NPLZ-Score von 1,706 ($p=0,046$). Bei 46 Familien mit einem Diagnosealter ≥67 Jahren betrug der Z-Score bei diesem Marker 1,914 ($p=0,030$) und bei einem Diagnosealter <67 Jahren 0,499 ($p=0,304$) bzw. 2,044 ($p=0,023$) für D1S452. Für die beidseits flankierenden Marker D1S158 und D1S422 (Smith et al. 1996) konnte keine Kopplung nachgewiesen werden. Die Befunde werden als Bestätigung der Analyse von Smith et al. (1996) gewertet.

Eine Bestätigung an einem schwedischen Kollektiv legten Grönberg et al. (1999a) vor. Sie analysierten 28 neue und 12 bereits in der Studie von Smith et al. (1996) enthaltene Familien mit hereditärem Prostatakarzinom. Als maximaler 2-Punkt-LOD-Score wurden 1,10 für D1S413 bei einer Rekombinationsfrequenz von $\theta=0,1$ bzw. ein maximaler NPLZ-Score von 1,64 ($p=0,05$) für D1S202 ermittelt. Das bestätigende Kopplungsergebnis geht ganz überwiegend auf 12 Familien mit einem früh manifestierenden Prostatakarzinom (<65 Jahre) zurück. Diese Familien zeigen einen maximalen 2-Punkt-LOD-Score von 2,38 für D1S413 bei einem $\theta=0$ bzw. einen NPLZ-Score von 1,95 ($p=0,03$) für D1S422. Testung auf Heterogenie zeigt, dass bis zu 50% der schwedischen Familien mit früher Manifestation mit HPC1 gekoppelt sind.

Ebenfalls 1999 konnten Neuhausen et al. an einem bevölkerungsbasierten Kollektiv von 41 Familien in 2- und 3-Punkt-Analysen positive LOD-Scores erreichen. Hinweise für Heterogenie fanden sie in diesem homogenen Kollektiv nicht. Maximale LOD-Scores wurden für D1S222 erreicht, besonders bei Familien mit früh manifestierendem Prostatakarzinom. Dieser Marker liegt 15 cM proximal des von Smith et al. (1996) gefundenen HPC1-Locus. Die gefundenen LOD-Scores blieben jedoch unterhalb 3 als Kriterium für einen signifikanten Kopplungsbefund.

An insgesamt 49 Familien konnten McIndoe et al. (1997) den HPC1-Locus nicht bestätigen. Weder mit parametrischen noch parameterfreien Verfahren wurden, auch bei Stratifizierung in früh bzw.

spät manifestierende Familien, signifikante Ergebnisse erzielt. Die Autoren fanden auch keinen signifikanten Hinweis für Heterogenie in ihrem Kollektiv. Sie wiesen darauf hin, dass grundsätzlich sowohl falsch-positive als auch falsch-negative Kopplungsergebnisse in Folge möglicher Kollektivunterschiede bzw. bei Heterogenie möglich sind und eine Replikation von Vorbefunden bei einem infrequenten Locus schwierig sein kann. Sie vermuteten, dass der Anteil von 34% HPC1-gekoppelten Familien (Smith et al. 1996), weil abhängig von den bei der Analyse zugrunde gelegten Modellannahmen, zu hoch eingeschätzt wurde. Der Umfang des McIndoe-Kollektivs hätte zumindest Heterogenie in einer Größenordnung von 21–28% erfassen können. Ein vergleichbares Resultat wurde auch nach Erweiterung dieses Kollektivs auf 150 Familien erzielt (Goode et al. 2000).

Aus den Patienten, die sich an der Mayo-Klinik für eine radikale Prostatektomie vorgestellt haben, wurden in der Untersuchung von Thibodeau et al. (1997) 66 Familien mit 3 oder mehr Betroffenen rekrutiert. Sowohl die parametrischen als auch die parameterfreien Analysen dieser Familien bestätigten die Kopplung zu HPC1 nicht. Nur bei 2 Familien konnte ein positiver LOD-Score von 1,16 bzw. 1,32 ermittelt werden. Auch die Untersuchung dieses später auf 144 Familien erweiterten Kollektivs ergab keine signifikanten Kopplungsbefunde für HPC1 (Berry et al. 2000).

Aus einem nationalen, registerbasierten Kollektiv ermittelten Schleutker et al. (1997) an 53 finnischen Familien mit 2–5 Betroffenen bei 2-Punkt-Analysen für die untersuchten Marker im Bereich 1q24–25 nur negative LOD-Scores von –4,9 bis –12,9, die gegen eine Kopplungsbeziehung sprechen. Lediglich in einer Familie mit frühem Diagnosealter und 5 Betroffenen in 2 Generationen scheint eine Kopplung mit HPC1 zu bestehen.

Eeles et al. (1998) analysierten 136 englische und nordamerikanische Familien. Auch sie fanden für die HPC1-Region keine signifikanten Kopplungsbefunde. Den höchsten NPLZ-Score von 0,72 ($p=0,22$) ergaben Familien mit ≥4 Betroffenen für D1S422. Die Autoren gingen davon aus, dass der HPC1-Locus nur einen kleinen Teil der familiären Prostatakarzinome erklären dürfte. Außerdem war die Anzahl der Betroffenen pro Familie in ihrem Kollektiv kleiner als in der Smith-Studie. Möglicherweise sind auch die verschiedenen Erfassungsmodalitäten für die unterschiedlichen Studienresultate bedeutsam.

Anhand von 37 französischen und 10 deutschen Prostatakarzinomfamilien konnten Berthon et al.

(1998) keine Evidenz für eine Kopplung zu HPC1 finden.

2 Familien der Studie von Gibbs et al. (1999a) ergaben positive LOD-Scores für diese Region. Ebenfalls positive, aber nicht signifikante LOD-Scores fanden Berry et al. (2000) bei 21 Familien mit wenigstens 5 Betroffenen und einem Diagnosealter <66 Jahren.

In einer konsortionalen Bemühung konnten Xu et al. (2000) anhand von 772 Familien mit hereditärem Prostatakarzinom den HPC1-Locus bestätigen. Die Familien wurden weltweit in den Zentren rekrutiert, die bereits vorab Kopplungsuntersuchungen durchgeführt haben (Eeles et al. 1998; Hsieh et al. 1997; McIndoe et al. 1997; Smith et al. 1996; Thibodeau et al. 1997; Cooney et al. 1997; Schleutker et al. 1997, Grönberg et al. 1999a; Neuhausen et al. 1999). Die besten Mehrpunkt-HLOD-Scores (LOD-Score unter Annahme von *Heterogenie*) bei Anwendung der bereits bei Smith et al. (1996) genutzten Parameter wurden mit Untergruppen von Familien erzielt, bei denen eine Vater-Sohn-Übertragung nachweisbar ist, 5 oder mehr Betroffene auftreten und das Diagnosealter <65 Jahren liegt. Der Anteil der mit HPC1 gekoppelten Familien des Kollektivs wird mit lediglich 6% eingeschätzt. Damit wird auch deutlich, warum dieser Genort in einer Reihe von Untersuchungen nicht bestätigt werden konnte. Die parameterfreien Analysen erbringen, auch bei Stratifizierung in diese Untergruppen, im Wesentlichen negative NPL-Scores.

Die widersprüchlichen Befunde lassen sich am ehesten mit dem kleinen Anteil HPC1-gekoppelter Familien begründen. Bei einem kleinen Anteil gekoppelter Familien ist es mit den verfügbaren Methoden schwierig, eine Kopplungsbeziehung zu ermitteln. Deswegen kann es auch sein, dass in den verschiedenen Untersuchungskollektiven zufällig gekoppelte Familien gar nicht oder überproportional vertreten sind. Auch in den nicht replizierenden Studien zeigen Familien mit großer Fallzahl und frühem Diagnosealter keine signifikante Kopplung zu der HPC1-Region, was darauf hinweist, dass diese Kriterien allein keine Unterscheidung zwischen HPC1-gekoppelten und nicht gekoppelten Familien erlauben.

14.12.2 PCAP (Chromosom 1q42.2–43)

Berthon et al. (1998) führten an 47 Familien eine genomweite Kopplungsuntersuchung durch. Die Familien wiesen ≥3 verifiziert Betroffene auf, von denen mindestens 2 lebten. Alle nicht betroffenen männlichen Personen wurden einem PSA-Test unterzogen. Die Untersuchung ergab eine vorläufige Kopplungsbeziehung zur Chromosomenregion 1q-42.2–43 (D1S2842). Der beste 2-Punkt-LOD-Score wurde für D1S2842 mit 2,7 bei $\theta = 0{,}1$ gefunden. Die parameterfreie Analyse erbrachte einen NPLZ-Score von 3,1 ($p = 0{,}001$) unter der Annahme von Heterogenie mit einem geschätzten Teil gekoppelter Familien von 48%. Bei den Familien des Kollektivs mit einem Erkrankungsalter von 48–60 Jahren in der letzten Generation wurde ein Mehrpunkt-LOD- und ein NPLZ-Score von 3,31 bzw. 3,32 ($p = 0{,}001$) bei D1S2785 gefunden. In dieser Untergruppe betrug der Anteil gekoppelter Familien 20%. Damit ergab sich ein Hinweis für einen 2. Suszeptibilitätsgenort für familiäres Prostatakarzinom, der etwa 60 cM vom HPC1-Locus entfernt ist. Sie schlugen für den neuen Locus die Bezeichnung *PCAP* vor (Abb. 14.2). Bemerkenswert ist, dass auch in der Studie von Smith et al. (1996) für den Marker D1S235, der etwas zentromerwärts zu 1q42.2–43 liegt, ein positiver LOD-Score gefunden wurde.

Mit dem gleichen Kollektiv, an dem McIndoe et al. (1997) den HPC1-Locus nicht bestätigen konnten, versuchen Gibbs et al. (1999b), den PCAP-Locus zu verifizieren. Sie fanden unter verschiedenen Modellen sowohl in parametrischen als auch parameterfreien Analysen keine Bestätigung der Befunde von Berthon et al. (1998). Selbst bei Begrenzung auf Familien mit früher Manifestation oder/und ≥5 Betroffenen bzw. Ausschluss der Familien, die Kopplung zu HPC1 bzw. CAPB (s. unten) aufweisen, wurden keine signifikanten LOD-Scores erreicht. Die Autoren räumten aber ein, dass bei größeren Rekombinationsraten z. T. nicht signifikante positive LOD-Scores auf einen kleinen Anteil gekoppelter Familien hinweisen könnten. Je kleiner der Anteil mit einem Genort gekoppelter Familien ist, desto schwieriger ist es, methodenbedingt eine Kopplungsbeziehung nachzuweisen.

Auch Whittemore et al. (1999) gelang es nicht, anhand von 97 Familien, davon 82, die die Kriterien eines hereditären Prostatakarzinoms erfüllten, diesen Genort zu bestätigen. Sie erzielten bei Familien mit sowohl frühem als auch spätem Manifestationsalter meist negative LOD- und Z-Scores für diese Region.

2 Familien der Studie von Gibbs et al. (1999a) ergaben positive LOD-Scores für diese Region.

14.12.3 CAPB (Chromosom 1p36)

Ausgehend von einer genomweiten Analyse fanden Gibbs et al. (1999a) in der Region 1p36 positive LOD-Scores. Diese Kopplungsbeziehung gilt für einen Teil (12 von 141) ihrer Familien, in denen neben Prostatakarzinom zusätzlich Gehirntumoren, überwiegend Gliome, aufgetreten sind. Bei 6 dieser Familien mit Prostatakarzinom vor dem 66. Lebensjahr erhielten sie einen maximalen 2-Punkt-LOD-Score von 3,65 bei einem $\theta = 0,00$ mit D1S407. Für Familien ohne Gehirntumoren konnte diese Kopplung weder bei früh noch bei spät manifestierendem Prostatakarzinom gesehen werden. Unter Ausschluss von 3 Familien, die zu den beschriebenen Genorten Kopplungsbeziehungen zeigten, wurde ein 2-Punkt-LOD-Score von 4,74 bei $\theta = 0,0$ für D1S407 erreicht. Je 2 Familien des Kollektivs ergaben positive LOD-Scores für den Marker D1S1589 (HPC1-Region) bzw. D1S2785 (PCAB-Region), davon eine Familie sowohl für den einen als auch den anderen Genort. Bereits in vorangegangenen Untersuchungen sind wiederholt Gehirntumoren in Familien mit Prostatakarzinomen aufgefallen (Carter et al. 1993; Goldgar et al. 1994). Die Region 1p36 wurde als relevante Region bei verschiedenen Gehirntumoren angenommen. Der Marker D1S407 liegt proximal des Konsensusdeletionsbereichs bei Neuroblastomen (Kaghad et al. 1997). Die Autoren schlugen für den neuen Genort die Bezeichnung *CAPB* vor (Abb. 14.2).

Berry et al. (2000) fanden in 13 Familien mit der gleichen Tumorkombination nur negative LOD-Scores für die Chromosomenregion 1p36.

14.12.4 HPCX (Chromosom Xq27–28)

Mit den insgesamt 360 Familien unterschiedlicher Zentren (Baltimore, USA; Rochester, USA; Tampere, Finnland; Umea, Schweden) analysierten Xu et al. (1998) eine mögliche X-chromosomale Kopplung. Die genomweite Analyse von Smith et al. (1996) hatte hierfür bereits einen Hinweis ergeben. Ferner wiesen die höheren relativen Risiken für Brüder im Vergleich zu Söhnen bzw. Vätern auf eine rezessive bzw. X-chromosomale genetische Komponente hin. Als maximaler 2-Punkt-LOD-Score wurde 4,6 bei einem $\theta = 0,26$ für den Marker DXS1113 (Xq27–28) gefunden. Dieser Befund wurde durch die parameterfreie Geschwisterpaaranalyse mit einem LOD-Score von 3,2 bei signifikantem $p = 0,00006$ bestätigt (Abb. 14.2). Der Anteil gekoppelter Familien wurde für das Baltimore-Kollektiv mit 16% und das Tampere-Kollektiv mit 41% ermittelt. In diese Studie sind alle Familien eingeschlossen, mit denen vorab bereits die Region HPC1 untersucht wurde. Ein Anteil von 30% 1q24- bzw. 15% Xq27-gekoppelter Familien erscheint wahrscheinlich. Die gefundene Lokalisation ist etwa 50 cM vom Genort des Androgenrezeptors entfernt. Eine direkte Kopplung mit dem Androgenrezeptorlocus war bereits bei amerikanischen Familien nicht gefunden worden.

In einer kleineren Untersuchung an 24 deutschen Familien fanden Bochum et al. (2000) eine Bestätigung der vorgenannten Kopplungsbefunde. Bei Familien ohne paternale Transmission und einem Diagnosealter <65 Jahren ermittelten sie einen NPLZ-Score von 1,74 ($p = 0,03$) für DXS6751. Positive, jedoch nicht signifikante NPLZ-Scores ermittelten auch Lange et al. (2000) für die HPCX-Region.

14.12.5 Andere chromosomale Lokalisationen

Eine genomweite Analyse von 504 Brüdern mit Prostatakarzinom aus 230 Geschwisterschaften identifizierte positive Kopplungssignale für weitere Chromosomenabschnitte (Suarez et al. 2000). Multipoint-Z_{lr}-Scores (KAC-Statistik; Kong u. Cox 1997; Likelihood-ratio-LOD-Score Z_{lr}) für alle Chromosomen gaben an 5 Lokalisationen eine nominale Evidenz für Kopplung (Z_{lr}-Score>1,645 bei ≥ 2 benachbarten Markern), nämlich bei *2q* über etwa 66 cM zwischen D2S1391 und D2S2968, bei *12p* über etwa 3 cM zwischen D12S1615 und D12S1685, bei *15q* über etwa 19 cM zwischen D15S822 und Dinukleotidrepeat im Herzmuskel-α-Aktin-Gen, bei *16p* über etwa 39 cM zwischen ATA41E04 und Zentromer und bei *16q* über etwa 17 cM zwischen D16S2624 und D16S3040 (Abb. 14.2). Der beste Z_{lr}-Score von 3,15 wurde bei 16q (D16S3096) erzielt. Keiner der gefundenen Scores erfüllte die stringenten Kriterien von Lander u. Kruglyak (1995). Die weitere Analyse verglich Untergruppen des Kollektivs, die hinsichtlich der Familiarität des Prostatakarzinoms (mit/ohne erfüllte Kriterien eines hereditären Prostatakarzinoms), des Diagnosealters (oberhalb/unterhalb des Medians der Rangfolge des mittleren Diagnosealters in den Familien) und der Familiengeschichte (mit/ohne eine Brustkrebserkrankung) gebildet wurden. Im Vergleich HPC-positiver gegenüber HPC-negativer Familien ergaben sich für Regionen auf den Chromosomen *1*, *3*, *8* und *18* Gruppenunterschiede, auf Chromosom 1 2 Regionen im Abstand von etwa 58 cM. Drei Marker des verwendeten Sets waren in der HPC1-Region lokalisiert. Nominal signifikante Kopplung wurde für 4 benachbarte Marker in der Gruppe ohne und für 2 Marker mit HPC-Kriterien gefunden. Der letztere Ort ist etwa 20 cM vom nächsten HPC1-Marker entfernt. Insofern kann der Befund nicht als Replikation der Studie von Smith et al. (1996) gewertet werden. Zwischen den Gruppen mit frühem vs. spätem Manifestationsalter werden signifikante Unterschiede in Familien mit Spätmanifestation erhalten. Insgesamt finden sich 13 signifikante Gruppenunterschiede. Bei den Untergruppen mit bzw. ohne Brustkrebs in der Familie zeigen sich bei 5 benachbarten Markern auf *1p* (etwa 45 cM) und bei 7 Markern auf *21q* (21 cM) nominal signifikante Gruppenunterschiede. Der beste Z_{lr}-Score von 3,78 bei D1S1622 korrespondiert mit einem LOD-Score von >3 (Kriterium für Kopplung erfüllt). Der kurze Arm von Chromosom 1 weist häufig LOH (Verlust an Heterozygotie) in Karzinomen der Brust auf (Bieche et al. 1999). In praktisch allen Vergleichen der Untergruppen werden nominal signifikante Befunde für Chromosom *16* erzielt. Das stärkste Signal für Kopplung wird im Bereich *16q23.2* (maximaler Z_{lr}-Score von 3,15 bei D16S3096) erreicht. Diese Region ist wegen häufiger LOH-Befunde in Prostatakarzinomen bemerkenswert. Paris et al. (2000) fanden diesen Marker in 45% der untersuchten Prostatakarzinome deletiert. Zusätzlich ist die Deletion des DNA-Segments D16S3096 oder unmittelbar benachbarter Marker in 42% der betroffenen Karzinomträger mit einer positiven Familiengeschichte (wenigstens 1 betroffener Angehöriger I. Grads) assoziiert (Paris et al. 2000). Für den Bereich 1q42 (Berthon et al. 1998) wird ein positives Signal nur in der spät manifestierenden Untergruppe gesehen. Für 3 Marker der Region 1p36 (CAPB) und das X-Chromosom (Ausnahme ein Marker bei Xq27.1) sind keine signifikanten Signale nachweisbar.

Anhand von 94 Familien mit 340 Betroffenen fanden Gibbs et al. (2000) nach einem genomweiten Scan an weiteren Loci positive Kopplungsbefunde, die jedoch die üblichen Signifikanzkriterien nicht erfüllen. Sie rechneten sowohl mit einem dominanten als auch einem rezessiven Modell. Unter dem dominanten Modell erhielten sie bei Einschluss aller Familien positive LOD-Scores bei D12S1045 (Chromosom 12), D10S1223 (Chromosom 10) und D14S588 (Chromosom 14), zu denen besonders Familien mit frühem Diagnosealter beitragen. Umgekehrt fanden sie bei spät manifes-

tierenden Familien positive LOD-Scores für die Marker D6S1019 (Chromosom 6), D8S2324 (Chromosom 8), ATA34E08 (Chromosom 11) und D16S2624 (Chromosom 16). Unter dem rezessiven Modell wird unter Einschluss aller Familien ein positiver LOD-Score von über 1,5 bei D1S1656 (Chromosom 1), D8S2324 (Chromosom 8), D10S1223 (Chromosom 10) und D16S748 (Chromosom 16) berichtet. Auch unter diesem Modell ergeben sich bei spät manifestierenden Familien positive Kopplungssignale für die Marker D8S2324, ATA34E08 und D15S652. Bemerkenswert ist der positive Befund für Marker ATA34E08 (Chromosom 11), der auch von Suarez et al. (2000) bei spät manifestierenden Familien erhoben wurde. Dieser Befund weist darauf hin, dass die Suche nach Suszeptibilitätsgenen nicht nur auf Patienten mit frühem Diagnosealter begrenzt werden sollte. Für die Gesamtgruppe der untersuchten Familien fanden Gibbs et al. (2000) keine bedeutungsvollen Kopplungssignale für die Loci *HPC1*, *PCAP*, *CAPB* und *HPCX*.

Mit einem ganz anderen Testverfahren (Haseman-Elston; Elston et al. 2000) suchten Witte et al. (2000) mit einer genomweiten Analyse bei 513 Brüdern nach Genorten, die für die Progression und nicht die Initiation des Prostatakarzinoms verantwortlich sind. Dabei wurden Gleason-Scores und Allelübereinstimmungen durch gemeinsame Abstammung bei jedem Markerlocus berücksichtigt. Kandidatenregionen wurden in den Chromosomenabschnitten 5q31–33, 7q32 und 19q12 ermittelt (Abb. 14.3). Die Kopplungsbefunde erfüllten jedoch nicht die stringenten Kriterien für Signifikanz nach Lander u. Kruglyak (1995). Für die Re-

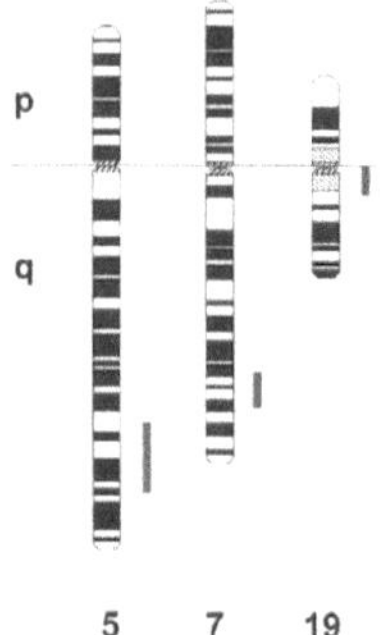

Abb. 14.3. Für die Progression und nicht die Initiation des Prostatakarzinoms verantwortliche Kandidatengenregionen auf den Chromosomenabschnitten 5q31–33, 7q32 und 19q12 nach Witte et al. (2000)

gion 5q ist eine Assoziation von LOH und TNM-Stadium beschrieben (Cunningham et al. 1996). Auch bei 7q ist LOH im Prostatakarzinom berichtet worden (Latil et al. 1995; Cunningham et al. 1996).

Die biologische Relevanz der ermittelten Kopplungsbefunde bleibt offen. Angesichts der großen Heterogenität und dem vermutlich jeweils kleinen Anteil einzelner kausaler Chromosomenregionen bei der Entstehung des Prostatakarzinoms sind die Möglichkeiten von Kopplungsanalysen zur Identifizierung relevanter Genorte begrenzt. Konsistente Überschneidungen der gekoppelten Genorte mit zytogenetischen, LOH- oder CGH-Befunden (komparativer genomischer Hybridisierung) beim Prostatakarzinom bestehen nicht. Von diesen dürften viele Befunde auch eher Ausdruck fortgeschrittener Tumorstadien und weniger initial relevant sein. Bislang ist es nicht gelungen, ein Tumorsuppressorgen in einem der in Kopplungsuntersuchungen gefundenen Regionen als Ursache des hereditären Prostatakarzinoms zu identifizieren.

LOH kann auf ein Tumorsuppressorgen hinweisen. Der Funktionsverlust beider Allele eines Tumorsuppressorgens ist für die Tumorentwicklung relevant. Der Funktionsverlust des einen Allels kann durch eine ererbte Mutation und der des anderen Allels durch späteren Verlust eintreten (2-Schritt-Hypothese von Knudson 1971). Dunsmuir et al. (1998) konnten für die Marker D1S2883, D1S158 und D1S422, mit denen die höchsten Mehrpunkt-LOD-Scores in der HPC1-Region (Smith et al. 1996) erzielt wurden, lediglich in 7,5% der untersuchten Prostatakarzinome einen Allelverlust bzw. Mikrosatelliteninstabilität nachweisen, und zwar sowohl in familiären als auch sporadischen Tumoren. Latil et al. (1997) fanden in 9 von 55 sporadischen Tumoren Heterozygotieverlust in der HPC1-Region. In 5 der 9 Tumoren umfasst der Verlust die Region 1q42.2–43 (PCAP-Region); in 6 von 55 Tumoren findet sich LOH in der Region 1q42.2–43 (Berthon et al. 1998) ohne Alteration des 1q24–25-Bereichs. Einen allelischen Zugewinn wiesen Cher et al. (1996) mittels CGH u.a. für den langen Arm von Chromosom 1 nach.

Wegen der Koaggregation von Brust- und Prostatakarzinom analysierten Edwards et al. (1998) immunhistochemisch die BRCA2-Expression und LOH bei BRCA2. Bei etwa 23% der Prostatakarzinome besteht ein Allelverlust für einen der untersuchten Marker, allerdings in gleicher Weise bei familiären und sporadischen Tumoren. Auch das Expressionsmuster des BRCA2-Proteins zeigt keine Unterschiede. Die Regionen 8p, 10q und 16q, die die höchsten Raten an LOH bei Prostatakarzinomen aufweisen, sind nach den meisten Kopplungsstudien nicht Kandidatenregionen für prädisponierende Tumorsuppressorgene.

Eagle et al. (1995) fanden Mutationen im MXI1-Gen und vermuteten, dass diese bei der Pathogenese oder Evolution des Prostatakarzinoms bedeutsam sind. Dieses Gen ist auf Chromosom 10q24–25 lokalisiert, einer Region, die in Prostatatumoren häufiger LOH zeigt. Das MYC-Onkoprotein wird negativ von dem MXI1-Genprodukt reguliert. Kuczyk et al. (1998) konnten in 42 primären Prostatakarzinomen unterschiedlicher Stadien und Malignitätsgrade keine Mutationen in den hierfür verantwortlichen Domänen des MXI1-Gens identifizieren und damit keine substanzielle Bedeutung dieses Gens bei der Entwicklung des Prostatakarzinoms erkennen. Bei Personen mit familiärem Prostatakarzinom konnten Edwards et al. (1997) in den relevanten Abschnitten des MXI1-Gens keine konstitutionellen Mutationen nachweisen.

Cooney et al. (1999) konnten bei Patienten mit familiärem bzw. hereditärem Prostatakarzinom keine konstitutionellen Mutationen im PTEN/MMAC1-Gen nachweisen. Wegen der Lokalisation (10q23) erschien es den Autoren als mögliches Kandidatengen bei Familien, in denen zusätzlich Tumoren der Brust, Nieren oder Schilddrüse aufgetreten sind. PTEN-Keimbahnmutationen werden beim Cowden-Syndrom gefunden (Liaw et al. 1997).

14.13 Genetische Faktoren mit geringer Penetranz

Neben den postulierten Suszeptibilitätsgenen mit hoher Penetranz werden prädisponierende genetische Veränderungen mit geringerem Risiko, aber einem größeren Anteil bei der Prostatakarzinomentstehung vermutet. Dazu können polymorphe genetische Varianten gehören, die z.B. die funktionelle Aktivität eines Proteins beeinflussen oder über ein Kopplungsungleichgewicht mit anderen Genen mit der Erkrankung assoziiert sind.

14.13.1 Androgenrezeptor

Wegen der Bedeutung der Androgene für die Prostata und die Prostatakarzinomentwicklung (Jenster 1999) sind der Androgenmetabolismus und -rezep-

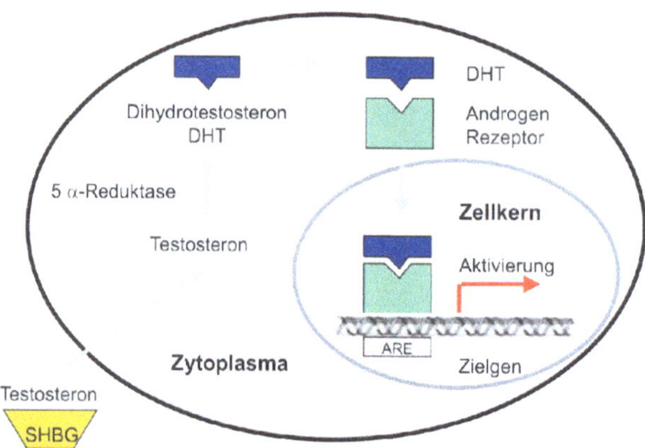

Abb. 14.4. Testosteron und Androgenrezeptor; *SHBG* Sexhormon-binding-Globulin; *ARE* Androgenrezeptorelemente

tor (Abb. 14.4) besonders interessant. Meikle et al. (1997) untersuchten an ein- und zweieiigen Zwillingen die Bedeutung genetischer Faktoren (Heritabilität) auf verschiedene Hormone. Sie ermittelten für Testosteron, Dihydrotestosteron, Dihydrotestosteron-Testosteron-Verhältnis und SHBG-gebundenes Testosteron eine Heritabilität <50%. Die Heritabilität bei bioverfügbarem Testosteron und SHBG wird mit 58% bzw. 62% bestimmt und belegt einen genetischen Einfluss auf deren Variabilität. Es wurde auch versucht, die unterschiedliche Inzidenz des Prostatakarzinoms in verschiedenen Populationen mit diesen Faktoren zu begründen. Bezogen auf Androgenkonzentrationen sind die Befunde bei Männern mit und ohne Prostatakarzinom jedoch inkonsistent (Nomura u. Kolonel 1991; Shibata u. Whittemore 1997). Wu et al. (1995) fanden lediglich zwischen Dihydrotestosteron und Testosteron ein Verhältnis, das mit der Inzidenz des Prostatakarzinoms bei schwarzen, weißen und asiatischen US-Amerikanern korrespondiert. Die Konzentration des Sexualhormon-bindenden Globulins (SHBG) war bei Betroffenen mit positiver Familienanamnese höher als bei solchen mit negativer Familienanamnese.

Einen bekannten Polymorphismus weist das Androgenrezeptorgen auf. Die Transaktivierungsaktivität seines Produkts auf Zielgene wird mit einem polymorphen CAG- bzw. GGC-Repeat in Verbindung gebracht. Kleinere Repeatgrößen sollen mit vermehrter Transaktivierungsaktivität (Chamberlain et al. 1994) und einem höheren Prostatakarzinomrisiko assoziiert sein. Edwards et al. (1992), Coetzee u. Ross (1994) und Irvine et al. (1995) fanden Allele mit kleiner Repeatgröße bei Afroamerikanern bzw. mit größeren Repeats bei Asiaten häufiger, entsprechend den unterschiedli-

chen Prostatakarzinominzidenzen in diesen Populationen. Eine Assoziation mit höherem Krebsrisiko bei kleineren CAG-Repeats fanden auch Giovannucci et al. (1997) besonders bei Tumorpatienten mit extraprostatischer Ausbreitung oder entfernten Metastasen. Obwohl nicht signifikant, sahen Stanford et al. (1997) den gleichen Trend. Bei Zunahme um ein zusätzliches CAG-Repeat fanden sie eine Risikoabnahme von 3%. Männer mit kleiner GGC-Repeat-Größe hatten ebenfalls ein erhöhtes Risiko für Prostatakarzinom, allerdings mit Ausnahme der Männer, die einen betroffenen Angehörigen I. Grads haben. Ein 2fach erhöhtes Risiko fanden sie bei Verkürzung beider Repeats. Eine grenzwertig signifikante Verdopplung des Risikos ermittelten auch Ingles et al. (1998). Correa-Cerro et al. (1998) konnten diese Befunde an einer französisch-deutschen Stichprobe nicht bestätigen. Im Vergleich mit Kontrollen zeigten Patienten mit sporadischem und familiärem Karzinom umgekehrt bevorzugt ein verlängertes CAG-Repeat. Auch Bratt et al. (1999 b) sahen keine Korrelation zwischen CAG-Repeat-Größe und dem Prostatakarzinomrisiko bei Gegenüberstellung sporadisch bzw. familiär Betroffener. Sie fanden allerdings eine signifikante Beziehung zwischen kleinen CAG-Repeats und frühem Diagnosealter. Sie vermuteten, dass die gefundene Assoziation in einigen Untersuchungen auf den Einschluss früh diagnostizierter Probanden zurückzuführen sei. Keinen Unterschied in der CAG-Verteilung wiesen schwedische Patienten mit hereditärem und sporadischem Prostatakarzinom auf (Ekman et al. 1999). Im Vergleich zu Patienten mit benigner Prostatahyperplasie haben Patienten mit sporadischem Karzinom kleinere CAG-Repeats (Ekman et al. 1999). Die Autoren fanden außerdem bei japanischen Patienten mit sporadischer Erkrankung größere Repeats als bei Japanern mit benigner Prostatahyperplasie.

Um zu prüfen, ob betroffene Brüder das gleiche maternale X-Chromosom teilen, untersuchten Sun et al. (1995) 100 Männer aus 47 Geschwisterschaften und fanden nur in 19 von 47 (etwa 40%) Geschwisterschaften Konkordanz bezüglich des mütterlichen CAG-Repeat-Polymorphismus. Sie schlussfolgerten daraus, dass das vermehrte Auftreten von Prostatakarzinom unter Brüdern nicht auf eine genetische Variation des Androgenrezeptors zurückgeführt werden kann. Mit einem *StuI*-Einzelnukleotidpolymorphismus, der zwischen den Repeatpolymorphismen des Androgenrezeptors lokalisiert ist, sahen Lu u. Danielsen (1996) ein signifikantes, fast 3fach erhöhtes Prostatakarzinomrisiko bei Männern <65 Jahren. Das Allel, das mit dem Restriktionsenzym nicht geschnitten wird, fanden sie auch vermehrt unter Betroffenen, die einen ebenfalls erkrankten Bruder haben.

14.13.2 5α-Reduktase

Testosteron wird mittels der 5α-Reduktase zu Dihydrotestosteron (DHT) konvertiert, welches eine hohe Bindungsaffinität zum Androgenrezeptor hat. Nach Bindung mit Dihydrotestosteron bzw. Testosteron bindet der Androgenrezeptor an spezifische DNA-Elemente und entwickelt seine transaktivierende Funktion.

Indirekte Untersuchungen der 5α-Reduktase-Aktivität anhand von DHT-Metaboliten zeigten höhere Konzentrationen dieser Metaboliten bei Afroamerikanern und Weißen im Vergleich zu Asiaten (Ross et al. 1992). Bei weißen US-Amerikanern werden jedoch höhere Metabolitenkonzentrationen gefunden als bei Afroamerikanern. Wu et al. (1995) untersuchten das Verhältnis zwischen DHT und Testosteron als indirektes Maß für die 5α-Reduktase-Aktivität. In Korrespondenz mit den Inzidenzen für Prostatakarzinom fanden sie es bei Afroamerikanern am größten (hohe Aktivität) und bei Asiaten am kleinsten (niedrige Aktivität).

Von den 2 Isoformen der 5α-Reduktase dominiert in der Prostata Typ II.

Das SRD5A2-Gen, das dieses Enzym kodiert, weist einen Thymin-Adenin(TA)-Dinukleotid-Repeatpolymorphismus auf (Davis u. Russell 1993). 96% der Allele weisen keine (TA_0), 4% 9 (TA_9) oder 18 (TA_{18}) Repeats auf. Während 18% Afroamerikaner das seltene TA18-Allel tragen, konnte es bei weißen und asiatischen US-Amerikanern nicht gefunden werden (Reichardt et al. 1995). Gegenüber Kontrollen zeigten Prostatakarzinompatienten häufiger die seltenen Allele (Reichardt et al. 1995). Der biologische Mechanismus dieses Längenpolymorphismus, durch den das Risiko für Prostatakarzinom beeinflusst werden kann, ist bislang unklar.

Einen weiteren Polymorphismus in Kodon 89 (Substitution von Valin durch Leucin; V89L) im SRD5A2-Gen beschrieben Makridakis et al. (1997). In ihrem Kollektiv nicht betroffener Männer tragen 59% der Schwarzen, 52% der Weißen und lediglich 30% der Asiaten den homozygoten Genotyp VV. Umgekehrt fanden sie den homozygoten Genotyp LL bei 19% der Asiaten, 10% der weißen und 3% der schwarzen US-Amerikaner. Nach Kontrolle für den ethnischen Hintergrund besteht eine hohe Korrelation zwischen dem V89L-Genotyp und zirkulierendem Androstendionglukuron.

Die gleiche Arbeitsgruppe identifizierte einen weiteren seltenen Polymorphismus mit einer Alanin-Threonin-Substitution in Kodon 49 (A49T). Obwohl der Polymorphismus nur bei 0,5% der gesunden Afroamerikaner und 1,8% gesunder Personen lateinamerikanischer Herkunft vorlag, war er bei Schwarzen mit Prostatakarzinom im frühen Stadium in 0,9% und bei solchen mit fortgeschrittenem Prostatakarzinom in 6,1% der Fälle nachweisbar, entsprechend einem relativen Karzinomrisiko für Träger des T-Allels von 1,9 bzw. 10,6. Bei betroffenen Personen lateinamerikanischer Herkunft wurden Frequenzen von 4,6% bzw. 7% gefunden, entsprechend einem relativen Risiko von 2,1 bzw. 4,5 (Ross et al. 1999; Reichardt et al. 1995).

14.13.3 Vitamin D

1990 zeigten Schwartz u. Hulka, dass die Mortalitätsrate des Prostatakarzinoms invers mit der UV-Einstrahlung korreliert ist. In den USA besteht ein markantes Nord-Süd-Gefälle mit der höchsten Mortalität im Norden (Hanchette u. Schwarz 1992). Der größte Teil des Vitamin-D-Bedarfs wird in der Haut unter UV synthetisiert. Bereits 1988 wurde immunhistochemisch der Nachweis erbracht, dass Vitamin-D-Rezeptoren in der Prostata vorhanden sind (Berger et al. 1988).

In einer Fall-Kontroll-Studie zeigen Corder et al. (1993), dass der aktive Vitamin-D-Metabolit, 1,25-Dihydroxyvitamin D_3, bei Prostatakarzinompatienten niedriger ist als bei Kontrollen. Dieser Zusammenhang konnte jedoch von Gann et al. (1996) sowohl mit 1,25-Dihydroxyvitamin D als auch 25-Hydroxyvitamin D und dem Vitamin D-bindenden Protein nicht bestätigt werden. Umgekehrt fanden Giovannucci et al. (1998), dass eine hohe diätetische Kalziumaufnahme einen Risikofaktor für Prostatakarzinom darstellt. Kalzium suprimiert die Bildung von 1,25-Dihydroxyvitamin D$_3$. 1,25-Dihydroxyvitamin D$_3$ reguliert das Wachstum und die Differenzierung in verschiedenen Zellen über Bindung mit dem Vitamin-D-Rezeptor (VDR).

Der VDR weist mehrere polymorphe Stellen auf (Morrison et al. 1994), die ein deutliches Kopplungsungleichgewicht zeigen; die Polymorphismen im nichttranslatierten 3′-Bereich des VDR-Gens korrelieren mit Transkriptionsaktivität und mRNA-Stabilität. Taylor et al. (1996) untersuchten einen *Taq*I-Schnittstellenpolymorphismus in Exon 9 des Gens und fanden das homozygote Vorhandensein der Schnittstelle signifikant seltener bei Prostatakarzinompatienten als bei Kontrollen. Das t-Allel (Verlust der Schnittstelle) hat eine 140%ige Transkriptionsaktivität im Vergleich zum T-Allel (Morrison et al. 1994). Auch Ma et al. (1998) analysierten diesen und einen zusätzlichen (*Bsm*I) Schnittstellenpolymorphismus. Unter Kontrollen ist der BB-Genotyp des *Bsm*I-Polymorphismus mit höheren 1,25-Dehydroxyvitamin-D-Konzentrationen assoziiert. Sie fanden weder eine signifikante Assoziation zwischen diesen Polymorphismen und dem Risiko für Prostatakarzinom noch einen protektiven Effekt bei höheren 25-Hydroxyvitamin-D-Konzentrationen. Bei Beschränkung der Analyse auf Männer mit unterdurchschnittlichen 25-Hydroxyvitamin-D-Konzentrationen beobachteten sie jedoch eine 57%ige Reduktion des Risikos mit Genotyp BB im Vergleich zu Genotyp bb. Die Längenvariation eines Poly(A)-Trakts im VDR-Gen wurde von Ingles et al. (1997) untersucht. Das Vorhandensein eines langen Allels (>17 Repeats) ist mit einem 4fach erhöhten Risiko bei Weißen verbunden, allerdings tragen 95% ihrer Kontrollen wenigstens eine Kopie des langen Allels. Bei Afroamerikanern lässt sich dieses Ergebnis mit dem Längenpolymorphismus nicht wiederholen (Ingles et al. 1998). Beim *Bsm*I-Polymorphismus ist in dieser 2. Untersuchung das b-Allel mit einem 2fach verminderten Risiko verbunden, wenn gleichzeitig auch ein langes Allel des Längenpolymorphismus vorliegt. Der Genotyp BL ist mit einem erhöhten Prostatakarzinomrisiko assoziiert. Kibel et al. (1999) konnten erneut auch bei weißen US-Amerikanern keine Assoziation zwischen dem *Taq*I-Polymorphismus bzw. Poly(A)-Mikrosatelliten im VDR-Gen und Prostatakarzinom nachweisen.

14.13.4 Insulinähnlicher Wachstumsfaktor

Verschiedene Untersuchungen weisen auf einen möglichen Zusammenhang zwischen der Plasmakonzentration des insulinähnlichen Wachstumsfaktors (insulin-like growth factor, IGF-I) bzw. des IGF bindenden Proteins (IGFBP-3) und dem Risiko für Prostatakarzinom hin (Mantzoros et al. 1997; Chan et al. 1998; Wolk et al. 1998). Eine ähnliche Beziehung wird auch für Brust-, Kolon- und Lungenkrebs diskutiert (Übersicht bei Giovannucci 1999). Es bestehen substanzielle, interindividuelle Unterschiede in der IGF-Plasmakonzentration (Juul et al. 1994, 1995). In welchem Ausmaß die normale Variabilität von IGF-I bzw. IGFBP-3 genetisch bedingt und für eine familiäre Häufung des Prostatakarzinoms bedeutsam ist, ist unklar (Harrela et al. 1996).

14.13.5 Poly(ADP-Ribose)-Polymerase

Lyn et al. (1993) fanden eine erhöhte Frequenz eines Allels des Poly(ADP-Ribose)-Polymerase-(PADPRP)-Pseudogens auf Chromosom 13 bei Afroamerikanern mit Prostatakarzinom. Auch Doll et al. (1996) sahen eine signifikante Assoziation zwischen einem Allel dieses Gens und Prostatakarzinom bei Schwarzen, allerdings handelt es sich nicht um das gleiche Allel, das Lyn et al. (1993) assoziiert gefunden hatten.

14.13.6 Resümee

Zusammenfassend gibt es eine Reihe genetischer Varianten, die das Erkrankungsrisiko oder die Evolution des Prostatakarzinoms modifizieren können. Ihre unterschiedlichen Frequenzen in verschiedenen Populationen wurden neben anderen Faktoren, z. B. der Lebensweise, als Teilursache der ethnischen Inzidenzunterschiede herangezogen. Die anteilige Bedeutung dieser Varianten für die familiäre Häufung des Prostatakarzinoms ist unklar. Die Genorte für den Androgenrezeptor (Xq11–12), die 5α-Reduktase 2 (2p23) und den Vitamin-D-Rezeptor (12q12–14) sind mit den bisher durch Kopplungsuntersuchungen gefundenen Suszeptibilitätsloci nicht identisch.

14.14 Besonderheiten des familiären Prostatakarzinoms

Viele Untersuchungen, die sich auf das familiäre Prostatakarzinom beziehen, unterscheiden nicht zwischen familiärem und hereditärem Prostatakarzinom im Sinn der Definition von Carter et al. (1993). Da der Anteil des hereditären Prostatakarzinoms klein ist, dürften sich die nachfolgend beschriebenen Befunde eher auf das familiäre als auf das hereditäre Prostatakarzinom beziehen. Insbesondere bei den Fall-Kontroll-Studien ist nicht immer klar, welcher Anteil der Familien die Definition eines hereditären Prostatakarzinoms erfüllt.

14.14.1 Manifestationsalter

Bei vielen hereditären Karzinomerkrankungen ist deren frühes Auftreten charakteristisch. Allerdings unterscheidet sich in vielen Fall-Kontroll-Studien das mittlere Alter bei der Diagnose eines Prostatakarzinoms bei Betroffenen mit bzw. ohne positive Familienanamnese kaum (Aprikian et al. 1995; Bratt et al. 1999a; Ghadirian et al. 1991; Glover et al. 1998; Spitz et al. 1991; Steinberg et al. 1990; Whittemore et al. 1995). In der Regel sind die Betroffenen in den Fall- und Kontrollfamilien zum Zeitpunkt der Diagnose in ihrer 7. bzw. 8 Lebensdekade. Cannon et al. (1982), Keetch et al. (1995), Lesko et al. (1996) und Bratt et al. (1999a) wiesen jedoch höhere relative Risiken für Brüder und/oder Väter von früh Erkrankten nach. Angehörige spät Erkrankter haben geringere Risiken. Carter et al. (1992) kalkulierten das kumulative Prostatakar-

zinomrisiko (Kaplan-Meier-Verfahren) für Angehörige Betroffener bezogen auf Diagnosealter von <53, 53–65 und >65 Jahre und fanden hohe kumulative Risiken bei frühem bzw. niedrigere Risiken bei späterem Krankheitsbeginn (Abb. 14.5). Vergleichbare Trends ergaben sich auch in den Kohortenstudien (Tabelle 14.8). Die Befunde weisen auf ein vermehrtes familiäres Auftreten bei Angehörigen früh Betroffener hin.

Das frühe Auftreten eines Prostatakarzinoms ist Bestandteil der Definition des hereditären Prostatakarzinoms. Bratt et al. (1999a) fanden anhand ihrer Registerdaten in Familien von Patienten mit einem Diagnosealter <60 Jahren in 7,1% und bei späterem Erkrankungsalter in 2,2% die Kriterien eines hereditären Prostatakarzinoms erfüllt. Während bei sporadisch Betroffenen in dieser Gruppe das Prostatakarzinom mit etwa 75 Jahren diagnostiziert wird, erfolgt die Diagnosestellung bei hereditärem Prostatakarzinom durchschnittlich 7 Jahre früher. Signifikant positive Kopplungsbeziehungen sind besonders an Familien mit relativ frühem Diagnosealter (<65 Jahre) erzielt worden. Entsprechende kumulative Risiken für Angehörige betroffener Patienten verschiedener Altersgruppen gaben Carter et al. (1992) bzw. Grönberg et al. (1999b) für Söhne in Abhängigkeit vom Diagnosealter bei deren Vätern an.

14.14.2 Klinik

Im klinischen Tumorstadium unterscheiden sich Prostatakarzinompatienten mit bzw. ohne positive Familienanamnese nicht (Steinberg et al. 1990; Kupelian et al. 1998a; Ohtake et al. 1998; Bauer et al.

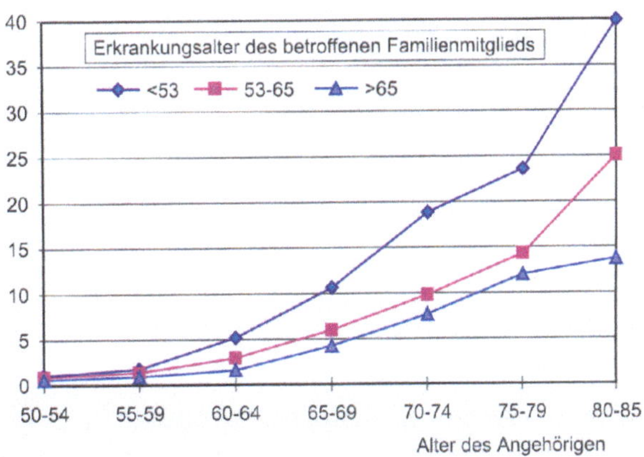

Abb. 14.5. Kumulatives Erkrankungsrisiko (%) bei Angehörigen I. Grads (Carter et al. 1992)

1998; Bastacky et al. 1995; Kupelian et al. 1997; Hanus et al. 1999). Auch im Vergleich zwischen hereditärem, familiärem und sporadischem Prostatakarzinom fanden Carter et al. (1993) keine Unterschiede im klinischen Stadium. Grönberg et al. (1997 c) untersuchten Karzinome aus Familien, die potenziell mit HPC1 gekoppelt bzw. nicht gekoppelt sind. Der Anteil fortgeschrittener Tumoren ist bei gekoppelten Familien größer als bei nicht gekoppelten. Das Verhältnis von lokaler zu fortgeschrittener Erkrankung beträgt bei gekoppelten Familien 1:4 und bei nicht gekoppelten Familien 1:2,2. Zum Vergleich zogen sie Daten einer Referenzpopulation (National Cancer Database) heran. Beim direkten Vergleich HPC1-gekoppelter bzw. nicht gekoppelter Patienten ergeben sich jedoch keine signifikanten Unterschiede (Laniado 1998). Da Grönberg et al. (1997 c) lediglich klinisch manifeste Karzinome einbezogen, ist grundsätzlich mit fortgeschritteneren Tumorstadien zu rechnen (Walther 1998) als bei Patienten, die durch Screening erfasst werden. Norrish et al. (1999) vermuteten, dass beim familiären Prostatakarzinom Früherkennungsmaßnahmen eher in Anspruch genommen werden. In ihrer Gruppe mit positiver Familienanamnese begründete signifikant häufiger das PSA-Screening eine Erfassung. In dieser Gruppe wurden auch häufiger Patienten mit höherem Bildungsgrad gefunden.

14.14.3 Pathologie

Bislang ist es nicht gelungen, spezifische Unterschiede in Prostatakarzinomen bei Patienten mit hereditärem, familiärem oder sporadischem Karzinom zu demonstrieren. Aprikian et al. (1995) und Ghadirian et al. (1991) fanden keine histologischen Unterschiede in Abhängigkeit von der Familienanamnese. In ihrer Fall-Kontroll-Studie untersuchten Steinberg et al. (1990) Organbegrenzung, Kapselpenetration, Samenblaseninvasion und Befall der Lymphknoten, ohne signifikante Unterschiede bei positiver oder negativer Familienanamnese zu sehen. Vergleichbare Befunde wurden auch von Bova et al. (1998), Bauer et al. (1998) und Bastacky et al. (1995) beschrieben. Carter et al. (1993), Keetch et al. (1996) und Bova et al. (1998) bestätigten einen fehlenden Unterschied auch im direkten Vergleich von hereditären und sporadischen Karzinomen. Keine signifikanten Unterschiede werden ferner für Prostatagewicht (Carter et al. 1993), Lateralität und relativen Tumoranteil (Keetch et al. 1996), prostatische intraepitheliale

Neoplasie (PIN), Lokalisation, Multifokalität, Tumortyp und Tumorvolumen (Bastacky et al. 1995), Tumorgrading (Gleason-Score) (Carter et al. 1993; Kupelian et al. 1997 a, b; Ohtake et al. 1998; Bova et al. 1998; Bauer et al. 1998; Norrish et al. 1999; Hanus et al. 1999) und Befall der Resektionsränder beobachtet. Verglichen wurden Betroffene mit positiver vs. negativer Familienanamnese und solche mit hereditärem vs. sporadischem Prostatakarzinom. Keetch et al. (1996) und Bastacky et al. (1995) fanden signifikant niedrigere Gleason-Scores, d. h. besser differenzierte Tumoren, beim hereditären im Vergleich zum sporadischen Prostatakarzinom. Demgegenüber berichteten Grönberg et al. (1997 c) für HPC1-gekoppelte Karzinome ein höheres Tumorgrading; auch Ohtake et al. (1998) sahen mehr mäßig differenzierte Karzinome in der familiären Kategorie. Laniado (1998) wies darauf hin, dass beim direkten Vergleich der HPC1-gekoppelten mit nicht gekoppelten Tumoren (Grönberg et al. 1997 c) kein Unterschied im Grading besteht. In einer bevölkerungsbasierten Untersuchung sahen Grönberg et al. (1998) keinen signifikanten Unterschied in der Tumordifferenzierung, allenfalls einen Trend zum niedrigeren Grading, was mit intensiverer Überwachung und damit früherer Erfassung beim familiären Prostatakarzinom erklärt wird.

14.14.4 Verlauf, Prognose, Therapieunterschiede

Zurzeit ist nicht belegt, dass das familiäre oder hereditäre Prostatakarzinom aggressiver ist als das sporadische. Bei Verlaufsbeobachtungen wiesen nur Kupelian et al. (1997 a, b, 1999) eine ungünstigere Prognose bei familiärem Prostatakarzinom nach. Sie fanden bei Patienten nach Prostatektomie bzw. Strahlentherapie lokal begrenzter Tumoren biochemisch (PSA) und klinisch kürzere rückfallfreie Überlebenszeiten in der Gruppe der familiären Karzinome, auch nach Adjustierung für pathologische Parameter, die eine ungünstige Prognose begründen. Im Gegensatz hierzu fanden Bova et al. (1995, 1998), Ohtake et al. (1998), Grönberg et al. (1998), Bauer et al. (1998), Hanlon u. Hanks (1998) und Hanus et al. (1999) keine signifikanten Unterschiede bei Rezidivrate, Metastasierungstendenz, Überlebenszeit bzw. Mortalität. Auch in ihren bevölkerungsbasierten Kohorten von Männern mit sporadischem, familiärem und hereditärem Prostatakarzinom aller Stadien wiesen die gesamt- und ursachenspezifischen Überlebenszeiten keine signifikanten Gruppenunterschiede auf (Grönberg et al. 1998). Da in Schweden PSA-Untersuchungen routinemäßig nicht angeboten werden, ist eine Verfälschung der Überlebensdaten durch frühzeitige Erfassung (lead-time bias) unwahrscheinlich. Das im Durchschnitt frühere Manifestationsalter beim hereditären Prostatakarzinom lässt einen größeren Anteil karzinombedingter Todesfälle als beim sporadischen Prostatakarzinom erwarten. Aprikian et al. (1994) und Bratt et al. (1998) konnten jedoch keine signifikanten Unterschiede bei den Überlebenszeiten früh Erkrankter in Abhängigkeit von positiven bzw. negativen Familienanamnesen herausarbeiten. Bei der Kontrolle für andere Variablen ergibt die multivariate Analyse (Aprikian et al. 1994), dass nur das Stadium und Grading signifikante Prädiktoren der Prognose sind. In dem bevölkerungsbasierten Kollektiv von Prostatakarzinompatienten, die vor dem 51. Lebensjahr erkrankten, wurde insgesamt eine hohe Mortalität ermittelt (Bratt et al. 1998). Betroffene mit familiärem Prostatakarzinom haben sogar eine geringfügig, jedoch nicht signifikant bessere Prognose. Unabhängig von der familiären Vorgeschichte zeigten Grönberg et al. (1994b) für verschiedene Diagnosealtersgruppen, dass zwar die relativen Überlebenszeiten in den verschiedenen Altersklassen gut übereinstimmen, aber der Verlust an Lebensjahren bei früh Erkrankten deutlich größer ist als bei spät Erkrankten.

14.14.5 PSA

Hinsichtlich PSA, PSA-Dichte, PSA-Halbwertszeit nach Behandlung (Radiatio) und PSA-Verdopplungszeit zeigen sich keine signifikanten Unterschiede zwischen hereditärem, familiärem und sporadischem Prostatakarzinom (Carter et al. 1993; Keetch et al. 1996; Kupelian et al. 1997a,b; Grönberg et al. 1997c; Bova et al. 1995, 1998; Bauer et al. 1998; Hanlon u. Hanks 1998; Hanus et al. 1999). Der Anteil erhöhter PSA-Befunde bei Männern mit und ohne positive Familienanamnese unterscheidet sich bei weißen, schwarzen und asiatischen US-Amerikanern in der Untersuchung von Whittemore et al. (1995) nicht. Norrish et al. (1999) fanden allerdings erhöhte PSA-Werte als Zuweisungsgrund häufiger beim familiären Karzinom. Narod et al. (1995) zeigten, dass der positive prädiktive Wert (PPW) des PSA bei Männern mit positiver Familienanamnese höher ist als bei Männern mit negativer Familienanamnese. Bei normaler digitaler rektaler Untersuchung steigt der PPW von etwa 12% bei negativer auf 27% bei positiver Familienanamnese. Erstaunlicherweise fällt der PPW von etwa 49% auf 33% je nach Familienanamnese in der Gruppe der Probanden mit abnormalem digitalen rektalen Untersuchungsbefund.

14.15 Andere Malignome

In den Fall-Kontroll-Untersuchungen von Woolf (1960), Steinberg et al. (1990), Spitz et al. (1991), Mettlin et al. (1995), Krain (1974), Keetch et al. (1995), Isaacs et al. (1995), Glover et al. (1998) wurde keine Koaggregation mit anderen Malignomen bzw. mit Mamma- und Ovarialkarzinom gefunden. Cannon et al. (1982) sahen eine signifikante Häufung von Brustkrebs und Tumoren des Gehirns bzw. des zentralen Nervensystems. Isaacs et al. (1995) ermittelten ein relatives Risiko für ZNS-Tumoren in Multiplexfamilien von 3,02 (95%-Konfidenzintervall: 1,08–8,41) und Hayes et al. (1995) für Brustkrebs bei den Schwestern Betroffener von 1,8 (95%-Konfidenzintervall: 1,1–3,0) bzw. für Gebärmutterkrebs von 2,5 (95%-Konfidenzintervall: 1,0–5,9). Goldgar et al. (1994) wiesen in ihrem Mormonenkollektiv bei Familienangehörigen erhöhte Risiken für kolorektale Karzinome bzw. Gehirn- und ZNS-Tumoren nach. Für Kolonkarzinom fanden Slattery u. Kerber (1994) höhere relative Risiken (1,49; 95%-Konfidenzintervall: 1,21–1,81) bei Frauen, die einen Angehörigen mit Prostatakarzinom haben. In ihrer ebenfalls bevölkerungsbasierten Untersuchung bestätigten Damber et al. (1998) das vermehrte Auftreten von kolorektalem Krebs in Prostatakarzinomfamilien, fanden aber keine erhöhten Risiken für Brustkrebs und ZNS-Tumoren. Gibbs et al. (1999a) ermittelten für Familien mit einer Koaggregation von Prostatakarzinom und ZNS-Tumoren Kopplung mit der Chromosomenregion 1p36 (CAPB). Eine signifikant geringere Rate (SIR) an Prostatakarzinomen ermittelten Heimdal et al. (1996) bei Vätern, deren Söhne an testikulären Karzinomen erkrankt sind.

Sellers et al. (1994) zeigten, dass eine positive Familienanamnese für Brust- und Prostatakarzinom besonders für das postmenopausal auftretende Mammakarzinom einen zusätzlichen Risikofaktor darstellt. Allerdings machen diese Familien nur etwa 2% ihrer untersuchten Population aus; das familiäre Auftreten von Brust-, Ovarial- und Prostatakarzinom fanden sie lediglich bei 0,5% der Familien. Die größte Konkordanz von Brust- und Prostatakarzinom sahen sie unter Geschwistern. Außerdem fanden sie bei positiver maternaler Anamnese für früh manifestierendes Mammakarzinom eine erhöhte paternale Prävalenz des Prostatakarzinoms. Ihre Befunde weisen damit auch auf eine ursächliche Bedeutung von Umweltfaktoren hin. Auch Anderson et al. (1993), Goldgar et al. (1994), Thiessen (1974) und Tulinius et al. (1992) fanden ein erhöhtes Risiko für Brustkrebs bei positiver Familienanamnese für Prostatakarzinom. Die Untersuchungen von Teare et al. (1994) und Olsen et al. (1999) bestätigten einen solchen Zusammenhang nicht. Olsson et al. (1992) zeigten in einer bevölkerungsbasierten Kohorte männlicher Mammakarzinompatienten für deren männliche Angehörige verminderte Prostatakarzinomrisiken, während andere Untersucher eine mögliche Assoziation zwischen männlichem Brustkrebs und Prostatakarzinom erwägen [Übersicht bei Sasco et al. (1993)].

Ausgehend von Patientinnen mit Ovarialkarzinom fanden Jishi et al. (1995) ein 4,5fach erhöhtes Prostatakarzinomrisiko bei Angehörigen I. Grads, das Rader et al. (1998) nicht bestätigen konnten.

Prostatakarzinome treten sowohl in Familien mit Mutationen des BRCA1- (Chromosom 17q21) als auch des BRCA2-Gens (Chromosom 13q12) vermehrt auf (Ford et al. 1994; Tonin et al. 1995; Thorlacius et al. 1996; Struewing et al. 1997; Johannsson et al. 1999). Ford et al. (1994) gaben ein relatives Prostatakarzinomrisiko für BRCA1-Mutationsträger von 3 an. Ein etwa 4fach erhöhtes Prostatakarzinomrisiko besteht bei Ashkenazi-Juden (Struewing et al. 1997) mit den typischen in dieser Population auftretenden BRCA1- und -2-Mutationen (185delAG, 5382insC bzw. 6174delT). Eine standardisierte Morbiditätsrate für Prostatakarzinom von 2,21 ergibt sich in BRCA2-assoziierten Familien (Johansson et al. 1999). Angehörige von Trägerinnen einer Mutation des BRCA2-Gens (999del5), die in Island häufig ist, haben ein 4,6fach (I. Grads) bzw. 2,5fach (II. Grads) erhöhtes Prostatakarzinomrisiko (Sigurdsson et al. 1997). Unter 65 Prostatakarzinompatienten fanden die Autoren 2 mit dieser Mutation, einer davon ist Angehöriger einer BRCA2-assoziierten Brustkrebsfamilie. Dagegen diagnostizierten Nastiuk et al. (1999) und Hubert et al. (1999), ausgehend von Prostatakarzinompatienten unter Ashkenazi-Juden, die für diese Population typischen BRCA1- und -2-Mutationen jedoch nicht gehäuft. Die ermittelte Prävalenz dieser Mutationen entspricht der der zugrunde liegenden Bevölke-

rung. Wilkens et al. (1999) testeten Ashkenazi-Familien mit hereditärem Prostatakarzinom und fanden ebenfalls keine erhöhte Rate an BRCA1- und -2-Mutationen. Bei einem BRCA1- und -2-Mutationsscreening von 22 Prostatakarzinomfamilien (≥3 Betroffene), in denen zusätzlich mindestens 2 Personen Brust- und/oder Ovarialkrebs aufweisen, identifizierten Sinclair et al. (2000) keine Kettenabbruchmutation. Sie fanden lediglich in einer Familie eine Missense-Mutation in BRCA2, deren Bedeutung nicht eindeutig geklärt werden konnte. Damit ist die Bedeutung des BRCA1- bzw. BRCA2-Gens beim familiären oder hereditären Prostatakarzinom gering. Ob die Kopplungsbeziehung zur Chromosomenregion 1p (Suarez et al. 2000) in Prostatakarzinomfamilien im Zusammenhang mit Brustkrebs biologisch bedeutsam ist, muss abgewartet werden.

14.16 Genetische Beratung

Die Identifizierung von Personen mit einer genetischen Prädisposition und damit einem erhöhten Risiko, an Prostatakarzinom zu erkranken, ist wünschenswert, wenn mit intensivierter Früherkennung und ggf. früher Intervention die Mortalität gesenkt werden kann. Früherkennung in Hochrisikofamilien wird helfen, den Verlauf besser abzuschätzen und rationale Früherkennungsmaßnahmen entwickeln zu können. Auch wenn für eine Unterscheidung von sporadischem und familiärem Prostatakarzinom spezifische Tumorkriterien zurzeit fehlen, lässt sich anhand der väterlichen *und* mütterlichen Familiengeschichte eine erhöhte Wiederholungswahrscheinlichkeit ableiten. Diese ist sowohl von der Zahl der Betroffenen als auch dem Verwandtschaftsgrad und dem Erkrankungsalter abhängig. Risikopersonen wird zu Früherkennungsmaßnahmen geraten, um ein Karzinom möglichst in einem Frühstadium mit guter Behandelbarkeit zu erfassen. Auch wenn vermutet werden kann, dass durch die Früherkennung die Mortalität zu senken ist, liegt ein Beleg hierfür beim Prostatakarzinom bisher nicht vor (Kramer et al. 1997). Beim Screening in Hochrisikopersonen ist jedoch zu erwarten, dass der positive prädiktive Wert größer und damit die Rate falsch-positiver Testergebnisse kleiner sind als bei einem Screening in der allgemeinen Bevölkerung. Auch sollte durch Früherkennung der Gewinn an Überlebenszeit wegen des früheren Manifestationsalters des hereditaren Prostatakarzinoms größer sein (Grönberg et al. 1994 b).

Narod et al. (1995) zeigten, dass der positive prädiktive Wert des PSA bei Männern mit positiver Familienanamnese höher ist als bei Männern mit negativer Familienanamnese. Auch McWhorter et al. (1992) und Matikainen et al. (1999) deckten durch intensivierte Früherkennung bzw. PSA-Screening bei Männern mit positiver Familienanamnese vermehrt Prostatakarzinome auf. Die Amerikanische Cancer Society schließt in ihre Screeningempfehlungen neuerdings auch Männer aus Hochrisikogruppen, also z. B. bei familiärer Belastung, beginnend mit dem 45. Lebensjahr ein (von Eschenbach et al. 1997).

Bislang ist nicht belegt, dass familiäre oder hereditäre Prostatakarzinome im Sinn der Definition von Carter et al. (1993) ein aggressiveres Verhalten zeigen und insofern eine aggressivere therapeutische Intervention erforderlich machen. Bratt (2000) schlug deswegen vor, Patienten mit hereditärem Prostatakarzinom nicht anders zu behandeln als Patienten mit sporadischem Karzinom im vergleichbaren Alter. Zukünftige Untersuchungen müssen zeigen, ob ein Screening bei Personen mit erhöhtem Prostatakarzinomrisiko und ggf. nachfolgender Behandlungen im Sinn einer verbesserten Überlebenszeit und Lebensqualität effizient sind. Bis dahin wird in der Beratung über Früherkennungs- und Behandlungsmöglichkeiten auf der Grundlage gegenwärtiger Erfahrungen zu sprechen sein.

14.17 Literatur

Ahlbom A, Lichtenstein P, Malmström H, Feychting M, Hemminki K, Pedersen NL (1997) Cancer in twins: genetic and nongenetic familial risk factors. J Natl Cancer Inst 89:287–293

Albertsen PC, Hanley JA, Gleason DF, Barry MJ (1998) Competing risk analysis of man aged 55 to 74 years at diagnosis managed conservatively for clinically localized prostate cancer. JAMA 280:975–980

American Joint Committee on Cancer (1997) Cancer staging manual, 5th edn. Lippincott-Raven, Philadelphia New York

American Urological Association Prostate Cancer Clinical Guidelines Panel (1997) Report on the management of clinically localized prostate cancer. American Urological Association, Baltimore. In: Vita VT de, Hellman S, Rosenberg SA (eds) Cancer. Principles and practice of oncology, 5th edn. Lippincott-Raven, Philadelphia New York

Anderson DE, Badzioch MD (1993) Familial breast cancer risks. Effect of prostate and other cancers. Cancer 72:114–119

Aprikian AG, Zhang Z-F, Fair WR (1994) Prostate adenocarcinoma in men younger than 50 years. A retrospective review of 151 patients. Cancer 74:1768–1777

Aprikian AG, Bazinet M, Plante M et al. (1995) Family history and the risk of prostatic carcinoma in a high risk group of urological patients. J Urol 154:404–406

Bastacky SI, Wojno KJ, Walsh PC, Carmichael MJ, Epstein JI (1995) Pathological features of hereditary prostate cancer. J Urol 153:987–992

Bauer JJ, Srivastava S, Connelly RR et al. (1998) Significance of familial history of prostate cancer to traditional prognostic variables, genetic biomarkers, and recurrence after radical prostatectomy. Urology 51:970–976

Berger U, Wilson P, McClelland RA et al. (1988) Immunocytochemical detection of 1,25-dihydroxyvitamin D receptors in normal human tissues. J Clin Endocrinol Metab 67:607–613

Berry R, Schaid DJ, Smith JR et al. (2000) Linkage analyses at the chromosome 1 loci 1q24–25 (HPC1), 1q42.2–43 (PCAP), and 1p36 (CAPB) in families with hereditary prostate cancer. Am J Hum Genet 66:539–546

Berthon P, Valeri A, Cohen-Akenine A et al. (1998) Predisposing gene for early-onset prostate cancer, localized on chromosome 1q42.2–43. Am J Hum Genet 62:1416–1424

Bieche I, Khodia A, Lidereau R (1999) Deletion mapping of chromosomal region 1p32-pter in primary breast cancer. Genes Chromosomes Cancer 24:255–263

Black RJ, Bray F, Ferlay J, Parkin DM (1997) Cancer incidence and mortality in the European Union: cancer registry data and estimates of national incidence for 1990. Eur J Cancer 33:1075–1107

Bochum S, Haeussler J, Geyer P et al. (2000) Linkage analysis of the HPCX locus on chromosome Xq27–28 in German prostate cancer families. Med Genet 12:128

Bostwick D (1992) Prostatic intraepithelial neoplasia: current concepts. J Cell Biochem [Suppl H] 16:10–19

Bova GS, Isaacs S, Partin A, Isaacs WB, Walsh PC (1995) Biological aggressiveness of hereditary prostate cancer (HPC): long term evaluation following radical prostatectomy. J Urol 153:505A

Bova GS, Partin AW, Isaacs SD et al. (1998) Biological aggressiveness of hereditary prostate cancer: long-term evaluation following radical prostatectomy. J Urol 160:660–663

Boyle P, Severi G (1999) Epidemiology of prostate cancer. Eur Urol 35:370–376

Brawer MK (1999) Prostate-specific antigen: current status. CA Cancer J Clin 49:264–281

Bratt O (2000) Hereditary prostate cancer. BJU Int 85:588–598

Bratt O, Kristoffersson U, Lundgren R, Olsson H (1997) The risk of malignant tumors in first-degree relatives of men with early onset prostate cancer: a population-based cohort study. Eur J Cancer 33:2237–2240

Bratt O, Kristoffersson U, Olsson H, Lundgren R (1998) Clinical course of early onset prostate cancer with special reference to family history as a prognostic factor. Eur Urol 34:19–24

Bratt O, Kristoffersson U, Lundgren R, Olsson H (1999a) Familial and hereditary prostate cancer in southern Sweden. A population-based case-control study. Eur J Cancer 35:272–277

Bratt O, Borg A, Kristoffersson U, Lundgren R, Zhang Q-X, Olsson H (1999b) CAG repeat length in the androgen receptor gene is related to age at diagnosis of prostate cancer and response to endocrine therapy, but not to prostate cancer risk. Br J Cancer 81:672–676

Breslow N, Chan CW, Dhom G et al. (1997) Latent carcinoma of prostate of autopsy in seven areas. Int J Cancer 20:680–688

Cannon L, Bishop DT, Skolnick M, Hunt S, Lyon JL, Smart CR (1982) Genetic epidemiology of prostate cancer in the Utah Mormon genealogy. Cancer Surv 1:47–69

Carter BS, Beaty TH, Steinberg GD, Childs B, Walsh PC (1992) Mendelian inheritance of familial prostate cancer. Proc Natl Acad Sci USA 89:3367–3371

Carter BS, Bova S, Beaty TH et al. (1993) Hereditary prostate cancer: epidemiologic and clinical features. J Urol 150:797–802

Catalona WJ, Smith DS (1994) 5-year tumor recurrence rates after anatomical radical retropubic prostatectomy for prostate cancer. J Urol 152:1837–1842

Chamberlain NL, Driver ED, Miesfeld RL (1994) The length and location of CAG trinucleotide repeats in the androgen receptor N-terminal domain affect transactivation function. Nucleic Acids Res 22:3181–3186

Chan JM, Stampfer MJ, Giovannucci E et al. (1998) Plasma insulin-like growth factor-1 and prostate cancer risk: a prospective study. Science 279:563–566

Cher ML, Bova GS, Moore DH et al. (1996) Genetic alterations in untreated metastases and androgen-independent prostate cancer detected by comparative genomic hybridization and allelotyping. Cancer Res 56:3091–3102

Coetzee GH, Ross RK (1994) Prostate cancer and the androgen receptor. J Natl Cancer Inst 86:872–873

Cooney KA, McCarthy JD, Lange E et al. (1997a) Prostate cancer susceptibility locus on chromosome 1q: a confirmatory study. J Natl Cancer Inst 89:955–959

Cooney KA, Lange E, Lange K (1997b) Letter to the Editor. J Natl Cancer Inst 89:1894

Cooney KA, Tsou HC, Petty EM et al. (1999) Absence of PTEN germ-line mutations in men with potential inherited predisposition to prostate cancer. Clin Cancer Res 5:1387–1391

Corder EH, Guess HA, Hulka BS et al. (1993) Vitamin-D- and prostate cancer: a prediagnostic study with stored sera. Cancer Epidemiol Biomarkers Prev 2:467–472

Correa-Cerro L, Wöhr G, Berthon P et al. (1998) No association of short CAG repeats in the androgen receptor gene with prostate cancer in an European population. Med Genet 10:132

Cunningham JM, Shan A, Wich MJ et al. (1998) Familial prostate cancer and possible associated malignancies: nation-wide register cohort study in Sweden. Int J Cancer 78:293–297

Davis DL, Russell DW (1993) Unusual length polymorphism in human steroid 5 alpha-reductase type 2 gene (SRD5A2). Hum Mol Genet 2:820

Dhom G (1981) Pathologie des Prostata-Carcinoms. Verh Dtsch Ges Urol 32:9–16

Dhom G (1991) Pathologie der Prostata. In: Heldinger CE, Dhom G (Hrsg) Pathologie des männlichen Genitale. Spezielle anatomische Pathologie, Bd 21. Springer, Berlin Heidelberg New York

Doll JA, Suarez BK, Donis-Keller H (1996) Association between prostate cancer in black Americans and an allele of the PADPRP pseudogene locus on chromosome 13. Am J Hum Genet 58:425–428

Dunsmuir WD, Edwards SM, Lakhani SR et al. (1998) Allelic imbalance in familial and sporadic prostate cancer at the

putative human prostate cancer susceptibility locus, HPC1. Br J Cancer 78:1430–1433

Eagle LR, Yin X, Brothman AR, Williams BJ, Atkin NB, Prochownik EV (1995) Mutation of the MXI1 gene in prostate cancer. Nat Genet 9:249–255

Edwards A, Hammond HA, Jin L, Caskey CT, Chakraborty R (1992) Genetic variation at five trimeric and tetrameric tandem repeat loci in four human population groups. Genomics 12:241–253

Edwards SM, Dearnaley DP, Ardern-Jones A et al. (1997) No germline mutations in the dimerization domain of MXI1 in prostate cancer clusters. Br J Cancer 76:992–1000

Edwards SM, Dunsmuir WD, Gillett CE et al. (1998) Immunhistochemical expression of BRCA2 protein and allelic loss at the BRCA2 locus in prostate cancer. Int J Cancer 78:1–7

Eeles RA, Durocher F, Edwards S et al. (1998) Linkage analysis of chromosome 1q markers in 136 prostate cancer families. Am J Hum Genet 62:653–658

Ekman P, Grönberg H, Matsuyama H, Kivineva M, Bergerheim USR, Li C (1999) Links between genetic and environmental factors and prostate cancer risk. Prostate 39:262–268

Elston RC, Buxbaum S, Jacobs KB, Olson JM (2000) Haseman and Elston revisited. Genet Epidemiol 19:1–17

Fincham SM, Hill GB, Hanson J, Wijayasinghe C (1990) Epidemiology of prostatic cancer: a case-control study. Prostate 17:189–206

Ford D, Easton DF, Bishop DT, Narod SA, Goldgar DE, Breast Cancer Linkage Consortium (1994) Risks of cancer in BRCA1-mutation carriers. Lancet 343:692–695

Gann PH, Ma J, Hennekens CH, Hollis BW, Haddad JG, Stampfer MJ (1996) Circulating vitamin D metabolites in relation to subsequent development of prostate cancer. Cancer Epidemiol Biomarkers Prev 5:121–126

Gao X, Porter AT, Grignon DJ, Pontes JE, Honn KV (1997) Diagnostic and prognostic markers for human prostate cancer. Prostate 31:264–281

Ghadirian P, Cadotte M, Lacroix A, Perret C (1991) Family aggregation of cancer of the prostate in Quebec: the tip of the iceberg. Prostate 19:43–52

Ghadirian P, Howe GR, Hislop TG, Maisonneuve P (1997) Family history of prostate cancer: a multi-center case-control study in Canada. Int J Cancer 70:679–681

Gibbs M, Stanford JL, McIndoe RA et al. (1999a) Evidence for a rare prostate cancer-susceptibility locus at chromosome 1p36. Am J Hum Genet 64:776–787

Gibbs M, Chakrabarti L, Stanford JL et al. (1999b) Analysis of chromosome 1q42.2-43 in 152 families with high risk of prostate cancer. Am J Hum Genet 64:1095–1097

Gibbs M, Stanford JL, Jarvik GP et al. (2000) A genomic scan of families with prostate cancer identifies multiple regions of interest. Am J Hum Genet 67:100–109

Giovannucci E (1999) Insulin-like growth factor-I and binding protein-3 and risk of cancer. Horm Res [Suppl 3] 51:34–41

Giovannucci E, Stamper MJ, Krithivas K et al. (1997) The CAG repeat within the androgen receptor gene and its relationship to prostate cancer. Proc Natl Acad Sci USA 94:3320–3323

Gleason DF (1977) Histologic grading and clinical staging of prostatic carcinoma. In: Tannenbaum M (ed) Urologic pathology: the prostate. Lea & Febiger, Philadelphia

Gleason DF, Mellinger GT (1974) Prediction of prognosis for prostatic adenocarcinoma by combined histological grading and clinical staging. J Urol 111:58–64

Glover FE, Coffey DS, Douglas LL et al. (1998) Family study of prostate cancer in Jamaica. Urology 52:441–443

Goldgar DE, Easton DF, Cannon-Albright LA, Skolnick MH (1994) Systemic population-based assessment of cancer risk in first-degree relatives of cancer probands. J Natl Cancer Inst 86:1600–1608

Goode EL, Stanford JL, Chakrabarti L et al. (2000) Linkage analysis of 150 high-risk prostate cancer families at 1q24–25. Genet Epidemiol 18:251–275

Grönberg H, Damber L, Damber J-L (1994a) Studies of genetic factors in prostate cancer in a twin population. J Urol 152:1484–1489

Grönberg H, Damber JE, Jonsson H, Lenner P (1994b) Patient age as a prognostic factor in prostate cancer. J Urol 152:892–895

Grönberg H, Damber L, Damber J-E (1996) Familial prostate cancer in Sweden. A nationwide register cohort study. Cancer 77:138–143

Grönberg H, Damber L, Damber J-E, Iselius L (1997a) Segregation analysis of prostate cancer in Sweden: support for dominant inheritance. Am J Epidemiol 146:552–557

Grönberg H, Xu J, Smith JR et al. (1997b) Early age at diagnosis in families providing evidence of linkage to the hereditary prostate cancer locus (HPC1) on chromosome 1. Cancer Res 57:4707–4709

Grönberg H, Isaacs SD, Smith JR et al. (1997c) Characteristics of prostate cancer in families potentially linked to the hereditary prostate cancer 1 (HPC1) locus. JAMA 278:1251–1255

Grönberg H, Damber L, Tavelin B, Damber J-E (1998) No difference in survival between sporadic, familial and hereditary prostate cancer. Br J Urol 82:564–567

Grönberg H, Smith J, Emanuelsson M et al. (1999a) In Swedish families with hereditary prostate cancer, linkage to the HPC1 locus on chromosome 1q24–25 is restricted to families with early-onset prostate cancer. Am J Hum Genet 65:134–140

Grönberg H, Wiklund F, Damber J-E (1999b) Age specific risks of familial prostate carcinoma. A basis for screening recommendations in high risk populations. Cancer 86:477–483

Guo S-W (1998) Inflation of sibling recurrence-risk ratio, due to ascertainment bias and/or overreporting. Am J Hum Genet 63:252–258

Häggman MJ, Macoska JA, Wojno KJ, Oesterling JE (1997) The relationship between prostatic intraepithelial neoplasia and prostate cancer. Critical issues. J Urol 158:12–22

Hanchette CL, Schwartz GG (1992) Geographic patterns of prostate mortality. Cancer 70:2861–2869

Hanlon AL, Hanks GE (1998) Patterns of inheritance and outcome in patients treated with external beam radiation for prostate cancer. Urology 52:735–738

Hanus MC, Zagars GK, Pollack A (1999) Familial prostate cancer: outcome following radiation therapy with or without adjuvant androgen ablation. Int J Radiat Oncol Biol Phys 43:379–383

Harrela M, Koistinen H, Kaprio J et al. (1996) Genetic and environmental components of interindividual variation in circulating levels of IGF-I, IGF-II, IGFBP-1. and IGFBP-3. J Clin Invest 98:2612–2615

Harris EL (1997) Importance of heritable and nonheritable variation in cancer susceptibility: evidence from a twin study. J Natl Cancer Inst 89:270–272

Hayes RB, Liff JM, Pottern LM et al. (1995) Prostate cancer risk in US blacks and whites with a family history of cancer. Int J Cancer 60:361–364

Heimdal K, Olsson H, Tretli S, Flodgren P, Børresen AL, Fosså SD (1996) Risk of cancer in relatives of testicular cancer patients. Br J Cancer 73:970–973

Holloway SM, Sofaer JA (1992) Coefficients of relationship by isonymy among registrations for five common cancers in Scottish males. J Epidemiol Community Health 46:368–372

Honda GD, Bernstein L, Ross RK, Greenland S, Gerkins V, Henderson BE (1988) Vasectomy, cigarette smoking, and age at first sexual intercourse as risk factors for prostate cancer in middle-aged men. Br J Cancer 57:326–331

Hsieh C-L, Oakley-Girvan I, Gallagher RP et al. (1997) Letter to the Editor. Prostate cancer susceptibility locus on chromosome 1q: a confirmatory study. J Natl Cancer Inst 89:1893–1894

Hsing AW, Tsao L, Devesa SS (2000) International trends and patterns of prostate cancer incidence and mortality. Int J Cancer 85:60–67

Hubert A, Peretz T, Manor O et al. (1999) The Jewish Ashkenazi founder mutations in the BRCA1/BRCA2 genes are not found at an increased frequency in Ashkenazi patients with prostrate cancer. Am J Hum Genet 65:921–924

Ingles SA, Ross RK, Yu MC et al. (1997) Association of prostate cancer risk with vitamin D receptor and androgen receptor polymorphisms. J Natl Cancer Inst 89:166–170

Ingles SA, Coetzee GA, Ross RK et al. (1998) Association of prostate cancer with vitamin D receptor haplotypes in African-Americans. Cancer Res 58:1620–1623

Irvine RA, Yu MC, Ross RK, Coetzee GA (1995) The CAG and GGC microsatellites of the androgen receptor gene are in linkage disequilibrium in men with prostate cancer. Cancer Res 55:1937–1940

Isaacs SD, Kiemeney LALM, Baffoe-Bonnie A, Beaty TH, Walsh PC (1995) Risk of cancer in relatives of prostate cancer probands. J Natl Cancer Inst 87:991–996

Jacobsen SJ, Katusic SK, Bergstralh EJ et al. (1995) Incidence of prostate cancer diagnosis in the eras before and after serum prostate-specific antigen testing. JAMA 274:1445–1449

Jarvik GP (1998) Complex segregation analyses: uses and limitations. Am J Hum Genet 63:942–946

Jenster G (1999) The role of the androgen receptor in the development and progression of prostate cancer. Semin Oncol 26:407–421

Jewett HJ (1975) The present status of radical prostatectomy for stages A and B prostatic cancer. Urol Clin North Am 2:105–124

Jishi MF, Itnyre JH, Oakley-Girvan IA, Piver MS, Whittemore AS (1995) Risks of cancer among members of families in the Gildna Radner Familial Ovarian Cancer Registry. Cancer 76:1416–1421

Johannsson O, Loman N, Möller T, Kristoffersson U, Borg A, Olsson H (1999) Incidence of malignant tumours in relatives of BRCA1 and BRCA2 germline mutation carriers. Eur J Cancer 35:1248–1257

Juul A, Bang P, Hertel NT et al. (1994) Serum insulin-like growth factor-I in 1030 healthy children, adolescents, and adults: relation to age, sex, stage of puberty, testicular size, and body mass index. J Clin Endocrinol Metab 78:744–752

Juul A, Dalgaard P, Blum WF et al. (1995) Serum levels of insulin-like growth factor (IGF)-binding protein-3

(IGFBP-3) in healthy infants, children, and adolescents: the relation to IGF-I, IGF-II, IGFBP-1, IGFBP-2, age, sex, body mass index, and pubertal maturation. J Clin Endocrinol Metab 80:2534-2542

Kaghad M, Bonnet H, Yang A et al. (1997) Monoallelically expressed gene related to p53 at 1p36, a region frequently deleted in neuroblastoma and other human cancers. Cell 90:809-819

Keetch DW, Rice JP, Suarez BK, Catalona WJ (1995) Familial aspects of prostate cancer: a case-control study. J Urol 154:2100-2102

Keetch DW, Humphrey PA, Smith DS, Stahl D, Catalona WJ (1996) Clinical and pathological features of hereditary prostate cancer. J Urol 155:1841-1843

Kerber RA, Slattery ML (1997) Comparison of self-reported and database-linked family history of cancer data in a case-control study. Am J Epidemiol 146:244-248

Kibel AS, Isaacs SD, Isaacs WB, Bova GS (1998) Vitamin D receptor polymorphisms and lethal prostate cancer. J Urol 160:1405-1409

Knudson A (1971) Statistical study of retinoblastoma. Proc Natl Acad Sci USA 68:820-823

Kolonel LN, Yoshizawa CN, Hankin JH (1988) Diet and prostatic cancer: a case-control study in Hawaii. Am J Epidemiol 127:999-1012

Kosary CL, Ries LAG, Miller BA, Hankey BF, Harras A, Edwards BK (eds) (1995) SEER cancer statistics review, 1973-1992: tables and graphs, National Cancer Institute. NIH Pub. 96-2789, Bethesda

Krain LS (1974) Some epidemiologic variables in prostatic carcinoma in California. Prev Med 4:59-159

Kramer BS, Gohagan JK, Prorok PC (1997) Is screening for prostate cancer the current gold standard? - "No". Eur J Cancer 33:348-353

Kruglyak L, Daly MJ, Reeve-Daly MP, Lander ES (1996) Parametric and nonparametric linkage analysis: a unified multipoint approach. Am J Hum Genet 58:1347-1363

Kuczyk MA, Serth J, Bokemeyer C et al. (1998) The MXI1 tumor suppressor gene is not mutated in primary prostate cancer. Oncol Rep 5:213-216

Kupelian PA, Klein EA, Witte JS, Kupelian VA, Suh JH (1997a) Familial prostate cancer: a different disease? J Urol 158:2197-2201

Kupelian PA, Kupelian VA, Witte JS, Macklis R, Klein EA (1997b) Family history of prostate cancer in patients with localized prostate cancer: an independent predictor of treatment outcome. J Clin Oncol 15:1478-1480

Kupelian PA, Klein EA, Witte JS (1999) Letter to the Editor. J Urol 161:1585-1586

Lander E, Kruglyak L (1995) Genetic dissection of complex traits: guidelines for interpreting and reporting linkage results. Nat Genet 11:241-247

Lange EM, Chen H, Brierley K et al. (1999) Linkage analysis of 153 prostate cancer families over a 30-cM region containing the putative susceptibility locus HPCX. Clin Cancer Res 5:4013-4020

Laniado ME (1998) Letter to the Editor. Prostate cancer potentially linked to the HPC1 gene. JAMA 279:507

Latil A, Cussenot O, Fournier G, Baron JC, Lidereau R (1995) Loss of heterozygosity at 7q31 is a frequent and early event in prostate cancer. Clin Cancer Res 1:1385-1389

Latil A, Cussenot O, Fournier G, Lidereau R (1997) Infrequent allelic imbalance at the major susceptibility HPC1 locus in sporadic prostate tumours. Int J Cancer 71:118

Lesko SM, Rosenberg L, Shapiro S (1996) Family history and prostate cancer risk. Am J Epidemiol 144:1041-1047

Liaw D, Marsh DJ, Li J et al. (1997) Germline mutations of the PTEN gene in Cowden disease, an inherited breast and thyroid cancer syndrome. Nat Genet 16:64-67

Lu J, Danielsen D (1996) Short report on DNA marker at candidate locus: a StuI polymorphism in the human androgen receptor gene. Clin Genet 49:323-324

Lyn D, Cherney BW, Lalande M et al. (1993) A duplicated region is responsible for the poly(ADP-ribose) polymerase polymorphism, on chromosome 13, associated with a predisposition to cancer. Am J Hum Genet 52:124-134

Ma J, Stampfer MJ, Gann PH et al. (1998) Vitamin D receptor polymorphisms, circulating vitamin D metabolites, and risk of prostate cancer in United States physicians. Cancer Epidemiol Biomarkers Prev 7:385-390

Makridakis N, Ross RK, Pike MC et al. (1997) A prevalent missense substitution that modulates activity of prostatic steroid 5α-reductase. Cancer Res 57:1020-1022

Mantzoros CS, Tzonou A, Signorello LB, Stampfer M, Trichopoulos D, Adami H-O (1997) Insulin-like growth factor 1 in relation to prostate cancer and benigne prostatic hyperplasia. Br J Cancer 75:1115-1118

Matikainen MP, Schleutker J, Mörsky P, Kallionemi O-P, Tammela TLJ (1999) Detection of subclinical cancers by prostate-specific antigen screening in asymptomatic men from high-risk prostate cancer families. Clin Cancer Res 5:1275-1279

McIndoe RM, Stanford JL, Gibbs M et al. (1997) Linkage analysis of 49 high-risk families does not support a common familial prostate cancer-susceptibility gene at 1q24-25. Am J Hum Genet 61:347-353

McWhorter WP, Hernandez AD, Meikle W et al. (1992) A screening study of prostate cancer in high risk families. J Urol 148:826-828

Meikle AW, Smith JA, West DW (1985) Familial factors affecting prostatic cancer risk and plasma sex-steroid levels. Prostate 6:121-128

Meikle AW, Stephenson RA, Lewis CM, Wiebke GA, Middleton RG (1997) Age, genetic, and nongenetic factors influencing variation in serum sex steroids and zonal volumes of the prostate and benigne prostatic hyperplasia in twins. Prostate 33:105-111

Mettlin C, Natarajan N, Huben R, Raghavan D (1995) Reported family history of cancer in 1271 prostate cancer cases and 1909 controls. Urol Oncol 1:240-245

Miller K, Weißbach L (eds) (1999) Leitlinien zur Diagnostik von Prostatakarzinomen. Urologe A 38:389-401

Miller K, Weißbach L (eds) (1999) Leitlinien zur Therapie von Prostatakarzinomen. Urologe A 38:630-639

Mishina T, Watanabe H, Araki H, Nakao M (1985) Epidemiological study of prostatic cancer by matched-pair analysis. Prostate 6:423-436

Monroe KR, Yu MC, Kolonel LN et al. (1995) Evidence of an X-linked or recessive genetic component to prostate cancer risk. Nat Med 1:827-829

Morganti G, Gianferrari L, Cresseri A, Arrigoni G, Lovati G (1956) Recherches clinico-statistiques et genetiques sur les neoplasies de la prostate. Acta Genet 6:304-305

Morrison NA, Qi JC, Tokita A et al. (1994) Prediction of bone density from vitamin D receptor allels. Nature 367:284-287

Narod SA (1998) Genetic epidemiology of prostate cancer. Biochim Biophys Acta 1423:F1-F13

Narod SA, Dupont A, Cusan L et al. (1995) The impact of family history on early detection of prostate cancer. Nat Med 1:99–101

Nastiuk KL, Mansukhani M, Terry MB et al. (1999) Common mutations in BRCA1 and BRCA2 do not contribute to early prostate cancer in Jewish men. Prostate 40:172–177

Neuhausen SL, Farnham JM, Kort E, Tavtigian SV, Skolnick MH, Cannon-Albright LA (1999) Prostate cancer susceptibility locus HPC1 in Utah high-risk pedigrees. Hum Mol Genet 8:2437–2442

Nomura AMY, Kolonel LN (1991) Prostate cancer: a current perspective. Epidemiol Rev 13:200–227

Norrish AE, McRae CU, Cohen RJ, Jackson RT (1999) A population-based study of clinical and pathological prognostic characteristics of men with familial and sporadic prostate cancer. BJU Int 84:311–315

Ohori M, Goad JR, Wheeler TM, Eastham JA, Thompson TC, Scardino PT (1994) Can radical prostatectomy alter the progression of poorly differentiated prostate cancer? J Urol 152:1843–1849

Ohtake N, Hatori M, Yamanaka H, Nakata S, Sada M, Tsuji T (1998) Familial prostate cancer in Japan. Int J Urol 5:138–145

Olsen JH, Seersholm N, Boice JD, Krüger Kjaer S, Fraumeni JF (1999) Cancer risks in close relatives of women with early-onset breast cancer – a population-based incidence study. Br J Cancer 79:673–679

Olsson H, Andersson H, Johansson O, Möller TR, Kristoffersson U, Wenngren E (1993) Population-based cohort investigations of the risk of malignant tumors in first-degree relatives and wives of men with breast cancer. Cancer 71:1273–1278

Page WF, Braun MM, Partin AW, Caporaso N, Walsh P (1997) Heredity and prostate cancer: a study of world war II veteran twins. Prostate 33:240–245

Paris PL, Witte JS, Kupelian PA et al. (2000) Identification and fine mapping of a region showing a high frequency of allelic imbalance on chromosome 16q23.2 that corresponds to a prostate cancer susceptibility locus. Cancer Res 60:3645–3649

Potosky AL, Miller BA, Albertsen PC, Kramer BS (1995) The role of increasing detection in the rising incidence of prostate cancer. JAMA 273:548–552

Rader JS, Neuman RJ, Brady J et al. (1998) Cancer among first-degree relatives of probands with invasive and borderline ovarian cancer. Obstet Gynecol 92:589–595

Reichardt JK, Makridakis N, Henderson BE, Yu MC, Pike MC, Ross RK (1995) Genetic variability of the human SDR5A2 gene: implications for prostate cancer risk. Cancer Res 55:3973–3975

Ross RK, Bernstein L, Lobo RA et al. (1992) 5-alpha-reductase activity and risk of prostate cancer among Japanese and US white and black males. Lancet 339:887–889

Ross RK, Coetzee GA, Pearce CL et al. (1999) Androgen metabolism and prostate cancer: establishing a model of genetic susceptibility. Eur Urol 35:355–361

Sasco AJ, Lowenfels AB, Pasker-deJong P (1993) Review article: epidemiology of male breast cancer. A meta-analysis of published case-control studies and discussion of selected aetiological factors. Int J Cancer 53:538–549

Schaid DJ, McDonnell SK, Blute ML, Thibodeau SN (1998) Evidence for autosomal dominant inheritance of prostate cancer. Am J Hum Genet 62:1425–1438

Schleutker J, Matikainen M, Smith JR et al. (1997) Search for founder effects: a genetic and epidemiologic study of hereditary prostate cancer in Finland. Am J Hum Genet [Suppl] 61:A293

Schuman LM, Mandel J, Blackard C, Bauer H, Scarlett J, McHugh R (1977) Epidemiologic study of prostatic cancer: preliminary report. Cancer Treat Rep 61:181–186

Schwartz GG, Hulka BS (1990) Is vitamin D deficiency a risk factor for prostate cancer? Anticancer Res 10:1307–1311

Sellers TA, Potter JD, Rich SS et al. (1994) Familial clustering of breast and prostate cancer and risk of menopausal breast cancer. J Natl Cancer Inst 86:1860–1865

Shibata A, Whittemore AS (1997) Genetic predisposition to prostate cancer: possible explanations for ethnic differences in risk. Prostate 32:65–72

Shimizu H, Ross RK, Bernstein L (1991) Possible underestimation of the incidence rate of prostate cancer in Japan. Jpn J Cancer Res 82:483–485

Sigurdsson S, Thorlacius S, Tomasson J et al. (1997) BRCA2 mutation in Icelandic prostate cancer patients. J Mol Med 75:758–761

Sinclair CS, Berry R, Schaid D, Thibodeau SN, Couch FJ (2000) BRCA1 and BRCA2 have little role in familial prostate cancer. Cancer Res 60:1371–1375

Slattery ML, Kerber LA (1994) Family history of cancer and colon cancer risk: the Utah population database. J Natl Cancer Inst 86:1618–1626

Smith JR, Freije D, Carpten JD et al. (1996) Major susceptibility locus for prostate cancer on chromosome 1 suggested by a genome-wide search. Science 274:1371–1374

Spaas PG, Bagshaw MA (1990) Prostate cancer occurring in identical twins: a case report. Prostate 16:219–223

Spitz MR, Currier RD, Fueger JJ, Babaian RJ, Newell GR (1991) Familial patterns of prostate cancer: a case-control analysis. J Urol 146:1305–1307

Stanford JL, Just JJ, Gibbs M et al. (1997) Polymorphic repeats in the androgen receptor gene: molecular markers of prostate cancer risk. Cancer Res 57:1194–1198

Stanford JL, Stephenson RA, Coyle LM et al. (1999) Prostate cancer trends 1973–1995, SEER Program, National Cancer Institute. NIH Pub. No. 99-4543, Bethesda

Stanford JL, Feng Z, Hamilton AS et al. (2000) Urinary and sexual function after radical prostatectomy for clinically localized prostate cancer. The Prostate Cancer Outcomes Study. JAMA 283:354–360

Steele R, Lees REM, Kraus AS, Rao C (1971) Sexual factors in the epidemiology of cancer of the prostate. J Chronic Dis 24:29–37

Steinberg GD, Carter BS, Beaty TH, Childs B, Walsh PC (1990) Family history and the risk of prostate cancer. Prostate 17:337–347

Struewing JP, Hartge P, Wacholder S et al. (1997) The risk of cancer associated with specific mutations of BRCA1 and BRCA2 among Ashkenazi Jews. N Engl J Med 336:1401–1408

Suarez BK, Lin J, Burmester JK et al. (2000) A genome screen of multiplex sibships with prostate cancer. Am J Hum Genet 66:933–944

Sun S, Narod SA, Aprikian A, Ghadirian P, Labrie F (1995) Androgen receptor and familial prostate cancer. Nat Med 1:848–849

Taylor JA, Hirvonen A, Watson M, Pittman G, Mohler JL, Bell DA (1996) Association of prostate cancer with vitamin D receptor gene polymorphism. Cancer Res 56:4108–4110

Teare MD, Wallace SA, Harris M, Howell A, Birch JM (1994) Cancer experience in relatives of an unselected series of breast cancer patients. Br J Cancer 70:102–111

Thibodeau SN, Wang Z, Tester DJ et al. (1997) Linkage analysis at the HPC1 locus in hereditary prostate cancer families. Am J Hum Genet [Suppl] 61:A297

Thiessen EU (1974) Concerning a familial association between breast cancer and both prostatic and uterine malignancies. Cancer 34:1102–1107

Thorlacius S, Olafsdottir G, Tryggvadottir L et al. (1996) A single BRCA2 mutation in male and female breast cancer families from Iceland with varied cancer phenotypes. Nat Genet 13:117–119

Tonin P, Ghadirian P, Phelan C, Lenoir GM, Lynch H, Narod SA (1995) A large multisite cancer family is linked to BRCA2. J Med Genet 32:982–984

Tulinius H, Egilsson V, Olafsdottir GH, Sigvaldason H (1992) Risk of prostate, ovarian, and endometrial cancer among relatives of women with breast cancer. BMJ 305:855–857

Von Eschenbach A, Ho R, Murphy GP, Cunningham M, Lins N (1997) American Cancer Society guidelines for the early detection of prostate cancer. Cancer 80:1805–1807

Walther MM (1998) Letter to the Editor. Prostate cancer potentially linked to the HPC1 gene. JAMA 279:507–508

Waterbor JW, Bueschen AJ (1995) Prostate cancer screening (United States). Cancer Causes Control 6:267–274

Whitmore WF (1984) Natural history and staging of prostate cancer. Urol Clin North Am 11:205–220

Whittemore AS, Wu AH, Kolonel LN et al. (1995) Family history and prostate cancer risk in black, white, and Asian men in the United States and Canada. Am J Epidemiol 141:732–740

Whittemore AS, Lin IG, Oakley-Girvan I et al. (1999) No evidence of linkage for chromosome 1q42.2–43 in prostate cancer. Am J Hum Genet 65:254–256

Witte JS, Goddard KAB, Conti DV et al. (2000) Genomwide scan for prostate cancer-aggressiveness loci. Am J Hum Genet 67:92–99

Wilkens EP, Freije D, Xu J et al. (1999) No evidence for a role of BRCA1 or BRCA2 mutations in Ashkenazi Jewish families with hereditary prostate cancer. Prostate 39:280–284

Wolk A, Mantzoros CS, Andersson S-O et al. (1998) Insulin-like growth factor 1 and prostate cancer risk: a population-based case-control study. J Natl Cancer Inst 90:911–915

Woolf CM (1960) An investigation of the familial aspects of carcinoma of the prostate. Cancer 13:739–744

Wu AH, Whittemore AS, Kolonel LN et al. (1995) Serum androgens and sex hormone-binding globulins in relation to lifestyle factors in older African-American, white, and Asian men in the United States and Canada. Cancer Epidemiol Biomarker Prev 4:735–741

Xu J, Meyers D, Freija D et al. (1998) Evidence for a prostate cancer susceptibility locus on the X chromosome. Nat Genet 20:175–179

Xu J and the International Consortium for Prostate Cancer Genetics (2000) Combined analysis of hereditary prostate cancer linkage to 1q24–25: results from 772 hereditary prostate cancer families from the International Consortium for Prostate Cancer Genetics. Am J Hum Genet 66:945–957

Historischer Abriss der molekularen Tumorforschung

Anfänge der Tumorgenetik

1866
Broca beschrieb in einer wissenschaftlichen Abhandlung mit dem Titel „*Traité des tumeurs*" eine Familie mit gehäuftem Auftreten von Brust- und Leberkarzinomen (Broca 1866). Er schlug vor, dass im veränderten Gewebe eine vererbbare Aberration vorliege, die die Tumorentstehung hervorruft, womit er erstmals das Erbgut ins Zentrum des Interesses rückte.

1911
Die von *Harland* veröffentlichte Arbeit erweiterte diese Sicht (Harland 1911). Eine Studie an einem Inzuchtmäusestamm, der sich durch gehäuftes Auftreten von Mammatumoren auszeichnete, brachte Harland zu dem Schluss, dass sich die Tumoren formal entsprechend den Mendel-Vererbungsgesetzen verhalten.
Im selben Jahr publizierte *Rous* ein Experiment, in dem er zeigen konnte, dass Hühnersarkome durch ein zellfreies Filtrat induziert werden, das wiederum von einem unabhängigen Hühnersarkom gewonnen wurde (Rous 1911). Diese Beobachtungen bildeten die Grundlage für die Erkenntnis, dass Krebs durch Viren hervorgerufen werden kann, aber sie lieferten auch erste Hinweise darauf, dass bestimmte genetische Elemente an der Tumorentstehung beteiligt sind. Es dauerte jedoch noch mehr als 70 Jahre, bis 1976 das verantwortliche Gen (SRC-Onkogen) gefunden wurde.

1913
Nachdem er 4 Familien mit einer deutlich erhöhten Krebsrate untersucht hatte, schlug *Warthin* vor, dass das Erkrankungsrisiko für einige Tumorarten im Sinn eines Mendel-autosomal-dominanten Erbgangs übertragen wird (Warthin 1913).

1919
Dem Embryologen *Boveri* (Boveri 1914) gelang eine weitere Verfeinerung der Sichtweise. Er beobachtete bei Seeigeleiern, die durch 2 Spermien befruchtet worden waren, die Entwicklung von atypischen Zellhaufen. Er übertrug dieses Phänomen auf Tumoren und kam zu dem Schluss, dass das unbeschränkte und schnelle Wachstum eines malignen Tumors mit einer permanenten, funktionellen Dominanz eines Chromosoms, die die Zellteilung vorantreibt, zu tun haben könnte. Als alternatives Erklärungsmodell führte er die Existenz von bestimmten Chromosomen an, die die Zellteilung inhibieren können. Daraus ergab sich in Konsequenz, dass Tumorwachstum ausgelöst werden kann, wenn die inhibierenden Chromosomen entfernt werden. Ferner bemerkte er, dass der Verlust nur eines inhibierenden Chromosoms ohne Auswirkung bleiben kann, da die Normalzelle 2 Kopien eines jeden Chromosoms besitzt. Damit kann Boveri als Begründer der Hypothese angesehen werden, nach der Krebs die Folge von somatischen Veränderungen im genetischen Materials ist. Letztendlich hat er auch indirekt die Existenz von Onkogenen und Tumorsuppressorgenen vorweggenommen.

1926
Der Nobelpreisträger *Warburg* beschäftigte sich intensiv mit der aeroben Glykolyse der Tumorzellen als Ursache für die Krebsentstehung (Warburg 1926).

1942
Charles u. *Luce-Clausen* veröffentlichten eine Arbeit an einem Mausmodell zur Hautpapillomentstehung, ausgelöst durch die chronische Einwirkung von Benzo[a]Pyrenen (Charles u. Luce-Clausen 1942). Ihre Beobachtungen mündeten u. a. in der Entwicklung des ersten 2-Treffer-Modells für die Tumorentstehung, einem Modell, das erst 30 Jahre später von Knudson wieder aufgegriffen wurde. Charles u. Luce-Clausen beschrieben in ihrem Modell die Papillomentstehung als die Folge von unabhängigen Mutationen in beiden Kopien eines Krebsgens, womit sie die Ansichten von Boveri unterstützten und erweiterten und damit ein wesent-

Hereditäre Tumorerkrankungen
D. Ganten / K. Ruckpaul (Hrsg.)
© Springer-Verlag Berlin Heidelberg 2001

liches funktionelles Charakteristikum der erst sehr viel später entdeckten Tumorsuppressorgene erstmals definierten.

Tumorzytogenetik

1960–Ende 1970
Die Entwicklung neuer Methoden in der Zytogenetik markiert einen weiteren wichtigen Meilenstein der Tumormolekulargenetik. An erster Stelle sind hier die Einführung von neuen Kulturtechniken zu nennen. Mit Hilfe des Einsatzes von Phythämagglutinin und Kolchizin gelang es, Zellen in der Metaphase zu synchronisieren und anschließend durch spezielle Färbeverfahren eine chromosomale Bänderung sichtbar zu machen. Diese Färbungsmuster waren die Voraussetzungen dafür, dass chromosomale Aberrationsmuster mit deutlich höherer Auflösung erkannt und bald darauf auch erstmals mit bestimmten klinischen (hämatologischen) Erkrankungen kausal in Verbindung gebracht werden konnten. Dies gelang zunächst 1960 *Nowel* u. *Hungerford* mit der Entdeckung des Philadelphia-Chromosoms (9;22-Translokation) bei der chronischen myeloischen Leukämie (CML) (Nowell u. Hungerford 1960). Es dauerte allerdings weitere 22 Jahre bis *de Klein* et al. das entsprechende Protoonkogen (ABL) identifizierten (De Klein et al. 1982), das maßgeblich an der Entstehung der CML beteiligt ist. Als weiterer Pionier der Zytogenetik sei hier noch *Mitelman* (1991) genannt, der nicht zuletzt durch seine federführende Beteiligung an der Erstellung eines Katalogs zytogenetischer Aberrationen in humanen Tumoren einen wesentlichen Beitrag zu diesem Gebiet leistete.

1980–heute
Durch neue Technologien in der Zytogenetik, wie die In-situ-Hybridisierung (ISH) (Trent et al. 1982), die Fluoreszenz-in-situ-Hybridisierung (FISH) (Pinkel et al. 1988) oder auch die komperative Genomhybridisierung (CGH) (Kallioniemi et al. 1992) können heute gezielt Gene bzw. bestimmte chromosomale Regionen in einer deutlich höheren Auflösung untersucht werden als durch die klassische Zytogenetik. Daher leistet die Zytogenetik noch heute wichtige Beiträge zur Entschlüsselung der genetischen Grundlagen der Tumorentstehung.

Rekombinate Gentechnologie

1953
Watson u. *Crick* entschlüsselten die DNA-Struktur (Watson u. Crick 1953).

1970–1990
Mit der Beschreibung und Nutzbarmachung von Restriktionsenzymen durch *Kelly* u. *Smith* (1970) und *Danna* u. *Nathans* (1971) sowie auch der Entwicklung der Grundkonzepte zur Klonierung von DNA in Vektoren durch *Berg* (Jackson et al. 1972) sowie *Helling* (Cohen et al. 1973) waren die Grundsteine für die rekombinante DNA-Technologie gelegt. Die Einführung der DNA-Sequenzierungstechnologie durch *Sanger* et al. (1977) sowie *Maxam* u. *Gilbert* (1977) und auch die Entwicklung der Polymerasekettenreaktion (PCR) durch *Mullis* u. *Faloona* (1987) waren weitere entscheidende Fortschritte, die zur rasanten Entwicklung dieses noch relativ jungen Forschungsgebietes beitrugen.

Krebsgene

1971
A. Knudson veröffentlichte seine bahnbrechenden Beobachtungen an Retinoblastompatienten. Er fand heraus, dass für die Retinoblastomentstehung 2 sukzessiv auftretende Läsionen im Genom einer Zelle notwendig sind (Knudson 1971). Ferner konnte er zeigen, dass bei der dominant vererbten Form des Retinoblastoms eine Mutation auf Keimbahnebene und die zweite Mutation somatisch, dagegen in der nichterblichen Form beide Mutationen auf somatischer Ebene entstehen müssen. Bis dieses theoretisch entwickelte Modell experimentell bestätigt werden konnte, vergingen jedoch annähernd 20 Jahre.

1982
Forschergruppen um *Weinberg*, *Cooper* und *Wigler* entdeckten praktisch zeitgleich, dass einige humane Krebszellen DNA-Sequenzen enthielten, die eine neoplastische Transformation in Nagerzellen hervorriefen (Der et al. 1982, Perucho et al. 1981, Shih u. Weinberg 1982). Das erste *Onkogen* (H-ras) war somit entdeckt. Insbesondere im Verlauf der 80er-Jahre, aber auch darüber hinaus, hat die Zahl der identifizierten Onkogene dramatisch zugenommen, und wir kennen heute mehr als 70 unterschiedliche Onkogene.

1987

Von *Friend* et al. (1987) sowie Lee et al. (1987) gelang es unabhängig, das Retinoblastomgen (*Rb*) und damit das erste *Tumorsuppressorgen* zu klonieren. Dies ermöglichte auch die experimentelle Bestätigung des 2-Treffer-Modells von Knudson. Nicht zuletzt hatten neue Klonierungsstrategien diesen Erfolg möglich gemacht. Im Folgenden wurden die Anstrengungen, weitere Tumorsuppressorgene zu identifizieren, deutlich intensiviert, sodass rückblickend die 90er Jahre zum Jahrzehnt der Tumorsuppressorgenentdeckungen wurden (Tabelle 1).

Genetisches Tumorprogressionsmodell

1988

Vogelstein et al. (1988) publizierten erstmals genetische Analysen sowohl an verschiedenen Kolonadenomstadien als auch an Kolonkarzinomen. Sie konnten zeigen, dass die Tumorinitiation sowie die einzelnen Progressionsstufen bzw. Adenomstadien häufig mit bestimmten Onkogen und/oder Tumorsuppressorgenveränderungen einhergehen und damit dem seit langem bekannten histomorphologischen Progressionsmodell ein genetisches Modell gegenüber stellen. Die Entwicklung entsprechender Progressionsmodelle für weitere humane Tumoren ist nach wie vor eines der herausragenden Ziele in der Tumorforschung, da sie eine entscheidende Grundlage für die Entwicklung rational begründe-

Tabelle 1. Ausgewählte hereditäre Tumorsyndrome

Hereditäres Tumorsyndrom	Genname	Chromosomale Lokalisation	Entdecker/Referenzen
Familiäres Retinoblastom	RB1	13q14.1–q14.2	Lee et al. (1987)
Li-Fraumeni-Syndrom	p53(TP53)	17p13.1	Lane u. Crawford (1979)
			Linzer u. Levine (1979)
			Malkin et al. (1990)
			Nigro et al. (1989)
Wilms-Tumor	WT1	11p13	Call et al. (1990)
			Gessler et al. (1990)
Neurofibromatose Typ 1	NF1	17q11.2	Viskochil et al. (1990)
			Wallace et al. (1990)
Familiäre adenomatöse Polyposis (FAP)	APC	5q21	Groden et al. (1991)
			Kinzler et al. (1991)
Tuberöse Sklerose 2	TSC2	16p13.3	TSC Consortium (1993)
Neurofibromatose Typ 2	SCH/NF2	22q12.2	Rouleau et al. (1993)
Von-Hippel-Lindau-Syndrom (VHL)	VHL	3p26–p25	Latif et al. (1993)
Multiple endokrine Neoplasie Typ 2 (MEN 2)	RET	10q11.2	Donis et al. (1993)
			Mulligan et al. (1993)
			Takahashi et al. (1985)
Hereditäres nichtpolypöses kolorektales Karzinom (HNPCC)	hMSH2	2p22–p21	Fishel et al. (1993)
			Leach et al. (1993)
	hMLH1	3p21	Bronner et al. (1994)
			Papadopoulos et al. (1994)
Familiäres Melanom	MTS1/p16	9p21	Kamb et al. (1994)
Hereditäres Mammakarzinom 1	BRCA1	17q21	Miki et al. (1994)
Hereditäres Mammakarzinom 2	BRCA2	13q12.3	Wooster et al. (1995)
Familiäre juvenile Polyposis (JP)	DPC4/Smad4	18q21	Hahn et al. (1996b)
			Howe et al. (1998)
Gorlin- bzw. Basalzellnävussyndrom	PTCH	9q22.3	Hahn et al. (1996a)
Cowden-Syndrom	PTEN/MMAC1	10q23	Liaw et al. (1997)
Hereditäres papillares Nierenkarzinom (HPRC)	MET	7q31	Park et al. (1987)
			Schmidt et al. (1997)
Tuberöse Sklerose 1	TSC1	9q34	Van Slegtenhorst et al. (1997)
Multiple endokrine Neoplasie, Typ 1 (MEN 1)	MEN 1	11q13	Chandrasekharappa et al. (1997)
Peutz-Jeghers Syndrom (PJ)	ALK1/STK11	9p13.3	Hemminki et al. (1998)
			Jenne et al. (1998)

ter Therapie und (Früh-)Diagnosestrategien darstellen.

p53-Tumorsuppressorgen

1979
Das p53 Gen wurde von *Lane* u. *Crawford* (1979) und *Linzer* u. *Levine* (1979) unabhängig voneinander entdeckt. Die ersten Analysen wiesen darauf hin, dass p53 der Familie der Onkogene zuzuordnen sei. Erst Ende der 80er wurde jedoch erkannt, dass p53 in der Regel in Tumoren funktionell inaktiviert ist, eine Eigenschaft die für Tumorsuppressorgene typisch ist (Nigro et al. 1989). Heute gilt p53 als das am häufigsten in humanen Tumoren inaktivierte Tumorsuppressorgen und ist nicht zuletzt deshalb eines der Hauptzielgene von (Gen-)Therapieansätzen.

Humanes Genomprojekt

1990
Das *humane Genomprojekt*, ein internationales Projekt zur Entschlüsselung der geschätzten 100 000 Gene des Menschen, wurde gestartet.

Tumorinitiatoren der kolorektalen Tumorigenese

1991
Das *APC*-Gen wurde von *White* sowie von *Kinzler* entdeckt (Groden et al. 1991, Kinzler et al. 1991). Die herausragende Rolle des Tumorsuppressorgens APC wird durch seine Bedeutung als Tumorinitiator in der kolorektalen Tumorigenese gesehen. So prädisponieren zum einen Keimbahnmutationen im APC-Gen zum erblichen Polyposis-coli-Syndrom, zum anderen wird die „biallelische" Inaktivierung des APC-Gens als Voraussetzung für die Entstehung eines Adenoms angesehen. Daher ist auch die Erforschung des APC-Signalweges von zentraler Bedeutung, eröffnet seine detaillierte Aufklärung potenziell die Möglichkeit, Therapiestrategien zu entwickeln, die bereits sehr früh in der Tumorigenese des kolorektalen Karzinoms eingreifen.

Mismatch-Reparatur-Gene

1993
Das erste der so genannten „Mismatch-Reparatur-Gene", hMSH2, wurde zeitgleich von *Leach* aus der Gruppe von *Vogelstein* sowie von *Fishel* aus der Gruppe von *Kolodner* als eine Ursache für die häufigste erbliche Kolonkarzinomerkrankung, das hereditäre nichtpolypöse kolorektale Karzinom (HNPCC), identifiziert (Fishel et al. 1993, Leach et al. 1993). Beide Gruppen haben in den darauf folgenden Jahren weitere Familienmitglieder der Mismatch-Reparatur-Gen-Familie identifiziert, die ebenfalls teilweise an der Entstehung des erblichen Dickdarmkarzinoms beteiligt sind. Durch diese Genfunde wurde zum ersten Mal ein prädiktiver Gentest für Patienten und Risikopersonen einer betroffenen Familien möglich. Darüber hinaus wurde ein neues Prinzip in der Entstehung der HNPCC-Tumoren offensichtlich: Durch den Ausfall des Reparatursystems in HNPCC-Tumoren, das normalerweise im Anschluss an einen DNA-Syntheseschritt (Replikation) in der Zelle aktiv wird, kommt es zu einer so genannten genetischen Instabilität, die sich v.a. durch Punktmutationen sowie kleinere Insertionen und Deletionen bemerkbar macht. Die Folge ist eine beschleunigte Akkumulation von genetischen Veränderungen in der betroffenen Zelle und damit ist das häufige Auftreten von Karzinomen bereits in jungen Jahren verbunden.

Brustkrebsgene

1994
Dem von *Miki* angeführten und unter der Leitung von *Skolnick* stehenden Forscherteam gelang die Entdeckung des ersten Gens (BRCA1), das in mutierter Form für einen Teil der familiären Mammakarzinomfälle verantwortlich ist (Miki et al. 1994). Bereits ein Jahr später gelang dem Team um *Wooster* und *Stratton* aus Großbritannien die Entdeckung eines weiteren „Brustkrebsgens", des BRCA2-Gens (Wooster et al. 1995). Beide Gene zusammen sind für ungefähr 50% aller erblichen Mammakarzinomfälle verantwortlich, wodurch auch für diese häufige, erbliche Tumorart heute ein prädiktiver Gentest möglich geworden ist.

Humanes Genomprojekt

Juni 2000

Die Fertigstellung der ersten „Arbeitsversion" des menschlichen Genoms wurde annähernd zeitgleich vom öffentlich geförderten internationalen humanen Genomprojekt sowie von der Fa. Celera Genomics bekannt gegeben. Diese „Rohsequenzdaten" enthalten noch eine erhebliche Anzahl an Sequenzierfehlern sowie etwa 16 000 Lücken die statistisch alle 200 000 Basenpaare auftreten. Der Abschluss des humanen Genomprojekts mit der Erstellung einer fehlerfreien Version der menschlichen Genomsequenz wird für 2003 erwartet.

Literatur

Boveri T (1914) Zur Frage der Entstehung maligner Tumoren. Fischer, Jena

Broca PP (1866) Traité des tumeurs. Asselin, Paris

Bronner CE, Baker SM, Morrison PT et al. (1994) Mutation in the DNA mismatch repair gene homolog *hMLH1* is associated with hereditary non-polyposis colon cancer. Nature 368:258–261

Call KM, Glaser T, Ito CY et al. (1990) Isolation and characterization of a zinc finger polypeptide gene at the human chromosome 11 Wilms' tumor locus. Cell 60:509–520

Chandrasekharappa SC, Guru SC, Manickam P et al. (1997) Positional cloning of the gene for multiple endocrine neoplasia-type 1. Science 276:404–407

Charles DR, Luce-Clausen EM (1942) The kinetics of papilloma formation in benzpyrene-treated mice. Cancer Res 2:261–263

Cohen SN, Chang AC, Boyer HW, Helling RB (1973) Construction of biologically functional bacterial plasmids in vitro. Proc Natl Acad Sci USA 70:3240–3244

Danna K, Nathans D (1971) Specific cleavage of simian virus 40 DNA by restriction endonuclease of *Haemophilus influenzae*. Proc Natl Acad Sci USA 68:2913–2917

De Klein A, Kessel A van, Grosveld G et al. (1982) A cellular oncogene is translocated to the Philadelphia chromosome in chronic myelocytic leukaemia. Nature 300:765–767

Der CJ, Krontiris TG, Cooper GM (1982) Transforming genes of human bladder and lung carcinoma cell lines are homologous to the ras genes of Harvey and Kirsten sarcoma viruses. Proc Natl Acad Sci USA 79:3637–3640

Donis KH, Dou S, Chi D et al. (1993) Mutations in the RET proto-oncogene are associated with MEN 2 A and FMTC. Hum Mol Genet 2:851–856

Fishel R, Lescoe MK, Rao MRS et al. (1993) The human mutator gene homolog *MSH2* and its association with hereditary nonpolyposis colon cancer. Cell 75:1027–1038

Friend SH, Horowitz JM, Gerber MR et al. (1987) Deletions of a DNA sequence in retinoblastomas and mesenchymal tumors: organization of the sequence and its encoded protein [published erratum appears in Proc Natl Acad Sci USA (1988) 85:2234]. Proc Natl Acad Sci USA 84:9059–9063

Gessler M, Poustka A, Cavenee W, Neve RL, Orkin SH, Bruns GA (1990) Homozygous deletion in Wilms tumours of a zinc-finger gene identified by chromosome jumping. Nature 343:774–778

Groden J, Thliveris A, Samowitz W et al. (1991) Identification and characterization of the familial adenomatous polyposis coli gene. Cell 66:589–600

Hahn H, Wicking C, Zaphiropoulous PG et al. (1996a) Mutations of the human homolog of *Drosophila* patched in the nevoid basal cell carcinoma syndrome. Cell 85:841–851

Hahn SA, Schutte M, Hoque ATM A et al. (1996b) *DPC4*, a candidate tumor suppressor gene at human chromosome 18q21.1. Science 271:350–353

Harland M (1911) Spontaneous tumors in mice. Sci Rep Invest Imp Cancer Res Fund 4:1

Hemminki A, Markie D, Tomlinson I et al. (1998) A serine/threonine kinase gene defective in Peutz-Jeghers syndrome. Nature 391:184–187

Howe JR, Roth S, Ringold JC et al. (1998) Mutations in the smad4/dpc4 gene in juvenile polyposis. Science 280:1086–1088

Jackson DA, Symons RH, Berg P (1972) Biochemical method for inserting new genetic information into DNA of simian virus 40: circular SV40 DNA molecules containing lambda phage genes and the galactose operon of *Escherichia coli*. Proc Natl Acad Sci USA 69:2904–2909

Jenne DE, Reimann H, Nezu J et al. (1998) Peutz-Jeghers syndrome is caused by mutations in a novel serine threonine kinase. Nat Genet 18:38–43

Kallioniemi A, Kallioniemi OP, Sudar D et al. (1992) Comparative genomic hybridization for molecular cytogenetic analysis of solid tumors. Science 258:818–821

Kamb A, Gruis NA, Weaver-Feldhaus J et al. (1994) A cell cycle regulator potentially involved in genesis of many tumor types. Science 264:436–440

Kelly TJ, Smith HO (1970) A restriction enzyme from *Haemophilus influenzae*. II. J Mol Biol 51:393–409

Kinzler KW, Nilbert MC, Su LK et al. (1991) Identification of FAP locus genes from chromosome 5q21. Science 253:661

Knudson AG (1971) Mutation and cancer: statistical study of retinoblastoma. Proc Nat Acad Sci USA 68:829–823

Lane DP, Crawford LV (1979) T antigen is bound to a host protein in SV40-transformed cells. Nature 278:261–263

Latif F, Tory K, Gnarra J et al. (1993) Identification of the von Hippel-Lindau disease tumor suppressor gene. Science 260:1317–1320

Leach FS, Nicolaldes NC, Papadopoulos N et al. (1993) Mutation of a *mutS* homolog in hereditary nonpolyposis colorectal cancer. Cell 75:1215–1225

Lee WH, Bookstein R, Hong F, Young LJ, Shew JY, Lee EY (1987) Human retinoblastoma susceptibility gene: cloning, identification, and sequence. Science 235:1394–1399

Liaw D, Marsh DJ, Li J et al. (1997) Germline mutations of the PTEN gene in Cowden disease, an inherited breast and thyroid cancer syndrome. Nat Genet 16:64–67

Linzer DI, Levine AJ (1979) Characterization of a 54 K dalton cellular SV40 tumor antigen present in SV40-transformed cells and uninfected embryonal carcinoma cells. Cell 17:43–52

Malkin D, Li FP, Strong LC et al. (1990) Germ line p53 mutations in a familial syndrome of breast cancer, sarcomas, and other neoplasms. Science 250:1233–1238

Maxam AM, Gilbert W (1977) A new method for sequencing DNA. Proc Natl Acad Sci USA 74:560–564

Miki Y, Swensen J, Shattuck ED et al. (1994) A strong candidate for the breast and ovarian cancer susceptibility gene BRCA1. Science 266:66–71

Mitelman F (1991) Catalog of chromosome aberrations in cancer, 4th edn. Wiley-Liss, New York

Mulligan LM, Kwok JB, Healey CS et al. (1993) Germ-line mutations of the RET proto-oncogene in multiple endocrine neoplasia type 2 A. Nature 363:458–460

Mullis KB, Faloona FA (1987) Specific synthesis of DNA in vitro via a polymerase-catalyzed chain reaction. Methods Enzymol 155:335–350

Nigro JM, Baker SJ, Preisinger AC et al. (1989) Mutations in the p53 gene occur in diverse human tumour types. Nature 342:705–708

Nowell PC, Hungerford DA (1960) A minute chromosome in human granulocytic leukemia. Science 132:1497

Papadopoulos N, Nicolaides NC, Wei YF et al. (1994) Mutation of a *mutL* homolog in hereditary colon cancer. Science 263:1625–1629

Park M, Dean M, Kaul K, Braun MJ, Gonda MA, Vande WG (1987) Sequence of MET protooncogene cDNA has features characteristic of the tyrosine kinase family of growth-factor receptors. Proc Natl Acad Sci USA 84:6379–6383

Perucho M, Goldfarb M, Shimizu K, Lama C, Fogh J, Wigler M (1981) Human-tumor-derived cell lines contain common and different transforming genes. Cell 79:467–476

Pinkel D, Landegent J, Collins C et al. (1988) Fluorescence in situ hybridization with human chromosome-specific libraries: detection of trisomy 21 and translocations of chromosome 4. Proc Natl Acad Sci USA 85:9138–9142

Rouleau GA, Merel P, Lutchman M et al. (1993) Alteration in a new gene encoding a putative membrane-organizing protein causes neuro-fibromatosis type 2. Nature 363:515–521

Rous P (1911) A sarcoma of the fowl transmissable by an agent separable from the tumor cells. J Exp Med 13:397

Sanger F, Nicklen S, Coulson AR (1977) DNA sequencing with chain-terminating inhibitors. Proc Natl Acad Sci USA 74:5463–5467

Schmidt L, Duh FM, Chen F et al. (1997) Germline and somatic mutations in the tyrosine kinase domain of the MET proto-oncogene in papillary renal carcinomas. Nat Genet 16:68–73

Shih C, Weinberg RA (1982) Isolation of a transforming sequence from a human bladder carcinoma cell line. Cell 29:161–169

Takahashi M, Ritz J, Cooper GM (1985) Activation of a novel human transforming gene, ret, by DNA rearrangement. Cell 42:581–588

Trent JM, Olson S, Lawn RM (1982) Chromosomal localization of human leukocyte, fibroblast, and immune interferon genes by means of in situ hybridization. Proc Natl Acad Sci USA 79:7809–7813

TSC Consortium (1993) Identification and characterization of the tuberous sclerosis gene on chromosome 16. The European Chromosome 16 Tuberous Sclerosis Consortium. Cell 75:1305–1315

Van Slegtenhorst M, De HR, Hermans C et al. (1997) Identification of the tuberous sclerosis gene TSC1 on chromosome 9q34. Science 277:805–808

Viskochil D, Buchberg AM, Xu G et al. (1990) Deletions and a translocation interrupt a cloned gene at the neurofibromatosis type 1 locus. Cell 62:187–192

Vogelstein B, Fearon ER, Hamilton SR et al. (1988) Genetic alterations during colorectal-tumor development. N Engl J Med 319:525–532

Wallace MR, Marchuk DA, Andersen LB et al. (1990) Type 1 neurofibromatosis gene: identification of a large transcript disrupted in three NF1 patients. Science 249:181–186

Warburg O (1926) Über den Stoffwechsel der Tumoren. Springer, Berlin

Warthin AS (1913) Hereditary with reference to carcinoma. Arch Intern Med 12:546

Watson JD, Crick FHC (1953) Molecular structure of nucleic acids: a structure for deoxyribose nucleic acid. Nature 171:737

Wooster R, Bignell G, Lancaster J et al. (1995) Identification of the breast cancer susceptibility gene *BRCA2*. Nature 378:789–792

Sachverzeichnis

Aus dem Themenbereich der molekularen Medzin
sind bereits folgende Titel der Herausgeber
D. Ganten und K. Ruckpaul erschienen:

Molekular- und Zellbiologische Grundlagen (1997)
ISBN 3-540-61954-2

Immunsystem und Infektiologie (1999)
ISBN 3-540-62464-3

Tumorerkrankungen (1998)
ISBN 3-540-62463-5

Erkrankungen des Zentralnervensystems (1999)
ISBN 3-540-64552-7

Herz-Kreislauf-Erkrankungen (1998)
ISBN 3-540-62462-7

Monogen bedingte Erbkrankheiten 1 (2000)
ISBN 3-540-65529-8

Monogen bedingte Erbkrankheiten 2 (2000)
ISBN 3-540-65530-1

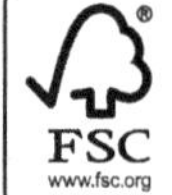